MANU
DE BOLS

NEUROLOGÍA
de bolsillo

3.ª edición

Editado por

Marcelo Matiello, MD, MSc

Clinical Director, Senior Neurologist, Division of Neuroimmunology and Neuroinfectious Diseases, Department of Neurology, Massachusetts General Hospital, Boston, Massachusetts
Assistant Professor of Neurology, Harvard Medical School, Boston, Massachusetts

Michael P. Bowley, MD, PhD

Mass General Brigham Residency Associate Program Director, Department of Neurology, Massachusetts General Hospital, Boston, Massachusetts
Instructor of Neurology, Harvard Medical School, Boston, Massachusetts

Sahar F. Zafar, MBBS, MD

Associate Medical Director, MGH Neurosciences ICU, Boston, Massachusetts
Director MGB Neurocritical Care Fellowship Program, Department of Neurology, Massachusetts General Hospital, Boston, Massachusetts
Assistant Professor of Neurology, Harvard Medical School, Boston, Massachusetts

M. Brandon Westover, MD, PhD

Clinical Animation Data Center Director, Department of Neurology, Massachusetts General Hospital, Boston, Massachusetts
Associate Professor of Neurology, Harvard Medical School, Boston, Massachusetts

Wolters Kluwer

Philadelphia • Baltimore • New York • London
Buenos Aires • Hong Kong • Sydney • Tokyo

Av. Carrilet, 3, 9.ª planta, Edificio D
Ciutat de la Justícia
08902 L'Hospitalet de Llobregat
Barcelona (España)
Tel.: 93 344 47 18
Fax: 93 344 47 16
Correo electrónico: consultas@wolterskluwer.com

Revisión científica:
Dr. Juan Pablo Venzor Castellanos
Médico Internista – Neurólogo, Universidad Nacional Autónoma de México (UNAM)
Alta especialidad Enfermedad Vascular Cerebral (UNAM)

Dirección editorial: Carlos Mendoza
Traducción: Wolters Kluwer
Editora de desarrollo: Cristina Segura Flores
Gerente de mercadotecnia: Simon Kears
Cuidado de la edición: Leonora Véliz Salazar
Maquetación: Carácter Tipográfico/Eric Aguirre • Aarón León • Ernesto Aguirre
Adaptación de portada: Jesús Mendoza
Impresión: C&C Offset-China/Impreso en China

ISBN de la edición en español: 978-84-18892-18-9
Depósito legal: M-2850-2022

Edición en español de la obra original en lengua inglesa *Pocket Neurology*, de Marcelo Matiello, Michael P. Bowley, Sahar F. Zafar y M. Brandon Westover, publicada por Wolters Kluwer.

Two Commerce Square
2001 Market Street
Philadelphia, PA 19103
ISBN de la edición original: 978-1-9751-6903-9

CCS0422

AUTORES COLABORADORES

Josna Adusumilli, MD
Instructor, Department of Neurology, Harvard Medical School

Anthony A. Amato, MD
Professor, Department of Neurology, Harvard Medical School

Brian M. Andersen, MD, PhD
Neuro-Oncology Clinical Fellow, Pappas Center for Neuro Oncology, Massachusetts General Hospital,
Neuro-Oncology Clinical Fellow, Center for Neuro-Oncology, Dana-Farber Cancer Institute

Neishay Ayub, MD
Assistant Professor, Department of Neurology, Warren Alpert Medical School of Brown University

Denis T. K. Balaban, MD
Senior Resident, Department of Neurology, Harvard Medical School

James D. Berry, MD, MPH
Chief of the Division of ALS and Motor Neuron Diseases, Department of Neurology, Massachusetts General Hospital

Salman Bhai, MD
Assistant Professor, Department of Neurology, University of Texas Southwestern Medical Center, Dallas, Texas

Alessandro Biffi, MD
Assistant Professor, Department of Neurology, Harvard Medical School

Michael P. Bowley, MD, PhD
Mass General Brigham Residency Associate Program Director, Department of Neurology

John Brooks, MD
Fellow, Advanced General and Autoimmune Neurology, Massachusetts General Hospital

Leeann B. Burton, MD
Instructor, Department of Neurology, Harvard Medical School

Colin Casault, MD, FRCPC
Instructor, Department of Neurology, University of British Columbia

Bart K. Chwalisz, MD
Instructor in Neurology, Harvard Medical School

Sarah Esther Conway, MD
Instructor of Neurology, Associate Neurologist, Harvard Medical School

Grace Crotty, MBBCh BAO, MD
Instructor, Department of Neurology, Harvard Medical School

Salvatore Anthony D'Amato, MD
MGB Residency, Harvard Medical School

William S. David, MD, PhD
Assistant Professor, Department of Neurology, Harvard Medical School

John R. Dickson, MD, PhD
Clinical Fellow, Department of Neurology, Harvard Medical School

Christopher T. Doughty, MD
Instructor, Department of Neurology, Harvard Medical School

Brian L. Edlow, MD
Associate Professor of Neurology, Harvard Medical School

Mark Richard Etherton, MD, PhD
Instructor of Neurology, Harvard Medical School

Amanda C. Guidon, MD
Assistant Professor of Neurology, Harvard Medical School

Juan Carlos Martinez Gutierrez, MD
Vascular Neurology Fellow, Harvard Medical School

Nitish Harid, MD
Epilepsy Fellow, Massachusetts General Hospital, Boston, Massachusetts

Andrea M. Harriott, MD, PhD
Instructor, Department of Neurology, Harvard Medical School

G. Kyle Harrold, MD
MGB Residency, Harvard Medical School

Amy Hessler, DO, FAAN
Associate Professor, Department of Neurology, University of Kentucky, Lexington, Kentucky

James M. Hillis, MBBS, DPhil
Instructor in Neurology, Harvard Medical School

Albert Hung, MD, PhD
Assistant Professor, Department of Neurology, Harvard Medical School

Claire S. Jacobs, MD, PhD
Instructor in Neurology, Harvard Medical School

Justin T. Jordan, MD, MPH, FAAN
Assistant Professor, Department of Neurology, Harvard Medical School

Lauren R. Kett, MD, PhD
Fellow in Neuromuscular Medicine, Massachusetts General Hospital

Eyal Y. Kimchi, MD, PhD
Assistant Professor of Neurology, Harvard Medical School

Joshua P. Klein, MD, PhD
Associate Professor of Neurology and Radiology, Harvard Medical School

Mariel Gailey Kozberg, MD, PhD
Vascular Neurology Fellow, Harvard Medical School

Terrance Thomas Kummer, MD, PhD
Assistant Professor of Neurology, Washington University School of Medicine, Barnes Jewish Hospital, St. Louis, Missouri

Thabele (Bay) Leslie-Mazwi, MD
Director of Endovascular Stroke Services, Massachusetts General Hospital

Naina Limbekar, MD, MPH
Assistant Professor of Neurology, Boston University School of Medicine

Giovanna S. Manzano, MD
Neuroimmunology Clinical Fellow, Harvard Medical School

Ariel Marks, MD
Assistant Professor of Neurology, Boston University School of Medicine

Marcelo Matiello, MD, MSc
Assistant Professor of Neurology, Harvard Medical School

Chris M. McGraw, MD, PhD
Instructor, Department of Neurology, Harvard Medical School

Amir M. Mohareb, MD
Instructor, Department of Medicine, Harvard Medical School

Shibani S. Mukerji, MD, PhD
Assistant Professor, Department of Neurology, Harvard Medical School

Neal Michael Nolan, MD
MGB Residency, Harvard Medical School

Mary Angela O'Neal, MD
Assistant Professor, Harvard Medical School

Haatem M. Reda, MD
Instructor; Clerkship Site Director, Department of Neurology, Harvard Medical School

Yael Redler, MD
Fellow—Neuro-Ophthalmology, Department of Ophthalmology, Massachusetts Eye and Ear Infirmary, Boston, Massachusetts

Eric S. Rosenthal, MD
Assistant Professor of Neurology, Harvard Medical School

Reza Seyedsedjadi, MD
Assistant Professor, Department of Neurology, Harvard Medical School

Samuel Bass Snider, MD
Instructor, Department of Neurology, Harvard Medical School

Jacqueline M. Solomon, MD
MGB Residency, Harvard Medical School

Michael P. H. Stanley, MD
Instructor, Department of Neurology, Harvard Medical School

Eliezer J. Sternberg, MD
Assistant Professor of Neurology, University of Massachusetts School of Medicine

Joome Suh, MD
Instructor of Neurology, Department of Neurology, Harvard Medical School

Pavan Vaswani, MD, PhD
Movement Disorders Fellow, University of Pennsylvania

Brian J. Wainger, MD, PhD
Assistant Professor, Department of Neurology, Department of Anesthesia, Critical Care & Pain Medicine, Harvard Medical School

Wai-Ying Wendy Yau, MD
MGB Residency, Harvard Medical School

Andrew C. Young, MD
Assistant Professor of Neurology, Boston University School of Medicine

Michael J. Young, MD, MPhil
Fellow, Department of Neurology, Massachusetts General Hospital

Sahar F. Zafar, MBBS, MD
Assistant Professor of Neurology, Harvard Medical School

PREFACIO

Neurología de bolsillo pretende ser una guía concisa y fácil de usar acerca de Neurología. Al igual que cuando la mayoría de nosotros nos apoyábamos en *Medicina de bolsillo* durante nuestro año de internado en Medicina Interna, este libro fue creado para servir al mismo propósito para los residentes de Neurología. Los residentes de Psiquiatría, Fisiatría, Neurocirugía, internos de Medicina, estudiantes de Medicina y otros profesionales de la salud que buscan enfoques prácticos de diagnóstico y tratamiento de enfermedades neurológicas también se beneficiarán de la información necesaria para manejar los casos que encontrarán en el hospital o la clínica.

La entusiasta acogida de las dos primeras ediciones y los numerosos avances recientes en todas las subespecialidades neurológicas fueron grandes incentivos para que creáramos esta tercera edición. En ella, hemos proporcionado una actualización exhaustiva de todos los temas, con figuras, tablas y referencias adicionales. Igual que en las otras ediciones, los autores principales de todos los capítulos son residentes e internos de neurología, lo que garantiza que el punto de vista siga siendo lo más relevante posible para los clínicos de primera línea. Reunimos a nuestros colegas más jóvenes con neurólogos académicos experimentados en cada capítulo, para garantizar que todos los temas reflejen no solo los datos más recientes, sino también la síntesis sistemática que viene con una larga y amplia exposición al campo. Agradecemos a todos los autores y revisores de las ediciones anteriores; sus conocimientos clínicos y su experiencia han servido de base sólida para cada uno de los capítulos de la presente edición.

Por definición, este libro no pretende ser un compendio completo o exhaustivo, pero esperamos que los usuarios encuentren en *Neurología de bolsillo* un compañero útil en el camino hacia el dominio del arte de la Neurología clínica.

CONTENIDO

URGENCIAS NEUROLÓGICAS: REFERENCIA RÁPIDA

Complicaciones neurológicas de los traumatismos

El traumatismo craneoencefálico (TCE) es un conjunto heterogéneo de patrones de lesión que incluyen contusión, HIP, HSA, HSD, HE, HIV o LAD. El TCE se clasifica fenotípicamente en función de la ECG tras la reanimación (ver Tabla).

Clasificación de los TCE	
Gravedad del TCE	**Escala de coma de Glasgow (ECG)**
Leve	15-13
Moderado	12-9
Severo	≤ 8

Reimpresa de Teasdale G, Jennett B. Assessment of coma and impaired consciousness. A practical scale. *Lancet.* 1974;304(7872):81-84.

Traumatismo craneoencefálico leve

El papel de un neurólogo en urgencias es identificar el TCE leve, también conocido como conmoción cerebral y evitar errores de diagnóstico.

Sx: los sx del TCE leve consisten en una lesión en la cabeza con confusión, amnesia con o sin PC precedente. Otros sx incluyen náusea/vómito, ataxia, fotofobia o fonofobia y trastornos del sueño. Después de esto, los pts pueden tener deterioro cognitivo, labilidad emocional, confusión, dificultades de atención, disartria transitoria (*J Neurosurg* 2012;117(6):1092-1099). Las señales de alarma son alteraciones neuro focales que incluyen hemiplejía, afasia, defecto visual, crisis, síndrome de Horner o PC que declina.

Norma canadiense de TAC de cabeza para la obtención de imágenes de TCE
ECG $<$ 15 después de 2 h de la lesión
Sospecha de fractura de cráneo abierta o deprimida
Signo de fractura de base del cráneo o fuga de LCR
2 o más episodios de vómito
Edad $\geq$ 65 años o más
Amnesia $\geq$ 30 minutos antes del impacto
Mecanismo peligroso (caída desde $\geq$ 90 cm o $\geq$ 5 escalones, peatón golpeado en un accidente automovilístico o expulsado de un vehículo)

Reproducida de Stiell IG, Wells GA, Vandemheen K, et al. The Canadian CT Head Rule for patients with minor head injury. *Lancet.* 2001;357(9266):1391-1396.

La regla canadiense de TAC de cabeza (CCHR), los criterios de Nueva Orleans (NOC), o los criterios del National X-ray Utilization Study II (NEXUS II) pueden ayudar a guiar la obtención de imágenes en el TCE leve. La CCHR requiere una TCC para TCE leve y un criterio adicional (ver Tabla). Los pts que cumplan los criterios del CCHR, en AC, o las señales de alarma, incluidos déficit focal, ↑ dolor de cabeza, ↓ECG deben recibir, al menos, una TCSC.

Manejo del TCE leve

Los pts que no cumplen los criterios de CCHR o que han recibido una TCC y han vuelto a una ECG 15 pueden ser dados de alta para observación externa si tienen un cuidador durante 24-48 h. Las señales de alarma o TCC anorm justifican la hospitalización. Para enf específicas, ver "Manejo de TCEl moderado-grave", HSD y HE. Los pts deben reposar durante 24 h antes de volver gradualmente al trabajo. En caso de los atletas, los pts son retirados del juego/práctica hasta que se resuelvan todos los sx sin medicación. El regreso a la actividad sigue un protocolo gradual de 6 días (*Neurology* 2013;80(24):2250-2257; *Br J Sports Med* 2013;47(5):250-258).

TCE moderado-grave

Dx: el TCE moderado a grave se define por una ECG posterior a la reanimación de 12 o menos, lo que implica un mayor riesgo de contusión cerebral, HIP, HSA, HSD, HE, fracturas óseas y lesiones vasculares. Los pts pueden exhibir sx y señales de alerta que se ven en el TCE leve. Análisis: BHC, Quím 7, TP-INR, TPT, muestra de banco de sangre, fibrinógeno, PFH, un ECG, troponina, y RxT. TAC de cabeza +/− ATC de cabeza y cuello (en función del riesgo de LVCC). Seguimiento de la estabilidad a las 6 h o antes si el pt ↓.

Tamizaje de lesiones vasculares cerebrales contundentes (LVCC)

La lesión de los vasos craneales puede producirse en fractura de cráneo basilar, columna vertebral o en impactos de alta velocidad. La lesión vascular expone el medio subyacente, lo que permite la formación de coágulos y un posible ictus (accidente cerebrovascular, apoplejía, infarto cerebral, ataque cerebral o cerebrovascular). El cribado y dx que usan los criterios ampliados de Denver emplean los si/sx del pt y sus factores de riesgo para cribado c/ATC.

Manejo de TCE moderado-grave

Rx: el manejo médico del TCE moderado-grave requiere evitar las lesiones secundarias, centrándose en la PPC, la PIC, el O_2 y la coagulopatía y evitando ↑temp, ↓Na y ↑glucosa (ver la tabla "Manejo del traumatismo craneoencefálico grave"). Se debe invertir la CA (ver "Manejo de la HIP") y se debe tratar ↑INR $>$ 1.5 o ↓PLT ($<$ 100 000).

Criterios ampliados de Denver para la detección de lesiones cerebrovasculares contundentes	
Si/Sx	Hemorragia arterial del cuello/nariz/boca
	Soplo cervical en pt < 50 años de edad
	Hematoma cervical expansivo
	Déficit neurológico focal, incluido el síndrome de Horner
	Ictus en TAC/RM cerebral
Factores de riesgo	Mecanismo de transferencia de alta energía
	Fractura de Lefort II, III, mandibular, de cráneo compleja, de base del cráneo o de cóndilo occipital
	TCE grave con ECG < 6
	Fractura, subluxación o lesión ligamentosa de la columna cervical
	Casi ahorcado con lesión cerebral anóxica
	Lesión de tipo tendedero
	TCE con lesiones torácicas, incluidas lesiones vasculares
	Fractura de costilla superior
	Desprendimiento del cuero cabelludo

Reproducida de Geddes AE, Burlew CC, Wagenaar AE, et al. Expanded screening criteria for blunt cerebrovascular injury: a bigger impact than anticipated. *Am J Surg*. 2016;212(6):1167-1174. Copyright © 2016 Elsevier. Con permiso.

En todos los TCE, debe considerarse el uso de TXA. En el estudio CRASH-3, los pts con TCE leve y moderado tratados con TXA a las 3 h de la lesión tuvieron una reducción de la mortalidad (NNT = 5) y una eficacia ↓ 10% por cada 20 min de retraso. No hubo riesgo ↑ de efectos secundarios como TVP/TEP o crisis.

Mantener la eutermia previene lesiones secundarias. ↑temp empeora los resultados neurológicos y ↑PIC. El primer paso en el manejo del ↑temp es considerar la etiología, incluidas las causas infecciosas, farmacológicas, trombóticas o metabólicas. Tras el tx específico de la etiología, el tx de ↑temp requiere un enfoque escalonado para alcanzar los 37 °C mediante paracetamol regular, enfriamiento de superficie y, en los casos refractarios, enfriamiento intravascular con infusión de 0.9% de SS o catéteres de enfriamiento. En los casos de hipertermia crítica (T > 41 °C) o en los casos en los que ↑temp causa ↑PIC, el enfriamiento intravascular puede proporcionar un mejor enfriamiento y control de la PIC (*Neurocrit Care* 2009;11(1):82-87). El tx del ↑temp también puede inducir escalofríos que pueden ↑PIC que justifiquen el tx (ver Tabla).

Estrategia escalonada para el manejo de los escalofríos	
Nivel 1	• Poner en marcha y mantener el calefactor de convección de aire forzado • Buspirona 5 mg VO 2-3 veces al día O 7.5 mg por vía oral 2 veces al día; puede aumentar la dosis en 5 mg/d cada 2-3 d según sea necesario (dosis habitual 20-30 mg/d 2-3 dosis divididas, dosis máx 60 mg/d) • Iniciar un bolo de sulfato de magnesio IV (2 g) durante 30 min, seguido de una infusión de sulfato de magnesio (tasa inicial de mantenimiento: 1 g/h o 25 cc/h) para un nivel objetivo de 3-4.5 mEq/dL • Meperidina intermitente IV 50 mg × 1 repetición cada 5-15 min según sea necesario para los escalofríos, pero sin superar los 150 mg cada 6 h
Nivel 2	Uno de: • Infusión de propofol 0-83 µg/kg/min, titulación hasta el objetivo • Dexmedetomidina 1 µg/kg en bolo, mantenimiento 0.2-0.7 µg/kg/h, titulación hasta el objetivo
Nivel 3	• Cisatricurio 0.15 mg/kg en bolo, repetir q10min hasta 3 dosis PRN O infusión continua a una dosis de 0.5 µg/kg/min

Las crisis postraumáticas empeoran la lesión secundaria por ↑PIC y demanda metabólica. El 20% de los pts tiene crisis NC 7 días después del TCE grave (*J Neurosurg* 1999;91(5):750-760). Los FAE profilácticos con fenitoína (PHT) o levetiracetam (LEV) deben administrarse a los pts con TCE grave o a los pts con ↑riesgo de sufrir una crisis secundaria a una lesión cerebral estructural durante 7 días. Ambos FAE son equivalentes para detener las crisis tempranas y LEV puede a/c resultados ↑funcionales a los 3 meses (*Neurocrit Care* 2010;12(2):165-172).

Manejo del aumento de la presión intracraneal

↑ PIC se observa en muchas afecciones neurológicas, como la HIP, los tumores, la encefalitis, la hidrocefalia, los ictus, las lesiones anóxicas globales y los traumatismos.

Sx: cefalea, PC, n/v. Hallazgos tardíos: anisocoria, postura de descerebración o decorticación, coma, tríada de Cushing (hipertensión, bradicardia y respiración irregular).

Dx: presentación clínica/examen; TAC cerebral para determinar la causa subyacente o el grado de efecto de la masa sobre las estructuras circundantes.

Tratamiento del traumatismo craneoencefálico grave		
Parámetro		**Objetivo**
Fisiológico	Objetivo del PAM	Edad 50-70 ≥ 100; edad 15-49; ≥ 70 ≥ 110[a]
	Objetivo PPC	60-70 mm Hg[a]
	Objetivo PIC	< 20-25 cm H_2O[a]
	Oxigenación	O_2sat > 94%; PaO_2 > 60 mm Hg[b]
	Fiebre	Mantener 37 °C[c] (ver tabla "Manejo de escalofríos")
Análisis	$PaCO_2$	35-40 mm Hg-evitar la hiperventilación en las primeras 24 h[a]
	Sodio sérico	135-150 mmol/L
	Manejo de la glucosa	Objetivo 140-180 mg/dL[d]
	Coagulopatía	Objetivo INR < 1.4; PLT > 100
Manejo	Antifibrinolíticos	En 3 h de la lesión, ácido tranexámico 1 g en 10 min seguido de 1 g a lo largo de 8 h[e]
	Reversión de anticoagulantes	Ver "Manejo de la HIP"
	Profilaxis con FAE	LEV 500 mg IV BID O PHT (fenitoína) 100 mg IV q8h × 7 d[a] Considerar la monitorización del EEGc
	Profilaxis de la TVP	HBPM o heparina SC tras 24-48 h de ingreso con estabilidad hemorrágica demostrada en imágenes[f]
	Nutrición	La alimentación enteral, al menos al quinto día, se asocia con una reducción de la mortalidad[a] La alimentación yeyunal transgástrica reduce la incidencia de NAR[a]

[a] *Neurosurgery* 2017;80(1):6-15.
[b] *J Neurotrauma* 2007;24(S1):S1-106.
[c] *Neurosurgery* 2002;97(2):326-336.
[d] *J Trauma* 2005;58(1):47-50.
[e] *Lancet* 2019;394:1713-1723.
[f] *Neurocrit Care* 2016;24(1):47-60.

Rx: el tx de ↑PIC depende de atender la causa. En los casos en los que el manejo quirúrgico no está indicado, se debe instituir el siguiente enfoque escalonado para el mnj de ↑PIC. Consultar a neurocirugía para un posible DVE o monitor de PIC, hemicraniectomía o descompresión de la fosa p.

Cómo determinar la brecha osmolar: B osmolar = medición – osm sérica calculada. Osm sérica calculada = 2Na + NUS/2.8 + Glu/18. Revisar Quím 7, osmolaridad sérica q6h.

Manejo por niveles de la hipertensión intracraneal	
General	Objetivo de PIC < 20-25 mm Hg; objetivo de PPC > 60-70 mm Hg; sat O_2 > 94%; mantener el objetivo de sodio 135-150; objetivo de $PaCO_2$ 35-40 mm Hg; CC > 30°; posición de la cabeza en la línea media; tratar los escalofríos (ver tabla "Manejo de los escalofríos"). Tratar las crisis si están presentes; evitar la colocación de líneas centrales en las venas yugulares internas. Considerar la posibilidad de reducir la PEEP si el pt no está hipoxémico.
Nivel 1	Osmoterapia: • SSH 7.5% o 23.4% de solución salina, administrar 30 mL × 1 por vía central durante 20 min, seguido de 15-30 mL q6h; SSH 3% administrar 100-200 cc IV si aún no se ha conseguido el acceso central (mantener para Na > 160) • Manitol 0.25-1 g/kg IV q6h (mantener para osm sérica > 320, o brecha osm > 16) Aumentar la sedación (p. ej., propofol 0-83 µg/kg/min) Derivación de LCR (colocación de DVE)
Nivel 2	Aumentar la sedación (ver arriba) Parálisis neuromuscular Hiperventilación $PACO_2$ ~32 solo como puente a una terapia más definitiva
Nivel 3	Hemicraniectomía descompresiva Coma de pentobarbital (5-20 mg/kg en bolo y luego 1-4 mg/kg/h dirigido a la mejora de la PIC y a la supresión de las ráfagas del EEGc) Hipotermia terapéutica (objetivo 35 °C)

El manejo del TCE con monitorización multimodal, incluidas la monitorización de la tensión de oxígeno del parénquima, la microdiálisis cerebral y la monitorización de la temperatura, puede añadir más complejidad al algoritmo anterior.

UN 1-4

Consideraciones especiales:
Si la PIC se debe a un tumor o a una infección, considerar dexametasona 10 mg IV × 1, luego 4 mg q6h.

Tx quirúrgico del hematoma subdural (HSD) agudo
Rx: el HSD se caracteriza por una hemorragia venosa lenta en el espacio subdural que puede ser espontánea o traumática. En las imágenes se observa una clásica densidad ↑ extra-axial, cóncava, que no respeta las líneas de sutura. Todos los casos quirúrgicos deben ser manejados con los cuidados médicos concurrentes antes detallados. Las indicaciones para la craneotomía abierta del HSD agudo pueden encontrarse en la siguiente tabla. Las indicaciones para la evacuación del HSD crónico son menos claras; sin embargo, se pueden aplicar los mismos parámetros para el manejo del HSD agudo.

Indicaciones para el tratamiento quirúrgico del HSD agudo
• Espesor radiográfico del coágulo > 10 mm o desplazamiento de la línea media > 5 mm, al margen de la ECG. • Disminución de la ECG en 2 o más puntos desde la admisión • Presentación con pupilas asimétricas, fijas o dilatadas • PIC > 20 mm Hg

Reimpresa con permiso de Oxford University Press, de Bullock MR, Chesnut R, Ghajar J, et al; Surgical Management of Traumatic Brain Injury Author Group. Surgical management of acute subdural hematomas. *Neurosurgery*. 2006;58(3 Suppl):S16-S24; discusión Si-iv.

Tx quirúrgico del hematoma epidural (HE) agudo
Rx: el HE es el resultado de una alteración traumática del espacio entre la duramadre y el cráneo. A menudo se debe a la disrupción de la arteria meníngea media, lo que conduce a la rápida formación de un hematoma en la fosa craneal media. Con menos frecuencia, el origen puede ser la arteria meníngea anterior, las FAV durales o la disrupción del seno dural. El HE en el polo temporal puede representar una fuente venosa. El HE se diferencia del HSD en la TAC por la ↑densidad lentiforme, respetando los márgenes de sutura. El tx del HE es una urgencia que incluye un tx quirúrgico y médico de emergencia. El tx médico general del TCE se ha discutido antes. La selección de pts para el tx quirúrgico se puede encontrar en la siguiente tabla.

Indicaciones para el tratamiento quirúrgico del HE agudo
• Volumen del coágulo > 30 cm^3 al margen de la ECG • Cualquier pt con ECG < 9 y anisocoria

Reproducida con permiso de Oxford University Press, de Bullock MR, Chesnut R, Ghajar J, et al.; Surgical Management of Traumatic Brain Injury Author Group. Surgical management of acute epidural hematomas. *Neurosurgery*. 2006;58(3 Suppl):S7-S15; discusión Si-iv.

Manejo de la LVCC
El manejo de la LVCC se basa en el grado de lesión, ya que el riesgo de ictus ↑ c/grado. La escala de clasificación de Denver 7 utiliza los resultados de la ATC para determinar el riesgo de ictus (*J Trauma Acute Care Surg* 2012;73(6):1359-1363). El mnj de la LVCC puede dividirse en médico y quirúrgico. El médico debe considerarse para las lesiones G1, en las que se pueden utilizar antiPLT o heparina. La comparación de ASA 81 mg OD *vs.* heparina IV a puente de warfarina fue probada en CADISS, que demostró que no hay diferencia en el ictus posterior o complicaciones c/cualquier tx (*Lancet Neurol* 2015;14(4):361-367). Como el riesgo de embolia es bajo en el tx, la elección entre antiPLT y AC debe decidirse en función del riesgo de ictus y complicación hemorrágica del pt. El DTC para la detección de microembolismos puede ser útil en la monitorización del riesgo de embolia; sin embargo, la evidencia para el manejo guiado por DTC no está clara (*Crit Care Med* 2017;45(10):e1011-e1017). Las imágenes angiográficas de seg de todas las lesiones vasculares deben realizarse en 7 d y 6 meses. En las lesiones G2-4, el mnj médico sigue siendo el mismo que el de grado 1; sin embargo, el mnj quirúrgico se considera en el entorno de la progresión radiográfica, o la formación de seudoaneurismas > 1.0-1.5 cm. El tx quirúrgico inmediato es obligatorio para todas las lesiones de grado 5 mediante reparación quirúrgica o endovascular.

Escala de calificación de Denver 7 para LVCC			
Grado	**Descripción**[a]	**Riesgo de ictus carotídeo**[b]	**Riesgo de ictus vertebral**[b]
1	Irregularidad de la pared del vaso o hematoma intramural con < 25% de estenosis	8%	6%
2	Trombo intramural, colgajo de la íntima visto o disección/hematoma intramural c/> 25% de estenosis	14%	38%
3	Seudoaneurisma	26%	27%
4	Oclusión del vaso	50%	28%
5	Transección de vasos	100%	–

[a]Burlew C, et al. *J Trauma Acute Care Surg* 2012;85(5):858-866.
[b]Biffl W, et al. *Ann Surg* 2002;235(5):699.

Lesión medular traumática

La LM traumática es el resultado de la alteración de la integridad de los elementos óseos, discales y ligamentosos de la columna vertebral, lo que provoca la interrupción de la ME.

Sx: el déficit depende de la anatomía de la alteración de la ME. La gravedad de la lesión debe cuantificarse con la escala ASIA cuando el pt está estable. Los sínd más comunes son los siguientes:

- **Cordón completo:** deterioro motor flácido y ausencia de función sensorial por debajo del nivel de la lesión. Los reflejos son flácidos, c/ausencia de tono rectal, reflejo bulbocavernoso y retención urinaria. Dependiendo del nivel de la lesión, puede observarse choque espinal.
- **Cordón incompleto:** grados variables de disfunción motora que van desde algún grado de preservación sensorial por debajo del nivel de la lesión. Tono rectal, bulbocavernoso y función urinaria conservados.
- **Cordón central:** $>$ deterioro motor en la ES en comparación con la EI con disfxn urinaria y deterioro sensorial variable.
- **Cordón anterior:** la fuerza motora flácida bilateral con arreflexia se produce por debajo del nivel de la lesión. La sensibilidad también está alterada con pérdida de la sensación de dolor y temperatura y mantenimiento de la propiocepción y el sentido de la vibración. La severidad de la disfxn autonómica se manifiesta con disfxn urinaria flácida y si/sx de choque espinal dependiendo del nivel de la lesión.
- **Choque espinal (CE):** el CE es el resultado de la interrupción de los tractos espinales simpáticos descendentes que se encuentran en la cara lateral de la ME. Es el resultado de una lesión de la columna cervical o torácica alta. Los sx del CE incluyen ↓FC y ↓PA además de los hallazgos de un síndrome medular completo.

Escala de deterioro de la American Spinal Injury Association (ASIA)
A = Completo. No se conserva ninguna función sensorial o motora en los segmentos sacros S4-S5.
B = Sensorial incompleto. La función sensorial, pero no la motora, está conservada por debajo del nivel neurológico e incluye los segmentos sacros S4-S5 (tacto ligero o pinchazo en S4-S5 o presión anal profunda) Y no se conserva ninguna función motora más de 3 niveles por debajo del nivel motor en cualquier lado del cuerpo.
C = Motor incompleto. La función motora está preservada en los segmentos sacros más caudales para la contracción anal voluntaria (CAV) O el pt cumple los criterios de estado incompleto sensorial (función sensorial preservada en los segmentos sacros más caudales S4-S5 por TL, pinchazo o PAP) y tiene alguna preservación de la función motora más de 3 niveles por debajo del nivel motor ipsilateral en cualquier lado del cuerpo. (Esto incluye las funciones musculares clave o no clave para determinar el estado motor incompleto). Para el AIS C, menos de la mitad de las funciones musculares clave por debajo del único NNL tienen un grado muscular $\geq$ 3.
D = Motor incompleto. Estado motor incompleto según la definición anterior, con al menos la mitad (la mitad o más) de las funciones musculares clave por debajo del NNL único con un grado muscular $\geq$ 3.
E = Normal. Si la sensación y la función motora evaluadas con el ISNCSCI se califican como normales en todos los segmentos y el pt tenía déficits previos, entonces el grado EDA es E. Alguien sin una lesión medular inicial no recibe un grado EDA.
Utilizar el DN. Para documentar los niveles sensoriales, motores y de NNL, el grado de la escala de deterioro de ASIA o la zona de preservación parcial (ZPP) o ambas cuando no se puedan determinar con base en los resultados del examen.

De la American Spinal Injury Association. *International Standards for Neurological Classification of Spinal Cord Injury.* American Spinal Injury Association; 2002. Copyright © 2021 American Spinal Injury Association.

Evaluación de la integridad de la columna vertebral

Los pts pueden ser abordados identificando el ↑ y ↓ riesgo de una posible LME.

Criterios de bajo riesgo de Nexus: Criterios clínicos para la lesión de la columna cervical tras un traumatismo contuso
El diagnóstico por imagen no es necesario si los pts $<$ 60 años tienen 5/5 criterios: • Ausencia de sensibilidad en la línea media • Nivel normal de alerta • No hay evidencia de intoxicación • No hay hallazgos neurológicos anormales • No hay lesiones de distracción

Hoffman J, et al. *NEJM* 2000;343(2):94-99. Sens ~99.6%; Esp ~12.9%.

En los pts de ↑riesgo (es decir, cualquier pt que se presente c/traumatismo importante) es obligatorio realizar una prueba de imagen de la columna vertebral c/TAC. En caso de inestabilidad hemodinámica grave que requiera quirófano, los pts deben ser estabilizados en línea c/collarín hasta que se pueda completar la imagen. En aquellos con sospecha de lesión ligamentosa, considerar la posibilidad de realizar una RM de la columna vertebral antes de descartar la lesión. En los pts de ↓riesgo, aplicar los criterios de bajo riesgo de NEXUS. Si no se cumplen los criterios NEXUS, es necesario realizar una prueba de imagen c/TAC como mínimo. En los que cumplen los criterios NEXUS, se puede prescindir de la imagen.

Análisis: ver "LCE moderada-grave".

Rx: el tx de la LM depende del manejo médico y quirúrgico. Se debe consultar a neurocirugía para una estabilización quirúrgica inmediata. El tx médico se centra en la estabilización hemodinámica, la reversión de la coagulopatía y la prevención de lesiones secundarias.

En un pt inestable, debe excluirse el diagnóstico de otros estados de choque, como hemorrágico, obstructivo o cardiógeno, antes de determinar el dx de choque espinal.

Dosificación del vasopresor
Fenilefrina (FF): 10-300 μg/min Norepinefrina (NE): 3-30 μg/min Dopamina (DA): 2-20 μg/kg/min

- Tx específico para LM:
  - **Choque espinal:** la pérdida de la inervación simpática provoca ↓FC y ↓PA. El tx del CE incluye la expansión de volumen, la restauración del tono vascular y el impulso cronotrópico.
    - Precarga: reanimación de volumen con soluciones isotónicas (p. ej., 0.9% SN). Evitar soluciones hipotónicas.
    - ↓PA: puede utilizarse la infusión de NE, FF o DA.
    - ↓FC: DA más que NE puede proporcionar ↑FC.
  - **Perfusión espinal:** presión de perfusión espinal (PPE) = PAM – P_{LCR}. Evitar ↓ PA que puede ↑ isquemia espinal. 2 revisiones sistemáticas apoyan ↑PA para evitar el empeoramiento neurológico tras la LM, que puede tener el mayor impacto en las primeras 72 h (*J Intensive Care Med* 2018;33(1):3-15; *Neurosurg Focus* 2017;43(5):E20); sin embargo, no hay ECA que apoyen esta práctica. Después de descartar otras formas de choque que pueden verse exacerbadas por la ↑PA, considerar mantener una PAM > 85 mm Hg durante 5 d.
  - **Glucocorticoides:** con base en las recomendaciones de las guías, no se recomienda el uso de glucocorticoides en la LM traumática (*Clin Spine Surg* 2017;30(4):93-105).
- Casos especiales: compresión neoplásica de la médula espinal;
  - Los glucocorticoides pueden tener un papel en la compresión neoplásica de la médula espinal. Dexametasona (existe controversia para la compresión medular traumática pero no para la neoplásica) 10 mg IV y luego 4 mg VO qid × 3 d, seguido de disminución gradual (*Clin Spine Surg* 2017;30(4):156-163). Consultar con neurocirugía para una posible descompresión quirúrgica.

Neurología vascular aguda

Ictus isquémico agudo (IIA)

Ictus: debido a una oclusión cerebrovascular por isquemia 2/2. Típicamente, trombótica o embólica. P/c variedad de sx neurológicos, incluidas paresia, hipoestesias, afasia, disartria, desviación de la mirada, ataxia e inestabilidad de la marcha. Los sx suelen ser de inicio agudo pero pueden fluctuar o "ir y venir" durante varios días.

Factores de riesgo: edad, HTAS, hiperlipidemia, tabaquismo, DT2, hipercoagulabilidad, arritmias cardiacas (p. ej., fibrilación auricular), miocardiopatía, valvulopatía, entre otros muchos.

Evaluación de los IIA:

- Determinar la hora de la última vez que se vio normal (UVN). Si el pt se despierta con sx, la UVN es la última vez que se le vio bien, no la hora del descubrimiento.
- Obtener la escala de ictus del NIH (NIHSS) y documentar los signos vitales y la hora.
- Determinar si el pt cumple los criterios para tPA IV o contactar con el servicio de neurointervención para considerar trombectomía endovascular (TEV).

tPA IV

Indicaciones: edad ≥ 18 años; déficit neurológico significativo que se prevea que produzca una discapacidad a largo plazo; tiempo de inicio claramente definido como < 4.5 h. La TAC cerebral no muestra hemorragia ni un nuevo infarto bien establecido (*NEJM* 2008;359(26):2839).

Lista de verificación de seguridad para la administración de tPA		
Contraindicaciones absolutas		**Parámetros de precaución de tPA**
Clínicas	• Enfermedad cerebral estructural previa conocida, incluidos HIP, aneurisma cerebral, MAV, tumor • Ictus, TCE, procedimiento intracraneal/espinal < 3 meses • Presentación preocupante de HSA, endocarditis infecciosa o disección aórtica • Hemorragia activa o GI/GU < 22 d • PAS > 185, PAD > 110 a pesar del tratamiento	• Traumatismo significativo o cirugía mayor < 15 d • Punción arterial no compresible en los 7 días anteriores • Sx menor o que mejora significativamente • Glucosa < 50 mg/dL • Embarazo • Crisis al inicio del ictus • Antecedentes de hemorragias GI/GU significativas previas

Imágenes	• Hipodensidad > 1/3 del territorio ACM
	• Evidencia de hemorragia
		• Aneurisma intracraneal no tratado y no roto ≥ 10 mm
		• Específico para 3-4.5 h de UVN
		  • Edad > 80 años
		  • Uso de anticoagulantes orales al margen del INR
		  • NIHSS > 25
		  • Combinación de ictus isquémico previo y DT2

Hematológico	• Uso de HBPM terapéutica en las 24 h anteriores o uso de inhibidores directos de la trombina o inhibidores del factor Xa en las 48 h anteriores • INR > 1.7, TP > 15, TPT > 40, Plt < 100, otra diátesis hemorrágica conocida	

Administración de tPA IV

- Análisis inicial y pruebas de laboratorio como ya se ha descrito. Lista de verificación de contraindicaciones. Comprobar dos veces la ventana de tiempo (< 4.5 h). Obtener el consentimiento del pt o su familia.
- *Dosis de tPA*: 0.9 mg/kg c/dosis máxima de 90 mg. Administrar 10% en bolo IV durante 1 min y el resto durante 60 min.
- Mantener el objetivo de PAS < 180, PAD < 105. Si es necesario bajar la PA, usar labetalol 5-20 mg IV q10-20min o nicardipina en infusión 5-15 mg/h. Vigilar al pt en la UCI o unidad de atención especializada para ictus por al menos 24 h. Evitar las punciones arteriales, la anticoagulación y los antiagregantes plaquetarios durante 24 h. Durante las primeras 24 h después de la administración del tPA, comprobar la PA cada 15 min por 2 h, luego cada 30 min por 6 h y luego cada 1 h por 24 h después de comenzar Rx.
- TAC cerebral de seg a las 24 h. TAC inmediata si hay cambios en el examen neurológico.
- Cuando se estabiliza: examen de rutina. (Ver capítulo de *Neurología vascular*).

Terapia de revascularización aguda en el ictus isquémico agudo

Selección: debe considerarse TEV en pts con oclusiones de vasos grandes (OVG) en las últimas 24 h. Ver el capítulo de *Neurología intervencionista* para más detalles.

Preparar al pt para tPA IA/trombólisis mecánica: si el pt es candidato a TEV, contactar con un neurointervencionista o un centro con servicio de neurointervención. Mantener la saturación de O_2 > 92%, manejar sin intubación si es posible, para acelerar el tiempo de reperfusión. Mantener al pt NPO. Evitar Foley, NGT, catéteres femorales, línea A, o línea venosa central a menos que sea necesario. No administrar heparina. No ↓PA a menos que IM o PA > 220/120 (o > 185/110 si tPA IV dado). Si es necesario bajar la PA, utilizar labetalol 5-20 mg IV q10-20 min o nicardipino IV 5-15 mg/h. Monitorizar la PA cada 15 min o continuamente. El pt necesitará 24 h de observación en la UCI. Para los cuidados posteriores a la trombólisis, ver los capítulos de *Neurología vascular* y *Neurología intervencionista*.

Tratamiento quirúrgico del ictus isquémico agudo

La craniectomía descompresiva (CD) es útil en el manejo del edema cerebral secundario a un IIA que causa hernia cerebral. Aquellos que recibieron CD tuvieron más probabilidades de sobrevivir (OR = 0.17; IC 95%: 0.10-0.29), aunque a expensas de más pts c/Rm = 4 a los 12 meses (OR = 4.43; IC 95%: 2.27-8.66) (*Intern Med J* 2015;45(7):711-717).

Criterios para la craniectomía tras un ictus isquémico agudo	
Infarto maligno de la ACM[a]	**Gran infarto cerebeloso[b]**
Edad 18-80 años Disminución de PC Tiempo de inicio hasta la descompresión quirúrgica < 48 h Infarto de la ACM de gran volumen definido como: • Clínica: NIHSS ≥ 16 Y uno de: • TAC > 50% del territorio de la ACM infartado • RM > volumen del infarto > 145 cm^3	Edad 18-80 años Disminución de PC Evidencia radiográfica de: • Desplazamiento del 4.° ventrículo • Desplazamiento de la cisterna prepontina • Hidrocefalia • Deformación del tronco cerebral
Criterios de exclusión:	
Mal estado funcional premórbido (Rm ≥ 2), ambas pupilas fijas y dilatadas, coagulopatía irreversible conocida	

[a]Vahedi et al. *Stroke* 2007;38(9):2506-2517; Hofmeijer J, et al. *Lancet* 2009;8(4):326-333; Juttler E, et al. *Stroke* 2007;38(9):2518-2525.
[b]Koh et al. *Stroke* 2000;31(9):2062-2067.

Trombosis del seno venoso cerebral

Consultar el capítulo de *Neurología vascular* para la atención y la manejo de TSVC.

Hemorragia intracraneal

La hemorragia intracraneal puede dividirse en HIP, HSA, HIV, HSD y HE. Debido a su asociación con LCE, HSD y HE, el mnj se puede encontrar en la sección TCE.

Hemorragia intraparenquimatosa (HIP), coloquialmente hemorragia intracerebral

Sx: varía según la localización en el SNC. Puede incluir paresia, pérdida sensorial, afasia, déficit del campo visual, desviación de la mirada, negligencia, PCa, cefalea, n/v, ataxia y dismetría.

Dx: TAC/ATC de cabeza y cuello. Anotar la localización de la HIP, el tamaño, el efecto de masa, la presencia de HIV y la presencia de fuga de contraste (signo de punto positivo). Buscar una angiografía convencional en casos seleccionados para evaluar una malformación vascular, un aneurisma o una vasculopatía que no se haya visto en la ATC. La HIP HTNsiva se localiza comúnmente en el GB, el tálamo, el puente y el cerebelo. La HIP lobular debe hacer que se evalúe la angiopatía amiloide o una anomalía estructural subyacente. Considere la posibilidad de realizar una RM cerebral ampliada para evaluar una lesión masiva subyacente o una anomalía vascular. **Etiologías:** HTN, angiopatía amiloide, aneurisma, malformación vascular, traumatismo, neoplasia, TSV, conversión hemorrágica del ictus, vasculitis, coagulopatía, cocaína, anfetaminas, alcohol, diversas infecciones, entre otras.

- *Análisis:* BHC, Quím 7, TP-INR, TPT, muestra de banco de sangre, dímero D, fibrinógeno, PFP. Si INR > 1.5 o uso reciente de heparina u otro anticoagulante, corregir coagulopatía de inmediato. Estabilidad TCC en 6 h. ATC inmediata si cambio en examen neurológico.

Manejo de la hemorragia intraparenquimatosa	
Parámetro	**Tratamiento**
Presión arterial	PAS < 140 mm Hg[a] a menos que la PAS > 220 en el momento del ingreso, entonces reducir un 25%
Crisis	Considerar el tratamiento con FAE IV si hay crisis activas (ver "Estado epiléptico") Considerar EEG si hay un alto riesgo de crisis
Edema cerebral	Manitol 1 g/kg IV q6h O 23.4% SSH q6h (ver "Manejo de la presión intracraneal")
Rx neuroquirúrgico	Consultar el tratamiento neuroquirúrgico de la HIP
Anticoagulante	**Agente de reversión**
Heparina	Protamina 1 mg/100 U de heparina administrada en las últimas 4 h
Lovenox[b]	Si es < 8 h, dar 1 mg de protamina por cada mg de enoxaparina Si > 8 h, dar 0.5 mg de protamina por mg de enoxaparina
Warfarina	Concentrado de complejo de protrombina (la dosis varía) PFC 2-6 U Vitamina K 10 mg × 1
tPA	Fibrinógeno recombinante si está disponible Crioprecipitado
Inhibidor directo de Xa[c]	Si está disponible: Andexanet alfa (inicio a los 2 min, anticoagulación de rebote a las 2 h) • Dosis baja si se trata de un inhibidor de Xa de baja dosis o ≥ 8 h desde el inhibidor de Xa: andexanet (400 mg en 15 min y luego 4 mg/min durante 120 min) • Dosis alta si el inhibidor de Xa de dosis alta de < 8 h desde el inhibidor de Xa: andexanet (800 mg durante 30 min y luego 8 mg/min durante 120 min) Si no está disponible: concentrado de complejo de protrombina
Inhibidor de la trombina (p. ej., dabigatrán)[c]	Si está disponible: 5 g de idarucizumab Si no está disponible: concentrado de complejo de protrombina
Antiplaquetario	Desmopresina IV 0.4 µg/kg × 1 La transfusión de plaquetas puede ser perjudicial[d]
Quirúrgico	**DVE:** *indicaciones:* PC, hidrocefalia radiográfica o HIV que obstruye el 3.° o 4.° ventrículo. Si se produce una obstrucción por el DVE, Tx c/tPA, se puede suministrar 1 mg q8h hasta 10 dosis después de descartar una malformación vascular/contribuyente estructural (*Lancet* 2017;389:603-611). Debe realizarse una TCC después de la 1.ª dosis. **HIP supratentorial:** *indicaciones:* poco definidas. En el contexto de una hemorragia de nueva aparición, ↓PC, localización superficial o si/sx radiográficos de hernia, considerar consulta quirúrgica. No hay p/d beneficio de evacuación quirúrgica de la HIP de los ganglios basales, talámicos y pontinos. **HIP infratentorial:** *indicaciones:* HIP cerebelosa > 14 cm³ o 3 cm de diámetro, ↓PC, obstrucción ventricular o desplazamiento del tronco cerebral (*Stroke* 2015;46(7):2032-2060).

[a] *NEJM* 2015;368(25):2355-2365.
[b] El fabricante recomienda el uso de protamina para revertir la enoxaparina, pero no se ha establecido su eficacia.
[c] CCP puede ser efectivo según estudios *in vitro*, no se cuenta con estudios en humanos (*Am J Hematol* 2012;87(S1):S141-S145).
[d] El ensayo PATCH fue un ECA (n = 190) en el que los pts con HIP que tomaban antiagregantes plaquetarios (ASA, clopidogrel o dipiridamol) fueron asignados al azar a transfusión de plaquetas frente al tratamiento estándar. El grupo tratado con plaquetas mostró mayores probabilidades de muerte y dependencia a los 3 meses (aOR 2.05) en comparación con el control. La transfusión de plaquetas fue inferior al tratamiento estándar (*Lancet* 2016;387:2605-2613).

- Calcular el volumen de la HIP = (a × b × c)/2, donde a = longitud, b = ancho y c = número de cortes en el cerebro de la TAC multiplicado por el grosor del corte en cm.

Rx: ver la tabla "Manejo de la HIP" para un enfoque sistemático. En el caso de un efecto de masa significativo, considerar la posibilidad de utilizar agentes osmóticos y solución salina hipertónica (ver la tabla "Manejo escalonado de la hipertensión intracraneal"). Evitar los corticoesteroides. Considerar el ingreso en una UCI para una estrecha vigilancia (*NEJM* 2001;344(19):1450-1460; *Lancet* 2009;373:1632-1644).

Hemorragia subaracnoidea aneurismática

La HSA se clasifica en aneurismática y no aneurismática.

Sx: la HSA se presenta c/cefalea en trueno, N/V, fotofobia, rigidez de cuello, ↓PC súbita y crisis.

Factores de riesgo: edad, HTN, sexo femenino, consumo de tabaco, herencia familiar y EtOH.

Dosificación del agente para la reducción de la PA
• Labetalol: dosis intermitentes en bolo de 10-20 mg o goteo continuo (2-8 mg/min) • Nicardipino: 5 mg/h incrementado en 2.5 mg/h q15min hasta un máximo de 15 mg/h • Esmolol: 250 µg/kg como carga; uso de mantenimiento, 25-300 µg/kg/min. • Enalaprilat: 0.625-5 mg IV q6h • Hidralazina: 5-20 mg IV q30min • Clevedipina 1 mg/h incrementada en 1-2 mg/h q90s hasta un máximo de 12 mg/h

Dx: la TAC/ATC cerebral es esencial. La TCSC tiene una sensibilidad de casi 100% para detectar la HSA en las primeras 6 h. Si la TCSC es negativa, la PL es obligatoria para hacer el dx y debe analizarse la presión de apertura, las células, los eritrocitos y leucocitos, la proteína, la glucosa, e inspeccionar la xantocromía. La ATC no invasiva tiene ↑detección de aneurisma; sin embargo, la ASD es el estándar de oro. Si no se detecta un aneurisma claro en la ATC, es necesario realizar una ASD.

Clasificación de la gravedad de la HSA			
Puntuación de Hunt y Hess[a]		**Escala de Fisher modificada[b]**	
Grado 1	Asintomático	Grado 0	No hay HSA ni HIV
Grado 2	Cefalea severa, meningismo, sin déficit neurológico	Grado 1	HSA mínima/delgada, sin HIV
Grado 3	Somnolencia, déficit neurológico focal leve	Grado 2	HSA mínima/delgada, con HIV en ambos ventrículos laterales
Grado 4	Hemiplejia estuporosa, moderada o grave	Grado 3	HSA gruesa sin HIV
Grado 5	Coma, postura descerebrada	Grado 4	HSA gruesa sin HIV en ambos ventrículos laterales

[a]Reproducida de Hunt WE, Hess RM. Surgical risk as related to time of intervention in the repair of intracranial aneurysms. *J Neurosurg*. 1968;28(1):14-20. Copyright © 1968 American Association of Neurological Surgeons.
[b]Reimpresa con permiso de Claassen J, Bernardini GL, Kreiter K, et al. Effect of cisternal and ventricular blood on risk of delayed cerebral ischemia after subarachnoid hemorrhage: the Fisher scale revisited. *Stroke*. 2001;32(9):2012-2020. doi:10.1161/hs0901.095677

Análisis: BHC, Quím 7, TP-INR, TPT, muestra de banco de sangre, dímero D, fibrinógeno, PFP, un ECG, troponina, ECO, y RxT. La monitorización adicional incluye el DTC diario, electroencefalograma y monitorización de la PIC en los casos apropiados. En caso de cambios en la exploración, se debe considerar la repetición de la TCSC/ATC por el desarrollo de complicaciones.

Tras el dx de una HSAa, el manejo médico y quirúrgico en la UCI neurológica debe ser simultáneo y compartido entre los expertos de la UCI y los de neurocirugía. Consultar el capítulo de *Neurología intervencionista* para el manejo médico y quirúrgico agudo.

Manejo de la HSAa

La HSAa no curada tienen un riesgo ↑ de resangrado; por lo tanto, el paso más importante es el tx urgente de los sx neuro del aneurisma. Los pts con HSAa también tienen riesgo de ICR, trastornos del Na, hidrocefalia y complicaciones cardiopulmonares.

Tratamiento de la HSAa		
	Parámetro	**Tratamiento**
Clínica	Presión arterial	Tx previo al aneurisma: PAS < 160 mm Hg o PAM < 110 mm Hg[a] Tx posterior al aneurisma: PAS < 180 mm Hg en discusión con neurocirugía
	PPC	> 60 mm Hg
	PIC	> 20 cmH_2O
	Estado del volumen	Mantenimiento de la euvolemia[a]
	Fiebre	Eutermia (37.0 °C)

Análisis	Objetivos glucémicos	Euglucemia (< 180 mg/dL)[a]
	Sodio	135-145 mmol/L[a]
Terapias	Crisis	Considerar la profilaxis con FAE, en esp hasta el tratamiento del aneurisma[a]
	Agentes hemostáticos	Tratamiento previo al aneurisma: ácido tranexámico 1 g IV si se prevé que el tratamiento del aneurisma se retrase[b]
	Prevención del vasoespasmo	Nimodipino 60 mg VO q4h × 21 d[c]
	Reversión de anticoagulantes/antiplaquetarios	Ver "Manejo de la HIP"
	Edema cerebral	Manitol 1 g/kg IV q6h O 23.4% SSH q6h (ver "Manejo de la presión intracraneal")
	Profilaxis de la TVP	Tratamiento previo al aneurisma: dispositivos de compresión neumática Tratamiento posterior al aneurisma: heparina o HBPM[a]
	Quirúrgico	Resangrado: enrollamiento o pinzamiento en función de la anatomía del aneurisma Hidrocefalia: colocación de DVE

[a] *Stroke* 2012;43(6):1711-1737.
[b] *PLoS One* 2019;14(2):e0211868.
[c] *Neurology* 1998;50(4):876-883.

El **resangrado aneurismático** se produce antes del tx neuroquirúrgico y puede observarse en ~7% de las HSAa en las primeras 24 h. Los pts se presentan c/↓ECG agudo o un déficit neurológico focal nuevo. El grado de Hb y Htto al ingreso y el diámetro máximo del aneurisma son FR de resangrado. La prevención del resangrado es importante, ya que ↓ la posibilidad de independencia funcional a los 3 meses (aOR 0.08) (*Arch Neurol* 2005;62(3):410-416). El mejor tx es la obliteración quirúrgica; sin embargo, si hay un retraso en el tx del aneurisma > 24 h, se debe considerar el tratamiento con TXA para ↓ las tasas de rehemorragia (*PLoS One* 2019;14(2):e0211868). El tx definitivo del resangrado es el tx neuroquirúrgico emergente.

La **isquemia cerebral retardada (ICR)** complica cerca de 30% de los casos y puede ocurrir entre 4 y 14 d (*Continuum* 2015;21(5):1263-1287). Para el espasmo radiográfico, el DTC diario debe comenzar al ingreso evaluando ACA, ACM, ACP y las arterias basilares y vertebrales. Los parámetros más importantes son la relación de Lindegaard > 3.0, ↑tendencia de la velocidad arterial o las velocidades > 200 m/s. El empeoramiento de los resultados del DTC debe desencadenar la obtención de imágenes c/TAC o ASD. Para el tratamiento médico y quirúrgico de la ICR, consultar el capítulo de *Neurología intervencionista*.

Los **trastornos del sodio** son comunes después de una HSAa, tal vez secundarios a la disfunción del eje HHS. Los pts pueden tener cambios rápidos en el Na secundarios a SIADH, pérdida de sal cerebral (PSC), o diabetes insípida central. Ver la tabla de "Manejo de los trastornos del sodio en la HSAa".

Manejo de los trastornos del sodio en la HSAa

SIADH	**Pérdida de sal cerebral**	**Diabetes insípida central**
Na sérico < 134 mmol/L	Na sérico < 134 mmol/L	Na sérico > 140 mmol/L
Osm sérica < 274 mosm/kg	Osm sérica < 274 mosm/kg	Osm sérica > 300 mosm/kg
Na en orina > 40 mEq/L	Na en orina > 40 mEq/L	Na en orina < 40 mEq/L
Osm en orina > 100 mosm/kg	Osm en orina > 100 mosm/kg	Osm en orina < 300 mosm/kg
Estado del volumen—euvolemia	Estado de volumen—hipovolemia	Estado de volumen—hipovolemia +++ Volumen de orina
Rx: Infusión de SSH al 3% 15-80 cc/h NO RESTRINGIR EL AGUA	Rx: Fludrocortisona 0.1-0.2 mg VO BID Infusión de SSH al 3% 30-60 cc/h	Rx: Reposición de volumen DDAVP 2-4 µg IV diario O vasopresina 0.04

La **hidrocefalia comunicante** es común después de la HSA y se observa en 20-30% de los casos. Esto es secundario a la obstrucción de los gránulos aracnoideos que causan ↓LCR reabsorción.

Sx: incluye ↓PC y restricción de la mirada hacia arriba. **Dx:** sx con ↑TAC dilatación ventricular o diámetro de la vaina del nervio óptico > 6 mm puede apoyar la hidrocefalia. **Rx:** ↓PC con hallazgos de TAC de hidrocefalia debe impulsar la colocación de un DVE para la derivación de LCR.

SVCR/SEPR

Consultar el capítulo de *Neurología vascular*.

Meningoencefalitis aguda

Sx: fiebre, n/v, cefalea, fotofobia, crisis, ↓PC, papiledema, déficits neurológicos, rigidez nucal, exantema en meningococo. La tríada de fiebre, rigidez nucal y ↓PC tiene baja sensibilidad (~ 44%). Casi todos los pts p/c al menos 2 de los siguientes sx: cefalea, rigidez de cuello, ↓PC y fiebre. La meningitis viral no complicada no debe p/c déficit neurológico.

Interpretación de los resultados de la punción lumbar en la meningitis

Tipo	PA [cm H_2O]	Leuc [células/μL]	Dif	Prot [mg/dL]	Glu [mg/dL]
Bacterias	Alto	Alto	PMN predom	Alta	Bajo
Hongos	Alto	Alto	Linfa predom	Alto	Bajo
Viral	Norm	Alto	Linf predom; PMN en las primeras 48 h	Norm a alto	Norm
Tuberculosis	Alto	Alto	Linf predom	Alto	Bajo

dif, diferencial; glu, glucosa; Norm, normal; PA, presión de apertura; predom, predominio; prot, proteínas; leuc, leucocitos.

De Hauser SL, ed. Meningitis, encephalitis, brain abscess, and empyema. En *Harrison's Neurology in Clinical Medicine*. McGraw-Hill; 2006:423-455; Tunkel AR, Scheld WM. Acute bacterial meningitis in adults. *Curr Clin Top Infect Dis*. 1996;16:215-239.

Cobertura antimicrobiana empírica para la meningitis/encefalitis

Escenario clínico	Antibiótico	Organismos cubiertos
Meningitis adquirida en la comunidad; edad 16-50 años	Vancomicina + cefalosporina de 3.ª gen (p. ej., Ceftriaxona o Cefotaxima) + Dexametasona*	*N. meningitides*, *S. pneumoniae*, *H. influenzae*
Meningitis adquirida en la comunidad; edad > 50 años	Vancomicina + cefalosporina de 3.ª gen + ampicilina*	*N. meningitides*, *S. pneumoniae*, *L. monocytogenes*, BGN
Huéspedes inmunocomprometidos adquiridos en la comunidad	Vancomicina + ampicilina + cefalosporina antipseudomónica de 3.ª gen (p. ej., ceftazidima o cefepima)*	*H. influenzae*, BGN
Posterior a neurocirugía/traumatismo craneal	Vancomicina + cefalosporina antipseudomona de 3.ª gen o carbapenem (p. ej., meropenem)	*S. aureus*, *S. pneumoniae*, BGN
Absceso cerebral adquirido en la comunidad	Cefalosporina de 3.ª gen, vancomicina y metronidazol ± aspiración quirúrgica	*Streptococcus* spp, *Bacteroides* spp, *Fusobacterium* spp, *Enterobacteriaceae*, etc.
Encefalitis por VHS	Aciclovir 10 mg/kg IV q6h (ajustar a la función renal)	VHS

Para la cobertura antibiótica de un organismo específico, ver el capítulo sobre *Enfermedades infecciosas neurológicas*. Ref: *NEJM* 2004;351:1849; *NEJM* 2006;354:44; Bradley WG, Daroff RB, et al, eds. *Bacterial Infections, Neurology in Clinical Practice*. Vol II. 4th ed. Elsevier; 2004:1475-1514.

*Considerar rifampina en caso de infección por *S. pneumo* con susceptibilidad intermedia a penicilina, en pts sometidos a tx simultáneo con vanc y dexametasona (dex puede impedir la penetración de vanc en el SNC), o en caso de respuesta inadecuada a vanc después de una cefalosporina de 3.ª gen.

Dx: análisis: BHC, Quím 10, EGO, RxT, cx sangre × 2, coags. Considerar PPD, VIH, VSG, PCR, más estudios para infección sistémica dependiendo del hx clínico. PL con presión de apertura, recuento de células y dif, proteína, glucosa, tinción de Gram y cultivo. Considerar pruebas adicionales: RCP viral incluyendo VHS u otros virus, tinción de hongos, BAR, tinta china, VDRL, PCR de Lyme, aglutinación de látex para infecciones bacterianas específicas según la historia clínica. Cuando se recomienda TAC cerebral antes de la PL: ↓PC, crisis, estado inmunocomprometido, examen neurológico anormal y papiledema. Si se hace TCC antes de la PL, se deben realizar hemocultivos e iniciar una cobertura antibiótica empírica inmediata (es decir, no esperar a la PL para iniciar los antibióticos) (*NEJM* 2001;345(24):1727-1733).

Rx: el tx de la meningitis bacteriana debe ser definido por el escenario clínico, la edad del pt y las alergias (ver Tabla). En pts c/alergia severa a la penicilina, debe considerarse moxifloxacino (400 mg IV OD) + vancomicina. En el caso de *S. pneumoniae* c/susceptibilidad intermedia, complementar la cobertura empírica con rifampicina. También, considerar rifampicina + vancomicina y dexametasona, ya que dexametasona puede perjudicar la penetración de vancomicina en el SNC, o tras una respuesta inadecuada a vancomicina después de una cefalosporina de 3.ª gen.

Complicaciones de la meningitis/encefalitis

Los pts c/meningitis/encefalitis corren el riesgo de sufrir las siguientes complicaciones:

- Edema cerebral: ver "Manejo del aumento de la presión intracraneal"—LCE.
- Hidrocefalia comunicante: ver "Manejo de la HSAa".
- Estado epiléptico: ver la tabla "Manejo del EE".
- Absceso cerebral: considerar la aspiración y el drenaje quirúrgico.
- Vasculitis cerebral: considerar el tratamiento con altas dosis de metilprednisolona.

Para una discusión más detallada, ver meningitis, encefalitis y absceso cerebral.

Estado epiléptico: ver la sección EE en *Crisis y epilepsia*.

Sx: diversas causas y sx clínicos, incluidos falta de respuesta, ↓PC, y movimientos rítmicos repetitivos. Alrededor de 7% de los casos de TCG evolucionará a EE (*J Intensive Care Med* 2007;22(6):319-347).

Dx: el dx de EE puede dividirse en EE convulsivo y no convulsivo. El EE convulsivo se basa en la actividad convulsiva bilateral > 5 min o ≥ 2 crisis con recuperación incompleta de la conciencia entre ellos. El EENC es un dx electrográfico. El dx de EE refractario es la falla de la suspensión de una crisis al añadir un agente de primera línea (*Neurocrit Care* 2012;17(1):3-23).

Análisis: BHC, Quím 7, Mg^{2+}, Ca^{2+}, PO_4^-, glucosa en el dedo, concentraciones de FAE, TAC y EEG. Basado en el Hx y los sx, se debe considerar la posibilidad de realizar una RM, PL, un examen toxicológico completo y un estudio infeccioso sistémico. Los pts c/EER deben ser monitorizados de forma continua c/EEG.

Manejo del estado epiléptico		
	Medicamento	**Dosis**
Estado epiléptico	Lorazepam	0.1 mg/kg hasta 4 mg[a]
	Midazolam	10 mg IM una vez[a]
	Fenitoína/Fos	20 mg/kg de carga IV[b] (Nivel: 10-20 µg/mL)
	Valproato	30 mg/kg de carga IV[b] (Nivel: 50-100 µg/mL)
	Levetiracetam	60 mg/kg de carga IV[b]
Estado epiléptico refractario	Propofol	1-2 mg/kg + infusión 0-83.3 µg/kg/min
	Midazolam	0.2 mg/kg de carga IV + infusión a 0.1 mg/kg/h
	Pentobarbital	5 mg/kg/sobre 10 min + infusión a 1-5 mg/kg/h

[a]*NEJM* 2012;366(7):591-600.
[b]*NEJM* 2019;381(22):2013-2113.

Rx: el tratamiento del EE inicia con la determinación de la causa del EE y el inicio del tx específico de la etiología. El tx del EE comienza con BZD, ya sea lorazepam IV o midazolam IM. En el estudio RAMPART, el tx prehospitalario con cualquiera de los dos agentes fue eficaz para el tx del EE (*NEJM* 2012;366(7):591-600). En ESETT, el estado epiléptico establecido se produce con un tx c/una BZD y a continuación se debe cargar con fos/fenitoína, VPA o LEV. La elección del agente debe adaptarse al mejor perfil de seguridad individual, ya que el cese del EE y los perfiles de eventos adversos son similares (*NEJM* 2019;381(22):2013-2113). Los pts con EE refractario que no responden al tratamiento anterior deben ser intubados, ventilados y tratados con un anestésico intravenoso (ver Tabla) y la monitorización con EEGc para garantizar el cese de las crisis.

Contraindicado en síndromes epilépticos generalizados: carbamazepina, oxcarbazepina.

FAE con depuración renal: LEV, topiramato (70%), gabapentina, pregabalina (*Continuum: Epilepsy* 2007:121).

Diferenciación de las variantes del síndrome de Guillain-Barré	
Neuropatía axonal motora aguda (AMAN)	Asociado con *Campylobacter jejuni*—Diferenciación: solo motor, patrón axonal en VNC/EMG que afecta solo a los nervios motores
Neuropatía axonal motora-sensorial aguda (AMSAN)	Como se mencionó antes con hallazgos motores y sensoriales clínicamente y en VNC/EMG
Síndrome de Miller Fisher*	Oftalmoplejia, ataxia y arreflexia
Encefalitis de Bickerstaff*	Encefalitis del tronco cerebral con encefalopatía, hiperreflexia, oftalmoplejia y ataxia
Paresia faringocervicobraquial*	Enfermedad aguda de la orofaringe, del cuello, de los hombros y paresia de los músculos bulbares

*Asociado con el anticuerpo gq1b.

Paresia neuromuscular aguda

Síndrome de Guillain-Barré

Sx: paresia simétrica rápida (días-1 mes), reflejos tendinosos profundos disminuidos o ausentes; puede desarrollar diplejía facial, dificultad para tragar o respirar, hipoestesias en guantes y calcetín en manos y pies. A veces, el entumecimiento proximal > distal. Inestabilidad autonómica y dolor de espalda difuso. Puede haber h/d infección, vacuna o intervención quirúrgica 1 a 3 semanas antes.

Dx: ver tabla "Criterios diagnósticos del NINDS".

Análisis: colocar en el monitor y vigilar la inestabilidad autonómica; FIN y CVF tid; BHC, Quím 7, Gluc, INR, TPT, PL, IRM columna C-L resaltada y VNC/EMG. Los hallazgos en la punción incluyen proteína ↑LCR, leuco N, glucosa N. Las pruebas de anticuerpos no suelen realizarse, excepto en el caso de síndromes asociados con antigq1b.

Predictores de ventilación mecánica: inicio al ingreso < 7 d, gravedad de la paresia de extremidades, paresia facial, paresia bulbar, incapacidad de levantar la cabeza de la cama, CVF < 60% de la predicha.

Indicaciones de intubación electiva: CVF < 20 mL/kg; PIM < 30 cm H_2O; PME 40 cm H_2O; o descenso rápido. La saturación de O_2 no es sensible a la insuficiencia respiratoria y el pt desarrollará ↑CO_2 antes de desarrollar ↓O_2.

Criterios diagnósticos del NINDS para el diagnóstico del SGB	
Debe tener ambos: • Paresia progresiva de las piernas y los brazos que va desde paresia mínima de las piernas hasta parálisis total de todas las extremidades, los músculos bulbares y faciales, y la oftalmoplejia externa • Arreflexia o disminución de los reflejos	
Criterios de apoyo	**Diagnóstico dudoso**
• Progresión de sx durante días a 4 semanas (80% alcanza el nadir en 2 semanas) • Simetría relativa • Si/sx sensoriales leves • Afectación de los nervios craneales, en especial de los nervios faciales bilaterales • Recuperación a partir de 2-4 semanas después de que se detenga la progresión • Disfunción autonómica • Dolor • No hay fiebre al inicio • Proteínas elevadas en el LCR con un recuento de células ≤ 50/mm³ (normalmente < 5 células/mm³) • Anomalías electrodiagnósticas que concuerdan con el SGB	• Nivel sensorial (disminución o pérdida de la sensibilidad por debajo de un nivel de la raíz de la médula espinal, según lo determinado por el examen neurológico) • Asimetría marcada y persistente de la paresia • Disfunción intestinal y vesical al inicio • Disfunción intestinal y vesical grave y persistente • Disfunción pulmonar severa con escasa o nula paresia de las extremidades al inicio • Si/sx sensoriales severos con poca o ninguna paresia al inicio • Fiebre al inicio • Pleocitosis del LCR con recuento de leucocitos > 50/mm³

Rx: hay 2 opciones de tx agudo para el mnj del SGB, incluidos PLEX e IgIV (ver Tabla). A las 2 semanas del inicio de los sx, tanto el PLEX como la IGIV son iguales para mejorar el estado funcional después de 4 semanas (*NEJM* 1992;326(17):1123-1129; *Lancet* 1997;349:225-230). La IgIV es preferible en la mayoría de los casos por estar ampliamente disponible, ser fácil de administrar y ser menos invasiva. Obtener la concentración de IgA antes del tx con IgIV pues esta puede desencadenar anafilaxis en def de IgA. Se puede considerar el uso del PLEX en pts con contraindicaciones para la IgIV o con un rápido declive. En la UCI, muchos prefieren el uso del PLEX, ya que puede tener un inicio de acción más rápido en comparación con la IgIV.

Tratamientos agudos del SGB			
Tratamiento	**Dosificación**	**Efectos secundarios**	**Contraindicaciones**
PLEX	250 cc de plasma/ kg × 5 sesiones	Sangrado, infección, formación de hematomas, neumotórax c/ acceso venoso	Sepsis, hemorragia activa, inestabilidad cardiovascular
IVIG	0.4 g/kg × 5 d	Anafilaxia en pts con déficit de IgA, meningitis aséptica, ICC, ictus, IM, insuficiencia renal	Hiperviscosidad, ICC, IRC, deficiencia congénita de IgA

Van der Meche et al. *NEJM* 1992;326(17):1123-1129.

Pronóstico: déficit máximo a las 4 semanas del inicio. El pronóstico es peor con variantes axonales, edad > 60 años, encamado, intubado, inicio rápido con un máximo de 7 días, enfermedad diarreica previa (*J Clin Neurosci* 2009;16(6):733-741). Considerar el uso de una herramienta de pronóstico clínico como la puntuación de resultados del SGB de Erasmus modificada (*Neurology* 2011;76(11):968-975).

Crisis miasténica

La MG es una enfermedad autoinmune de la UNM, cuyos anticuerpos se dirigen a los componentes de la UNM, a menudo a los receptores nicotínicos de acetilcolina, aunque también existen síndromes antiMuSK, LRP4, Agrin, seronegativos y miasténicos congénitos.

Sx: ptosis, diplopía, disartria, disfagia, paresia de los músculos del cuello, de los hombros o de la cara, fatiga general, paresia de las extremidades e insuficiencia respiratoria en los casos graves. A menudo fluctúan y suelen empeorar por la noche o tras el esfuerzo. Los pts pueden presentar un empeoramiento de la paresia c/riesgo de insuficiencia respiratoria.

Ver el capítulo de *Trastornos de la unión neuromuscular* para la elaboración de un nuevo dx y diferencial.

Rx: colocar en un monitor cardiaco; considerar monitorización en la unidad de cuidados intensivos. El tx de la crisis de MG incluye lo siguiente:

- Dx y tx de desencadenantes.
- Identificación de los que requieren ventilación mecánica.
- Institución de tratamiento agudo.

Dx desencadenante: evaluar si hay infección y revisar el hx médico y de salud en busca de estrés o medicamentos exacerbantes. Los medicamentos desencadenantes más comunes incluyen bloqueadores B, procainamida, lidocaína, quinidina, aminoglucósidos, tetraciclina, ciprofloxacino, clindamicina, fenitoína, litio, trimetadiona, cloroquina, D-penicilamina y magnesio.

Necesidad de ventilación mecánica: la monitorización de la insuficiencia respiratoria incluye la medición de la CVF y la FIN. Indicaciones de intubación electiva: CVF < 20 mL/kg; PIM < 30 cm H_2O; PEM 40 cm H_2O; o descenso rápido. La sat O_2 no es sensible a la insuficiencia respiratoria y el pt desarrollará $\uparrow CO_2$ antes de desarrollar $\downarrow O_2$.

Tx agudo: incluye PLEX (250 cc/kg × 5-6 intercambios), IgIV (2 g/kg durante 2-5 d), y terapia de esteroides en dosis altas (1 mg/kg). Tanto el PLEX como la IgIV son igual de eficaces para el tratamiento de la MG (*Neurology* 2011;76(23):2017-2023) (ES en la tabla "SGB"). Comprobar la conc de IgA antes de administrar IgIV. Los esteroides pueden empeorar la enfermedad de forma aguda; administrarlos junto con la IgIV o el PLEX. Los colinérgicos como piridostigmina pueden ser suspendidos si el pt es ventilado para reducir las secreciones.

LOCALIZACIÓN DE LESIONES EN NEUROLOGÍA CLÍNICA

Lateralización de los hemisferios cerebrales: *hemisferio derecho:* habilidades espaciales y constructivas, percepción no visual, tono emocional del discurso (prosodia). *Hemisferio izquierdo:* lenguaje, habilidades analíticas y matemáticas, razonamiento.
Principales tractos de sustancia blanca que conectan los hemisferios: cuerpo calloso, comisura anterior.

Hemisferios cerebrales

Lóbulos: funciones clave y déficits lesionales		
Estructuras	**Función**	**Disfunción/Lesión**
Lóbulo frontal (en general)	Funcionamiento ejecutivo, atención, planificación, juicio, perspicacia, pensamiento abstracto, lenguaje	–
Campos oculares frontales	Inicio sacádico contrario	Desviación de la mirada i/l
Corteza motora primaria	Movimiento contrario	Paresia contraria
Corticales motoras premotoras/suplementarias	Planificación motriz	Paresia contraria, apraxia de las extremidades
Inf frontal (área de Broca)	Producción de lenguaje	Afasia no fluida, deterioro de la repetición (Broca)
Corteza prefrontal dorsolateral	Planificación, desplazamiento del conjunto	Deterioro en la resolución de problemas, perseverancia
Corteza orbitofrontal	Inhibición del comportamiento	Desinhibición, impulsividad
Corteza frontal medial	Motivación para actuar, control urinario	Apatía, abulia, mutismo acético, incontinencia urinaria
Lóbulo parietal (en general)	Atención visoespacial	Negligencia/extinción contraria, ciertas agnosias. B/l parieto-occipital: ataxia óptica, apraxia oculomotora, simultagnosia visual (síndrome de Balint)
Áreas de asociación somatosensorial	Integración de las entradas sensoriales	Astereognosis, agrafestesia
Giro angular	Cálculos, escritura, distinción de izquierda/derecha	Discalculia, disgrafía, confusión izquierda-derecha, agnosia de los dedos (síndrome de Gerstmann)
Lóbulo temporal (en general)	Nombramiento, memoria semántica	–
Corteza auditiva primaria	Audición	Déficits bilaterales: hipoacusia
Amígdala	Empatía, emoción, miedo	Lesiones bilaterales: hiperoralidad, hipersexualidad, disminución de la capacidad de reconocer la emoción en los demás (síndrome de Klüver-Bucy)
Hipocampo	Memoria a corto plazo → memoria a largo plazo	Lesiones bilaterales: amnesia anterógrada
Temporal superior (área de Wernicke)	Entrada de idiomas	Afasia fluida, alteración de la percepción (Wernicke)
Lóbulo occipital (en general)	Procesamiento visual	Ver *Meningitis, Encefalitis y Abscesos cerebrales* para más detalles
Corteza visual primaria	Visión contralateral	Hemianopsia contrahomónima

Vías visuales

Campos y vías visuales:

Nervio óptico: defectos del campo visual monocular ipsilateral.
Quiasma óptico: hemianopsia bitemporal y otros síndromes (ver *Neurooftalmología*).
Tracto óptico: hemianopsia contrahomónima.
Radiaciones ópticas, fascículo inf (bucle de Meyer): recorre el lóbulo temporal. Cuadrantanopsia contrasuperior.
Radiaciones ópticas, fascículo sup: recorre el lóbulo parietal. Cuadrantanopsia contra inf.
Lóbulo occipital: hemianopsia contrahomónima con preservación macular.
Reflejo pupilar a la luz: cuando se proyecta luz en un ojo, la pupila se contrae en el ojo i/l y c/l (respuesta directa y consensual, respectivamente); mediado por los nervios craneales (NC) II (rama aferente) y III (rama eferente). Vía: retina → nervio óptico → quiasma óptico → tracto óptico → pretectum → núcleo de Edinger-Westphal → fibras parasimpáticas preganglionares del NC III → ganglio ciliar → músculos constrictores de la pupila.

Ganglios basales

Componentes: caudado, putamen, globo pálido externo e interno, núcleo subtalámico, sustancia negra pars compacta (SNPc) y pars reticulata. *Estriado* = caudado + putamen, *núcleo lentiforme* = putamen + globo pálido.

Vías de los ganglios basales: control de la postura y del movimiento. Implica complejas redes excitatorias e inhibitorias que influyen en el movimiento.

Vías de los ganglios basales	
Entradas a GB	De la corteza, el tálamo, la sustancia negra, los núcleos del rafe
Vía directa	El efecto neto es excitatorio para estimular el movimiento
Vía indirecta	El efecto neto es inhibir el movimiento
Salidas de GB	Al globo pálido, la sustancia negra, el tálamo, el colículo sup
Lesiones a GB (en general)	Déficits cognitivos, incluida dificultad de aprendizaje, esp en lo que respecta a la memoria procedimental, abulia y ↓ función ejecutiva. También se han descrito agitación, afasia, negligencia y trastornos obsesivo-compulsivos con lesiones de los ganglios basales
Lesiones seleccionadas	
Enf de Huntington	Pérdida de las neuronas que proyectan desde el estriado al globo pálido externo → pérdida del efecto inhibidor de la vía indirecta → corea, disfunción cognitiva, depresión
Enf de Parkinson	Pérdida de neuronas dopaminérgicas en SNPc → bradiquinina, rigidez, disfunción de la marcha, temblor, depresión
Núcleo subtalámico les	Hemibalismo contraeral
Núcleo caudado les	Coreoatetosis contralateral
Globus pallidus les	Hemidistonía contralateral, hemiparkinsonismo, temblor

Influencia del SNPc: modular la actividad estriatal. 2 tipos de receptores dopaminérgicos en el estriado: D1 y D2. D1: excitador de la vía directa. D2: inhibidor de la vía indirecta. El efecto neto de la actividad de D1 y D2 es excitatorio o para disminuir la influencia inhibitoria de los ganglios basales.

Tálamo

El tálamo es un centro de relevo e integración que conecta múltiples áreas del cerebro, incluyendo la corteza, los ganglios basales, el hipotálamo, el cerebelo y el tronco cerebral.

Núcleos talámicos	
Estructuras	**Función**
Núcleo anterior	Memoria. Se proyecta al giro cingulado. Recibe conexiones de los cuerpos mamilares a través de los tractos mamilotalámicos. El núcleo anterior o el núcleo dorsomedial del tálamo pueden estar afectados en el síndrome de Wernicke-Korsakoff
Núcleo dorsomedial	Emociones, ciclo de sueño-vigilia, fnx de ejecución. Recibe información de la corteza prefrontal y de las estructuras límbicas. Principal transmisor talámico para la información que viaja al área de asociación frontal
Ventral anterior	Control motor. Recibe información del globo pálido y se proyecta al tálamo y a la corteza frontal
Ventral lateral	Control motor. Recibe información motora del cerebelo y de los ganglios basales y se proyecta a la corteza motora, premotora y motora suplementaria

Vent post medial	Transmite información sensorial de la cara → corteza somatosensorial primaria
Vent post lateral	Transmite la información sensorial del cuerpo → corteza somatosensorial primaria
Geniculado medial	Transmite la información auditiva desde el colículo inferior → giro transversal temporal (Heschl)
Geniculado lateral	Transmite la información visual de la vía visual → corteza calcarina
Pulvinar	Modula la atención cortical occipitotemporoparietal/proceso visual
Reticular	Transmite información entre los núcleos talámicos

Suministro vascular del tálamo: arteria tuberotalámica: surge de la ACoP. Arteria paramediana: rama de la basilar o ACP. Arteria coroidea posterior: rama del segmento P2 de la ACP. Arteria inferolateral (también conocida como arteria talamogeniculada): del segmento P2 de la ACP.

Lesiones que afectan al tálamo y manifestaciones clínicas: *síndrome de Dejerine-Roussy*: síndrome de dolor talámico con sensación dolorosa hemisensorial. *Psicosis de de Korsakoff*: degeneración de los núcleos dorsomedial y anterior del tálamo, de los tractos mamilotalámicos, de los cuerpos mamilares por deficiencia de tiamina → pérdida de memoria, confabulación. Las lesiones en el tálamo causan una variedad significativa de déficits; dependen de la localización; incluyen pérdida hemisensorial, hemiparesia, mov anormales, Δ comportamiento, mutismo acinético, somnolencia, cambios de humor, apatía, alteraciones de la memoria, negligencia, déficits en la motilidad ocular, pupilas reactivas pequeñas (diencefálico), déficits del campo visual y dificultad del lenguaje/afasia.

Cerebelo

Integra la información sensorial y envía salidas a la corteza cerebral, al tronco del encéfalo y a la médula espinal para coordinar los movimientos. Compuesto por el lóbulo floculonodular, el vermis y 2 hemisferios.

Anatomía del cerebelo: *corteza cerebelosa*: 3 capas: molecular, células de Purkinje, células granulares. *Núcleos cerebelosos profundos*: las salidas de la corteza cerebelosa viajan a través de los núcleos profundos para regular las neuronas motoras superiores de la corteza cerebral, el tronco del encéfalo y la médula espinal. Los núcleos cerebelosos de lateral a medial son los núcleos dentado, emboliforme, globoso y fastigial. *Pedúnculos cerebelosos*: conectan el cerebelo con el tronco del encéfalo. *Sup*: vía eferente. Los núcleos cerebelosos profundos envían eferentes en los pedúnculos cerebelosos superiores a la sinapsis en el tálamo; las proyecciones talamocorticales completan el circuito de retroalimentación cerebelo-cerebro. *En el centro*: vía aferente. Las fibras de la corteza y el colículo superior se proyectan al cerebelo a través del puente de Varolio. Vía *inf*: aferente y eferente. Las eferentes se proyectan a los núcleos vestibulares y la formación reticular y la información aferente procede de los núcleos vestibulares, la médula espinal y el tegmento del tronco del encéfalo.

Suministro vascular al cerebelo: arteria cerebelosa superior (ACS): porción superior, arteria cerebelosa anterior inferior (ACAI): pedúnculos medios, hemisferios medios. Arteria cerebelosa posterior inferior (ACPI): aspectos inf y post de los hemisferios cerebelosos y vermis inf.

Lesiones que afectan al cerebelo y manifestaciones clínicas: resultan en ataxia/mov irregulares no coordinados. Lesiones floculonodulares → nistagmo, desequilibrio; lesiones del vermis → ataxia troncal; lesiones del hemisferio → ataxia de las extremidades. La ataxia es típicamente i/l a la lesión. Las lesiones cerebelosas también pueden dar lugar a una función intelectual ↓ y a un síndrome afectivo cognitivo cerebeloso, caracterizado por una función ejecutiva ↓, dificultad con la capacidad visoespacial, afecto aplanado, comportamiento inapropiado, disprosodia, agramatismo.

Tronco del encéfalo

Localización del tronco del encéfalo y lesiones asociadas			
Localización y puntos de referencia		**Signos clínicos**	**Síndrome**
Mesencéfalo (dorsomed)	NC III, tracto rubroespinal	III parálisis, contra ataxia	Claude
Mesencéfalo (ventromed)	NC III, TCE	III parálisis, contra hemiplejia	Weber
Mesencéfalo (paramediano)	NC III, tracto rubroespinal y corticoespinal (TCE)	III parálisis, contra ataxia y hemiplejia	Benedikt
Mesencéfalo (dorsal)	Centro de la mirada vertical, colículo superior	Parálisis de la mirada supranuclear, alteración de la convergencia, nistagmo de convergencia-retracción, disociación lumínica de las pupilas, retracción de los párpados, desviación de la inclinación	Parinaud

Puente	TCE	Hemiparesia atáxica, disartria-mano torpe o hemiparesia motora pura	Base pontis
Puente (ventral)	Fascículos VI, VII, TCE	Parálisis facial i/l, parálisis i/l VI, Contra hemiplejia	Millard-Gubler
Puente (tegmento)	Fascículos de VI, VII, FRPP, TCE	Parálisis facial i/l, parálisis de la mirada hacia el lado i/l, Contra hemiplejia	Foville
Puente (ventromed)	NC VI, TCE	Parálisis del recto lateral i/l, Contra hemiplejia	Raymond
Puente (lateral)	TCE, espinotalámico, ped cerebeloso medio	Contra hemiparesia, Contra dolor y pérdida de temperatura, i/l ataxia	Marie Foix
Puente (bilat, ventral)	TCE, todos los NC nucl excepto párpado y centros de mirada vertical	Tetraplejia, afonía, alteración del movimiento horizontal de los ojos (pt despierto 2/2 preservando la formación reticular)	Enclaustramiento
Bulbo (lateral)	Tracto trigeminal espinal+nucl, tracto espinotalámico, tracto simpático, nucl ambiguo, ped cerebeloso inf	↓ dolor de cara y contra cuerpo, sínd de Horner, desviación del paladar i/l, ataxia i/l, inestabilidad de la marcha, n/v/vértigo	Bulbar lateral (Wallenberg)
Bulbo (medial)	NC XII, TCE, lemnisco medial	Desviación de la lengua hacia el lado de la lesión, Contra hemiplejia, ↓ tacto y propiocepción Contra cuerpo	Bulbar medial
Bulbo (inferior)	Fibra TCE cruzada al brazo, fibras TCE no cruzadas a la pierna	Hemiparesia motora cruzada; parálisis del brazo i/l y de la pierna contraria	Hemiplejia cruciata

Nervios craneales

I. **Nervio olfativo:** olfato. Dañado por traumatismos craneales, tumores, enf neurodegenerativas. Síndrome de Foster-Kennedy: lesión tumoral/masiva que comprime el bulbo olfativo y el nervio óptico, causando anosmia i/l y atrofia óptica y contra papiledema.

II. **Nervio óptico:** visión; reflejo pupilar aferente a la luz.

III. **Nervio oculomotor:** *motor:* inerva los músculos recto superior, medio e inferior, oblicuo inferior y elevador palpebral superior. *Autónomo:* reflejo pupilar eferente a la luz; acomodación del cristalino. Para el estudio de la pupila miótica, ver *Neurooftalmología*.

Síndromes clínicos y puntos de localización del tercer nervio:

OIN (oftalmoplejia internuclear): debido a lesiones del fascículo longitudinal medial (FLM); paresia de aducción i/l con nistagmo de contra abducción.

WEBINO (OIN bilateral con extropía): debido a una lesión en el cerebro medio que afecta a ambos recto medial y a ambos FLM. Común en la EM.

Síndrome de uno y medio: FLM + formación reticular pontina paramediana (FRPP) o FLM + lesión del 6.° núcleo que provoca una paresia de aducción i/l con desviación de la mirada hacia el lado i/l, con un nistagmo de contraabducción.

Síndrome del vértice orbital: NC II, III, IV, VI, V_1, proptosis. *Síndrome de la fisura supraorbitaria:* NC III, IV, VI, V_1. *Síndrome del seno cavernoso:* NC III, IV, VI, V_1, V_2 y simpáticos.

IV. **Nervio troclear:** *motor:* inerva el músculo oblicuo sup. Deprime el ojo cuando se aduce o entorna el ojo cuando se abduce. *Signo de Bielschowsky:* la inclinación de la cabeza hacia el lado del oblicuo superior débil aumenta la diplopía.

V. **Nervio trigémino:** *motor:* inerva los músculos de la masticación. *Sensorial:* 3 divisiones: V_1: frente, córnea, párpados, nariz, cuero cabelludo; V_2: nariz y mejillas, encías superiores, cavidad nasal; V_3: mentón, mandíbula y dientes inferiores, mejilla, lengua anterior. Síndrome de Frey: la regeneración aberrante del nervio auriculotemporal (rama de V_3) provoca sudoración gustativa, generalmente después de la cirugía de la glándula parótida.

VI. **Nervio abducens:** *motor:* inerva el músculo recto lateral; abduce el ojo.

VII. **Nervio facial:** *motor*: las ramas motoras salen del agujero estilomastoideo para inervar los músculos faciales. Las ramas motoras también inervan el estapedio y su disfunción provoca hiperacusia. *Sensorial*: (*nervus intermedius*) suministra el gusto en los 2/3 anteriores de la lengua y la sensación del meato acústico. *Autonómico*: las ramas (nervio petroso mayor, cuerda timpánica) suministran las glándulas del lagrimeo y la salivación.

Síndromes clínicos y puntos de localización del 7.° nervio: *lesión supranuclear*: paresia contra facial con preservación de la frente (debido a la inervación supranuclear bilateral de la frente).

Lesión nuclear o fascicular: paresia i/l de la cara y la frente.

Lesiones del ángulo cerebelopontino (p. ej., *meningiomas, schwannomas*) y *lesiones del segmento meatal del nervio facial*: parálisis del nervio facial periférico, incluida la pérdida del gusto en los 2/3 anteriores de la lengua sin hiperacusia debido a la parálisis del 8.° NC asociada, con acúfenos, sordera y vértigo.

Lesiones del ganglio geniculado (síndrome de Ramsay Hunt asociado con VVZ latente): parálisis facial de tipo NMI con hiperacusia y pérdida del gusto asociada con neuralgia geniculada y vesículas herpéticas en el tímpano, el meato auditivo externo o el paladar.

Lesiones proximales al nervio del estapedio: hiperacusia junto con paresia facial i/l y pérdida del gusto.

Lesiones proximales al nervio petroso mayor: deterioro del lagrimeo.

Síndrome de Gradenigo: lesión de NC VI y VII con dolor facial retroorbital debido a una lesión en el vértice petroso (puede ser una complicación de otitis media/mastoiditis o carcinoma nasofaríngeo).

Lesiones en el agujero estilomastoideo o distales a él: parálisis motora facial aislada sin hiperacusia o alteración del gusto/lagrimeo.

Regeneración aberrante del 7.° nervio: causa lágrimas de cocodrilo (lagrimeo gustativo) o sincinesias.

VIII. **Nervio vestibulococlear:** *sensorial*: equilibrio y audición. Compuesto por los nervios vestibular y coclear. *Nervio coclear*: los déficits provocan acúfenos y sordera. *Nervio vestibular:* vértigo: a menudo posicional (ver la tabla siguiente); nistagmo: vertical/horizontal/rotatorio; sx general: diaforesis, náusea, vómito, taquicardia, hipotensión.

Si/sx para distinguir el vértigo periférico del central		
Si/sx	**Periférico**	**Central**
Gravedad	Intenso	Menos intenso
Paroxístico/continuo	Paroxístico (normalmente)	Continuo
Posicional	Sí	No
Náusea, vómito	Generalmente presente	Suele estar presente pero puede ser menos pronunciado
Dirección del nistagmo	Generalmente horizontal/torsional. Ascendente/torsional con Dix-Hallpike	Pura horizontal, pura torsión, pura vertical, mixta
Intensidad del nistagmo afectada por la fijación de la mirada	Disminuye	No afectado
Fatigabilidad	Disminuye/desaparece	No fatigable
Si/sx neurológicos	Ausentes	A menudo presentes
Latencia antes de la aparición del nistagmo/vértigo	Presente	Ausente

IX. **Nervio glosofaríngeo:** *motor*: elevación del paladar, deglución. *Sensorial*: gusto en 1/3 posterior de la lengua, sensación del paladar. *Autonómico*: inervación parasimpática de la glándula parótida. *Síndrome del agujero yugular*: afectación de los NC IX, X, XI debido a una lesión masiva o a la compresión del agujero yugular.

X. **Nervio vago:** *motor*: elevación del paladar, deglución, inervación de las cuerdas vocales. *Sensorial*: epiglotis, sensación laríngea y gusto. *Autonómico*: inervación parasimpática de la tráquea, del tracto GI y del corazón.

XI. **Nervio accesorio:** inerva el trapecio y el esternocleidomastoideo, responsable del encogimiento de hombros y del giro de la cabeza.

XII. **Nervio hipogloso:** *motor:* movimiento de la lengua. Lesión NMS (supranuclear): la lengua se aleja de la lesión. NMI: la lengua sobresale hacia la lesión.

SISTEMA VENTRICULAR

Flujo de **LCR:** producido por el plexo coroideo. Fluye desde los ventrículos laterales → foramen de Monro → tercer ventrículo → acueducto de Silvio → cuarto ventrículo → forámenes de Luschka (lateral) y Magendie (línea media) → espacio subaracnoideo.

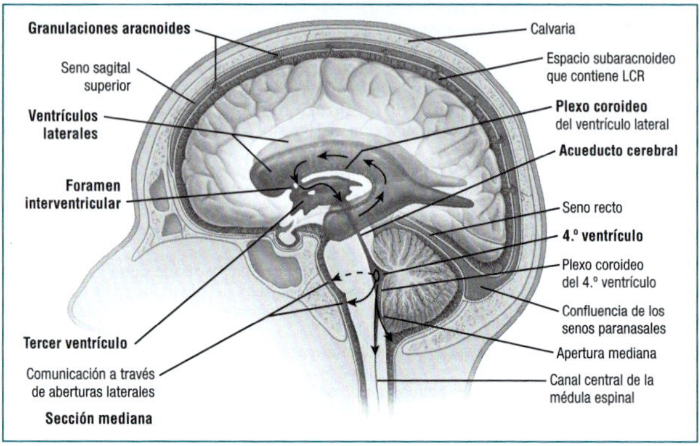

Modificado con permiso de Moore KL, Dalley AF, Agur AMR. *Clinically Oriented Anatomy*. 8ª ed. Wolters Kluwer; 2018. (Fig. 8.37).

Anatomía venosa

Anatomía venosa cerebral

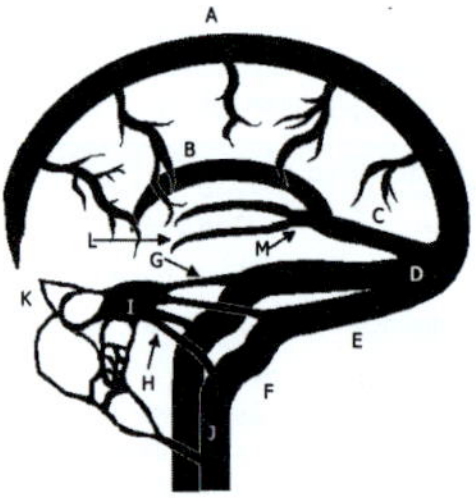

A. Seno sagital superior
B. Seno sagital inferior
C. Seno recto
D. Confluencia de los senos
E. Seno transversal
F. Seno sigmoide
G. Seno petroso superior
H. Seno petroso inferior
I. Seno cavernoso
J. Vena yugular interna
K. Venas oftálmicas
L. Vena basal de Rosenthal
M. Gran vena cerebral de Galeno

Síndromes de ictus

ACM: paresia y pérdida sensorial de la cara, el brazo y, en menor medida, la pierna contra, disartria, afasia global y apraxias en el hemisferio dominante, negligencia en el hemisferio no dominante. Hemianopsia homónima. Desviación de la mirada (mirando hacia la lesión).

División sup: suministra áreas rolándicas y prerrolándicas. Déficit sensoriomotor denso en la cara, el brazo y, en menor medida, la pierna contra. Desviación de los ojos hacia la lesión. Si el lado dominante: afasia global inicial que cambia a afasia de Broca o afasia de Broca desde el principio.

División inf: suministra los lóbulos parietales laterales temporal e inf. Si el lado dominante: afasia de Wernicke. Cuadrantanopsia sup o hemianopsia homónima. Lesión no dominante: negligencia contra visual, sensorial y hemiespacial. Puede producirse un estado confusional agitado con daño en el lóbulo temporal.

ACA: paresia contra pierna y pérdida sensorial, pie/pierna > muslo/cadera. Si ambos ACA están afectados, puede haber paraparesia bilateral. También abulia, gegenhalten (rigidez paratónica), contra asir e incontinencia urinaria.

Coroidea anterior (rama ACI): suministra el segmento interno del globo pálido y la rama posterior de la cápsula interna y las estructuras contiguas. Contra hemiplejia, hemihipoestesia, hemianopsia homónima.

ACP: *ACP precom* (*P1*): el infarto suele afectar a las perforadoras del P1 que van al mesencéfalo, al subtálamo y al tálamo. Alucinosis peduncular: alucinación visual vívida debida a lesiones del mesencéfalo/tegmento. *ACP poscomunal* (*P2*): signos corticales del lóbulo temporal y occipital, hemianopsia con preservación macular, palinopsia, metamorfopsia, trastornos de la memoria. Lóbulo occipital dominante + esplenio del CC: alexia sin agrafia, agnosia visual para caras, objetos, símbolos matemáticos y colores, anomia. Infartos bilaterales: síndrome de Anton, síndrome de Balint. *Arteria de Percheron*: var anatómica que suministra talamos bilat desde una solo ACP. Δ mov/pupila ocular, problemas de memoria o somnolencia/coma.

AEC: dismetría de las extremidades superiores e inferiores i/l, disartria, ataxia de la marcha y nistagmo, vértigo, n/v. Contra pérdida de la sensación de dolor y temperatura.

Arteria basilar: las ramas irrigan el puente y el cerebelo superior. Las perforaciones de vasos pequeños incluyen paramediana, circunferenciales corta y larga. Parte superior del síndrome basilar: somnolencia/alteración del estado mental, agitación, mutismo acinético, alucinaciones pedunculares, retracción del párpado/signo de Collier, nistagmo de convergencia-retracción, trast de los movimientos oculares, parálisis seudoabducens, parálisis de la mirada vertical, desviación oblicua de la mirada, hemianopsia.

ACAI: suministra el puente lateral, el pedúnculo cerebeloso medio, los hemisferios cerebelosos anteriores, el NC VII y VIII. Los ictus pueden provocar pérdida de audición y parálisis facial junto con dismetría de las extremidades i/l, ataxia de la marcha, náusea, vómito, vértigo y pérdida de la sensación de dolor/temperatura.

Arterias vertebrales: nacen de las arterias subclavias proximalmente, se unen de modo distal para formar la basilar. 4 segmentos: V1: de la arteria subclavia a la C6; V2: de C6 a C2; V3: de C2 a la articulación atlantooccipital; V4 (segmento intradural): atraviesa la duramadre en el foramen magno para entrar en la cavidad intracraneal, viaja hasta la unión pontomedular, donde se unen para formar la basilar. Oclusión → disfunción del tronco del encéfalo o cerebelo. Los sx incluyen ataxia i/l de las extremidades o del tronco, nistagmo, síndrome de Horner i/l, tacto leve y propiocepción i/l, sensación de dolor y temperatura contra, desviación de la lengua i/l hemiparesia, OIN y síndrome medular lateral (ver arriba).

ACPI: dolor de cabeza y sx vestibular de n/v, vértigo; pueden ocurrir cambios cognitivos y afectivos. Si el lóbulo anterior no está afectado, entonces la dismetría y la ataxia pueden ser leves o estar ausentes. El edema del lóbulo posterior del cerebelo debido a los infartos de la ACPI puede llevar a una herniación y compresión del tronco del encéfalo. Las lesiones de la ACPI pueden causar síndromes medulares laterales (ver la sección "Tronco del encéfalo" arriba).

Síndromes de pequeños vasos/lacunares seleccionados: pérdida *hemisensorial y hemiparesia*: Talamocapsular. *Pérdida hemisensorial pura:* tálamo. *Hemiparesia motora pura*: cápsula interna, corona radiata o base pontis. *Disartria/mano torpe*: genu de la cápsula interna y base pontis. *Hemiparesia atáxica*: pons, mesencéfalo, cápsula interna o sustancia blanca parietal.

Médula espinal

(Para más detalles, ver el capítulo sobre *Enfermedades de la columna vertebral y la médula espinal*)

Suministro vascular de la médula espinal: *región superior* (*cervicotorácica*): suministrada por la arteria espinal anterior y la arteria de ampliación cervical que surge entre C4 y C8. *Región intermedia* (*torácica media*): abastecida por las ramas de las arterias intercostales, zona de la cuenca de la médula espinal. *Región inferior* (*toracolumbosacra*): abastecida por la arteria antirradicular de Adamkiewicz.

Síndromes medulares comunes		
Síndrome	**Presentación**	**Bases anatómicas**
Mielopatía transversal 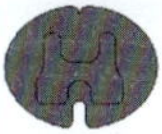	*Motora*: la fuerza de la NMI está en su nivel, la fuerza de la NMS está por debajo de su nivel. *Sensorial*: pérdida de dolor, temperatura, vibración, propiocepción y tacto, 2-3 segmentos por debajo del nivel, hiperestesia/dolor en el nivel *Reflejos*: hiporreflexia a nivel, hiperreflexia por debajo del nivel	Transección completa o casi completa de las columnas corticoespinal, espinotalámica y dorsal
Síndrome de Brown-Sequard 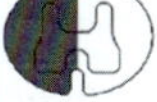	*Motora*: la fuerza de la NMI está en su nivel, la fuerza de la NMS está por debajo de su nivel. *Sensorial*: pérdida i/l de propiocepción, vibración y tacto por debajo del nivel, pérdida Contra de temperatura y dolor 2-3 segmentos por debajo del nivel; hiperestesia i/l a nivel de la lesión *Reflejos*: hiporreflexia i/l a nivel e hiperreflexia por debajo del nivel	Daño i/l en las columnas corticoespinales, posteriores y tractos espinotalámicos
Síndrome del cordón anterior 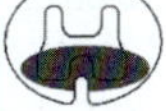	*Motora:* debilitamiento de la NMI a nivel de la lesión *Sensorial*: dolor y pérdida de temperatura por debajo de la lesión (tacto ligero, vibración y propiocepción intactos) *Reflejos*: hiporreflexia a nivel de la lesión	El compromiso vascular de la arteria espinal anterior provoca daños en los 2/3 anteriores de la médula, incluidas las neuronas motoras anteriores y las fibras de dolor y temperatura decusadas por delante del canal central

(*continúa*)

Síndrome del cordón central 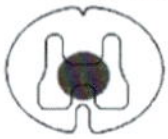	*Motora*: paresia a nivel. Puede provocar un "síndrome del hombre en el barril" si es a nivel cervical *Sensorial*: distribución del dolor y pérdida de temperatura *Reflejos*: hiporreflexia a nivel	Daño de las células del asta anterior o de los tractos corticoespinales en 1 o más niveles. Las fibras cervicales medializadas se dañan preferentemente sobre las fibras laterales T/L/S, lo que lleva a la afectación de ES > EI. Pérdida sensorial por cruce de fibras espinotalámicas

Pistas sensoriomotoras para la localización	
Lesión	**Hallazgos**
NMS (SNC excluyendo las células del asta anterior)	Espasticidad. Paresia de los extensores de los brazos (p. ej., pronador), paresia de los flexores de las piernas. Hiperreflexia tendinosa profunda, reflejo plantar ascendente, hiporreflexia superficial. *Choque medular*: en el contexto agudo, la lesión medular puede tener ↓RTP+hipotonía
NMI	Atrofia, fasciculaciones, hipotonía, hiporreflexia tendinosa profunda
Columna dorsal/lemnisco medial	Pérdida de vibración y propiocepción. Por debajo del sens decuss: déficit ipsi. Por encima del sens decuss: déficit de contra.
Tracto espinotalámico (sistema anterolateral)	Pérdida de dolor/temperatura. Lesión hemicordal → déficit Contra

Características clínicas de los síndromes del cono medular y la cauda equina		
	Síndrome del cono medular	**Síndrome de cauda equina**
Anatomía	Conus medullaris	Lesión de las raíces nerviosas lumbares y sacras por debajo de L3
Motor	Parálisis flácida EI	Paresia asimétrica y flácida de la EI
Reflejos	Disminución de los reflejos del tobillo	Los reflejos de la rodilla y el tobillo suelen estar ausentes
Sensorial	Pérdida sensorial variable (a menudo simétrica), anestesia de la silla de montar	Pérdida sensorial asimétrica (puede ser radicular), anestesia en silla de montar
Intestino/vejiga	Retención urinaria, ↓ tono anal, estreñimiento	Retención de orina (hallazgo posterior)
Causas	Estenosis espinal, traumatismo, hernia discal, absceso, neoplasia, hemorragia y malformación vascular	Hernia discal, compresión epidural por colapso óseo, hematoma epidural, carcinomatosis meníngea, tumores, traumatismos e infecciones

Radiculopatía, plexopatía y neuropatía periférica

Consultar los capítulos sobre *Radiculopatía y plexopatía* y *Neuropatía periférica*.

NEUROIMÁGENES

Consejos para revisar los estudios

Revisar todas las imágenes y secuencias y comparar siempre las actuales con las anteriores para detectar cambios sutiles en los intervalos. Ser sistemático: evaluar el patrón de giros-surcos, las estructuras de la sustancia gris y blanca, los ventrículos y los espacios del LCR, los vasos, los huesos, los senos y los tejidos blandos. Buscar patrones de anomalías, compartimentos, efecto de masa frente a atrofia, brillo anormal frente a oscuridad. Utilizar las imágenes reconstruidas para detectar hallazgos anormales, pero revisar siempre los datos sin procesar.

Tomografía axial computarizada (TAC)

Señal medida en unidades Hounsfield (UH). De negro (hipodenso) a blanco (hiperdenso): aire −1000; grasa −30 a 70; agua 0; LCR +15; SB 20-30; SG 35-45; hemorragia aguda/trombo +60-100; hueso +1000. Los valores de UH pueden complementar la inspección visual para identificar los tejidos/las lesiones. La TAC con contraste (a base de yodo) realza los vasos y las áreas de rotura de la BHE (necrosis, infxn, desmielinización aguda, muchos tumores, infarto subagudo, traumatismo). Imágenes posteriores a contraste retardado para evaluar la dinámica temporal del realce (p. ej., flujo lento, malformaciones vasculares). La angiografía por TAC (ATC) utiliza bolos temporizados de contraste IV para realzar las arterias. La venografía por TAC (VTC) utiliza un contraste intravenoso temporizado para realzar las venas. La perfusión por TAC (PTC) mide el flujo sanguíneo cerebral (FSC), el volumen sanguíneo cerebral (VSC) y el tiempo medio de tránsito

(TMT) y se utiliza para definir un área de tejido con infarto o ↓perfusión con riesgo de infarto (es decir, la penumbra isquémica que rodea al infarto). También puede utilizarse para demostrar la ↑perfusión a un tumor u otra lesión altamente vascular o hipermetabólica. FSC = VSC/TMT.

Imágenes por resonancia magnética (IRM)

Señal generada al aplicar pulsos de radiofrecuencia en un campo magnético y medir la dinámica de relajación de los núcleos de hidrógeno.

Secuencias de RM: *T1:* SG más oscura que SB, LCR más oscuro. IRM con contraste (a base de gadolinio): produce "acortamiento de T1" (hiperintensidad) en los vasos y áreas de rotura de la BHE (necrosis, infxn, desmielinización aguda, muchos tumores, infarto subagudo, traumatismo). Imágenes posteriores a contraste retardado para evaluar la dinámica temporal del realce. El realce se refiere a la diferencia entre las imágenes T1-pre y T1-post. *T2:* la SB es más oscura que la SG, el LCR es más brillante. *T2-FLAIR* (*recuperación de inversión fluida*): secuencia ponderada en T2, pero con la señal del LCR suprimida (oscura). "*Saturación de grasa*" *o STIR*: ayuda a diferenciar las distintas composiciones tisulares suprimiendo la señal hiperintensa de la grasa; el líquido aún es hiperintenso. *DWI/ADC* (imágenes ponderadas por difusión/coeficiente de difusión aparente): evalúa la isquemia aguda o la lesión citotóxica (la difusión restringida es brillante en la DWI y oscura en ADC); varios procesos, además del infarto agudo, muestran difusión restringida (abscesos y tumores hipercelulares). *EG* (*eco de gradiente*) e *IPS* (*imágenes ponderadas por susceptibilidad*): la señal oscura corresponde a los metales (Fe, Ca, Mn, melanina), incluidos los productos sanguíneos que contienen hierro; útil para identificar microhemorragias (hemosiderina). La imagen *de fase* IPS puede diferenciar los productos sanguíneos de las calcif. *Imágenes con tensor de difusión* (*DTI*): útil para la tractografía de SB, planificación quirúrgica y otras aplicaciones clínicas emergentes. *Angiografía por RM* (*ARM*): utiliza bolos cronometrados de gado para realzar las arterias. Las angiografías por RM "en tiempo de vuelo" (TV) son reconstrucciones de vasos sin contraste de la señal de vacío de flujo, demuestran el flujo más que la estructura de los vasos y pueden sobrestimar las estenosis. *Venografía por RM* (*VMR*): estudio venoso sin contraste (TV). *Perfusión por RM* (*PRM*): bolo de contraste cronometrado para medir los parámetros de perfusión (p. ej., para definir la "penumbra isquémica"): FSC, VSC, TMT. *Espectroscopia de RM* (*ERM*): compara medidas de integridad neuronal (N-acetil aspartato, NAA), metabolismo celular (creatinina, Cr), síntesis/remplazo de la membrana celular (colina, Cho) en focos seleccionados. En enf con ↑ recambio celular, la Cho está aumentada. En las enfermedades neurodegenerativas, el NAA está disminuido. *RM funcional* (*RMf*): mediciones basadas en T2 del nivel de oxígeno en sangre (*BOLD*) de la oxi- y de la desoxiHb. La oxiHb es hiperintensa en comparación con la desoxiHb en las imágenes ponderadas en T2. Con una alta perfusión en el tejido cerebral activo, las conc de oxiHb aumentan y las de desoxiHb disminuyen. El efecto neto es una señal hiperintensa en el tejido metabólicamente activo. Se utiliza en la planificación quirúrgica (cirugía de tumores y epilepsia) para localizar la corteza elocuente.

Brillo y oscuridad en la TAC y la RM		
En	**Hiperintenso (IRM)/Hiperdenso (TAC)**	**Hipointenso (IRM)/Hipodenso (TAC)**
TAC	↑Contenido de proteínas o celularidad, sangre, hueso, metales, calcio	Aire, grasa, infarto, edema, gliosis
T1	Grasa, colesterol, ↑contenido de proteínas o celularidad, metahemoglobina, algunos metales (Fe, Ca, Mn, melanina), gado, flujo sanguíneo intravascular	Agua/LCR, aire, hueso, calc, hemosiderina, desmielinización crónica, gliosis, vacío de flujo vascular
T2	Agua/LCR, edema vasógeno, infarto subagudo a crónico, gliosis, flujo lento intravascular o trombo	↑contenido de proteínas, ↑relación entre el núcleo y el citoplasma (como en algunos tumores), desoxiHb, hemosiderina, vacío de flujo vascular
DWI	Edema citotóxico con fallo de la bomba Na/K (como en el ictus agudo), necrosis, absceso piógeno, ↑celularidad	
ADC	Efecto "T2 *shine-through*" debido a edema vasógeno, gliosis, desmielinización crónica, etc.	Edema citotóxico (ictus agudo), absceso, linfoma, estado epiléptico, amnesia global transitoria
EG/IPS		Productos sanguíneos, metales (Fe, Ca, Mn, melanina), aire, trombosis, telangiectasias

Estructuras que mejoran con el contraste

- Vasos permeables, rotura de la BHE (p. ej., en procesos citotóxicos: infarto, necrosis, infxn, desmielinización aguda, tumores en expansión).
- **Realce del margen:** infxn micótica o parasitaria, absceso, placas mielinizantes agudas, granuloma, infarto, linfoma (en huésped inmunocomprometido), necrosis por radiación, GBM, HIP subaguda. (Mnemotecnia: "**MAGIC DR**": **M**etástasis, **A**bsceso, **Glioma** (y linfoma), **I**nfarto, **C**ontusión, **D**esmielinización, hematoma **R**esolutivo/necrosis por **R**adiación).

- **Cauda equina o raíces:** SGB, hernia discal, Charcot-Marie-Tooth, neurofibromas, schwannomas, aracnoiditis, enf granulomatosa, Lyme, CMV, esquistosomiasis, metástasis.
- **Realce meníngeo:**
  - **Paquimeninges** (duramadre y aracnoides externa): fuga de LCR o hipotensión intracraneal, HSA, infxn, inflamación, metástasis.
  - **Leptomeninges** (aracnoides interna y pía): infxn, inflamación, metástasis, infarto agudo (insuficiencia hemodinámica).

Realce meníngeo en las imágenes cerebrales		
Hallazgo	**Descripción**	**Etiologías**
Realce paquimeníngeo	Engrosamiento y realce dural (nódulos varicosos) Sin afección leptomeníngea	PCI baja Sífilis, tuberculosis Sarcoide Granulomatosis de Wegener ACG Idiopático Linfoma y leucemia Carcinoma metastásico Enfermedad relacionada con la IgG4 Metástasis
Realce meníngeo difuso	Realce y engrosamiento dural Realce leptomeníngeo (sigue el patrón de giros y surcos)	Sífilis, tuberculosis, otras bacterias, virus Sarcoide Linfoma y leucemia Metástasis

Otras técnicas de imagen

Angiografía convencional: contraste intraarterial (IA) para estudiar vasos individuales; permite Rx focal (espirales, embolización, tPA IA). Resolución ~0.5 mm.

USG: útil para evaluar la anatomía arterial, estenosis y flujo (dirección y calidad). *Doppler carotídeo:* carótidas extracraneales y verticales (capacidad limitada para detectar patología de artic vertebral); *Doppler transcraneal*: vasos intracraneales.

Tomografía por emisión de positrones (PET): mide indirectamente el metabolismo mediante la captación de compuestos biológicamente activos con marca radiactiva, como glucosa (los tumores y abscesos son hipermetabólicos; la atrofia y la gliosis son hipometabólicas). Puede combinarse con TAC o RM para mejorar la localización anatómica de las lesiones. La PET de todo el cuerpo puede utilizarse para buscar el tumor primario si hay metástasis cerebrales.

Tomografía computarizada por emisión monofotónica (SPECT): evalúa la distribución de un compuesto radiológicamente activo mediante la emisión de rayos gamma para estudiar la perfusión y el metabolismo. Útil como prueba auxiliar para el diagnóstico de la muerte cerebral; el DaTSCAN visualiza las conc del transportador de dopamina en el cerebro (enfermedad de Parkinson).

Mielografía: inyección intratecal de contraste para evaluar la anatomía de la médula y la raíz nerviosa (p. ej., discos protuberantes y otras masas), la imagen de la mielografía por TAC es similar a la de la RM T2 (el LCR es brillante en ambas).

Angiograma convencional: estándar de oro para imágenes vasculares y disecciones, lumen residual, vasculitis, vasoespasmo, moyamoya. Invasiva, riesgo de ictus de 0.5-1%.

Protocolos de imagen, indicaciones y precauciones

- **Déficit neurológico focal agudo:** traumatismo cefálico/cervical agudo, preocupación por ictus/HSA: TAC craneal.
- **Ictus hiperagudo:** se considera la intervención de trombólisis/IA: TAC craneal (con ATC).
- **Ictus agudo/subagudo:** IRM c/ DWI y EC/IPS, c/ARM de cabeza y cuello.
- **Esclerosis múltiple:** IRM cerebral (con T2/Flair sagital), columna cervical + torácica, c/ gado.
- **Neoplasia:** IRM cerebral con DWI, EC/IPS, gado.
- **Lesión de nervio craneal o del tronco cerebral:** IRM cerebral con secuencia EEIC y cortes finos a través del tronco cerebral para obtener vistas detalladas de los NC.
- **Lesión del nervio óptico:** IRM cerebral y orbital c/gado, cortes coronales a través de las órbitas con supresión de grasa.
- **Aneurisma:** ATC si hay síntomas agudos, ARM (TV) para vigilancia.
- **Disección:** ATC o ARM con imágenes T1 saturadas de grasa ("fat-sat") (para visualizar el hematoma intramural).

Neurorradiología de enfermedades específicas

Hemorragia

TAC: hiperdenso (brillante) y rodeado de hipodensidad (edema, suero extruido). Nota: los hematomas e higromas subdurales no agudos pueden ser isodensos al LCR.

Sangre en las IRM: el aspecto T1/T2 depende de la "edad" de la sangre (ver la tabla "Etapas de la HIP en la RM cerebral"). La sangre, la hemosiderina y otras sustancias que contienen metales (Fe, Ca, Mn, melanina) son hipointensas en EC/IPS.

Fórmula ABC/2 para estimar el volumen del hematoma: (A × B × C)/2, donde A = diámetro transversal máx del hematoma, B = diámetro AP máx del hematoma, C = núm de cortes axiales que contienen el hematoma × grosor del corte (normalmente 0.5 cm).

Edad del hematoma intraparenquimatoso en la resonancia magnética: Mnemónico "**i** **b**e **i**ddy **b**i**d**dy **b**a**b**y **d**oo**d**oo" (o "**i** **b**leed, **i** **d**ie, **b**leed **d**ie, **b**leed **b**leed, **d**ie **d**ie").

Etapas de la HIP en la RM cerebral				
Etapa (edad)	**Hemoglobina**	**Compartimento**	**T1**	**T2**
Hiperagudo (< 24 h)	Oxihemoglobina	Intracelular	**I**so	**B**rillante
Aguda (1-3 d)	Desoxihemoglobina	Intracelular	**I**so	Oscuro (**D**ark)
Subaguda temprana (> 3 d)	Metahemoglobina	Intracelular	**B**rillante	Oscuro (**D**ark)
Subaguda tardía (> 7 d)	Metahemoglobina	Extracelular	**B**rillante	**B**rillante
Crónica (> 14 d)	Hemosiderina	Extracelular	Oscuro (**D**ark)	Oscuro (**D**ark)

Epidural: forma biconvexa; no puede extenderse más allá de las líneas de sutura (duramadre adherida al cráneo).

Subdural: forma cóncava; no puede extenderse más allá de los reflejos durales (hoz, tentorio).

HSA: según la arteria y la extensión de la hemorragia, la sangre puede llegar al parénquima, a los ventrículos, a las cisternas y al tentorio. Si se observa una HSA, está indicada la ATC. Los aneurismas se localizan con mayor frecuencia en los puntos de ramificación alrededor del círculo de Willis (ACI-ACoP, ACP-ACoP, ACI-oft, etc.);

HIP: *HTA:* casi siempre profunda (ganglios basales, tálamo, protuberancia y cerebelo). *Angiopatía amiloide cerebral (AAC):* típicamente lobular/yuxtacortical. Los tumores que suelen presentar hemorragias son los de mama y pulmón (por incidencia) y el **M**elanoma, el ca de células **R**enales, el **C**oriocarcinoma y el ca papilar **T**iroideo ("**RM/TAC**") (por propensión).

Infarto venoso: no respeta el territorio arterial, edema extenso, la transformación hemorrágica es común.

Intraventricular: típicamente visto con HSA y hemorragia hipertensiva.

Transformación hemorrágica de un infarto: clasificación por gravedad	
Grado	**Características**
HI-1	Pequeñas petequias dentro o a lo largo de los márgenes del infarto sin efecto de masa
HI-2	Petequias confluyentes dentro del infarto sin efecto de masa significativo
PH-1	Hematoma < 30% del infarto con algún efecto de masa
PH-2	Hematoma > 30% de infarto con efecto de masa o cualquier hemorragia fuera del infarto

Pistas de la hemorragia secundaria Ddx: *rotura de aneurisma*: HIP y HSA; *Coagulopatía:* nivel de fluido (= sangre no coagulante) dentro del hematoma; LCE: edema de los tejidos blandos del cuero cabelludo, fracturas u otras lesiones sobre la HSA o la HIP. Buscar efectos de golpe y contragolpe.

Infarto

TAC: *sin contraste:* utilizar valores de alto contraste centro/ventana (**30/30**) para evaluar el infarto temprano: pérdida de la diferenciación de la sustancia gris y blanca, hipodensidad del parénquima, borrado del surco. La hiperdensidad dentro de un vaso puede representar una trombosis aguda (p. ej., ictus de la ACM). El trombo blando aparece hipodenso en comparación con la placa aterosclerótica calcificada (hiperdensa). *ATC:* corte del vaso/estenosis; el estrechamiento en forma de llama sugiere una disección. *PTC:* define la penumbra isquémica.

IRM: DWI brillante y CDA oscuro en forma aguda. *ARM/PRM:* se interpreta como los estudios de TAC correspondientes. La degeneración walleriana puede observarse tras infartos que afectan a las neuronas principales; las vías de salida aparecen hiperintensas en DWI de forma aguda, hiperintensas en T2 de forma crónica.

Apariencia de los infartos según la edad en las IRM				
Etapa (edad)	**T1**	**T2/FLAIR**	**DWI**	**CDA**
Hiperaguda (0-6 h)	Iso	Iso	Brillante	Oscuro
Aguda (6 h-4 d)	Oscuro	Brillante	Brillante	Oscuro
Subaguda (4-14 d)	Oscuro	Brillante	Iso/brillante	Seudonormal
Crónica (> 14 d)	Oscuro	Brillante	Iso	Brillante

Otras enfermedades vasculares

Enfermedad de SB microvascular: *leucoaraiosis*: 2/2 lipohialinosis y arteriosclerosis de pequeños vasos. Lesiones subcorticales hiperintensas simétricas en T2, normalmente punteadas, pero confluentes c/enf más avanzada. *Enfermedad de Binswanger:* leucoencefalopatía SC con HTN y lagunas y demencia vascular; las fibras U son 2/2 a las colaterales de las arterias corticales.

Anomalía venosa del desarrollo (AVD o angioma venoso): venas dilatadas que convergen radialmente (como cabeza de medusa) a una vena de drenaje en el cerebro norm. C/contraste, persistencia de la fase venosa. Hemorragia de bajo riesgo.

Telangiectasias capilares: racimo de capilares dilatados en el cerebro, predilección por el puente de Varolio. Hemorragia de bajo riesgo. Se realza en TAC/RM, hipointensidad EG/IPS, el ddx incluye pequeñas metástasis.

Angiomas/hemangiomas/malformaciones cavernosas: hamartoma vascular congénito de vasos sin intercalar en el cerebro. ~20% tiene AVD asociada. Variablemente hiperdenso en TAC. T1 hiperdenso y T2 heterogéneo con aspecto de "palomitas"; EG/IPS: borde oscuro (hemosiderina). Angiográficamente oculto si no hay AVD.

Malformación arteriovenosa (MAV): arterialización de las venas, grandes arterias de alimentación, capilares intermedios ausentes o anorm y venas de drenaje agrandadas. Puede haber aneurismas de los vasos de alimentación. TAC: hiperdenso, realza. RM: vacíos de flujo serpentinos irregulares en T2, realza. Angiograma convencional: llenado venoso temprano 2/2 ausencia de fase capilar. Mayor riesgo de hemorragia. La clasificación de Spetzler-Martin del riesgo quirúrgico de la MAV incluye el tamaño de la MAV, la afectación de la corteza elocuente y la presencia de drenaje venoso profundo (↑ riesgo).

Fístula arteriovenosa (FAV) dural: MAV de base dural con hipertensión venosa. Puede aparecer en cualquier parte del SNC. En la columna vertebral, sobre todo en la zona toracolumbar. Puede producirse un infarto de la médula con mielopatía necrosante que cause paraparesia (*síndrome de Foix-Alajouanine*, la médula espinal aparece hiperintensa en T2 e hinchada con una maraña de vacíos de flujo en T2 en la superficie de la médula espinal).

Aneurismas: dilataciones arteriales focales típicamente en puntos de ramificación; fusiformes (dilatación aterosclerótica), saculares/de baya (puntos de ramificación), micóticos (infecciosos, pueden ser distales/lobulares), neoplásicos, seudoaneurismas (traumáticos, disección).

Disecciones: disección en forma de llama de la luz del vaso, a veces en forma de sacacorchos o en espiral. Las imágenes T1 saturadas de grasa pueden mostrar el trombo dentro de la falsa luz, con una sensibilidad general similar a la de la ATC (*AJR Am J Roentgenol* 2009;193:1167-1174). Observar si la disección es extracraneal o intracraneal, si hay extensión intradural (riesgo de HSA). Carótida: tiende a ocurrir cerca del nivel vertebral C2-C3, 2-3 cm superior a la bifurcación. Vertebral: tiende a producirse donde la arteria está más cerca del hueso, en C1 y a través del agujero transversal.

Angiopatía amiloide cerebral (AAC): HIP lobulares y evidencia de microhemorragias previas en la SB SC, T2 hiperintenso y EG/IPS hipointensa; también se observa comúnmente siderosis superficial.

Moyamoya: estenosis u oclusión de las ACI → desarrollo de una red anorm de circulación capilar colateral que surge de las ramas de la ACA, ACM o ACP, de los lenticulostriados o de las anastomosis transdurales de la ACE. Angiografía: estenosis distal de la ACI, oclusión proximal de ACA/ACM con colaterales extensas y dilatación de las arterias lenticuloestriadas perforantes ("bocanada de humo"), riesgo de hemorragia profunda.

CADASIL (arteriopatía cerebral autosómica dominante con infartos subcorticales y leucoencefalopatía): lesiones simétricas hipointensas en T1 e hiperintensas en T2 en la SB SC, esp en el lóbulo temporal anterior y en las cápsulas externas.

Displasia fibromuscular (DFM): apariencia de "rosario" en los vasos grandes (ACI y arteria renal); el diámetro de las cuentas es mayor que el diámetro de la arteria; por lo general, se preservan los primeros centímetros de la ACI (a diferencia de la aterosclerosis).

Vasculitis: segmentos de estrechamiento circunferencial de los vasos (lesiones ateroscleróticas normalmente más excéntricas y focales y en puntos de ramificación con lesiones vasculíticas); múltiples áreas de infarto cortical y SC, hemorragia e hiperintensidades inespecíficas en T2 de la médula espinal. Diferenciar del síndrome de vasoconstricción cerebral reversible y del vasoespasmo a través de la presentación clínica (y con imágenes de seguimiento).

Amnesia global transitoria (AGT): focos puntuales de difusión restringida en las estructuras límbicas y paralímbicas, reversibles.

Síndrome de Susac (vasculitis retinocleocerebral): lesiones "puntiformes" hipointensas en T1 e hiperintensas en T2 en el cuerpo calloso y los núcleos grises profundos.

ENFERMEDADES DESMIELINIZANTES Y OTRAS ENFERMEDADES DE LA SUSTANCIA BLANCA

Esclerosis múltiple: lesiones focales y ovoides de la SB de PV > SC (dedos de Dawson perpendiculares) de la SB hemisférica, cuerpo calloso, nervios ópticos, tronco del encéfalo (esp fascículo longitudinal medial), cerebelo (esp pedúnculo cerebeloso medio), nervios ópticos, médula espinal (< 3 segmentos espinales, lesión transversal incompleta); lesiones antiguas T1 oscuras; las lesiones agudas mejoran c/gado (borde o borde incompleto), pueden restringir la difusión. Rara vez hay lesiones corticales y de sustancia gris profunda. El signo de la vena central es muy específico.

EAD: múltiples lesiones de la misma edad; lesiones redondas, con realce de SC T2 brillante en la SB hemisférica (y en el tronco del encéfalo y el cerebelo). Más efecto de masa que las típicas lesiones agudas de la EM.

Variantes de EM aguda o EAD: *leucoencefalitis hemorrágica aguda (enf de Weston-Hurst):* señal T2 brillante confluente de la SB c/efecto de masa y realce mínimo; hemorragia en EG/IPS o TAC. *Variante de Marburg de la EM:* amplia región de señal T2 brillante en la SB hemisférica con efecto de masa y realce periférico. *Esclerosis concéntrica de Baló:* anillos concéntricos alternos de señal brillante y oscura en T2 (y anillos alternos de realce) en la SB hemisférica con efecto de masa.

NMO: por lo regular lesión hiperintensa T2 longitudinalmente extendida de la médula espinal (> 3 seg espinales, médula central, u holomédula), a menudo longitudinalmente extendida con lesiones de nervios ópticos y quiasma; casi siempre lesiones cerebrales asx. Todas las lesiones agudas son expansivas c/realce variable; varias lesiones brillantes en T2 SB PV (en especial alrededor del 3.ª/4.ª v y el área postrema).

Ddx de la enf de la sustancia blanca basado en las características de las IRM (No es exhaustivo; ver más abajo para más Ddx)	
Multifocal	
Enfermedades desmielinizantes (LMP, EM, NMO, EAD) Vasculopatías (CADASIL, enf de Fabry, síndrome de Susac) CMV congénito Brucelosis Mucopolisacaridosis, galactosemia, aciduria hidroxiglutárica L2 Leucodistrofia neuroaxonal con esferoides, síndrome de Lowe Anomalías cromosómicas, mosaicismo	
Confluente	
Frontal	Enf de Alexander; leucodistrofia metacromática; leucodistrofia con esferoides axonales
Parietooccipital	Enf de Krabbe; adrenoleucodistrofia ligada al X; trastorno peroxisomal de inicio temprano; hipoglucemia neonatal
Predominio periventricular	EM, NMO; leucodistrofia metacromática; enf de Krabbe; síndrome de Sjögren-Larsson Leucomalacia periventricular Encefalopatía por VIH; trastornos degenerativos neuronales de aparición tardía, p. ej., lipofuscinosis ceroidea neuronal; enf de cuerpos poliglucosos en adultos
Predominio subcortical	Síndrome de Kearns-Sayre; enf de Canavan; defectos del ciclo de la urea; L2 aciduria hidroxiglutárica; acidemia propiónica
Cerebral difusa	Etapa final de todas las enf progresivas de la SB Algunos trastornos mitocondriales (MELAS) Enf de sustancia blanca desvanecida (SBD) Otros: leucoencefalopatía megalencefálica con quistes subcorticales (LMQS), distrofia muscular congénita por deficiencia de merosina, etc.
Cerebelo + pedúnculos cerebelosos medios	Toxicidad por heroína/cocaína Enf de Alexander; histiocitosis; premutación síndrome X frágil; leucodistrofia autosómica dominante Leucoencefalopatía con inmovilización del tronco cerebral y de la médula espinal y elevación del lactato Enf de jarabe de arce en orina de inicio temprano; trastornos peroxisomales; xantomatosis cerebrotendinosa (XTC)
Tronco del encéfalo	Trastornos peroxisomales; enf de Wilson; enf de Alexander
Mielinización retardada o hipomielinización **T2: hipointensidad de la SB menos marcada** **T1: hiperintensidad de la SB menos marcada**	

(continúa)

No hay una participación típica del SNP	Implicación típica del SNP
Enf de Pelizaeus-Merzbacher Galactosemia Trastornos degenerativos de aparición temprana, p. ej., gangliosidosis GM1 y GM2 de aparición temprana, lipofuscinosis ceroidea neuronal infantil, síndrome de Alpers	Síndromes de hipomielinización (p. ej., Cockayne)

Adaptada con permiso de Schiffmann R, van der Knaap MS. Invited article: an MRI-based approach to the diagnosis of white matter disorders. *Neurology*.. 2009;72(8):750-759. doi:10.1212/01.wnl.0000343049.00540.c8

Otras enfermedades inflamatorias

LES/aFL: SB SC (predilección posterior) lesiones brillantes en T2; pueden estar en distribución vascular y puede producirse un infarto isquémico; preservación PV relativa; también se observan lesiones corticales y atrofia difusa.

Sjögren: lesiones brillantes en T2 en SB SC y PV; también con lesiones brillantes en T2 en los ganglios basales; la afectación del cuerpo calloso es menos frecuente.

Behcet: lesiones hemisféricas multifocales o confluentes de SB en T2 brillante c/realce var; generalmente c/lesiones concurrentes en el diencéfalo y en el tronco del encéfalo superior (a menudo edema y realce); en ocasiones trombosis/infartos de las venas corticales (hemorragia var).

Sarcoidosis: lesiones focales, multifocales o confluentes en T2 brillante de la SB con ralce var; también realce y engrosamiento de los paquidermos con infiltración parenquimatosa (hipófisis-hipotálamo, nervio óptico, quiasma óptico).

Vasculitis primaria del SNC: pequeños infartos agudos en la sustancia blanca (y gris) del hemisferio (pueden seguir un territorio vascular claro), a/c estenosis y aneurismas; realce lesional, meníngeo y perivascular var; lesiones crónicas c/T2 brillante en la SB del hemisferio.

Síndrome inflamatorio de reconstitución inmune (SIRI): lesiones difusas multifocales en T2 brillante en la región de la SB c/áreas de realce focal y efecto de masa.

AAC inflamatorio: predominio de microhemorragias corticales y SC (en EG/IPS) con señal ↑T2 y ↓T1 asim extensa y confluente de SB SC con realce mínimo (*Neurology* 2007;68:1411).

Tolosa-Hunt: enf granulomatosa idiopática que suele afectar al seno cavernoso, al vértice orbitario y a las estructuras adyacentes; las lesiones son isointensas en T1/T2 y realzan fuertemente.

Enfermedad paraneoplásica: a/c múltiples cánceres sistémicos, incluyendo CPCP, células germinales testiculares, ovarios, teratomas, etc. Límbico: hiperintensidad T2 simétrica c/edema; degeneración cerebelosa: hiperintensidad T2 y atrofia (puede ser muy sutil).

SEPR y encefalopatía hipertensiva: lesiones b/l brillantes en T2, bastante simétricas, en los hemisferios posteriores en las zonas limítrofes entre la ACM y la ACP; otras regiones pueden estar afectadas (frontal y temporal, tronco del encéfalo, cerebelo, estructuras grises); var difusión restringida y realce periférico. Reversible pero puede haber infarto y hemorragia.

Enfermedades infecciosas

Meningitis bacteriana: señal T2 brillante (pus) en los espacios subaracnoideos; ventriculitis concurrente (realce subependimario, ventriculomegalia y señal PV T2 brillante) y empiema (DWI y T2 brillante; T1 oscuro; realce); *Listeria* c/predilección por el tronco del encéfalo y el cerebelo (rombencefalitis).

Absceso bacteriano: solitario o múltiple, en la unión gris-blanca

1. Cerebritis temprana (días): región mal definida T1 oscuro, T2 brillante.
2. Cerebritis tardía (semanas): similar a la temprana, pero con un realce creciente.
3. Capsular temprana (1-2 semanas): lesión brillante en T2, oscura en T1 con señal brillante en T2 circundante (edema) y realce precoz del borde.
4. Capsular tardío (> 2 semanas): menos edema circundante (señal brillante T2) y aumento del realce de la cápsula (borde); difusión interna restringida; buscar enf paranasal o mastoidea concurrente.

Neuroinfecciones específicas

- ***Bartonella henselae* (enfermedad por arañazo de gato):** lesiones brillantes en T2 de la SB y profundas, edema del disco óptico con estrella macular **(EDOEM)** en la funduscopia/retinografía.
- ***Treponema pallidum* (sífilis)**
  - Paquimeningitis.
  - Sífilis meningovascular: infartos de la circulación anterior > posterior con meningitis.
  - Gomas: lesiones masivas realzadas de la duramadre en los hemisferios cerebrales o NC. Tabes dorsal: alta señal T2 de la médula posterior. Sífilis parenquimatosa: atrofia difusa.

- ***Mycobacterium tuberculosis***
  - Meningitis: pus en las cisternas basales (T2 brillante); engrosamiento y aumento dural de la base del cráneo; ganglios basales e infartos capsulares internos.
  - Tuberculoma: masas solitarias o múltiples T2 brillantes con realce (en el borde o difuso) en el parénquima o en el espacio subaracnoideo.
- ***Tropheryma whipplei* (enfermedad de Whipple):** lesiones diencefálicas y talámicas en T2 brillante con realce.
- **VHS-1 (adulto):** cambios asim tempranos en la sustancia gris y blanca DWI (temporal media, orbitofrontal, insular); señal brillante posterior en T2 (cingulado, cápsulas y más allá); hemorragia var (por TAC o EG/IPS), efecto de masa y realce; signo de la ACM seudohiperdensa; se preservan los núcleos grises profundos.
- **VHS-2 (neonato):** cambios difusos en la SG y SB hemisféricas brillantes en T2 y oscuros en T1. Pérdida de la diferenciación gris-blanco, var con realce, afectación del cerebelo occipital y del tronco encefálico; ESB difícil de apreciar en el cerebro del neonato; sin predilección por los lóbulos temporales; calc (después de semanas). Causa meningitis (recurrente) en adultos.
- **VVZ:** realce de la raíz dorsal en T1 y señal brillante en T2 de la médula dorsal (segmento corto) con realce; inmunocompetentes (vasculitis de vasos grandes); inmunocomprometidos (vasculitis de vasos pequeños): (1) pts inmunocomprometidos (vasculitis de vasos pequeños): lesiones multifocales difusas, parcheadas en T2 brillante de la SB; anormalidades angiográficas (ACM- ACA proximal); (2) pts inmunocompetentes (vasculitis de vasos grandes): ictus agudo por vasculitis por VVZ con lesiones brillantes en DWI en la SB profunda y la corteza; realce var; puede evolucionar a encefalitis difusa (realce giriforme, hemorragias) y ventriculitis (realce subependimario).
- **VEB:** (1) EAD: tal vez representa la mayor parte de los casos cerebrales; ver ESB; (2) meningitis: ver la tabla.
- **CMV:** congénito: calc PV; quistes temporales anteriores y subependimarios, ventriculomegalia con pérdida de vol, anomalías de la migración neuronal (p. ej., polimicrogiria, paquigiria, lisencefalia), hipoplasia cerebelosa y señal brillante T2 de SB PV; adulto (inmunocomprometido): ventriculitis con señal brillante en T2 de la SB profunda PV + realce subependimario (ojos de búho); realce de la raíz nerviosa lumbosacra y agrandamiento del cono con señal ↑T2 y realce; lesiones más raras del tronco del encéfalo y del cerebelo.
- **VIH/SIDA:** b/l, lesiones brillantes PV T2 simétricas, sin realce; atrofia difusa. Calc de los ganglios basales y ectasia vascular proximal en mujeres/niños.
- **LMP/virus JC:** H/d inmunocompromiso, a menudo comienza asimétrico, generalmente evoluciona a enf b/l; parietal y occipital (pero puede ocurrir en cualquier parte) SC (involucra fibras U) T2 brillante confluente sin realce ESB con var lesiones pontocerebelosas SB; sin edema/efecto de masa.
- **VLLCTH-1 y VLLCTH-2:** pequeñas lesiones multifocales en T2 brillante en la SB SC; en las primeras fases de la enf espinal, lesiones torácicas multifocales con realce en T2 brillante con efecto de masa var.
- **Lyme:** lesiones no específicas SB PV en T2; meningitis, polirradiculitis y neuritis craneal (c/ realce de las estructuras correspondientes). *PESA (rubeola/sarampión):* etapas tempranas, lesiones brillantes T2 en la parte SC posterior (que no afecta a las fibras U) con afectación de la sustancia gris adyacente; realce var y efecto de masa; etapas intermedias con lesiones brillantes T2 PV y en el putamen y pontocerebelares con regresión de las lesiones SC; etapas tardías con atrofia y empeoramiento de las lesiones brillantes T2 PV.
- **EVNO (encefalitis por el virus del Nilo Occidental):** lesiones profundas hiperintensas en T2 y difusión restringida.
- **EEO (encefalitis equina oriental):** lesiones brillantes en T2 en el tálamo y los ganglios basales; lesiones en el tronco del encéfalo superior; falta de realce.
- **EJ (encefalitis japonesa):** lesiones brillantes en T2 en el tálamo, los ganglios basales, el tronco del encéfalo superior, el hipocampo y la médula espinal profunda; ± hemorragia (por TAC o EG) en el tálamo; sin realce.
- **PESA:** ver ESB.
- **Aspergilosis:** lesiones parenquimatosas T2 brillantes (a menudo cápsula mal definida) con señal brillante T2 circundante (edema), realce var; var hemorragia adyacente (por EG) e infarto (tiende a ser angioinvasivo).
- **Mucormicosis:** cambios en el seno óseo paranasal y en los tejidos blandos con cambios óseos en la TAC; engrosamiento y realce meníngeo; estenosis y dilatación por angio (vasculitis y aneurismas); lesiones brillantes en DWI anteriores > posteriores (infartos).
- **Criptococosis:** (1) meningitis: espacios de Virchow-Robin dilatados, nódulos de realce en las leptomeninges, el plexo coroideo y el parénquima; ausencia de engrosamiento meníngeo difuso y realce. (2) Criptococomas: meningitis concurrente; lesiones brillantes en T2 del mesencéfalo y los ganglios basales.
- **Candidiasis:** lesiones brillantes T2 parenquimatosas pequeñas y dispersas; nódulos parenquimatosos y meníngeos que se realzan; engrosamiento y realce meníngeo; abscesos (similares a los bacterianos anteriores).
- **Coccidioidomicosis:** meningitis: cambios meníngeos predominantes en la base del cráneo; lesiones granulomatosas, similares a TB; predilección por el cerebelo.

- **Cisticercosis:** (1a) estadios tempranos (sin encefalitis): quistes T2 brillantes, T1 oscuros (con escólex central) con cápsula fina y mínimo edema circundante (señal T2 brillante) o realce; quistes en parénquima, ventrículos y espacio subaracnoideo; (1b) estadios tempranos (con encefalitis): lesiones nodulares difusas que se realzan con un marcado edema circundante (señal brillante T2); hidrocefalia; (2) estadios medios: realce de la cápsula engrosada y edema circundante; (3) estadios tardíos: las lesiones se degeneran y calcifican (brillantes en TAC, oscuras en EG/IPS, sin edema).
- **Toxoplasmosis:** núcleos de SG profundos T2 brillantes, lesiones que realzan con edema circundante (señal T2 brillante); realce del borde; hemorragia var (por TAC o EG/IPS).
- **Equinococosis:** parietal > otras lesiones quísticas lobulares grandes (T2 brillante, T1 núcleo oscuro) con contenido parasitario central visualizado.
- **Paludismo:** pérdida de la diferenciación gris-blanco, edema cerebral difuso y cambios en la SB, incluyendo el cuerpo calloso (señal brillante en T2) y derrame cortical (por DWI).

Neoplasia intracraneal y otras lesiones masivas

Determinar el compartimento que contiene la lesión

- **Lesiones extraaxiales:** intradural (p. ej., meningioma, con duramadre entre la lesión y el cerebro subyacente) o extradural (p. ej., metástasis ósea). Doblamiento hacia adentro del parénquima subyacente, expansión del espacio subaracnoideo adyacente a la lesión, desplazamiento hacia adentro de los vasos meníngeos y de los vasos entre la lesión y la superficie del cerebro.
- **Lesiones intraaxiales:** tumores cerebrales primarios o metástasis parenquimatosas. Ausencia de expansión del espacio subaracnoideo, desplazamiento hacia el exterior de los vasos meníngeos, efecto de masa intraparenquimatosa o difuminación de los límites anatómicos normales.

Tumores extraaxiales

- **Meningioma:** prece un huevo con cola dural, hiperdenso en la TAC, isointenso a la SG en la RM ponderada en T1, con realce brillante homogéneo debido a la alta vascularidad, T2 hipo o isointenso según la densidad del tumor. Localizaciones típicas: dura parasagital, convexidades, alas del esfenoides y surco olfativo. Puede invadir y rodear los vasos; es común ver Δ óseos adyacentes, incluyendo hiperostosis. Normalmente forma un ángulo obtuso con la duramadre o el hueso. Características menos comunes: calc, quistes, necrosis, hemorragia. Pueden verse múltiples meningiomas en NF2 y pueden surgir como complicación de la radiación.
- **Tumores de la vaina del nervio** (schwannomas, neuromas, neurofibromas): T2 hipo o hiperintenso dependiendo de la densidad del tumor. Schwannomas vestibulares a menudo remodelan/expanden el canal auditivo interno y pueden tener componentes intracanaliculares o cisternas. Suelen formar un ángulo agudo con el hueso. Los quistes aracnoideos asociados ocurren con los tumores más grandes. Las características menos comunes incluyen quistes y hemorragia. Los schwannomas, si son b/l, sugieren NF2. Los neurofibromas plexiformes suelen afectar a la piel y al tejido subcutáneo y son compatibles con la NF1. Los neuromas son proliferaciones neuronales postraumáticas.
- **Tumores del plexo coroideo:** *papiloma:* grado I de la OMS, típicamente en las aurículas de los ventrículos laterales, menos común en el tercer ventrículo o en la cisterna; p/c hidrocefalia obstructiva (por bloqueo del flujo de salida del LCR) o hidrocefalia comunicante (por sobreproducción de LCR). TAC hiperdensa, T1 hipointenso, T2 de intensidad mixta, realza, puede haber hemorragia. *Carcinoma:* grado III de la OMS, también en los ventrículos laterales, parece similar al papiloma, hace metástasis a través del LCR.
- **Cordoma:** tumor maligno de los restos de la notocorda, lesión ósea destructiva generalmente en el clivus o en el sacro/coxis, el diferencial incluye condrosarcoma.
- **Enf primaria o metastásica:** puede afectar a las meninges y al espacio subaracnoideo. En las IRM, engrosamiento y realce nodular o difuso/liso paqui- o leptomeníngeo (*meningitis carcinomatosa*). Tumor primario del SNC: pensar en glioma y linfoma. Enf metastásica: pensar en melanoma, cáncer de pulmón, de mama, GI, de próstata, neoplasias hematológicas (leucemia, linfoma), cloroma (sarcoma granulocítico a/c leucemias mielógenas).
- **Lesiones masivas no neoplásicas:** ***lipoma:*** anomalía congénita del desarrollo a partir de la cresta neural, compuesto de lípidos, hipodenso en TAC, hiperintenso en T1, hiperintenso en T2. ***Epidermoide:*** restos ectodérmicos descamados de apariencia homogénea, comúnmente encontrados fuera de la línea media cerca del ángulo cerebelopontino. Crecimiento lento. Hipodenso en TAC (más brillante que el LCR), IRM sin realce, hiperintenso en T2 con difusión restringida prominente. Puede tener calc y festonear el hueso adyacente. Se asemejan a los quistes aracnoides, pero estos no restringen la difusión. ***Dermoide:*** restos ectodérmicos/mesodérmicos que contienen lípidos y calc, aspecto heterogéneo, comúnmente encontrados en o cerca de la línea media. Predominio masculino. Buscar la señal de grasa. Puede romperse. ***Teratoma:*** tumores congénitos ectodérmicos/mesodérmicos/endodérmicos, el componente endodérmico forma quistes, comúnmente en la línea media cerca de las áreas pineal o suprasillar. Aspecto heterogéneo con realce.

Tumores intraaxiales

- **Adenoma hipofisario:** hipointenso en T1, homogéneo con realce tardío y efecto de masa sobre las estructuras vecinas, microadenoma < 10 mm, macroadenoma > 10 mm de diámetro.
- **Craneofaringioma:** típicamente suprasillar; quistes, calc y realce homogéneo en una lesión hiperintensa en T2. Los quistes benignos de la hendidura de Rathke no suelen tener calc ni realce.
- **Astrocitoma pilocítico:** grado I de la OMS, el tumor primario infratentorial juvenil más frecuente. Márgenes bien definidos, quiste de intensidad de LCR con nódulo mural vascular que aumenta.
- **Astrocitoma de tronco del encéfalo:** grado II de la OMS, más frecuente en niños que en adultos, lesión hiperintensa en T2.
- **Xantoastrocitoma pleomórfico (XP):** grado II de la OMS, el tumor primario supratentorial juvenil más común, típicamente en el lóbulo temporal, a menudo con bordes claros, realzando con unión meníngea.
- **Tumor neuroectodérmico primitivo (TNEP):** también conocido como meduloblastoma, grado IV de la OMS, lesión infratentorial juvenil común, M > F, lesión de la línea media del vermis que se extiende al velo superior e inferior del cuarto ventrículo. Hiperdenso en TAC, realce heterogéneo; también incluye ependimoblastoma, meduloepitelioma, neuroblastoma.
- **Ependimoma:** grados I-II de la OMS según la localización; 4.° ventrículo > columna vertebral, supratentorial.
- **Subependimomas:** grado I de la OMS, presentes en la edad adulta, casi siempre localizados a lo largo de la pared del ventrículo lateral, isodenso en TAC, isointenso en T1, hiperintenso en T2, realce var.
- **Ganglioglioma:** tumor mixto neuronal/glial, de bajo grado, predominio joven y femenino. Márgenes bien definidos, masa quística calcificada con mínimo edema, realce var.
- **Lhermitte-Duclos:** gangliocitoma displásico (grado I de la OMS), lesión "tigroide" cerebelosa hiperintensa en T2 que no realza y que afecta a las sustancias gris y blanca.
- **Hemangioblastoma:** el tumor primario intraparenquimatoso infratentorial más común en adultos. Masa quística con nódulo mural con vacíos de flujo de los vasos de alimentación/drenaje.
- **Gliomas:** tumores infiltrantes, cuya clasificación se basa en la presencia de necrosis, proliferación endotelial vascular, mitosis, pleomorfismo nuclear y densidad celular, así como en características genéticas (mutación IDH, metilación MGMT, etc.). Las características de imagen que favorecen un glioma de alto grado incluyen realce, efecto de masa, difusión restringida, hemorragia, perfusión elevada, señal elevada de PET FDG y la relación elevada de Cho:NAA en la espectroscopia.
- **Astrocitoma:** grado II, tumor primario intraparenquimatoso supratentorial más frecuente en adultos. Hipodenso en TAC, sin o con poco realce, hipointenso T1, hiperintenso T2, menor VSC en las imágenes de perfusión.
- **Oligodendroglioma:** grado II, a menudo calc, hipointenso T1, hiperintenso T2, mínimo edema, realce var.
- **Astrocitoma anaplásico:** grado III, bordes mal definidos con amplio edema y realce sin necrosis.
- **Glioblastoma (GBM):** grado IV, efecto de masa y edema extenso, sigue los tractos de la SB como el cuerpo calloso, bordes irregulares mal definidos, realce irregular del borde con necrosis interna (difusión restringida), VSC variablemente elevado en las imágenes de perfusión.
- **Gliomatosis cerebri:** tumor neuroepitelial, infiltración difusa de al menos 2 lóbulos de los hemisferios cerebrales sin efecto de masa, T2 hiperintenso en la SG y SB en toda la extensión, mín realce.
- **Germinoma:** origen de células germinales, también conocido como seminoma, típicamente en las regiones pineal o suprasillar, predominio masculino y asiático (predominio femenino cuando el tumor es suprasillar), a veces multifocal, hiperdenso y con realce en TAC, hipointenso T2.
- **Coriocarcinoma:** típicamente hemorrágico, predominio masculino, siembra subaracnoidea común, puede ocurrir con retinoblastoma.
- **Neurocitoma (también conocido como neuroepitelioma):** masa neural que suele extenderse hacia el ventrículo lateral y adyacente al septum pellucidum, aspecto "burbujeante", realce heterogéneo, vascularidad var.
- **Tumores pineales:** más frecuentes en la infancia, pineocitoma (grado II de la OMS), pineoblastoma (grado IV de la OMS), calc, realce, hemorragia en el pineoblastoma. Es importante distinguirlos de los quistes pineales benignos que, a diferencia de los tumores quísticos, no deben tener un componente sólido.
- **Linfoma primario del SNC:** más común en el huésped inmunocomprometido, las lesiones suelen ser supratentoriales en los núcleos grises profundos o en la SB PV. Es frecuente la propagación a través del cuerpo calloso. Puede recubrir los ventrículos. Las lesiones son heterogéneas (iso a hipointenso T2 con marcado realce sólido y difusión interna restringida); se observa realce del borde en huéspedes inmunocomprometidos pero no inmunocompetentes. Puede desaparecer radiográficamente tras la administración de esteroides.

- **Linfoma intravascular:** proliferación de linfoma maligno de células B grandes en el lumen de pequeños vasos sanguíneos, sin masa extravascular. Las lesiones se asemejan a pequeños infartos con realce parenquimatoso o meníngeo focal; es común la ESB multifocal.
- **Enf metastásica intraparenquimatosa:** hipointensa T1 multifocal, intensidad variable en T2 (según la presencia de quistes, necrosis, calc, etc.), lesiones que realzan con bordes claros y edema circundante marcado, más comúnmente en o cerca de la unión gris-blanca, casi siempre en la circulación anterior (en especial en la ACM), a menudo con metástasis craneales (óseas). Metástasis con hemorragia: mama, pulmón, melanoma, células renales, coriocarcinoma, retinoblastoma, carcinoma de tiroides.
- **Lesiones masivas no neoplásicas:** *quiste coloide*: cerca del foramen de Monro en el tercer ventrículo anterior, bien circunscrito, altamente proteináceo, hiperdenso en TAC, hiperintenso T1, hiperintenso T2, complicación notable es la hidrocefalia obstructiva.

Enfermedades y afecciones tóxicas y metabólicas

Enfermedades metabólicas adquiridas

- **Deficiencia de B_{12}**: lesiones de SB PV dispersas brillantesen T2; señal ↑T2 en columnas posteriores de la médula espinal.
- **Síndrome de Marchiafava-Bignami**: de forma aguda, lesiones centrales brillantes en T2 y DWI del cuerpo calloso; de forma crónica, cavitación central; efecto de masa var y realce.
- **Desmielinización osmótica**: lesiones b/l simétricas, brillantes en T2 de la SB pontina central (sin afección var de los tractos corticoespinales, las lesiones pueden ser extrapontinas) y lesiones var SB SC, mesencéfalo y lesiones grises profundas, sin realce ni efecto de masa.
- **Hipoxia-isquemia**: lesiones b/l simétricas confluentes difusas en DWI y brillantes en T2 después de un paro respiratorio o cardiaco; predilección por la SB SC (involucra las fibras U), el cuerpo calloso, las cápsulas (internas y externas), el hipocampo globus pallidi, el cerebelo.
- **Encefalopatía de gran altitud**: lesiones b/l simétricas SB profunda posterior > SB SC y cuerpo calloso brillantes en T2; lesiones brillantes var DWI.
- **Porfiria aguda intermitente**: similar a SEPR (arriba).
- **Encefalopatía hepática:** lesiones brillantes en T2 de SB SC variables agudas; lesiones simétricas hiperintensas T1 sin realce en los ganglios basales (debido a depósitos de manganeso).
- **Hipoglucemia:** señal b/l y simétrica brillante de DWI y FLAIR de la corteza, el hipocampo y los ganglios basales; señal brillante de DWI y FLAIR de la SB incluida la parte media del esplenio.
- **Deficiencia de tiamina (vitamina B_1) (encefalopatía de Wernicke):** sim, b/l T2 brillante en tálamo medial, cuerpos mam, formación reticular y sustancia gris periacueductal; microhemorragias var en estructuras afectadas (EG/IPS oscuro, brillante T1, realce var).

Enfermedades tóxicas

- **Quimioterapia** (ciclosporina, tacrolimus, metotrexato): (1) de forma aguda, SEPR (ver más arriba); (2) de forma crónica, lesiones b/l, simétricas, confluentes, difusas, profundas en T2 y de SB brillantes y profundas en T2 (no afecta las fibras U).
- **Radiación:** aguda, edema cerebral; subaguda, lesión T2 brillante en la SB (a menudo no afecta al cuerpo calloso) con efecto de masa variable y realce anular = necrosis por rad (ddx incl recurrencia del tumor, puede diferenciarse de la necrosis por rad con imágenes de perfusión o PET); crónica, lesiones profundas y visibles confluentes brillantes en T2 sin realce ni efecto de masa, ateroesclerosis acelerada (riesgo de ictus) y atrofia cerebral.
- El **síndrome AMPIDRT** puede ocurrir años después de la radiación, con realce cortical regional unilateral reversible. *Sust ilegales*: lesiones b/l, sim; (1) heroína IV o inhalada: señal T2 alta difusa en la SB (sin afectar fibras U), convexidades altas; (2) cocaína: lesiones brillantes dispersas en T2 en SB; ictus isquémico; HIP; vasculitis; (3) MDMA: globo pálido y señal T2 alta difusa en la SB. *Disolventes orgánicos: lesiones* b/l, sim, confluentes, difusas y brillantes en T2; (1) tolueno: cuerpo calloso y cerebelo; (2) metanol: SB SC, putamen y nervio óptico; (3) etilenglicol: tálamo y puente. *Mercurio:* b/l, sim, giro postcentral, lóbulo occipital y lesiones cerebelosas en T2 de la SB con atrofia cortical en la fase crónica.
- **Intoxicación por monóxido de carbono (CO)**: similar a la lesión hipóxico-isquémica (arriba), pero sin afectar la región SC y las lesiones brillantes del globo pálido en T2 son típicas.
- **EtOH:** crónicamente, cerebelo medio > atrofia cerebral difusa. ESB difusa.
- **Manganeso:** crónicamente, lesiones b/l brillantes en el globo pálido T1.
- **Plomo:** crónicamente, calc de los ganglios basales b/l (hiperdenso en TAC, hipointenso en EG).
- **Arsénico:** lesiones brillantes b/l en T2 alrededor del acueducto cerebral y del tegmento del cerebro medio.
- **Kernícterus:** temprano, lesiones b/l del globo pálido en T2 y brillantes en T1; más tarde, T2/FLAIR brillante y T1 oscuro; lesiones brillantes b/l ↑T2 del núcleo subtalámico; var ↑ señal T2 en SM y atrofia gen.
- **Cianuro:** de forma aguda, lesiones b/l brillantes de DWI en el putamen e hinchazón cerebral difusa.

Enfermedades metabólicas hereditarias

- **Enf de Wilson:** caudado simétrico, putamen, tálamo, pedúnculo cerebeloso sup. Señal T2 brillante, T1 oscura; región pontina central T1 oscura (dep metálico central); globo, núcleos rojos T2 oscuros.

- **Deficiencia de pantotenato quinasa:** globo b/l, núcleo rojo, lesiones oscuras T2 de la sustancia negra; globo con porción central T2 brillante (ojo de tigre); atrofia cortical var.
- **MELAS:** lesiones corticales y SC agudamente brillantes por DWI (CDA típicamente isointenso); a menudo posteriores; las lesiones no respetan los territorios vasculares.
- **Síndrome de Leigh:** b/l, sim putamen > tálamo, caudado, globo, tronco del encéfalo, lesiones brillantes en T2 SB.
- **Síndrome de Kearns-Sayre:** b/l, sim, señal brillante en T2 de los ganglios basales; lesiones brillantes en TAC y oscuras de los ganglios basales en EG (calcs); atrofia difusa.
- **Mucopolisacaridosis:** atrofia difusa, lesiones brillantes en T2 de SB (cambios quísticos), engrosamiento dural con efecto de masa var en el tronco del encéfalo, macrocefalia var y cráneo engrosado.
- **Aminoacidopatías:** inflamación difusa temprana; mielinización retardada/ausente; atrofia difusa posterior; anormalidades migratorias neuronales var.

Enf neurodegenerativa

- **Enf de Alzheimer:** atrofia del hipocampo y del lóbulo temporal medial, ↓NAA en ERM. Con atrofia del hipocampo, las astas temporales de los ventrículos laterales se agrandan *ex vacuo*. También, ↓metabolismo en áreas parietales posteriores en PET FDG y ↑compuesto B de Pittsburgh (PiB, se une a la proteína amiloide). PiB para distinguir de la degeneración lobular frontotemporal (DLFT), que no tiene señal PiB anor y suele ser asimétrica. ^{18}F-florbetapir también se une al amiloide y tiene una vida media más larga que el PiB.
- **Demencia por cuerpos de Lewy:** atrofia de la sustancia negra, cortical posterior y del tronco del encéfalo.
- **Enf de Parkinson:** atrofia de la sustancia negra. DaTSCAN anormal.
- **Síndromes adicionales a Parkinson**:
  - Parálisis supranuclear progresiva (PSP): atrofia del tectum del mesencéfalo, señal periacueductal anorm, ↑hierro en putamen y núcleo rojo (hipointenso T2/IPS), ↓NAA en ERM.
  - Degeneración ganglionar corticobasal (DGCB): atrofia de estructuras en forma de "cuchilla" cerca del surco central y del lóbulo parietal superior.
  - Atrofia multisistémica (AMS): atrofia olivopontocerebelosa (AOPC): signo "de la cruz" en imágenes axiales del puente.
  - Degeneración estriatonigral: atrofia del caudado, del putamen y de la sustancia negra.
- **Degeneración frontotemporal lobular (DFTL):**
  - Variante frontal: atrofia frontal y temporal anterior.
  - Variante semántica: atrofia asimétrica del lóbulo/polo temporal y del parahipocampo.
  - Afasia progresiva no fluida: atrofia perisilviana, insular y temporal superior.
- **Enf Huntington:** atrofia de la cabeza del caudado (pérdida de la forma convexa abultada en los ventrículos) con "redondeo" *ex vacuo* de los ventrículos laterales anteriores, mejor visto en imágenes axiales.
- **Demencia "vascular" multiinfarto:** lagunas en la sustancia blanca y gris profunda, múltiples ictus de diferentes edades, ↓NAA en ERM.
- **VIH/SIDA:** atrofia difusa, estructuras ganglionares basales hiperintensas, LMP superpuesta, linfoma, toxoplasma, SIRI, etc.
- **Enf de Creutzfeldt-Jakob (ECJ):** cinta cortical de difusión restringida, cabeza del caudado, lesiones brillantes DWI mediales talámicas; siguen las lesiones brillantes T2.
- **Variante de ECJ:** lesiones brillantes DWI bi-talámicas (pulvinares); siguen lesiones brillantes T2.
- **GSS (Gerstmann-Sträussler-Scheinker)**: similar a la ECJ.
- **IFF (insomnio familiar fatal):** datos limitados, pero T2/FLAIR y DWI pueden ser normales; posibles valores de ↑CDA y anormalidades de ERM en el tálamo.
- **Esclerosis lateral amiotrófica (ELA):** atrofia de las células del asta anterior y mielomalacia corticoespinal (T2 brillante con atrofia).

Ventriculomegalia y anormalidades de la PIC

Ventriculomegalia

- **Hidrocefalia (obstructiva y comunicante):** surcos corticales aplanados, señal T2 ↑PV y periacueductal (flujo transependimario), cuerpo calloso arqueado y adelgazado, astas temporales desproporcionadas, tercer ventrículo convexo con receso anterior ampliado, cuarto ventrículo ampliado.
- **Atrofia cerebral (*ex vacuo*):** surcos agrandados, afectación simétrica de los ventrículos (según la enf subyacente); agrandamiento ventricular difuso *en proporción* a los surcos corticales agrandados; tercer ventrículo cóncavo con receso anterior normal, cuarto ventrículo de tamaño normal (salvo atrofia cerebelosa marcada concurrente).
- **Hidrocefalia normotensa (HNT):** agrandamiento ventricular difuso *desproporcionado* con respecto a los surcos corticales agrandados, mínima señal ↑PV y T2 periacueductal (flujo transependimario).
- **Pseudotumor cerebri:** ventrículos norm o ligeramente ↓, señal ↑T2 (LCR) en vainas ópticas agrandadas, hipófisis plana/silla vacía y esclerótica posterior, senos venosos comprimidos, globo posterior aplanado y excavación inversa de los discos ópticos (papiledema).

Comparación de las características de imagen de la HPN frente a la atrofia cerebral	
HPN	**Atrofia cerebral**
Dilatación ventricular $>$ dilatación del surco (cuantificar con el índice de Evans)	Ventricular = dilatación del surco
Astas temporales agrandadas	Astas temporales normales o atróficas
Tercer ventrículo convexo	Tercer ventrículo cóncavo
$<$ 1 cm de distancia mamilopontina	$>$ 1 cm de distancia mamilopontina
Cuerpo calloso delgado y distendido, surcos corticales normales/aplanados	Cuerpo calloso normal o atrófico, surcos corticales ensanchados
Evidencia de flujo transependimario (solo agudo)	No hay evidencia de flujo transependimario (aunque puede parecerse a la enf isquémica microvascular)

Enfermedades del neurodesarrollo y genéticas

Enfermedades hereditarias

- **Leucodistrofia metacromática:** señal brillante sim T2 difusa en el cerebro (+ cuerpo calloso, —fibras U) y en el área de SB del cerebelo; patrón tigroide de la SB; afectación frontal preponderante en las formas de inicio en la edad adulta.
- **Pelizaeus-Merzbacher:** señal brillante sim T2 difusa de la SB con señal oscura T2 variable en los núcleos grises profundos, el mesencéfalo y el cerebelo; signo del "ojo de tigre".
- **ALD ligada al cromosoma X:** señal brillante sim SC y en la SB profunda en T2 (sin afectar las fibras U); comienza en el parietal y en el occipital con realce en el borde anterior y efecto de masa var; afecta al cuerpo calloso; progresa hacia adelante y hacia atrás. Krabbe (célula globoide): señal brillante en T2 en la SB parietal y cerebelosa; varias lesiones brillantes en la región gris profunda (tálamo), en la SB y en el córtex.
- **Enf de Alexander:** (1) formas infantiles: comienza con señal brillante T2 en los lóbulos frontales con borde de realce, seguido de cambios quísticos; macrocefalia; lesiones brillantes var en el caudado en la TAC; (2) forma adulta: lesiones brillantes T2 var PV; atrofia de la médula y del cordón cervical superior.
- **Enf de Canavan:** SC (afecta a las fibras U) y señal brillante en T2 gris profundo; macrocefalia; pico de ↑NAA en ERM. Enf de SB evanescente, señal brillante T2 difusa en los hemisferios cerebrales y cerebelosos (pérdida de la SB; sin afección del lóbulo temporal y fibras U); tamaño de la cabeza norm.
- **Leucoencefalopatía megaloencefálica:** señal brillante T2 temporal con quistes; macrocefalia.
- **Aicardi-Goutieres:** señal brillante difusa en T2 en la SB hemisférica; calc de los ganglios basales en la TAC.
- **Esclerosis tuberosa:** tubérculos corticales y áreas de desmielinización: lesiones SC brillantes en T2 (en adultos); lesiones subependimarias que realzan (pequeños hamartomas, grandes astrocitomas de células gigantes).

Trastornos migratorios corticales

- **Heterotopía:** región difusa, subcortical o PV isointensa a la corteza (área de sustancia gris ectópica).
- **Displasia cortical:** un área de sustancia gris ectópica.
- **Paquigiria:** manto cortical anormalmente grueso.
- **Polimicrogiria:** plegado anorm excesivo o redundante del manto cortical.
- **Lisencefalia:** "suavidad" anorm (falta de patrón normal de giros) de la corteza.
- **Porencefalia:** quiste, hendidura o cavidad revestida por SB, que altera la arquitectura cortical norm, típicamente adquirida.
- **Esquizencefalia:** quiste, hendidura o cavidad revestida por SG heterotópica, que altera la arquitectura cortical norm, típicamente congénita/del desarrollo.
- **Holoprosencefalia:** falla en el desarrollo del prosencéfalo.

Otros trastornos del desarrollo

- **Malformación de Dandy-Walker:** generalmente hidrocefalia obstructiva, agenesia del vermis cerebeloso, agrandamiento quístico del 4.° ventrículo con ampliación de la fosa craneal posterior.
- **Malformación de Chiari:** (1) tipo 1: amígdalas cerebelosas bajas ($>$ 5 mm por debajo del foramen magnum); hidrocefalia asociada var, señal T2 alta en la médula central (siringomielia); (2) tipo 2: hidrocefalia, fosa posterior pequeña con compresión de las estructuras cerebelosas, amígdalas cerebelosas alargadas y 4.° ventrículo, tectum cerebral medio en forma de pico, acodamiento de la región cervicomedular; asoc/c protrusión de la médula espinal lumbar a través del defecto meníngeo (mielomeningocele lumbar) y siringomielia; (3) tipo 3: como en el tipo 2 + encefalocele occipital o mielomeningocele cervical.

- **Síndrome de Joubert:** disgenesia del vermis cerebeloso, signo de "diente molar" en las IRM axiales correspondientes al desplazamiento lateral de los pedúnculos cerebelosos superiores, y falta de decusación de estas fibras.
- **Hipoplasia vermiana:** puede ser incidental o a/c malformación de Dandy-Walker.
- **Displasia septoóptica:** ausencia parcial o completa del septum pellucidum o de los nervios ópticos o del quiasma.

Otros trastornos

- **NF-1:** (1) neurofibromas: isointenso T1 (al cerebro) y T2 brillante en piel, tejidos blandos, huesos y lesiones nerviosas con realce; (2) schwannomas: isointenso T1 (al cerebro) en lesiones nerviosas con realce; (3) gliomas de la vía visual anterior: agrandamiento del nervio óptico, quiasma o tracto con mínimo realce; (4) glioma tectal: agrandamiento del tectum cerebral medio con realce mínimo; hidrocefalia var; (5) vacuolización de la mielina (niños): lesiones brillantes en T2 de la SB; retroceden en la adolescencia; (6) anomalías óseas: macrocefalia; hipoplasia del ala del esfenoides, crea un defecto para que el lóbulo temporal sobresalga; (7) otros: calc durales (por TAC o EG); aneurismas.
- **NF-2:** (1) schwannomas: lesiones nerviosas isointensas T1 (al cerebro) con realce; lesiones b/l o u/l del NC VIII; otros nervios craneales, pueden ser múltiples; (2) meningiomas: lesiones durales T1 isointensas (al cerebro) con realce; a menudo múltiples.
- **Síndrome de Sturge-Weber (SSW):** calc corticales y meníngeas (por TAC o EG/IPS) con pérdida de volumen hemisférico y engrosamiento craneal; región de engrosamiento meníngeo con borde cortical prominente de realce (hemangioma).
- **Von-Hippel Lindau (VHL):** hemangioblastoma cerebeloso: de aspecto quístico (quiste hiperintenso en T2) con realce nodular; regiones var de hemorragia; puede ser múltiple.

ELECTROENCEFALOGRAFÍA

Electroencefalografía (EEG)

Una de las pocas herramientas para evaluar la fxn cerebral. Resolución temporal↑/espacial↓. Refleja la actividad sincrónica (suma de PPSE) de poblaciones de neuronas, principalmente en los giros corticales (orientados perpendiculares al cuero cabelludo). Estructuras profundas/medias (p. ej., frontal medial/lóbulos temporales, corteza orbitofrontal y cingulada) mal representados en el EEG del cuero cabelludo: demasiado lejos de los electrodos.

Usos del EEG: dx/manejo del estado epiléptico (EECG y EENC); dx de crisis; determinación del riesgo de crisis futuras en pt p/c crisis; determinación de fxn cerebral/extensión del daño cerebral en pts comatosos; monitorización de isquemia (intraoperatorio o post-HSA).

Indicación de EEG de rutina: (A) riesgo de epilepsia después de la primera crisis no provocada. (B) Caracterización de la epilepsia en función de los DEI o las crisis (focales/generalizadas). (C) Evaluar el fondo interictal para el riesgo de crisis.

Sensibilidad del EEG de rutina en el dx de epilepsia: 1.er EEG: 29-55% sensible; con EEG repetidos: 60-80% sensible. Rendimiento de los EEG repetidos ↓ si el EEG inicial es norm; rendimiento limitado después del 4.° EEG. El 20% de los pts c/crisis no tendrá descargas epileptiformes. Sueño ↑sensibilidad ~15%. EEG con 24 h de crisis ↑sensibilidad 15% (*Epilepsia* 1987;28:331; *Continuum Neurol* 2010;16(3):105-120). Duración prolongada (45-60 min) mayor rendimiento *vs.* 30 min (*Neurology* 2016;86(16):1524).

Indicación de EEG de vigilancia urgente a largo plazo (VLP): (1) Dx de VNC y EENC en pts críticos con (a) AEM persistente tras EE, (b) lesión cerebral aguda con AEM, (c) AEM fluctuante sin etiología conocida, (d) DPG/DPL en EEG de rutina (*Clin Neurophysiol* 2015;126(3):463-471), (e) paralizados/sedados con riesgo de crisis y (f) caracterización de eventos paroxísticos. (2) Respuesta de crisis y EE a Rx. (3) Identificación de la isquemia cerebral en la HSA. (4) Evaluación y pronóstico de la encefalopatía después de (a) LCE severa, (b) HIE/coma posterior a retención, (c) HSA (*J Clin Neurophys* 2015;32(2):87).

Duración de la VLP: variable según la indicación. La ausencia de anomalías epileptiformes en las primeras 4 h predice un bajo riesgo de crisis en las siguientes 18 h (*Neurology* 2012;79:1796).

La puntuación 2HELPS2B calculada a partir de un EEGc de 1 h (con sedación mínima) estratifica el riesgo de crisis y sugiere la duración del EEGc. *Criterios*: (1) crisis previa (por hx clínico remoto o reciente); (2) DPL, ARDL, TBP; (3) "características adicionales", p. ej., actividad rítmica, rápida o aguda superpuesta; (4) descargas epileptiformes esporádicas; (5) frecuencia de > 2 Hz DPL/ARDL/TBP (excl GRDA); (6) DRIPB. *Interpretación*: (A) bajo: 2HELPS2B = 0, riesgo de crisis en 72 h = ~3% → recomendar 1 h EEGc, (B) medio: 2HELPS2B = 1, riesgo de crisis en 72 h =

12% → recomendar 12 h EEGc, (3) alto: 2HELPS2B = 2+, riesgo de crisis en 72 h = 26.6% → recomendar al menos 24 h EEGc (*JAMA Neurol* 2020;13:500-507).

Indicación de EEG de VLP electivo (unidad de monitorización de epilepsia [UME]): (1) caracterización/cuantificación de crisis en pt con epilepsia conocida; (2) Dx: EPME *vs.* eventos epilépticos; (3) evaluación prequirúrgica; (4) valoración de la medicación en pts con alto riesgo de EE.

Colocación de los electrodos: el sistema internacional 10-20 es estándar, basado en puntos de referencia anatómicos (ver figura). *Etiquetas de los electrodos:* # impares = izquierda, # pares = derecha; # inferiores = parasagital, # superiores = lateral. Nombres: Fp1/Fp2 = frontopolar, F3/F4 = mediofrontal, F7/F8 = frontotemporal, C3/C4 = surco central, P3/P4 = parietal, O1/O2 = occipital, T3/T4 = mediotemporal, T5/T6 = temporal posterior. *Otros datos:* electrocardiograma, electrodos de movimiento ocular, monitor de respiración.

Izquierda: colocación de los electrodos del EEG 10-20. Derecha: montaje de doble plátano.

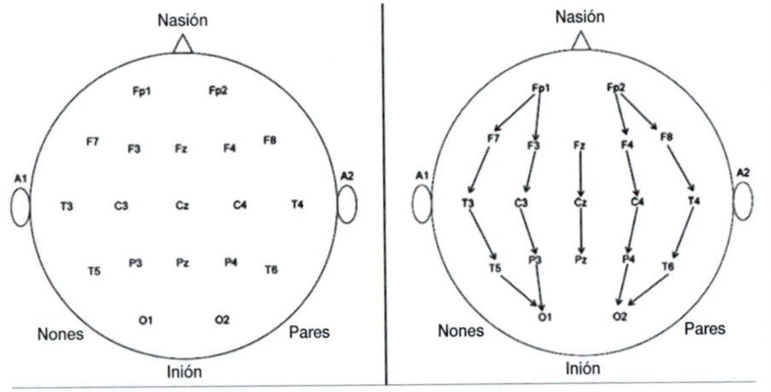

Montajes de EEG: montaje = elección de los canales de electrodos y la forma en que se muestran. Cada canal se obtiene tomando la diferencia de 2 entradas. Convención positiva/negativa: los potenciales positivos (entrada1 - entrada2 > 0) se muestran como una desviación hacia abajo; los potenciales negativos (entrada1 - entrada2 < 0) se muestran como una desviación hacia arriba. Los montajes estándar incluyen **(1) Referencial:** canales creados restando una referencia común (p. ej., un electrodo colocado en el oído i/l o en el vértice; o una media calculada de todos los electrodos; o suma ponderada de los electrodos más cercanos) de cada electrodo del cuero cabelludo. Ejemplo de derivaciones de canales (entrada1—entrada2): Fp1-ref, F7-ref, T3-ref, T5-ref, etc. *Localización:* los anorm focales se localizan en el electrodo con la mayor desviación. *Ventajas:* fácil de interpretar, los electrodos con mayores desviaciones marcan la región de mayor actividad. *Desvent:* un electrodo de referencia ruidoso añade ruido a todos los canales. **(2) Bipolar:** canales creados al restar electrodos adyacentes entre sí, procediendo en cadena. El bipolar longitudinal/anteroposterior (AP) es el más común (también conocido como "doble plátano"; ver la figura "derecha: montaje de doble plátano"). Cadenas: *L temporal*: Fp1 → F7 → T3 → T5 → O1; *L parasagital*: Fp1 → F3 → C3 → P3 → O1; Central: Fz → Cz → Pz; similar para el lado R. Ejemplo de derivaciones de canales (entrada1—entrada2), p. ej., para la cadena temporal L: Fp1-F7; F7-T3; T3-T5; T5-O1. *Localización:* los anorm focales se localizan en el punto de inversión de fase (normalmente inversión de fase negativa). *Ventajas:* apariencia más limpia (mejor cancelación del ruido); *Desvent:* la actividad al final de las cadenas no es fácil de evaluar; se pierde información sobre los voltajes absolutos; la actividad presente en múltiples electrodos adyacentes tiende a cancelarse. (3) **Media:** media calculada de los voltajes en todos los electrodos que se parece a la referencia. *Localización:* al igual que con la referencia, los anorm focales se localizan en los electrodos con mayor amplitud. *Ventajas:* fácil de interpretar. Posibilidad de reducir el ruido/el artefacto muscular que se observa en la referencia. *Desvent:* sujeto a la contaminación de las descargas más grandes/difusas, por lo que la localización debe hacerse con precaución.

Enfoque general de la lectura de EEG

El enfoque estructurado debe evaluar la **simetría, la frecuencia de fondo, la organización, los cambios de estado**, la respuesta a los **métodos de estimulación y activación** y la presencia de **transitorios**.

Frecuencia de fondo: frecuencia predominante en ausencia de estímulos externos. Convencionalmente se divide en 4 bandas de frecuencia (ver figura). Las frecuencias esperadas dependen de la ubicación, el estado y la edad. Pueden estar presentes múltiples frecuencias en un momento dado. Para *un adulto joven sano*: ***Alfa*** (8-13 Hz) predomina en las derivaciones posteriores cuando está despierto, alerta, con los ojos cerrados. ***Beta*** (> 13 Hz) es prominente frontalmente. ***Theta***

(4-7.5 Hz) se observa temporalmente, ↑ durante la somnolencia. ***Delta*** (< 4 Hz) es anormal en el EEG despierto; es una característica definitoria del sueño de ondas lentas.

Organización: evaluación de frecuencias y amperios del EEG durante el estado de reposo de la vigilia. Gradiente normal anteroposterior: voltaje más bajo, frecuencia más alta (beta) en la parte anterior, pasando a un voltaje más alto, frecuencia más baja (alfa) en la parte posterior. El ritmo dominante posterior es el ritmo alfa sinusoidal visto occipitalmente, mejor cuando está despierto con los ojos cerrados; puede tener ↑amperios sobre el hemisferio derecho.

Simetría: la asimetría en la frecuencia o amplitud puede indicar una patología subyacente (ver "Ritmos anormales del EEG"). En la epilepsia, la determinación de las asimetrías en los patrones interictales, el inicio de la crisis y la amplitud es fundamental para la localización.

Frecuencias de fondo del EEG

Frecuencias del EEG

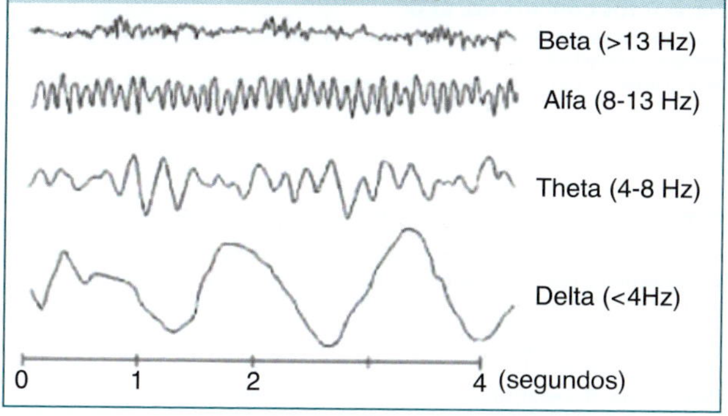

Estado: el EEG difiere con el estado; varias anormalidades a menudo se ven mejor en estados específicos (ver figura). **(1) Despierto, ojos cerrados:** evaluar la organización anteroposterior y la presencia del ritmo dominante posterior. **(2) Despierto, ojos abiertos:** parpadeo de los ojos en las derivaciones frontales. Atenuación de alfa, con desarrollo de actividad rápida de bajo voltaje. A menudo hay artefactos musculares. **(3) Somnolencia:** movimientos oculares lentos. Atenuación de alfa occipital. Aumento de la ralentización del theta frontocentral. Pueden verse ondas de vértice (ondas agudas bilaterales sincrónicas máximas en Cz/C3/C4). Pueden verse ↑descargas epileptiformes (interictales). **(4) Etapa 2 del sueño:** marcada por la aparición de husos de sueño (ondas sincrónicas de 12-14 Hz, máximas en la región central) y complejos K (ondas polifásicas de alto voltaje con campo difuso). Frecuentes ondas de vértice y TAOPS (ver "Variantes normales del EEG"). Enlentecimiento delta/theta difuso. ↑Actividad epileptiforme comúnmente presente. **(5) Etapas del sueño 3-4:** etapa 3: 20-50% delta, ↓ husos de sueño y ondas de vértice. Estadio 4: > 50% de actividad delta, husos de sueño casi ausentes. **(6) MOR:** actividad rápida de bajo voltaje, ondas de diente de sierra centrales, movimientos oculares rápidos, ausencia de artefactos musculares.

EEG de los estados de vigilia y sueño

EEG en estado de vigilia y de sueño

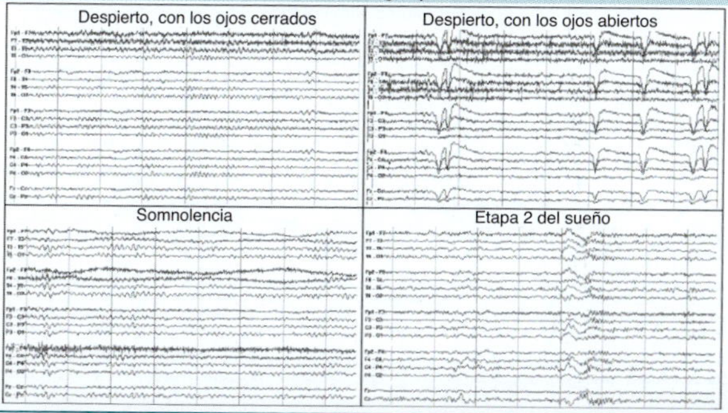

Procedimientos de activación: (1) estimulación: apertura de ojos, llamar por el nombre, respuesta de sobresalto, estímulo nocivo; se utiliza para evaluar la reactividad del EEG. **(2) Hiperventilación (HV):** se debe observar la ausencia de Δ o la acumulación de delta/theta de amplitud moderada con predominio frontal, que vuelve a la línea de base al cabo de 1 min de la interrupción. Puede provocar crisis en pts con ausencia de crisis/EGI. **(3) Estimulación fótica:** luz estroboscópica en trenes breves de frecuencia fija (rango 1-30 Hz). Respuestas normales: *conducción fótica* (inducción del ritmo occipital en el armónico/subarmónico de la frecuencia del flash estroboscópico) y *respuesta fotomioclónica* (contracción de los músculos frontales inducida por el estímulo). La *respuesta fotoparoxística* (descargas epileptiformes inducidas por el estímulo) puede observarse en la EGI. **(4) Privación del sueño:** puede ↑ probabilidad de descargas interictales en pt c/EEG previamente norm.

Transitorios/Descargas epileptiformes interictales (DEI): incluyen *picos, agudos, picos y ondas, agudos y ondas lentas, polipicos y ondas*. Ver "Anomalías epileptiformes".

Artefactos comunes del EEG

Los artefactos pueden reconocerse basándose en la morfología de las ondas y la plausibilidad biológica del campo eléctrico.

Mov oculares: la córnea está cargada positivamente en relación con la retina; los potenciales de mov del ojo pueden contaminar las derivaciones frontopolares/frontales. *Parpadeo del ojo:* inicial (+) en las derivaciones frontopolares 2/2 del cierre del ojo, luego (–) de la apertura del ojo; debe ser simétrico. *Mov laterales del ojo:* producen potenciales opuestos en F7/F8, (+) en la dirección que el pt está mirando, (–) en la dirección opuesta. Los *picos del recto lateral* pueden verse en F7/F8 justo antes de los mov oculares laterales.

Músculo: electromiograma de la contracción de los músculos frontal/temporal/occipital. Picos muy rápidos ($<$ 20 ms), gran amplitud, calidad de "chisporroteo". Puede ser rítmico (p. ej., masticar, temblar, caminar). Generalmente durante el estado de vigilia no se observa sobre la línea media (Cz/Pz).

Glosocinética: la punta de la lengua está cargada positivamente en relación con la base de la lengua. Los movimientos de la lengua se ven como un amplio campo a través del cuero cabelludo, generalmente asociado con el habla y la deglución.

EKG: los potenciales agudos del EEG pueden ser el resultado de la actividad cardiaca; correlacionar el EEG c/la tira del ECG.

Pulso (hemobalistograma): se produce cuando se coloca un electrodo sobre la arteria temporal (solo se ve en 1 electrodo); las ondas se ajustan al tiempo del EKG, pero con un desfase fijo.

Máquina: potenciales rítmicos estereotipados de máquinas (p. ej., ventilador, goteo intravenoso, DAVI).

60 Hz: se capta el ruido ambiental de 60 Hz de los dispositivos eléctricos/cableado cercanos, normalmente se ve en los electrodos con alta impedancia.

El electrodo "salta": contacto defectuoso del electrodo → ↑ momentáneo de impedancia. Se parecen a los picos, pero se limitan a un solo electrodo y carecen de campo eléctrico.

Variantes EEG normales

Pueden parecerse a las descargas epileptiformes, pero no tienen ↑riesgo de epilepsia. Se caracteriza por ritmos monomórficos, a menudo con frecuencias más altas de 6 Hz o mayores.

Variantes que imitan las descargas epileptiformes únicas

TEBS/PPA (transitorios epileptiformes benignos del sueño/pequeños picos agudos): picos temporales de bajo voltaje con campo amplio, que se producen durante la somnolencia y el sueño ligero. Pueden ser u/l o b/l, sincrónicos o independientes.

Ondas lambda: positivas y occipitales, similares a las de TAOPS, pero observadas durante la vigilia con mov de búsqueda lateral del ojo (ver imagen abajo).

Ejemplo de ondas lambda

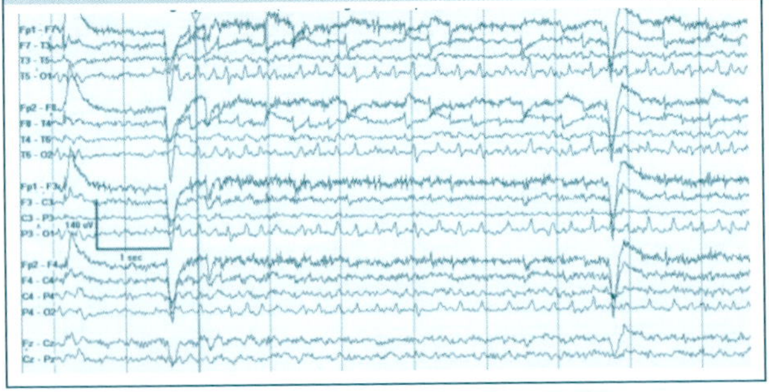

TAOPS (transitorios agudos occipitales positivos del sueño): en forma de "vela" triangular, de polaridad positiva, que se observa occipitalmente durante el sueño ligero (ver la imagen siguiente).

Ejemplo de TAOPS

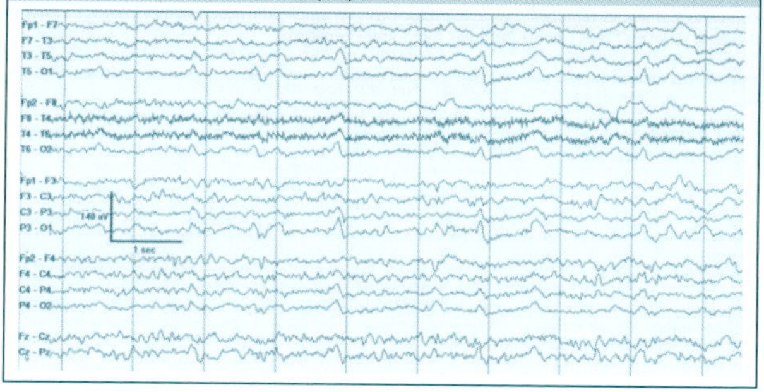

Variantes que imitan las descargas epileptiformes repetitivas

Ritmo de rotura: ritmo de actividad rápida y picuda que se observa sobre el lugar de la craneotomía anterior. La imagen de abajo muestra evidencia de rotura que afecta al área frontal R (F4).

Brecha frontal derecha

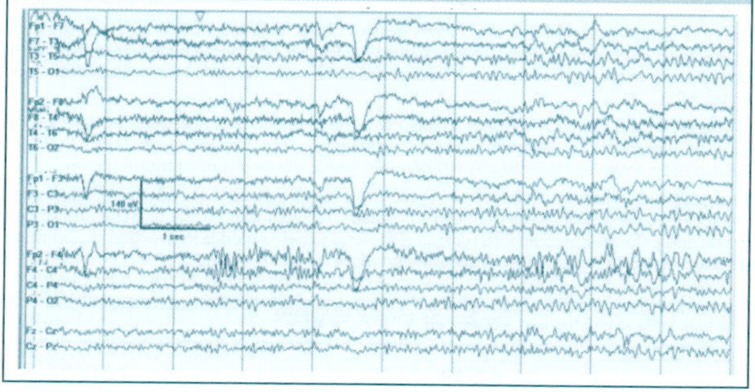

Mu: ritmo motor en reposo con morfología arciforme a 7-11 Hz, se suprime con el movimiento de la extremidad c/l. Se observa durante la vigilia, máximo en las áreas "rolándicas" C3/C4; puede ser u/l o b/l. La imagen de abajo muestra el ritmo mu en el área central izquierda (C3, P3).

Ritmo mu central izquierdo

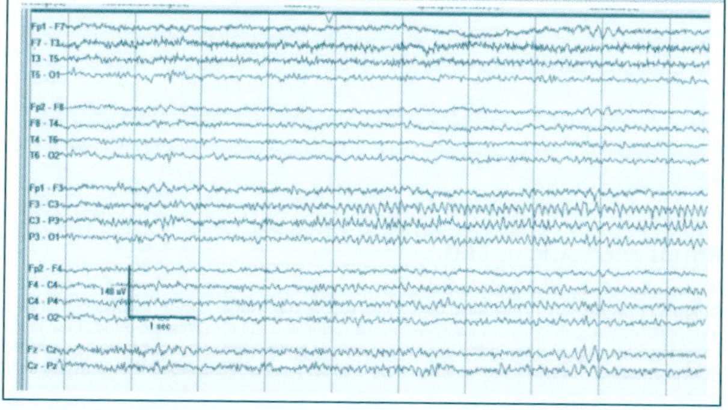

DRMT (descargas rítmicas medio-temporales, también conocidas como ráfagas rítmicas temporales de somnolencia, también conocidas como variante psicomotora): trenes rítmicos de actividad theta monomórfica de 5-7 Hz con cimas redondeadas y fondos agudos. Se observa durante la somnolencia o el sueño ligero, puede ser u/l o b/l. Puede confundirse con crisis del lóbulo temporal, pero no evolucionan en amplitud/frecuencia/morfología. La imagen de abajo muestra DRMT sobre las áreas temporales izquierdas.

DRMT temporal izquierdo

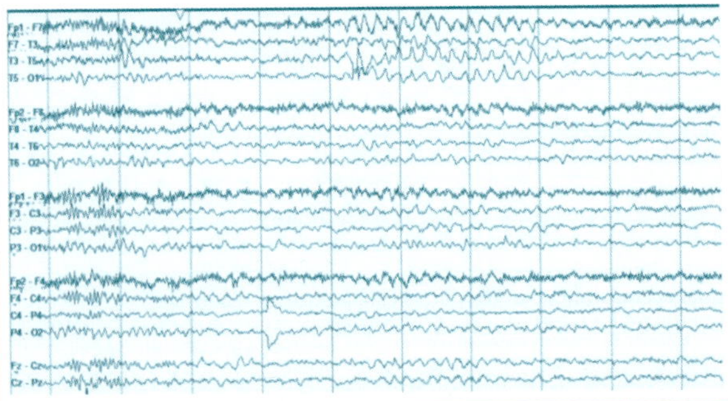

Ráfagas positivas de 14 y 6 Hz: ráfagas de morfología arciforme, donde la fase aguda tiene polaridad (+), la fase redondeada tiene polaridad (–). Pueden observarse tanto a 14 como a 6 Hz, prominentes en las regiones temporales/occipitales posteriores. Se observa con mayor frecuencia en los niños.

Onda-pico de 6 Hz u Onda-pico fantasma: se observa durante los estados de vigilia y somnolencia, desaparece con el sueño profundo, suele durar < 2 s. Dos variantes: (1) FOLD (mujer, occipital, baja amplitud, somnolencia); y (2) WHAM (vigilia, alta amplitud, anterior, hombre).

Espigas (*wickets*): ritmo arciforme observado en las regiones temporales durante la somnolencia y el sueño; puede producirse en fragmentos (llamados "espigas wickets") que se asemejan a las descargas epileptiformes, pero no interrumpen el fondo ni tienen una onda lenta posterior. La imagen de abajo muestra espigas wickets independientes en áreas bitemporales.

Espigas wickets bilaterales

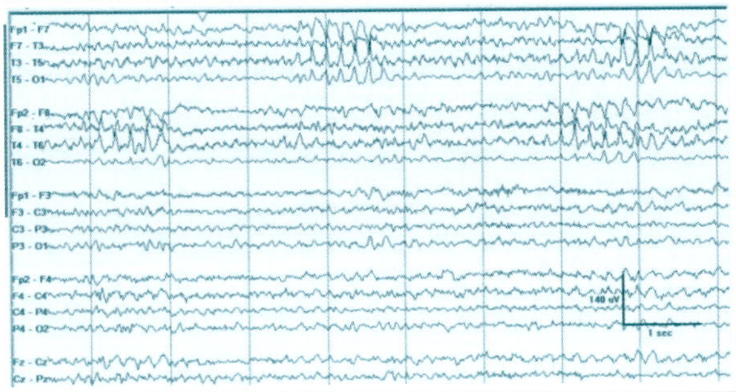

Ritmos anormales de EEG

Anomalías de la actividad lenta

Enlentecimiento focal: indicativo de lesiones focales transitorias o permanentes del cerebro (p. ej., infarto, tumor, absceso, contusión/hematoma, región epiléptica focal/estado posictal, esclerosis múltiple, demencia). El delta indica una alteración más grave que la actividad theta. La actividad delta polimórfica e irregular sugiere lesiones de la SB subyacente. **FIRDA/ADRO** (actividad delta rítmica frontal/occipital): no se localiza; la ubicación (frontal u occipital) depende de la edad, no de la lesión subyacente (FIRDA se observa en adolescentes y adultos, ADRO en niños). Inespecífico, puede verse con tóxico-metabólico, ↑PIC/hidrocefalia. **TIRDA** (actividad rítmica intermitente temporal delta): potencialmente epileptógena, alto valor predictivo positivo para epilepsia del lóbulo temporal. *Nota: FIRDA/ADRO/TIRDA son términos ahora desaprobados en favor de "ARD con predominio frontal/occipital/temporal", respectivamente* (ver "Patrones periódicos/rítmicos vistos en pts críticos/comatosos").

Ralentización generalizada: normal durante la somnolencia/sueño. De lo contrario, es un indicador inespecífico de una alteración difusa de la actividad cerebral (p. ej., encefalopatía metabólica tóxica o isquémica hipóxica, encefalitis, HSA, enf neurodegenerativa). Las encefalopatías más graves se a/c una actividad lenta más difusa, un mayor grado de ralentización y mayores amplitudes.

Anomalías de la actividad rápida

↓Focal en beta: puede indicar daño cortical focal. ↑ **Focal en actividad rápida:** considerar ritmo de rotura (ver "Variantes normales de EEG"). **Beta excesivo difuso:** puede ser resultado de medicamentos sedantes (BZD, barbitúricos), pero el exceso de beta aislado no es suficiente para calificar el EEG de anormal.

Anomalías de la asimetría de tensión

Atenuación focal del voltaje: sugiere daño en la corteza (p. ej., infarto agudo) o ↑distancia entre la corteza y el cráneo (p. ej., hematoma/higroma subdural, hiperostosis craneal). **Aumento focal del voltaje:** considerar el ritmo de rotura (ver "Variantes normales del EEG").

Anomalías epileptiformes

Descargas epileptiformes intercictales (DEI): (ver la figura). Implica región del córtex irritada; normalmente a/c epilepsia, pero puede verse en 0.5% de los individuos norm, más en los pts c/ enf neuropsíquica (*Electroencephalogr Clin Neurophysiol* 1993;86:75). **Características de las DIE:** (1) alteración del ritmo de fondo, alta tensión c/c fondo. (2) Duración 20-200 ms. (3) Polaridad negativa de superficie. (4) Campo fisiológico que abarca > 1 electrodo. (5) Asimétrico, con fase ascendente pronunciada y fase descendente más lenta que desciende más allá del punto isoeléctrico. (6) Puede ir acompañado de una onda lenta de gran amplitud bloqueada en el tiempo. **Tipos de DIE:** *espiga:* 20-80 ms de duración ± onda lenta de alto voltaje subsiguiente en el rango delta/theta (*espiga y onda*). *Onda aguda:* 80-200 ms de duración ± onda lenta posterior (*onda aguda y lenta*). *Polipunta y onda:* múltiples picos seguidos de una onda lenta, común en las epilepsias mioclónicas. **Utilización de los DIE para la localización de la aparición de crisis:** en la ELT, una clara lateralización (todos los DIE de un lado) sugiere en gran medida un foco unilateral, a/c un buen resultado quirúrgico (*Neurology* 1990;40:413; *Epilepsia* 1991;32(2):195-201).

Descargas epileptiformes intercictales en el EEG (mostradas en montajes referenciales)

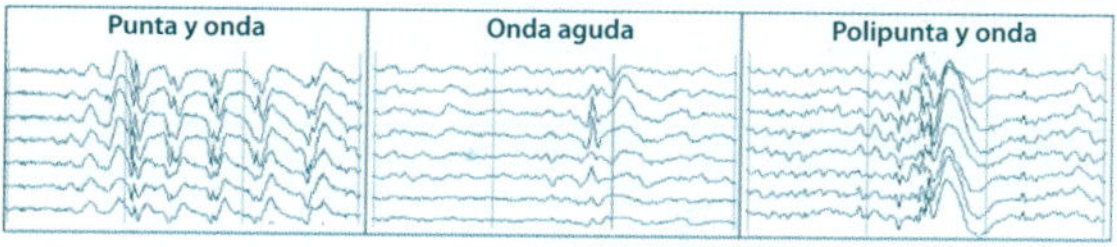

Crisis: la correlación del EEG con crisis puede ser muy variable; cuando están presente, las anomalías EEG durante la crisis suelen revelar la localización del inicio y la vía de propagación. Los patrones ictales incluyen (1) un ritmo epiléptico bien definido (p. ej., puntas y ondas de 3 Hz); (2) patrones rítmicos de descargas epileptiformes que evolucionan en frecuencia, localización o morfología; (3) ralentización rítmica de theta; (4) actividad rápida paroxística; (5) ningún cambio electrográfico en el EEG del cuero cabelludo (normalmente en crisis de origen profundo). El diagnóstico de las crisis no convulsivas y del estado epiléptico no convulsivo (EENC) recibe especial atención en la siguiente sección.

Crisis no convulsiva y estado epiléptico no convulsivo (EENC)

Criterios para las crisis no convulsivas (*de* Chong DJ, Hirsch LJ. *J Clin Neurophysiol* 2005;22(2):79-91, *que modificaron los criterios de* Young BG, et al. *Neurology* 1996;47(1):83-89) Patrón EEG = crisis no convulsiva, si la duración es > 10 s y se cumplen ≥ 1 criterios primarios. *Criterios primarios:* (1) puntas repetitivas generalizadas o focales, ondas agudas, complejos de puntas y ondas u ondas agudas y lentas a ≥ 3 Hz. (2) Igual que (1) pero la frecuencia < 3/s + satisface el criterio secundario (abajo). (3) Ondas rítmicas, periódicas o cuasiperiódicas secuenciales en altura y evolución inequívoca en la frecuencia (gradualmente ↑ o ↓ en al menos 1 Hz), la morfología o la localización (propagación gradual dentro o fuera de una región que implique > 1 electrodo). La evolución de la amplitud por sí sola es insuficiente. *Criterio secundario:* respuesta positiva al ensayo de un FAE de acción rápida, p. ej., BZD (ver la sección siguiente).

Ensayo con benzodiacepinas para el dx de EENC (*Clin Neurophys* 2007;118:1660)
Monitorización: EEG, saturación de oxígeno, presión arterial, ECG, frecuencia respiratoria con una enfermera especializada. *Ensayo de BZD:* dosis secuenciales de BZD de acción rápida y corta duración, p. ej., midazolam a 1 mg/dosis. Entre las dosis, se repite la evaluación clínica y del EEG: (1) resolución persistente del patrón EEG (y examen repetido). (2) Mejora clínica definitiva. (3) Depresión respiratoria, hipotensión u otros efectos adversos. (4) Se alcanza la dosis máxima permitida (p. ej., 0.2 mg/kg de midazolam).
Interpretación: la prueba es (+) si: el patrón EEG ictal se resuelve Y UNO de los siguientes: mejora del estado clínico O bien: aparición de patrones EEG norm previamente ausentes (p. ej., ritmo "alfa" posterior). *La prueba es equívoca si:* el EEG mejora pero el pt no.

Patrones periódicos/rítmicos observados en pts críticos/comatosos

Puede ser difícil distinguir claramente los patrones ictales de los no ictales; la mayoría cae en un "continuum ictal-interictal". El ensayo de BZD puede ser útil para distinguirlos (ver "Ensayo con benzodiacepinas para el dx de EENC") (*J Clin Neurophysiol* 2005;22:79-91).
Los patrones se nombran combinando un descriptor localizador + el **tipo de patrón** (ver más abajo), por ejemplo, DPG = descargas periódicas generalizadas; ADRG = actividad delta rítmica lateralizada.

Descriptores de localización: generalizado (G), lateralizado (L), bilateral independiente (BI) o multifocal (Mf). **Tipos de patrones:** *descargas periódicas (DP):* descargas repetitivas de morfología uniforme a intervalos regulares. *Actividad delta rítmica (ADR):* ondas delta repetidas de morfología uniforme, sin intervalo entre ondas consecutivas. *Punta-onda (PO)*: punta, polipunta u onda aguda seguida de una onda lenta en un patrón que se repite regularmente, sin intervalo entre ondas consecutivas (ver figura). **Modificadores positivos** (+)**:** para la ADR, actividad rápida superpuesta (+F), ondas agudas o puntas (+S), o ambas (+FS). Para la DP, actividad rápida superpuesta (+F), actividad rítmica (+R), o ambas (+FR). La presencia de actividad positiva (+) aumenta la preocupación por el riesgo de actividad epiléptica (*JAMA Neurol* 2020;13). **Modificadores menores:** morfología trifásica: Para DP/EO, +/–. Retraso: anteroposterior (A-P), posteroanterior (P-A), o ninguno. **Prevalencia:** para patrones rítmicos (DP/ADR/EO), continua (≥ 90%), abundante (50-89%), frecuente (10-49%), ocasional (1-9%), rara (< 1%). Para las descargas epileptiformes esporádicas, abundantes (≥ 1/10 s), frecuentes (1/min-1/10 s), ocasionales (1/h-1/min), raras (< 1/h).

Ejemplos: GRDA+E, actividad delta rítmica generalizada con puntas superpuestas. DPL+F, descargas periódicas lateralizadas con actividad rápida superpuesta. DPG+trifásica, descargas periódicas generalizadas con morfología trifásica (se prefiere este término al más antiguo de "trifásicas") (*J Clin Neurophysiol* 2013;30:1-27).

Patrones periódicos comunes en pts críticos
(adaptada de *J Clin Neurophysiol* 2013;30:1-27)

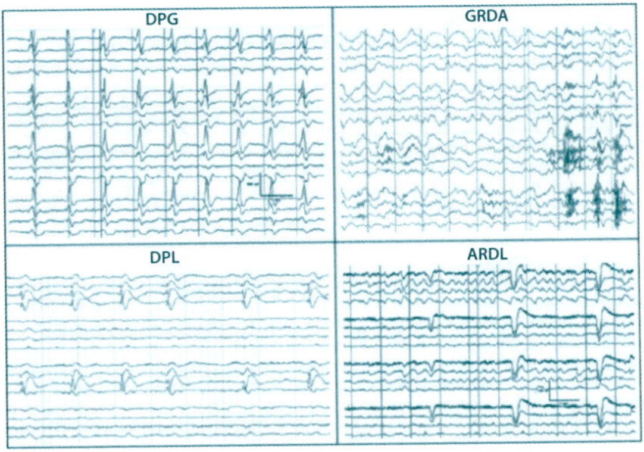

EEG cuantitativo

El EEG cuantitativo (QEEG) puede facilitar el cribado rápido de los datos del EEG sin procesar. Aunque el QEEG no sustituye la revisión de los datos continuos del EEG sin procesar, varias herramientas de QEEG pueden ayudar a un cribado más rápido por parte de los neurofisiólogos y del personal de cabecera (*Neurology* 2016;87(9):935-944). Las herramientas QEEG más comunes utilizadas en la práctica clínica incluyen la matriz espectral comprimida (MEC), el EEG de amplitud integrada (aEEG), y el índice de asimetría y el espectrograma.

Condiciones monitorizadas por QEEG

(1) **Crisis.** Las crisis suelen tener un aspecto de llama en los espectrogramas y se caracterizan por un aumento abrupto de la potencia del espectrograma que da un aspecto similar al de las llamas de una vela (ver la figura siguiente).

Ejemplo de crisis en el espectrograma

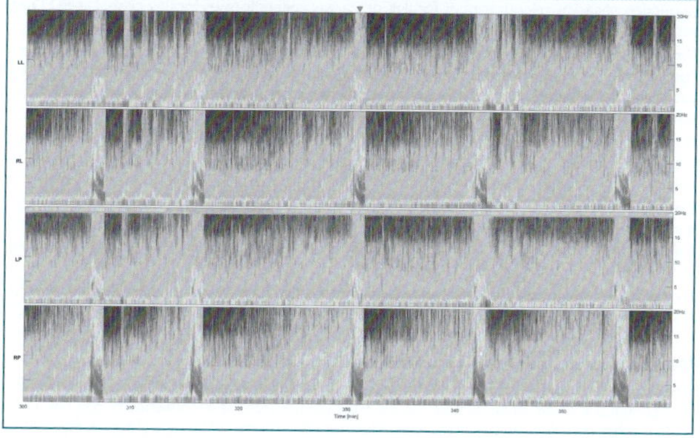

(2) **Supresión de ráfagas.** *Tasa de supresión de ráfagas (TSR)*, una medida del porcentaje de tiempo dentro de un intervalo que pasa en el estado de supresión. La TSR suele calcularse basándose en el número medio de segundos de supresión en ventanas de 10 s. La TSR se puede utilizar para guiar la Rx del estado epiléptico refractario, normalmente apuntando a un patrón de supresión de ráfagas de 5 a 15 s alternando con ráfagas de 1 a 5 s o, de forma equivalente, valores de TSR de 50 a 95% (*J Neurosci Methods* 2013;219(1):131-141). En los espectrogramas, la supresión de ráfagas se caracteriza por la alternancia entre la baja potencia difusa (supresión) y la alta potencia (ráfagas), lo que da al espectrograma un aspecto rayado (ver la figura siguiente).

Ejemplo de supresión de ráfagas

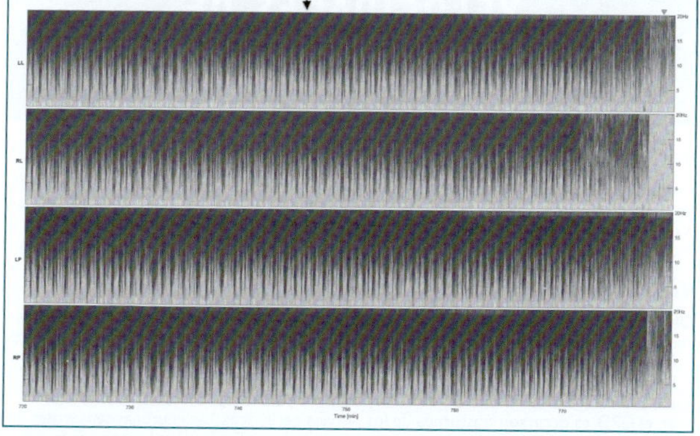

(3) Isquemia cerebral retardada (ICR) tras una hemorragia subaracnoidea por aneurisma (HSAa). (A) *Variabilidad en la potencia alfa relativa* (potencia alfa, 6-14 Hz, normalizada por la potencia total, 1-20 Hz), pudo detectar cambios hasta 2.9 d antes del cambio clínico, mayor de 24 h en 3/12 pts, sensibilidad 67% (*Electroenceph Clin Neurophys* 1997;103(6):607-615). **(B)** *Relación Alfa-Delta* (RAD; potencia alfa, 8-13 Hz, dividida por la potencia delta, 1-4 Hz). Detecta la ICR en pts con HSA de bajo grado, tras un estímulo de alerta (disminución media de 24% en pts con ICR frente al 3% sin ICR). Se recomienda tras una caída > 10% en 6 registros consecutivos (sensibilidad 100%, especificidad 76%) o > 50% en un registro (sensibilidad 89%, especificidad 84%) (*Clin Neurophysiol* 2004;115(12):2699-2710). **(C)** *Índice alfa compuesto* (IAC; potencia media * desviación estándar de la potencia, 8-15 Hz, sobre el cuadrante anterior). Mejora la capacidad de predecir la ICR (67%) y la mejora clínica (50%) cuando se combina con los datos clínicos frente a los datos clínicos solos (40%, 8%, respectivamente) (*Neurocrit Care* 2009;11(3):338).

Enfermedades asociadas con las anomalías características del EEG

Virus del herpes simple: las PLED temporales son un hallazgo temprano y clásico. También se pueden observar ralentizaciones focales, descargas epileptiformes focales, crisis. Las PLED no son específicas del VHS.

Enfermedad de Creutzfeldt-Jakob: al inicio ↑ enlentecimiento theta focal o generalizado. Posteriormente evoluciona a ondas agudas periódicas (DPG) a 1 Hz, puede asociarse con sacudidas mioclónicas. Al final degenera en un trazado genérico de bajo voltaje. Nota: las DPG no son específicas de la ECJ.

Panencefalitis esclerosante subaguda: complejos de polipuntas repetitivas de alto voltaje y de ondas agudas y lentas, que se repiten cada 4-15 s, a/c sacudidas mioclónicas rápidas o lentas.

Encefalitis RNMDA: "cepillo delta extremo" (ondas delta de 1 Hz con ráfagas de predominio frontal bloqueadas de beta rítmico). Presente en 30.4% (n = 7/23). Probablemente epileptiforme, pero no está claro el sentido o las implicaciones pronósticas (*Neurology* 2012;79(11):1094-1100).

Crisis faciobraquiodistónicas (encefalitis anti-LGI1): clásicamente sin hallazgos electrográficos, pero pueden presentar actividad infrasensible (IS) con bloqueo temporal o "desvío DC" en el EEG del cuero cabelludo (*Clin Neurophys* 2018;129(1):59-68).

Medicamentos asociados con las anomalías del EEG

Clozapina. Lentitud delta o theta de fondo; descargas epileptiformes, incluidas descargas de puntas, polipuntas y ondas lentas. También se a/c crisis (8%). A veces se recomienda tx con FAE (VPA o LTG) si hay crisis francas, descargas epileptiformes, conc sérica > 500 µg/L (*Ther Adv Psychopharmacol* 2011;1(2):47-66).

Benzodiacepina/barbitúrico. Exceso de beta. Supresión de ráfagas a dosis altas.

Propofol. Depende de la dosis, normalmente 2-3 Hz delta + 14 Hz beta (dosis baja), supresión de ráfagas (dosis alta). Efectos tanto anti como proepilépticos (*Clin Neurophys* 2010;121(7):998-1006).

VELOCIDADES DE NEUROCONDUCCIÓN Y ELECTROMIOGRAFÍA

Introducción

Propósito de las velocidades de neuroconducción (VNC)/electromiografía (EMG): (1) localizar la neurona motora, el ganglio de la raíz dorsal (GRD), la raíz nerviosa, el plexo, el nervio, la unión neuromuscular (UNM) o el músculo; (2) definir la patología desmielinizante frente a la axonal en los trastornos nerviosos; y (3) determinar la gravedad, la cronicidad y el pronóstico.

Velocidades de neuroconducción (VNC)

Objetivo: distinguir entre los trastornos de los nervios periféricos de diferentes localizaciones y etiologías basándose en las características de las VNC. Algunos principios básicos son los siguientes:

- Respuestas de neuroconducción más lentas observadas en la desmielinización.
- Respuestas de neuroconducción de menor amplitud observadas en la pérdida axonal.
- Las anomalías de las velocidades de neuroconducción sensorial se localizan distalmente en el GRD, es decir, son trastornos de los nervios periféricos. Las neuronas sensoriales del GRD son bipolares (es decir, tienen axones proximales y distales). Las lesiones de la raíz

nerviosa o de la médula espinal no afectan a la conexión entre el GRD y el axón distal y, por tanto, no afectan a las velocidades de neuroconducción sensorial.
- Por el contrario, las anomalías de las velocidades de neuroconducción motora se localizan en cualquier lugar desde las células del asta anterior hacia el músculo.

Método: estimular los nervios con impulsos eléctricos, registrarlos c/electrodos en la piel. Registrar las fibras grandes y fuertemente mielinizadas (no se pueden registrar las pequeñas fibras nerviosas sensoriales y autonómicas).
- **VNC sensorial:** estimular el nervio sensorial → registrar la señal en un segundo sitio a lo largo del nervio
- **VNC motora:** estimular el nervio motor → la señal atraviesa la UNM → despolarización de fibras musculares → registrar la despolarización de las fibras musculares
- **Respuestas tardías:** evaluar segmentos nerviosos más proximales. Onda F: estimulación del nervio motor distalmente → la señal se propaga proximal a las células del asta anterior → registrar la señal de despolarización secundaria en su recorrido distal. Reflejo H: estimular la fibra sensorial aferente → registrar la neurona motora α eferente (equivalente eléctrico del reflejo del tobillo).
- **Estimulación nerviosa repetitiva (ENR):** repetición rápida de múltiples VNC motoras por segundo → evaluar una respuesta nerviosa motora decreciente (es decir, la amplitud disminuye con la estimulación sucesiva). Útil en el dx de los trastornos de UNM (ver más adelante).

Definiciones: *potencial de acción del nervio sensorial (PANS):* registro sumado de la despolarización de múltiples axones sensoriales. *Potenciales de acción muscular compuestos (PAMC):* registro sumado de la despolarización de las fibras musculares activadas de forma sincrónica. *Amplitud:* altura de la onda del potencial de despolarización desde la línea de base hasta el pico negativo (hacia arriba), la suma de la transmisión eléctrica de múltiples nervios. *Velocidad de conducción:* velocidad de las fibras nerviosas de conducción más rápida. *Latencia:* tiempo de transmisión desde el lugar de estimulación del nervio hasta el electrodo de registro. *Duración:* tiempo desde la desviación inicial de la línea de base hasta el retorno. *Bloqueo de la conducción:* incapacidad del nervio para propagar una señal eléctrica debido a una desmielinización focal grave, amplitud del PAMC↓ en > 50% con respecto a un lugar no afectado. *Dispersión temporal:* ↑duración, ↓amplitud del potencial de acción debido a que la desmielinización provoca una variación en la velocidad de conducción de las fibras nerviosas individuales.

Electromiografía con aguja (EMG)

Objetivo: distinguir entre un trastorno del nervio o del músculo en función de la morfología de la unidad motora, determinar el patrón de distribución del nervio periférico frente al miotoma en función del patrón de los músculos afectados y determinar la cronicidad en función de la actividad espontánea y la morfología de la unidad motora. Algunos principios básicos son los siguientes:
- Una *unidad motora* está formada por una sola motoneurona, sus ramas axonales y las fibras musculares en las que hace sinapsis. Daño axonal →degeneración walleriana de los axones y denervación de esas fibras musculares (2-6 semanas en producirse).
- Cuando las fibras musculares están desnervadas, se disparan de forma espontánea. Esta actividad espontánea se registra con la EMG.
- Con el tiempo, los axones limítrofes se ramificarán y reinervarán las fibras musculares desnervadas, creando una nueva unidad motora más grande donde antes había 2 unidades motoras. La reinervación puede tardar hasta 6 meses, en especial en los músculos de las extremidades distales. Estas unidades motoras más grandes tendrán características morfológicas distintas en la EMG.
- El daño de las fibras musculares debido a una miopatía también puede producir una actividad espontánea anormal. La pérdida o atrofia de las fibras musculares da lugar a unidades motoras más pequeñas, que tendrán características morfológicas distintas en la EMG.

Método: la aguja insertada en el músculo registra la actividad eléctrica. Evalúa la actividad muscular espontánea en reposo y los potenciales de acción de la unidad motora (PAUM) en la activación.
- **Actividad de inserción:** actividad eléctrica asociada con la inserción o el movimiento de la aguja a través de las fibras musculares, que provoca una breve irritación/despolarización de la membrana muscular.
- **Actividad espontánea:** actividad muscular que se produce sin activación muscular (anormal). Se observa en la desnervación de las fibras musculares o en ciertos trastornos miopáticos.
- **Activación de la unidad motora:** analizar la morfología de la PAUM al activar un músculo. Evaluar la amplitud, la duración y las fases. ↑amplitud/duración puede verse en procesos neuropáticos de al menos 6 meses de duración, ya que las fibras musculares desnervadas son asumidas por axones cercanos intactos formando una unidad motora mayor; ↓amplitud/duración puede verse en procesos miopáticos a medida que se pierden fibras musculares. Se observan ↑fases (polifasia) tanto en los procesos neuropáticos como en los miopáticos.
- **Reclutamiento:** la adición ordenada de unidades motoras como tasa de disparo aumenta la fuerza de contracción muscular. Patrón neuropático: ↓reclutamiento de las unidades motoras con ↑tasa de disparo. Patrón miopático: reclutamiento precoz y ↑de unidades motoras con ritmo de disparo normal.
- **Activación:** la capacidad de aumentar la frecuencia de disparo de las unidades motoras. La activación deficiente puede observarse en enfermedades del sistema nervioso central (SNC), con dolor, esfuerzo deficiente o en trastornos funcionales. La capacidad de reclutar unidades motoras al aumentar la activación no se ve afectada en estos trastornos.

Definiciones: *aumento de la actividad insercional*: actividad eléctrica que dura más de 300 ms; sugiere irritabilidad de la membrana muscular. *Potenciales de fibrilación*: despolarizaciones espontáneas de la fibra muscular con desviación inicial (+). *Ondas agudas positivas*: despolarizaciones espontáneas de la fibra muscular con fase inicial (+) y luego fase larga (–). Equivalente a los potenciales de fibrilación. *Descargas complejas repetitivas*: despolarizaciones espontáneas de la fibra muscular con propagación efáptica (es decir, no sináptica) a las fibras circundantes. Suelen indicar > meses de lesión muscular o nerviosa. *Descargas miotónicas*: despolarizaciones espontáneas de la fibra muscular con un aumento y disminución característicos de los potenciales. Se observan en la distrofia miotónica, la miotonía congénita, la parálisis periódica hiperpotasémica y las radiculopatías crónicas. *Descargas mioquímicas*: grupos de potenciales de unidades motoras espontáneas que se disparan rítmicamente. Se observan en las lesiones nerviosas inducidas por la radiación, la mioquimia facial en la EMe, el síndrome de Isaacs y otros trastornos. *Fasciculaciones:* descarga única, espontánea e involuntaria de una unidad motora individual. Puede observarse en cualquier trastorno nervioso, pero también puede ocurrir espontáneamente en pts sanos.

Localización de enfermedades mediante VNC/EMG

La combinación de las características del examen clínico con los resultados de los VNC/EMG permite localizar y caracterizar las lesiones de los nervios periféricos, lo que permite acotar aún más el ddx.

Trastornos de la neurona motora

Trastornos generalizados de las neuronas motoras, por ejemplo, ELA, atrofia muscular espinal (AME), atrofia muscular bulbar espinal (AMBE).
VNC: los PANS son norm (excepción: AMBE). Amplitud del PAMC↓. La latencia y las velocidades de conducción son norm o ligeramente lentas con pérdida axonal grave.
EMG: actividad espontánea anorm: (+) ondas agudas y potenciales de fibrilación. Pueden verse fasciculaciones, descargas complejas repetitivas. PAUM con ↑amplitud, duración y fases, indicando reinervación. ↓Reclutamiento.

Enfermedad de la raíz nerviosa

Trastorno de una o varias raíces nerviosas, sobre todo en las regiones cervical o lumbosacra. Por ejemplo, radiculopatía 2/2 enfermedad discal compresiva.
VNC: PANS norm (el pinzamiento de la raíz nerviosa es proximal al ganglio de la raíz dorsal, preservando la comunicación entre el cuerpo celular de la neurona sensorial y el axón distal). PAMC norm o ↓.
EMG: de forma aguda: reclutamiento reducido. > 2-6 sem: desnervación de fibras musculares → actividad espontánea anormal. ~6 meses: reinervación → actividad espontánea anormal puede mejorar, unidades motoras con ↑duración/amplitud/polifasia.

Neuropatías

Trastorno que afecta a uno o varios nervios a lo largo de sus axones (desmielinizante *vs.* axonal):

Desmielinizantes: trastornos que afectan a las neuropatías mielinocompresivas (p. ej., síndrome del túnel carpiano), a las neuropatías desmielinizantes inflamatorias (p. ej., síndrome de Guillain-Barré o polineuropatía desmielinizante crónica) o neuropatías hereditarias (p. ej., enfermedad de Charcot-Marie-Tooth [CMT], tipo 1).
VNC: velocidad de conducción lenta o latencias prolongadas según la localización de la desmielinización. El bloqueo de la conducción o la dispersión temporal se observan en la desmielinización focal, como en las neuropatías compresivas o inflamatorias. *EMG:* norm a menos que haya bloqueo de la conducción → ↓reclutamiento.

Axonal: trastornos que afectan al axón: metabólicos (p. ej., diabetes), inflamatorios (p. ej., vasculitis, neuropatía axonal motora aguda [NAMA]) o hereditarios (CMT tipo 2).
VNC: ↓amplitud; la velocidad de conducción y la latencia distal pueden estar levemente afectadas con la pérdida severa de axones. *EMG*: de forma aguda: reclutamiento reducido. 2-6 semanas: desnervación de las fibras musculares → actividad espontánea anormal. ~6 meses: la actividad espontánea anormal puede mejorar, unidades motoras con ↑duración/amplitud/polifasia.

Trastornos de la unión neuromuscular

Trastornos de la transmisión sináptica en la placa terminal neuromuscular (postsináptica frente a presináptica):

Postsináptica (p. ej., miastenia gravis): *VNC:* PANS y PAMC norm. *ENR:* estimulación nerviosa repetitiva (ENR) de 3 Hz, > 10% ↓ en la amplitud de PAMC (50-70% de sensibilidad). *EMG:* por lo general EMG norm de una sola fibra: utiliza un electrodo de aguja especial para analizar las unidades motoras individuales. La PAUM anormal mostrará inestabilidad ("jitter") y bloqueo (> 95% de sensibilidad).

Presináptica (p. ej., síndrome de Lambert-Eaton): *VNC:* PANS norm. Amplitudes PAMC limítrofes bajas pero que aumentan > 100% tras el ejercicio ("facilitación"). *ENR:* ampliación PAMC↑↑ a 30-50 Hz ENR o tras 10 s de ejercicio. *EMG: suele* norm. EMG fibra única: jitter y bloqueo.

Miopatías

Trastornos musculares. Pueden ser tóxicos, p. ej., estatinas o alcohol; sistémicos, p. ej., enfermedad tiroidea; inflamatorios, p. ej., dermatomiositis, miositis por cuerpos de inclusión, infección; o hereditarios, p. ej., distrofias musculares o miopatías mitocondriales.
VNC: PANS norm. PAMC norm. ↓c/ atrofia severa. *EMG:* puede verse ↑actividad espontánea (vista en miopatías tóxicas, necróticas, inflamatorias o distróficas). PAUM ↓amplitud/duración, ↑polifasia, temprana/↑reclutamiento.

Trastornos del SNC

Los trastornos del SNC no se comprueban directamente y no pueden distinguirse de la falta de esfuerzo del pt. *VNC:* los PANS y PAMC son norm. *EMG:* ↓activación pero morfología normal de reclutamiento/PAUM.

Patrones de localización mediante VNC/EMG y características del examen clínico

	VNC		Aguja EMG			Características clínicas
Localización	**PANS**	**PAMC**	**Actividad espontánea**	**PAUM morfología**	**Reclutamiento**	
SNC	↔	↔	↔	↔	↔	↓ activación, ↑RTP, paresia extensor ES, paresia del flexor EI
Neurona motora	↔	↓	↑	↑	↓	↑RTP, **múltiple** paresia miotómica atrofia, ↔sensación
Raíz nerviosa	↔[a]	↓	↔/↑[b]	↔/↑[b]	↓	↓RTP, paresia miotómica **única** ↓sensación dermatómica
Plexo	↓	↓	↔/↑[b]	↔/↑[b]	↓	↓RTP, entumecimiento de **múltiples** distribuciones nerviosas periféricas
Nervio periférico	↓	↓	↔/↑[b]	↔/↑[b]	↓	↓RTP, entumecimiento de distribución **individual** nerviosa periférica
Unión neuromuscular	↔	↔/↓[c]	↔	↔	↔	↔/↓RTP, fatigabilidad ↔sensación
Músculo	↔	↔/↓[c]	↔/↑[d]	↓	↑	↓RTP, ↔sensación

[a]Las lesiones de la raíz nerviosa se producen proximalmente al GRD → el nervio distal permanece intacto, el PANS es normal.
[b]Dependiente de la cronicidad: las lesiones agudas tendrán ↔ actividad espontánea/morfología PAUM. Después de que se produzca la degeneración walleriana (2-6 semanas), ↑actividad espontánea, ↔morfología PAUM. Después de la reinervación de las unidades motoras por los axones vecinos (6 meses), ↔actividad espontánea, ↑morfología PAUM.
[c]La acción de PAMC suele ser normal, excepto en la enfermedad grave.
[d]Las miopatías tóxicas, necróticas, inflamatorias y algunas distróficas pueden tener una actividad ↑espontánea.
↔, normal; ↑, aumentado o más grande/largo; ↓, disminuido, lento o más pequeño/corto; EI, extremidad inferior; ES, extremidad superior; RTD, reflejo tendinoso profundo; SNC, sistema nervioso central.

NEUROLOGÍA VASCULAR

Ataques isquémicos transitorios

Generalidades: AIT: episodio breve y reversible sx neurológico focal (por definición < 24 h, la mayoría < 1 h). Definición más reciente: episodio breve y reversible de daño neurológico focal debido a una isquemia con RM negativa. El dx clínico se basa en el síndrome. Los AIT repetidos con sx similar sugieren estenosis hemodinámicamente significativas. *Los AIT deben estudiarse urgentemente*, pt hospitalizado o ambulatorio. El tx temprano de los AIT/ictus menores reduce el riesgo de ictus recurrente en 80% (*Lancet Neurol* 2007;370:1432).

Puntuación ABCD2				
• Ayudar a determinar la urgencia del mnj del ictus, la puntuación ≥ 4 podría beneficiarse de la admisión y el mnj expedito				• Edad ≥ 60 años: 1 punto • PA ≥ 140/90: 1 punto • Características clínicas: paresia u/l (2 puntos), alteraciones del lenguaje Δ sin paresia (1 punto) • Duración: 10-59 min (1 punto); • ≥ 60 (2 puntos) • DT2: 1 punto
Riesgo de ictus				
Puntuación	Día 2	Día 7	Día 90	
< 4	1%	1.2%	3.1%	
4-5	4.1%	5.9%	9.8%	
> 5	8.1%	11.7%	17.8%	

Reproducida de Johnston SC, Rothwell PM, Nguyen-Huynh MN, et al. Validation and refinement of scores to predict very early stroke risk after transient ischaemic attack. *Lancet*. 2007;369(9558):283-292. Copyright © 2007 Elsevier. Con permiso.

Abordaje de los síntomas neurológicos transitorios

Los tres primeros: AIT, crisis, migrañas. *Otros:* síncope, neuropatía compresiva, ansiedad, conversión, fingimiento, recrudescencia de sx de ictus anterior (desajuste/infxn metabólicas), episodios amiloides.

- **TIA:** *pts:* mayores, M > F, factores de riesgo de ictus (HTN, DT2). *Sx:* negativo. Si son múltiples modalidades (es decir, sensoriales, motoras) todas suelen ocurrir a la vez. Cefalea: a veces. *Duración:* breve (~15 min).
- **Crisis:** *pts: jóvenes. Sx*: estereotipado con positivo (parestesia) → negativo (p. ej., paresia, afasia) postictal. *Duración*: breve (seg-min). El sx postictal a veces dura horas.
- **Migrañas:** *pts:* más jóvenes, F > M, +HxF. *Sx:* cefalea después del ataque, N/V, foto/fonofobia. Comienza con sx (+) (luces brillantes), seguidos de sx (–). Evolución lenta (p. ej., la parestesia se extiende por el brazo). Modalidades afectadas secuencialmente (p. ej., visión → sensorial/motor) *Duración*: más larga (15 min a varias horas).

Ictus isquémicos

Etiologías: *embolia:* sx de inicio súbito, máximo al inicio. *Trombótico:* déficits completos a veces precedidos de si/sx de advertencia (AIT o sx menores) o curso vacilante (empeoramiento neurológico progresivo durante varias horas).

Principales subtipos (criterios TOAST)	
Cardioembolismo (~30%)	• Fib auricular, IM, ICC, válvulas protésicas, cardiopatía reumática, endocarditis trombótica infecciosa o no bacteriana, FOP • La mayoría de las veces se alojan en la ACM (especialmente en la división superior) o la ACP • Émbolo pequeño → arterias corticales/penetrantes; grande → ramas principales
Oclusión de la arteria pequeña (lacuna) (26%)	• Debido a la aterosclerosis → trombosis de pequeños vasos penetrantes • > 20 síndromes, 5 clásicos: motor puro, disartria/mano torpe, hemiparesia atáxica, sensorial puro y sensoriomotor mixto • A menudo a/c HTN
Aterosclerosis de grandes arterias (~15%)	• Lugares más comunes: bifurcación carotídea, vértebras en el origen o en la unión vertebrobasilar, ACM en el tronco/bifurcación • Es raro que las placas se produzcan más allá del primer punto de ramificación • Factores de riesgo: HTN, DT2, HLD, tabaquismo
Otras etiologías determinadas	• Debido a vasculopatías no ateroscleróticas, estados hipercoagulables o trastornos hematológicos (ver más abajo)
Etiología indeterminada	• Etiologías competitivas o pruebas negativas

Reproducida con permiso de Adams HP Jr, Bendixen BH, Kappelle LJ, et al. Classification of subtype of acute ischemic stroke. Definitions for use in a multicenter clinical trial. TOAST. Trial of Org 10172 in Acute Stroke Treatment. *Stroke*. 1993;24:35-41.

Otras etiologías determinadas

Vasculitis: debido a enf autoinmune, arteritis (temporal, Takayasu), infecciosa (Tb, sífilis, VVZ) o vasculitis primaria del SNC.

Disecciones: los ictus suelen ocurrir en pts jóvenes (35-50 años).

Displasia fibromuscular: poco frecuente, afecta a mujeres (30-50 años). Imagen: rosario (estenosis segmentaria y dilataciones de las arterias), normalmente b/l. Arterias afectadas: renal, ACI > vert > intracraneal. A/c estenosis o disección. Rx: terapia antiplaquetaria.

Moyamoya: mejor estudiada en los asiáticos, pero ocurre en todo el mundo. Oclusión de grandes arterias (a menudo la ACI distal o el tronco principal de la ACM/ACA) → el lenticuloestriado desarrolla colaterales. *Angio*: colaterales = "bocanada de humo" = moyamoya en japonés. Ictus 2/2 oclusión de la arteria principal, HIP 2/2 rotura/fragilidad de colaterales. *Rx:* quirúrgico (↓ictus isquémico): *Bypass* EC-IC (primera línea) o EDAS (si el *bypass* no es factible, implica la colocación de la rama de la ATS en el cerebro para fomentar el crecimiento de las colaterales).

Fármacos: las anfetaminas y la cocaína causan HTN aguda o vasculopatía inducida por fármacos.

CADASIL (arteriopatía cerebral autosómica dominante con infartos subcorticales y leucoencefalopatía): 30-50 años, hereditaria (penetración incompleta), mutación NOTCH3. P/c: infartos lacunares, demencia progresiva, h/d migraña con aura. RM: amplia ΔSB (parte de la cápsula externa y lóbulo temporal anterior).

Estados hipercoagulables: ver más abajo.

Embolia paradójica: FOP 2/2, ver abajo para Rx.

Estudio del ictus isquémico

Estudios urgentes

GSPD, BHC, PMB, TP/INR, TPT, enzimas cardiacas q8h ×3; TAC craneal sin contraste: desc HIP (solo se requiere imagen para alteplasa IV [rt-PA])

Estudios para la prevención de riesgos secundarios

Laboratorios: perfil de lípidos en ayunas, considerar la lipoproteína (a); hemoglobina A1c (al buscar DT2 subyacente, la glucosa puede estar elevada s/p ictus); homocisteína; TSH: al buscar hipertiroidismo (aumenta el riesgo de FA); *VSG* y PCR si se sospecha de vasculitis o endocarditis; panel de hipercoagulabilidad si pt < 50 años de edad (obtener la muestra antes de la anticoagulación).

Panel de hipercoagulación: *arterial* (lipoproteína[a]), *arterial/venoso* (anticuerpos anticardiolipina, anticoagulante lúpico, β-2glicoproteína), *venoso* (mutación del gen de la protrombina G20210A, factor V Leiden, proteína C y S, antitrombina III).

Imagen: *TAC/ARM*: ayuda a determinar la elegibilidad para una intervención endovascular (ver el capítulo de *Neurología intervencionista*) y a aclarar el mecanismo del ictus. *PTC/RM*: determina la extensión del infarto y la posible etiología. En la fase aguda, medir el volumen del infarto en la RM DWI o el núcleo y la penumbra en la PTC para ayudar a la selección de pts para trombectomía en pts con oclusiones de vasos grandes; la RM es de 95% en las primeras horas del ictus, la PTC es de 80% (no detecta las lagunas/pequeñas). El volumen final del infarto predice el resultado. *USG carótido*: si no se hace TAC o ARM.

Otras pruebas: *monitorización cardiaca (Holter) para evaluar la presencia de FA*: monitores móviles de telemetría cardiaca en régimen ambulatorio durante 14-30 días; en pts con alta sospecha de FA, considerar la posibilidad de implantar registradores de bucle (*NEJM* 2014;370:2478). *Ecocardiograma*: evaluar la dilatación de la aurícula izquierda (riesgo ↑ de FA), anomalías valvulares, hipocinesia del VI, reducción de la FE, trombos del VI. En pts < 60 años, realizar con burbuja para evaluar la presencia de FOP o aneurisma septal auricular. *Considerar ETE*: para pts jóvenes sin causa clara, mejor para ver las válvulas (es decir, endocarditis, etc.), apéndice de la AI. *Venograma de TAC o venograma de RM de la pelvis:* Para + FOP y sospecha de embolia paradójica, para descartar TVP; *USG de MP* no evalúa TVP en venas iliacas.

Tratamiento temprano de los ictus isquémicos agudos

Trombólisis: t-PA IV si < 3 h desde UVB (dosis: 0.9 mg/kg, 10% en bolo). NNT para la mejora: 3; número necesario para dañar: 30. La ventana de t-PA de 3-4.5 h no está aprobada por la FDA, pero ECASS-3 mostró beneficios. Resultado favorable de 52.4% con t-PA frente a 45% con placebo (*NEJM* 2008;359:1317). Consideración de riesgo/beneficio para sx menores/leves, sx de rápida resolución. Contraindicaciones: hemorragia, MAV, endocarditis, absceso. Rx temprana → mejor resultado (~2 millones de neuronas perdidas cada minuto) (*Stroke* 2006;37:263). Ictus sin UVB/despertar utilizando desigualdad DWI-FLAIR de RM (*WAKE-UP*) o desigualdad de lesión de perfusión de TAC/RM (*EXTEND*), el rt-PA mostró un resultado favorable a los 90 d (53.3 *vs.* 41.8% y 35.4 *vs.* 29.5%) pero mayor HIP (2 *vs.* 0.4% y 6.2 *vs.* 0.9%) (*NEJM* 2018;379:7; *NEJM* 2019;280:19).

Tenecteplasa (TNK): más específica para la fibrina y actividad más prolongada en un solo bolo, EXTEND-IA TNK mostró 0.25 mg/kg de TNK, ↑reperfusión que rt-PA (22 *vs.* 10%) en ventana de 4.5 h con OVG, mejor Rm a 90 d y misma HICs 1% con trombectomía concurrente (*NEJM* 2018;378:17). NOR-TEST 0.4 mg/kg TNK no superior a t-PA, sin embargo, bajo NIHSS y ~20% de imitación de ictus (*Lancet Neurol* 2017;16:781). Todavía no se utiliza de forma rutinaria.

Cuidados posteriores a la trombólisis: *PA antes y durante:* PA ≤ 185/110 (si la PA↑, dar labetalol IV; si la PA se mantiene estable en el objetivo, entonces se puede dar rt-PA). *Precauciones durante 24 h:* no sonda NSG, NPO. No puncionar arterias en sitios no compresibles. No antiplaquetarios ni anticoagulantes (inc profx de TVP). Utilizar TED/botas neumáticas para profx de TVP. TAC a las 24 h para determinar si hay hemorragia, antes con cualquier empeoramiento clínico.

Transformación hemorrágica: complicación importante del t-PA: HIP sintomática 6% t-PA *vs.* 0.6% placebo, ↑ riesgo con ↑NIHSS: puntuación ≥ 20 → 17% riesgo, < 10 → 3% riesgo (*Stroke* 1997;28:2109). Sx: ↑somnolencia, cefalea, deterioro neuro. Si se sospecha: suspender rt-PA, TAC sin contraste inmediata, panel de coagulación, fibrinógeno, tipo y cruzamiento. TAC negativa: reanudar t-PA (si todavía está dentro del intervalo de 3 h); TAC positiva: administrar crioprecipitado, ácido tranexámico, si no se controla ác aminocaproico (> riesgo de trombosis), consulta de neurocirugía. *Angioedema* (orolingual) en 5% que recibe t-PA, usu leve (Rx: esteroides y antihistamínico).

Heparina: las guías no recomiendan la heparina; algunos centros la consideran para la etiología de grandes arterias (incluida la carótida "caliente" embolizada activamente, algunas pruebas) o para la fibrilación auricular (pocas pruebas); otros: trombo del VI, válvula cardiaca mecánica, disección, trombosis venosa cerebral. No administrar heparina si hay un gran infarto, efecto de masa o HIP en la TAC, PAM > 130, NIHSS > 15.

Rx endovascular: ver capítulo de *Neurología intervencionista*.

ASA: ASA 81 mg qd (la dosis completa no ha demostrado ser más eficaz). No se probó ningún otro antiplt de forma aguda (p. ej., clopidogrel, ticlopidina, dipiridamol). Dos grandes ensayos mostraron (no significativo) ↓ en muerte o discapacidad con ASA en 48 h (CAST & IST; *Lancet* 1997;349:1641; *Lancet* 1997;349:1569). Metaanálisis de ambos ensayos → beneficio modesto/significativo: 7 ictus prevenidos/1000 pts tratados, 4 muertes/1 000; probablemente ningún efecto sobre la gravedad del ictus actual pero ↓recurrentes.

Estatinas: para la prevención 2.°. Algunas rec de dosis altas de estatinas (como en SCA) de forma aguda (para el ictus aterosclerótico–ver *Guías AHA/ASA* 2008). Ensayo SPARCL (*NEJM* 2006;355:549) reducción del riesgo absoluto de 2.2% de ictus recurrente con atorvastatina 80 mg. *Estudio de retirada de estatinas*: (*Neurology* 2009;69:904): la suspensión de estatina ambul → peor resultado (~5× ↑ en muerte/dependencia) y peor volumen de infarto; la retirada de la estatina quizás desencadena respuesta protrombótica/ inflamatoria.

HTN inducida: pequeños ensayos clínicos, útil en un grupo selecto de pts, uso con precaución. Posiblemente ↑PA restablece la perfusión a penumbra. *Cómo hacer un ensayo de HTN*: considerar en pts con examen fluctuante con cambios de PA (es decir, examen peor cuando ↓PA) o estenosis conocidas. Excluir pts con EAC, EVP, ICC, isquemia, HIP/desplazamiento de la línea media, s/p t-PA, PAS > 200, goteo de heparina. Si la PAS es 20% ↑al ingreso (PAS máxima de 200) c/goteo de fenilefrina, valorar hasta la mejora neurológica. Si NIHSS ↓ por 2 puntos después de 30 min, continuar el goteo. Intentar reducir el goteo a diario, solo si los síntomas neurológicos no empeoran durante el ajuste. Debe considerarse como un puente hacia un tratamiento más definitivo (p. ej., *stent*, ACE, *bypass*).

Hemicraniectomía: en potencia útil para los infartos malignos de la ACM. Criterios STATE (puntuación ECG < 8, tiempo < 48 h desde UVB, edad < 60 años, territorio infartado > 150 cm^3 o > 50% territorio ACM infartado, expectativas de esperanza de vida) para guiar la decisión de OR. Edad < 60 años hemicraniectomía *vs.* tratamiento médico Rm ≤ 3: 43 *vs.* 21% y supervivencia 78 *vs.* 29% (*Lancet Neurol* 2007;6:215). Menos beneficio si la edad es > 60 (*NEJM* 2014;370:12), *no hay pts c/Rm 0-2*, hemicraniectomía *vs.* manejo médico Rm 3: 7 *vs.* 3%, Rm 4-5: 60 *vs.* 28%.

Atención médica general

Hipertensión: > 60% de los pts con ictus tiene PAS > 160. Rx PA > 220/120, en pts que *no* reciben t-PA o si hay daño de órgano final (riñón, corazón, ojo). Rx PA > 185/110 en pts que reciben t-PA. No ↓PA por >15%. Se puede iniciar la medicación para HTN en las 24 h siguientes al ictus.
Hipotensión: peores resultados, esp < 100/70. Rx causa subyacente de hipotensión (depleción de volumen, arritmia, pérdida de sangre, sepsis). Rx: líquidos, presores.
Glucosa: hiperglucemia: objetivo GS <180, Rx c/EMI o goteo de insulina. 1/3 de los pts afectados por un ictus, a/c malos resultados, conversión hemorrágica y progresión del infarto, *ensayo SHINE*: insulina IV con GS 80-130 *vs.* escala móvil de insulina con GS < 180 → sin diferencias en los resultados a 90 días (*JAMA* 2019;322:326). *Hipoglucemia*: corregir con prontitud la hipoglucemia < 60 (puede simular ictus).
Temperatura: fiebre: ↑mortalidad, buscar la causa de la fiebre y Rx con antipirético. *Hipotermia*: ↓ mortalidad, datos insuficientes para el uso de enfriamiento en el ictus.
Oxigenación: mantener saturación de O_2 ≥ 92%. Los pts que necesitan intubación tienen mayor riesgo de mortalidad hospitalaria (*Cerebrovasc Dis* 2015;40(1-2):10-17). La neumonía por aspiración es una complicación importante y causa de muerte.

PRUEBAS DE TRATAMIENTO DE ICTUS AGUDOS

Alteplasa (t-PA)

NINDS rt-PA (*NEJM* 1995;333:1581): 624 pts, placebo frente a t-PA en 3 h, 2 partes: parte 1: no hay diferencia en la mejora neurológica a las 24 h frente a placebo. Parte 2: resultado favorable frente a placebo a los 3 meses (OR para resultado favorable 1.7). Beneficio para los pts tratados dentro de 90 min, sin diferencia en la mortalidad.

ECASS (*JAMA* 1995;274:1017): ensayo europeo, multicéntrico, 620 pts, placebo *vs.* t-PA en 6 h, sl. mayor dosis de rt-PA. En general no hay diferencias a los 3 meses en rt-PA *vs.* placebo, ↑mortalidad con rt-PA. Análisis *post hoc:* tendencia (no significativa) → mejor resultado con los pts tratados en 3 h.

ECASS II (*Lancet* 1998;352:1245): 800 pts, misma dosis que NINDS (0.9 mg/kg), con 6 h. No hay beneficio con rt-PA, no hay suficientes pt para ver si la Rx con 3 h hace la diferencia.

ATLANTIS (*JAMA* 1999;282:2019): t-PA 3-5 h, 613 pts. No hay diferencias en los resultados funcionales ni en la mortalidad, la ampliación de la ventana > 3 h no es beneficiosa.

ECASS III (*NEJM* 2008;359:1317): 821 pts, rt-PA 3-4.5 h. rt-PA → mejor resultado 90-d RmS0-1 (52.4 *vs.* 45.2%) pero mayor HIP sintomática (2.4 *vs.* 0.2).

WAKE-UP (*NEJM* 2018;379:7): ictus con UVB/despertar desconocido con detección de sx en 4.5 h y desajuste DWI-FLAIR en la RM. El rt-PA mostró un resultado favorable a los 90 d (53.3 *vs.* 41.8) pero una mayor HIP (2 *vs.* 0.4%) en comparación con placebo.

EXTEND (*NEJM* 2019;280:19): despertar o en 4.5-9 h con desajuste lesión-isquemia por TAC/RM, placebo *vs.* t-PA. rt-PA con mejores resultados a 90 días (35.4 *vs.* 29.5%) pero mayor HIP (6.2 *vs.* 0.9%).

Tenecteplasa (TNK)

TNK *vs.* rt-PA (*NEJM* 2012;36:12): 75 pts en 6 h y desajuste lesión-núcleo PTC >20% y oclusión de vaso (ACM/ACP/ACA), t-PA *vs.* TNK (0.1 o 0.25 mg/kg), TNK ↑ reperfusión a 24 h RM/A 55.4 *vs.* 79.3, ↑90-d Rm 0-2 44 *vs.* 72%, igual HIP 16 *vs.* 4% ($p = 0.09$). Mayor dosis mejor, tanto efectiva como segura.

ATTEST (*Lanc Neurol* 2015;14:368-376): 71 pts en 4.5 h sin selección de perfusión, tpa *vs.* TNK 0.25 mg/kg, no mostró diferencias en penumbra salvada (PTC penumbra basal-TAC infarto 24-48 h) 68 *vs.* 68% o HICs 4 *vs.* 2% ($p = 0.81$).

EXTEND-IA TNK (*NEJM* 2018;378:17): 202 pts en 4.5 h y candidatos a MT, tPA frente a TNK (0.25 mg/kg, máximo 25 mg), TNK ↑reperfusión en angio (22 *vs.* 10%), mejor mediana de Rm a 90 d (2 *vs.* 3) y similar frecuencia de HICs (1%).

Heparina

IST (*Lancet* 1997;349:1569): se probó la heparina SC en 2 dosis (5000 U bid o 12500 U bid) a las 48 h del ictus. No todos los pts recibieron una TAC de referencia antes de la aleatorización. La heparina no tuvo efecto sobre la mortalidad a los 14 días y 6 meses. Signif ↓ ictus isquémicos, pero se compensó con un ↑ de los ictus vasculares hemorrágicos; la tasa de TVP fue signif menor.

TOAST (*JAMA* 1998;279:1265): Rx c/heparina BPM IV (danaparoid) en un plazo de 24 h durante 7 días. No hay diferencias en los resultados a los 3 meses, aunque hay ↑riesgo de hemorragia grave y HIP. Los ictus debidos a atero de arteria grande son mejores en los pts que reciben anticoagulantes (no hay dif en los pts c/ictus cardioembólico), pero se trata de un análisis de subgrupos c/un número reducido. El riesgo de ictus recurrente en el ensayo fue de 1.5%/semana (no ↑ con los pts c/cardioembolismo), por lo que la anticoagulación urgente puede no ser necesaria.

Otros ensayos: (1) un pequeño estudio de heparina en 3 h mostró un beneficio (los autores argumentaron que en los ensayos anteriores la heparina se administró demasiado tarde y que la Rx temprana fue útil) (*Stroke* 2005;36:2415). (2) Un ensayo asiático multicéntrico de HBPM en pts con aterosclerosis de las arterias grandes no mostró ningún beneficio (*Lancet Neurol 2007*;6:407). (3) El metaanálisis Cochrane de ~22000 pts (realizado antes del estudio italiano) no mostró ningún beneficio de la anticoagulación en el ictus agudo (*Cochrane Syst Dat Rev* 2008;CD000024); previene 9 ictus isquémicos por cada 1000 pts, pero provoca una cantidad igual de HIP. (4) HAEST: 449 pts, HBPM *vs.* ASA en pts c/FA + ictus dentro de 30 h durante ~14 días (tras los cuales se inició la anticoagulación a discreción del médico), sin diferencias en la prevención de ictus recurrentes en los primeros 14 días o en el resultado a los 14 días o a los 3 meses (*Lancet* 2000;355:1205). (5) Metaanálisis de ictus cardioembólico: (*Stroke 2007*;38:423): La razón más fuerte para la anticoagulación urgente (para prevenir más embolias), tasa de ictus para FA 0.1-1.3%/d. La anticoagulación precoz no aporta ningún beneficio (no hay diferencias en cuanto a muerte, aumento del riesgo de HIP, disminución no significativa del ictus isquémico). Las directrices de la AHA no recomiendan la anticoagulación urgente y afirman que su uso en la estenosis extracraneal grave con o sin trombo intraluminal no está bien establecido.

Complicaciones del ictus isquémico

Inflamación cerebral isquémica: ver la sección UCI neuro. *Transformación hemorrágica*: ~5% de los infartos → HIP sintomática. Rx: depende de la extensión. *Crisis*: riesgo ~10%, ↑ c/ictus corticales, no necesita FAE profiláctico, más comúnmente crisis parcial (±generalización secundaria). *Trastornos del movimiento:* ~3%, hiper o hipocinético, usu c/ ganglios basales o infartos talámicos.

Prevención secundaria del ictus

Antiplaquetarios

ASA: la eficacia de las dosis altas y bajas es igual. ↑ dosis de ASA no ↓riesgo de infarto, pero sí el de hemorragia.

Dipiridamol y ASA: estudio francés de Toulouse/AICLA: no hay beneficio al añadir dipiridamol al ASA. Ensayo ESPS-2: ASA ↓relativo al riesgo de ictus en 18%, ASA/dipiridamol de liberación prolongada en 37%; ninguno de los dos afectó a la mortalidad (*J Neuro Sci* 1996;143:1). La cefalea es el ES más común de dipiridamol (↓ con med diario c/ASA infantil × 1 sem y luego retirando ASA y cambiar med a BID).

Clopidogrel: utilizado si el pt es alérgico a ASA, evidencia contradictoria. *CAPRIE:* (*Lancet 1996*;348:1329): clopidogrel es más eficaz que el ASA en el riesgo *compuesto* de ictus isquémico, IM o muerte vascular. Pero en los pts c/ictus previos, el beneficio *no* fue estadísticamente significativo, ni se redujo el ictus como resultado para la población total. *CHARISMA*: ASA *vs.* ASA + clopidogrel en pts vasculares y c/factores de riesgo vascular, sin diferencias en el riesgo compuesto de ictus, IM o muerte vascular, pero ↑ significativo de las hemorragias (*NEJM* 2006;354:1706). *MATCH*: clopidogrel frente a ASA + clopidogrel en pts con ictus, sin diferencias para el ictus u otros criterios de valoración, la combinación provocó ↑ hemorragias (*Lancet 2004*;364:331). *Profess:* clopidogrel equivalente a la combinación ASA + dipiridamol en > 22000 pts con ictus (*Lancet 2008*;7:875).

Terapia antiplaquetaria dual (ASA + clopidogrel): *CHANCE Trial* (*NEJM* 2013;369:11): TAPD de 3 sem en pts chinos con ictus menor (NIHSS < 4)/AIT de alto riesgo (ABCD2 > 3), clopidogrel + ASA *vs.* ASA, ↓recurrencia de ictus (HR 0.68), no hay diferencias de sangrado. *Ensayo POINT* (*NEJM* 2018;379;3): TAPD de 90 días en pts de EUA c/ictus menor/AIT de alto riesgo. Clopidogrel + ASA *vs.* ASA, ↓ictus recurrente (HR 0.75), ↑sangrado mayor (HR 2.32).

Resistencia a la insulina: *ensayo IRIS* (*NEJM* 2016;374:1321). Pts de ictus/TIA reciente con resistencia a la insulina (HOMA-IR). Pioglitazona *vs.* placebo. Pioglitazona a/c ↓ictus o infarto de miocardio fatal/no fatal, ↑fracturas óseas.

Aterosclerosis extracraneal

Endarterectomía carotídea (EAC): indicaciones: *estenosis sintomática:* estenosis de 70-99% y esperanza de vida > 5 años. Estenosis de 50-69%: hombres c/esperanza de vida de al menos 5 años; mujeres → sin EAC, manejo médico. *Estenosis asintomática:* hombres médicamente estables c/ estenosis de 60-99% y esperanza de vida de al menos 5 años; mujeres → sin EAC, control médico.
Colocación de *stent* en la arteria carótida (SAC): no hay pruebas de que el SAC sea mejor que la EAC. *Ensayo CREST* (*NEJM* 2010;363:11): SAC *vs.* EAC, tasa de ictus o muerte a los 4 años 6.4% SAC *vs.* 4.7% EAC. SAC → ↑riesgo de ictus periprocedimiento (en 30 d) 4.1 *vs.* 2.3%; riesgo de ictus después similar a EAC (2.0 *vs.* 2.4%) ↑riesgo de IM c/EAC (1.1 *vs.* 2.3%). Directrices actuales: SAC para pts de alto riesgo quirúrgico c/estenosis > 70% y sx. La EAC puede ser apropiada para los pts quirúrgicos de alto riesgo.

***Bypass* extracraneal/intracraneal:** usado en la oclusión carotídea (no de forma rutinaria): arteria temporal superior anastomosada a la ACM. 1985 *International EC/IC bypass*: sin beneficio (*Stroke* 1985;16:397). (Crítica: se incluyeron pts con infartos completos, sin estudios de perfusión.) El *bypass* puede beneficiar a los pts con perfusión deficiente u oclusión carotídea (es decir, estenosis completa).

La perfusión de miseria (que indica una → del flujo cerebral) se comprueba con: desafío con acetazolamida: se toman imágenes antes y después de acetazolamida (RM o TAC), el Rx dilata los vasos y ↑ FSC, los vasos dilatados al max muestran poco/ningún ↑flujo sanguíneo. *Exploración OEF PET*: muestra la fracción de extracción de O_2, ↑extracción donde la vasodilatación no puede satisfacer la demanda cerebral. *Ensayo japonés de bypass EC-IC* utilizó la perfusión de miseria como criterio de inclusión (otros criterios: estenosis ≥ 70%, infarto pequeño o no), la cirugía sig ↓ tasa de infarto a los 2 años.

Oclusión completa de la arteria carótida (OAC): (*Neurology* 2000;54:878): riesgo de ictus por OAC asx: 0% a los 2 años, 4.4% a los 3 años (es decir, pronóstico benigno). Riesgo de OAC sx por ictus: 19% a los 2 años, 21% a los 3 años → razonable para considerar la intervención.

Aterosclerosis intracraneal

Rx médica: antiplaquetarios o warfarina. A menudo se administra ASA, pero si afecta mucho el flujo, se considera anticoagulación para ↓ progresión. ~10% ictus y AIT 2/2 estenosis intracraneal (50-99% estenótica). *Ensayo WASID* (*NEJM* 2005;352:1305): ASA *vs.* warfarina para estenosis intracraneal: no hay diferencias en los resultados. Pts c/warfarina: terapéutica 63.1% de las veces (un poco mejor que el control PCP en la vida real). Cuando INR en el rango, la tasa de ictus isquémico se reduce de 25/100 a 5/100. *Ensayo SAMMPRIS* (*NEJM* 2011;365:11): pts c/AIT o ictus y estenosis intracraneal severa en tratamiento médico máx (ASA 325 mg, clopidogrel 75 mg y LDL < 70) ± *stent* intracraneal. Riesgo de ictus o muerte a los 30 días: 5.8% de tx médico frente a 14.7% de colocación de *stent*.

Angioplastia/*colocación de stent*: ver capítulo de *Neurología intervencionista*.

Cardioembolismo

Fibrilación auricular (no valvular): la incidencia mundial de FA es de 38 millones y va en aumento con el envejecimiento de la población (30% más en los últimos 20 años), el riesgo de ictus es 5 veces mayor (datos de Framingham). El estudio original de warfarina *vs.* placebo en el estudio *Boston Area* mostró RR de 86% y se reprodujo en otros múltiples ensayos (incluso frente a ASA)

(*NEJM* 1990;323:1505). Anticoagular con warfarina INR (2-3) a las 2 sem de sufrir un ictus o AIT. Warfarina es superior a ASA en pts c/FA e ictus/AIT reciente.

Ensayo ACTIVE (NEJM 2009;360:2066): ASA *vs.* ASA/clopidogrel. Este último tenía un riesgo compuesto ↓ de ictus, IM, muerte por evento vascular y embolia, pero un riesgo ↑ de hemorragia mayor (incluida la HIP). Riesgo de ictus: ASA 3.3% frente a ASA/clopidogrel 2.4%. Hemorragia grave: ASA 1.3% frente a ASA/clopidogrel 2%. El NNT para evitar un ictus fue de 111 pts. Costo de $202464 para prevenir un solo ictus/año (*NEJ*; 2009;361:13). Todos los pts recibieron ASA en dosis de 75-100 mg/día, pero solo 325 mg de ASA demostraron que el riesgo de ictus en la FA era menor (*Circulation* 1991;84:527).

Nuevos agentes: ensayo ARISTOTLE (*NEJM* 2011;365:981): ECA warfarina *vs.* apixaban. Este último tenía un riesgo ↓compuesto de ictus isquémico o hemorrágico o embolia sistémica. Apixaban 1.27% *vs.* warfarina 1.6%. Hemorragia mayor: apixaban 2.13% *vs.* warfarina 3.09%. HIP: apixabán 0.24% frente a warfarina 0.47%.

Ensayo ROCKET-AF (NEJM 2011;365:883): warfarina *vs.* rivaroxaban. Rivaroxabán no es inferior en la prevención de ictus o embolias sistémicas; rivaroxabán 1.7% frente a warfarina 2.2%. Hemorragia grave: rivaroxabán 5.6% frente a warfarina 5.4%. Disminución de la HIP: rivaroxabán 0.5% frente a warfarina 0.7%.

Ensayo RE-LY (NEJM 2009;361:1139): warfarina frente a dabigatrán. Dabigatrán a dosis altas es superior en la prevención del ictus o la embolia sistémica: dabigatrán 1.11% *vs.* warfarina 1.69%. Tasa de hemorragias mayores sin cambios. HIP: 0.10% dabigatrán 150 mg frente a warfarina 0.38%.

Cierre de la orejuela auricular izquierda: PROTECT AF Trial (*Circulation* 2013;127:720) Dispositivo Watchman oclusión endovascular AAI. Dispositivo Watchman 3.0% *vs.* warfarina 4.3%, no inferior en la prevención de ictus, embolia sistémica o muerte CV, ↓ hemorragia mayor. Dispositivo LARIAT: ligadura del apéndice auricular izquierdo por vía percutánea, estudios en curso.

Fibrilación auricular valvular: representa una subpoblación de mayor riesgo. Se suele tratar con warfarina (dada la exclusión del ensayo ACOD), pero requiere atención individualizada.

Ictus embólico de origen desconocido (IEOD): 20% de todos los ictus isquémicos, probablemente de múltiples fuentes diferentes, pero cardioembólico (es decir, FA oculta) que se cree que tal vez sea importante. Se está investigando la anticoagulación para el IEOD+cardiopatía auricular (*ARCADIA*).

Ensayo RE-SPECT ESUS (NEJM 2019;380:1906): ECA dabigatrán *vs.* ASA en IEOD, sin diferencias en ictus isquémico recurrente o hemorragia mayor. Ensayo *NAVIGATE ESUS* (*NEJM* 2018;378;23): ECA ASA *vs.* rivaroxabán, sin diferencias en la tasa anual de ictus (4.8 *vs.* 5.1%) pero rivaroxabán ↑ eventos de hemorragia mayor (1.8 *vs.* 0.7%).
El análisis secundario de NAVIGATE ESUS (JAMA Neurol 2019;0617) mostró que rivaroxabán es efectivo (6.5 *vs.* 1.7%/año) en IEOD + agrandamiento de la AI.

ICC: provoca estasis y aumenta el riesgo de tromboembolismo. El uso de warfarina en la ICC es controvertido; warfarina se utiliza a veces en pts con una FE muy baja (< 20%), pero la mayoría de las directrices no la recomiendan de forma rutinaria a menos que el pt tenga una TVP/EP, un trombo móvil en el VI o FA. Ensayos principales: *WASH*: no hay diferencias entre ASA y warfarina (*AHJ* 2004;148:157). *WATCH*: sin diferencias, finalizado antes de tiempo debido a un reclutamiento deficiente, con poca potencia (*J Card Fail 2004*;10:101). *WARCEF*: ECA que compara ASA 325 mg *vs.* warfarina en pts c/FEVI < 35%; warfarina ↓ riesgo de ictus isquémico (HR 0.52) pero compensado por la tasa de hemorragia mayor (*NEJM* 2012;366:1859). Así pues, las directrices de la AHA exigen un tx individualizado dada la incertidumbre.

Trombo del VI: warfarina (objetivo INR 2-3) durante 3-12 meses si se trata de un ictus/AIT agudo, +ASA si se trata de SICA.

Otras anomalías cardiacas

Anomalías del tabique auricular: *FOP*: anomalía fetal, permite la comunicación entre las aurículas. *ASA:* tejido redundante en la región de la fosa oval, actúa como nido para la formación de trombos. Asociación entre ictus criptogénicos en pts ≥ 55 años y FOP ± ASA en un estudio. En los pts < 55 años, FOP + ASA > ASA > FOP imp a/c ictus. Un estudio mostró una asociación entre FOP/ictus criptogénico y pts de edad avanzada (*NEJM* 2007;357:2262).

Rx: cierre del FOP: considerar en pts jóvenes (< 60 años) con embolias sugestivas de embolia paradójica. RESPECT (*NEJM* 2017;377:1022), REDUCE (*NEJM* 2017;377:1033) y CLOSE (*NEJM* 2017;377:1011) demostraron una reducción del riesgo de ictus recurrente en pts que se sometieron al cierre del FOP en comparación con el tratamiento antiplaquetario solo. Se inscribieron pts < 60 años de edad con ictus isquémicos "criptogénicos", de aspecto embólico sin otra etiología conocida.
Tratamiento antiplaquetario solo: en el caso de los pts de edad avanzada (> 60) con ictus embólicos de origen desconocido (IEOD) y FOP conocidos, la etiología más probable del ictus aún es FA (ver el análisis de IEOD más arriba; el tx estándar es la terapia antiplaquetaria).

Cardiopatía valvular: *enf reumática de la válvula mitral:* se recomienda warfarina (INR 2-3). Si el pt tiene una embolia recurrente a pesar de una warfarina adecuada, añadir ASA. *Válvula cardiaca protésica:* válvula mecánica moderna e ictus isquémico/AIT: warfarina (INR 2.5-3.5); considerar añadir ASA si el pt tiene otro ictus a pesar de una adecuada Rx de warfarina. Válvula cardiaca bioprotésica c/ictus isquémico, considerar warfarina con INR objetivo 2-3. *Todas las demás valvulopatías:* agentes antiplaquetarios.

Estados hipercoagulables

Introducción: posible asociación con ictus isquémico/trombosis venosa cerebral en pts < 50 años. La mayoría tiene datos contradictorios, la asociación más fuerte es con síndrome de anticuerpos antifosfolípidos. Si la prueba es anorm, repetirla en el seguimiento (ya que puede ser anormal de forma aguda). La mayoría de las directrices recomienda la realización de pruebas en pts < 50 años con trombosis *venosa*, pero no hay recomendaciones para el ictus isquémico agudo.

Hipercoagulabilidad arterial y venosa:

- **Síndrome de anticuerpos antifosfolípidos:** adquirido, puede a/c enf autoinmune (p. ej., lupus) o maligno, sx: pérdida recurrente del embarazo/eventos trombóticos. *Dx:* evento clínico + 1 anorm de laboratorio: (1) anticuerpos IgG o IgM contra: cardiolipina y β-2 glicoproteína I o (2) anticoagulante lúpico positivo (nombre erróneo, no es una prueba solo para pts con lupus, ¡no es un anticoagulante!). Si la prueba de laboratorio es anorm, repetir en 12 sem. Rx: anticoagulación de por vida con warfarina (INR 2-3).
- **Hipercoagulabilidad de malignidad:** Rx: tratar la malignidad subyacente. Tradicionalmente anticoagulación con HBPM, estudios recientes de TEV sugieren que los ACOD pueden ser equivalentes en eficacia, incluidos el *ensayo ADAM-VTE* (*J Thromb Haemost* 2020;18:2) y *Caravaggio* (*NEJM* 2020;382:1599) comparando las tasas de TEV recurrente c/apixabán *vs.* dalteparina.

Hipercoagulabilidad venosa:

- **Resistencia a la proteína C activada + factor V Leiden:** la mayoría de los pts con R-PCA tendrá una mutación en el factor V → que conduce a la resistencia a la degradación por PCA. Primero hay que detectar la presencia de R-PCA y después el factor V Leiden.
- **Mutación del gen de la protrombina G20210A:** ↑protrombina sintetizada por el hígado, principalmente en caucásicos.
- **Deficiencias de proteína C, proteína S o antitrombina III:** muy poco frecuentes. Dx difícil debido a falsos (+), esp agudamente después de ictus. Los 3 ↓ en la trombosis aguda/cirugía, o disfxn hepática (es decir, ↓producción), la heparina disminuye la antitrombina, warfarina/PAO disminuye la proteína C/S. Nota: pensar en deficiencia de antitrombina III si el pt tiene dificultades para alcanzar los TPT terapéuticos con heparina.
- Rx: en caso de TEV: anticoagulación; en caso de trombosis del seno venoso: anticoagulación (ver más adelante); en caso de ictus isquémico: antiplaquetarios *vs.* anticoagulación.

Factores de riesgo del ictus

HTN: correlación lineal, objetivo de PA de la guía de la AHA < 140/90 → 22% ↓ en riesgo de ictus (*Lancet* 2015;387:435); para ictus lacunares objetivo de PAS < 130, los agentes deben ser individualizados en función de las comorbilidades.

Diabetes: objetivo de HgbA1c ≤ 7%. PA < 130/80 con IECA o BRA (que disminuye la progresión de la enf renal). LDL ≤ 70 mg/dL. El ensayo *IRIS* demostró pioglitazona a/c reducción de los eventos macrovasculares (ictus, IM) en pts con resistencia a la insulina.

Lípidos: primero objetivo LDL, luego triglicéridos, luego HDL. h/d ictus → objetivo LDL < 70 mg/dL. *Rx:* estatina en ictus aterosclerótico. *Objetivo triglicéridos* < 150 (TG 150-200 Rx: modificación del estilo de vida; TG 200-499 Rx: estilo de vida ± fibrato o ácido nicotínico; TG ≥ 500 Rx: fibrato o ácido nicotínico). *Objetivo HDL:* > 40 (Rx solo después de alcanzar los objetivos de LDL y TG, medicamentos: fibratos/ácido nicotínico). Las estatinas reducen el riesgo de ictus tanto en pts con y sin SICA.

Lipoproteína(a): una LDL, ↓ por el ácido nicotínico, es un factor de riesgo de ictus (*Stroke* 2007;38:1959).

Hiperhomocisteinemia: a/c 2× ↑ riesgo, pero no hay evidencia de que ↓ Hci sérica ↓ tasa de ictus. Dado el bajo riesgo, si las conc > 10 μmol/L, dar folato 1 mg diario (si no se alcanza el nivel norm, añadir vit B_{12} y B_6). Ensayo sobre las vitaminas en la prevención del ictus (VISP) (*JAMA* 2004;291:565).

Enf cerebral de vasos pequeños: a/c ↑ riesgo de ictus, demencia y muerte. La HTN y la edad son factores de riesgo importantes. El control intensivo de la PA puede ser útil.

Tabaquismo: duplica el riesgo de ictus. El riesgo ↓ al dejar de fumar y desaparece después de 5 años.

EtOH: *consumo ligero de alcohol* (1-2 bebidas/d): riesgo ↓ (quizás debido al ↑ de las HDL, la ↓ de la agregación plaquetaria y la ↓ del fibrinógeno sérico). Consumo *excesivo de alcohol* (> 5 bebidas/d): riesgo ↑ (debido a la HTN inducida por el alcohol, FA, ↓ de la perfusión cerebral y coagulopatías).

Obesidad: no se ha demostrado que perder peso reduzca el riesgo de ictus, pero la obesidad contribuye a otros factores de riesgo de ictus, como diabetes, dislipidemia e HTN.

Actividad física: las personas con actividad moderada/alta tienen menor riesgo de ictus (se recomiendan 150 min/sem de ejercicio de intensidad moderada).

Disecciones

Introducción: 35-50 años; la disección de la ACI es 3× más común que la vert, extracraneal > intracraneal. A diferencia de la aterosclerosis, las disecciones suelen afectar a segmentos distales de las arterias extracraneales. *Disección carotídea:* 2-3 cm distal al bulbo, estenosis irregular, no suele extenderse intracranealmente (pasa por forámenes estrechos que suelen impeder la extensión).

Disección de la vertiente: más a menudo en zonas de libre movimiento: en C1/C2 (cuando la arteria envuelve las vértebras cervicales) y entre el origen y la entrada en los forámenes intervertebrales (puede extenderse intracranealmente).

Etiologías: *traumatismos:* casi cualquier forma de traumatismo puede causarlo, p. ej., un AT, tos vigorosa y manipulación quiropráctica (estimación de 1 ictus por cada 20 000 manipulaciones vertebrales). *Genética:* sínd Ehlers-Danlos, sínd Marfan, displasia fibromuscular, enf renal poliquística, homocitinemia, α-1 antitripsina. *Otros:* tabaquismo, HTN, ACO, posiblemente infecciones (en especial IRA, donde la infección provoca daños en la pared arterial).

Características clínicas: *disección de la ACI:* tríada: dolor de cuello/cara/cabeza. Horner parcial en < 50% (las fibras simpáticas corren a lo largo de la ACI, ptosis/miosis pero no anhidrosis-las fibras corren a lo largo de la ACE). Isquemia cerebral/retiniana. Parálisis del NC inferior (especialmente XII y VI, que corren cerca de la ACI) en ~12%. *Disección de la vertiente:* cefalea/dolor en la nuca, luego isquemia poscirculatoria (p. ej., mareos, disartria).

Dx: imagen: aspecto de "llama", vaso cónico, forma de media luna alrededor de la luz. Doppler (Se > 90%): flujo de alta resistencia en la arteria distal. ARM con supresión de grasa o ATC.

Rx: *disecciones asx:* ASA. *Disección sx (intradural):* ASA. Los anticoagulantes corren el riesgo de formación de seudoaneurismas, HSA. *Disección sx (extradural):* se puede considerar el anticoagulante durante 3-6 meses hasta que la estenosis mejore (en las imágenes) y luego cambiar a antiplt. Seguimiento a los 3 y 6 meses con Doppler USG, RM o TAC. Cirugía/neurointervención: se puede considerar si el pt tiene sx a pesar de anticoag adecuada: colocación de *stent*, oclusión del vaso mediante espiral endovascular o ligadura quirúrgica y procedimientos de *bypass*). Nota: el ensayo CADISS no mostró diferencias entre los antiplaquetarios y los anticoagulantes, pero se trata de un estudio con poca potencia (*Lancet Neurol* 2015;14:361).

Pronóstico: peor pronóstico: disecciones intracraneales (a/c sx y hemorragias más graves). El 72-100% de las disecciones se recanalizan. Tasa de recurrencia: 1%/año (los riesgos duran hasta una década), mayor en el primer mes 2%. No hay pruebas de que el ASA y los anticoagulantes prevengan las disecciones.

Hemorragia intracerebral

Introducción: 10-15% de los primeros ictus son HIP (35% de mortalidad a los 30 días → la mitad ocurre en los primeros 2 días). Solo 20% de los pts con HIP se espera que sean funcionalmente independientes a los 6 meses. Clásicamente, déficit neurológico focal repentino que progresa lentamente ± cefalea/vómito. El volumen de la HIP y la ECG al ingreso son los mejores predictores de la mortalidad a los 30 días (puntuación de la HIP).

Etiologías: *HTN:* hemorragia profunda. En los ganglios basales, puente, cerebelo o SB profunda del hemisferio. *Otras:* malformación vascular, aneurisma, traumatismo, coagulopatía, cocaína, vasculitis, neoplasia, trombosis sinusal, AAC (ver más abajo).

Puntuación de HIP (*Stroke* 2001;32:891): predice la mortalidad a los 30 días.(1) ECG: 3-4 = 2 puntos, 5-12 = 1 punto, 13-15 = 0 punto. (2) Volumen de la HIP (mL): ≥ 30 = 1, < 30 = 0. (3) HIV: Sí = 1, No = 0. (4) Edad: ≥ 80 = 1, < 80 = 0. (5) Infratentorial: Sí = 1, No = 0. *Mortalidad a 30 d:* (5+, 4, 3, 2, 1, 0) → (100, 97, 72, 26, 13, 0%).

Estimación del volumen: volumen de la HIP: medida $(ABC)/2 \rightarrow A$ = diámetro más largo, B = diámetro perpendicular a A, C = núm de cortes × grosor de los cortes de 10 mm (si son de 5 mm, dividir C por 2).

Características clínicas y dx de la HIP: 50% ganglios basales, 33% hemisferio, 16% tronco del encéfalo/cerebelo. Pico de deterioro/inflamación en los días 3-7, pero puede haber edema tardío. Puede haber inestabilidad autonómica (↑FR, ↑o ↓FC, ↑glucosa). Laboratorios: BHC, PMB, RxT, coagulación, análisis tox.

Angiopatía amiloide cerebral (AAC)
Depósitos de β-amiloide en los vasos sanguíneos, la incidencia aumenta con la edad, esporádico o a/c enf Alzheimer.
Características clínicas: HIP lobular espontánea, microhemorragias corticales y siderosis superficial cortical (Css) en la RM de eco gradiente (los depósitos de amiloide favorecen los vasos corticales). Episodios neurológicos focales transitorios ("paroxismos de amiloide"): breves rachas de irritación cortical 2/2 por microhemorragias o siderosis cortical (depresión de propagación o crisis focal). Deterioro cognitivo: probablemente debido en parte a microinfartos difusos, puede estar relacionado con la EA.
• *Dx:* AAC definitiva solo mediante necropsia, AAC probable si ≥ 2 microsangrados en corteza/unión gris-blanco o 1 microsangrado cortical + siderosis superficial cortical sin otra causa en el eco de gradiente (criterios de Boston modificados).
• *Rx:* evitar anticoagulación (sopesar riesgo/beneficio); antiplts solo si indicación clara y basada en la evidencia (no prevención primaria). Objetivo de PA a largo plazo < 120/80.
AAC inflamatoria: declive cognitivo subagudo/crisis, *Dx:* hiperintensidades difusas SB T2 *Rx:* inmunosupresión.

Neuroimagen

TAC: ATC desc lesión vascular subyacente. Niveles de líquido en el hematoma = coagulopatía (p. ej., warfarina). Repetir TAC craneal sin contraste para cualquier cambio en el examen y 6 h después de la exploración inicial para evaluar la estabilidad.

RM: considerar imágenes con contraste para descartar tumor subyacente (puede ser necesario repetir al desaparecer la sangre en 2-3 meses) o si se sospecha de AAC (evaluar la presencia de microsangrados corticales, siderosis superficial). Envejecimiento de la sangre: hiperagudo (< 1 d): isointenso en T1, hipo T2. Agudo (1-3 d): iso T1, hipo T2. Subagudo temprano (2-7 d): hiper T1, hipo T2. Subagudo tardío (7-14 d): hiper en T2/T1. Crónica (> 2 sem): hipo en T2/T1.

Rx

Presión arterial: la disminución agresiva de la PA puede reducir la presión de perfusión cerebral. Recomendación de la guía de ↓ aguda de la PA hasta una PAS < 140 si la PAS basal es de 150-220, pero si es > 220 se debe disminuir con precaución. *INTERACT (NEJM* 2013;368:2355*)* y *ATACH-2 (NEJM* 2016;375:1033*)* compararon el objetivo de PAS < 140 con el objetivo de PAS 140-180, no hay mejoría en mortalidad/discapacidad con el objetivo de PAS < 140, INTERACT2 mostró mejores resultados funcionales (OR 0.87 para peor Rm en ctrl) *ATACH-2* demostró mayor tasa de lesión renal c/objetivo de PAS < 140. Meds de PA aguda a utilizar: labetalol, nicardipino, esmolol. Objetivo a largo plazo de la guía de la AHA < 130/80, el ensayo PROGRESS demostró una reducción de 50% en la recurrencia si se reduce en 11/4 mm Hg desde la basal (*Stroke* 2004;35:116).

Crisis: ocurren temprano en 4.2% de los pts y en 8.1% dentro de los 30 días (*Epilepsia* 2002;43:175). La HIP lobular es mucho ↑ riesgo (en especial si se extiende a la cinta cortical). Directrices de la AHA: considerar el EEG continuo en los pts con estado mental deprimido. Rx profiláctico: beneficio no probado. Solo tratar crisis clínicas.

Cirugía: HIP supratentorial: ensayo *STICH* (*Lancet* 2005;365;387) → evacuación quirúrgica del coágulo sin efecto sobre la mortalidad (un subgrupo mostró una tendencia a un mejor resultado, pero no fue estadísticamente significativo: coágulos lobulares dentro de 1 cm de la superficie y ECG ≥ 9). El *ensayo STICH II* (*Lancet* 2013;382:397) analizó este subgrupo, sin resultados diferentes con la cirugía temprana frente al mnj conservador. *Cirugía mínimamente invasiva*: ensayo *MISTIE-III* (*Lancet* 2019;395:10175) evacuación por catéter + trombólisis *vs.* atención médica estándar, sin signos de mejora en el resultado funcional. *Hemorragia cerebelosa* (no incluida en STICH o MISTI-III): >3 cm con deterioro o compresión de tronco cerebral/cuarto ventrículo tiene mejor resultado con cirugía.

Glucosa: la hipo e hiperglucemia a/c aumento de la morbilidad/mortalidad; evitar pero el nivel de glucosa objetivo no está claro.

Temperatura: la fiebre empeora el pronóstico, buscar fuentes, tratar con paracetamol. Fiebre persistente (> 24 h) a/c mal pronóstico y extensión ventricular.

Profilaxis de TVP/EP: al ingreso, compresiones neumáticas intermitentes. Un estudio demostró que no hay riesgo de hemorragia en el día 2 de la aparición de la HIP (c/5 000 unidades de heparina I id); probablemente la HBPM es igual de segura. Para los pts con TVP/EP, considerar la posibilidad de un filtro VCI.

PCI: ver sección " UCI neuro".

Reversión de las coagulopatías inducidas por medicamentos:

- *Warfarina*: tasa de HIP con warfarina = 0.3-0.6%/año. El riesgo se duplica por cada 0.5 por encima del INR 4.5. Rx de HIP relacionada con la warfarina: objetivo INR < 1.4 (TP/INR q4h × 24 h). Vit K 10 mg IV (tarda 6 h en normalizar el INR), concentrado de complejo de protrombina (volumen pequeño, reversión rápida), PFC (10-20 mL/kg, ~4-6 U, riesgo de sobrecarga de vol).
- *Heparina*: Rx: protamina → 1 mg/100 U de heparina en las últimas 3 h; q1h TPT × 4 y luego q4. Si la heparina se detuvo hace 30-60 min dar 0.5-0.75, si 60-120 min dar 0.375-0.5 mg, si > 120 min entonces dar 0.25-0.375).
- *Enoxaparina*: Rx: protamina → 1 mg/1 mg de enoxaparina; vuelva a comprobar TPT en 2-4 h, si sigue elevado considerar dar 0.5 mg adicionales de protamina.
- *ACOD: dabigatrán:* dar idaracizumab 5 g IV; *apixabán/rivaroxabán:* dar andexanet alfa (dosis baja: 400 mg IV en bolo + 4 mg/min IV × 120 min; dosis alta [si es < 8 h desde la última dosis + dosis alta de ACOD apix >5 mg o riaroxabán > 10 mg]: 800 mg IV en bolo + 8 mg/min IV × 120 min)
- *ASA/clopidogrel*: no hay evidencia para la transfusión de plt. Considerar la transfusión de plt (objetivo > 100 mil) si se planea un procedimiento neuroquirúrgico.

Reinicio de los antitrombóticos: riesgo-beneficio (considerar etiología, tamaño, localización, indicación).

No lobular: ASA seguro 2-14 d. Anticoagulación esperar > 4s (Guía AHA. *Stroke* 2015;46(7):2032-2060). Grandes metanálisis de HIP sugieren un beneficio significativo a largo plazo de la anticoagulación en la prevención trombótica (RR 0.34) sin riesgo de HIP (*Stroke* 2017;48:1594). Considerar ACOD dado que warfarina tiene 50% más de riesgo de HIP (*Lancet* 2013;383:955).

Lobular a/c AAC: riesgo más alto (considerar la presencia/extensión de siderosis superficial cortical y microhemorragias corticales para la estratificación del riesgo). Reiniciar el tx antiplaquetario solo hay una indicación clara basada en la evidencia (directriz de la AHA). El ECA RESTART de antiplaquetarios (para prevención secundaria) después de una HIP no demostró un aumento del riesgo de hemorragia incluso con hemorragias lobulares (*Lancet* 2019;393:2613). Evitar la anticoagulación de por vida si se puede; en función de la indicación, considerar una duración corta o alternativas (p. ej., cierre de AAI). Es necesario compartir la toma de decisiones y las discusiones interdisciplinarias.

SÍNDROME DE VASOCONSTRICCIÓN CEREBRAL REVERSIBLE (SVCR)

También conocido como síndrome de Call-Fleming. Problema c/tono cerebrovascular. F > M; típico 20-50 años.

P/c: cefalea de trueno (súbita, aguda, grave) pero sx variables. Asociaciones: vasoespasmo migrañoso: pt con migrañas; angiopatía posparto; fármacos: vasoactivos (cocaína, anfetamina, efedrina, triptanes, ISRS); post EAC, neurocirugía, traumatismo, hipercalcemia, IgIV.

Dx: *TAC:* desc HSA, seguimiento con PL (para HSA negativa en TAC). *PL:* desc otras causas como encefalitis, vasculitis (norm o casi en SVCR). *ARM o ATC* (el estándar de oro es la angiografía convencional): cuentas; resolución de vasoconstricción en estudio de seguimiento en 3 meses (puede ser con Doppler transcraneal). *RM:* infartos (en especial en zonas de cuenca), HIP (al parecer por lesión de reperfusión), HSA (no aneurismática, sobre la superficie cortical).

Ddx: *angiitis primaria del SNC* (es decir, vasculitis del SNC): cefalea más indolente, lentamente progresiva, LCR anorm en la mayoría de los pts (linfocitosis del LCR). *HSA:* desc c/TAC, luego LP. *Disección arterial:* desc c/imágenes de los vasos. *Otras causas de cefalea de trueno:* TSVC, HIP, meningitis/encefalitis.

Rx/pronóstico: tratamiento conservador con eliminación del agente agresor. Nimodipino o verapamilo (primera línea, utilizado para el vasoespasmo). Evitar los medicamentos vasopresores. El ictus es un factor determinante de la morbilidad.

SÍNDROME DE ENCEFALOPATÍA POSTERIOR REVERSIBLE

Fundamentos: sínd que causa edema (por lo general en la SB posterior), más a menudo por HTN relativa, suele ser reversible. F > M. Proceso generalmente agudo.
Características clínicas: cefalea: moderada a severa, constante; AEM: confusión → coma; crisis (usu TCG); sx visuales: hemianopsia, alucinaciones visuales (puede tener otros sx focales).
Patogénesis: *falla de autorregulación:* ↑PA → autorregulación cerebrovascular a fallar → rotura de la BHE → edema vasógeno → a menudo circulación posterior posiblemente debido a una menor inervación simpática de esos vasos, por lo que son menos capaces de manejar el cambio de PA. *Isquemia:* otra teoría, falla de la autorregulación → vasoconstricción → isquemia. *Disfunción endotelial:* meds citotóxicos/eclampsia causan daños en la pared de los vasos → edema vasógeno.
Etiologías: *HTN:* suele ser causada por un rápido ↑ de la PA (y no por una PA crónicamente elevada). *Eclampsia:* a menudo después del parto. *Meds citotóxicos:* ocurre en cualquier momento, los niveles pueden no ser tóxicos, p. ej., ciclosporina, tacrolimus, sirolimus, cisplatino, bevacizumab, interferón.
Etiologías menos comunes: enf renal/hepática. TPT. Electrolitos (hipercalcemia, hipomagnesemia). Síndrome urémico hemolítico (SUH). Vasculitis.
Dx: *RM:* múltiples territorios vasculares, edema simétrico de SB (a veces afecta a la SG), parietooccipital, cerebelo/tronco del encéfalo a menudo implicados, edema: CDA hiperintenso + DWI: hipo/iso, seguimiento c/ RM → resolución del edema.
Ddx: infartos en cuenca, trombosis venosa cerebral, encefalitis, vasculitis.
Rx: *HTN:* ↓PA 25% en las primeras 4 h hasta PAS de < 100. *Crisis:* FAE, pueden ajustarse cuando RM norm ~2 sem). *Eclampsia:* dar a luz/placenta, Mg para crisis, tratar ↑PA. *Medicamentos citotóxicos:* susp o ↓dosis.

SÍNDROME DE REPERFUSIÓN CEREBRAL

Introducción: incidencia ~3%. Cefalea, crisis, sx neuro después de EAC, angioplastia/*stenting* carotídeo (o *bypass* EC-IC, embo de FAV dural). Horas-días después de EAC (u otra reperfusión, hasta 1 mes después).
Vía: usu afecta circulación post (2/2 ↓inervación simpática). Puede ser 2/2: ↓autorregulación/disfxn de barorreceptores 2/2 cirugía. Hiperperperfusión → transudación de líquido al parénquima → edema.
Sx: cefalea. AEM: confusión → coma. Crisis: motoras focales. *sx* visuales. Posible HIP/HSA.
Dx: *RM:* (posoperatorio) edema de SB, infarto focal, edema o hemorragia. *DTC:* diámetro de la ACM sin cambios c/autorregulación; muestra > 100% de velocidad de flujo i/l de la ACM, normalización de la hiperperfusión = mejora clínica. *Descartar:* oclusión o trombosis de la carótida con imagen vascular (USG, ATC o ARM).
Rx: *HTN:* labetalol (sin efecto directo sobre el FSC); clonidina (↓FSC); evitar vasodilatadores/bloqueadores de los canales de Ca → cerebrovasodilatación → empeoramiento de la hiperperfusión. *Crisis:* FAE si hay crisis clínicas o en EEG. *Pronóstico:* buena recuperación para la mayoría si Rx antes de lesión secundaria.
Prevención: ↑riesgo si la cirugía se ha realizado dentro del mes del infarto o EAC contralateral reciente (en 3 meses). El control de la PA ayuda a la prevención. El pretratamiento con edaravona (limita la lesión de las células endoteliales) disminuye la incidencia de hiperperfusión tras la EAC (*Neurosurgery* 2004;55:1060).

Trombosis del seno venoso
Introducción: incidencia anual de 3-4 casos/millón. Mayor frec en pts < 40 años, trombofilia o embarazadas.
Vía: usu trombosis de las venas/senos cerebrales causa ↑ presión venular directamente o vía ↓ absorción de LCR → lesión isquémica o hemorragia parenquimatosa.
Si/sx: cefalea de trueno o subaguda (90%), déficits neurológicos focales (44%) o crisis (30-40%) (*Circulation* 2012;125:1704).
Dx: dímero D ~10-20% tasa de falsos negativos (*Stroke* 2005;36:1716). Directrices de la AHA/ASA 2011 rec VRM y T2WI.
Rx: anticoagulación durante 3-6 meses si es provocada o 6-12 meses si no es provocada (anticoagulación incluso con HIP). Históricamente tratado con heparina → warfarina, sin embargo, datos crecientes para ACOD. *RE-SPECT CVT* (*JAMA Neurol* 2019;76:1457) 120 pts con TSV aleatorizados a dabigatrán *vs.* warfarina. No hay diferencias en las tasas de recanalización o HIP. Ensayo de control aleatorio heparina *vs.* placebo mostró 80 *vs.* 10% de recuperación completa (*Lancet* 1991;338:597). La fibrinólisis puede considerarse en casos graves, pero hay ↑riesgo de hemorragia; 17% con HIP en un estudio (*Cerebrovasc Dis* 2003;15:159). Trombectomía endovascular de emergencia si hay evidencia radiográfica de PIC elevada (surcos estrechos, cisternas) secundaria a la obstrucción del flujo de salida venoso y edema vasógeno; procedimiento a/c riesgo de rotura venosa y hemorragia, utilizado como tx de rescate cuando el mnj médico conservador con anticoagulación no es efectivo. Precaución c/el uso de la terapia hiperosmolar como manitol (diurético osmótico) para Rx del edema cerebral debido al riesgo de depleción de volumen y propagación de la trombosis venosa.

NEUROLOGÍA INTERVENCIONISTA

ANGIOGRAFÍA CEREBRAL

Indicaciones: estándar de oro para caracterizar la anatomía y las patologías neurovasculares, p. ej., aneurismas, malformaciones arteriovenosas (MAV), estenosis extra e intracraneales, otras enf de la vasculatura cerebral y espinal. Suelen obtenerse primero imágenes no invasivas.
Concepto fundamental: establecer un lumen desde el punto de acceso al objetivo. Una vez que el lumen está en su lugar (microcatéter, catéter, etc.) se puede trabajar a través de este (inyectar contraste, extraer el trombo, colocar espiral o *stents*, etc.).

Cuidados previos al procedimiento
Evaluación del pt: indicaciones del procedimiento: diagnóstico o terapéutico. Estudios vasculares no invasivos: ATC, ARM, DTC. Estado clínico: nivel de excitación, cognición, déficits neurológicos. Signos vitales: temp, PA, PIC, ajustes/salidas del DVE. HMP, meds (aspirina, clopidogrel, heparina, warfarina: nótese que el tx antiplaquetario dual suele ser necesario antes de la inserción del dispositivo), alergias (esp a la exposición previa al contraste), enf renal, y DT2 (riesgo de nefrotoxicidad).
Educación del pt: explicar el procedimiento. Instruir para que permanezca quieto (evitar el artefacto de movimiento).
Consentimiento informado: riesgo de hematoma inguinal (~4%), hemorragia retroperitoneal, infxn, rotura de vasos, disección, vasoespasmo, ictus, parálisis, ceguera, alergia al contraste, daño renal, complicaciones por radiación y muerte. Riesgo compuesto de complicaciones neurológicas ~2-3% (la mayoría transitoria), cualquier ictus con discapacidad permanente o muerte ~0.20%, pensado en embolias 2/2 *vs.* trombosis del equipo utilizado, con una tasa que ha disminuido en los últimos años con el avance del diseño del catéter ± uso de heparina. El riesgo aumenta en pts con enfermedad cerebrovascular aterosclerótica conocida o con antecedentes de AIT frecuentes (*Radiology* 2007;243:812).
Preparación: NPO 8 h antes del procedimiento. Premedicación para la alergia al contraste electiva: 50 mg de prednisona VO a las 13, 7 y 1 h antes + 50 mg de difenhidramina 1 h antes; emergente: 40 mg de metilprednisolona IV + 50 mg de difenhidramina 1 h antes. Suspender metformina 24 h antes del procedimiento. Reanudar solo 2 días después del procedimiento. En pts c/función renal anorm, considerar solución salina al 0.9% o LR a 1 mL/kg/h 6-12 h antes + continuar 4-12 h después; falta de evidencia fuerte para $NaHCO_3$ y NAC (*ACR Guidelines*, 2018). La heparinización del procedimiento dependerá del operador según el caso.

Técnicas de procedimiento

Sedación: sedación consciente o anestesia general: individualizada según el tipo de procedimiento y las características del pt (hemodinámica, estado mental, comorbilidades).

Acceso radial o femoral o carótida directa (rara vez).

Vasos estudiados: típicamente la carótida interna, externa y ambas arterias vertebrales.

Cuidados posteriores al procedimiento

(1) Hemostasia en el lugar de acceso: dispositivo de cierre (p. ej., Starclose, Perclose o MynxGrip) frente a compresión inguinal manual (si el pt es pediátrico o tiene una enfermedad aterosclerótica femoral importante). Banda TR para acceso radial. (2) Exámenes neurológicos seriados. (3) Mantener la pierna del pt recta durante 4-6 h si se utiliza la compresión inguinal manual, 3 h después del cierre del dispositivo. (4) Monitorización de la PA; objetivo basado en el procedimiento realizado. (5) Tras susp, para el acceso femoral, el pt debe evitar levantar objetos pesados o hacer ejercicio durante 3 días, evitar nadar y sentarse en la bañera durante 5 días. Las duchas son seguras. Para el acceso radial, evitar levantar objetos pesados durante 3 días. Vigilar si hay taquicardia, quejas de plenitud pélvica, progresión a hipotensión. Es probable que indique el desarrollo de un hematoma retroperitoneal después del acceso femoral. Debe aplicarse una presión inmediata y sostenida a 2 cm por encima del lugar de acceso. Obtener un acceso intravenoso de gran calibre y reanimar con fluidos. Pedir ATC de pelvis. Causa importante de mortalidad tras la angiografía.

Enfermedades neurovasculares

Ictus isquémico agudo

Signos angiográficos: (1) trombo intraluminal: defecto de llenado en la luz del vaso opacificado; lugares más comunes: ACI y ACM extracraneales. (2) Oclusión del vaso: estrechamiento cónico o terminación brusca de la columna de contraste. (3) Flujo anterógrado lento c/vaciado arterial retardado. (4) Llenado retrógrado lento a través de los vasos colaterales piales (ACA-ACM o ACP-ACM). (5) Áreas no perfundidas.

El objetivo terapéutico es una reperfusión adecuada. La reperfusión se mide mediante la puntuación mTIC: (TICI "trombólisis en isquemia cerebral"). TIC 0: oclusión completa. TIC 1: mínima perfusión tras la oclusión. TIC 2a: recanalización parcial con < 66% de perfusión del territorio vascular. TIC 2b: recanalización completa pero la perfusión es lenta. TIC 2c: perfusión casi completa salvo flujo lento en vasos corticales distales O presencia de pequeños émbolos corticales distales (*J Neurointerv Surg* 2014;6:83). TIC 3: recanalización completa con perfusión normal. El objetivo es mTIC 2b+. Una reperfusión más completa se a/c una recuperación más completa.

Terapias endovasculares

Técnica de reperfusión: Stentriever *vs.* sistemas de aspiración

La trombólisis intraarterial rara vez se utiliza en la era de la trombectomía mecánica altamente eficaz. Se reserva para maniobras de salvamento en caso de recanalización infructuosa o parcialmente satisfactoria.

Principales ensayos de terapia endovascular del ictus

Ventana temprana (< 6 h): HERMES (datos agregados de 5 grandes ensayos de trombectomía) (*Lancet* 2016;387:1723).

Ventana tardía (6-24 h): DAWN (*NEJM* 2018;378:11) y DEFUSE-3 (*NEJM* 2018;378:708).

Consideraciones terapéuticas

Efecto terapéutico muy potente (NNT < 3). Considerar la trombectomía para pts con UVB > 24 h, escala de ictus NIH 6+.

Factores clínicos: UVB, ERM basal premórbida, edad, candidatura a trombolítico IV. Factores radiológicos: TAC/A o RM/A. Ausencia de hemorragia, evidencia de ictus, presencia de oclusión de grandes vasos (ACI, M1, M2, basilar).

Directrices: (1) inicio del TIA en 6 h (HERMES) a 24 h (DAWN) del inicio de los sx para la circulación anterior y hasta 48 h para ictus de la circulación posterior. (2) No hay p/d HIP. (3) Oclusión de grandes vasos (ACI, ACA, ACM, ACP, AV, AB). (4) NIHSS ≥ 6. (5) ASPECTS ≥ 6 o volumen de DWI por RM < 70 mL. (6) Puntuación de Rm antes del ictus de 0 a 1. (7) Edad ≥ 18 años. (8) La coagulopatía (INR > 1.7, TPT > 45 s, plts < 100 000) no es una contraindicación para la trombectomía mecánica. La evidencia del beneficio se extiende más allá de los parámetros de la guía. *Considerar* trombectomía para *cualquier* pt con oclusión de un vaso grande, incluidos oclusiones más distales, oclusiones de la circulación posterior, pts pediátricos, pts con mala función de base, pts anticoagulados, oclusiones en tándem, etc. Toma de decisiones multidisciplinar por parte del equipo de ictus y del equipo endovascular sobre la candidatura de un pt individual.

Los pts con pocas probabilidades de beneficiarse incluyen aquellos con infarto de núcleo grande (> 100 cc), ASPECTS < 6, Rm basal alto (≥ 4); sin embargo, siempre se debe evaluar caso por caso (*Stroke* 2018;49:e46).

Consideraciones sobre el procedimiento

Presión arterial: mantener la PAM en 70-90 mm Hg durante el procedimiento (*JAMA Neurol* 2020;77(5):622). Tras la reperfusión, la PA debe reducirse para disminuir el riesgo de conversión hemorrágica. Para la reperfusión completa, el objetivo es una PAS < 140 mm Hg, para la reperfusión parcial, una PAS < 160 mm Hg.

Elección de la anestesia: la anestesia general parece equivalente a la sedación consciente. Intubación en caso de ictus de la circulación posterior, oclusiones distales, o si el pt tiene riesgo de aspiración o está agitado. Con intubación, atención específica para mantener la PA.

Dispositivos: considerar el uso de la guía de balón en el cuello, la estrategia de aspiración primaria *vs.* estrategias de aspiración combinada de Stentriever. Evitar el Stentriever primario solo.

Posterior al procedimiento: requiere el ingreso en una unidad de alta dependencia (p. ej., UCI neuro) para realizar controles neurológicos frecuentes. Imagen craneal estándar de 24 h con TAC o RM. Utilizar las directrices del ensayo ECASS II para calificar cualquier conversión hemorrágica. H1: hemorragia petequial aislada en el margen del infarto. H2: hemorragia petequial en todo el infarto. PH1: lesión que ocupa espacio sin efecto de masa, $< 30\%$ del área del infarto. PH2: lesión ocupante de espacio con efecto de masa, $> 30\%$ del área del infarto o extensión ventricular (*Lancet* 1998;352:1245).

Direcciones futuras

Cambios generalizados en el sistema de atención al ictus para mejorar el acceso a la trombectomía para los pts con OVG.
Ampliación del grupo de candidatos con estudios que evalúen las poblaciones de pts pre-Rx de núcleo grande y bajo NIHSS.
Mayor evidencia para la trombectomía de la circulación posterior y la trombectomía en poblaciones especiales (embarazo, pediatría, edad extrema).

Aterosclerosis intracraneal sintomática

Presentación: si/sx isquémicos recurrentes, estereotipados. Imagen con estenosis focal (ATC o ARM), generalmente colaterales robustas. La angiografía proporciona datos luminales pero no imágenes de la pared. Considerar imágenes de la pared del vaso (IRM) en determinados casos.

Colocación de stent intracraneal

Angioplastia sola: ningún ECA. Riesgos: ictus 8%, muerte 3% (*Cochrane Database* 2006;3:CD004133). Complicaciones: retroceso elástico de la arteria, disección, colapso del vaso, altas tasas de reestenosis.

Angioplastia y *stent*: estudiado en SAMMPRIS. colocación de stent intracraneal + tratamiento médico agresivo *vs.* tratamiento médico agresivo (*NEJM* 2011;365:993). Criterios de inclusión: AIT o ictus leve en 30 días de una estenosis intracraneal $> 70\%$. Resultados: compuesto de ictus y muerte; se detuvo temprano debido al ↑ riesgo de ictus en el grupo de colocación de *stent* (14.7 *vs.* 5.8%, $p = 0.002$) donde 30% de los ictus fueron HICs. Más adelante, los ensayos WEAVE (*Stroke* 2019;50:889-894) y WOVEN (*JNIS* 2020;13(4):307-310) sugieren que cumplir estrictamente con el *stent* en la etiqueta (ver más abajo) reduce este riesgo a 2.6% en el procedimiento y a 8.5% en la tasa de ictus y muerte a 1 año. Por lo tanto, la angioplastia y la colocación de *stents* se reservan para los pts en quienes falla el tx médico agresivo. El mnj médico es el Rx de primera línea para toda aterosclerosis intracraneal sintomática e incluye el tx antiplaquetario doble (aspirina y clopidogrel), dosis altas de estatinas, modulación de la PA, mnj de todos los factores de riesgo vascular, ejercicio y cambios en la dieta.

Directrices: según la FDA, el *stent* Wingspan para la aterosclerosis intracraneal está aprobado para (1) edad de 22-80 años, (2) ≥ 2 ictus de 70 a 99% de estenosis a pesar del máximo mnj médico, (3) ictus > 7 días antes, y (4) Rm ≤ 3. No está aprobado para AIT o ictus reciente en < 7 d. Cualquier Rx fuera de esto es fuera de indicación.

Estenosis de la arteria carótida

Ver el capítulo de *Neurología vascular* para las opciones de Rx médica. SAC (colocación de *stent* en la arteria carótida).

Opciones terapéuticas

Debate sobre la Rx de la enfermedad sintomática *vs.* asintomática. Todos los pts sintomáticos con $> 50\%$ de estenosis requieren intervención. Ensayos en curso, pero históricamente con la EAC, el mayor beneficio se observa en los pts sintomáticos con estenosis de 70-99% en comparación con la estenosis de 50-69%, con TRA anual de ictus ipsilateral de 16 frente a 4.6% (*Cochrane Database Syst Rev* 2011;13:CD001081). En pts asintomáticos con al menos 60% de estenosis, la TRA anual de ictus ipsilateral osciló entre 4.5 y 5.9% (*JAMA* 1995;273:1421; *Lancet* 2010;376:1074). La SAC se perfila como una alternativa viable en poblaciones específicas de pts.

Elección de *stenting* de la arteria carótida *vs.* endarterectomía carotídea
Se ha estudiado mucho. La endarterectomía carotídea es actualmente la primera línea.

Ensayos clínicos

1. Sintomático; riesgo quirúrgico estándar: CAVATAS (*Lancet* 2001;357:1729), SPACE (*Lancet Neurol* 2008;7:893), EVA-3S (*Lancet Neurol* 2008;7:885), ICSS (*Lancet* 2010;375:985).
2. Sintomático + asintomático; riesgo quirúrgico estándar: CREST (*NEJM* 2010;363:11).
3. Sintomático + asintomático; alto riesgo quirúrgico: SAPPHIRE (*NEJM* 2004;351:1493).
4. Asintomático; riesgo quirúrgico estándar: ACT 1 (*NEJM* 2016;374;1011).

Directrices: la SAC debe considerarse en caso de estenosis severa sintomática (> 70% por imagen no invasiva o > 50% por angiografía por catéter) en pts considerados de alto riesgo cardiovascular para EAC o que tengan un acceso quirúrgico difícil, estenosis inducida por radiación o reestenosis después de la EAC. Los intervencionistas deben tener tasas de morbilidad/mortalidad periprocedimiento de la SAC < 4-6% (*Stroke* 2006;37:577).

Estratificación del riesgo para la colocación de un *stent* en la arteria carótida: requiere evaluar los vasos preestenóticos (lugar de acceso, arco aórtico), las características de la estenosis (grado y longitud; presencia de enfermedad en tándem, trombo intraluminal o calcificación concéntrica; tortuosidad) y los vasos posestenóticos (ACI distal, circulación intracraneal).

Consideraciones clínicas para la neurointervención: las lesiones carotídeas distales e intracraneales son accesibles con angioplastia ± *stent*; la EAC se limita a la ACI cervical. ↓ morbilidad por SICA coexistente que c/EAC. Los pts de alto riesgo para EAC también incluyen a los que se han sometido a radioterapia, exploración del cuello o traqueotomía. Si se trata de un ictus reciente, la intervención puede realizarse varias sem más tarde para ↓ las posibilidades de hemorragia por el régimen antiplaquetas/anticoagulación utilizado en la colocación del *stent*.

Rx: (1) aspirina 325 mg y clopidogrel 75 mg al menos 48 h antes, aunque normalmente 1 sem antes de SAC según el protocolo del ensayo CREST; algunos centros utilizan prasugrel en lugar de clopidogrel. (2) Heparina durante el procedimiento para evitar la formación de coágulos en los catéteres o el *stent*. (3) Se realiza bajo sedación consciente o anestesia general si está indicado. (4) Bajo visualización fluoroscópica directa, se coloca el catéter guía en la carótida afectada y se pasa una pequeño alambre guía más allá de la estenosis. (5) Se despliega el dispositivo de protección distal para recoger los restos de la angioplastia. (6) Se coloca un *stent* sobre la guía, seguido de una posible angioplastia para restaurar la luz. (7) Se suspende la heparina después del procedimiento, pero se retira la vaina inguinal al final del mismo. (8) La continuación de los antiagregantes plaquetarios varía, desde 4 sem (protocolo CREST) hasta al menos 3 meses (protocolo ACST2; ensayo en curso: NCT00883402), y por lo general se continúa con ASA indefinidamente a partir de entonces.

Complicaciones: (1) ↓FC, ↓PA: ~65% pts; 2/2 presión en cuerpo carotídeo. (2) Síndrome de hiperperfusión: la vasculatura cerebral pierde la autorregulación normal → edema cerebral; la PA debe ser estrictamente regulada. (3) Disección de la ACI: < 1% con angioplastia. (4) Ictus embólico: ~2% c/ angioplastia. (5) Reestenosis o trombosis en el *stent*: hasta 7.5% en una revisión sistemática (*Stroke* 2006;36:367), más frecuente en pts con displasia fibromuscular; puede requerir Rx adicionales.

Aneurismas cerebrales

Epidemiología: ocurre en ~3% de los adultos (incidencia ↑ con imágenes de mayor resolución) de los cuales 15% tiene múltiples aneurismas. HSA aneurismática: ~16/100 000; 10% muere antes del tratamiento hospitalario.
Tipos de morfologías: las más comunes son sacular (tcc baya) y la fusiforme. Otros son infecciosos/micóticos (émbolos sépticos debidos a endocarditis infx), disecantes/seudoaneurismas (no afectan a las 3 capas de la pared del vaso). Si son > 2.5 cm, se consideran "gigantes".
Fisiopatología: la formación se produce en lugares donde la capa de la pared del vaso está focalizada, lo que provoca un afloramiento progresivo debido a un gradiente de presión arterial elevado.La tensión de cizallamiento variable de la pared contribuye al crecimiento del aneurisma, lo que ayuda a explicar por qué los aneurismas son comunes cerca de los puntos de ramificación arterial (p. ej., 85% de los aneurismas saculares se produce en el círculo de Willis).La malformación de los vasos puede ser congénita (genética/del desarrollo, incluida la sindrómica, como se indica adelante) o adquirida, como en los aneurismas infecciosos, postraumáticos/quirúrgicos (que suelen ser seudoaneurismas) o neoplásicos (p. ej., émbolos de mixomas auriculares).
Diagnóstico: (1) ATC: Sens 92% para aneurismas < 3 mm, Se > 99% para 4-10 mm (*AJNR* 2008;29:594). (2) Angiograma convencional (DSA): si la imagen no invasiva de los vasos plantea problemas pero no es definitiva.

Aneurismas no rotos

Presentación: a menudo asintomáticos, descubiertos incidentalmente tras imágenes por otra indicación. Los aneurismas gigantes pueden producir síntomas compresivos (cefalea, parálisis del NC, en especial NC III), y rara vez, eventos embólicos por trombos intraaneurismales.
Riesgo de rotura: 0.05-0.95% de rotura/año (*NEJM* 1998;339:1725; *NEJM* 2012;336:2474).

Factores* de riesgo del pt para la formación, crecimiento y rotura: *modificables: HTN, tabaquismo, EtOH, deficiencia de estrógenos (p. ej., en la menopausia). ***No modificables:*** enfermedades del tejido conectivo (Ehlers-Danlos, Marfan, DFM, ERPQ). Los aneurismas sindrómicos y familiares tienden a romperse a un tamaño menor y a una edad más temprana que los aneurismas esporádicos.

Factores de riesgo de rotura del aneurisma (*Lancet* 2003;362: 103; NEJM 2012;336: 2474): (1) localización: mayor riesgo en la circulación posterior, intermedio para la circulación anterior, más bajo para los aneurismas cavernosos carotídeos. (2) Tamaño: baja tasa de rotura si es < 10 mm, notablemente menor si es < 7 mm. Sin embargo, la mitad de los aneurismas que se rompen tiene un tamaño < 6 mm. (3) Crecimiento: puede ser episódico o temporal y se a/c un mayor riesgo de rotura. (4) Morfología: relación cúpula/cuello elevada, multilobularidad/presencia de ampollas/sacos hijos, todo ello aumenta el riesgo. (5) Entorno local: los aneurismas cercanos a los puntos de ramificación arterial tienen ↑ probabilidad de crecimiento/rotura, al igual que los cercanos a las MAV; lo ideal es reparar los aneurismas antes de tratar la MAV; los aneurismas distales a la estenosis sintomática de la ACI tienen riesgo de rotura tras la EAC debido a los cambios hemodinámicos.

Selección del tx: en general, el consenso favorece el tratamiento endovascular (TEV) frente al clipaje (p. ej., *NEJM* 1998;339:1725) de cualquier aneurisma asintomático > 7 mm o de cualquier aneurisma sin importar su tamaño, si se trata de un aneurisma de alto riesgo o de factores del pt (el tx de los aneurismas sintomáticos se analiza más adelante). Sin embargo, con la mejora de la seguridad del tx y las opciones endovasculares, el umbral del tamaño del aneurisma está disminuyendo para la intervención electiva. Remitir a cualquier pt con aneurisma identificado en imágenes no invasivas, considerar la Rx para cualquier aneurisma de 4 mm o mayor.

Imágenes de seguimiento: (1) aneurismas recién diagnosticados: reimagen a los 6 meses para comprobar la estabilidad. (2) Aneurismas conocidos: ATC o ARM cada año durante 2 años, luego cada 2-5 años si están estables. Ver más abajo el paradigma de imagen después de la Rx (clipaje/espiral).

Aneurismas rotos

Presentación: HSA (peor cefalea de la vida, n/v, síncope/coma, rigidez nucal, edema de disco/retina/hemorragia vítrea). La rotura del aneurisma es la causa más común de HSA atraumática.

Escalas de clasificación (clínica/radiográfica): destinadas a HSA *aneurismática. Sistema de clasificación de Hunt Hess para HSA* (*J Neurosurg* 1968;28:14): escala clínica, predice la mortalidad (no la morbilidad/discapacidad), también se utiliza para guiar la indicación de DVE como se indica a continuación. *Grados*: (1) sin sx o cefalea leve + ligera rigidez nucal. (2) Cefalea severa, rigidez de cuello, sin déficit neuro excepto parálisis del NC. (3) Somnolencia o confusión, déficit neurológico focal leve. (4) Estupor, déficit neurológico focal moderado o grave (p. ej., hemiparesia). (5) Coma, postura de descerebración. Nota: puede ser variable a lo largo del curso clínico.

Sistema de clasificación de Fisher en la TAC para HSA (Neurosurgery 1980;6:1): escala radiográfica de HSA en la TAC, predice el riesgo de vasoespasmo. *Grados* 1-4: (1) no se detecta sangre. (2) Depósito difuso o capa delgada con todas las capas verticales (en la fisura interhemisférica, cisterna insular, cisterna ambiental) < 1 mm de espesor. (3) Coágulo localizado o capas verticales de 1 mm o más de grosor. (4) Coágulo intracraneal o intraventricular con sangre subaracnoidea difusa o sin ella.

Escala de Fisher modificada (Neurosurgery 2006;59:21): utilizada con mayor frecuencia. Desarrollada a partir de la preocupación por las gradaciones no cardinales de gravedad clínica/riesgo de vasoespasmo con Fisher (p. ej., riesgo en Fisher 3 > 4) y la aplicabilidad/utilidad para los pts con sangre cisternal espesa y HIV/HIP. *Grados* 0-4: (0) sin HSA, sin HIV; (1) HSA fina (< 1 mm de profundidad), sin HIV; (2) HSA fina, HIV; (3) HSA gruesa, sin HIV; y (4) HSA gruesa, HIV. Nota: mismo grado si la HSA es focal o difusa.

Escala de la Word Federation of Neurological Surgeons (J Neurosurg 1988;68:985): se clasifica con base en la ECG y la presencia de déficits motores. *Grados* 1-5: (1) ECG 15, sin déficit motor; (2) ECG 13-14, sin déficit motor; (3) ECG 13-14, con déficit motor; (4) ECG 7-12, con o sin déficit motor; y (5) ECG 3-6, con o sin déficit motor.

Rx aguda: (1) la prioridad inmediata es reducir el riesgo de recurrencia del sangrado y la rotura con un objetivo de PAS < 160 y el aseguramiento del aneurisma en < 24 h. Para asegurar, ya sea clip o TEV. Las opciones de TEV son amplias: implante de espirales intraaneurismales *vs.* las opciones más recientes, como desviadores de flujo o dispositivos intrasaculares (p. ej., WEB), todos diseñados para inducir el trombo intraaneurismal, desviar el flujo y disminuir la tensión de cizallamiento de la pared. Con los nuevos dispositivos endovasculares hay más morfologías de aneurismas (p. ej., ampollas, de cuello ancho con una relación cuello-cúpula baja, aneurismas gigantes) que son candidatas a TEV. La decisión de utilizar un clip o TEV es multidisciplinar, pero TEV es cada vez más el estándar de atención: como en el caso anterior para aneurismas no rotos y aquí para aneurismas rotos. El TEV se a/c una tasa menor de muerte o dependencia y un menor riesgo de epilepsia; el resangrado retrasado es poco frecuente en ambos grupos, pero más común después de TEV (2.5% al año, 0.2%/año después) (ISAT, *Lancet* 2002;360:1267). Nota: el resangrado se atribuye a la reaparición del aneurisma y es una medida más relevante desde el punto de vista clínico. La retracción del cerebro necesaria para el clipaje puede empeorar los déficits neurológicos agudos o causar una oclusión arterial temporal o una hemorragia intraoperatoria (*J Neurosurg 2002*;96:515). El riesgo relativo (clip *vs.* TEV) de vasoespasmo es debatible. La tasa de obliteración (oclusión completa) tras TEV es > 80%, con la opción de retrasar la Rx definitiva. Si se retrasa el aseguramiento del aneurisma, considerar ácido tranexámico o aminocaproico (reduce el riesgo de resangrado). (2) Umbral bajo de DVE si Hb y Htto ≥ 3.

Rx subaguda: todos los pts atendidos en la UCI (Neuro). Centrarse en la prevención de la isquemia cerebral retardada (por vasoespasmo, PIC elevada, etc.) y otras complicaciones de la HSA: vasoespasmo: la presunta causa más común de isquemia cerebral tardía tras una HSAa. El vasoespasmo radiográfico aislado es frecuente, pero no hay una asociación clara c/resultado malo. El vasoespasmo clínico se predice por la extensión de la hemorragia, escala de Fisher. La mayoría de las veces se produce entre 3 y 10 días después de la rotura. Seguir controles neurológicos frecuentes, DTC diarios y en el grado más alto de Hb y Htto, considerar VLP (EEGc). *Diagnóstico*: preocupación suscitada por nuevos déficits focales, aumento de la velocidad del DTC, disminución de VLP de la variación alfa relativa (RAV); confirmado con ATC o ADC. *Rx:* ppx nimodipino para todos los casos. Ya no se recomienda el tratamiento de la "triple H" (HTN, hipervolemia, hemodilución), ya que la hipervolemia y la hemodilución pueden ser perjudiciales; en su lugar, se debe tratar la HTN inducida por la euvolemia (una vez asegurado el aneurisma) en caso de sospecha de vasoespasmo sintomático. Umbral bajo para el vasodilatador intraarterial (± angioplastia con balón), especialmente para el vasoespasmo focal. Otras complicaciones de la HSA: pérdida de sal cerebral o SIADH (tratar con solución salina hipertónica y no con restricción de agua para preservar el estado de volumen), PIC elevada, crisis, isquemia cardiaca y arritmia asociada también comunes.

Recurrencia, retratamiento:
Los aneurismas rotos tratados c/coil reaparecen en aprox 20% de los casos, con re-Rx en 10%, con una duración media del seguimiento < 1 y 4 años; y la reaparición es posiblemente más frecuente en los aneurismas > 10 mm o en la circulación posterior (*Stroke* 2009;40:e523). Las tasas son menores para otras formas de TEV (desviación de flujo, dispositivos intrasaculares). Los aneurismas c/coil suelen reaparecer en < 1% de los casos en intervalos de seguimiento similares (*AJNR* 2013;34(3):481). La menor tasa de resangrado/recurrencia con el clipaje que con coil (por lo que a veces se favorece en pts más jóvenes) se atribuye en parte a que la oclusión incompleta es más común c/coil. En el caso de los aneurismas por completo ocluidos (con coil o con clip), las tasas de recidiva son bajas y similares, y pueden ser más elevadas en el caso del clipaje (0.7% tras coil, 3% tras el clipaje a los 8 años [*Stroke* 2009;40:1758]). La oclusión completa y la ausencia de un remanente en el cuello son los predictores más fuertes de bajo riesgo de recurrencia y resangrado (CARAT, ISAT). La recurrencia del aneurisma/la HSA retardada atribuible después de la Rx de aneurismas asintomáticos es mucho más rara, por lo que las tasas son en gran medida desconocidas/reportadas (tamaño de la muestra y seguimiento limitados). Nota: las tasas de recurrencia son variables, controvertidas, dependen de la época y de la rápida evolución de los dispositivos/técnicas, y los intervalos de seguimiento no están estandarizados.

Imágenes de seguimiento: destinadas a detectar signos de recidiva, indicación de re-Rx. *Clipaje:* requiere al menos 1 estudio para documentar la oclusión completa, seguimiento a más largo plazo si hay factores de ↑ riesgo en el pt. Intervalo de imágenes en el posop, a los 3 o 6 meses. TEV típicamente a los 6 meses, 12 meses y después a intervalos variables (q2-3 años). Las modalidades de seguimiento son ASD, ATC (↓artefactos por clipaje c/c ARM), ARM (↓artefactos con coil *vs.* ATC).

HSA con ATC negativa
La ATC no muestra la fuente en 5-30% de las HSA. Entre ellas, la ASD puede identificar un aneurisma u otro mecanismo de hemorragia en 4-14%, y la repetición de la ASD tras una primera ASD negativa puede tener un rendimiento adicional similar de 4-16% (*AJNR* 2016;37(2):297).

HSA perimesencefálica no aneurismática (HSA-PMNA)
Entre las presuntas HSA no aneurismáticas (negativas en ACT y ASD), entre 20 y 68% constituyen un subconjunto definido radiográficamente ("HSA-PMNA") de hemorragia localizada en las cisternas basales que rodean el mesencéfalo. Estos pts tienen presentaciones clínicas cualitativamente similares pero más leves (p. ej., menor grado de Hb y Htto, sin hidrocefalia) y una menor tasa de vasospasmo. En efecto, no hay riesgo de resangrado. La evaluación y el tratamiento inicial son similares a los de la presunta HSAa. Nota: La PMNA puede (en 2-10% de los casos) deberse a la rotura de un aneurisma, al igual que otros patrones de HSA; los aneurismas de la circulación posterior son los más frecuentemente invocados (aneurismas de las perforantes basilares, aneurismas de la ACPI o de la ACAI, etc.), pero entre todas las roturas de aneurismas de la circulación posterior, la PMNA es un patrón raro.

Malformaciones arteriovenosas

Epidemiología: incidencia: 0.1%, 90% supratentorial; representa 1-2% de los ictus y 9% de las HSA.

Fisiopatología: congénita, conexiones arteriovenosas directas sin red capilar intermedia. Puede estar a/c síndromes genéticos (p. ej., telangiectasia hemorrágica hereditaria, síndrome de Osler-Weber-Rendu). El tejido cerebral gliótico se desarrolla en las proximidades de la MAV. El flujo elevado puede formar aneurismas de pedículo aferente/eferente. Puede ↓ la perfusión cerebral regional 2/2 robando el flujo del parénquima circundante, aunque esto es raro.

Imagen: *TAC/ATC:* identifica la hemorragia, pero baja sensibilidad para detectar MAV si el nido está comprimido por el hematoma. *RM/ARM:* muy sensible para localizar el nido de la MAV y las venas de drenaje asociadas. Esp útil posterior a Rx para valorar ↓del volumen nidal. *Angiografía:* estándar de oro para el diagnóstico, la planificación de la Rx y el seguimiento: evalúa con precisión la configuración del nido, la localización de las vías arteriales y las venas de drenaje; analiza el estado del flujo basándose en el tiempo de tránsito del contraste.

Escala de clasificación: *Spetzler-Martin:* evalúa el riesgo quirúrgico; es un predictor consistente de los resultados (*J Neurosurg* 1986;65:476). Puntos asignados por el *tamaño:* (0-3, 3-6, > 6) cm → (1, 2, 3 puntos); *localización:* (no elocuente, elocuente [regiones de fxn cortical crucial, núcleos profundos, tronco del encéfalo] → [0, 1] puntos; *drenaje venoso profundo:* [ausente, presente] → [0, 1 puntos]).

Síntomas: suele presentarse a los 10-40 años. (1) *Hemorragia intracraneal*: 40-80%. Tasa media anual de MAV no tratadas: 2.8-4.6%. La hemorragia como presentación clínica inicial es el mejor predictor de hemorragia recurrente, con 7% anual (*Neurology* 2006;66:1350). *Factores de riesgo*: edad avanzada, drenaje venoso único, drenaje venoso profundo exclusivo, localización profunda; aditivo. Los 4 factores de riesgo aumentan la tasa de hemorragia al 34% anual (*Stroke 2004*;35(3):660; *Stroke 2006*;37:1243). Los niños no tienen mayor riesgo de hemorragia recurrente en comparación con los adultos. Mortalidad anual $<$ 1%. El origen de la hemorragia suele ser la rotura de aneurisma(s) nidal(es) o de vasos de alimentación. (2) *Crisis*: 10-30%, generalmente debido a la intervención del tejido gliótico. (3) *Cefaleas*. (4) *Deterioro neurológico progresivo*: se cree que es un fenómeno de robo 2/2, que conduce a hipoperfusión, pediatría $>$ adultos (*Pediatr Neurol* 1995;13:352); también puede conducir a un alto flujo dentro de las estructuras venosas, precipitando la trombosis debido a la lesión por cizallamiento endotelial.

Consideraciones de Rx: (1) *grado de Spetzler-Martin*: grado alto (puntuación $>$ 3), difícil de resecar o embolizar con seguridad. (2) Calculadora de *riesgo de por vida* (%) de hemorragia: (105 - edad del pt en años) (*Neurosurgery* 2000;46:1024). (3) *Hx natural*: **Estudio ARUBA:** Rx intervencionista de MAV no rotas *vs.* tratamiento médico (*Lancet* 2014;383:614). *Criterios de inclusión*: MAV no rota susceptible de ser intervenida (cirugía, embolización, XRT o combinación). *Resultado*: compuesto de ictus o muerte. El estudio se ***detuvo*** a los 33 meses debido a que el análisis intermedio mostró un ↑riesgo de ictus en el grupo de intervención (30.7 *vs.* 10,1%, OR = 0.33). (4) *Aneurismas asociados con MAV*: si son intranidales (dentro del nido de la MAV): se obliteran durante Rx. Si se trata de un vaso de alimentación, se debe tratar según las directrices para aneurismas en pts sin MAV (*NEJM* 2007;356:2704). (5) *Género*: las mujeres pueden presentar un mayor riesgo quirúrgico.

Opciones de Rx: Tx de todas las MAV rotas. (1) Conservación/observación (solo sin rotura). (2) *Cirugía*: pilar de la Rx, 5% de riesgo de morbilidad/mortalidad; depende del grado de la lesión y su localización (p. ej., tejido no elocuente). (3) *Embolización endovascular*: suele ser un complemento de la cirugía o la radiocirugía; puede acceder a lesiones que de otro modo serían inaccesibles (p. ej., localización profunda); utiliza agentes embólicos líquidos. Solo se embolizan los pedículos aferentes (arteriales) al nido; se evita el drenaje venoso. Tasa de curación $<$ 5%. Embo parcial o embo venoso → ↑presión del pedículo → ↑riesgo de hemorragia (*J Neurosurg* 1987;67(1):17). Complemento de la cirugía (lesiones de grado 3) al limitar la pérdida de sangre. Complemento de la radiocirugía al reducir el tamaño del nido. Bajo riesgo de complicaciones incapacitantes (*Stroke* 2002;33:1816). (4) *Radiocirugía*: si el riesgo de cirugía es alto. Mayores tasas de éxito con lesiones $<$ 3-4 cm (*J Neurosurg* 1991;75(4):512). Debe considerar los riesgos a largo plazo de la exposición a la radiación en función de la edad. (5) Multimodal: combinación de cirugía, radiocirugía y embolización.

Seguimiento: atendido por un equipo multidisciplinar; a menudo requiere repetir la angiografía, la ATC o la RM/ARM.

Fístulas arteriovenosas durales

Epidemiología: representan 10-15% de las malformaciones vasculares intracraneales, ~35% en la fosa posterior.

Fisiopatología: adquirida, derivación entre las arterias durales derivadas de la ACE que conectan con los senos venosos durales, venas meníngeas o venas corticales. Las principales teorías sobre su formación giran en torno a un probable estado procoagulante local que conduce a (1) presión venosa elevada → ampliación de las derivaciones entre las arterias meníngeas y los senos durales o (2) obstrucción del flujo de salida → hipertensión venosa, ↓perfusión cerebral, ↑neoangiogénesis. Puede a/c cirugía intracraneal previa, infección, exposición a radiación, traumatismo y condiciones que predisponen a la trombosis venosa (factor V Leiden, ATIII, deficiencias de proteína S y proteína C, hiperhomocisteinemia) (*Stroke* 2015;46:2017).

Imágenes: *TAC/ATC*: las imágenes sin contraste pueden identificar la hemorragia o la congestión venosa en las lesiones de mayor grado; revisar las ventanas óseas para identificar la presencia de ventanas transóseas a través de las cuales viajan los alimentadores arteriales de la ACE; la ATC es útil para identificar y delinear la arquitectura de la FAVD. *IRM/ARM*: la imagen de tiempo de vuelo puede ser más sensible en comparación con la ATC, sobre todo para detectar un realce anormal relacionado con el flujo venoso (*Stroke* 2015;46:2017). *Angiografía*: estándar de oro; capaz de evaluar la anatomía del drenaje arterial y venoso, estratificar el riesgo; necesaria para la planificación previa a la intervención endovascular o quirúrgica.

Escalas de graduación: *Borden*: grado basado en el drenaje venoso ± drenaje venoso cortical (DVC). Tipo I: drenaje a través del seno dural, sin DVC; tipo II: drenaje a través del seno dural + DVC; tipo III: drenaje a través de DVC. *Cognard*: grado basado en la dirección del drenaje del seno dural, ± DVC, arquitectura del flujo venoso. Tipo I: drenaje en el seno dural con flujo anterógrado; tipo IIa: drenaje en el seno dural c/flujo retrógrado; tipo IIb: drenaje en el seno dural con flujo anterógrado + DVC; tipo IIa+b: drenaje en el seno dural con flujo retrógrado + DVC; tipo III: drenaje en el DVC; tipo IV: DVC con ectasia venosa; tipo V: drenaje en las venas perimedulares espinales.

Presentación: depende de la localización precisa (1) de la HIP. Generalmente se observa con lesiones de alto grado (Borden tipo II+, Cognard tipo IIb+). (2) Déficits neurológicos no hemorrágicos (crisis, déficits corticales, parálisis del NC, neuralgia del trigémino, demencia, parkinsonismo, anormalidades del cerebelo). (3) Acúfenos pulsátiles: frecuentes en las lesiones de la fosa craneal media debido a flujo turbulento y drenaje en el seno transverso o sigmoide. (4) Síntomas relacionados con la hipertensión venosa ± TSV (p. ej., cefalea posicional, trastornos visuales, náusea, emesis). (5) Hallazgo incidental.

Consideraciones de Rx: tratamiento de todos los FAVD rotos. Las características de alto riesgo de HIP son la presencia de DVC, obstrucción del flujo de salida y aneurismas asociados. El objetivo de la Rx es la obliteración completa de la fístula mediante la oclusión de la vena, ya que un cierre incompleto podría dar lugar al reclutamiento de una nueva irrigación arterial.

Opciones de Rx: (1) *observación*: solo para lesiones de bajo grado (Borden tipo I, Cognard I-IIa) y síntomas no incapacitantes. (2) *Embolización endovascular*: modalidad preferida. Se requiere un abordaje transarterial en casos de estenosis severa de los senos, afectación aislada de los senos o venas corticales tortuosas. El abordaje transvenoso es útil cuando los alimentadores arteriales son demasiado pequeños o tortuosos; hay que tener cuidado para preservar el drenaje venoso normal (*Am J Neuroradiol* 2012;33:1007). Para cada abordaje, embolización mediante agentes embólicos líquidos, espirales desmontables o combinación. (3) *Cirugía*: en casos en los que el abordaje endovascular es difícil o no es factible (p. ej., suelo de la fosa anterior, vértice, algunas lesiones de la fosa posterior). Los métodos pueden incluir embolización intraoperatoria, resección de la duramadre, taponamiento del seno venoso, desconexión del suministro arterial dural (*Am J Neuroradiol* 2012;33:1007). (4) *Radiocirugía*: no juega un papel importante, la tasa de curación es baja.

Seguimiento: necesario para documentar la obliteración completa de todas las malformaciones vasculares intracraneales después de la Rx. La línea de tiempo de seguimiento varía en función de la modalidad de Rx e incluye la repetición de la angiografía, con alguna ATC o RM/ARM adicional.

Fístulas cavernosas carotídeas

Epidemiología: poco frecuente, 70% es postraumático.

Fisiopatología: adquirida, conexión directa *vs.* indirecta entre la arteria carótida y el seno cavernoso. Teorías sobre la formación: (1) trombosis de la vía de salida venosa del seno cavernoso → alteraciones vasculares que conducen a un flujo colateral; (2) rotura de ≥1 de la arteria dural → dilatación de anastomosis dural-arterial preexistente (*Eye* 2018;32(2):164). A/c traumatismo (p. ej., fractura basilar del cráneo), aneurisma carotídeo cavernoso, trombosis venosa y condiciones genéticas que predisponen a la lesión de la pared arterial (p. ej., displasia fibromuscular, Ehlers-Danlos).

Imagen: *ATC*: fiable y puede ser más sensible en la detección de las FCC encontradas en todos los segmentos de la ACI en comparación con la ARM (*Am J Neuroradiol 2005*;26(9):2349). *IRM/ARM*: la pérdida de señal de alta velocidad dentro del seno cavernoso que crea un vacío de flujo es un hallazgo específico (*Neuroradiology* 1988;30(5):390). *Angiografía*: estándar de oro, necesaria cuando el diagnóstico es incierto mediante imágenes no invasivas y cuando se planea una intervención.

Clasificación: *Barrow*: se agrupan con base en la velocidad del flujo y el aporte arterial directo o indirecto desde la carótida. Solo el tipo A (directo) es de alto flujo. Tipo A-conexión directa de la arteria carótida al seno cavernoso. Tipo B: conexión directa a través de pequeñas ramas de la carótida cavernosa. Tipo C: conexión indirecta a través de las ramas durales de la ACE. Tipo D: conexión indirecta a través de las ramas de la ACI y la ACE. El tipo B-D también se conoce como fístula dural cavernosa.

Presentación: dolor ocular, proptosis, quemosis, inyección conjuntival, neuropatías craneales (III, IV, V, VI), glaucoma secundario, cefalea, soplo ocular; cuando hay drenaje en las venas corticales, riesgo de HIP, HSA e infarto venoso (lesiones de alto flujo > bajo flujo).

Opciones de Rx: *embolización endovascular*: modalidad de Rx preferida. Se prefiere el abordaje transarterial para los FCC directos, mientras que el transvenoso se utiliza para los FCC indirectos. *Cirugía*: solo cuando la intervención endovascular no es posible o no tiene éxito. Las técnicas van desde taponamiento del seno cavernoso, ligadura de la ACI ipsilateral, ablación selectiva de los alimentadores arteriales.

Malformaciones cavernosas

Definición: capilares dilatados, de paredes finas, sin músculo liso ni fibras elásticas en las paredes de los vasos (no arteriales). Desarrollan microhemorragias, depósitos de hemosiderina, a menudo a/c AVD o rodeados de telangiectasias capilares. Una consideración diferencial con la MAV. **Fisiopatología:** por lo general del desarrollo, a menudo familiar. **Presentación:** déficits focales, crisis, a menudo por hemorragia. **Diagnóstico:** *imagen:* usu oculta en la angiografía ("angiooculta"), pero visible en la RM como lesiones en forma de "palomitas", con depósito de hemosiderina visible en EG/SWI. Las imágenes con contraste pueden revelar un flujo anormal que indica la existencia de AVD asociados (que complican la resección). **Diferencial:** microhemorragia de la AAC, neoplasias hemorrágicas. **Rx definitiva:** sobre todo resección quirúrgica, normalmente solo indicada después de al menos 1 hemorragia sintomática o fracaso de la terapia médica (p. ej., para el control de las crisis).

Anomalías venosas del desarrollo (AVD)

Definición: también conocidas como angioma venoso. Malformación vascular cerebral común (2-3% de los adultos). **Fisiopatología:** venas medulares dispuestas radialmente (venas parenquimatosas más a menudo en la SB) que drenan un seno venoso más grande y dilatado. Suele ser supratentorial (más a menudo en el lóbulo frontal). **Presentación**: usu benigna, excepto en asociación con MC. Rara vez se presentan con cefalea, hemorragia, crisis, generalmente relacionadas con trombosis. **Manejo**: conservador como benigno. Función de drenaje venoso normal, por lo que la resección puede causar un infarto venoso.

Hematoma subdural crónico (HSDc)

Papel del tratamiento endovascular

Definición: colección subdural que aparece hipo o isodensa en la TAC. Puede tener un componente agudo superpuesto. Generalmente tarda ~3 sem en formarse. Incidencia estimada en ~20 por 100 000 (*J NeuroIntervent Surg* 2019;11:912).

Fisiopatología: teoría general sobre la formación de la HSDc: (1) rotura de las venas puente que se encuentran dentro del espacio subdural; (2) la hemorragia conduce a la interrupción y posterior proliferación de la capa celular del borde dural, junto con la infiltración de células inflamatorias; (3) la membrana se reorganiza en una gruesa capa interna fibrocolagenosa y una capa externa; (4) la capa externa es el lugar de la neoangiogénesis con capilares de paredes finas con malas uniones célula-célula, lo que da lugar a la fuga de plasma y eritrocitos dentro del espacio; (5) la tasa de secreción > reabsorción, lo que lleva a la persistencia, o reacumulación, de HSD (*Front Neurol* 2020;11).

Manejo: tradicionalmente, se realizaba un agujero de fresa o una craneotomía para la evacuación del coágulo; sin embargo, se estima que las tasas de recurrencia son de 2-37% (*Neurosurgery* 2019;85:801). La **embolización endovascular** ha surgido como alternativa a través de la oclusión de ramas de la *arteria meníngea media* (AMM), que irriga la duramadre regional. Candidatura: pts con alto riesgo de reacumulación (p. ej., coagulopatía, en tratamiento antitrombótico), mal candidato quirúrgico, HSD observacional, curso crónico > agudo (debido al tiempo necesario para el proceso neoangiogénico).

Enfoque angiográfico y técnica: (1) se maniobra el microcatéter en la ACE → arteria maxilar interna → hasta la AMM o ramas selectas de la AMM (p. ej., frontal posterior) según la localización de la HSDc; (2) inyección de partículas de alcohol polivinílico (PVA) u Onyx, lo que provoca la oclusión de las arteriolas distales, que se cree que altera la dinámica de los fluidos subdurales de forma que se favorece la reabsorción frente al depósito. **Precaución**: 2 variaciones anatómicas importantes de la AMM: (1) rama petrosa prominente, que suministra a la vasa nerviosa del NC VII dentro de la porción petrosa del hueso temporal; (2) colaterales oftálmicas, una anastomosis entre la AMM y la arteria oftálmica. En cada caso, debe asegurarse que el microcatéter sea distal para despegar y minimizar el reflujo para evitar la oclusión que resulte en parálisis facial o isquemia retiniana (*Interv Neuroradiol* 2018;24:455).

Eficacia: se requieren más ensayos aleatorios para definir completamente el papel endovascular en la Rx. En un metaanálisis con un total de ~100 pts, tasa de recurrencia 2.1 *vs.* 27.7% a favor del grupo endovascular (*World Neurosurg* 2019;233:613). Otras series de casos han mostrado un 91.1% de HSDc estables o con disminución de tamaño, sin necesidad de cirugía, tras la embolización (*Neurosurgery* 2019;85:801).

Enfermedades de la columna vertebral

Angiografía espinal

Definición: angiografía de sustracción digital de las arterias y venas espinales. Es el estándar de oro para visualizar las malformaciones vasculares de la médula espinal (p. ej., FAV dural espinal o MAV espinal), incluso para la planificación quirúrgica. También se utiliza para embolización de lesiones vasculares antes de la cirugía planeada. ***Indicaciones:*** *umbral bajo para la obtención de imágenes*. Varias indicaciones, incluida la aclaración de una ATC/ARM ambigua (p. ej., si la RM muestra vacíos de señal serpiginosos [parenquimatosa, intradural o epidural] que pueden indicar malformaciones vasculares, o para una mielopatía inexplicable/diagnóstico preangiográfico de mielitis transversa, que puede ser consecuencia de malformaciones vasculares), o *para la planificación quirúrgica de malformaciones conocidas* (*definir los vasos de alimentación/drenaje*, la localización de la arteria de Adamkiewicz, y si la malformación comparte el suministro vascular con el territorio de la arteria espinal anterior). **Matices**: requiere cateterización selectiva de muchos vasos a lo largo de la columna vertebral para lograr una evaluación sensible de las FAV; de lo contrario, la tasa de falsos negativos para las malformaciones es considerable. En el caso de las lesiones cervicales, si la ASD espinal es negativa, se puede solicitar una ASD cerebral con inyección de IC+EC para descartar una FAV con drenaje venoso perimedular, una posible causa de mielopatía cervical.

Fracturas vertebrales

Etiología: (1) *traumatismos:* fx por flexión-compresión, fx por compresión axial, fx por rotación. (2) *Fractura osteoporótica*: ocurre en 20% de las personas >70 años. La incidencia real probablemente se subestima: muchas son indoloras, descubiertas de forma incidental. Riesgo de nueva fx en la vértebra adyacente a la fx incidente ↑5 a 25 veces desde el inicio. *Factores de riesgo*: F > M, posmenopáusica, raza blanca, baja densidad ósea, uso diario de esteroides. (3) *Fractura patológica:* por enf metastásica o neoplasia vertebral. (4) *Infección:* osteomielitis, enf de Pott (espondilitis tuberculosa). (5) *Osteomalacia* (la mayoría de las veces por deficiencia de vitamina D).

Presentación: dolor, paresia, entumecimiento, hormigueo (a menudo por compresión de la raíz nerviosa).

Imagen: película simple: difícil de detectar fxs en línea de cabello/no desplazadas. TAC: detecta las lesiones óseas y su extensión. RM: define el riesgo de la médula, identifica el edema de médula para definir la cronicidad. Gammagrafía ósea: detecta más lesiones (en el entorno de la AC).
Vertebroplastia, cifoplastia: *objetivo del procedimiento:* reducción del dolor (generalmente no mejora la compresión de la médula o la raíz, y las complicaciones del procedimiento pueden empeorarlas). *Selección de pts:* dolor severo atribuible a la fx que no responde a la terapia médica después de 4-6 sem. *Diferencias:* la vertebroplastia no requiere un catéter de balón, utiliza un cemento más fino y presiones de inyección de cemento más elevadas. La cifoplastia implica un catéter de balón para corregir la deformidad de la cuña vertebral secundaria a la fractura, un cemento más grueso, presiones de inyección de cemento más bajas, puede requerir una inyección bilateral y lleva más tiempo.
Vertebroplastia: se utiliza con más frecuencia que la cifoplastia y está más indicada cuando la deformidad de la cuña vertebral es escasa o nula a/c fx. *Técnica*: aumento del cuerpo vertebral con cemento óseo (polimetilmetacrilato). *Indicaciones*: estabilización de fracturas vertebrales dolorosas. *Contraindicaciones*: características del pt: evidencia de infección sistémica o localizada en la columna vertebral, trastornos hemorrágicos. Características de la fractura: componente de estallido significativo, compromiso neurológico, fx de la pared posterior del cuerpo vertebral, mala visualización/acceso a la fx. *Beneficios*: disminución del dolor (normalmente en 3 días). *Complicaciones:* fuga de cemento → compresión de la médula/raíz nerviosa o EP. La extravasación es más probable en caso de metástasis o hemangiomas.
Eficacia: vertebroplastia *vs.* Rx óptima para el dolor (VERTOS Trial) (*Am J Neuroradiol* 2007;28:555). Primer estudio prospectivo aleatorio a largo plazo que compara la vertebroplastia frente al mnj med óptimo. En el POD1: vertebroplastia → ↓dolor. En la semana 2: vertebroplastia → ↓uso de analgésicos (dolor comparable en ambos grupos). Los ensayos ciegos, aleatorizados y controlados con placebo han comparado la vertebroplastia con procedimientos simulados y han demostrado que ambos grupos presentan una mejora equivalente del dolor a 1 mes (*NEJM 2009*;361:569) y a 6 meses (*NEJM* 2009;361:557). Otros estudios están investigando los beneficios de la vertebroplastia a más largo plazo (>2 años) y los subgrupos de pts que se benefician de la vertebroplastia frente a placebo. El tratamiento óptimo del dolor suele incluir (al menos temporalmente) opiáceos, lo que resulta problemático para la población de edad avanzada con fx de columna; algunos sugieren que la cifoplastia/vertebroplastia podría correlacionarse c/reducción de la morbilidad/mortalidad en algunos casos (*AJRN* 2020;41:178) al reducir la carga de opiáceos.
Cifoplastia: *técnica*: colocación percutánea de una pinza ósea inflable (globo) en un cuerpo vertebral fracturado → se infla la pinza ósea → eleva la placa terminal del cuerpo vertebral deprimido y crea una cavidad dentro del cuerpo vertebral en la que se inyecta el cemento óseo. *Indicaciones:* fx osteoporóticas u osteolíticas dolorosas; no se utiliza para lesiones metastásicas. *Contraindicaciones:* similares a las de la vertebroplastia. *Beneficios:* ↓dolor (normalmente en 2 sem); restablece la altura del cuerpo vertebral; mejora el equilibrio de la columna vertebral. *Complicaciones:* fugas de cemento que provocan la compresión de la médula espinal y las raíces nerviosas.
Evaluación de la reducción de fracturas (estudio FREE) (*Lancet* 2009;373:1016): primer gran estudio aleatorio a largo plazo que compara la cifoplastia con el tratamiento no quirúrgico. La cifoplastia mejoró la calidad de vida, la discapacidad y la lumbalgia en 1 mes, pero no hubo diferencias en 1 año. Los ECA en curso comparan directamente la vertebroplastia con la cifoplastia.

Hernia discal lumbar

Definiciones: desplazamiento localizado de material discal (núcleo, cartílago, hueso fragmentado, anillo) más allá del espacio discal intervertebral.
Etapas: degeneración del disco. Prolapso: abultamiento del anillo. Extrusión: el anillo se rompe pero el núcleo expulsado se adhiere al resto del disco. Secuestro: tejido discal expulsado, desprendido.
Presentación: *cervical:* dolor en el cuello, hombros, brazos; paresia de los brazos. *Torácica:* dolor que irradia al pecho. *Lumbar:* "ciática", dolor en la espalda, nalgas o piernas; el dolor empeora al sentarse y mejora al caminar, elevación positiva de las piernas, paresia en las piernas. *Síntomas preocupantes*: fiebre, historia de CDIV, traumatismo, síntomas intestinales/vesicales.
Imágenes: RM, mielograma por TAC.
Discectomía percutánea (nucleoplastia): *técnica:* colocación de una aguja percutánea en el disco sintomático → aplicación de energía de radiofrecuencia → destruye el tejido por vaporización → eliminación del tejido → descompresión del contenido del disco → retracción de la protuberancia del disco → alivia la presión de la raíz nerviosa. *Indicaciones:* lumbalgia discógena crónica; los ensayos clínicos prospectivos muestran una reducción del dolor y discapacidad en poblaciones cuidadosamente seleccionadas para enf de disco lumbar (*Spine J* 2007;7:88) y enf de disco cervical (*Eur Spine J* 2008;17:1664). Considerar en hernias discales pequeñas (< 6 mm) contenidas, con una altura de disco de ≥ 50% y con integridad anular. *Contraindicaciones:* signos mielopáticos; lumbalgia de otras fuentes (p. ej., artritis ósea, fractura espinal, tumor); extrusión discal. *Beneficios:* alivio del dolor; ↓necesidad de analgésicos; no excluye una nueva cirugía. *Complicaciones:* infección; hemorragia; daño neurológico; empeoramiento del dolor; reaparición de la hernia.

CUIDADOS NEUROCRÍTICOS

CONCEPTOS

Coma

Un estado de falta de respuesta del que no puede despertarse.

Escalas clínicas:

ECG: la más utilizada.

Escala de Coma de Glasgow (ECG)		
Apertura ocular	**Motor**	**Verbal**
E4 espontánea	**M6:** sigue las órdenes	**V5:** orientado
E3 a la voz	**M5:** localiza el dolor	**V4:** confundido
E2 al dolor	**M4:** se retira al dolor	**V3:** palabras inapropiadas
E1 ninguna	**M3:** flexión (descorticación)	**V2:** sonidos incomprensibles
	M2: extensión (descerebración)	**V1:** sin respuesta
	M1: sin respuesta	

Puntuación FOUR: mejor discriminación entre los pts con baja ECG

Puntuación FOUR			
Respuesta ocular	**Respuesta motora**	**Reflejos del tronco del encéfalo**	**Respiración**
E4: ojos abiertos/ seguimiento	**M4:** sigue las órdenes	**B4:** pupilas y ref corneal intactos	**R4:** regular
E3 ojos abiertos, sin seguimiento	**M3:** localiza el dolor	**B3:** una pupila dilatada/fija	**R3:** Cheyne-Stokes
E2 ojos cerrados, se abre a la voz	**M2:** flexor al dolor	**B2:** pupila o ref corneal ausentes	**R2:** respiración irregular
E1 ojos cerrados, se abre al dolor	**M1:** extensor al dolor	**B1:** pupila y ref corneal ausentes	**R1:** intubado, resp ↑ de lo programado
E0 ojos cerrados con dolor	**M0:** ausente; estado mioclónico	**B0:** pupila, ref corneal y tos ausentes	**R0:** intubado, respirando a la frecuencia establecida o apneico

De Wijdicks EFM, Bamlet WR, Maramattom BV, et al. Validation of a new coma scale: the FOUR score. *Ann Neurol.* 2005;58(4):585-593.

Fisiopatología, ddx y manifestaciones clínicas

Localización neuroanatómica del coma (Posner JB, Saper CB, Schiff N, Classen J. *Plum & Posner's Diagnosis of Stupor & Coma.* Oxford University Press; 2019):

- Lesiones del tegmento del tronco del encéfalo rostral, del diencéfalo o de los hemisferios bilaterales del cerebro.
- Lesiones que dificultan la salida del LCR.
- Aumento difuso de la presión intracraneal.

Etiologías no estructurales del coma (Posner JB, Saper CB, Schiff N, Classen J. *Plum & Posner's Diagnosis of Stupor & Coma.* Oxford University Press; 2019).

Hipoxia, hipotensión, hipoglucemia, deficiencia de cofactores vitamínicos: (tiamina, niacina, piridoxina, B_{12}), productos metabólicos endógenos: (disfunción hepática ± hiperamonemia, uremia, hipercarbia, hiperglucemia [HHNC], hipo o hipertiroidismo, hipo o hiperparatiroidismo, crisis suprarrenal); meds/tóxicos: (sedantes, ácidos, CO, psicofármacos, sobredosis de meds), hipo o hiperNa, acidosis, hipo/hiperMg, hipo/hiperCa, hipoP, disregulación de la temperatura (hipo o hipertermia), estado epiléptico o postictal.

Mnj/evaluación inicial del coma

CVAV, GSPD, GSA, BHC, PMC, PFP, 0.01 mg/kg de naloxona IV si se sospecha sobredosis de opioides, TAC cerebral con ACT de cabeza/cuello.

PRESIÓN INTRACRANEAL

Definición: PIC > 20-25 cm H_2O durante > 5 min.

Dinámica cerebral

Doctrina Monro-Kellie (simplificada): cerebro incompresible (~1 300 mL), LCR (~65 mL) y sangre (~110 mL) encerrados en un cráneo no complaciente. Por tanto, ↑volumen (V) de cualquier componente → ↓V de otro o ↑PIC.

Presión de perfusión cerebral (PPC)	
PPC = PAM – PIC PAM ≈ (2PAD + PAS)/3	**↑PIC o ↓PAM o ambos → ↓PPC** Objetivo de la PPC 60-70 mm Hg (puede ser necesario que el objetivo sea individualizado); < 50 mm Hg → isquemia
Flujo sanguíneo cerebral (FSC)	
FSC = PPC/RVC	***Autorregulación:*** PAM 50-150 mm Hg → FSC estable debido a la resistencia vascular cerebral (RVC). 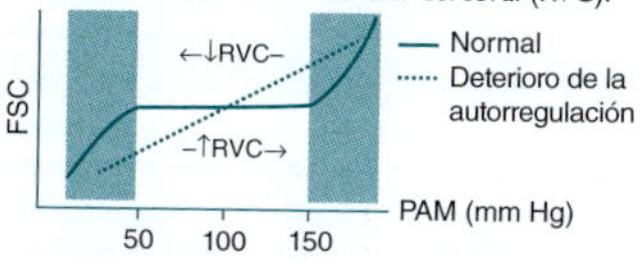
FSC ∝ PCO_2 cuando la PCO_2 20-80 mm Hg	Hipercapnia → ↑FSC = ↓RVC (vasodilatación) → ↑PIC Hipocapnia/hiperventilación → ↓PIC (pero ↑ riesgo de isquemia)
FSC ∝ $1/PO_2$ cuando PO_2 < 50 mm Hg	Sin efecto sobre el FSC en el rango fisiológico
FSC ∝ tasa metabólica cerebral de O_2 ($CMRO_2$)	P. ej., crisis → ↑$CMRO_2$ → ↑FSC

Deterioro de la autorregulación

1. Las cascadas vasodilatadoras pueden conducir a reducciones intermitentes o sostenidas del FSC:

Deterioro de la autorregulación cerebral

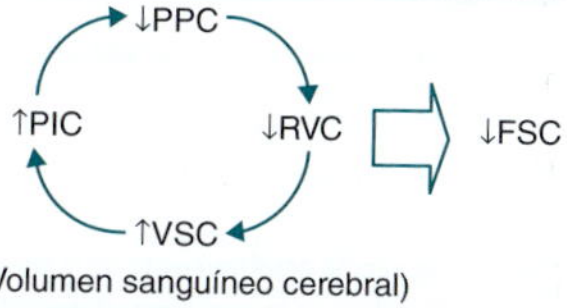

2. Las lesiones cerebrales agudas (ictus, TCE, etc.) alteran localmente la autorregulación
3. Fármacos (ver "Etiologías de la HTN intracraneal aguda" más abajo)
4. La curva autorreguladora se desplaza a la derecha c/HTN sistémica crónica

Formas de onda PIC

Forma de onda de la PIC = onda de presión arterial modificada (sincronizada con el ciclo cardiaco)

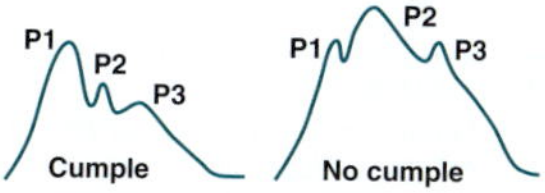

P1: Onda "percusiva"
La PAS se transmite al LCR a través de la coroides

P2: Onda corriente
conformidad cerebral; ↓↓C → P2 > P1

P3: Muesca dicroica (cierre AV)

Ondas PIC más lentas (ondas Lundberg)	
Ondas A o "meseta" (ver la figura siguiente)	Arrítmico; amp 50-100 mm Hg; dura 5-20 min Reducciones "espejo" del PPC Siempre con patología intracraneal, a veces con signos de hernia Puede deberse a una cascada vasodilatadora
Ondas B	Rítmico; q30s-2min; amp 5-20 mm Hg, último 1-5 min Puede deberse a inestabilidad vasomotora en los límites de la autorregulación
Ondas C	Rítmico; q4-8min; amp–20 mm Hg Ocurre normalmente, tal vez por la interacción de los ciclos cardiacos/respiratorios

Ondas PIC y meseta

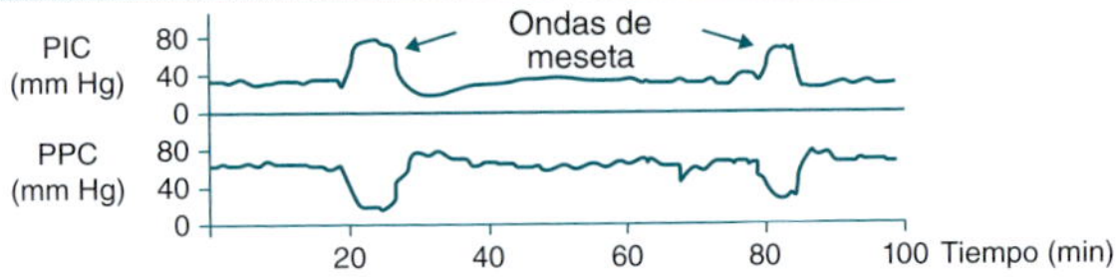

Etiologías de las elevaciones agudas de la presión intracraneal	
Edema citotóxico (↑ líquido intracelular)	Ictus isquémico, lesión anóxica, contusión cerebral, insuficiencia hepática fulminante, intoxicación por plomo, síndrome de Reye
Edema vasógeno (↑ líquido extracelular)	Encefalopatía hipertensiva, PRES, tumor, absceso, encefalitis, edema cerebral de altura, eclampsia
Edema transependimario (hidrocefalia)	Bloqueo de la vía de salida del LCR (tumor, HIV, etc.), bloqueo de la reabsorción del LCR (HSA, criptococos, etc.)
Edema osmótico	Hiponatremia, sobrecorrección de la hiperglucemia, rebote de la terapia hiperosmótica
Obstrucción venosa	Trombosis del seno venoso/yugular
Tumor intraaxial	Tumor, absceso, HIP
Tumor extraaxial	Hematoma subdural/epidural, fx deprimida de cráneo, empiema, neumoencéfalo a tensión
↑VSC a través de la vasodilatación o la reducción del drenaje venoso	Hipercarbia, anoxia, hiperpirexia, crisis, anemia severa, MAV/FAV, Trendelenberg, obstrucción de la vía aérea, dolor, tos, disincronía de la ventilación, Valsalva, PEEP alta
Fármacos	Vasodilatadores (esp nitroprusiato, hidralazina), toxicidad de valproato, sedantes volátiles (halotano, isoflurano, NO), succinilcolina

Manifestaciones clínicas de la presión intracraneal elevada

Manifestaciones clínicas	
Cefalea ± N/V	Esp en posición supina; peor con tos, Valsalva/MB
↓ EM	Se correlaciona c/grado de desplazamiento de la línea media
HTN refleja	A veces con bradicardia, respiraciones irregulares (tríada de Cushing), lo que indica que la hernia es inminente o está ocurriendo
Sx visuales	Oscurecimientos visuales Diplopía c/parálisis del NC IV (falso signo de localización) Parálisis de la mirada hacia arriba con disfunción dorsal del mesencéfalo El papiledema puede tardar días en desarrollarse

Síndromes de hernia cerebral: los cambios locales rápidos en el volumen de un compartimento pueden producir lesiones tisulares devastadoras incluso en ausencia de aumentos globales de la PIC.

Síndromes de hernia

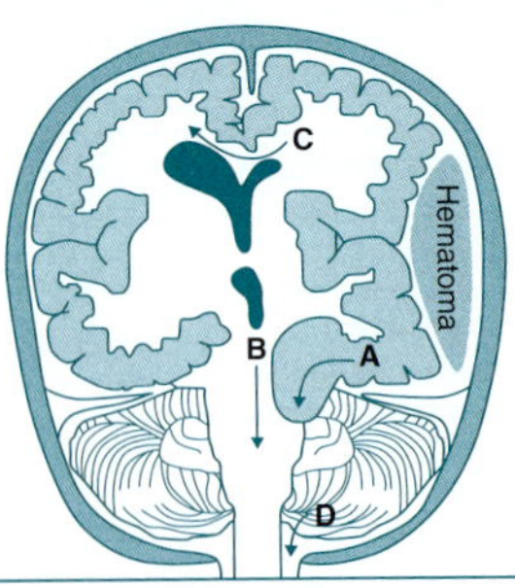

A. **Uncal** (lat transtentorial): parálisis del NC III ipsi (pupila fija) + hemiplejía/postura i/l o contralateral (fenómeno de Kernohan) masa del lóbulo temporal → lóbulo temporal medial bajo la tienda del cerebelo

B. **Transtentorial central:** (desplazamiento hacia abajo del diencéfalo) Coma + pupilas pequeñas b/l → decorticado → postura descerebrada + rostral → pérdida caudal de reflejos del tronco del encéfalo

C. **Subfalcino**: coma + debilidad c/l → postura esp pierna ± ictus ACA masa frontal/ parietal → giro cingulado bajo falx

D. **Cerebeloso** (↑ o ↓): si/sx cerebelosos + disfxn medular → coma + postura b/l

Evaluación de la PIC elevada

Control de la PIC

Técnica invasiva; riesgos: infxn > hemorragia/lesión neurológica. Indicaciones para la monitorización de la PIC normalmente con los siguientes diagnósticos: HIP, HSA, hidrocefalia, insuficiencia hepática fulminante TCE con ECG ≤ 8. Obsérvese que pueden producirse lesiones tisulares y hernias cerebrales con PIC "normales" monitorizadas en un lugar alejado de la lesión (p. ej., contusión temporal, sonda de PIC frontal o hemorragia cerebelosa con DVE).

Neuromonitores invasivos	
Catéteres intraventriculares	"Estándar de oro" Permite tx de ↑PIC a través de la extracción de LCR Se puede regresar a 0 para minimizar la desviación de la basal; barato Infxn de alto riesgo (ventriculitis, ver más abajo); HIP de bajo riesgo (1.4%) Abx profx (Naf/Vanc) a menudo administrada mientras está colocado, igual eficacia c/c catéteres impregnados de abx (*JNNP* 2010;81:1064-1067) Compresión de la ventilación → colocación difícil Transductor de cabecera a nivel del foramen de Monro (meato auditivo externo)
Transductores de presión intraparenquimatosa	Catéter o transductor de fibra óptica insertado en el tejido cerebral Tasa de infxn muy baja (1%). Coloca por orificio de fresado. También puede medir temp cerebral, cumple Desviación de la basal importante tras 4-5 días Introduce artefactos en las IRM
Monitores de oxígeno del tejido cerebral	Sondas de monitorización del tejido cerebral intraparenquimatoso que permiten medir la tensión de O_2 en tiempo real; también pueden monitorizar la temp. Se colocan a través del mismo acceso craneal que los transductores de PIC parenquimatosa
Catéteres de microdiálisis	Los catéteres colocados en el tejido/región de interés permiten el muestreo continuo de electrolitos, moléculas endógenas, concentración de fármacos/metabolitos Baja resolución temporal/espacial de los datos adquiridos

Ventriculitis relacionada con catéteres intraventriculares: incidencia 2-27%; aumenta rápidamente tras 5 d (*Curr Opin Crit Care* 2012;16:117). Inserción en UCI neuro, inserción previa, drenaje LCR, esteroides *no* a/c ↑infxn. El catéter recubierto de abx puede ↓ tasa de infxn (9.4% → 1.3% *J Neurosurg* 2003;98:725).

Opciones alternativas:

No se recomienda el **acceso lumbar** para monitorizar el drenaje de LCR: riesgo de hernia. La monitorización no invasiva es mucho menos fiable y cualitativa. **US DTC:** ↓PPC → ↓ velocidad diastólica y ↑ pulsatilidad (*J Neurosurg* 1992;77:55-61); estima la PIC en 10-15 mm Hg; puede pasar por alto la PIC leve-moderada. La **ecografía del nervio óptico** para medir el diámetro de la vaina del NO puede identificar PIC > 20 mm Hg (*Neurocrit Care* 2011;15:506-515).

Manejo de la PIC incrementada

Objetivos: mantener la PIC < 20-25 mm Hg. Mantener la PPC > 60-70 mm Hg (puede ser necesario individualizar el objetivo de la PPC). Evitar los factores que agravan/precipitan ↑PIC. *Nota: ¡pueden ocurrir herniación y muerte con una PIC normal! No se puede confiar únicamente en la medición de la PIC en pts con lesiones estructurales focales.*

Medidas profilácticas generales	
Evitar la hipercapnia y la anoxia	Puede ↑FSC y VSC
Evitar la hiperventilación profiláctica	Efecto no sostenido y puede contribuir a la isquemia cerebral
Evitar la hiponatremia	Riesgo de edema osmótico; evitar líquidos hipotónicos
Mantener la normoglucemia	Hipoglucemia a/c mal resultado
Mantener la normotermia	↑T → ↑$CMRO_2$, a/c mal resultado en pts neuro (*Stroke* 2008;39:3029-3035). Objetivo normotermia c/paracetamol. Enfriamiento activo si es necesario

(*continúa*)

Evitar la hipotensión/hipovolemia	Autorregulación intacta: vasodilatación y ↑VSC → ↑PIC. Autorregulación deteriorada: ↓PAM → ↓PPC
Sedación/analgesia	La agitación y el dolor pueden aumentar la $CMRO_2$ → ↑FSC y VSC. También con la tos y la disincronía del respirador
Cabecera de la cama a 30°	Facilita el drenaje venoso y ↓VSC. Puede paradójicamente ↑PIC vía ↓PAM → vasodilatación. Lo mejor es ajustar la CC al monitor de la PIC
Evitar girar la cabeza	La compresión de la YI puede reducir el drenaje venoso. Asegurarse de que el collarín cervical no comprime
PEEP para pts con ventilación mecánica	Una PEEP ↑ (> 5-10 mm Hg) puede perjudicar el retorno venoso y posiblemente ↑PIC
La profx temprana de crisis para las indicaciones de TCE está menos clara para otras enf	Crisis → ↑$CMRO_2$ y PIC (incluido el estado no convulsivo)

Adaptada de Bershad EM, Humphreis WE, Suarez JI. Intracranial hypertension. *Semin Neurol.* 2008;28(5): 690-702.

Intervenciones agudas/Opciones de tratamiento		
Intervención	**Razonamiento**	**Efectos adversos**
Drenaje de LCR	↓ volumen de LCR	Infxn, HIP, hernia hacia arriba (i/s/o lesión de la fosa posterior)
Resección de masa/craneotomía/ craniectomía	↓ efecto masa	Morbilidad quirúrgica
Osmoterapia (ver *"Osmoterapia" más abajo*)	Efectos osmóticos y vasoconstrictores ↓ edema y VSC	Ver más abajo
Presores	Optimización adjunta de la PPC (↑PAM → ↑PPC)	Puede causar ↓FSC local No hay estudios controlados El uso no debe ser prolongado
Sedación	↓$CMRO_2$ y FSC	Hipotensión, síndrome de infusión de propofol
Barbitúricos	↓$CMRO_2$ y FSC Carga de pentobarbital 5-20 mg/kg, luego 1-4 mg/kg/h	Hipotensión, disfunción multiorgánica, larga vida media
Hipotermia Ver *"Enfriamiento"*	↓$CMRO_2$ y FSC	Infxn, generalmente requiere sedación fuerte y VM
Hiperventilación	↓FSC y VSC Objetivo de PCO_2 25-30 mm Hg Ya no se utiliza de forma rutinaria, excepto como puente a la cirugía	Riesgo de isquemia cerebral (↓FSC) Taquifilaxia después de 3-4 h Vasodilatación de rebote
Esteroides	↓ edema vasógeno con tumor (única indicación)	Hiperglucemia, infxn, úlceras por estrés, miopatía por enfermedad crítica Ningún beneficio más allá de las neoplasias
Bloqueo neuromuscular	Evita ↑PIC debido a Valsalva, disincronía vent	↑ miopatía por enfermedad crítica

Osmoterapia: ↓agua del cerebro creando un gradiente osmótico a través de la BHE intacta. Riesgo de edema paradójico cuando se interrumpe la BHE (*Crit Care Med* 2006;34:3029). Algunos requieren una vena central para su administración. Evitar la depleción de volumen simultánea. Manitol y solución salina hipertónica se consideran agentes equivalentes; no hay datos claros sobre su superioridad. Glicerol/sorbitol se utiliza rara vez en EUA.

Agentes hiperosmolares	
20% Manitol 1 100 mOsm/L	**1-5 min:** vasoconstricción refleja (↑V plasma → ↑FSC → ↑RVC → ↓PIC); requiere una autorregulación intacta; **15-30 min:** efectos osmóticos. **Otros:** mejora la reología de la sangre (↓ viscosidad), ↓formación de LCR, eliminación de radicales libres. El efecto depende de la dosis y alcanza su máximo a los 20-60 min; la duración es de 4-6 h. **Dosificación:** bolo de 1-1.5 g/kg de manitol al 20%; luego 1 g/kg cada 6 h. Comprobar la brecha osmolar q6h; mantener la brecha > 10-15. *Brecha osmolar = osm medida-osm calculada = [manitol]. Osm calc = 2Na + glc/180 + NUS/2.8* Puede administrarse por vena periférica Puede ocurrir ↑PIC de rebote en 0.5-2 h Se elimina por vía renal, *evitar en pts con LRA/ERC* **Efectos adversos:** hipotensión transitoria, diuresis profunda → insuficiencia renal, ↓Na, ↓K, ↓Mg, ↓PO_4, edema cerebral de rebote c/uso prolongado (acumulación en el cerebro; disminuir en días). Datos mínimos para beneficio de la mortalidad (*Cochrane Rev* 2007;1:CD001049)
Solución salina hipertónica al 23.4% 8008 mOsm/L	**1-5 min:** vasoconstricción refleja; **15-30 min:** efectos osmóticos. **Otros:** ↑deformabilidad eritrocitos, ↓adhesión PMN → antiinflamatorio. ↓permeabilidad a través de la BHE frente a manitol. La concentración varía según el centro; el 23.4% es el más utilizado. **Dosificación:** bolo 30 mL/20 min; repetir q6h. Mantener para Na > 160 Administrar por la vena central Dada la expansión repentina del LEC, *evitar en pts con ICC* **Efectos adversos**: alteraciones electrolíticas, sobrecarga de volumen, insuficiencia renal, coagulopatía dilucional, acidosis hiperclorémica, edema de rebote como con manitol (disminuir en días). No se reporta mielinólisis central pontina con solución salina hipertónica para ↑PIC
Solución salina hipertónica al 3% 1026 mOsm/L	Puede hacer un bolo de 100-200 cc para efectos osmóticos agudos Generalmente se utiliza para mantenimiento de eunatremia/corrección de hiponatremia en lugar de la restricción de agua (hipovolemia → ↓PPC). Puede administrarse por vena periférica

Muerte cerebral

Definición de muerte cerebral: cese irreversible de todas las funciones cerebrales espontáneas y reflejas. La muerte cerebral se determina en clínica por coma, ausencia de reflejos del tronco del encéfalo y apnea. Deben realizarse pruebas auxiliares para la determinación de la muerte cerebral cuando *cualquier parte* de las pruebas clínicas sea limitada/confusa.

Preparación para la evaluación de la muerte cerebral: avisar al banco de órganos local.

1. Involucrar a la familia del pt, al personal de enfermería y, en su caso, a las autoridades religiosas o a los servicios de ética médica o a ambos antes de evaluar muerte cerebral.
2. Suspender los sedantes o hipnóticos.
3. Confirmar que se cumplen los siguientes criterios clínicos:
   - causa conocida e irreversible de lesiones neurológicas;
   - sin alteraciones ácido-básicas, electrolíticas o endocrinológicas graves, ni hiperamonemia;
   - sin intoxicación por fármacos/EtOH (s/d baclofeno puede imitar la muerte cerebral, si hay pupilas de punta descartar sobredosis de narcóticos);
   - si hay bloqueo neuromuscular (si el pt recibió hace poco agentes de bloqueo neuromuscular, confirmar la reversión con estimulación en tren de cuatro).

Hallazgos clínicos consistentes c/muerte cerebral: mioquimias faciales; mov espinales espontáneos de las extremidades (sin postura descerebrada/decorticada) (*Neurol* 1984;34:1089); mov de tipo resp: elevación/aducción de hombros, arqueo de la espalda, expansión intercostal sin vol corriente imp; sudoración, rubor, taquicardia; triple flexión, signo de Babinski o abanico de dedos de los pies, presencia de REM, ausencia de diabetes insípida.

Hallazgos clínicos que excluyen la muerte cerebral: postura de descerebración o descorticación de las extremidades; mov respiratorios espontáneos.

Criterios clínicos para la muerte cerebral (medidas clínicas/hallazgos c/c muerte cerebral):

Coma: no abre los ojos, ni responde verbalmente, ni realiza mov intencionales. No hay respuesta motora a los estímulos nocivos con presión supraorbital y presión en el lecho de las uñas en las 4 extremidades (excepto la triple flexión de las piernas).

Ausencia de reflejos del tronco del encéfalo: pupilas: pupilas fijas, incluso c/luz brillante y lupa; reflejos oculares: ausencia de reflejo oculocefálico → solo prueba si se ha asegurado la integridad de la columna vertebral; ausencia de reflejo oculovestibular (ausencia de respuesta de estímulo calórico) → confirmar la integridad de membrana timpánica y ausencia de sangre/

cerumen significativo en el conducto auditivo externo, elevar la CC a 30° e irrigar el conducto auditivo externo con 30-50 mL de agua helada; observar la respuesta ocular (1 min); repetir en el lado c/l después de > 5 min de retraso. Respuestas motoras faciales: no hay reflejo corneal al tacto con un hisopo. No hay muecas faciales a la presión profunda sobre el lecho ungueal, el reborde supraorbital o la articulación temporomandibular. Reflejos faríngeos y traqueales: no hay náusea c/estimulación de la faringe posterior. No hay tos a la aspiración bronquial.

Prueba de apnea: requisitos previos y preparación: temperatura central ≥ 36.5 °C. PAS > 90 → si el pt requiere presores o experimenta arritmias, considerar pruebas auxiliares en lugar de proceder c/la prueba de apnea. Euvolemia → si hay diabetes insípida, necesita un balance de fluidos (+) durante las 6 h anteriores. Ajustar la configuración del respirador para alcanzar un pH arterial de 7.35-7.45 y una PCO_2 de 35-45 mm Hg ≥ 20 min antes de la prueba de apnea (o a la línea de base del pt, si se conoce la retención de CO_2). Preoxigenar con FiO_2 al 100% durante 5 min hasta PaO_2 > 200 mm Hg. *Procedimiento*: desconectar al pt del respirador. Administrar O_2 al 100% a 6 L/min c/tubo endotraqueal o traqueostomía a nivel de la carina inmediatamente después de desconectar el respirador (*Neurology* 2010;74:1911). Observar si hay mov respiratorios durante ~8 min → excursiones abdominales o torácicas. Una vez transcurridos los 8 min, comprobar gasometría para medir O_2, PCO_2 y pH. Reconectar al pt al respirador después de la gasometría. Si durante el periodo de 8 min fuera del respirador el pt desarrolla cianosis, PAS < 90 mm Hg, desaturación de O_2 significativa o arritmia cardiaca → descontinuar la prueba de apnea, hacer GSA inmediata y reconectar el respirador. *Prueba de apnea* (+) (consistente con muerte cerebral): no hay mov resp. Criterio GSA: PCO_2 ≥ 60 mm Hg o aumento de PCO_2 ≥ 20 mm Hg con respecto a la basal. La prueba de apnea se considera (+) si se detiene pronto siempre que no se observen mov resp y se cumplan los criterios de la GSA. *Prueba de apnea* (–): se observan mov resp O no se cumplen los criterios de la GSA después un tiempo suficiente. *Prueba de apnea indeterminada*: prueba de apnea realizada, sin observarse mov respiratorios pero sin cumplirse los criterios de la GSA → puede repetirse la prueba por más tiempo si está clínicamente estable o proceder a pruebas auxiliares.

Pruebas auxiliares para confirmar muerte cerebral	
Prueba diagnóstica	**Hallazgos consistentes con muerte cerebral**
EEG	Temp central debe ser ≥ 36.5 °C. No hay actividad EEG por encima de 2 μV a una sensibilidad de 2 μV y ajustes de filtro de 0.1 o 0.3 s y 70 Hz durante ≥30 min. La interpretación del EEG debe confirmarla el neurólogo en turno.
Panangiografía	No hay llenado de contraste de los vasos cerebrales en la circulación anterior o posterior. El retraso en el llenado del seno sagital puede ocurrir 2/2 ext circulación carotídea. El llenado de ACI debe detenerse en segmento petroso donde ACI →intracraneal.
SPECT con Tec-99	No hay captación de isótopos en el cerebro. La captación en las meninges y el cráneo puede producirse 2/2 perfusión desde las carótidas externas.
DTC	Realizar mediciones en la vasculatura cerebral b/l intracraneal y extracraneal (ACC, ACI, porciones cervicales de las arterias vertebrales). Debe observar pequeños picos sistólicos en la sístole temprana sin flujo diastólico o con flujo reverberante → sugiere alta resistencia vascular por aumento de la PIC y ausencia de flujo sanguíneo tisular. El DTC debe realizarse 2×, con un intervalo de 30 min.

INSUFICIENCIA RESPIRATORIA EN CUIDADOS NEUROCRÍTICOS

Insuficiencia diafragmática: deterioro neuromuscular 2/2. Resulta en ventilación inadecuada e hipercapnia c/grados variables de hipoxemia. Esta suele reflejar un proceso superpuesto (NAC, aspiración) o una insuficiencia respiratoria aguda inminente.

Causas, consideraciones periintubación: **(1)** *polineuropatía aguda:* inestabilidad autonómica → ↓ P c/sedación (barbitúricos, BZD, narcóticos), ↑K^+ c/succinilcolina; usar bloqueo no despolarizante, considerar intubación despierta con fibra óptica y anestesia tópica; med cardiaca a pie de cama para reanimación prn. **(2)** *Enf UNM*: respuesta exagerada a agentes no despolarizantes, p. ej., vecuronio; respuesta impredecible a succinilcolina. **(3)** *Miopatías:* evitar succinilcolina dado el riesgo de hipercalemia severa → paro cardiaco; riesgo de hipertermia maligna.

Falla central de activación del programa motor respiratorio: causas: lesión medular cervical traumática, mielopatía cervical, lesiones bihemisféricas, pontinas, medulares laterales, encefalopatía metabólica grave. Más seguro usar al inicio modos de vent c/temporización para controlar el impulso ↓.

Enfermedad neurocrítica

Los trastornos frecuentes en CNC se presentan más adelante. Otras afecciones en CNC, como infarto cerebral con oclusión de grandes vasos (capítulo *Neurología vascular*), estado epiléptico (capítulo *Crisis y epilepsia*) y enfermedades neuromusculares graves (capítulo *Trastornos de la unión neuromuscular*) se tratan en capítulos separados.

Traumatismo craneoencefálico

Clasificación: *TCE leve*: ECG 13-15. TCE *moderado*: GCS 9-12. TCE *severo*: ECG 3-8 (ver la definición de ECG al principio del capítulo).
Epidemiología y factores de riesgo: ~2.5 millones de casos al año en EUA; 280000 ingresos hospitalarios; 50000 muertes; > 80000 c/discapacidades a largo plazo. Alto riesgo: niños, adolescentes/adultos jóvenes y adultos mayores. Mecanismos de lesión: AT (causa núm 1 en edad < 65 años), caídas (causa núm 1 en edad > 65 años), explosión (causa núm 1 en militares).
Fisiopatología: lesión primaria por impacto (o transmisión directa de la onda de presión en lesión por explosión), secundaria después del impacto (puede superar la primaria). *Lesión primaria*: obj penetrantes + fuerzas contundentes: lesión directa en el tejido → contusión de golpe, fx de cráneo, HE, HSD, disección arterial. Aceleración traslacional: el cerebro se desplaza con respecto al cráneo → contusión de contragolpe, HSD. Aceleración rotacional: el cerebro gira con respecto al cráneo→ LAD, HSA, HIV. Con explosión: absorción de la onda de presión transmitida; los compartimentos con aire o líquido son esp susceptibles. *Lesión secundaria*: difusa o perilesional, durante horas o días. Contusión/expansión del hematoma, excitotoxicidad, alteración del metabolismo mitocondrial, lesión mediada por radicales libres y Ca, alteración de la BHE por lesión mecánica y liberación de citoquinas inflamatorias, despolarizaciones corticales, alteraciones de expresión génica c/aumento de la producción de factores pro-apoptóticos.

Tx inicial de los TCE moderados/severos

El tiempo de traslado rápido del traumatismo al hospital y al centro de neurotraum ↓mortalidad (*J Trauma* 1987;27:365; *Lancet* 2005;366:1538).

CVAV: asegurar las vías aéreas y garantizar un nivel adecuado de O_2; la hipoxia (SpO_2 < 90%) al ingreso empeora los resultados (*J Neurotrauma 2007*;24:287). Si está hipotenso (PAS < 90), reanimar agresivamente c/cristaloides; peores resultados c/albúmina (*NEJM 2007*;357:874); desc hemorragia interna y traumatismo medular. Si hay HTN, no ↓PA a menos que la PAS > 180 → evitar agentes que dilatan la vasculatura cerebral (nitroprusiato, hidralazina).
Encuesta sobre traumatismos: TCE con lesión extracraneal en 35% (*J Trauma* 1989;29:1193). Inmovilización de columna cervical, estudio primario completo. Evaluación neuro: *1.º*: evaluar síncope, reactividad pupilar, fxn motora de las 4 extremidades (ECG es buena herramienta). El obj es minimizar el tiempo hasta la obtención de imágenes cerebrales y la cirugía si es necesaria. 2.º: evaluar si hay lesiones adicionales en el neuraxis (fx de cráneo, lesión vascular, de la médula espinal). **(1)** Hematomas/equimosis periorbital o auricular posterior → fx craneal anterior o fx temporal. **(2)** Rinorrea de LCR → lesión de placa cribiforme. **(3)** Otorrea de LCR, hemotímpano → fx temporal. **(4)** *Parálisis del NC* → varias fx orbitales/de la base del cráneo, lesión carotídea/cavernosa. **(5)** Exoftalmos pulsátil, inyección conjuntival → Fístula carótido-cavernosa: ocurre en 8% de fx de fosa media (*J Trauma* 2007;63:1014).

Abordaje de la neuroimagen

- *TAC craneal*: imagen inicial de elección por su rapidez, alta sensibilidad para contusiones, fx de cráneo, hematomas extraaxiales. Baja sensibilidad para LAD.
- *ATC de cabeza y cuello*: obtener si (1) fx de la columna cervical: (disección arterial a/c ~17% de las lesiones traumáticas de la columna cervical). (2) Mecanismo de alto riesgo: (para lesiones vasculares contundentes, seudoaneurismas en pts con lesiones de alta velocidad o penetrantes). (3) ECG inferior a lo esperado según TAC craneal.
- *VTC de la cabeza*: considerar la evaluación de la laceración o trombosis del seno venoso adyacente si hay fx de cráneo desplazada o fx que atraviesa el seno venoso.

Hallazgos radiológicos

1. *Contusiones por golpe/contragolpe*: incidencia: 25-35% de los pts con TCE grave, 5-10% de los pts con TCE moderado. Localización anatómica: SG superficial, en esp en las regiones orbitofrontal y temporal inferolateral debido a la proximidad de los pisos de las fosas craneales anterior y media. A menudo hemorrágica. La expansión de la contusión/hematoma se observa hasta en 50% de los casos: a/c gran tamaño de la lesión inicial, la presencia de HSD o HE, edad y coagulopatía (*J Neurosurg* 2002;96:109; *Neurosurgery* 2007;61:222). La expansión se produce típicamente a las 6-9 h después del traumatismo (*J Neurotrauma* 2008;25:629) → considerar la repetición temprana de la TAC en caso de deterioro clínico, ↑PIC o presencia de los factores de riesgo mencionados.
2. *LAD*: las tasas de incidencia notificadas varían según la modalidad de imagen usada. Se observa mejor en RM. Sospechar con depresión desproporcionada de la conciencia según

hallazgos de TAC. LAD no hemorrágica → hiperintensidad en DWI o T2 FLAIR. LAD hemorrágica → hiperdensidad puntiforme en TC o hipointensidad en EG/SWI. Localización anatómica: regiones vulnerables a LAD (en orden de ↑gravedad de la lesión) son corona radiata (grado 1), cuerpo calloso (grado 2) y mesencéfalo dorsolateral/protuberancia radial (grado 3).

3. *Hematoma epidural*: a/c fx de cráneo; arterial (meníngea media, 90%), venoso (10%). Se resalta la unión dural con el cráneo.
4. *Hematoma subdural*: venas corticales en puente vulnerables a la lesión por cizallamiento por aceleración lineal. Atraviesa adherencias durales al cráneo.
5. *Hemorragia subaracnoidea*: típicamente cortical superficial, menos común en cisternas basales; HSA en TCE severo a/c mal pronóstico (*Neurosurgery* 2002;50;261).
6. *Hematoma intracerebral*: se diferencia de la contusión hemorrágica en que los hematomas son más profundos y no necesariamente se a/c edema intercalado/colindante; pueden ser causados por lesión por cizallamiento de arterias/venas/capilares intraparenquimatosos (es decir, "contusión por deslizamiento") o pueden aparecer tan tarde como 2 *semanas* después de TCE debido a una coagulopatía, necrosis de la pared de los vasos sanguíneos, lesión por hiperperfusión por deterioro de la autorregulación cerebrovascular o liberación del efecto de taponamiento tras la evacuación de un hematoma extraaxial.
7. *Neumoencéfalo*: a/c fx de cráneo.
8. *Disección arterial (LVCC)*: fx de la columna vertebral.
9. *Trombosis del seno venoso*: a/c fx de cráneo, en esp si la fx atraviesa el seno.
10. *Vasoespasmo cerebral*: raro pero ocurre; usu retardado. A/c el núm de lóbulos lesionados, presencia de seudoaneurisma (*Neurosurgery* 2006;59,6:1215-1225).

Evidencia para el manejo del TCE severo en la UCI
Control de la presión intracraneal
Indicaciones para la monitorización de PIC: ECG ≤ 8 (*Neurosurgery* 2017;80(1):6-15). Controversia sobre el beneficio: la atención centrada en objetivo de PIC < 20 mm Hg con monitorización no demostró ser superior a la atención empírica sin monitorización en un estudio, aunque con numerosas limitaciones (*NEJM* 2012;367:2471)
Impacto de la PIC en el resultado: ↑PIC ocurre hasta en 77% de los pts con TCE grave; la presencia y duración de ↑PIC se correlaciona con peores resultados (*J Neurotrauma* 2007;24:S1; *Neurocrit Care* 2013;18:26-32)
Tx de ↑PIC: ver sección "Presión intracraneal"
Hipotermia: el enfriamiento a 33°C durante 48 h a partir de las 8 h después del TCE no es eficaz para mejorar los resultados (*NEJM* 2001;344:556). El enfriamiento no mostró ningún beneficio en el TCE grave en comparación con el control estricto de la fiebre y la monitorización hemodinámica (*J Neurotrauma* 2015;32(7):422-429). La hipotermia puede ser eficaz para ↑TCE refractario en pts individuales
Hemodinámica
Impacto de la PAM/PPC en el resultado: la duración de la hipotensión es un factor predictivo independiente de la mortalidad (*J Neurosurg Anesthesiol* 1994;6:4). La PPC > 70 reduce las lesiones isquémicas secundarias pero no mejora el resultado neurológico y aumenta el riesgo de SDRA 5× (*Crit Care Med* 1999;27:2086). Las alteraciones de la autorregulación cerebrovascular son comunes y predicen peores resultados (*J Neurosurg* 2006;104:731)
Gestión de la PPC: objetivo de PPC de 60-70 mm Hg, a menos que haya un territorio claramente definido de hipoperfusión cerebral, en cuyo caso puede estar justificada una PPC más alta (Brain Trauma Foundation Guideliness, *Neurosurgery* 2017)
Monitorización de la oxigenación del tejido cerebral
Utilidad del monitor de $PbtO_2$: mediante una sonda parenquimatosa se puede monitorizar de forma continua la tensión de O_2 tisular cerebral. En el ensayo de fase inicial, los pts con menos hipoxia tisular posiblemente tienen mejores resultados (*Crit Care Med* 2017;11:1907-1914). Ensayo fase III en curso
Dinámica pulmonar
Impacto de la ventilación/oxigenación en el resultado: la duración de la hipoxia es un predictor independiente de la mortalidad (*J Neurosurg Anesthesiol* 1994;6:4). La hipocapnia profiláctica empeora el resultado (*J Neurosurg* 1991;75:731)
Ventilación: procurar la normocapnia ($PaCO_2$ 35-45 mm Hg). La hiperventilación solo está indicada como medida temporal para el aumento agudo de la PIC
Oxigenación: SpO_2 ≥ 95%. Relación imprevisible entre la PEEP y la PIC → evaluar a pie de cama de forma individualizada

Tratamientos médicos
FAE: crisis clínicas hasta en 20% de pts con TCE severo en los 1.os 7 días, con ~50% de crisis en 24 h. 15-18% de pts con TCE moderado/severo tienen crisis subclínicas en monitorización EEG continua (*J Neurosurg* 1999;91:750). FAE están indicados para prevención de crisis postraumáticas tempranas (< 7 d) (*NEJM* 1990;323:497)
El 17% de los pts con TCE tendrá crisis en 2 años (*Arch Phys Med Rehabil* 2003;84:365)
Sin pruebas de que FAE profilácticos prevengan crisis postraumáticas tardías, pero puede haber un papel a largo plazo en lesiones cerebrales penetrantes y fx craneales
Control de la glucemia: la hiperglucemia se a/c peores resultados (*J Trauma* 2005;58:47), pero sin beneficio claro en resultados c/insulinoterapia intensiva (*Neurocrit Care* 2008;9:159)
Los pts con TCE pueden ser muy intolerantes a la hipoglucemia debido a la alteración del metabolismo neuronal (*Crit Care Med* 2006;34:850)
Esteroides: NO son eficaces ("CRASH" Trial-*Lancet* 2004;364:1321)
Estrategia de transfusión de sangre: no hay diferencia de mortalidad entre las estrategias de transfusión liberal y conservadora (*Neurocrit Care* 2006;5:4)
Manejo del sodio: evitar hiponatremia; la hipernatremia terapéutica puede estar indicada para el edema focal o difuso que causa efecto de masa o ↑PIC
Nutrición: el gasto metabólico en reposo puede ser 1.5-2× NL en pts con TCE grave y ECG 4-5 (*Neurosurgery* 1984;15:307) → la alimentación debe dirigirse al aumento de las necesidades calóricas. La alimentación temprana por sonda promueve la inmunocompetencia y probablemente facilita la recuperación neurológica
Terapias quirúrgicas
DECRA: la craniectomía descompresiva bifrontotemporoparietal temprana para el TCE grave c/PIC refractaria mostró ↓PIC, pero peor resultado (*NEJM* 2011;365:2040). La hemicran bifrontal suele considerarse ahora inadecuada para el alivio de la PIC. El ensayo RESCUE ICP probó la hemicran en pts con PIC ↑ refractaria a tx médico estándar. La mayoría de pts (~70%) volvió a tener cráneo bifrontal. Beneficio de mortalidad a costa de > proporción de pts con discapacidad severa a 6 meses (*NEJM* 2016;375:1119-1130)

Pronóstico: ~25% de mortalidad en TCE grave; 16% de déficits neurol graves; 3% de EV. La edad, ECG, respuesta pupilar, hipoxia, hipotensión y hallazgos de TAC se a/c el resultado (*J Neurotrauma* 2007;24:329). La localización de LAD (en RM) predice el resultado con tronco del encéfalo (*J Neurotrauma* 2007;5:691-699) y tal vez regiones específicas de este (*Neurocrit Care* 2017; 2:199-207) ↑ las probabilidades de un mal resultado. TCE grave: proporción ↓ de discapacidad grave con el tiempo: ~57% a 3 meses, ~18% a 2 años (*J Neurotrauma* 2019;36:3158-3163). La neurorrehabilitación integral mejora los resultados funcionales, con 85% de recuperación en los 1.os 6 meses (*Lancet Neurol* 2008;7:728).

Infarto maligno

Edema maligno tras un infarto de ACM

Epidemiología: ~25% de los ictus c/NIHSS > 8 en el momento de la presentación desarrolla edema cerebral maligno (*Neurocrit Care* 2020;32:104-112).

Presentación clínica: sínd hemisférico completo → cefalea + vómitos + letargo → sínd de herniación.

Predictores de imagen: TAC craneal: desplazamiento temp de la línea ½ + borrado de cisterna basal (*Neurocrit Care* 2020;*32*:104-112). Hipodensidad > ½ territorio ACM (*Stroke* 1990;30:287-292). RM cerebral: > 82 cc^3 DWI en 6 h (*Ann Neuro* 2010;68:435-445) o 145 cc^3 en las 1.as 14 h (*Stroke* 2000;31:2175-2181). ATC/ARM: oclusiones de vasos grandes (ACI, ACM proximal).

Predictores clínicos: edad: < 50 años. Inicio temp ↓ conciencia. n/v < 24 h. PAS > 180 mm Hg < 12 h. Recuento ↑ de leucocitos. Insuficiencia cardiaca (*Stroke* 2001;32:2117).

Tratamiento:

Tratamiento quirúrgico: la hemicraniectomía descompresiva (CD) es definitiva para los pts que cumplen los criterios:

De un análisis conjunto de 3 ECA: (*Lancet* 2007;6:215-222)

Edad 18-60, Rm < 2, NIHSS > 15, alteración del despierto (NIHSS ítem 1.ª ≥ 1)

Entrada al ensayo en 45 h desde el inicio, tratamiento en 48 h

> 145 cc^3 de volumen DWI o > 50% de territorio ACM involucrado en TAC.

La interpretación es compleja. Procedimiento que salva la vida, *tal vez* con preservación de la función, pero con ↑importante de probabilidad de sobrevivir a discapacidad severa:

43% con resultado favorable de CD (Rm de 2-3) *vs.* 21% terapia médica
21% muerte con CD *vs.* 71% con terapia médica
35% discapacidad severa (Rm 4-5) con CD *vs.* 7% con terapia médica
En pts mayores (> 61 años) (DESTINY II: *NEJM* 2014;370:1091-1100):
Procedimiento que salva la vida, pero no conserva la función. Los supervivientes tienen discapacidad grave.
33% de muerte con CD *vs.* 70% con el tratamiento médico
60% de discapacidad grave (Rm 4-5) *vs.* 28% con el tratamiento médico.

Edema después de infarto de cerebelo

Emergencia neurológica: el edema puede causar hidrocefalia por compresión del 4.° ventrículo o compresión del tronco del encéfalo por hernia transtentorial o amigdalina ascendente.

Presentación clínica: ~20% de los infartos cerebelosos (*Stroke* 2000;31:2062-2067). Marcha inestable, cefalea, mareo, diplopía, disartria, anisocoria, n/v, letargo, compromiso de las vías aéreas, coma.

Rx: **(1)** Terapia médica para el edema/PIC

(2) Cirugía: craniectomía suboccipital (CSO) c/posible resección del cerebelo infartado y ventriculostomía. Mantener la ventriculostomía en el posop hasta mejora del efecto de masa/edema. La CSO salva la vida si Rx med no evita la progresión del edema o el deterioro clínico. Debe realizarse antes de la descompensación clínica; no esperar al fracaso del tx médico en un pt con un gran ictus y clara progresión de la compresión del 4.° ventrículo; la hidrocefalia puede ser aguda y llevar a deterioro rápido y fatal.

Consideraciones: tiempo desde inicio de los sx, tamaño del infarto, edad, potencial de recuperación neuro. La mayoría con recuperación con calidad de vida relativamente buena.

Hemorragia intracraneal

Hemorragia subaracnoidea (HSA)

Causas: traumatismo, rotura de aneurisma de arteria intracerebral, rotura de vena intracerebral (hemorragia perimesencefálica), trombosis del seno venoso o de la vena cortical, fístula arteriovenosa dural, angiopatía amiloide cerebral, síndrome de vasoconstricción cerebral reversible (SVCR). El mayor volumen de sangre subaracnoidea y los patrones de distribución característicos (cisterna gruesa, silviana o pericallosa) apuntan a un origen aneurismático. Nota: la arteria oftálmica marca el anillo dural; los aneurismas carotídeos proximales a esta no producirán HSA.
Manejo agudo (aneurismático): para conocer los factores de riesgo, los sistemas de clasificación y el manejo detallado agudo y diferido, ver el capítulo "Neurología intervencionista". Las prioridades urgentes son la protección de las vías aéreas, tx de la hidrocefalia/↑PIC y ↓PA (PAS < 160). Si la PIC es norm, una vez colocado el DVE, y no hay hidrocefalia, generalmente se mantiene el DVE pinzado hasta que el aneurisma se trate (asegure). Tratamiento definitivo del aneurisma (clipaje mediante craneotomía o *coil*/desvío de flujo por vía endovascular) tan pronto como sea posible. *Resultados/pronóstico* (aneurismático): mayor mortalidad y más discapacidad a mayor edad, gravedad del deterioro neurol en la presentación, volumen sanguíneo, localización en la circulación posterior (*Stroke* 2007;38:2315). Entre las series modernas de pts con HH5, el pronóstico no es uniformemente malo (*J NSGY* 2018;128:100-110).

Hematoma intraparenquimatoso

Ver el capítulo "Neurología vascular".

Hematoma epidural:

Indicaciones para cirugía: volumen del hematoma > 30 cm^3, sin importar la puntuación del ECG. Desplazamiento de la línea media > 10 mm. Hematoma agudo, ECG ≤ 8 con anomalías pupilares. Signos tempranos de herniación. ↑PIC (*Guidelines for the Management of Severe TBI*. 4th ed. Brain Trauma Foundation; 2016).
Pronóstico: 10% de mortalidad. Factores pronósticos radiológicos: volumen del hematoma, desplazamiento de la línea media.

Insuficiencia hepática fulminante

Definición: hepatopatía nueva con INR > 1.5 + encefalopatía en ausencia de enf hepática preexistente (*Neurocrit Care* 2011;14:318-327).
Causa: En EUA, generalmente 2/2 paracetamol, > 10 g ingeridos. Hepatitis viral menos frecuente (*Neurocrit Care* 2011;14:318-327).
Fisiopatología: (teórico) NH_3 → inflamación/disfunción de astrocitos. También NH_3 + otros metabolitos pueden actuar como neurotransmisores directos.
Manejo: tratar la sobredosis de paracetamol si está presente (NAC). 86-95% de los pts con encefalopatía > grado 3 (estupor o coma) tienen PIC elevada (*Crit Care Med* 2008;36(8):2244-2248, *J Hepatol* 1986;2(1):43-51). Todos deben recibir TCCSC y considerar seriamente la posibilidad de monitorizar la PIC de forma invasiva, si es posible con coagulopatía. Manejo de la vía aérea, normocarbia. PPC > 50. Vigilar y tratar las crisis.

ENCEFALOPATÍA HIPÓXICO-ISQUÉMICA (EHI)

↑duración de la anoxia y ↑ duración de la RCP → ↓ resultado (*Crit Care Med* 1995;23:18). Supervivencia < 10% en paro cardiaco extrahospitalario tras RCP (*NEJM* 2004;351:632). Supervivencia < 20% hasta susp en caso de paro cardiaco intrahospitalario tras la RCP (*Resuscitation* 2003;58:297).

Pronóstico neurológico del coma tras un paro cardiaco

Los predictores de *mal* pronóstico están bien establecidos (*Neurol* 2006;67:203). Sin embargo, la hipotermia terapéutica altera la especificidad de la mayoría de los indicadores pronósticos; por tanto, el pronóstico es más difícil en los pts tratados c/hipotermia terapéutica. Ninguna medida clínica aislada es totalmente fiable. Los hallazgos concordantes de múltiples modalidades (p. ej., examen, EEG, PSSE, IRM) permiten predicciones más fiables y una toma de decisiones más informada.

Sugerencia de trabajo (anotar el tiempo): valor estadístico de las pruebas en la tabla siguiente.

Examen neurológico: predictores de mala evolución: ausencia de reflejos pupilares, corneales y oculocefálicos 1 a 3 días después de la reanimación/calentamiento; crisis mioclónicas. La apertura precoz de los ojos y los mov oculares espontáneos no predicen una buena evolución. Crisis única y las mioclonías focales intermitentes NO predicen una mala evolución (*Neurol* 2006;66:62).

EEG: inicio durante la hipotermia. Finalidad: (1) monitorizar las crisis; (2) pronóstico. Duración: continuar ≥ 24 h después de completar el recalentamiento (los hallazgos pueden evolucionar). La supresión de voltaje persistente, la supresión de ráfagas y la actividad epileptiforme predicen un mal pronóstico (*Resuscitation* 2014;85:1580). El coma alfa NO se a/c un mal resultado invariablemente (*Neurol* 1988;38:773). El estado epiléptico posanóxico NO es invariablemente un mal resultado (*Neurol 2009;72:744*). Se han identificado distintos fenotipos electrográficos del estado epiléptico mioclónico posaxónico: el desarrollo de un fondo EEG continuo indica mejor pronóstico que la supresión de ráfagas (*Ann Neurol* 2016;80:175).

PSSE: esperar ≥ 48 h después de completar el recalentamiento para hacer PSSE. Menos fiable si se hace muy pronto. La ausencia de N20 c/estimulación del nervio mediano predice un mal resultado. No hay datos suficientes sobre el valor pronóstico de los BAER y los PEV por sí solos. Puede tener una tasa de falsos positivos no trivial (*Crit Care Med* 2018;12:e1213-e1221).

Marcadores séricos: considerar 24-72 h después del recalentamiento. Enolasa específica de neurona (EEN) > 33 µg/L en d1-3 a/c mal resultado. La sensibilidad/especificidad/TFP depende del umbral/tiempo exacto, pero en general la especificidad es cercana a 100% con una baja sensibilidad para predecir un mal resultado (*JACC* 2015;19:2104-2114).

TAC: obtener si la causa del paro es incierta y si el coma persiste. La pérdida de diferenciación gris-blanco y el edema cerebral pueden tener una especificidad superior para un mal resultado que los hallazgos en la RM (*Resuscitation* 2019;139:343-350).

IRM: considerar a las 72 h después del recalentamiento si el coma continúa y el pronóstico aún es incierto. La ausencia de lesiones DWI/ADC mejora el resultado (*Mayo Clin Proc* 2007;82:828). La mediana de ADC en todo el cerebro puede predecir un mal resultado (*Radiology* 2009;252:173). Anorm típicas de DWI/ADC: cinta cortical, infarto limítrofe, tálamo, GB. Los hallazgos siguen patrones temporales y espaciales característicos que implican a GB y cerebelo, seguidos de cambios corticales y de la SB en periodos tempranos/tardíos/subagudos (*Neurocrit Care* 2011;14:61). La evidencia emergente sugiere una tasa significativa de falsos positivos (*Resuscitation* 2019;139:343-350).

Monitorización de la PIC y oxígeno cerebral: evidencia insuf para tener valor pronóstico.

Tasas de falsos positivos de los predictores univariantes de un mal resultado neurológico[a] tras un paro cardiaco, con y sin hipotermia terapéutica (HT)

Predictor	Día	TFP: sin HT	TFP:TH
Paro cardiaco sin FV			15 (6-30)%[1]
RCE > 25 min			24 (13-40)%[1]
EEG de bajo voltaje[b] – temprano	1		47 (35-60)%[2]
EEG de bajo voltaje[b] al recalentarse	1[c]		5 (2-14)%[2]
EEG discontinuo (supresión de ráfagas)	1[c]		7 (2-23)%[3]
Actividad epileptiforme en el primer EEG[b]	1-3		9 (2-21)%[1]
Fondo de EEG no reactivo	1-3[c]		7 (1-18)%[1]
Mioclonía temprana	1[c]	0 (0-8.8)%[1]	3 (0-11)%[1]
Ausencia bilateral de N20 en el PSSE	1-3[c]	0.7 (0-3.7)%[3]	0 (0-8)%[1]

(*continúa*)

Enolasa específica de neuronas (EEN) en suero > 33 µg/L a las 72 h	1-3[c]	0 (0-3)%[3]	Especificidad: 95% (92-97%)[4]
Ausencia de respuesta motora al dolor o solo extensora	3[c]	0 (0-3)%[3]	24 (14-39)%[1]
≥ 1 reflejos del tronco del encéfalo ausentes (pupilar, oculocefálico, corneal)	3[c]	0 (0-3)%[3]	4 (1-15)%[1]
Hipodensidad difusa en TAC + ECG ≤ 8	1-3[c]	0 (0-48)%[5]	0 (0-27)%[5]
RM: cualquier restricción de difusión	1-3[c]	54 (26-80)%[d,6]	54 (26-80)%[d,6]
IRM: corte de FA en toda la sustancia blanca: 0.91 (normalizado al control)	7-28		Especificidad: 100 (89-100)[7]

[a]Mal resultado neurológico = muerte, EV o discapacidad grave en > 1 mes.
[b] *"Actividad convulsiva"* = descargas epileptiformes de cualquier tipo (p. ej., picos, descargas periódicas lateralizadas [DPL] o descargas periódicas generalizadas [DPG]) o convulsiones electrográficas; *"Bajo voltaje"* = < 10 µ V (pero sin cumplir los criterios de silencio electrocerebral).
[c]Evaluado tras el recalentamiento y la interrupción de la sedación.
[d]Los pts que se sometieron y no se sometieron a HT se analizaron como un solo grupo.
[1]Ann *Neurol* 2010;67:301.
[2]*Crit Care Med* 2010;38:1838.
[3]*Neurol* 2006;67:203.
[4]*JACC* 2015;19:2104-2114.
[5]*Stoke* 2011;42:985.
[6]*Neurocrit Care* 2012;2:240.
[7]*Lancet Neurol* 2018;17:321-326

Predicción multivariante del resultado en pts en coma posanóxico-tratados con hipotermia

Valor pronóstico de una combinación de < 2 de los siguientes hallazgos (–) (medidos tras el recalentamiento luego de la hipotermia terapéutica, entre 36 y 72 h tras el paro cardiaco)
-B/l Ausencia dePSSE — Fondo de EEG no reactivo
-Mioclonía precoz — Recuperación incompleta de reflejos del tronco del encéfalo

Predicción:	**Mortalidad hospitalaria**	**Malos resultados de 3 a 6 meses**
Sensibilidad (IC 95%)	79 (67-88)%	62 (51-72)%
Tasa de falsos positivos (IC 95%)	0 (0-8)%	0 (0-14)%
VPP (IC 95%)	100 (93-100)%	100 (93-100)%
VPN (IC 95%)	76 (63-86)%	44 (31-58)%

Basada en los resultados de 111 supervivientes en coma de paros cardiacos tratados con HT.
De Rossetti AO, Oddo M, Logroscino G, et al. Prognostication after cardiac arrest and hypothermia: a prospective study. *Ann Neurol*. 2010;67(3):301-307.

Hipotermia terapéutica (HT) tras un paro cardiaco

Mecanismos de acción: reduce la tasa metabólica cerebral y la demanda de oxígeno. Reduce el edema cerebral y la PIC al preservar la integridad de la BHE. Reduce la lesión neuronal excitotóxica. Minimiza la liberación de radicales libres y suprime la inflamación.

Criterios de inclusión/protocolos de estudio: diferentes entre los estudios de referencia:

- **FV extrahospitalaria, T 33° *vs.* ninguna** N = 77, FV extrahospitalaria como ritmo inicial, "coma persistente" a la llegada al hospital (sin umbral de tiempo. Tratada 33 °C × 18 h. 49 *vs.* 26% de tasa de discapacidad < mod al alta (*NEJM* 2002;557-563).
- **TV/FV extrahospitalaria, T 33° *vs.* ninguna** N = 275, fuera del hospital, ritmo inicial FV/TV, < 60 min de colapso a RCE, sin respuesta a órdenes verbales, sin hipoxia persistente o coagulopatía. No hay umbral de tiempo, pero la mediana de RCE a tiempo de enfriamiento es de 105 min. Tratada a 32-34 °C × 24 h. Mortalidad 41 *vs.* 55%, 55 *vs.* 39% de resultados neurológicos favorables a los 6 meses (*NEJM* 2002;346:549-555).
- **Cualquier ritmo extrahospitalario, T 33° *vs.* 36°** N=939, paro cardiaco extrahospitalario (cualquier ritmo), inscripción en las 4 h de RCE, sin HIP/ictus, ECG < 8. Aleatorizado a 33° *vs.* 36 °C × 28 h. No hay diferencia en la distribución de las puntuaciones Rm en el seguimiento de 6 meses (*NEJM* 2014;23:2197-2206).
- **Cualquier paro, cualquier ritmo, T 33° *vs.* 37°** N = 584, paro dentro o fuera del hospital, ritmo no desfibrilable, tiempo hasta el RCE < 60 min, inscripción dentro de las 5 h de la RCE, ECG ≤ 8, 33° *vs.* 37 °C × 24 h. 10% de CPC 1-2 (< discapacidad modal) a los 3 meses en comparación con 6% (a T 37 °C), p = 0.04. Morbilidad muy alta en esta cohorte: 82% murió durante el seguimiento (*NEJM* 2019;381:2327-2337).

Resumen: la evitación de la fiebre es crítica (razón de probabilidades de un resultado desfavorable > 2 por cada 1 °C ↑ en la temp después del paro) (*Arch Int Med* 2001;161:2007). Sin embargo, puede haber cierto beneficio neuropreservador con el enfriamiento.

Principios básicos y enfoque de la hipotermia terapéutica: iniciar el enfriamiento rápidamente (< 6 h desde RCE). Es posible que se requieran diversos métodos de enfriamiento para alcanzar el objetivo de temp de 33-37°C. El periodo total de enfriamiento de 24 h comienza cuando se inicia, no cuando se alcanza la temp objetivo. Los escalofríos generan calor y contribuyen a la lesión neuronal al aumentar el metabolismo cerebral → puede ser necesaria la sedación y la parálisis.

Preparación para la hipotermia: evaluación de laboratorio: PMC, BHC, TP/TPT, fibrinógeno, dímero D. Colocar una vía aérea para la monitorización de la PA, una vía central para la posible necesidad de agentes vasoactivos. Monitorizar la temp central: sonda de temp de la vejiga o sonda de temp de la arteria pulmonar si es oligúrico (la sonda de temp de la vejiga requiere orina en la vejiga).

Criterios de exclusión relativos (la hipotermia puede conllevar un riesgo ↑): inestabilidad hemodinámica que requiera altas dosis de presores. TCE grave → descartar HIP mediante TAC craneal antes de la HT si se sospecha TCE. Cirugía mayor reciente (en 14 días). Infxn sistémica/sepsis → la hipotermia interfiere c/función inmunológica. Hemorragia activa → hipotermia ↓ la actividad del factor de coagulación. La administración de trombolíticos, antiagregantes plaquetarios o anticoagulantes para una enf cardiaca NO es una contraindicación para la hipotermia.

CRISIS Y EPILEPSIA

Definiciones

Crisis epiléptica: si/sx 2/2 anorm súbito y transitorio, act neuronal excesiva/sincrónica.
Crisis electrográfica: patrón EEG como el observado durante una crisis epiléptica (± si/sx)
Crisis provocada: +causa atribuible (p. ej., enf sistémica, traumat neuro directo).
Crisis no provocada ocurre sin enfermedad aguda, 2/2 anormalidad/enf cerebral persistente.
Crisis sintomática aguda: sinónimo de crisis "provocada".

Aura: primera parte de la crisis, a menudo la única parte recordada por el pt; una crisis focal que a veces progresa a una crisis focal discognitiva o generalizada de forma secundaria.

Periodo postictal: periodo desde el final de la crisis hasta el retorno a la línea de base.

Espectro psicógeno no epiléptico (EPNE también conocido como CNE): si/sx se parecen a las crisis pero sin correlaciones EEG.

Epilepsia (ILAE 2014;55(4):475-482):
1. ≥ 2 crisis no provocadas (o reflejas) que ocurran a un intervalo ≥ 24 h.
2. 1 crisis no provocada (o refleja) y probabilidad de + crisis similar al riesgo general de recurrencia (≥ 60%) tras 2 crisis no provocadas, ocurridas en los sig 10 años.
3. Diagnóstico de un síndrome epiléptico.

Sínd epiléptico: forma específica de epilepsia; implica causa específica, si/sx, pronóstico.

Estado epiléptico (EE): crisis continua que dura > 5 min o > 1 crisis sin retorno completo a la basal.

Epidemiología de la epilepsia (*NEJM* 2008;359(2):166; *Lancet Neurol* 2019;18(5):459-480): 46M de casos en el mundo; EUA ~7/1 000; 70% focal, 30% generalizada. Causas (adultos): 60% desconocidas; 40% causas conocidas: ictus 9%, TCE 9%, EtOH 6%, neurodegen 4%, encefalopatía estática 3.5%, tumor cerebral 3%, infxn 2%.

Diagnóstico diferencial de las crisis

(adaptado de: https://www.epilepsydiagnosis.org/epilepsy-imitators.html)

Síncope (incluido el "síncope convulsivo", ver más abajo): vasovagal, ortostático, QT largo/cardiógeno, episodios de retención de la respiración.

Ataque isquémico transitorio: suele presentarse con sxs (−), pero puede tener sxs (+) (p. ej., sacudidas, rigidez, alucinaciones, ilusiones visuales). AIT con sacudidas en las extremidades en caso de enf carotídea preoclusiva. La parálisis de Todd (debilidad transitoria tras la crisis) puede simular un AIT/ictus.

Amnesia global transitoria: *dx:* amnesia anterógrada de inicio agudo; no hay pérdida de conciencia/autoconciencia; deterioro cognitivo limitado a amnesia; no hay TCE o crisis recientes; duración de sx < 24 h; no hay otros sx neurológicos que no sean mareos, vértigo, cefalea. *Estudios:* la RM puede mostrar una lesión puntiforme DWI brillante en el hipocampo, a menudo 24-48 h después del inicio del sx. Si la presentación es atípica o hay factores de riesgo vascular significativos, considerar estudios para ictus. *Etiología/pronóstico*: etiología desconocida (teorías: congestión venosa, AIT del hipocampo). *Pronóstico*: a menudo benigno, no recurrente.

Relacionada con migraña: migraña c/aura visual, ΔEM con migraña basilar, migraña hemipléjica familiar, tortícolis paroxística benigna, vértigo paroxístico benigno, vómito cíclico.

Relacionada con el sueño: trastornos del sueño MOR, parasomnias, sacudidas hipnagógicas, trastornos del movimiento relacionados con el sueño, mov periódicos de las piernas, narcolepsia-cataplejía.

Trastornos paroxísticos del movimiento: discinesia paroxística cinesigénica o no cinesigénica, discinesia paroxística inducida por el ejercicio, ataxia episódica, tics, hiperexplexia.

Psiquiátrica: EPNE, ataque pánico, estado disoc, alucinaciones (trast psico), trast facticio.

Varios: mioclonía espinal, ↑PIC, mioclonía benigna de la infancia, síndrome de Sandifer (ERGE + tortícolis espasmódica y distonía en la infancia), espasmo nutans.

***Abordaje del pt con síncope transitorio* HEA:** clave de Hx para dx (*J Neurol* 2009;256:155-167). Puntos clave de hx más adelante. Abreviaturas: OS = ortostático, VV = vasovagal, CG = cardiógeno, HV = hipovolémico.

Antes del episodio:

Postura: Δpostura → síncope (OS); bipedestación prolongada → síncope (VV).

Actividad: micción, defecación, tos → síncope (VV), ejercicio → síncope (cualquiera). Desencadenante: comida, miedo, dolor, calor, afeitado del cuello → síncope (VV); deshidratación (ingesta escasa, vómito/diarrea), hemorragia → síncope (HV); ejercicio de brazos → robo de subclavia; privación del sueño, sin desencadenante → crisis; estrés → EPNE.

Otros: palidez por sudoración, aturdimiento, visión borrosa → síncope (cualquiera); temblores antes de PC, aura (epigástrica, olfativa, gustativa, *déjà-vu*) → síncope.

Durante el episodio:

Caída: flácida → *síncope (cualquiera)*, rígida → crisis.

Mov: simétricos, sincrónicos, focales, previos/al inicio de PC → *crisis*; no rítmicos, multifocal, de baja amplitud, < 15 s, siempre después de PC → *síncope (cualquiera).*

Ojos: desviación de la mirada → crisis; abiertos → *crisis y síncope (cualquiera)*; cerrados → *EPNE.*

Mordedura de lengua: lateral → *crisis* (40% de TCG); punta de lengua → *síncope (cualquiera,* en 2-6%).

Piel: cianótica → *crisis*; pálida → *síncope (cualquiera).*

Otros: giro de la cabeza hacia un lado → *crisis*; espuma en la boca → *crisis*; incontinencia → *crisis o síncope (cualquiera)*; conciencia preservada → *EPNE.*

Después del episodio:

Conciencia: recuperación rápida (< 1 min) → *síncope*, psicógeno; confusión postictal. (min a h) → *crisis.*

Otros: cefalea, dolor muscular → *crisis*;parálisis de Todd → *crisis*; labilidad emocional → *psicógena.*

HMP: anemia, cardiopatía, Parkinson, AMS, STOP, neuropatía → *síncope (cualquiera)*; lesión del SNC, abuso de EtOH, epilepsia → *crisis*; hx psiquiátrica, RS pan-positiva → *EPNE.*

Examen:

1. EV ✓ortostasis: de supino a de pie → > 20 mm Hg ↓PAS, > 10 mm Hg ↓PAD, o > 10-20 lpm ↑FC; PA.
2. COONG: p/d traumatismo craneal, laceración de la lengua.
3. CV: soplos, ritmo, FC (↑PVY, S3, desplazamiento PIM), soplos carotídeos.
4. Neuro: estado mental, déficits focales.

Examen inicial: ECG, BHC, quím 7, análisis tóx en suero y orina; ✓embarazo.

Si la HEA sugiere síncope (y el estudio inicial es negativo) considerar:

1. Eco: descartar enf estructural del corazón.
2. Prueba de esfuerzo con ejercicio: en esp c/síncope de esfuerzo.
3. Mesa basculante (provoca síncope vasovagal): (+) en 50% c/síncope recurrente inexplicable; Sens 26-80%, Esp > 90%.
4. Holter o monitor continuo.
5. Considerar la derivación a cardiología.

Si la HEA es sugestiva de crisis: imagen (TAC/IRM cerebral), EEG, sin crisis (ver abajo).

Si la HEA sugiere crisis psicógena no epiléptica: ver más abajo.

Tratamiento del síncope:

1. **HV:** rehidratar de forma aguda, fomentar la ingesta regular de líquidos.
2. **OS** (disfxn autonómica): aconsejar levantarse lentamente, medias compresivas, líquidos, dieta ↑ Na. Si esto falla, considerar midodrina, fludrocortisona, anticolinesterásicos.

3. **VV:** identificar y evitar los desencadenantes. No se ha demostrado ningún beneficio con los betabloqueadores (*Circulation* 2006;113;1164).
4. **CG:** depende de la etiología, considerar referencia a cardio y ajustar meds vasoactivos.

Crisis, EPNE o CNE psicógenos no epilépticos (prev. seudocrisis)

Def: episodios parecidos a las crisis epilépticas pero sin correlación EEG. Origen psiquiát; por lo general somatoforme (conversión>somatización>> facticio, fingimiento). *~30% de los pts con EPNE tiene también crisis epilépticas.*

HEA sugerente de EPNE: múltiples EEG, no responde a los FAE, desencadenantes extraños (estrés, dolor, mov específicos, sonidos, luces), ocurren solo alrededor de otros (p. ej., consultorio), RS floridamente positiva, sxs somáticos vagos, inapropiada falta de preocupación ("*la belle indifference*"), inducible por sugestión, h/d trauma sexual, fibromialgia, dolor crónico, fatiga, depresión, ansiedad.

Semiología sugestiva de EPNE frente a crisis: ver Tabla.

Dx: difícil por medio de solo hx/examen. Provocación (sugestión, hiperventilación, estimulación fótica, iny solución salina) útil, pero ¿ético? **Estd de oro: video EEG que muestra EEG norm durante evento estereotipado** (nota: EEG puede ser falsamente norm con crisis profunda o media). EEG ayuda a distinguir entre epilepsia y CNE en pts c/ambas. Pueden ser necesarios varios eventos para el dx definitivo.

Rx: educación del pt, mnj psiquiátrico (psicoterapia, Rx enf psiquiátricas comórbidas).

Pronóstico: generalmente malo. Mejores resultados a/c inicio joven, dx temprano, sin otras enf somatomorfas; caract hipomotoras (*vs.* hipermotoras). *En niños con EPNE: considerar abuso sexual, trast del estado de ánimo* (*Epilepsia* 2012;53(10):1679-1689).

Señales: EPNE *vs.* crisis					
EPNE			**Crisis**		
	Sens	**Esp**		**Sens**	**Esp**
Conciencia preservada	56%	93%	Ojos abiertos/anchos	100%	84%
Aleteo de ojos	50%	> 95%	Inicio abrupto	94%	55%
Otros alivian/intensifican	55%	> 95%	Confusión postictal/sueño	81%	70%
Susurro postictal	58%	83%	Ojos fijos	57%	92%
Curso de tartamudez	42%	> 95%	Boca apretada	9%	92%
Cierre forzado del ojo	33%	> 95%	Automatismos de la mano	26%	> 95%
Empuje pélvico	8%	> 95%	Grito ictal	22%	> 95%
Espalda arqueada	8%	> 95%	Agarrando	9%	> 95%
Cabeza de lado a lado	25%	87%	Limpieza nasal postictal	23%	> 95%
Llanto ictal	8%	91%	Afasia postictal	9%	> 95%
Gira sobre el vientre	< 5%	87%	Ronquido postictal	35%	> 95%
Susurro ictal	58%	78%	Desplazamiento brusco	75%	70%
Regreso inm a b/l	64%	55%	Inicio 1 sola extremidad	57%	67%
Mov no sincronizado	17%	78%	Ojos en blanco	52%	67%
Convulsión > 2 min	67%	48%	Aura	50%	17%

b/l, basal; mov, movimiento; Sens, sensibilidad; Esp, especificidad.

De Syed TU, LaFrance WC Jr, Kahriman ES, et al. Can semiology predict psychogenic nonepileptic seizures? A prospective study. *Ann Neurol*. 2011;69(6):997-1004. Derechos de autor © 2011 American Neurological Association. Adaptada con permiso de John Wiley & Sons, Inc.

Evaluación de pts con crisis

Enfoque sistemático de los pts con crisis de nueva aparición.

Evaluación clínica: HEA: ¿provocada o no provocada? (ver tabla abajo): enf previa/fiebre, traumatismo; aura, si/sx ictal/postictal (confusión, depresión, afasia, agotamiento, sueño, miedo, cefalea, amnesia, náusea, dolor, distorsiones perceptivas, paresia, sed, psicosis).

HMP/RS: factores de riesgo de epilepsia: HxF crisis, hx precoz (prenatal, nacimiento, perinatal), crisis febril, retraso en hitos del desarrollo, marcas de nacimiento/anomalías congénitas, crisis anteriores, ictus, traum craneal, infxns del SNC. **Hx crisis:** semiología (mejor directo de testigo), variación diurna, relación con menstruación, sacudidas mioclónicas, fotosensibilidad, lesiones durante la crisis, # visitas a urgencias por crisis en el último año, FAE previos y motivo de susp. **Desencadenantes**: no tomar FAE, privación del sueño, uso de EtOH, estrés, luces intermitentes, fiebre, menstruación. **Estudios previos:** EEG, TAC, IRM, PET, SPECT.

Examen: gen: cutáneo para trast neurocutáneos (p. ej., café c/leche, máculas de hoja de fresno), asimetría corporal, perímetro cefálico. **Neuro:** anorm focales (sug causa subyacente).

Pruebas: estándar: (1) *laboratorios*: BHC, quím 7, PFP, toxicología suero/orina, conc FAE, EGO, RxT. (2) *Imagen*: TAC si es urgente (si hay preocupación por ictus agudo, HIP, masa grande). RM ± gado preferible (anorm estructurales: tumor, ictus, infxn, MAV), con T2 coronal (evaluar hipocampo). (3) EEG (ver abajo). **Considerar más estudios:** PL si hay meningitis/encefalitis, HSA, todos los pts VIH+.

Predicción de recurrencia de crisis: incidencia de 2.ª crisis en adultos ~40-50% en 2 años (*Neurology* 1991;41:965; *Neurology* 1993;43:478; *Lancet* 2005;365:2007). Rendimiento del EEG ↑ en 24 h de la crisis, **51** *vs.* **34**% cuando se hace más tarde (*Lancet* 1998;352:1007). Si el 1.er EEG es norm, el EEG de privación del sueño puede ↑ probabilidad de encontrar anorm epileptiformes. Estudio **MESS** (Multicenter Epilepsy & Single Crisis): *examen neuro, imagen y EEG todos norm → riesgo "bajo"* (30%) de recurrencia en 5 años; 1 de los anteriores anorm = riesgo mod (50)%; 2 anorm = riesgo alto (70%) (*Lancet Neurol* 2006;5:317). **FAE:** después de 1 crisis definitiva no provocada: si examen neuro, imágenes y EEG norm, se puede aplazar el tx; si examen, imágenes o EEG anorm o ≥ 2 crisis, iniciar FAE.

Árbol de decisión para iniciar un FAE después de una crisis no provocada

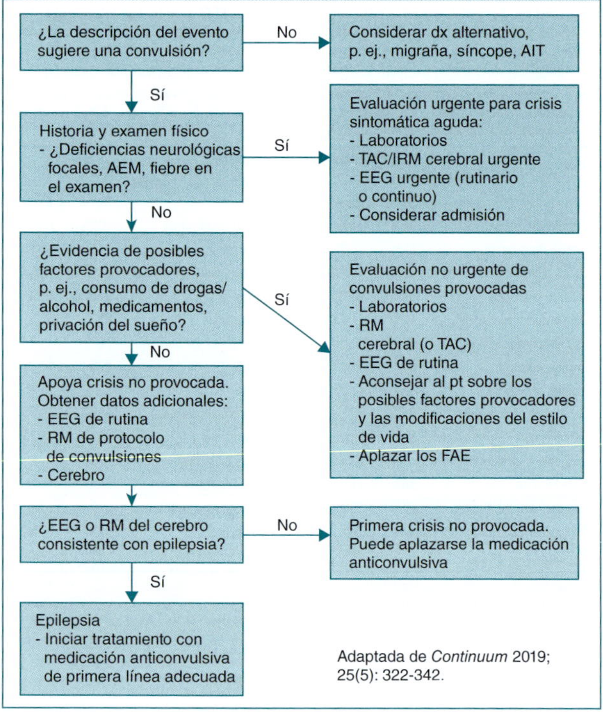

Asesoramiento sobre seguridad en epilepsia

(1) **Cómo mantener la seguridad del pt durante una crisis**: 1) Mantener la calma. 2) Cronometrar la crisis. 3) Poner al pt de lado para que no se ahogue. 4) Aflojar la ropa ajustada y colocar algo suave bajo la cabeza. 5) No poner nada en la boca del pt. 6) No sujetar al pt. 7) Llamar al 911 si la crisis dura > 5 min o si el pt tiene > 1 crisis sin volver a la basal. 8) Permanecer con el pt hasta que esté despierto/alerta o que llegue el personal médico. (2) **Seguridad general**: las crisis pueden provocar daño corporal imp y la muerte. Sentido común: no nadar/bañar solo; evitar alturas y escaleras altas; evitar herramientas eléctricas, maquinaria pesada, equipos de soldadura; evitar deportes de alto riesgo (p. ej., buceo, ala delta, deportes de motor, boxeo, esquí alpino, natación de larga distancia, hockey). (3) **Conducción:** las personas c/epilepsia representan entre 0.02 y 0.04% de todos los AT

notificados (en comparación, 7% de los AT está relacionado con EtOH). Las leyes para volver a conducir varían con el lugar. Normativa específica de cada estado en EUA: http://www.epilepsy.com/driving-laws. Algunos hacen concesiones para crisis puramente nocturnas y pts con patrón consistente de aura prolongada (*Epilepsia* 1994;35:662-705). (4) **Cumplimiento con FAE, efectos sec, interacciones farmacológicas**. Consultar sección de FAE para FAE específicos. Los pts que toman FAE inductores de enzimas deben tomar *1200 mg de Ca al día + 2 000 UI de VitD al día* y recibir un examen rutinario de osteoporosis. (5) **Examen de depresión**: c/epilepsia controlada, prevalencia = 10-30%; c/epilepsia refractaria = 30-50%; pob general = 5-17%. Prevalencia de ideación suicida de por vida en epilepsia (4.6-30%) 2× c/pobl general (1-7%). (6) **Cuestiones relativas a la mujer:** ver también capítulo *Neurología del embarazo*. Todas las mujeres en edad fértil deben tomar ácido fólico (*0.4-0.8 mg al día*) antes de la concepción y durante el embarazo (Wyllie E. *Wyllie's Treatment of Epilepsy*. 5th ed, chapters 93-95).

Etiología de las crisis provocadas	
Trast neurológicos primarios *Agresión neurológica aguda/subaguda*: traumatismo craneal, meningitis/encefalitis, absceso cerebral, ictus, HSA, encefalopatía por VIH, anoxia cerebral, encefalopatía hipertensiva/EPNE, eclampsia, neurocirugía *Anorm estructurales*: lesiones tumorales, malformaciones vasculares	**Trast sistémicos** *Metabólico*: hipoglucemia, hiperglucemia, estado hiperosmolar, hiponatremia, hipocalcemia, hipomagnesemia, uremia, encefalopatía hepática, porfiria, hipertiroidismo *Drogas*: sobredosis, sínd abstinencia (EtOH, sedantes); otros (ver más abajo) *Privación del sueño* *Hipertermia/fiebre alta*: en niños
Fármacos que suelen causar crisis o ↓ umbral de crisis	
Analgésicos (meperidina, tramadol) Anestésicos: locales (bupivacaína, lidocaína, procaína, etidocaína) y general (enflurano, sevoflurano) Antibióticos (FQ, TMP/SMX, penicilinas) Anticolinesterasas (organofosforados, fisostigmina) Antidepresivos (bupropión) Antihistamínicos Antipsicóticos (fenotiazinas, butirofinas, clozapina) ¿β-bloqueadores (propranolol, oxprenolol)?	Quimioterapéuticos (etopósido, ifosfamida, cisplatino) Ciclosporina, FK506 Medicamentos hipoglucemiantes Isoniazida Metilxantinas (teofilina, aminofilina) Narcóticos (fentanilo, meperidina, pentazocina, propoxifeno, tramadol) Fenciclidina, estimulantes (anfetaminas, cocaína, efedrina, éxtasis, fenilpropanolamina, terbutalina)

Estado epiléptico (EE)

Def práctica: crisis convulsiva tónica-clónica > 5 min, o > 1 crisis sin retorno a la basal entre crisis (fracaso de la terminación espont de la crisis). Crisis focal c/alteración de la conciencia > 10 min. Focal o generalizado, convulsivo (EEC) o no convulsivo (EENC).

Dxs relacionados: (1) grupos de crisis: volver a la basal entre crisis (↓ urgente que EE, pero ↑ riesgo de EE). Si está en casa c/grupos de crisis o crisis prolongadas, rx c/gel de diazepam rectal 0.2 mg/kg O lorazepam SL 1 mg O midazolam nasal 0.1-0.2 mg/kg; llamar al SME. (2) CNE: difícil de distinguir; pistas que favorecen la crisis: hipoxemia, ↑ CPK, acidosis.

Etiologías del EE (de + a – común): adultos: conc ↓FAE, ictus, TCE remoto/malf congénita, abstinencia EtOH, lesión anóxica, trast metabólico, intox drogas, infxn SNC, neoplasia cerebral, idiopática, TCE. **Niños:** crisis febriles, TCE/malformación congénita remota, conc FAE, TCE, ictus, intx por drogas, lesión anóxica, alteración metabólica, infxn SNC, idiopática.

Estado epiléptico convulsivo generalizado (EECG):
Crisis gen, más a menudo tónico-clónicas, pero también pueden ser mioclónicas, tónicas o clónicas. A medida que el EECG progresa, la actividad motora ↓ amplitud y luego cesa; 48% de pts con EECG → crisis no convulsivas (NC) en 24 h; 14% tiene EENC. Si el síncope no mejora en 20-30 min tras las crisis → ↑ prob de EENC; obtener EEG urgente para confirmar y manejar.

Epidemiología: incidencia en EUA 20-40/100 000. Distribución bimodal a lo largo de la vida, más común en niños < 1 año y adultos > 60 años. 50% de los pts con EECG tiene una lesión neurológica aguda, > 50% sin crisis previa. 15% de los pts con epilepsia con ≥ 1 episodio de EE.

Complicaciones fisiológicas: *lesión neurológica:* lesión excitotóxica mediada por glutamato. Las crisis crean ↑demanda metabólica, requiriendo ↑flujo sanguíneo cerebral. El fracaso de la autorregulación cerebral conduce a ↑edema cerebral, ↑PIC, ↓perfusión cerebral. *Alteraciones sistémicas*: hipoxia, hipercapnia, NAC por aspiración, edema pulmonar, HoTN, arritmia cardiaca, lesión cardiaca, rabdomiólisis, NTA, hipertermia, alteraciones metabólicas (glucosa, K, Na, P, pH). **EEG:** 5 etapas: (1) crisis discretas. (2) Fusión de crisis discretas. (3) Descargas ictales continuas. (4) Actividad ictal continua puntuada por periodos planos. (5) Descargas epileptiformes periódicas. **Imágenes:** RM cerebral superior al TAC craneal. La RM transitoria incluye Δ DWI o ↑FLAIR en hipocampo, neocórtex, cuerpo calloso, tálamo posterior. **Tratamiento:** tx precoz con mejores resultados. El *EEG NO es necesario para el dx de EECG, NO debe retrasar el tx*. Utilizar un algoritmo preestablecido basado en el tiempo (p. ej., la tabla de abajo). **Pronóstico:** M/M varían c/la edad, etiología y duración. Factores de predicción de la mortalidad: edad avanzada (mortalidad en niños ~3%; adultos < 60 años ~26%; > 60 años ~39%; > 80 años ~50%); duración más larga (mortalidad en EE que dura < 1 h ~3%, > 1 h ~32%); etiología (mortalidad más alta: lesión cerebral anóxica). 20-50% de los supervivientes presenta una discapacidad funcional significativa. La puntuación de la gravedad del estado epiléptico (STESS, ver la tabla) predice en cierta medida la supervivencia.

Puntuación de la gravedad del estado epiléptico

	Características (determinadas antes de iniciar el tratamiento)	Puntuación
Nivel de conciencia	Alerta o algo confuso Estuporoso o comatoso	0 1
Peor tipo de crisis	Parcial simple, parcial compleja o ausencia Convulsiva generalizada Estado epiléptico no convulsivo en coma	0 1 2
Edad	< 65 años ≥ 65 años	0 2
Hx de convulsiones previas	Sí No o desconocido	0 1
Total		0-6

Las puntuaciones de 0-2 tienen un pronóstico favorable (97% sobrevive; de los supervivientes, 81% vuelve a la basal clínica).
Las puntuaciones ≥ 3 no predicen con exactitud la mortalidad y no deben utilizarse para justificar la retirada de los cuidados.

Reproducida con permiso de Rossetti AO, Logroscino G, Bromfield EB. A clinical score for prognosis of status epilepticus in adults. *Neurology*. 2006;66(11):1736-1738; Reimpreso con permiso de Springer: Rossetti AO, Logroscino G, Milligan TA, et al. Status Epilepticus Severity Score (STESS): a tool to orient early treatment strategy. *J Neurol*. 2008;255(10):1561-1566.

Estado epiléptico no convulsivo (EENC) (tcc EE electrocardiográfico)

Def: EE sin convulsiones evidentes, diagnosticado con base en criterios EEG. Los pts pueden presentar AEM (de confusión a coma) con si/sx motores ausentes/menores. Puede ser primario o seguir a un EECG. P/c: agitación, amnesia, afasia, catatonia, confusión, ecolalia, risa, letargo, perseveración, Δ personalidad, psicosis, canto, automatismos, parpadeo/desviación de los ojos, crispación de la cara/dedos, nistagmo, temblor.

Epidemiología: en los pts con alteración inexplicable de la conciencia, 18% tenía crisis no convulsivas (CNC), 10% en EENC. ~75% de las crisis en los enfermos críticos es CNC. En los pts con coma inexplicable y sin crisis previas, 8% estaba en EENC. En los pts de la UCI neuro, se encontraron crisis en el EEG en 27-34%. Factores de riesgo: enfermos críticos, HIP, infx SNC, epilepsia, AEM grave, anomalías oculomotoras, descargas periódicas o ráfagas de supresión en el EEG (*Clin Neurophysiol* 2007;188:1661).

Diagnóstico: criterios de EEG discutidos en el capítulo de *EEG*.

Tratamiento: no hay pruebas sólidas para guiar el tx; la decisión debe tomarse caso por caso, sopesando los beneficios potenciales de un tx agresivo (p. ej., intubación, dosis altas de anestésicos) *vs*. los riesgos potenciales. *Beneficios*: terminación rápida de crisis, prevención de lesión cerebral secundaria inducida por crisis. *Riesgos*: efectos secundarios de anestésicos (p. ej., hipotensión, sínd infusión de propofol), ventilación mecánica y estancia en la UCI prolongadas, con el consiguiente riesgo de infx.

Pronóstico: la puntuación de la gravedad del estado epiléptico (STESS, ver la tabla) predice la supervivencia. El EENC en coma se asocia c/peor pronóstico. El EENC después de la EECG tiene una mortalidad 2 veces mayor que el EECG solo.

Protocolo de tratamiento para el EECG

TERAPIA ANTIEPILÉPTICA

1.ª línea (convulsiones de 5-10 min)

FAE: elegir uno
Lorazepam: 0.1 mg/kgIV (máximo 4 mg/dosis), puede repetirse 1 vez si el crisis no se controla en 5 min, O
Diazepam: 0.15-0.2 mg/kg/dosis IV (máximo 10 mg/dosis), puede repetirse una vez si el crisis no se controla en 5 min, O
Fenobarbital: 15 mg/kg/dosis, dosis única, O
Si no hay acceso IV:
Midazolam: dosis única de 10 mg IM > 40 kg (5 mg IM para 13-40 kg), o intranasal/bucal , O
Diazepam: dosis única de 0.2-0.5 mg/kg rectal (máximo 20 mg/dosis)

2.ª línea (crisis de 10 a 30 min de duración)

Elegir 1 dosis única de 1 de los sig (puede combinarse): Fosfenitoína: 20 PE/kg IV (máximo 1 500 PE/dosis) a 100-150 PE/min
→ si es necesario, repetir bolo de fosfe 10 PE/kg
Ácido valproico: 40 mg/kg IV (máx 3 000 mg)
Levetiracetam: 60 mg/kg (máx 4 500 mg)
Agentes alternativos:
Fenitoína: 20 mg/kg IV a 25-50 mg/min
→ si es necesario, repetir bolo de fenitoína 10 mg/kg IV
Fenobarbital: 20 mg/kg IV a 50-100 mg/min
Lacosamida: 200-400 mg IV

Según el ESETT, levetiracetam, fosfe y valproato provocaron el cese del crisis y mejoraron el estado de alerta en 60 min en aprox la mitad de los pts y se a/c una incidencia similar de eventos adversos.

3.ª línea (crisis que dura 30-60 min) — Estado epiléptico refractario

Elegir entre lo sig (puede ser combinado):
Midazolam: 0.2 mg/kg IV q5min hasta que se detenga el crisis (carga máxima 2 mg/kg), luego 0.1-2 mg/kg/h gtt
Propofol: 1-2 mg/kg de carga IV q5min hasta el cese de crisis (máximo 10 mg/kg), luego 1-10 mg/kg/h (< 5 si tx > 48 h)
Pentobarbital: carga de 5 mg/kg IV q5min hasta fin de crisis (carga máxima 15 mg/kg), luego 1-10 mg/kg/h

Titular la infusión para detener las crisis o inducir supresión de ráfagas. Hoy día, no hay pruebas que guíen la mejor profundidad/duración de la supresión.

Una vez libre de crisis durante > 24-48 h, iniciar la reducción lenta de meds de tercera línea durante 24 h, mientras se mantienen conc terapéuticas altas de FAE para evitar la recurrencia de crisis. Monitorizar EEG continuo hasta libre de crisis sin anticonvulsivos de 3.ª línea > 24 h, para monitorizar CNC o EENC.

4.ª línea: > 72 h — Estado epiléptico superrefractario

Elegir entre los sig, no hay evidencia sólida para guiar el tratamiento):
1) Continuar supresión de brotes durante 24-48 h
2) Añadir otros FAE (considerar CBZ, TPX, otros ya mencionados)
3) Piridozina IV (200 mg/d)
4) Magnesio IV (bolo de 4 g, luego infusión de 2-6 g/h)
5) Ketamina: 0.5-4.5 mg/kg de carga, mantenimiento hasta 5 mg/kg/h
6) Modulación inmunológica
7) Dieta cetógena
8) Terapia electroconvulsiva (TEC)
9) Estimulación magnética transcraneal
10) Tx neuroquirúrgico (p. ej., resección de focos convulsivos)

MANEJO CONCURRENTE

1) Vía aérea, respiración, circulación
2) Signos vitales (monitorización continua): SaO_2, PA, FC, EKG
3) Glucosa rápida
Si la glucosa es baja/desc: tiamina 100 mg IV, luego D50 50 mL IV (adulto)
(≥ 2 años: 2 mL/kg D25W; < 2 años: 4 mL/kg D12.5W IV)
4) Acceso IV periférico (≥ IVs)
- Laboratorios: BHC, PMB, Ca, Mg, P, PFP, troponina, Tox orina y suero, HCG (en ♀), cultivo de sangre (esp si es febril), niveles de FAE si pt los toma, GSA si está indicado
- Terapia inicial emergente con FAE
- Considerar la posibilidad de un vasopresor si PAS < 90 mm Hg o PAM < 70
- +/- Reanimación con líquidos
5) Intubar si la vía aérea/ intercambio están comprometidos o si PIC está elevada

Comprobar las conc de FAE después de la carga y repetir bolo si es necesario
- PHT, VPA, PHB: enviar conc 1 h después de la carga
- FOS-PHT: enviar conc 2 h después de la carga

Cont manten con FAE y titular al efecto:

FOS-PHT: 5-7 PE/kg/d (TID)	15-25 ug/mL (total)*
PHT: 5-7 mg/kg/d (TID)	1.5-2.5 ug/mL (libre)*
Ácido valproico: 30-60 mg/kg/d (BID)	70-120 ug/mL
Levetiracetam: 2-4 g/d (BID)	25-60 mg/L
PHB: 1-4 mg/kg/día (BID)	20-50 mg/mL
Lacosamida: 400-600 mg/d (BID)	desconocido

- Carga correcta para CrCl y albúmina:
- http://www.mdcalc.com/phenytoin-dilantin-correction-for-albumin-or-renal-failure

Si la disfunción renal es significativa o hay hipoalbuminemia, comprobar PHT libre

Intubar si no se ha hecho
Iniciar monitorización continua del EEG

Seguir c/estudios para determinar y tratar la etiología subyacente:
Neuroimagen: IRM del cerebro (preferida) o TAC de la cabeza para evaluar etiologías infecciosas, inflamatorias o autoinmunes.

Revisar resultados de laboratorio, tratar los valores anormales según corresponda

Usar fluidos IV, presores para apoyar la PA PRN (se requieren dosis mucho más altas de anestésicos para tx EE refractario que para sedación rutinaria)

Adaptada de: *Neurocrit Care* 2012;17(1):3-23, *Eur J Neurol* 2010;17:248-355; *Brain* 2011;134:2802-2818; *Continuum* 2018;24(6):1683-1707; *N Engl J Med* 2019; 381(22):2103-2113; *Epilepsy Curr* 2016;16(1):48-61.

Estado epiléptico refractario de nueva aparición (EERNA)

Pts (a menudo jóvenes y sanos) con EE refractario y enf criptógena tipo encefalitis. Dxs relacionados en niños: sínd hemiconvulsión-hemiplejía y epilepsia idiopática **(SHHEI)**, sínd epilepsia febril relacionada con infección **(SEFRI). Hx natural:** *pródromo:* fiebre baja, enf similar a la influenza, infx respiratoria o GI leve. *Fase inicial:* crisis discretas, encefalopatía, déficits focales. *Fase fulminante:* crisis y EE refractarios, mortalidad ≤ 30%. *Remisión:* EE controlado. *Crónico:* a menudo mal resultado funcional c/epilepsia refractaria, ↓cognitivo, atrofia cerebral. **Etiología:** desc/variable; las causas incluyen infxn no identificada, parainfxn inflamatoria, autoinmune. **Análisis:** identificar enf tratables (infxn, autoinmune, paraneoplásica). RM cerebral (lesión cerebral aguda, encefalitis límbica, encefalomielitis), LCR (desc infxn, enviar auto-Ac), EEG para guiar tx de EE/CNC. **Tx:** tx de la causa subyacente si se encuentra (infxn: Abx/antivirales; paraneo: encontrar/tx tumor; autoinm: terapia inmune). Para crisis/EE: seguir el protocolo de EE *(Ann Acad Med Singapore* 2005;34:417-420; *Epilepsia* 2010;51(7):1323-1328).

CLASIFICACIÓN: TIPOS DE CRISIS Y ETIOLOGÍAS DE LA EPILEPSIA

Principios generales: el pronóstico y el tx óptimo dependen de la caracterización del tipo de crisis y sínd epiléptico. El nivel apropiado de detalle varía c/situación clínica.

Clasificación de la ILAE de 2017 de crisis clínicas y epilepsia:

Crisis generalizada: crisis que compromete rápidamente las redes bilaterales.

Crisis focal: crisis que se origina dentro de redes limitadas a un hemisferio; se describe por las características clínicas y el nivel de conciencia. **N.B.** Los términos "*parcial complejo*" y "*parcial simple*" ya no figuran en la clasificación de la ILAE, aunque aún se utilizan ampliamente en la práctica clínica.

Crisis desconocida: no se clasifica claramente como generalizada o focal, p. ej., espasmo epil.

Clasificación de las crisis

Inicio focal
- Conciencia *vs.* conciencia alterada
- **Inicio de la motricidad:** Automatismos, Atónico, Clónico, Espasmos epilépticos, Hipercinéticos, Mioclónico cinético, Tónica
  Inicio no motor: Automatismos, Detención de la conducta, Cognitivo, Emocional, Sensorial
- Tónico-clónico de focal a bilateral

Inicio generalizado
- **Inicio motor:** Tónico-clónico, Clónico, Tónico, Mioclónico-tónico-clónico, Mioclónico-atónico, Atónico, Espasmos epilépticos
  No motor (ausencia) Típico, Atípico, Mioclónica, Mioclónica palpebral
- Sin clasificar

Inicio desconocido
- **Motor** Tónico-clónico, Espasmo epiléptico
  No motor Detención de la conducta
- Sin clasificar

Adaptada de *Continuum* 2019; 25(2): 322-342 *Epilepsia* 2017; 58(4):531-542.

Lateralización y localización de rasgos ictales		
	Lateralidad	**Localización***
Característica ictal		
Desviación de la mirada	Contralateral en crisis frontal Contra o ipsilateral en crisis occipital	Frontal, occipital
Giro de cabeza temprano no forzado	Ipsilateral	Temporal
Giro de cabeza forzado tardío	Contralateral	Crisis frontal o focal → gen
Clonus focal	Contralateral	Frontal
Miembro distónico	Contralateral	Temporal (→ganglios basales)
Miembro tónico	Contralateral	Frontal
Miembro inmóvil	Contralateral	Temporal, frontal
Tónica asimétrica, postura de esgrima	Contralateral	Frontal, corteza, sup motora
Signo figura 4	Contralateral al miembro extendido	Sup. motor, giro prefrontal o crisis focal de cualquier origen → gen
Automatismos orales		Temporal
Automatismos de las extremidades	Ipsilateral	Temporal

Automatismos hipercinéticos	—	Frontal
Pedaleo, en bicicleta	—	Frontal
Detención del discurso	Hemisferio dominante	Temporal, frontal
	Características postictales	
Parálisis de Todd	Contralateral	Frontal, parietal > temporal
Limpieza de la nariz	Ipsilateral	Temporal
Afasia	Hemisferio dominante	Áreas del lenguaje
Confusión	—	Temporal > frontal

*En el momento en que aparece el signo. Reproducida con permiso de Herman ST. Classification of epileptic seizures. *Epilepsy*. 2007;13(4):13-47. (Tabla 1-2).

Características típicas de las crisis focales según la región de inicio	
Lóbulo temporal	**Lóbulo frontal**
Mesial: aura (p. ej., epigástrica, psiquiát, afectiva, olfativa); alteración de la conciencia; mirada fija; automatismos orales o de las extremidades tempranos (bilaterales o ipsilaterales al foco); postura distónica; confusión postictal y amnesia. *Lateral*: aura, p. ej., alucinaciones (auditivas, perceptivas, vivenciales), disfxn del lenguaje; automatismos orales tardíos; manifestaciones tardías ≈ TL mesial.	Breve, a menudo en grupos; confusión postictal escasa o nula; generalización rápida; si/sx motores (clónico, tónico, postural); automatismos hipercinéticos complejos o extraños; automatismos sexuales; caídas frecuentes; predominio nocturno; EE.
Lóbulo occipital Alucinaciones visuales elementales (hemicampo contralateral; ceguera; sensación de movimiento ocular; desviación ocular (contralateral o ipsilateral); parpadeo forzado; propagación variable a: PL (sx sensorial), LT/OI (alucinaciones visuales formadas), LT mesial.	**Lóbulo parietal** Auras somatosensoriales; afasia receptiva (hemisferio dom); negligencia (hemisferio no dom); Extensión variable a: OI (alucinación visual), LT mesial, regiones precentrales (motoras).

Reproducida con permiso de Herman ST. Classification of epileptic seizures. *Epilepsy*. 2007;13(4):13-47. (Tabla 1-7).

Etiologías de la epilepsia (no exhaustivo; ver *Epilepsia* 2001;42:796-803):

Genética: cromosómica: Angelman, Down, secuencia de lisencefalia aislada, Klinefelter, Miller-Dieker, Pallister-Killian, anillo 14, anillo 20, trisomía 12p, Wolf-Hirschhorn, lisencefalia ligada al X, microdeleción 15q13.3, sínd 18q-, Inv-dup 15, Del 1p36. **Mutaciones genéticas:** ARX, CACNA1A, CACNB4, CHRNA2, CHRNA4, CHRNB2, LGI1, MECP2, SCN1A, SCN2A. **Otros:** sínd Aicardi, sínd acrocalloso. ***Estructurales:* malformaciones corticales:** sínd perisilviano bilateral, empedrado, displasia cortical (focal o multifocal), heterotopía focal, hemimegalencefalia, lisencefalia, microdisgenesia, microcefalia, megalencefalias, heterotopía nodular periventricular, polimicrogiria, esquizencefalias, heterotopía en banda subcortical. **Trast neurocutáneos:** complejo de esclerosis tuberosa, neurofibromatosis, hipomelanosis de Ito, sínd nevo epidérmico, sínd Sturge-Weber. **Insultos pre/perinatales (anoxia/isquemia/infxn):** porencefalia, leucomalacia periventricular, calcificaciones cerebrales y otras lesiones 2/2 Toxo. **Tumores:** TNED, gangliocitoma, ganglioglioma, astrocitomas, hamartoma hipotalámico (esp/crisis gelásticas). **Vasculares:** MAV, angiomas cavernosos, HIP, ictus. ***Metabólicas:*** hiperglicinemia no cetósica, acidemia D-glicérica, acidemia propiónica, def sulfito oxidasa, def fructosa 1-6 difosfatasa, otras acidurias orgánicas, aminoacidopatías dependientes de piridoxina (p. ej., enf orina de jarabe de arce, fenilcetonuria), trast ciclo de la urea, trast metabolismo de los carbohidratos, trast metabolismo de la biotina, trast metabolismo del ácido fólico y la vitamina B_{12}, def proteína transportadora de glucosa, enf Menkes, enf almacenamiento de glucógeno, enf Krabbe, def fumarasa, enf peroxisomal, sínd Sanfilippo, def mitocondriales (def piruvato deshidrogenasa [PDH], def cadena respiratoria, MELAS). ***Inmunes:*** receptor Anti-AMPA, Anti-GAD65, receptor Anti-GABA-B, Anti-NDMA, Anti-VGKA (LGI1, CASPR2), Anti-TPO, enf celiaca (epilepsia c/calcificaciones occipitales y enf celiaca). ***Infecciosas:*** meningitis bacteriana, paludismo cerebral, cisticercosis, VIH, TB, toxoplasmosis, encefalitis viral (VHS, VVZ, HH6, VNO). ***Otros:*** enf Alzheimer, traumatismo craneal, abuso de EtOH y drogas, enf Huntington, sínd EPEHAO.

SÍNDROMES EPILÉPTICOS

Síndromes epilépticos pediátricos:

Sínd epilépticos presentes en la pob pediátrica que pueden persistir hasta la edad adulta.

Importancia: > 50% de las epilepsias comienza en la infancia. Algunos tipos de crisis exclusivas de la infancia (p. ej., ausencias, crisis mioclónicos) pueden ocurrir solo durante etapas específicas del neurodesarrollo (p. ej., espasmos infantiles), y a menudo c/ base genética.
Los sínd epilépticos se definen por: edad de inicio, tipo de crisis, predominio de género, etiología (idiopática/genética, sintomática, criptógena [causa sospechada no encontrada], retraso del desarrollo asociado, variabilidad diurna, factores precipitantes [falta de sueño, estimulación fótica]), gravedad, HxF, pronóstico del desarrollo y resultado de la epilepsia. La identificación del sínd afecta el manejo, pronóstico, investigación y genética.

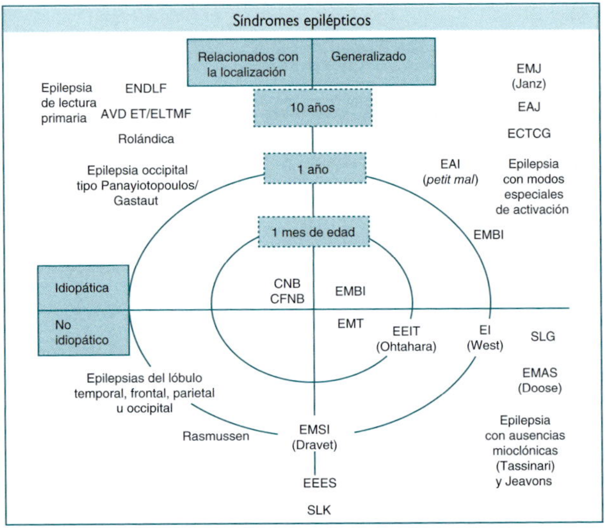

Neonatal/infantil
Epilepsia neonatal familiar autolimitada: (convulsiones familiares neonatales benignas) (*Ann Neurol* 1991;29:469-473). *Prev*: desconocida; rara. *Inicio*: día 2-7, pero puede ser hasta 3 meses. *Tipo de crisis*: tónica focal y clónica, "oficialmente" aún categorizada como generalizada (la nueva clasificación aún no ha sido adoptada). *EEG*: EEG interictal norm. Ictal: aplanamiento generalizado → descargas focales o de picos y ondas generalizadas. *Rx*: PB. *Pronóstico*: remisión espontánea en 2-3 meses. Defecto autonómico en el canal de potasio de voltaje KCNQ1, 2, 3 c/penetración incompleta. Epilepsia infantil tardía 11-16%.
Encefalopatía mioclónica temprana (EMT): (*Epilepsy Res* 2006;70S:S58). *Prev*: rara, < 1%. *Inicio*: periodo neonatal. *Tipos de crisis*: mioclónica fragmentaria (segmentaria, errática), generalizada y motora parcial; evoluciona a EI (transitorios) c/hipsarritmia atípica; puede persistir hasta infancia tardía. *EEG*: ráfaga de supresión: las de ondas de pico y agudas se alternan c/periodos de atenuación del voltaje, más claro en el sueño. *Rx*: esteroides, BZD, VPA, VGB, dieta cetógena (DCG). *Pronóstico*: sínd epilepsia maligna. Mal resultado neuro 100%, mortalidad 50% < 1 año. Trast metab no estructurales comunes (p. ej., HNC). Atrofia posterior y retraso de mielinización en RM. Ddx: EEIT ocurre en 1.er mes, tipo principal de crisis tónica, EEG c/ráfagas más largas, malform cerebrales comunes, transición temprana a EI y SLG.
Encefalopatía epiléptica infantil temprana: EEIT (Ohtahara) (*Epilepsy Res* 2006;70S:S58) *Prev*: raro, < 1%. *Inicio*: (temprano) neonatal a 1.er mes. *Tipos de crisis*: tipo principal de crisis tónicas, ocurren durante la vigilia, el sueño y no suelen agruparse. También crisis motoras, motores focales erráticas, hemiconvulsiones, TCG. *EEG*: ráfaga de supresión, pero durante la vigilia y el sueño, ráfagas más largas. *Rx*: igual que EMT. *Pronóstico*: sínd epilepsia maligna: mal resultado en la mayoría. Anorm estructurales cerebrales por eventos encefaloclásticos, disgenesia cerebral, incluso en casos criptógenos; rara vez EEIT metabólica se considera una encefalopatía estática crónica.
Epilepsia infantil con crisis focales migratorias: EICFM (antes epilepsia parcial migratoria *maligna* de la infancia) (*Epilepsia* 2009;50(S5):49). *Prev*: muy rara, < 1%. *Inicio*: < 6 meses. *Tipo de crisis*: evoluciona, 3 fases: 1. Crisis esporádica focal c/rápida

generalización secundaria y fenómenos autonómicos (semanas a meses). 2. (Meses a años), crisis polimórficas focales casi continuas o agrupadas, semiología dependiente de la localización. Las crisis subclínicas y de estado frecuentes justifican EEGV. 3. Int prolongados libres de crisis c/crisis de irrupción ocasionales. *EEG*: 1.ª fase: espigas multifocales, ralentización focal migratoria. 2.ª fase: descargas focales migratorias y en expansión, EEG multifocal complicado con casi fusión de patrones ictal e interictal. *Rx*: politerapia con FAE. *Pronóstico*: sínd epilepsia maligna. Usu muy resistente a los FAE. DCG éxito variable. *Resultado*: deterioro progresivo grave del desarrollo psicomotor, microcefalia, RM, cierta mortalidad. Basado en la edad, puede ser colocado entre EMT, EEIT y EI. RM típicamente negativa con atrofia posterior. Algunos con ETM. Extensos estudios neuromet típicamente negativos. No se ha identificado ninguna causa genética a la fecha.

Epilepsia genética c/convulsiones febriles más: EGCF+ (*Lancet Neurol* 2004;3:421). *Prev*: común, > 5%. *Tipos de crisis*: convulsiones febriles < 5 años, otras en la infancia tardía. Marcada diversidad fenotípica: crisis febriles típicos en la primera infancia. Siguen TCG, ausencias, mioclónicas, (a) tónicos, motores parciales o continuas breves y febriles generalizadas. *EEG*: norm o como en EGI: descargas epileptiformes generalizadas. *Rx*: FAE estándar ~tipo de crisis. *Pronóstico*: aut dom c/penetración incompleta 70-80%. Mutaciones génicas SCN1A, SCN2A, SCN1B y GABRG2. Fuerte HxF c/fenotipos variables, incluyendo crisis parciales ~15%. Resultado varía de remisión a los 10-12 años hasta epilepsia refractaria continua.

Espasmos infantiles: EI (West) (*Pediatr Neurol* 2006;34:253). *Prev*: poco común, 1-5%. *Inicio*: 3-14 meses (pico 4-9). *Tipos de crisis*: espasmos tónicos o clónicos breves, típicamente agrupados, muchas veces al día (al despertar). Flexores (brazos, cuello)-extensores (piernas), flexores (navaja) o extensores. Puede ser sutil, p. ej., solo asentir con la cabeza. 50-60% tiene crisis más adelante, sobre todo SLG. *EEG*: ralentización multifocal desorganizada de alto voltaje c/descargas epileptiformes intercaladas. Al inicio puede ser solo durante el sueño (ligero). Ictal generalizado de alto voltaje de onda lenta c/electrodecremento o actividad rápida difusa de rango beta. *Rx*: esteroides, VGB, TPM, vit B_6, LTG, BZD, KGD. *Dx/pronóstico*: tríada de grupos de espasmos, paro psicomotor y deterioro, y EEG c/hipsarritmia. > 85-95% sintomático: insultos prenatales, perinatales y posnatales: lesión hipóxico-isquémica, infxs perinatales, esclerosis tuberosa, malformaciones y disgenesias cerebrales, cromosómicas (trisomía 21, del1p36), mutaciones genéticas (ARX, STK9), metabólicas (PKU no tratada, defecto de tetrahidrobiopterina, Menkes) y mitocondriales (mutación NARP). Mal pronóstico, rara vez buen resultado con etiología criptógena ~5%.

Epilepsia mioclónica infantil: EMI (antes BEMI *benigna*) (*Epilepsia* 2006;47(S5):31) *Prev*: rara, < 1%. *Inicio*: 3 meses-4 años. *Tipo de crisis*: mioclónica generalizada breve, sobre todo en cabeza y parte superior del cuerpo; despierto, al dormirse o durante el sueño de ondas lentas. Múltiples a diario en forma aislada o agrupada, algunas sutiles. *EEG*: espigas (y ondas) generalizadas; EEG interictal norm. *Rx*: VPA, BDZ, LTG. *Pronóstico*: resultado neurológico norm (aunque se han informado algunos c/retraso del desarrollo). La forma refleja es una variante común c/sobresalto excesivo durante el sueño, fotosensibilidad, inicio más temprano y buen resultado.

Epilepsia mioclónica severa de la infancia: EMSI (Dravet) (Algunos síndromes relacionados c/diferentes fenotipos, ver ref: *Brain Dev* 2009;31:394). *Prev*: rara, < 1%. *Inicio*: 1.er año de vida, pico a los 3-8 meses: *Tipos de crisis*: febril prolongada (o estado), luego crisis recurrente 1-2/mes generalizada y alternante u/l clónica o tónica-clónica, a menudo prolongada y con fiebre. Más tarde, crisis mioclónica, ausencia atípica, SDC, crisis atónicas y u/l, EENC. Crisis tónica rara. *EEG*: complejos de picos y ondas generalizados, espigas focales y multifocales. Mioclonías masivas = ráfagas de picos y ondas irregulares; mioclonías erráticas = Sin EEG ⊗. Ausencias atípicas = ondas de picos irregulares generalizados de 2-3.5 Hz. *Rx*: refractario a mayoría de FAE. LTG y CBZ empeoran. *Pronóstico*: sínd epilepsia maligna. Característica: EE hemiclónico febril recurrente entre 6 y 12 meses, c/detención del desarrollo después de 1 año y regresión y estado recurrente. El control temprano puede conducir a mejores resultados neuro. HxF(+) crisis (febriles) en 25%. RM norm al inicio; más tarde → esclerosis del hipocampo. Mutaciones SCN1A (y GABRG2) en > 70%. RM norm y después c/atrofia inespecífica y cambios glióticos, atrofia del hipocampo.

Epilepsia infantil autolimitada familiar y no familiar: (*J Child Neurol* 2002;17:696-699). *Prev*: rara, < 1%. *Inicio*: < 2 años. *Tipo de crisis*: paro conductual c/mirada fija → clónico focal, tónico focal o TCG secundaria. Puede agruparse. *EEG*: interictal norm, ictal con descargas focales, puede generalizarse. *Rx*: VPA, CBZ, PB. *Pronóstico*: esporádica, a veces familiar. Buena respuesta a Rx, buen resultado neuro. Algunos a/c coreoatetosis paroxística familiar.

Infancia

Epilepsia de ausencia infantil: EAI (tcc picnolepsia, *petit mal*) (*Paediatr Drugs* 2001;3:379). *Prev*: común, 5-12%. *Inicio*: edad escolar (pico 6-7 años). *Tipos de crisis*: varias a innumerables ausencias/d, 5-15 s. Grado de alteración de la conciencia muy variable. ± motoras: (componentes faciales mioclónicos, tónicos y atónicos solos o combinados), automatismos y si/sx autonómicos. La hiperventilación provoca crisis en 90% (dx consultorio).

± HxF EGI. *EEG*: (inter)ictal 3-4 Hz generalizada (poli)picos y ondas, fondo norm. *Rx*: ESM, VPA, LTG. *Pronóstico:* típicamente neurológico. No siempre es "benigno": solo 60% responde a primer FAE, discapacidades importantes de por vida (cognitivas y de aprendizaje), 15% desarrolla EMJ, puede afectar al resultado psicosocial a largo plazo.

Epilepsia infantil con picos centrotemporales: EIPCT (antes *benigna*, es decir, EBPCT o epilepsia rolándica o ERBC) (*Epilepsia* 1998;39(S4):S32-S41). *Prev:* epilepsia infantil más común, 10-15%. *Inicio:* 3-13 (pico 7-9) años. *Tipo de crisis*: nocturna, u/l, lengua, labios, mejillas, laringe, faringe (anartria), en ocasiones brazo, conciencia preservada. Puede generalizarse durante el sueño. El aura sensorial es frecuente, pero está infradeclarada. *EEG*: picos trifásicos interictales u/l o b/l centrotemporales con dipolo horizontal ant-post, activación del sueño prominente, fondo norm. *Rx*: OXC, CBZ, LTG, TPM, GZP, LEV. *Pronóstico*: excelente, las crisis remiten en la pubertad. Pueden ser frecuentes al principio. Considerar no Rx si son infrecuentes, nocturnas o solo parciales. Puede tener dificultades de aprendizaje y comportamiento, en parte relacionadas con la frecuencia de las descargas interictales. EIPCT atípica c/ retraso del lenguaje y desarrollo. Se sospecha una etiología genética. El patrón del EEG es un biomarcador y se hereda de forma autónoma c/penetración relacionada con la edad.

Epilepsia occipital infantil (inicio temprano)/Panayiotopoulos (*Pediatrics* 2006; 118:1237- 1243). *Prev:* se ha informado que es común, 6%. *Inicio:* 1-13 (pico 3-6) años. *Tipo de crisis:* larga (30+ min), sobre todo crisis/estado autonómico, a menudo desde el sueño: (1) sensación de malestar, cefalea, palidez, vómito, rubor, cianosis, desviación ocular, midriasis, sensaciones cardio y termorreguladoras, incontinencia, hipersalivación, síncope ictal (sin respuesta, flacidez). A continuación puede tener (2) rasgos complejos-parciales o convulsiones (hemi)clónicas, breves. *EEG:* picos y ondas multifocales, morfología rolándica, con predominio occipital (pero ausente o sin predominio occipital en 33%). *Rx:* como en rolándica. Algunos necesitan solo DZP rectal. *Pronóstico:* mejor definido que el tipo Gastaut (ver más abajo). Pronóstico benigno a pesar del estado autonómico, incluso si hay crisis frecuentes. Remisión < 2 años. La mayoría tiene crisis infrecuentes, 25% tiene solo 1, 50% tiene < 5. No hay ↑ riesgo de epilepsia en la edad adulta. Los errores de dx son comunes, ddx incluye migraña, GI (gastritis, vómito cíclico, migraña abdominal), síncope, trast sueño. Se describen paros cardiacos pero son raros.

Epilepsia occipital infantil (inicio tardío)/Gastaut: (*Brain* 2008;131:2264). *Prev:* rara, < 1-2%. *Inicio*: 3-16 (pico 8) años. *Tipo de crisis*: breve, segundos-2 min. Frecuente, muchas en pt despierto. Crisis focales visuales: amplia gama (ceguera, discos luminosos de colores, alucinaciones visuales formadas). Desviación de ojos, aleteo de párpados y cefalea postictal 50% y vómito 5%. *EEG*: descargas occipitales de picos y ondas de gran amplitud con los ojos cerrados o durante el sueño. Ictal: picos occipitales rápidos. *Rx:* como en rolándica. *Pronóstico*: en general, sínd raros y menos definidos, sin un tipo de crisis típico y sin un curso clínico claramente definido. "Idiopático" es especulativo, ya que la etiología genética no está probada. La frecuencia, naturaleza y brevedad de los síntomas visuales la distinguen del aura visual de la migraña. Pronóstico favorable: 60% remite en pocos años. Migrañas en 20%, epilepsia HxF(+) en 50%.

Epilepsia c/ ausencias mioclónicas: (antes Tassinari): mioclonía ictal de 3 Hz con brazos en "trinquete" hacia arriba. Usu a/c RM. Resistente a FAE (*Epilepsia* 2002;43(S3):27).

Epilepsia c/crisis astáticas mioclónicas: EMAS (antes epilepsia mioclónica astática o Doose) (*J Clin Neurophysiol* 2003;20:449). *Prev:* poco común, 1-5%. *Inicio:* 7 m-6 años. *Tipos de crisis*: sobre todo generalizadas mioclónicas, astáticas o astáticas mioclónicas → caídas; ausencias cortas, TCG, EE no convulsivo (EENC); no hay crisis tónicas ni ataques de caída tónica durante el día. *EEG*: patrones EEG generalizados [(poli)picos y ondas, fotosensibilidad, ritmos 2-3/s], sin anorm multifocales (puede tener seudofocos). *Rx:* VPA, ESM, BDZ, LTG, TPM, LEV. *Criterios dx*: (1) crisis como arriba. (2) Predisposición genética (alta incidencia de crisis o patrones EEG genéticos en familiares 15-40%). (3) Desarrollo norm examen neuro antes de inicio. (4) EEG como arriba. (5) Exclusión de EMSI, EMI, SLG. *Diferencias con SLG*: en el tipo mioclónico predominante de **Doose**, base genética, el resultado suele ser mejor, pero variable, a veces aceptable c/buen control de crisis y cognición (casi) norm.

Encefalopatía epiléptica con picos y ondas continuas durante el sueño: CPOS (antes EEES) (*Clin Neurophysiol* 2000;111(S2):S94). *Prev:* rara, < 1%. *Inicio*: 5-7 años, pico 4-5 años. *Tipos de crisis*: la gravedad y frecuencia de los crisis pueden empeorar con el tiempo. Antes raras, sobre todo nocturnas, motores parciales o TCG secundarias, pueden tener crisis focales o (al parecer) generalizadas: crisis clónicas u/l o b/l, TCG, ausencias, crisis motoras parciales, SDC o ataques de caída epiléptica. Crisis tónicas nunca ocurren. *EEG*: interictal, despierto: espigas y ondas generalizadas, pueden ocurrir en ráfagas y tienen acompañamiento clínico. Espigas focales fronto- o centrotemporales. Sueño: paroxismos continuos y difusos que ocupan > 85% del sueño de ondas lentas; no necesariamente rítmicas. *Rx*: FAE ("supresores de picos"), p. ej., VPA, LEV, ESM; esteroides, IgIV, HD BZD, MST. *Pronóstico*: encefalopatía epiléptica de inicio en la infancia: enf específica para la edad caracterizada por actividad continua de picos en el sueño de ondas lentas a/c deterioro cognitivo, de memoria, lenguaje y comportamiento. CPOS más regresión global que SLK, epilepsia más refractaria, focos EEG localizados sobre todo en regiones frontotemporales o centrales. Rx temprana y agresiva (más allá del control de la crisis) con el objetivo de "limpiar" las descargas del EEG → mejor resultado neuropsicológico. Secuelas prominentes de lenguaje, cognitivas, conductuales y motoras en ~50%.

Síndrome de Landau-Kleffner: SLK (afasia infantil adquirida) (*Ment Retard Dev Disabil Res Rev* 2004;10:144). *Prev:* rara, < 1%. *Inicio:* 3-8 años, rango 2-10, pico 5-7. *Tipos de crisis:* TCG infrecuentes o crisis motoras, precedidas más a menudo que seguidas por severa regresión del lenguaje receptivo y expresivo (c/audición/audiometría norm). *EEG:* descargas posterotemporales, parieto-occipitales o multifocales de picos y ondas. Sueño: como arriba. Nota: sincronía b/l secundaria subyace al CPOS; las crisis al parecer generalizadas pueden ser de inicio focal. *Pronóstico:* agnosia auditiva epiléptica adquirida, menos crisis que CPOS (ver arriba), focos temporales post en EEG. Ddx: (1) regresión autista → pérdida de socialización, repertorio conductual restringido, pérdida de comunicación y lenguaje. Si EEG(+) = "regresión autista c/EEG epileptiforme": puede ser la variante SLK (controvertido, dif en edad de inicio, fenotipo clínico, hallazgos EEG). (2) Con EIPCT desviado (atípico) o agravamiento yatrógeno (CBZ) puede producirse encefalopatía epiléptica. (3) Raro SLK secundario (p. ej., tumor).

Síndrome de Lennox-Gastaut: SLG (*Lancet Neurol* 2009;8:82) *Prev:* poco común, 1-5%. *Inicio:* < 8 años, pico 3-6 años. *Tipos de crisis:* crisis tónicas (necesarias para dx, pero no al inicio; > en el sueño), gravedad y semiología variables. Ausencias atípicas (inicio y finalización gradual), ataques de caída (a)tónica (> 50%; → lesión), ± precedidos por mioclonías, estado (no) convulsivo 50-70%, mioclónico y otros. ≥ 20% precedido por EI. *EEG:* vigilia: ráfagas de picos y ondas lentos difusos de 1-2.5 Hz. Sueño: ráfagas de ritmos rápidos difusos o b/l ≥ 10 Hz o "polipicos" (actividad rápida paroxística generalizada). Ictal: ráfagas rápidas difusas tónicas, ausencia atípica 1-1.5 Hz de picos y ondas lentas, picos difusos atónicos o mioclónicos, o polipicos y ondas lentas. *Rx:* (1) tratamiento no farmacológico: cirugía de epilepsia (callosotomía, ENV, otros) DCG. (2) FAE: LTG, TPM, FBM, RUF, VPA, BZD, ZNS, LEV (pero refractario a la mayoría de los FAE). (3) Esteroides. (4) Trast psicológico/conductual comórbido: evaluación neuropsicológica y psiquiátrica. (5) Vigilar efectos secundarios (coordinación, cognición, comportamiento, agravamiento de crisis). *Dx/pronóstico:* tríada de múltiples tipos de crisis, EEG típico, deterioro cognitivo. Las crisis tónicas (distintivas) no están presentes al inicio, EEG no es patognomónico. Retraso progresivo del desarrollo, regresión, a menudo psicosis. Causas (ver EI) heterogéneas: malformación cerebral, esclerosis tuberosa, en SLG menos a menudo lesiones destructivas adquiridas o enf metabólicas. La genética es menos importante.

Rasmussen (epilepsia parcial crónica progresiva de la infancia)
(*Pediatr Neurol* 2005;32:295). *Prev:* rara, < 1%. *Inicio:* < 10 años. *Tipo de crisis:* crisis focales progresivas e intratables, hemiparesia, afasia expresiva (cuando es del hemisferio izq). Las crisis permanecen (multi) focales y u/l; epilepsia parcial continua común. *EEG:* descargas epileptiformes focales fronto- y mediotemporales muy frecuentes con enlentecimiento focal → enlentecimiento generalizado. *Rx:* cualquiera. *Pronóstico:* originalmente "encefalitis viral crónica", ahora se considera "encefalopatía multifocal autoinmune progresiva". Dx clínico, IRM c/atrofia progresiva (al inicio periinsular) y gliosis, ni Ac a Glu-R3 ni bx cortical útiles. Evolución natural con hemiparesia lentamente progresiva, hemianopía, RM, atrofia cortical. Esteroides, inmunoglobulinas, plasmaféresis: solo alivio temporal. *La hemisferectomía temprana mejora inequívocamente el resultado.*

Adolescente/adulto

Epilepsia autosómica dominante con características auditivas y epilepsia familiar del lóbulo mesial temporal: ADEAF (antes ADLTE) y FMTLE (*Epilepsia* 2009;50(S5):52-54 & 55-57). *Prev:* rara, < 1%. *Inicio:* 1-60 años, pico 15-19. *Tipos de crisis:* inicio focal ± alteración de la conciencia. Mesial: psíquica (*déjà-vu*) y autonómica. Lateral: auras auditivas, el sonido puede desencadenar. La generalización secundaria es más común en la forma mesial. *EEG:* interictal: norm o con ralentización focal del lóbulo temporal o anorm epileptiformes. *Rx:* CBZ, OXC, LTG, TPM. *Pronóstico/comentarios: epilepsia autosómica dominante con características auditivas* **(ADEAF)**: RM convencional norm, responde a lo FAE, resultado general benigno. El mismo fenotipo es compartido por casos esporádicos y familiares c/ herencia compleja. Mutaciones en el gen LGI1. *Epilepsia familiar del lóbulo temporal (FMTLE):* fenotipos más heterogéneos c/epilepsia de leve a grave y a/c esclerosis del hipocampo y crisis febril variable. La genética no está clara.

Epilepsia con solo TCG: definida de forma amplia, incluye TCG aleatorias y nocturnas, normalmente sin ausencia o crisis mioclónicas (*Epilepsia* 2008;49:2050-2062).

Epilepsia de ausencia juvenil: EAJ (*Paediatr Drugs* 2001;3:379). *Prev:* menos común que la EAI. *Comienzo:* 7-16, pico 10-12 años. *Tipos de crisis:* ausencias típicas como arriba, más largas, menos frecuentes, menos severas. A menudo puede realizar tareas relativamente complicadas pero por lo regular no puede hablar. También TCG (despertares) y sacudidas mioclónicas. *EEG:* ligeramente más rápido que EAI: picos y ondas (poli) de 2.5-4.5 Hz generalizados, pero el EEG no los diferencia. *Rx:* ver "EAI". *Pronóstico:* sínd de superposición entre

EAI y EMJ. Pronóstico no tan favorable, enf de por vida aunque las ausencias pueden ser menos severas. El EEG puede mostrar asimetría y la conciencia parcialmente preservada puede llevar a un falso dx de SDC y Rx errónea, p. ej., CBZ agrava EAJ.

Epilepsia mioclónica juvenil: EMJ (antes *petit mal* impulsivo o Janz) (*Pediatr Drugs* 2006;8:303). *Prev:* común, 5-11%. *Inicio:* 8-26, pico 12-16 años. *Tipos de crisis:* b/l, crisis mioclónicas simples o múltiples, predomina en brazos, esp al despertar. TCG en 90%, ausencias tipo EAJ en 10-30%. *EEG:* picos y ondas gen de 3-6 Hz. Fotosensibilidad en 40-70%. *Rx:* VPA, LTG, BDZ, TPM, LEV. Factores típicos de provocación: falta de sueño, fatiga, EtOH, estímulo fótico, estrés. Genética: ver ref. Pueden aparecer ausencias en la infancia → sacudidas mioclónicas y TCG a mediados de la adolescencia. De por vida; más leve en la 3.ª-4.ª década pero c/retirada de FAE → recurrencia. Control de 70% con VPA. Evitar PHT, CBZ: agravamiento.

Edad variable

Epilepsia nocturna autosómica dominante del lóbulo frontal: ENDLFE (*Brain* 1999;122:1017). *Prev:* rara. *Inicio:* 0-50 años (85% < 25, media 12, mediana 8). *Tipo de crisis:* frecuentes (múltiples/noche), muy estereotipadas, breves, de aparición y finalización repentina, durante la fase II del sueño no MOR: excitación c/comportamientos motores/otros complejos y extraños y automatismos que incluyen posturas (dis-)tónicas y actividad hipermotora (p. ej., pedalear con las piernas); no hay fase postictal, puede haber crisis diurnas. A menudo la conciencia está (parcialmente) preservada. *EEG:* EEG de rutina norm, rara vez epileptiforme frontal o anorm inespecíficas. Video EEG ictal de hospitalización: anorm epileptiformes frontales rápidas y rítmicas. *Rx:* CBZ, OXC, LTG, TPM. *Pronóstico:* dx electroclínico desafiante. Aut dom c/alto grado de penetrancia. Diferentes mutaciones en varios genes 20q13.2, 1p21 (receptor nicotínico de acetilcolina → ⊗ en la liberación presináptica de NT), pero todos c/fenotipo similar. La privación del sueño y el estrés empeoran/precipitan las crisis. Problemas de comportamiento comunes hasta el control de la crisis. Se solapa c/distonía paroxística nocturna.

Esclerosis temporal mesial: ETM (*Curr Opin Neurol* 2004;17:161). *Prev:* poco común (1-5%). *Prev:* infancia-adolescencia. *Inicio:* SDC 1-2 min; automatismos orales, manuales, verbales con comportamiento semiintencionado y ↓respuesta, ± generalización secundaria. Auras comunes: sensación epigástrica ascendente, desrealización, *déjà-vu*. *EEG:* u/l o b/l ant a picos de temperatura media, patrón ictal: ondas agudas temporales de 5-9 Hz. Puede necesitar electrodos de profundidad. *Rx:* CBZ, TPM, LTG, LEV. *Pronóstico:* crisis febriles iniciales recurrentes/prolongadas a 0-4 años como causa o consecuencia de ETM. RM con ETM; los niños tienen mayor proporción de displasia y glioma de bajo grado. Control razonable de 60% con FAE, cirugía (LT ant, amigdalohipocampectomía selectiva) c/resultado excelente > 75%. Es común la disfunción progresiva del comportamiento y la memoria.

Epilepsias mioclónicas progresivas: (*Lancet Neurol* 2005;4:239-248). *Prev:* rara < 1%. *Pronóstico:* malo, deterioro neurológico progresivo, demencia, ataxia cerebelosa. *Rx (para todos):* VPA (excepto MERRF), PB, LEV, BZD, ZNS. *Evitar (↑ mioclonía):* PHT, CBZ, GBP, VBG, TGB. *Usar con precaución:* LTG. **Enf Unverricht-Lundborg** *Inicio:* 6-15 años. *Tipo de crisis:* mioclónica, tónico-clónica, ausencia. *EEG:* (poli)picos y ondas generalizados con fotosensibilidad, fondo lento (tardío). **Enf Lafora** *Inicio:* 12-17 años. *Tipo de crisis:* mioclónica, occipital con ceguera transitoria, ausencias atípicas, atónica, discognitiva focal. *EEG:* picos y ondas (poli) generalizados, ondas lentas agudas occipitales, fotosensibilidad. Epilepsia mioclónica con fibras rojas rasgadas (**MERRF**) *Inicio:* cualquier edad. *Tipo de crisis:* mioclónica, tónico-clónica. *EEG:* picos y ondas generalizados a 2-5 Hz. *Evitar VPA.* **Lipofuscinosis neuronal ceroidea** *Inicio:* variable. *Tipo de crisis:* mioclónica, tónico-clónica, ausencia atípica, atónica. *EEG:* picos y ondas generalizados, fondo lento (temprano), fotosensible. **Sialidosis** *Inicio:* variable. *Tipo de crisis:* mioclonía masiva, tónico-clónica. *EEG: picos* positivos de bajo voltaje de 10-20 Hz en el vértice. **Atrofia dentatorrubropalidoluisiana** *Inicio:* 15-40 años (anticipación). *Tipo de crisis:* mioclónica, tónico-clónica. *EEG:* picos y ondas generalizados, fotosensibles.

FÁRMACOS ANTIEPILÉPTICOS (FAE)

Cuando iniciar FAE: si se produce un crisis (p. ej., 2/2 medicaciones, intox, retirada, anomalías electrolíticas), tratar la causa subyacente. Reservar los FAE para pts con > 1 crisis idiopática, estructura cerebral subyacente, EEG anorm, examen focal (incl parálisis postictal de Todd), o crisis idiopática + EE en la presentación (ver sección sobre evaluación de primera crisis).

Eficacia de los FAE: difiere con el dx. En general, el % de pts sin crisis con la 1.ª monoterapia es **47%**; la 2.ª monoterapia es **13%**; la 3.ª monoterapia es **1%**. % total de pts que están libres de crisis c/meds = **64%** (*Neurology* 2002;58(suppl 5):S2-S8).

Interrupción de los FAE: razones para la interrupción de FAE: efectos secundarios, $, riesgo teratógeno, inconvenientes. **Riesgos de interrupción de FAE:** crisis recurrente, puede → lesión/muerte, incapacidad para conducir, riesgos laborales. **Duración libre de crisis antes de la interrupción:** si hay más de una crisis no provocada, considerar reducción de la dosis después de 2 años sin crisis. Los datos pediátricos apoyan la interrupción temprana en niños con crisis fácilmente controladas (*Epilepsia* 2008;49(S9):25-28).

Características favorables para interrupción de FAE: edad de inicio > 2 años y < 11-12 años; etiología idiopática; examen neuro norm; respuesta inicial rápida a FAE, crisis infrecuentes, conc bajas de FAE a la retirada; sin crisis durante > 2 años. **Características desfavorables para la interrupción de FAE**: edad de inicio > 10-12 años; etiología sintomática; retraso en el desarrollo; examen neuro anormal; epilepsia focal sintomática; mala respuesta inicial a FAE; múltiples FAE a la interrupción; EEG anormal, HxF de epilepsia (*Continuum* 2010;16(3):105-120).

Nombres comerciales y abreviaturas de FAE			
Nombre genérico	**Nombre comercial**	**Abreviatura**	**Generación**
Benzodiacepinas (BZD): clonazepam, clorazepato, diazepam, lorazepam, midazolam	Klonopin, Tranxene, Valium/ Diastat, Ativan, Versed	CLZ, CZP, DZP, LZ, MZ	1.ª
Brivaracetam	Briviact	BRV	2.ª
Cannabidiol	Epidiolex	CBD	2.ª
Carbamazepina	Carbatrol, Tegretol, Tegretol XR	CBZ	1.ª
Cenobamato	Xcopri	CNB	
Clobazam	Onfi	CLB	2.ª
Eslicarbazepina	Aptiom	ESL	2.ª
Etosuximida	Zarontin	ESX	1.ª
Ezogabina	*Potiga*	*Retirada del mercado*	
Felbamato	Felbatol	FBM	2.ª
Gabapentina	Neurontin	GBP	2.ª
Lacosamida	Vimpat	LCM	2.ª
Lamotrigina	Lamictal, Lamictal XR	LTG	2.ª
Levetiracetam	Keppra, Keppra XR	LEV	2.ª
Oxcarbazepina	Trileptal, Oxtellar	OXC	2.ª
Perampanel	Fycompa	PER	2.ª
Fenobarbital	Luminal, Solfoton	PB	1.ª
Fenitoína	Dilantin, Dilantin ER	PHT	1.ª
Pregabalina	Lyrica	PGB	2.ª
Primidona	Mysoline	PRM	1.ª
Rufinamida	Banzel	RUF	2.ª
Stiripentol	Diacomit	STP	2.ª
Tiagabina	Gabitril	TGB	2.ª
Topiramato	Topamax, Trokendi	TOP	2.ª
Ácido valproico	Depakote, Depakote ER, Depakote DR, Depakene, Depacon	VPA	1.ª
Vigabatrin	Sabril	VGB	2.ª
Zonisamida	Zonegran	ZNS	2.ª

ER, liberación prolongada; DR, liberación retardada, XR.

Elección de FAE: principios generales

Consideraciones especiales al elegir un FAE

Tipo de crisis: crisis focales o tónico-clónicas → FAE *de espectro estrecho*. Crisis focales y generalizadas incluyendo mioclónicas, ausencia → FAE de amplio espectro.

Costo: los FAE de 1.ª generación son generalmente más baratos. Considerar FAE con equivalentes genéricos.

Primer FAE: 47% de los pts se libra de crisis con 1.er FAE (estarán con este FAE de forma crónica) → elegir 1.er FAE con la mejor seguridad y tolerabilidad.

Múltiples FAE: al añadir FAE, hay que tener en cuenta las interacciones. Combinaciones de FAE que hay que vigilar de cerca debido a interacciones (muchas más combinaciones): PB + VPA, PHT + CBZ, CBZ + LTG, VPA + LTG, múltiples bloqueadores de los canales de Na.

Otros medicamentos: considerar las interacciones c/otros meds que no sean FAE.

Mujer: ¿en edad fértil? ¿Toma de PAO? ¿Salud ósea? ¿Teratogenicidad? (ver también el capítulo de *Neurología del embarazo*, sección "*Epilepsia*").

- FAE que pueden ↓la eficacia de PAO: CBZ, FBM, PB, PHT, PRM, TOP, OXC.
- En el embarazo: FAE nuevos = clase C (efectos fetales desconocidos). FAE antiguos = clase D (teratógenos conocidos en humanos). VPA es el de mayor riesgo (6-11%), PB 6%; el riesgo con otros es modesto (2-5%, no hay Δ c/c población de control). Los antiguos FAE pueden provocar "síndrome anticonvulsivo fetal": anomalías craneofaciales + digitales, ~3% con defectos importantes (p. ej., cardiacos, labio leporino/paladar hendido, microcefalia, retraso del desarrollo, tubo neural).

Adultos mayores: utilizar dosis más bajas y titular más lentamente, dado menor umbral de efectos secundarios (p. ej., disfxn cognitiva, temblores, problemas de la marcha). ↓dosis de meds ligados a proteínas, ya que ↓conc de albúmina se reducen con la edad; también notar que ClCr + aclaramiento hepático ↓después de los 65 años.

Formulaciones IV (cuando se requiere valoración rápida): ver Tabla FAE IV abajo.

ELECCIÓN DE FAE: "OPINIÓN DE EXPERTOS" (*Epilepsy & Behav* 2005;7;S1-S64, *Epilepsy & Behav* 2017;69;186-222)

EGI = epilepsia generalizada idiopática

ESL = epilepsia sintomática de localización (epilepsia de inicio focal)

FAE para epilepsia generalizada idiopática: recomendaciones de los expertos			
Monoterapia			
Configuración	**TCG**	**Ausencia**	**Mioclónico**
Mono #1	VPA, LTG, TOP	VPA, ESX > LTG	VPA, LEV > ZNS
Mono #2 después de VPA	LTG, LEV > TPM, ZNS	ESX > LTG	LEV > TPM, ZNS
Mono #2 después de LTG	LEV, VPA > TPM, ZNS	VPA, ESX > LEV, ZNS, TPM	VPA, LEV > TPM, ZNS
Si la monoterapia no tiene éxito, considerar añadir: LTG, LEV, VPA > ZNS, TPM > CLB			

FAE para epilepsia sintomática a/c la localización: opiniones de expertos	
Monoterapia inicial	
Parcial simple	LTG, LEV, OXC > CBZ
Complejo parcial	LTG, LEV, OXC > CBZ, LCM
Generalizado secundario	LEV, OXC > LTG, LCM, CBZ
Segunda monoterapia	
Primer FAE	**Considerar lo siguiente**
CBZ	LTG, LEV > OXC, LCM
LTG	LEV, OXC > LCM (o TMP si crisis convulsiva)
OXC	LTG, LEV > LCM (TPM, ZNS si crisis convulsiva)
GBP*	LTG, CBZ, OXC > LEV, TOP
LEV*	LTG, CBZ, OXC > TOP
PHT*	LTG > LEV, CBZ
TOP*	LTG, CBZ, OXC > LEV
VPA*	LTG, CBZ, OXC, LEV, TOP
Si la monoterapia no tiene éxito, considerar añadir: LEV, LTG, OXC > LCM, ZNS, TPM, CBZ, ESL > VPA	

*Reproducida de Karceski S, Morrell MJ, Carpenter D. Treatment of epilepsy in adults: expert opinion, 2005. *Epilepsy Behav*. 2005;7 Suppl 1:S1-S64; quiz S65-7. Copyright © 2005 Elsevier. Con permiso.

FAE para circunstancias especiales: opiniones de expertos	
Pts deprimidos	
EGI	LTG > LEV (♀), LTG > VPA (♂)
ESL	LTG > LCM, OXC
Pts de la tercera edad	
EGI, médicamente estable o enfermo	LTG, LEV
ESL, médicamente estable o enfermo	LTG, LEV > LCM
Mujer que puede quedar/busca quedar embarazada	
EGI	LTG > LEV
ESL	LTG, LEV > OXC
Servicio de urgencias	
Síndrome epiléptico desconocido	LEV > VPA
Enfermedad hepática	
EGI*	LEV, LTG
Focal con conciencia alterada	LEV > LCM, GBP (o LTG, PGB si es b/l convulsiva)
Pts VIH (+) *	
EGI o ESL	LTG, LEV
Enfermedad renal en EH	
EGI*	LTG, VPA
Focalización + alt de la conciencia	LTG > OXC, LEV, LCM
Inicio focal → tónico-clónica bilateral	LTG, LEV, OXC
Epilepsia focal por tumor del SNC, posible quimio ± radiación	
± conciencia deteriorada	LEV > LCM, LTG
Posterior a transplante de órganos con inmunosupresión	
Focal + alt de la conciencia ± tónico-clónica bilateral	LEV > LTG, LCM

*Reproducida de Karceski S, Morrell MJ, Carpenter D. Treatment of epilepsy in adults: expert opinion, 2005. *Epilepsy Behav.* 2005;7 Suppl 1:S1-S64; quiz S65-7. Copyright © 2005 Elsevier. Con permiso.

Efectos secundarios, interacciones, comorbilidades y control

Influencia de las condiciones comórbidas en la elección del FAE	
FAE que hay que utilizar con precaución o evitar	
Crisis de ausencia	CBZ, OXC, TGB
Anorexia/malnutrición	FBM, TPM, ZNS
Arritmias	CBZ, PHT
Diátesis hemorrágica	VPA
Discrasias sanguíneas	CBZ
Crisis generalizadas	GBP, CBZ, OXC (puede agravarse)
Enfermedad hepática	VPA, PHT, PB, CBZ, LTG, ZNS, FBM
Reacciones de hipersensibilidad	FAE c/riesgo de exantema (esp PHT, CBZ, LTG)
Hiponatremia (o riesgo de)	OXC > CBZ, ESL
Hipotiroidismo	CBZ, OXC, PHT
Crisis mioclónicas	GBP, LTG, OXC, CBZ, TGB, PGB
Nefrolitiasis	ZNS, TOP
Obesidad	VPA, PGB (↑4.5-22.5 kg), CBZ, GBP (↑2.2-4.5 kg)
Uso de anticonceptivos orales	CBZ, OXC, PHT, PB, TOP (a dosis > 200)
Osteopenia	PHT > CBZ, PB
Enfermedad pancreática	VPA, CBZ
Edema periférico	PGB
Síndrome de ovario poliquístico	VPA

(continúa)

Trastornos psiquiátricos	LEV, PB
Deterioro renal	LEV, GBP, PB, PGB, TOP, ZNS
FAE que pueden ayudar a la condición	
Cefalea	TOP, VPA, CBZ en niños
Insomnio	TGB
Inestabilidad del estado de ánimo	OXC, VPA, LTG, CBZ
Dolor neuropático	GBP, OXC, CBZ, TOP
Obesidad	TOP, ZNS
MPES	CZP, GBP, TOP, ZNS
Temblor	CZP, PBT, PRI, ELV, TOP

FAE de uso común: dosis, efectos secundarios e interacciones

La siguiente tabla contiene información general sobre los FAE de uso común (orden alfabético). (Observar otra tabla para FAE IV). El formato es el siguiente:

- 1.ª línea: dosis inicio (mg), cómo ↑ (mg y frecuencia), dosis de mant objetivo (mg/d), esquema para dividir dosis diaria total (qd, bid, tid, qid), conc sérica objetivo (mg/L = μg/mL) (si se conoce).
- Dosis pediátrica (basada en peso): dosis inicial, cómo aumentar (mg y frecuencia), dosis mant objetivo
- $t_{máx}$ = tiempo hasta conc máx, $t_{½}$ -= vida media (h), Vd = volumen de distribución (si se desconoce, se puede aproximar por Vd = dosis IV/Δconc).
- ESC = efectos secundarios comunes, ESG = efectos secundarios graves, ESLP = efectos secundarios a largo plazo. Acrónimos comunes: SSL = síndrome similar al lupus, NET = necrólisis epidérmica tóxica, SSJ = síndrome de Stevens-Johnson.
- Sugerencias de monitorización (conc, otros labs/pruebas). Si no hay ninguno en la lista, es razonable seguir las sugerencias genéricas que aparecen a continuación (ver "Laboratorios de rutina y control del nivel de FAE").
- Interacciones: "↑" o "↓": enumera los meds/trast que suelen ↑ o ↓conc del FAE. →: enumera los efectos de este FAE sobre otros meds de uso común.

Laboratorios "de rutina" y control del nivel de FAE

Conc: comprobar 1-2 veces al año una vez estable. Comprobar 5 vidas medias después del cambio de dosis (normalmente 5-7 días).

Otras pruebas: para la mayoría de los FAE (pero varía, ver abajo para sugerencias individualizadas):

- Antes de comenzar Rx: BHC, PFH, quím7 (esp NUS/Cr).
- Control: después de 1 mes, luego cada 3-6 meses: BHC, PFH, quím7.

FAE VO	
BRV	Inicio 25 mg bid, ↑ 50 mg/d qsem, objetivo 100-200/d (bid); 0.2-2 mg/L [Pedi: 11-20 kg: 1-2.5 mg/kg/d (bid), objetivo 1-5 mg/kg/d (bid). 20-50 kg: 1-2 mg/kg/d (bid), objetivo 1-4 mg/kg/d (bid). >50 kg: 25-50 mg/d (bid), objetivo 25-100 mg/d (bid)] Nota: crisis focal (adyuvante, monoterapia). Afinidad 20× mayor para SV2A, ↑ penetración cerebro que LEV. Excelente biodisp oral, absorción lineal, débil unión a proteínas. Amplia metabolización hepática (hidrólisis > hidroxilación (CYP2C19)), excreción renal de metab inactivos. $t_{máx}$ = 1-2 h, $t_{½}$ = 9 h ESC: mareos, fatiga, somnolencia. ESG: Δ estado de ánimo (menos común que con LEV) Precaución: ↓dosis en caso de insuficiencia hepática. ↑: N/A, ↓: inductores de enzimas. → ↑CBZ epóxido, ¿↑PHT? ¿enz hepáticas?
CBD	Empezar 2.5 mg/kg bid × 1 sem, ↑2.5 mg/kg bid qsem, objetivo 5-10 mg/kg bid [Pedi: ≥ 2 años: igual que la dosis de adultos] Nota: Vo.Bo. para crisis a/c SLG y Dravet (edad ≥ 2 años). Biodisponibilidad oral: ↑comida rica en grasas. Metab hepático a 7-OH activo. $t_{máx}$ = 2.5-5 h, $t_{½}$ = 56-61 h ESC: anorexia, diarrea, insomnio, somnolencia, infecciones ESG: ↑PFH, IS, comportamiento suicida, hipoxia, insuficiencia resp Precaución: puede causar lesión hepatocelular con ↑PFH (↑ con VPA, CLB), somnolencia ↑ con CLB, IS, comportamiento suicida Contra: hipersensibilidad al cannabidiol, aceite de ajonjolí. Desc si ↑PFH Monitorización: AST, ALT, bili total: basal, 1, 3, 6 meses después del inicio, luego c/cambios de dosis o cambios de otros meds que puedan afectar a la función hepática Inhibe e induce múltiples CYP ↑: STP, inhibidores de CYP2C19, 3A4; ↓: Inductores de CYP2C19, 3A4; → ↑ N-CLB, BRV, PHT, PRM, citalopram, omeprazol, voriconazol, ↓clopidogrel

CBZ **CBZ-XR**	Inicio 100-200 bid, ↑ 200 qd q3-7d, objetivo 800-1200/d (tid), 4-12 mg/L [Pedi: Inicio 5-20 mg/kg/d (bid), ↑ 5 mg/kg/d qsem, mant 15-30 mg/kg/d (bid)] *Si cambia a CBZ-XR, la dosis diaria total es la misma, pero bid (en vez de tid)* Nota: crisis focal, tónico-clónica bilateral. Puede exacerbar las crisis de ausencia, mioclónica, atónica. Unión proteínas no es clínicamente importante. Metabolismo hepático (CYP3A4 > 1A2/2C8/UGT) a metabolito epóxido activo. Autoinductor (induce su propio metabolismo): ↓conc séricas y ↓ $t_{½}$ durante las 1.as semanas de tratamiento. $t_{½}$ = 5-20 h, $t_{máx}$ = 4-12 h ESC: náusea, cefalea, letargo, mareo. A conc séricas elevadas, visión borrosa, diplopía, nistagmo, ataxia, temblor, leucopenia leve (10-20% pts), retención urinaria, ↑colesterol, cambio de peso, ↓T_4 ESG: hiponatremia, agranulocitosis (1/20 mil), anemia aplástica (1/500 000), exantema (10% pts), SSJ/NET (raro), sínd hipersensibilidad (fiebre, exantema, afectación de órganos), pancreatitis, hepatitis, SSL, arritmias Precaución: glaucoma, cardiopatía, enf hepática, hipertrofia prostática Contra: c/IMAO, hx supresión de la médula ósea, alergia a ATC, OXC, ESL, PHT, PB Control: BHC, PFH, quím7 a la basal, 6 semanas, 3 y 6 meses, luego q6-12 meses, anual, gammagrafías DXA (columna lumbar y fémur proximal) En pts asiáticos, prueba de HLA-B*1502 antes de empezar (mayor riesgo de SSJ). Los pts deben tomar VitD 2000 UI qd + Ca 1200 mg qd Potente inductor de enzimas. ↑: FBM, VPA; múltiples medicamentos Ψ; múltiples Abx/antimicrobianos; misc (cimetidina, diltiazem, ticlopidina, verapamilo, jugo de toronja), inhibidores del CYP3A4. ↓: PHT, PB; → ↓CBZ, VPA, OXC, CLZ, ACO, warfarina (↓INR), antitrombóticos, quimioRX, psicotrópicos, inmunosupresores (p. ej.: ciclosporina), estatinas, teofilina
CLB	Inicio 5-10 qhs, ↑ 5qd qsem, objetivo 20-40/d (qd, bid), 0.03-0.3 mg/L [Pedi: < 30 kg: 5 mg qd × 1 sem, 10/d (bid) × 1 sem, objetivo 20 mg/d (bid). > 30 kg: inicio 10 mg/d (bid) × 1 sem, 20 mg/d (bid) × 1, objetivo 40 mg/d (bid)]. Nota: amplio espectro. Aprobación FDA: terapia adjunta para crisis a/c SLG. 1,5-benzodiacepina. Buena biodisp oral. Muy ligada a proteínas. Metabolismo hepático (CYP2C19, 3A4) a *N-desmetilclobazam* activo (norclobazam). No hay relación entre conc sérica y eficacia. $t_{máx}$ = 0.5-4 h, $t_{½}$ = 36-42 h (clobazam), 71-82 h (norclobazam) ESC: sedación, depresión. Ataxia, nistagmo, disartria (dosis más altas) ESG: ideación suicida, depresión resp (esp c/otros depresores del SNC) Precaución: retirada súbita → crisis. Se excreta en la leche materna Contra: no usar con flumazenil ↑: CBD, FBM, ESL, ketoconazol; ↓: CBZ, PB; → ↑VPA, PHT, enzimas hepáticas, ↓CBZ, PAO
CLZ	Empezar 0.25 qhs, ↑ 0.25 qd qsem, objetivo 4-10/d (qd, bid), hepático; 20-80, 18-50 h, 85% [Pedi: empezar 0.01-0.02 mg/d, ↑lentamente, objetivo 0.1-0.2 mg/d (qd,bid); a menudo Rx temp] ESC: SNC: sedación, ataxia, hiperactividad, nistagmo, disartria, hiperactividad (dep de dosis) ESG: psicosis, depresión resp Precaución: disminuir la dosis. Se excreta en la leche materna. Evitar con otras BZD y opioides Contra: no usar con flumazenil Sustrato del CYP3A4. ↑: STP, mifepristona; inhibidores del CYP3A4; ↓: CBZ, PB, PHT; → ninguno
CNB	Empezar 12.5 mg qd × 2 sem, ↑ 25 mg qd q2 sem × 4 sem, luego ↑ 50 mg qd q2 sem hasta el objetivo 200 mg qd (máximo 400 mg qd) [Pedi: no está aprobado su uso en pts pediátricos] Nota: aprobado por la FDA para epilepsia focal (2019). Glucuronidación hepática (UGT2B4) > oxidación (CYP2E1, 2A6, 2B6). $t_{máx}$ = 1-4 h, $t_{½}$ = 50-60 h ESC: somnolencia, fatiga, mareos, cefalea, diplopía (dependiente de la dosis) ESG: IS, comportamiento suicida, ↓ QT, DRESS (raro) Precaución: ↓dosis en caso de disfunción renal y hepática leve/mod. Seguridad en embarazo desc Contra: disfxn hepática/renal severa, HxF de sínd de QT corto → ↑ CLB, PB, PHT, sustratos de CYP2C19, ↓CBZ, LTG, ACO, clozapina, sustratos de CYP2B6 y 3A

(*continúa*)

DZP	Inicio 2 bid, ↑ 1qd q3d, objetivo 15/d (bid-tid), hepático, 0,1-1; 30-36 h, 95% [Pedi: empezar 1-10 mg bid-qid, típicamente rx temporal] ESC: sedación, irritabilidad, cefalea, mareos, depresión ESG: HoTN, depresión resp, nefritis intersticial, tromboflebitis Precaución: retirada repentina → crisis; enf pulmonar, psicosis. Se excreta en la leche materna Contra: no usar c/flumazenil. Glaucoma agudo de ángulo estrecho Control: no es necesario un control rutinario de laboratorio ↑:VPA; ↓: CBZ, PB, PHT; → ninguno
ESL	Inicio 400 qd, ↑ 400 qd qsem, objetivo 800-1200/d (qd), 3-35 mg/L Nota: eficaz para crisis focal. Fármaco, rápidamente convertido a metab activo S-licarbazepina. ~50% metabolizado a compuestos inactivos, ~50% excretado en orina como ESL. Inducción débil CYP3A4, inhibición débil CYP2C19. $t_{máx}$ = 2-4 h, $t_{½}$ = 13-20 h (plasma), 20-24 h (LCR) ESC: mareo, n/v, ataxia, diplopía, somnolencia, cefalea, ↓T_4/T_3 ESG: hiponatremia, erupción, IS, anafilaxia, SSJ/NET, ↑PFH/bilirrubina Precaución: reducir dosis si hay deterioro de fxn renal. Puede ↑intervalo PR c/LCM Contra: alergia a OXC, CBZ (reactividad cruzada). Evitar en EGI Control: rutina, más: Na en la línea de base, q1mo × 3 mo, luego q3-6 mo ↑: fluconazol; ↓: CBZ, PHT, PB, PRM; → ↓OCP, antirretrovirales, PER, warfarina, amiodarona, ↑PHT
ESX	Inicio 250 bid, ↑ 250 qd qsem, objetivo 500-1500/d (bid/tid); 40-100 mg/L [Pedi: inicio 5-15 mg/kg/d, ↑ 10 mg/kg/d qsem, objetivo 20-30 mg/kg/d (bid, tid)] Nota: crisis de ausencia general. > 90% biodis oral, baja unión a proteínas. 80-90% metabolismo hepático. (CYP3A4 > 2E1). $t_{máx}$ = 1-4 h, $t_{½}$ = 17-60 h ESC: sedación, insomnio, cefalea, n/v, molestias GI, anorexia, nerviosismo, ataxia, cambios de comportamiento. Admon c/comidas ayuda a ↓ESC ESG: discrasias sanguíneas, eritema multiforme, SSJ, SSL, psicosis, depresión, alucinaciones. Bradicinesia y parkinsonismo (raros) Precaución: retirada súbita → crisis; alta conc en la leche materna, atraviesa la placenta Contra: porfiria, hipersensibilidad a succinimida Control: rutina, más: BHC basal, PFH, q1m × 6 meses, luego cada 6 meses ↑: isoniazida, VPA; ↓: PHT, PB, CBZ, rifampicina, inductores enzimáticos; → ↓ PAO, ↓ eficacia de VPA.
FBM	Inicio 300-400 bid, ↑ 600 qd q2sem, objetivo 2.4-3.6 g/d (bid/tid), 30-60 mg/L [Pedi: inicio 15 mg/kg/d (tid); ↑ 15 mg/kg/d qsem, objetivo 45 mg/kg/d(tid)] Nota: amplio espectro, crisis focales y gen en LGS. Buena biodisp oral, sin unión a proteínas clínicamente relevante. Metabolismo hepático (CYP3A4, 2E1), 30-50% se excreta sin cambios en la orina. $t_{máx}$ = 3 h, $t_{½}$ = 20-23 h ESC: malestar GI con n/v, anorexia (mejora al tomar c/comida), cefalea, somnolencia, insomnio, hipo, IRA, ↓peso, ataxia, erupción ESG: anemia aplásica (1/5-8 000 pts), falla hepática/renal, SSL, ↑ NH_3, SSJ, IS Precaución: solo en caso de epilepsia grave, dado el riesgo de anemia aplásica, disfxn hepática y renal. Riesgo de anemia aplásica, disfxn hepática/renal ↓después de 1 año Contra: H/d discrasia sanguínea, enf hepática, + ANA, hipersensibilidad a carbamatos Control: ANA basal; BHC basal, quím7, PFH, luego q2sem × 6 meses, luego q3-6 meses Inducción débil de CYP3A4. Inhibe CYP2C19, 1A2, β-oxidación. ↓: PHT, PB, CBZ, ¿VPA?, ↑: epóxido de CBZ; → ↓ ACO, CBZ, ↑VPA, PHT, PB, epóxido de CBZ, clobazam, warfarina
GBP	Inicio 300 qd, ↑ 300 qd q1-3d, objetivo 900-3600/d (tid), 2-20 mg/L [Pedi: inicio 10-15 mg/kg/d (tid), ↑ 10 mg/kg/d q3d, objetivo 25-30 mg/kg/d (tid)] Nota: terapia adyuvante para crisis focales. Poca biodisp VO; absorción saturable → cinética no lineal y ↓biodisp oral por encima de 1 800 mg/d. Unión insignificante a proteínas, se excreta sin cambios en la orina. $t_{máx}$ = 2-3 h, $t_{½}$ = 5-7 h ESC: somnolencia, sedación, vértigo, ataxia, aumento de peso, edema periférico, mioclonía, acúfenos, alt del comportamiento ESG: raro, incl psicosis, EE, anafilaxia, DRESS, hemorragia ocular Precaución: evitar con Lennox-Gastaut (puede ↑crisis) miastenia gravis, hx TCS Puede ↑ mioclonía. Disminuir al descont. Dosis renal. Aclaramiento ↓c/edad Seguimiento: no es necesario un control rutinario de laboratorio

LCM	Inicio 100/d (qd, bid), ↑ 100 qd qsem, objetivo 200-400/d (bid), 10-20 mg/L [Pedi: < 50 kg: 1 mg/kg/d (bid), ↑ 1 mg/kg/d qsem a 2-6 mg/kg/d (bid). > 50 kg: 50 mg bid, ↑ 50 mg bid qsem a 150-200 mg/d (bid)] Nota: crisis focal (monoterapia, adyuvante). Excelente biodisp oral, sin unión clínicamente significativa a proteínas. Metabolismo hepático a metabolitos inactivos, ~40% excretado sin cambios en la orina. $t_{máx}$ = 1-4 h, $t_{1/2}$ = 13 h ESC: mareo, ataxia, diplopía, nistagmo, somnolencia, cefalea, n/v (↑c/dosis) ESG: ↑Intervalo PR (dependiente de la dosis) Precaución: evitar en pts con defectos de la conducción cardiaca, en combinación c/fármacos que reducen el intervalo PR. Se desconoce si se excreta en la leche materna Monitorización: rutina, ECG antes de iniciar ↑: ninguno, ↓: ninguno, → ninguno
LEV **LEV-XR**	Inicio 500/d (qHS, bid), ↑ 500 qd qsem, objetivo 2-4 g/d (bid), 10-45 mg/L [Pedi: inicio 10 mg/kg bid, ↑ 10-20 mg/kg/d q1-2sem, objetivo 30-40 mg/kg/d (bid)] *Si se pasa a LEV-XR, la dosis diaria total aún es la misma* Nota: crisis focales, tónico-clónicas b/l, mioclónicas genéricas. Excelente biodisp oral, baja unión a proteínas. No hay metabolismo hepático, ~35% se hidroliza a compuestos inactivos, ~65% se excreta en la orina. $t_{máx}$ = 3-4.5 h, $t_{1/2}$ = 6-8 h ESC: sedación, mareo, debilidad general, irritabilidad, ansiedad, depresión ESG: psicosis (rara), SSJ/NET, insuficiencia hepática (rara) Precaución: dosificación renal. Puede exacerbar trast psiquiátricos Seguimiento: rutina ↑: ninguno, ↓: ninguno; → ↑ metotrexato
LTG **LTG-XR**	Inicio 25 qd × 2 sem, 50 qd × 2 sem, 100 qd, luego ↑ 50 qd qsem, objetivo 200-600/d (bid), 4-20 mg/L + *VPA*: inicio 25 qod × 2 sem, ↑ 25 qd q1-2 sem, objetivo 100-200/d (bid) + *ind enz*: inicio 25 bid × 2 sem, ↑ 50-100 qd qsem, objetivo 300-500/d (bid) [Pedi: inicio 0.15 mg/kg bid × 2 sem, ↑ 0.6 mg/kg/d q1-2 sem, objetivo 4.5-7.5 mg/kg/d (bid) + *VPA*: 0.15 mg/kg/d (bid) × 2 sem, ↑ 0.3 mg/kg/d q1-2 sem, objetivo 1-3 mg/kg/d (bid) + *ind enz*: 0.6 mg/kg/d (bid) × 2 sem, ↑ 1.2 mg/kg/d q1-2 sem, objetivo 5-15 mg/kg/d (bid)]. *Si se pasa a LTG-XR, la misma dosis diaria total pero qd. Puede ↓ES* Nota: amplio espectro, a menudo utilizado para crisis más allá de las indicaciones aprobadas por la FDA (crisis focal, bilat tónico-clónica, SLG). Excelente biodisp oral. Amplio metab hepático (glucuronidación), luego se elimina por la orina. $t_{máx}$ = 1-4 h, $t_{1/2}$ = 13-60 h (monoterapia, ↑ con VPA, ↓ con inductores de enz) ESC: mareos, diplopía, visión borrosa, cefalea, insomnio, tics (↑ riesgo con la dosis) ESC: exantema (3%, más común si ha habido exantema con CBZ, PHT), SSJ/NET (1/1 000; más común con VPA y en niños; riesgo ↓c/titulación lenta), falla renal/hepática (rara), falla multiorgánica (rara), anemia aplásica (rara), linfohistiocitosis hemofagocítica (rara), CID Precaución: desc al 1.er signo de erupción. Conc ↓por embarazo y PAO. Puede exacerbar crisis mioclónicas. ES ↑en comb c/otros bloqueadores de los canales de Na Seguimiento: rutina ↑:VPA; Ψ (sertralina); ↓: PHT, PB, PRM, CBZ, OXC, PAO; → ninguno
OXC **OXC-XR**	Inicio 150 bid, ↑ 150qd q2-7d, 1200/d (bid), 3-40 mg/L [Pedi: inicio 5-10 mg/kg/d bid, ↑ 5 mg/kg/d qsem, mant 30 mg/kg/d] *Si cambia a OXC-XR*, puede ser necesaria una *dosis ↑ para lograr la bioequivalencia* Nota: efectivo para crisis focal, puede exacerbar crisis de ausencia, mioclónica (evitar en epilepsias generalizadas). Rápida cetorreducción a derivados monohidróxicos (MHD) (el enantiómero S-licarbazepina es el metabolito activo). MHD 40% unido a proteínas (no es clínicamente relevante), excretado renalmente. $t_{máx}$ = 4,5 h, $t_{1/2}$ = 9-11 h (MHD) ESC: fatiga, cefalea. Dosis más altas: mareos, visión borrosa, diplopía, n/v, ataxia, ↓T_4 ESG: hiponatremia (3%), SSJ/NET (1/millón), anafilaxia (rara), ↑PR Precaución: alergia a CBZ (30% de alergia cruzada); atraviesa la placenta Puede cambiar CBZ → OXC durante la noche en una proporción de 1/1.5 (CBZ/OXC) Control: rutina, más Na a la basal, luego 1 mes × 3 meses, luego q3-6 meses Inhibición débil de CYP2C19, inducción débil de CYP3A4. ↓: CBZ, PB, VPA, inductores enzimáticos fuertes; → ↓PER, LTG, PAO, antirretrovirales, anticoagulantes, amiodarona; ↑PB, ↑PHT (a dosis > 1200/d), ↑VPA

(*continúa*)

PB	Inicio 1.5-4 mg/kg/d, objetivo 1.5-4 mg/kg/d(qd, bid); 15-40 mg/L [Pedi: inicio 5 mg/kg/d (qd, bid); el obj depende de la edad, rango 2-11 mg/kg/d] Nota: crisis focal y generalizada. Estado estable en 2-3 sem si no hay carga. Baja unión a proteínas, ~75% de metabolismo hepático. $t_{máx}$ = 0.5-4 h, $t_{½}$ = 80-110 h ESC: sedación, ↓conc, enf estado ánimo, mareos, ataxia, diplopía, n/v, hiperact (niños) ESG: forma IV: depresión resp; VO: raro, incluye discrasias sanguíneas, insuficiencia hepática, exantema, SSJ/NET, artritis, laringoespasmo, broncoespasmo, SSL ESLP: hombro congelado, fibromatosis plantar, contractura de Dupuytren, raquitismo, osteomalacia Precaución: puede crear hábito; depresión, suicidio, otros depresores del SNC; disfxn renal, pulmonar o hepática. Disminuir lentamente. Evitar en el embarazo. Contra: porfiria; intolerancia al EtOH; disfunción hepática severa, enf pulmonar imp Seguimiento: gammagrafía DXA de rutina, a intervalos (columna lumbar y fémur proximal). Pts deben tomar Vit D 2000 UI qd + Ca 1200 mg qd Potente inductor (CYP450). ↑: FBM, VPA, Abx (cloranfenicol); → ↓PAO y esteroides, LTG, ESL, OXC, CBZ, TPM, PHT, PER, ESX, RUF, FBM, TGB, anticoagulantes (incl warfarina), antirretrovirales, quimio, teofilina, ↓/↑PHT
PER	Inicio 2qhs, ↑ 2qd qsem, objetivo 4-8/d (qhs), 0.18-0.98 mg/L + *ind enz*: inicio 4qhs, ↑ 2qd qsem, objetivo 8-12/d (qhs) Nota: crisis focal (monoterapia, coadyuv), crisis TC b/l (coadyuv). Exc biodisp oral, 95% límite protección. Amplio metab hepático. $t_{máx}$ = 0.5-2 h, $t_{½}$ = 53-136 h ESC: mareos, somnolencia, visión borrosa, irritabilidad, caídas, ataxia, ↑peso ESG: DRESS, IS, IH, agresión (aviso de caja) Precaución: insuficiencia hepática o renal. Se excreta en la leche materna Seguimiento: rutina ↓: CBZ, OXC, PB, PHT, inductores del CYP3A4; → ↓PAO a 12 mg/día
PGB	Inicio 75 mg/d (bid, qhs), ↑ 50-150 qd qsem, objetivo 300-600/d (bid, tid); 2-8 mg/L [Pedi: inicio 2.5-3.5 mg/kg/d (bid,tid), ↑ qsem, objetivo 10-14 mg/kg/d (bid/tid)] Nota: espectro estrecho para crisis focal (adyuv). Muy buena biodisp oral, no depend dosis. Limitada unión a proteínas. Se excreta s/cambios en orina. $t_{máx}$ = 0.5-2 h, $t_{½}$ = 6 h (LI) ESC: ↑peso, diplopía, edema periférico, fatiga, mareos ESG: ictericia, angioedema, hipersensibilidad, ↑Cr, visión borrosa, IS Precaución: puede ↑ausencia gen, crisis mioclónica. ↓ hasta susp. Precaución en adultos mayores; depresión; disfxn renal; h/d angioedema; ICC. Sustancia controlada (V) Seguimiento: rutina → Puede ↑efecto de los depresores del SNC (p. ej., BZD, barbitúricos, EtOH)
PHT	Inicio 100-200 bid, ↑ 50 qd q3-4 sem, objetivo 200-500/d (qd-tid), 10-20 mg/L Carga VO más rápida: 15-20 mg/kg div en 3 dosis, con un intervalo de 2-3 h [Pedi: inicio 5-7 mg/kg/d (qd, bid), ↑ 5 mg/kg/d q3sem, objetivo 5-10 mg/kg/d (qd, bid)] *Nivel corregido = Nivel de PTH medido/[(albúmina × 0.2) + 0.1]* Nota: eficaz para crisis focal, TC b/l. Biodisp ↓ por Ca^{2+}, antiácidos, alimentación NG. 90% unión a proteínas. Metab hepático (CYP2C9 > 2C19). Cinética saturada, no lineal → ventana tx estrecha (pequeña dosis ↑ puede → gran aumento de nivel). $t_{máx}$ = 1-3 h, $t_{½}$ = 8-40 h. Conc libre: 0.50-3 ESC: N/V, ataxia, disartria, nistagmo, letargo, confusión, ↓T_4 ESG: exantema (hasta 6%), SSJ/NET(4/100 mil), sínd hipersens (fiebre, exantema, linfadenopatía, eosinofilia, alt hepática/renal), sup médula ósea, discrasias sanguíneas, anemia megaloblástica, insuf hepática (rara), SSL, arritmias, distonía/oftalmoplejía ESLP: hiperplasia gingival, osteomalacia, neuropatía periférica, hirsutismo, acné, facies tosca, atrofia cerebelosa, anemia Precaución: fiebre puede ↓conc; no administrar IM (→ necrosis tisular/absceso estéril) o IV (→ dolor, flebitis, sínd guante morado); FOS-PHT. Enmascara sx de hipoglucemia en diabéticos Contra: bradicardia sinusal, bloqueo cardiaco, hipotensión, baja FE Seguimiento: rutina + gammagrafías DXA anuales (columna lumbar y fémur proximal). Los pts deben tomar vitamina D 2000 UI al día + Ca 1200 mg al día Potente inductor enzimático, múltiples interacciones med. ↑: FBM, ESL, OXC, VPA; múltiples med Ψ; Abx (sulfamidas, cloranfenicol, fluconazol, INH, miconazol, sulfafenazol); múltiples quimioRx; Misc (ASA, alopurinol, cimetidina, clorfeniramina, diltiazem, disulfiram, omeprazol, fenilbutazona, sulfinpirazona, tacrolimus, ticlopidina, tolbutamida, azapropazona, EtOH; hipoalbuminemia; uremia), meds muy ligados a proteínas, p. ej., amiodarona; ↓: VPA, CBZ, EtOH crónico, esteroides, antiácidos, rifampicina; → ↓CBZ, LTG, PER, ESX, ESL, OXC, STP, ACO, teofilina, digoxina, warfarina, anticoagulantes, ciclosporina, quimioRX, varios antipsicóticos, antirretrovirales

PRM	Inicio 50-125 qHS, ↑ 5-125 q3-7d, objetivo 750/d (tid), 5-10 mg/L [Pedi: $<$ 8 años: 50 mg qHS, ↑ 50/d q3d, objetivo 125-250 mg tid; $>$ 8 años: 100-125 mg qHS, ↑ 100-125/d q3d, objetivo 250 mg tid] Nota: conv focal, TC b/l. ~25% de dosis VO convertida (metab hepático) en metab activos PB y feniletilmalonamida. $t_{máx}$ = 8-12 h, $t_{½}$ = 7-2 h (monoterapia, 6.5-8.3 h c/inductores) ESC: como para PB ESG: como para PB; IS; reacc tóxica aguda (somnolencia, mareo, ataxia, N/V) Contra: hipersensibilidad a PB, porfiria Potente inductor de enzimas. ↑: PHT; ↓: N/A → ↓CBZ, ESL, LTG, PER, RUF, TGB, benzos, anticoagulantes, antirretrovirales, PAO, esteroides
RUF	Inicio 200 bid, ↑ 400 qd q2d, objetivo 1800-3200/d (bid), 30-40 mg/L [Pedi: 1-17 años: inicio 10 mg/kg/d (bid), ↑ 10 mg/kg/d qod, objetivo 45 mg/kg/d (bid)] Nota: amplio espectro (adyuv crisis a/c SLG). Muy buena biodisp oral, ↓ sin alimentos. Sin unión a prot clínicamente sig. Hidrólisis enzimática a metabolito inact. (dep renal). $t_{máx}$ = 4-6 h, $t_{½}$ = 6-10 h ESC: mareos, somnolencia, fatiga, cefalea. N/V (niños) ESG: sínd hipersensibilidad, exantema, ↓QTc, IS, estado epiléptico Precaución: los pts con VPA requieren dosis más bajas Contra: Hx personal o familiar de síndrome de QT corto Monitorización: rutina, ECG Inhibición débil CYP2E1, inducción débil CYP3A4, UDP-GT. ↑:VPA ↓: CBZ, PHT, PB, PRM; → ↓PAO, CBZ, LTG, ↑PB, PHT
STP	Inicio 50 mg/kg/d (bid, tid), dosis máxima 3 000 mg/d; 8-12 mg/L [Pedi: igual que la dosis para adultos] Nota: aprob FDA para sínd Dravet en pts ≥ 2 años que toman CLB. 99% unido a proteínas. Metab hepático (CYP1A2, 2C19, 3A4). (CYP1A2, 2C19, 3A4), elim renal de metabolitos. Cinética no lineal (↑ dosis → ↓ aclaramiento). $t_{máx}$ = 2-3 h, $t_{½}$ = 4.5-13 h (hasta 23.5 h en niños) ESC: Δ sueño, n/v, ↓ apetito o peso, agitación, temblor, ataxia, disartria ESG: neutropenia, trombocitopenia, depresión, cambios de humor, IS Precaución: en FCU (polvo puede tener fenilalanina). ↓ de la dosis: BHC al inicio, q6m Efectos enzim hepáticos complejos. ↑:VPA ↓: fuertes inductores CYP3A4/1A2/2C19; → ¿↑CBZ? ↑2X CLB y 5X metabólico CLB activo
TGB	Inicio 4qHS, ↑ 4 mg/d qsem, objetivo 16-48 mg/d (bid-qid), 0.1-0.3 mg/L + *ind enz*: 4qd, ↑ 4 mg/d qsem, objetivo 32-56/d (bid-qid) Nota: conv focales. Excelente biodisp oral. 96% de unión a proteínas, unión a proteínas no es clínicamente relevante. Dosificación no basada en conc. Metabolismo hepático extenso. $t_{máx}$ = 45 min, $t_{½}$ = 7-9 h (2-5 h con inductor enzimático) ESC: fatiga, debilidad, mareos, insomnio, irritabilidad, depresión/ansiedad, temblores ESG: IS, erupción, SSJ (raro); EENC, encefalopatía (incluso si no hay epilepsia) Precaución: puede exacerbar ausencia, crisis mioclónica, puede → EENC en pts con hallazgos EEG de espiga-onda. ¿Problemas de visión a largo plazo? Seguimiento: rutina ↓: PHT, CBZ, PB, inductores enzimáticos; → mínimo
TOP **TOP-XR**	Inicio 25 qd, ↑ 25-50 mg/d q1-2 sem, objetivo 100-400/d (bid), 5-25 mg/L [Pedi: inicio 0.5 mg/kg bid, ↑ 0.5-1 mg/kg/d q1-2sem, objetivo 3-9 mg/kg/d (bid)] *Si se pasa a TPM-XR, la dosis diaria total aún es la misma. TPM-XR puede ↓ES* Nota: crisis focal, TC b/l (monoterapia, adyuv), SLG. Exc biodisp vía oral, unión a proteínas no sig clínicamente. ~30% de metab hepático, ~ 70% de eliminación s/cambios en orina. $t_{máx}$ = 1.5-4 (20-24 h para XR), $t_{½}$ = 21 h (LI) ESC: problemas cognitivos (enlentecimiento cognitivo, ↓ fluidez verbal, dificultad para encontrar palabras, ↓atención/memoria/fxn ejecutivas), sedación, mareo, ataxia, depresión, agitación, pérdida de peso, parestesias, acidosis metabólica leve ESG: acidosis metab grave (3%); cálculos renales (1%); glaucoma agudo ángulo cerrado (raro); ↓ sudoración/hipertermia (esp niños); Δ humor; IS; psicosis (raro); ↑ NH_3 c/VPA. Precaución: ↑ riesgo de cálculos renales con acetazolamida, diclorfenamida, ZNS o DCG; c/insuficiencia renal usar dosis renal; precaución con enf hígado Contra: alergia, con metformina y acidosis metabólica Seguimiento: rutina Leve ↑ CYP3A4 y ↓ 2C19. ↓: CBZ, PHT, PB, VPA; → ↓PAO, ↑CBZ, PHT

(*continúa*)

VGB	Inicio 500qd, ↑ 500 mg/día qsem, objetivo 1 000-3 000/d (qd, bid); 0.8-36 mg/L [Pedi: empezar con 40 mg/kg/d (qd, bid), aumentar qsem, el objetivo depende de la edad: 10-15 kg: 500-1 000 mg/kg/d; 15-30 kg: 1 000-1 500 mg/kg/d; 30-50 kg: 1 500-3 000 mg/kg/d; > 50 kg: 2 000-3 000 mg/kg/d; (qd, bid) Espasmos infantiles: empezar con 50 mg/kg/d, ↑ a lo largo de 1 sem hasta el objetivo de 150-200 mg/kg/d (qd, bid)] Observación: crisis focal, espasmo infantil. Excelente biodisp oral, 0% de unión a proteínas. Se elimina sin cambios en la orina. $t_{máx}$ = 1-2 h, $t_{1/2}$ = 5-6 h (lactantes), 10.5 h (adultos). Disminuir la dosis si no hay beneficio significativo a los 3 meses. ESC: corte del campo visual (30-40% pts, ↑ ♂), sedación, mareos, ataxia, irritabilidad, Δ conductuales (irritabilidad, depresión) ESG: pérdida permanente de la visión, anemia, ideación suicida, psicosis Precaución: puede empeorar las crisis mioclónicas y de ausencia. Se excreta en la leche materna Control: rutina + oftal basal y q3meses Inducción débil. CYP2C9. ↑: ninguno, ↓: ninguno; → ↓PHT, ↑CBZ
VPA **VPA-XR**	Inicio 250 bid, ↑ 500 mg/d qsem, objetivo 1 000-2 500/d (bid), hep > ren, 50-100, 8-12 h, 95% [Pedi: inicio 5 mg/kg tid, ↑ 15 mg/kg/d qsem, objetivo 20-30 mg/kg/d (bid-tid)] *Si se pasa a VPA-XR, ↑ dosis 10-20% para lograr bioequivalencia. VPA-DR (liberación retardada) ≠ VPA-XR (liberación prolongada). XR puede ↓ ES* Nota: amplio espectro (crisis focal y gen, incluyendo crisis de ausencia y mioclónica). Excelente biodisp oral (LI > liberación prolongada). Altamente ligado a proteínas (compite con PHT), ↑conc total → ↑ fracción libre. Amplia metab (oxidación, conjugación). Vd = 0.13-0.19 L/kg en adultos, $t_{1/2}$ = 8-16 h (↓ por inductores enzimáticos) ESC: letargo, Δ peso (↑ > ↓), n/v/d, temblor, pérdida de pelo, edema periférico, ↓plts leve, ↓carnitina ESG: insuficiencia hepática (1/20 000), hiperamonemia, encefalopatía (con o sin ↑ NH_3), anemia aplásica (poco frecuente), pancreatitis (1/3 mil), trombocitopenia significativa (relacionada con la dosis), SSJ (poco frecuente), teratógeno ESLP: SOP, amenorrea, hiperinsulinemia, resistencia a la insulina, hiperandrogenismo (♀), adelgazamiento del pelo. Raros: trastorno de la marcha, demencia, atrofia cerebral, parkinsonismo reversible Precaución: no p/d exceso de sangrado operatorio, pero algunos recomiendan desc antes de cirugía (puede causar ↓factor 7) Contra: enf hepática, trastorno del ciclo de la urea, porfiria, embarazo (↑malformaciones congénitas, autismo, reducción del CI verbal en niños expuestos *in utero*) Control: BHC, PFH, lipasa al inicio, qmes × 6 meses, luego q3-6meses Inhibidor moderado de las enzimas CYP, UGT (glucuronidación). ↑: FBM; Ψ (sertralina, clorpromazina); Abx (isoniazida); Misc (cimetidina, salicilatos); ↓: PAO, carbapenems, PB, LTG, CBZ, PHT [*fracción libre PHT ~ conc VPA*: PHT *libre* % = *10% (nivel basal)* + *(0.1 × nivel de VPA)*] → ↑PB, PRM, FBM, LTG, RUF, CBZ, ATC, ↓ olanzapina, OXC
ZNS	Inicio 100 qHS, ↑ 100 mg/d q2sem, objetivo 100-600/d (qHS, bid), 10-40 mg/L [Pedi: inicio 1-2 mg/kg/d (qd-bid), ↑ 1-2 mg/kg/d q2sem, objetivo 8-12 mg/kg/d (qd-bid)] Nota: amplio espectro (FDA: adyuvante para crisis focal). Excelente biodisp oral, sin unión clínicamente significativa a proteínas. Metabolismo hepático a metabolitos inactivos (eliminación renal). $t_{máx}$ = 2-6 h, $t_{1/2}$ = 60 h ESC: somnolencia, mareo, ataxia, ambliopía, ↓conc., n/v, ↓peso, cefalea ESG: agranulocitosis; cálculos renales (4%); DRESS; SSJ/NET (raro); hipertermia, anhidrosis y acidosis metabólica (raro, niños > adultos); depresión, hiperamonemia, psicosis (raro); glaucoma de ángulo cerrado Precaución: disminuir lentamente; disfunción renal o hepática; ↑riesgo de nefrolitiasis con acetazolamida o TPM Contra: TFG < 50. Hipersensibilidad a sulfonamidas Seguimiento: rutina ↑: inhibidores de CYP3A; ↓: PHT, PB, CBZ, VPA; → N/A

FAE parenteral (IV, IM, PR)	
BRV-IV	Carga IV: 50 mg. Mant: 25-100 mg bid. VO → IV 1:1
DZP-IV	Carga IV: 10-20 mg (2 mg/min), puede repetirse en 15 min. Mant: 0.4 mg/kg/h
DZP-PR	PR 0.2 mg/kg, puede repetirse a las 4 h
LCM	Carga IV: 200 mg. Mant: 200-400/d (bid), empezar 12 h s/p carga VO → IV 1:1
LEV	Carga IV: 20-30 mg/kg. VO → IV 1:1
PB	Carga IV: 20 mg/kg (ritmo máximo: 1-2 mg/kg/min). Comprobar conc inmedia después; repetir bolo si es ↓: bolo (mg/kg) = Vd × (conc deseada/medida) Vd: lactante 0.9; adulto 0.5. VO → IV 1:1. Monitorización: FR, PA.
PHT	Carga IV: 20 mg/kg (velocidad máx: 50 mg/min). Esperar > 1 h para comprobar conc; repetir bolo si ↓: dosis de bolo (mg/kg) = Vd × (conc deseada/medida de PHT) Vd: niño 1.0; adolescente 0.7-1.0; adulto 1.0. VO → IV 1:1 Contra: bradicardia sinusal, bloqueo cardiaco, hipotensión, baja FE Monitorización: cardiaca, presión arterial
FOS-PHT	Carga IV/IM: 20 mg PE (equiv de fenitoína)/kg; (tasa máx: 150 mg PE/min). Si IV, esperar min 2 h para comprobar conc; si IM, esperar > 4 h para comprobar conc. Repetir bolo si es bajo: dosis de bolo (mg/kg) = Vd × (nivel de PHT deseado − medido). Vd: 0.04-0.13 L/kg. VO(PHT) → IV(FOS-PHT) 1:1 PE ESC: HoTN, ardor, picor Precaución: porfiria Contra: bradicardia sinusal, bloqueo cardiaco Monitorización: monitorización cardiaca, presión arterial Producto de PHT con ↓efectos sec durante infusión. Otros datos = que para PHT
VPA-IV	Carga IV: 10-20 mg/kg (tasa máxima de 150 mg/min). VO → IV 1:1

CYP, citocromo P450; TCS, trastorno por consumo de sustancias; UGT, UDP-glucuronosiltransferasa.
Patsalos PN, Bourgeois BFD. *The Epilepsy Prescriber's Guide to Antiepileptic Drugs*. Cambridge University Press; 2010. Deray M, Resnick T, Alvarez L, eds. *Complete Pocket Reference for the Treatment of Epilepsy*. C.P.R. Educational Services; 2001; Fernandez HH, John S, Morren J, Rae-Grant A, eds. *Ultimate Review for the Neurology Boards*. Demos Medical Publishing; 2016: 91-104; Continuum, *Epilepsy* 2019;25(2):508-536; *Br J Clin Pharmacol* 2006;61:246-255; *JAMA* 2004;291(4):615-620; *Neurology* 2004;62:1252-1260; *Up-To-Date, MicroMedex*.

Dieta cetógena

(*J Child Neurol* 2009;24:979-988; *Lancet Neurol* 2004;3:415-420; *Epilepsia* 2018;3:175-192).

Def: dieta alta en grasas y baja en carbohidratos (CHO) basada en la cetogénesis (producción de cetonas [acetoacetato, beta-OH-butirato (BOHB)] cuando los ácidos grasos libres (AGL) son la principal fuente de energía). Probable mecanismo(s) antiepiléptico(s) multifactorial(es).

Indicaciones: más comúnmente utilizado en epilepsias pediátricas, incl epilepsia refractaria (fracaso/toxicidad de la medicación, frec de crisis inaceptable) s/intervención quirúrgica potencial, epilepsia astática mioclónica, síndromes de Rett, Lennox-Gastaut y Dravet, esclerosis tuberosa, espasmo infantil, enf metabólicas (GLUT-1, defic PDH). Posible uso en otras enf neurológicas, p. ej., tumores cerebrales, demencia.

Contraindicaciones: hiperlipidemia, defic piruvato carboxilasa, acidurias orgánicas, defectos de transporte de ácidos grasos/β-oxidación, defic carnitina o translocasa de carnitina, porfiria, pancreatitis, miocardiopatía, ERGE severa, meds que afecten al metabolismo de CHO (esteroides), uso simultáneo de propofol.

Composición de la dieta: dieta normal: calorías de CHO 50%, grasas 30%, proteínas 20%. **DCG:** grasa 90%, CHO + proteína 10% (proporción 4:1 de grasa: [CHO + prot]). Requiere supervisión de nutricionista especializado para garantizar una nutrición adecuada para el crecimiento y desarrollo. **Variaciones:** dieta de bajo índice glucémico (DBIG), Atkins modificada (DAM), triglicéridos de cadena media (TCM); relación grasa:(CHO + proteína) = 2-4:1 (según la variante de la dieta). Control de orina: 3-4+ cetonas ~60-80 mmol/L, corresponde a 30-100 mg/dL de BOHB en plasma; el obj es > 40 mg/dL de BOHB para mejor efecto antiepiléptico. BOHB plasmática tiene larga rotación en el lab.

Manejo de los problemas más comunes en la DCG

Problemas agudos

Deshidratación: *causas*: enf intercurrente (GI). La cetosis inhibe la sed → ↑ cetosis; la acidosis puede inducir el vómito. *Rx*: *en casa*: líquidos sin azúcar (agua, ponche de huevo diluido, fórmula [RCF®: a base de proteína de soya + polvo de polímero de glucosa y microlípidos, KetoCal®: a base de proteínas de leche de vaca, la fuente de grasa es el aceite de soya), Fruit2O ("agua inteligente"), caldo, *ginger-ale* dietético]. *Hospital*: FIV (1/2 SN, otros electrolitos PRN, sin dextrosa).

Hipoglucemia: letargo; a menudo asintomática. *Causas:* meds que interfieren c/metabolismo de CHO, enfermedad, incumplimiento. *Rx: en casa:* 1 cda de jugo, buscar atención médica si es necesario. *Hospital:* dextrostix q6h (1) si < 40 y asintomático: documentar c/ lab de glucosa, pasar a q2h; (2) si < 25, documentar, dar 30 mL de jugo de naranja, continuar q2h hasta estable > 40; (3) si sintomático en cualquier momento, documentar con lab, dar 30 mL jugo de naranja.
Acidosis metabólica: hipervent, vómito, taquicardia, irritabilidad, rubor, letargo. Causas: exceso de cetosis, deshidratación, enf intercurrente, incumplimiento del cuidador. Rx: hosp. Si $HCO_3 < 15$, suplementar c/Bicitra® o Polycitra® (2-3 mEq/ kg/d div tid o qid).
Problemas GI: N/V, estreñimiento, dolor/malestar abdominal, más frec al inicio. *Vómito:* exceso de cetosis o acidosis puede→ vómito. *Rx:* 1 cda jugo y atención médica si es necesario. Considerar FIV (ver arriba). *Estreñimiento:* común. ↓ingesta de líquidos, ↓ingesta de volumen/ fibra. *Manejo:* fomentar ingesta de líquidos, laxante sin CHO, aceite mineral, supositorios.
Meds intercalados: si el total suma < 0.1 g de CHO/d: no es necesario recalcular. Si es > 0.1, ajustar la cantidad total de CHO de la dieta diaria (consultar a un nutricionista).
Esteroides: esteroides rompen cetosis (efect glucocortic), notif al equipo de DCG.

Problemas crónicos

Pobre crecimiento, deficiencias de vitaminas y minerales: cetoacidosis → ↑Ca, pérdida de PO_4 en la orina; ↓ líquidos, ↑ grasa → ↓vitaminas hidrosolubles. Déficits en la dieta. *Mnj:* vigilar altura, peso, IMC; medir Cu, Se, Zn, Ca, Mg, PO_4. Suplemento de Ca. Consultar a un nutricionista especializado en DCG.
Hiperlipidemia: alta ingesta de grasas → ↑ colesterol y triglicéridos (14-59% de los niños en la DCG), los lípidos séricos suelen normalizarse a los 12 meses de la dieta. Pancreatitis (rara). Consulta con nutricionista especializado en DCG para ajustar las fuentes y la composición de las grasas de la dieta. No se utilizan meds hipolipemiantes.
Urolitiasis: común (3-8%): ↓pH urinario, ↓flujo de orina, ↑calciuria, supl de Ca. *Mnj:* tira reactiva orina de rutina. ↑Ingesta líquidos, añadir citratos VO, litotricia (raro), descont dieta (raro).
Anomalías cardiacas: miocardiopatía, ↑QT. Raro, poco conocido, tal vez 2/2 ↓HCO_3 y ↑BOHB o ↓ selenio. *Mnj:* monitorizar HCO_3 y BOHB. Evitar def selenio (miocardiopatía). Se ha observado ↑rigidez arterial en niños y adultos, sin que se conozcan las consecuencias vasculares a largo plazo.
Hematológico: Δ lípidos en la membrana de plts, Δ proteínas de plts: ↑hematomas, ↑tiempo de sangrado. *Mnj:* algunos responden a DDAVP. Considerar eval preop.
Inmunológico (controvertido): cetosis, desnutrición: ↑infecciones. controvertido.
Varios: Δ de comportamiento, ERGE, toxicidad por meds (inhibidores de anhidrasa carbónica: ↑acidosis), cirugía (FIV sin CHO, no ↓glucosa. Si el pH ↓después de 3 h → Rx 5-20 mEq HCO_3).

Tratamientos quirúrgicos para la epilepsia

Cirugía resectiva de la epilepsia

Considerar la posibilidad de operar pronto. 36% de los pts con epilepsia tiene epilepsia resistente a meds. Si no está libre de crisis después de un ensayo adecuado de 2 FAE, la probabilidad de liberarse de las crisis con un 3.er FAE es $< 5\%$. En los pts bien elegidos (lo más ideal = epilepsia lesional c/concordancia de los hallazgos del EEG y RM), la cirugía de la epilepsia ofrece una probabilidad ↑↑↑ de liberarse de la crisis con otros FAE. Resultados quirúrgicos: tasas de liberación de crisis a los 2 años: epilepsia temporal mesial-68%; epilepsia neocortical-50% (*Neurology* 2005;65:912-918); tasas de liberación de crisis a los 5 y 10 años ~40-50% (*Lancet* 2011;378:1388-1395).
Indicaciones para cirugía: (1) epilepsia médicamente refractaria (determinada por el médico; fracaso de 2 FAE bien elegidos y tolerados para controlar las crisis cuando se utilizan durante un periodo adecuado); (2) la epilepsia es incapacitante (determinada por el pt); (3) posibilidad razonable de beneficio.
Objetivos de la cirugía de la epilepsia: (1) liberación de crisis (curativa) o ↓ en crisis frec (paliativa). (2) Reducir M + M de epilepsia refractaria (lesiones accidentales, ↓cognitivo, depresión, SUDEP (depende de la gravedad de la epilepsia, 1/3 000-1/200/año), desempleo). (3) Reducir los efectos secundarios de los meds.

Evaluación preoperatoria:
(A) *Localización de la zona de inicio de crisis* Determinar la zona de inicio de crisis y evaluar la concordancia con múltiples enfoques.
La ***monitorización de fase I (no invasiva)* incluye** *EEG de video a largo plazo*: confirmar el dx de epilepsia; evaluar las anorm interictales y capturar múltiples crisis → determinar el tipo de crisis y lateralizar/localizar el inicio de la crisis; *RM cerebral*: eval las anorm estructurales potencialmente epileptógenas; FLAIR coronal y T1 c/cortes finos para detectar esclerosis del hipocampo/displasias corticales; eco de gradiente para cavernomas o sangre postraumática; contraste de gadolinio para tumor, infxn; *FDG-PET*: eval de hipometabolismo regional indicativo

de foco de crisis, esp si es temporal (la tasa de falsa lateralización en pts con epilepsia unilateral del lóbulo temporal solo es 1-2%); *evaluación neuropsic*: perfil de déficits cognitivos para ayudar a localizar la región de disfxn cortical e informar de posibles déficits posoperatorios. ***No es rutinario, pero a veces es útil***: *MEG*: localización del origen de las descargas interictales ubicadas en los surcos (pueden pasar desapercibidas en el EEG del cuero cabelludo). *SPECT ictal:* inyectar isótopo durante el crisis (la máxima captación se produce 30-60 s después de la inyección); escanear después de la crisis (el isótopo permanece unido > 1 h); área c/más unión (hiperperfundida durante la crisis) = foco potencial de crisis. Sustracción de SPECT ictal e interictal c/corregistro a RM (SISCOM) → mayor tasa de localización que inspección visual. Útil para la eval quirúrgica de epilepsia no lesional, pero requiere confirmación con monitorización de fase II. *Angiografía cerebral:* caracteriza las lesiones vasculares epileptógenas. *Espectroscopia de RM*: la relación entre *N-acetilaspartato* a colina y creatina puede distinguir entre el tejido norm y anorm (p. ej., cicatrices glióticas) y ayudar a identificar tumores y abscesos. ***Monitorización de la fase II (invasiva):*** se realiza solo si la fase I es inadecuada para la localización/lateralización precisa de la lesión. Puede incluir electrodos de rejilla/tiras subdurales o electrodos de profundidad intracraneales. La colocación quirúrgica de los electrodos requiere hipótesis comprobables.

(B) Evaluación del riesgo quirúrgico: *evaluación neuropsic*: predicción preop útil antes de lobectomía temporal anterior L. ↑fxn de memoria preop → ↑riesgo de deterioro de memoria posop. *Prueba de Wada*: amobarbital intracarotídeo para determinar hemisferio dominante y si el hipocampo c/l a la lesión soporta la memoria. *RMf*: lateralización del lenguaje puede predecir memoria verbal ↓después de LTA izquierdo, utilidad comparable c/Wada. Ayuda a mapear vías visuales y variaciones anatómicas (*Epilepsia* 2008;49(8):1377-1394).

Epilepsias focales susceptibles de cirugía resectiva: epilepsia del lóbulo temporal mesial; tumores de crecimiento lento (oligodendroglioma, tumor neuroepitelial disembrioblástico (TNED), astrocitoma fibrilar, glioma mixto, astrocitoma pilocítico, ganglioglioma); malformaciones vasculares (angiomas cavernosos, MAV); malformaciones corticales (displasia cortical focal, esclerosis tuberosa, polimicrogiria, heterotopía subcortical focal).

Epilepsias gen susceptibles de cirugía resectiva: la cirugía tiene un papel limitado en EGI. Excep: callosotomía (paliativa) ↓ ataques de gota y otras crisis gen.

Dispositivos de neuroestimulación para la epilepsia

Se consideran procedimientos paliativos para pts con epilepsia refractaria que no son candidatos a la cirugía resectiva. Requiere investigación exhaustiva para evaluar la candidatura a la cirugía resectiva, sobre todo porque puede ofrecer > posibilidad de liberación de crisis y la implantación del neuroestimulador puede impedir ciertos procedimientos de imagen.

Estimulación del nervio vago (ENV): aprobada por la FDA en 1997 para Rx adyuv de crisis parciales. *Procedimiento*: cirugía ambulatoria, dura < 1 h. Se implanta un generador de impulsos en la parte izq del pecho, bajo la clavícula; los cables del estimulador se colocan alrededor del nervio vago izq en el cuello y conectan al generador de impulsos. Duración de batería 5-12 años. *Modos:* pasivo y a demanda. *Pasivo*: el generador envía impulsos temporizados cont (parámetros preprogramados) para estimular el n vago. *A demanda:* da al pt cierto control. Pasar un imán sobre el generador → ↑corriente y anchura de pulso temporales, puede abortar crisis/grupo o ↓gravedad de la crisis si se hace durante el periodo de aura/crisis/postictal. *Mecanismo de acción:* desc, puede ser por cambios en flujo sanguíneo cerebral o equilibrio de neurotransm. *Eficacia:* al año, 35% de los pts presenta reducción de crisis > 50% (mediana de reducción 45%) (*Epilepsia* 2000;21(9):1195-1200). *ES comunes*: voz alterada/ronca, faringitis, tos, disnea, parestesias. *IRM:* imágenes de 1.5-3T de la cabeza o las extremidades utilizando bobinas de transmisión/recepción de cabeza o extremidades. (La corriente de salida y la magnética deben programarse a 0 antes de la exploración). *Exclusión*: la región entre C7-T8 **NO** puede ser escaneada debido a la proximidad del dispositivo. Seguridad estudiada solo en escáneres cerrados; evitar escáneres de IRM abiertos. *Cómo apagar ENV:* utilizar la tableta del dispositivo ENV o pegar el imán sobre el generador.

Neuroestimulación responsiva (NES): aprobada por la FDA en 2013 para las crisis focales o multifocales refractarias a meds. Los electrodos implantados detectan la actividad eléctrica anorm (por lo general anorm interictal); cuando se detecta, se administra estim eléctrica para interrumpir/abortar la crisis en el lugar de inicio. El foco de crisis (donde se colocan los electrodos) debe estar bien definido antes de su colocación. *Procedimiento*: cirugía c/hosp, tarda de 2 a 5 h. Se colocan 1-2 electrodos de profundidad/tira subdural en el foco de crisis. El neuroestimulador se fija al cráneo y se conectan los cables. El dispositivo se programa de forma individual en cada pt para detectar c/precisión las crisis y anorm interictales; requiere un esfuerzo considerable tanto del pt como del médico y el equipo. *Eficacia*: a 1 año, 44% de los pts tenía > 50% de ↓crisis (mediana 44%). A 2 años, 55% tenía > 50% de ↓crisis (mediana = 53%) (*Epilepsia* 2014; 55(3):432- 441). *IRM*: condicional.

Estimulación cerebral profunda del núcleo anterior del tálamo (ECP): pendiente de aprobación por la FDA. *Procedimiento:* generador de impulsos implantado en el tórax der bajo la clavícula. Cables de electrodos de profundidad multicontacto implantados estereotácticamente en los núcleos anteriores b/l del tálamo. Los cables de los electrodos se introducen por vía SC y se conectan al generador de impulsos. *Mecanismo de acción:* desconocido. Modulación del circuito de Papez. *Eficacia:* a los 2 años, 54% presentaba ↓de crisis >50% (mediana = 56%). Puede ser más eficaz para crisis del LT (*Epilepsia* 2010; 51(5):899-908). *EA:* depresión (15%), deterioro de la memoria (13%), crisis nuevas/peores (9%).

Muerte súbita inesperada en epilepsia (SUDEP)

Definición y características comunes: "muerte súbita, inesperada, presenciada o no, no traumática y no por ahogamiento de un pt c/epilepsia, c/o sin evidencia de crisis y excluyendo el EE documentado, cuando la autopsia no revela una causa toxicológica o anatómica de la muerte" (*Epilepsia* 1997;38(suppl 11):S6-S8). SUDEP suele ocurrir en el marco de un crisis convulsiva por la noche durante el sueño. La mayoría no es presenciada. **Epidemiología:** los pts con epilepsia tienen un riesgo 20× ↑al de la población general de sufrir una muerte súbita. SUDEP representa 15% de las muertes relacionadas c/epilepsia. En los pts de mayor riesgo (epilepsia refractaria), el riesgo de por vida es de 35%. **Factores de riesgo:** el factor de riesgo más consistente es ↑frecuencia de crisis TCG. En comparación c/pts sin TCG, los pts c/1-2 TCG/año tienen 3× ↑ riesgo de SUDEP; 3-12 TCG/año = 7× ↑riesgo; 13-50 TCG/año = 9× ↑riesgo; > 50 TCG/año = 15× ↑riesgo. Los pts en politerapia con FAE tienen un riesgo 3× ↑respecto a los pts en monoterapia. Los pts c/epilepsia por >15 años tienen un riesgo 2× ↑respecto a los pts con epilepsia por < 15 años. **Fisiopatología:** los mecanismos potenciales de muerte (que probablemente ocurren durante/después de una crisis convulsiva) incluyen (1) arritmia cardiaca (por disfxn autonómica neural o cardiaca; canalopatía; o meds específicos en pts susceptibles); (2) hipoventilación (central u obstructiva); nótese que la hipoxia/hipercapnia pueden precipitar arritmias cardiacas. **Prevención:** especulativa; no hay un tx probado para prevenir SUDEP: (1) reducir las crisis tónico-clónicas con FAE o cirugía de epilepsia si está indicado; (2) supervisión del pt durante la noche (por otra persona, o alarma de crisis para alertar a otros); la persona que supervisa puede estimular al pt si deja de respirar, lo que puede restaurar la fxn cardiorrespiratoria normal (*Lancet* 2011;378:2028-2038; *Nat Rev Neurol* 2014;10:271-282).

DELIRIUM

Información general

DEFINICIÓN: encefalopatía aguda o estado confusional con alteración prominente de la atención y la conciencia que no se explica por un trastorno neurocognitivo preexistente. También llamada encefalopatía y en la literatura más antigua como "falla cerebral aguda".

DSM-5 **(se requieren cinco criterios)**

A. Alteración de la atención y la conciencia. **B.** Se desarrolla a lo largo de horas o días, representa un cambio agudo con respecto a la basal y tiende a fluctuar en cuanto a la gravedad durante el transcurso del día. **C.** Alteración de la cognición (p. ej., memoria, orientación, lenguaje, capacidad visoespacial o percepción). **D.** Las alteraciones de los criterios A y C no se explican mejor por una alteración neurocognitiva preexistente/en evolución y no se producen en el contexto de un estado de despertar gravemente reducido, como el coma. **E.** Evidencia (Hx, examen o hallazgos de lab) de que la alteración se debe a una condición médica, intoxicación o abstinencia de sustancias, o exposición a una toxina, o a múltiples etiologías.

EPIDEMIOLOGÍA: trast conductual más común en pts hosp. 30% de pts médicos de edad avanzada, 10-50% de pts quirúrgicos de edad avanzada, hasta 80% de pts de la UCI.

FISIOPATOLOGÍA: multifactorial c/interacción entre factores predisponentes/vulnerabilidad y factores precipitantes/desencadenantes. Una persona con > vulnerabilidad requiere insultos más leves para desarrollar delirium y viceversa. Las hipótesis incl desequilibrio de neurotransmisores (p. ej., ↑dopamina/serotonina/GABA, ↓acetilcolina), inflamación, disfxn red neuronal.

Factores predisponentes: edad avanzada, demencia/deterioro cognitivo, hx de delirium, deterioro funcional, deterioro auditivo/visual, comorbilidad/gravedad de la enf, abuso de EtOH, depresión, antecedentes de AIT/ictus (*Lancet* 2014;383:911-922).

Factores precipitantes: meds, esp polifarmacia, psicoactivos y sedantes/hipnóticos (ver lista a continuación), restricciones físicas, sonda vesical, desorden metabólico/deshidratación (NUS/Cr elevados, albúmina/Na/glucosa anormal, acidosis metabólica), infxn, cirugía (esp reparación de aneurisma aórtico; torácica no cardiaca; neurocirugía), traumatismo/ingreso urgente, dolor severo, coma, retención urinaria/impactación fecal, estancia en UCI.

Medicamentos de alto riesgo que pueden precipitar delirium

Benzodiacepinas, opioides, otros sedantes/hipnóticos (p. ej., zolpidem, barbitúricos), antihistamínicos (esp de 1.ª gen), anticolinérgicos (p. ej., oxibutinina), cualquier fármaco con fuertes propiedades anticolinérgicas (ver la Tabla 7 en los *Criterios de Beers de la AGS actualizados de 2019 para el uso potencialmente inapropiado de medicamentos en adultos mayores.*), bloqueadores de los receptores H_2, FAE, antiparkinsonianos (p. ej., levodopa, selegilina), antipsicóticos, relajantes musculares, estimulantes, antidepresivos (p. ej., ISRS, ATC), antieméticos (p. ej., metoclopramida), antiespasmódicos (p. ej., diciclomina), corticosteroides, abx (casi todos los antimicrobianos pueden causar delirio).
La ↓ del aclaramiento de los meds, p. ej., enf renal o hepática, probablemente ↑riesgo.

NEJM 2017;377(15):1456-1466.

CARACTERÍSTICAS CLÍNICAS: dos formas principales: hipoactivo e hiperactivo; también puede presentarse como mixto. ***Hipoactivo:*** ↓nivel de conciencia, mov y habla. ***Hiperactivo:*** agitación, excitación, temblor, ↑vigilancia, sobreactividad psicomotriz y autonómica, alucinaciones, delirios. ***Características compartidas:*** falta de atención, trastornos del pensamiento, problemas de sueño, síntomas emocionales (p. ej., miedo, depresión, perplejidad).

Evaluación

(1) Reconocimiento del delirium y (2) identificación de la causa.

Reconocimiento: cambio agudo de la cognición/función basal, inatención fluctuante y conciencia alterada. Criterios *del DSM-5* y características clínicas mencionadas anteriormente. Suele ser subdiagnosticado por los no especialistas. Solo 30% de los pts reconoce su confusión, aunque la mayoría la recuerda más tarde.

Cribado/monitorización: *fuera de la UCI*: método de evaluación de la confusión (MEC), 4AT; *UCI*: MEC para UCI (MEC-ICU), o lista de comprobación del delirium en cuidados intensivos (ICDSC) *www.icudelirium.org.*

Historia clínica: función cognitiva basal, hx de delirium, lista de meds, infxn/disfunción orgánica, factores predisponentes/precipitantes.

Examen físico

Examen sistémico: s/v, estado de hidratación, focos infecciosos, p/d EPOC, estigmas de insuficiencia hepática/renal, huellas de agujas, si/sx autonómicos (taquicardia, sudoración, rubor, pupilas dilatadas), otras p/d intoxicación o abstinencia.

Examen neurológico: nivel de conciencia y atención. El examen puede ser difícil, buscar cuidadosamente signos focales. Otros signos incluyen mioclonía multifocal, asterixis y temblor de acción postural. Pérdida de ROV o nistagmo con parálisis oculares inexplicables que no permiten la reactividad pupilar, lo que hace pensar en encefalopatía de Wernicke.

Pruebas de atención a pie de cama: meses del año hacia atrás (más sensible); días de la semana hacia atrás (más específico). Amplitud de dígitos: repetir series de números al azar. Anorm: incapacidad de repetir > 5. Test de vigilancia "A": leer 30 letras al azar. El pt toca solo la "A". Anorm: > 2 errores.

Pruebas de laboratorio

- *Básico*: glucemia, quím10 (incluyendo Na, NUS/Cr, CO_2, Ca, Mg), BHC, PFH, NH_3, TSH, EGO, RxT, análisis de toxicidad (sangre, orina).
- *Por hallazgos clínicos/sospecha*: GSA/GASO V, lactato, CxS, VSG/PCR, RPR, conc de fármacos (p. ej., digoxina, Li, FAE), tiamina.
- *Punción lumbar*: en *cualquier* pt confuso con fiebre, cefalea, meningismo; para otros pts que *inicialmente se presentaron* con AEM, PL si no hay causa obvia en el examen básico o si si/ sx neuro focales; para el delirio *adquirido en el hospital*, considerar PL si inmunocomprometido o neuroquirúrgico (neuroimagen antes de PL si obnubilado, si/sx focales, papiledema, sospecha de ↑PIC).

Imágenes: se aconsejan si: (1) signos neurológicos focales, (2) signos de ↑PIC (cefalea, n/v, papiledema), (3) TCE/caídas, (4) anticoagulación, o (5) no se identifica una causa obvia de delirium en el estudio inicial. TAC sin contraste para empezar, puede necesitar IRM si hay sospecha/factores de riesgo de ictus, + gado si hay preocupación por infección/malignidad.

EEG: indicaciones: Hx de crisis, lesiones intracraneales conocidas, espasmos o tics estereotipados, si se necesita descartar/confirmar delirium. Objetivos: (1) excluir crisis, esp EENC/ crisis subclínica. (2) Ayuda c/dx: ralentización difusa de theta o delta con fondo mal organizado. (3) Pistas para la causa subyacente: ondas trifásicas c/encefalopatía tóxico-metabólica; DPL/ PLED en derivaciones temporales en encefalitis VHS u otras lesiones focales.

DX DIFERENCIAL: (algunos ddx también pueden predisponer/precipitar el delirio).

Neuro: demencia (esp ECL puede tener fluctuación en el estado de alerta/cognición y alucinaciones visuales); ictus (infartos en la circulación posterior, basilar, talámico, esp b/l, ACA; lluvia difusa de émbolos); HSA; ↑PIC; EENC, estado postictal; mutismo acinético; afasia de Wernicke.

Psiquiátrico primario: esp depresión, manía, psicosis; superpone con catatonia.
Médico: hipoxia/hipercarbia; intoxicación (ilícita)/retirada, envenenamiento (meds, CO).

Manejo del delirium (*LANCET* 2014;383:911-922)

Puntos clave

- Las intervenciones no farmacológicas son fundamentales para la prevención.
- El tx del delirium debe centrarse en corregir las causas subyacentes.
- Evitar/minimizar meds. No hay buenas pruebas que apoyen las medidas farmacológicas para prevención y tx del delirium. La evidencia creciente sugiere que los antipsicóticos y los sedantes prolongan la duración y el deterioro cognitivo asociado. Los meds deben usarse solo para el manejo de la agitación, con un plan para disminuir o suspenderlos a medida que mejoren los sx.

Manejo no farmacológico

- Primera línea en todos los pts para la prevención y el tx (menos evidencia de la eficacia en el tx).

Intervención no farmacológica multicomponente para el delirio
Orientación/cognición: tablero con los nombres de los miembros del equipo de cuidados y el programa del día; comunicación para reorientarse al entorno; fomentar la participación de la familia; act cognitivamente estimulantes (p. ej., discusión de acontecimientos actuales, reminiscencia estructurada, juegos de palabras)
Mejora no farmacológica del sueño/Normalizar el ciclo de sueño-vigilia: durante el día, exposición a luz brillante y desalentar la siesta; a la hora de acostarse, bebida caliente y otras técnicas de relajación; estrategias de reducción del ruido en toda la unidad; ajustes de los horarios para permitir un sueño ininterrumpido (p. ej., reprogramación de los meds y procedimientos)
Movilización temprana: deambulación o ejercicios activos de amplitud de movimiento TID; uso mínimo de equipos de inmovilización (p. ej., sondas vesicales o restricciones físicas)
Visión: ayudas visuales y equipos de adaptación (p. ej., teclados telefónicos grandes e iluminados, libros de letras grandes y cinta fluorescente en el timbre de llamada)
Audición: audífonos, desimpactación del cerumen, reconocimiento de las deficiencias auditivas y utilización de técnicas de comunicación complementarias
Hidratación: reconocimiento temprano de la deshidratación y reposición de volumen

NEJM 1999;340(9):669-676.

Manejo farmacológico

- No hay buenas pruebas que apoyen el uso rutinario de antipsicóticos/sedantes en la prevención o el tx del delirium general. No hay papel para los inhibidores de la colinesterasa.
- Las benzodiacepinas solo son apropiadas en caso de abstinencia de EtOH/BZD, catatonia superpuesta (con ayuda de psiquiatría) o crisis no convulsivas.
- Para la **agitación** que amenaza la seguridad o interrumpe la terapia esencial:
  - Haloperidol 0.5-1 mg IV, si no mejora en 20 min puede ser necesario duplicar la dosis (dosis única máxima 2 mg para > 65 años o frágiles).
  - Olanzapina 2.5 mg oral BID PRN; puede tener pocos efectos secundarios extrapiramidales.
  - Considerar quetiapina como alternativa en pts con enf Parkinson o cuerpos de Lewy.
  - Dexmedetomidina: ↓incidencia de delirium en comparación con midazolam para sedación en la UCI.
  - Obtener un ECG. Controlar la prolongación del QTc y evitar otros medicamentos que lo prolonguen. Mantener $K^+ > 4$ y $Mg^{2+} > 2$ mEq/L. Normalizar el Ca sérico.
  - *Advertencia*:el uso de antipsicóticos puede aumentar la mortalidad en pts con demencia, esp con un uso prolongado.
  - Evitar los antipsicóticos/sedantes a largo plazo. Planificar la disminución/suspensión tan pronto como los síntomas mejoren, incluso después del alta.
- **Dolor:** maximizar los analgésicos no opiáceos (p. ej., paracetamol [VO/IV], AINE, parches de lidocaína); evitar/minimizar los opiáceos.
- **Sueño:** melatonina; trazodona si es necesario.

Resultados/pronóstico: según la gravedad y el sustrato. Una gran parte se recupera en días o semanas. Algunos duran más de 12 meses y cada vez hay más pruebas que apuntan a un deterioro cognitivo a largo plazo o a un declive acelerado, esp con delirio prolongado/grave o demencia subyacente. Mortalidad 2× mayor.

TÓXICOS Y DEFICIENCIAS VITAMÍNICAS

Manejo inicial y enfoque básico para la ingestión de tóxicos

- Cuidados de apoyo: controlar vías aéreas, respiración, circulación y s/v. Obtener acceso IV.
- Considerar tiamina IV, glucosa, naloxona para AEM, esp coma o crisis.
- El dx suele ser clínico (hx ± examen), seguido de una confirmación de laboratorio (suero/orina).
- Identificar la posible toxina/veneno por si/sx (ver abajo) e hx: ¿Qué? ¿Cuánto? ¿Cuándo? ¿Vía de ingestión (p. ej., oral, nasal, IV, rectal)? Obtener los registros de prescripción y los frascos para el recuento de píldoras. Considerar los medicamentos de venta libre, las coinfxn, los patrones locales de uso de sustancias y las exposiciones ocupacionales. Evaluar la intención/suicidalidad.
- Laboratorios: análisis de tóxicos en suero/orina incluyendo conc de paracetamol y EtOH, PMC, PFP, NH_3, BHC, TPT, TP/INR, osmolalidad, lactato, CK, GSA. Calcular las brechas aniónica/osmolalidad (ver págs 11-114).
- Estudios: ECG. TAC/IRM si hay traumatismo/hallazgos focales/complicaciones neurovasculares. RxT para la dificultad respiratoria (aspiración, SDRA). Imagen abdominal si ¿? paquetes corporales.

Hallazgos comunes del examen asociados con la ingestión	
Patrón clínico	**Tóxico**
Sedación: *alteracion cognitiva, letargo, coma, flacidez, bradicardia, hipotensión, apnea, dificultad para hablar, ataxia y pupilas variadas*	Miosis: opioides Midriasis: EtOH, tricíclicos, antihistamínicos y antipsicóticos Pupilas variables: barbitúricos, benzodiacepinas, cannabis, FAE y relajantes musculares
Síndrome simpaticomimético: *taquicardia, arritmias,* midriasis, *HTN, vasoconstricción, agitación, psicosis, crisis, diaforesis* e *hipertermia, hiperreflexia y coma*	Cocaína, anfetaminas, PCP, IMAO, otros simpaticomiméticos. Abstinencia sedantes (ver arriba)
Síndrome anticolinérgico: *taquicardia, midriasis, xerostomía, estreñimiento, retención urinaria, hipertermia, agitación, delirio y crisis*	Anticolinérgicos, tricíclicos, antipsicóticos, antihistamínicos y hongos
Síndrome colinérgico: *bradicardia, diaforesis, diarrea, broncoespasmo, crisis y miosis*	Inhibidores de la acetilcolinesterasa, agentes nicotínicos/muscarínicos, organofosforados

- Línea telefónica de control de intoxicaciones (24/7): 1-800-222-1222 en EUA, esp para considerar los antídotos.
- Los métodos de desintoxicación adicionales deben utilizarse de forma selectiva (temprano < 1 h, o en casos graves): carbón activado, alcalinización urinaria, hemodiálisis, quelación. El lavado gástrico rara vez se realiza ahora, dadas las complicaciones y el beneficio poco claro.
- Consideraciones adicionales sobre el manejo:
  - Agitación: antipsicóticos, BZD si abstinencia de alcohol
  - Convulsiones: benzos
  - Distonía: difenhidramina o benztropina IV
  - Hipertermia: mantas de enfriamiento, parálisis con agentes no despolarizantes
- Si se sospecha intento de suicidio, vigilancia continua de suicidio y consulta de psiquiatría.

Estimulantes

Cocaína: bloquea la recaptación presináptica de monoaminas (esp en el área tegmental ventral, núcleo accumbens, corteza prefrontal) → euforia, estimulación adrenérgica; bloquea los canales de Na activados por voltaje → anestesia local, arritmia cardiaca.

Presentación (intox aguda): sínd simpaticomimético; crisis; ictus: isquémico (vasoespasmo, trombo intravascular por ↑agregación plaquetaria) y HIP (reperfusión o HTN). Trast mov: reacciones distónicas, discinesia bucolingual, coreoatetosis, acatisia.

Rx: medidas de apoyo; evitar β-bloqueadores (vasoconstricción coronaria, HTN sistémica); crisis: mejor BZD.

Abstinencia: ansiedad, depresión (incluyendo ideación suicida, retraso psicomotor), anhedonia, fatiga, ↑sueño; ±dolor musculoesquelético, temblor, mov involuntarios.

Metanfetamina: simpaticomimético. Provoca la liberación e impide la recaptación de monoaminas. Larga duración de acción (20 h). Puede conducir al coma.

Crisis simpaticomimética: síndrome como el anterior → a colapso CV, crisis/ictus/HIP. Puede causar movimientos coreiformes. MDMA es un derivado anfetamínico con si/sx similares; puede provocar hipoNa 2/2 SIADH grave y crisis fulminante.

Rx: medidas de apoyo; corregir los electrolitos (especial atención al Na en caso de MDMA); HTN grave: BZD, nitroprusiato o fentolamina; *evitar* β-bloqueadores (incl labetalol).

Fenciclidina (PCP): anestésico disociativo similar a ketamina (antagonista no competitivo de NMDA). Bloquea la recaptación de monoaminas: simpaticomimético. Agonista del receptor sigma: efectos anticolinérgicos, psicóticos (también vía 2/2 NMDA).

Presentación: comportamiento violento/extraño, alucinaciones visuales/auditivas, psicosis, sx simpaticomiméticos, nistagmo vertical/horizontal. Dosis altas: crisis, paro respiratorio, coma, rabdomiólisis.

Rx: medidas de apoyo; agitación: BZD como primera línea; HTN: BZD, nitroprusiato, fentolamina. Carbón activado si es temprano ($<$ 1 h) para grandes ingestas.

Opioides

Heroína: agonista opioide puro. Se metaboliza en metabolitos activos (incl morfina).

Abuso de opiáceos con receta: oxicodona, hidrocodona, morfina. Uso regular → tolerancia, predispone a abstinencia. Receptores opiáceos: **mu:** analgesia, euforia, depresión resp, supresión de tos, miosis, sudoración, N/V. **Kappa y delta:** analgesia.

Presentación: "Rush": somnolencia, sensación de calma, apatía, sensación de autosuficiencia. Miosis, N/V, prurito. Sobredosis → depresión resp, coma, hipotermia. La inhalación de vapores de heroína ("perseguir al dragón") puede provocar leucoencefalopatía cerebral (coma, daños neuro graves, muerte).

Dx: el análisis de drogas en orina suele ser + hasta 3-4 días después del último uso.

Rx: naloxona IV. Objetivo: ventilación normal (nivel de conciencia anorm). Empezar c/0.04 mg IV, titular hasta 2 mg IV cada pocos minutos hasta respuesta deseada (normalización de la resp o ↑ respuesta). Repetir la dosis efectiva q2-3 min según sea necesario. Si no hay respuesta después de 5-10 mg, debe reconsiderarse el dx. Prolongación de QRS: $NaHCO_3$ IV, bolo de 1-2 mEq/kg. Si el complejo se estrecha → infusión de HCO_3 (mezclar 132 mEq de $NaHCO_3$ en 1 L de D5W, e infundir a 250 mL/h). Prolongación del QTc ($>$ 500 ms; riesgo de *torsades de pointes*) → monitorización cardiaca; corregir Ca, K, Mg bajos.

Abstinencia de opiáceos: puede desarrollarse tras $<$ 4 sem de uso diario. Los si/sx se desarrollan en minutos a días incluyendo disforia, ansia, ansiedad, insomnio, bostezos, fiebre, rinorrea, lagrimeo, n/v/d, midriasis, piloerección, sudoración, artralgia y mialgias. También puede desarrollar temblores e HTN.

Rx: agonistas opiáceos orales de acción prolongada (metadona, buprenorfina). Agonistas α-2-adrenérgicos (clonidina). Posible adición de naltrexona.

Marihuana y cannabis

Contiene la sustancia psicoactiva tetrahidrocannabinol (THC).

Presentación: somnolencia, euforia, alteración de la concentración y de la memoria a corto plazo, taquicardia, inyección conjuntival, xeroglosia. Puede precipitar un ataque de pánico, paranoia, psicosis, esp en pts con antecedentes psiquiátricos. **Dx:** prueba de drogas en orina (puede ser + durante sem). **Rx:** tranquilizar, BZD y antipsicóticos PRN para sx psiquiátricos agudos.

Barbitúricos

Fisiología y metabolismo: potencian el efecto GABA en los receptores $GABA_A$ por ↑duración de la apertura del canal de cloruro. *De acción corta*: anestésicos (metohexital, tiopental). *Acción intermedia:* butalbital, amobarbital, pentobarbital, secobarbital. *De larga duración*: fenobarbital, primidona. Dosis letales: 6-10 g de fenobarbital, 2-3 g de otros barbitúricos.

Presentación: patrón de sedación arriba.

Rx: manejo de apoyo. No hay antídotos específicos.

Intoxicación por alcohol

Consideraciones generales

El análisis toxicológico debe incluir EtOH, metanol, etilenglicol, alcohol isopropílico, paracetamol, salicilato (coingestión común).

$$Osm_{brecha} = Osm_{medida} - Osm_{calculada}$$

$$Osm_{calculada} = 2 \times Na + \frac{NUS}{2.8} + \frac{Glucosa}{18} + \frac{EtOH}{3.7}$$

La Osm_{brecha} aumenta para los alcoholes que no son EtOH y otras sustancias (manitol, propilenglicol). Sospechar de alcoholes distintos del EtOH para $Osm_{brecha} > 10$

Si hay preocupación por la deficiencia de tiamina, administrarla antes que la glucosa (esta puede empeorar la encefalopatía de Wernicke; dosis de tiamina 100-500 mg IV según la situación). Muchos hospitales utilizan la "bolsa de plátano" para reponer la pérdida de vit y electrolitos: tiamina 100 mg + folato 1 mg + IMV 1 ampolla + $MgSO_4$ 3 g en 1 L SN.

Etanol

Es la droga de la que más se abusa. Estimula los R GABA-A, suprime los R NMDA. Conc séricas máximas: 30-90 min después de la ingestión con el estómago vacío. Uso crónico → (1) regulación a la baja de los R GABA → tolerancia; (2) regulación al alza de los R de glutamato. Interrupción brusca → desequilibrio (– efectos GABAérgicos, + glutamatérgicos). El metabolismo por la alcohol deshidrogenasa sigue una cinética de orden cero. Se espera una ↓conc de alcohol en sangre (CAS) de 15-20 mg/dL/h.

Presentación/síndromes:

Intox aguda: somnolencia, dificultad para hablar, nistagmo, comportamiento desinhibido, ataxia. Intox grave → letargo, coma. Hipoglucemia → déficits focales, crisis, coma.

Encefalopatía de Wernicke: encefalopatía, disfunción oculomotora con nistagmo y ataxia.

Síndrome de Korsakoff: Wernicke + amnesia selectiva + confabulación.

Marchiafava-Bignami: demencia, espasticidad, disartria, inestabilidad de la marcha. Inicio: aguda, subaguda, crónica. 2/2 desmielinización/necrosis del cuerpo calloso, SB.

Degeneración del cerebelo: deterioro de la marcha, temblores en los brazos, disartria, diplopía, visión borrosa.

Atrofia cerebral: agrandamiento ventricular con disfunción cognitiva.

Problemas neuromusculares: neuropatía periférica, miopatía aguda/crónica.

Metanol

Oxidado por alcohol y aldehído deshidrogenasa → formaldehído, formiato. Concentraciones séricas máximas en 1-2 h (retrasadas si hay coingesta de EtOH). El ácido fólico acelera la eliminación del metabolito. Cinética de orden cero.

Presentación: ingesta de disolventes de pintura, anticongelante, líquido de parabrisas, combustible en lata (sterno), aditivos de la gasolina, goma laca, líquido de fotocopiadora, combustibles de calefacción doméstica (a menudo por alcohólico o niños). Visión borrosa ("como una tormenta de nieve"), ceguera. ↓síncope, vómito, dolor abdominal.

Dx: si/sx típicos + acidosis metabólica por brecha aniónica (HCO_3 sérico típicamente < 10 mEq/L). Fundoscopia: hiperemia, papiledema. Comprobar conc metanol, brecha osmótica, GSA. Examen tox como se señaló para coingestiones.

Manejo:

- Fomepizol (inhibidor de alcohol deshidrogenasa): dosis de carga 15 mg/kg en 30 min → 10 mg/kg q12h durante 48 h → 15 mg/kg q12h hasta que la conc de metanol sea < 20 mg/dL (EtOH se utilizó en el pasado pero la forma IV no suele estar disponible y tiene farmacocinética errática) (*NEJM* 2001;344:424).
- Folato 50 mg IV q4h o 2 mg/kg IV q6h (cofactor para elim de metabolitos tóxicos).
- Hiperventilación: si el pt está intubado, la hiperventilación reduce la acidemia.
- $NaHCO_3$: para pH < 7.3; iniciar 1-2 mEq/kg IV × 1; infusión de mantenimiento: 133 mEq/L en D5W (tasa típica: 150-250 mL/h IV).
- Hemodiálisis: en caso de pH < 7.3, deficiencia visual, insuficiencia renal.

Glicol de etileno

Oxidado por alcohol y aldehído deshidrogenasa → ácido glicólico y oxalato. Conc séricas máximas en 1-2 h (retrasadas si hay coingesta de EtOH). Piridoxina y tiamina pueden acelerar la eliminación del metabolito. Cinética de primer orden.

Presentación: ingestión de anticongelante, pintura, abrillantador, detergente, espuma de extintor. Tres fases: **0.5-12 h neurológica:** embriaguez transitoria, euforia (como los efectos del EtOH), n/v, luego letargo, nistagmo, ataxia, oftalmoplejia, sacudidas mioclónicas. Si es grave: coma, hipotonía, crisis**. 12-24 h cardiopulmonar:** ↑FC, FR, PA (también puede haber ↓PA), arritmias, edema pulmonar. Falla multiorgánica → muerte (2/2 acidosis metabólica severa AG). **24-72 h renal:** oliguria, dolor de costado, NTA/IRA (2/2 depósito de cristales de oxalato).

Dx: EGO para cristales de oxalato de calcio. Conc de etilenglicol, brecha Osm. Examen tox como se señaló para coingestiones.

Rx: similar a la intox por metanol c/fomepizol, hiperventilación, $NaHCO_3$, hemodiálisis. Tiamina y piridoxina 100 mg IV qd (cofactores para la eliminación de metabolitos tóxicos).

Alcohol isopropílico

Se metaboliza en acetona. Pico de concentración sérica ~1 h.

Presentación: ingestión de alcohol para fricciones, solventes, disolventes de pintura, aerosol para el cabello, limpiadores para la piel. Igual que el etanol, pero más grave. Aliento afrutado (acetona). Gastritis hemorrágica, choque.

Dx: conc séricas de alcohol isopropílico y acetona. No causa acidosis metabólica ni ↑ la brecha aniónica, pero puede aumentar la brecha de osmolalidad. Acetona → falsamente ↑Cr; pruebas de cetonas en orina o suero pueden ser + (no β-hidroxibutirato).

Rx: manejo de apoyo. Rara vez hemodiálisis para hipotensión refractaria.

Abstinencia de etanol

Presentación: discontinuación/↓significativa de la ingesta de EtOH. Los sx de abstinencia incl insomnio, anorexia, n/v, temblores, ansiedad, palpitaciones; hiperactividad autonómica (taquicardia, HTN, hiperreflexia, irritabilidad, sudoración, fiebre baja): inicio ~6 h después del último uso y se resuelven en 24-48 h. Crisis (TCG) ocurren en 6-48 h (la mayoría 12-18 h). Alucinosis alcohólica con inicio en las 1.as 12-24 h; se resuelve en 24-48 h; sobre todo alucinaciones visuales. El *delirium tremens* se produce después de 2-4 días; factores de riesgo: consumo crónico de alcohol, DT previo, enf concurrente, > 30 años, sx abstinencia a pesar de conc↑ de EtOH, > 2 días entre la última bebida y el inicio de la abstinencia; los sx incl desorientación, agitación, sudoración, taquicardia, HTN, alucinaciones; mortalidad < 5%, 2/2 arritmias, o condiciones subyacentes.

RX urgencias: tiamina 100 mg IV *ANTES de* glucosa 1 ampolla (25 g) IV. Crisis 2/2 abstinencia de EtOH (no se identifica otra causa): lorazepam 2 mg IV.

Rx interna: tiamina 100-250 mg IV qd durante 3-5 días y luego transición a VO (dosis más altas para Wernicke). IMV y folato 1 mg qd (tiamina, folato, IMV pueden darse como parte de la "bolsa de plátano"). BZD: para agitación, crisis y prevención de DT. Objetivo: pt calmado pero alerta. Se prefieren las BZD de acción prolongada, p. ej., diazepam o clordiazepóxido. Lorazepam u oxazepam (de acción más corta) son útiles en pts con cirrosis. Si no hay respuesta a dosis de BZD, considerar intubación, fenobarbital o propofol. No tratar sx psicóticos con fenotiazinas o butirofenonas (pueden precipitar el crisis).
La terapia desencadenada por los sx (basada en la escala CIWA-Ar) disminuye tanto la duración de la Rx como la cantidad de BZD utilizada (*JAMA* 1994;272:519-523).

Protocolo de manejo de benzodiacepinas para la abstinencia de alcohol
Protocolo de evaluación
Inicial: s/v, puntuación CIWA-Ar (ayuda usar la hoja de seguimiento estándar)
Si la puntuación inicial de CIWA-Ar ≥ 8 → puntuación de CIWA-Ar y s/v q1h × 8 h, entonces si es estable q2h × 8 h, luego si está estable q4h; los pts con sx más graves pueden requerir una evaluación más frecuente
Si la puntuación inicial de CIWA-Ar < 8 → puntuación de CIWA-Ar y s/v q4h × 72 h
Si la puntuación de CIWA-Ar aumenta ≥ 8 → ↑ la frecuencia como en el caso anterior
Una vez que la puntuación CIWA-Ar < 8 × 72 h → suspender las evaluaciones
Considerar el traslado a la UCI si: CIWA-Ar ≥ 20, q1h requerido durante > 8 h, más de 4 mg/h de lorazepam × 3 h o 20 mg/h de diazepam × 3 h requeridos, o insuficiencia respiratoria
Prescripción de benzodiacepinas
El objetivo es una puntuación CIWA-Ar < 8
Elegir un fármaco (diazepam o lorazepam; conversión VO: IV esencialmente 1:1)
PRN: al inicio administrar PRN (según los sx) para CIWA ≥ 8. Intervalo PRN q1-4h pero puede ser q10-15min al inicio (requiere observación cercana). Mantener para sedación o FR < 12
Programado + PRN: puede cambiar a dosis programadas al utilizar la dosis total de 24 h antes y dividir q6h (diazepam) o q4-6h (lorazepam). Reducir en ~20% por día. Continuar con la dosificación PRN (activada por los sx) para CIWA ≥ 8
Se puede considerar una Rx profiláctica si hay hxa de abstinencia severa incl crisis o *delirium tremens*
Diazepam: 5-10 mg para CIWA ≥ 8; 10-20 mg para CIWA ≥ 15
Lorazepam: 2 mg para CIWA ≥ 8; 4 mg para CIWA ≥ 15

Sobredosis de medicamentos

Aspirina y salicilatos

Incluye: ácido acetilsalicílico (ASA), salicilato de metilo, subsalicilato de bismuto (ingrediente de meds de venta libre, p. ej., Pepto-Bismol®, Kaopectate®).

Fisiología y metabolismo: se metaboliza en el hígado por glucuronidación, oxidación y conjugación con glicina. Cinética de primer orden a dosis terapéuticas. Las dosis ↑provocan una cinética de orden cero.

Presentación (sxs iniciales en 1-2 h): acúfenos, vértigo, n/v/d (a 150-300 mg/kg), hiperventilación, ΔEM, crisis (> 300 mg/kg).

Dx: conc de salicilato. Comprobar también PMB, lactato, BHC, coagulación. Puede causar alcalosis respiratoria mixta y acidosis metabólica elevada.

Rx: terapia de apoyo. *Hidratación agresiva:* Ringer lactato (si no hay edema cerebral o pulmonar; objetivo de diuresis 1-1.5 mL/kg/h). *Carbón activado:* 1-2 g/kg hasta 100 g en adultos o 1 g/kg hasta 50 g en niños; se pueden utilizar regímenes de dosis múltiples (mejor para bezoares, preparados con recubrimiento entérico o de liberación sostenida); más eficaz en 2 h, pero sigue siendo útil después. *Bicarbonato de sodio:* bolo IV de 1 mmol/kg de HCO_3^- ; seguido de infusión de 3 ampollas de $NaHCO_3$ en 1 L de D5W (objetivo de pH urinario > 7.5). *HD*: indicada si hay si/sx graves, desequilibrios graves de líquidos y electrolitos, edema cerebral, SDRA, IRA, conc de salicilatos > 90 mg/dL (> 80 mg/dL si hay deterioro de la función renal). Más detalles en *NEJM* 2020;382:2544-2555.

Litio (Li)

Catión monovalente utilizado en trast bipolar. Dosis terapéutica 300-1 800 mg/día; conc séricas objetivo 0.6-1.2 mEq/L. Pico ~4 h c/preparaciones de liberación lenta pero puede retrasarse 12 h en sobredosis. Excreción renal. ↓eliminación en estados hipovolémicos e hiponatrémicos.

Presentación clínica: puede ser *aguda* (pts sin carga corporal tisular de Li), *aguda-crónica* (pts que toman Li c/regularidad y hace poco tomaron una dosis mayor) o *crónica* (pts c/ gran carga corporal de Li). N/v ± diarrea, hiperreflexia, cerebelo (temblor, asterixis, ataxia, nistagmo), mioclonía, confusión, coma, crisis, fxn renal y diabetes insípida. "Síndrome de neurotoxicidad irreversible por litio" (SILENT): los síntomas incluyen disfunción cerebelosa/extrapiramidal/del tronco del encéfalo y demencia.

Dx: laboratorios clave: conc de Li en suero, PMB, TSH.

Rx: terapia de apoyo. Reponer líquidos y Na. Suspender Li y los fármacos concomitantes que puedan interferir c/sus conc, p. ej., diuréticos tiazídicos, IECA/BRA, BCC, AINE. EH: si conc Li > 5 mmol/L o conc Li > 2.5 mmol/L y si/sx graves o insuficiencia renal.

Fenitoína

Bloqueador de los canales de voltaje de Na; suprime la potenciación postetánica de la membrana y la hiperexcitabilidad. Imp unión a albúmina; el desplazamiento puede → toxicidad c/altas conc de PHT libre. Metabolismo hepático (citocromo p450). Cinética de primer orden: en rango terapéutico y sobredosis leves. Cinética de orden cero: en concentraciones más altas (saturación enzimática 2/2).

Presentación clínica de la toxicidad: *leve:* 20-30 mg/L: nistagmo. *Grave:* 30-50 mg/L: ataxia, disartria, confusión; > 50 mg/L: coma.

La PHT intravenosa rápida (y con menos frecuencia FOS-PHT) puede provocar hipotensión, bradiarritmias y asistolia a menos que se administre lentamente (< 50 mg/min).

Síndrome del guante púrpura: decoloración púrpura-negra acompañada de dolor y edema distal al sitio IV.

Síndrome de hipersensibilidad a los fármacos antiepilépticos (FAE): reacción idiosincrásica c/ faringitis, fiebre, exantema cutáneo, linfadenopatía, afectación multiorgánica (hepatitis, anemia megaloblástica, rabdomiólisis y arteritis).

Piel: puede causar necrólisis epidérmica tóxica o síndrome de Stevens-Johnson.

Otros efectos secundarios: leucopenia, neuropatía periférica, hipertrofia gingival; lesión *cerebelosa* permanente tras una toxicidad prolongada.

Dx: clínica más conc séricas. Corregir la albúmina:

$$\text{Concentración corregida de } PHT = \frac{\text{conc plasma } PHT}{(0.275 \times \text{albúmina [g/dL]}) + 0.1}$$

Sustituir 0.275 x/ 0.2 si CrCl < 20 mL/min

Rx: manejo de apoyo. Precauciones para la caída. Evitar lidocaína si se requiere intubación. Las bradiarritmias suelen cesar cuando se interrumpe la infusión; rara vez requieren estimulación. Carbón activado.

Ergotamínicos

Presentación clínica: grave sensación de quemazón en miembros y gangrena por efectos vasoconstrictores de los alcaloides ergotamínicos. Neuropsiquiátrico: alucinaciones, comportamiento irracional, crisis.

Digoxina

Inhibe la ATPasa Na-K, ↓conducción en los nodos SA y AV. Toxicidad resultante de ↑conc séricas (p. ej., insuficiencia renal, interacciones farmacológicas) o sensibilidad ↑ (p. ej., hipoxemia, hipoK, hipoMg, hiperNa, hiperCa, alteraciones ácido-base, envejecimiento, isquemia coronaria).

Presentación clínica: n/v, diarrea, dolor abdominal; palpitaciones, síncope, disnea; confusión, somnolencia, mareos, cefalea, alucinaciones; arritmia (bradicardia). Visual: alteración de colores (xantopsia; coloración amarilla), visión borrosa/doble, escotomas.

Dx: comprobar conc plasmáticas (tanto al principio como al menos 6 h después de la última dosis para permitir la distribución); PMB (esp para hiperK); EKG.

Rx: manejo de apoyo. Optimizar la depuración. Bradicardia sintomática: atropina 0.5 mg. Carbón activado si se ingiere en 1-2 h previas; puede considerarse repetir las dosis. Digoxina-Fab para toxicidad por digitálicos c/disrritmias a/c inestabilidad hemodinámica, EM alterado, hiperK, conc digoxina > 10 ng/mL. Corregir anomalías electrolíticas, esp hipoK e hipoMg después de Fab.

Precaución: cuidado c/uso de agentes reductores de K c/digoxina-Fab: riesgo de hipoK. Cuidado con la administración de Ca: preocupación por arritmia por ↑Ca intracelular.

Antipsicóticos

Bloqueo de receptores dopaminérgicos D_2 (sobre todo postsinápticos). 1.ª generación (más ES extrapiramidales): haloperidol, tioridazina. Agentes atípicos (también afectan a los receptores 5-HT_2; más ES metabólicos): risperidona, quetiapina, clozapina, olanzapina.

Presentación clínica: sedación, letargo, agitación, sínd anticolinérgico, a veces estado resp deprimido (quetiapina), crisis (clozapina). *Síndromes extrapiramidales*: distonía, parkinsonismo, acatisia. *Síndrome neuroléptico maligno*: AEM, agitación, rigidez muscular, hipertermia, inestabilidad autonómica. Síndrome neuroléptico maligno similar a hipertermia 2/2 anestésicos inhalatorios, succinilcolina.

Dx: clínico ± conc séricas. Comprobar CK si hay preocupación por SNM. EKG (esp para prolongación del QRS/QTc).

Rx: manejo de apoyo. Carbón activado (mejor en 1 h; posibilidad de ↑beneficio para antipsicóticos con tránsito GI prolongado). Administrar anticolinérgicos (difenhidramina, benztropina) para SEP; considerar dantroleno, BZD, benztropina para SNM.

Antidepresivos tricíclicos

Inhiben la recaptación presináptica de norepinefrina y serotonina. Incluyen imipramina, amitriptilina y nortriptilina. Suelen utilizarse para depresión, migraña y dolor neuropático.

Presentación clínica: sedación, *delirium*, alucinaciones, sínd anticolinérgico, crisis, arritmias cardiacas y retraso en la conducción. *Síndrome serotoninérgico:* ver adelante en ISRS.

Dx: clínica ± análisis tox/conc, EKG (esp para la prolongación de QRS).

Rx: manejo de apoyo. Carbón activado en 2 h. Bicarbonato de sodio IV para hipotensión o arritmia (bolo + infusión; objetivo pH 7.50-7.55).

Inhibidores selectivos de la recaptación de serotonina (ISRS)

Inhiben la recaptación de serotonina por neuronas en el SNC. Incluyen paroxetina, fluoxetina, citalopram, sertralina.

Presentación clínica: temblores, n/v, rara vez depresión leve del SNC. *Síndrome serotoninérgico*: cambio del estado mental, agitación, mioclonía, hiperreflexia, diaforesis, escalofríos, temblores, diarrea, incoordinación, fiebre. Puede implicar una profunda inestabilidad autonómica (incl taquicardia, HTN, hipertermia) y progresar hasta la muerte. Suele deberse a una combinación de agentes serotoninérgicos, incluidos ATC, IMAO, fentanilo, tramadol, ondansetrón, cocaína, anfetaminas.

Dx: clínica ± examen tox. Criterios de Hunter para sínd serotoninérgico (ver cuadro). Laboratorios para complicaciones (incl CID, rabdomiólisis, IRA).

Rx: manejo de apoyo. BZD para la sedación. En caso de sínd serotoninérgico grave, ciproheptadina (antagonista inespecífico de receptores de serotonina) 12 mg seguidos de 2 mg q2h hasta la respuesta clínica; solo se dispone de formulación VO o NG.

Criterios de Hunter para dx de síndrome serotoninérgico.

En presencia de un agente serotoninérgico, debe cumplir uno de:

1. Clonus espontáneo.
2. Clonus inducible y agitación o diaforesis.
3. Clonus ocular y agitación o diaforesis.
4. Temblor e hiperreflexia.
5. Hipertonía y temperatura > 38 °C y clonus ocular o inducible.

Derivados de plantas y hongos

Mandioca/yuca: cuando no se procesa lo suficiente → intoxicación por cianuro. *Konzo:* paraparesia espástica aguda. *Neuropatía atáxica tropical:* pérdida gradual de la visión, ataxia, NP.

Almorta (*Lathyrus sativus*): contiene β-N-oxalilamino-L-alanina. *Latirismo:* paraparesia espástica.

Estricnina: alcaloide altamente tóxico, pesticida; antagonismo del receptor de glicina; espasmos musculares severos (crisis "despierto") → tetania de músculos resp puede causar la muerte.

Neurotoxinas

Botulismo

Clostridium botulinum– bacilo grampositivo formador de esporas. La toxina se destruye con el calor, pero las esporas toleran el calor.

Fisiopatología: proteasa que detiene la transmisión UNM al impedir la fusión vesicular c/ la membrana presináptica y la liberación de acetilcolina → parálisis flácida que comienza c/diplopía, músculos bulbares y desciende durante horas o días hasta la falla resp.

Ddx: SGB, miastenia gravis, parálisis por garrapatas, ictus (tronco del encéfalo), intoxicación por metales pesados/organofosfatos.

Dx: Hx y Ex (incl exposición como enlatado casero o miel en bebés; sx/si incl ausencia de fiebre y parálisis descendente; comprobación de garrapatas). Bioensayo en ratones para la toxina: inocular c/muestra (suero, heces, vómito, comida); ver si el ratón desarrolla botulismo. Aislar *C. botulinum* a partir de cultivos de heces, heridas o alimentos. EMG c/ estimulación rep puede ayudar al dx. Pruebas de LCR, imágenes para excluir ddx.

Rx: manejo de apoyo esp para la insuficiencia resp. Antitoxina heptavalente (mejor si se administra < 48 h). Inmunoglobulina contra botulismo para bebés. El organismo es sensible a penicilina y metronidazol.

Tétanos

Anaerobio formador de esporas de *Clostridium tetani* que se encuentra en el suelo y en el intestino de los mamíferos; puede infectar tejidos dañados y producir toxina (tetanospasmina). La toxina entra en la terminal presináptica de la UNM y luego migra al SNC por transporte axonal retrógrado.

Fisiopatología: toxina escinde sinaptobrevina → bloquea neuroexocitosis, liberación de GABA.

Características clínicas: opistótonos (espalda rígida y arqueada), risa sardónica (sonrisa rígida), trismo. Los pequeños estímulos sensoriales producen sobreactividad muscular y espasmo tetánico. El laringoespasmo puede provocar asfixia.

Px: después de herida c/vacuna antitetánica ± inmunoglobulina.

Rx: manejo de apoyo esp para insuficiencia resp. Limpiar y desbridar la herida. Dar dosis de inmunoglobulina antitetánica. Abx (PCN o metronidazol IV) normalmente durante 1 sem. Controlar los espasmos c/BZD (diazepam, midazolam), agentes bloqueadores neuromusculares. Controlar la disfunción autonómica con $MgSO_4$ y β-bloqueadores (utilizar un agente con actividad α-bloqueante como labetalol).

Mordeduras de animales

Fisiopatología: a menudo por mordeduras de serpiente. La neurotoxina afecta la UNM de forma pre- o postsináptica. Las toxinas pueden afectar al músculo y causar rabdomiólisis.

Características clínicas: parálisis descendente, ptosis, oftalmoplejía, sialorrea, insuficiencia resp. Otras complicaciones sistémicas incl taquicardia, hipotensión, dolor muscular, orina oscura y manifestaciones de coagulopatía.

Dx: hx, esp si se puede identificar la serpiente. Herida de mordedura. Comprobar PMB, Ca, BHC, CK, coags, PO_4, ácido úrico. EGO. EKG. Disponibilidad de kits de detección de veneno en algunos países (mejor si la mordedura de la serpiente no está lavada).

Rx: manejo de apoyo. Antiveneno (monovalente *vs.* polivalente). Anticolinesterasa (ayuda si hay neurotoxina postsináptica): neostigmina c/atropina (para prevenir crisis colinérgica). Profilaxis tetánica. Otros prob sistémicos incl coagulopatía y rabdomiólisis.

Intoxicación por organofosforados

Fisiopatología: inhibidores de la colinesterasa. Toxicidad 2/2 exceso colinérgico en receptores muscarínicos y nicotínicos.

Características clínicas: *muscarínica:* **DUMBBELSS:** **d**iarrea, micción (***u**rination*), **m**iosis, **b**radicardia, **b**roncoconstricción/**b**roncorrea, **e**mesis, epífora (***l**acrimation*), **s**alivación, **s**udoración. *Nicotínica:* fasciculaciones, debilidad musc, parálisis (incl diafragmática). *SNC:* agitación, depresión resp, crisis, coma.

Px: usar guantes, quitar ropa sucia, lavar la piel contaminada.

Rx: manejo de apoyo (evitar succinilcolina si se intuba). Administrar lo siguiente: **atropina** 1-2 mg IV en bolo (3-5 mg si es grave), repetir c/doble de la dosis cada 3-5 min si no hay respuesta; **pralidoxima** 1-2 g IV, repetir a las 1 h y luego cada 10-12 h si persiste la debilidad. Descontaminación, incl quitar la ropa. Carbón activado para ingestas < 1 h.

Gases tóxicos

Monóxido de carbono

Gas incoloro, inodoro, insípido, no irritante y altamente tóxico producido por la combustión de materia orgánica en condiciones de O_2 restringido.

Fisiopatología: el CO tiene una mayor afinidad por el hemo que O_2 y conduce a una alteración del suministro de O_2.

Características clínicas: cefalea, vértigo, astenia, n/v. En intoxicaciones más agudas: confusión, crisis, coma, isquemia cardiaca. Secuelas neurológicas tardías: problemas cognitivos, irritabilidad y parkinsonismo.

Dx: hx. Enviar GSA/GASO V para carboxihemoglobina. La SpO_2 en la oximetría de pulso puede ser normal.

Rx: manejo de apoyo incluyendo O_2. O_2 hiperbárico para la intoxicación grave.

Cianuro

Inhibe la citocromo C oxidasa, lo que impide la fosforilación oxidativa en las mitocondrias y perjudica la respiración aerobia. Considerar en inhalación de humo (junto c/CO); también en la exposición industrial y la dieta.

Características clínicas: cefalea, n/v, vértigo, confusión, arritmias, insuficiencia renal, coma y muerte. Secuelas tardías: parkinsonismo por daño en ganglios basales.

Dx: hx. Acidosis metabólica c/elevación de la brecha aniónica. Conc sérica (aunque rara vez se recupera de manera oportuna).

Rx: manejo de apoyo. *Hidroxocobalamina* (se une directamente al cianuro): 5 g IV durante 15 min; puede repetirse según la gravedad y la respuesta clínica. *Nitrito de sodio/nitrato de amilo* (induce metahemoglobinemia, que se une al cianuro; contraindicado si también hay toxicidad por CO): dosis de nitrato de sodio 300 mg (10 mL de solución al 3%) por vía IV durante 2-4 min; repetir la mitad de la dosis inicial si reaparecen los sx; el nitrato de amilo es una forma inhalatoria. *Tiosulfato de sodio* (donante de azufre para el rodanio, que desintoxica el cianuro): 12.5 g (50 mL de sol al 25%) IV durante 10-30 min; repetir a la ½ de la dosis inicial si regresan sx. O_2 hiperbárico.

Óxido nitroso

Oxida el núcleo de cobalto de la vitamina B_{12}, perjudicando la producción de metionina. Puede provocar polineuropatía, ataxia y psicosis.

Rx: cuidados de apoyo. Detener la exposición. Repleción de vitamina B_{12}.

Metales pesados

Arsénico

Las formas inorgánicas, esp la trivalente, son más tóxicas que las orgánicas. La trivalente se une a grupos sulfhidrilos, inhibiendo muchos sistemas enzimáticos (resp celular, gluconeogénesis, etc.).

Características clínicas: malestar GI, arritmias, insuficiencia renal, encefalopatía, coma, crisis, neuropatía periférica ascendente sensoriomotora dolorosa similar a SGB, líneas de Mees (decoloración en las uñas; clásica pero puede verse en cualquier intoxicación por metales pesados).

Dx: conc de orina (rápida $\pm$ 24 h); los mariscos pueden causar falsos (+); se puede fraccionar para determinar el componente inorgánico. EKG para QTc.

Rx: manejo de apoyo. Descontaminación si la ingestión es reciente. Utilizar agentes quelantes (dimercaprol o DMSA) si hay toxicidad sintomática. Anticipar y tratar las arritmias cardiacas; mantener gasto urinario adecuado para facilitar la excreción.

Plomo

Interfiere c/las enzimas sulfhidrilo-dep (esp en la síntesis del hemo), compite c/la reacción Ca^{2+}-dep, se acumula en la neuroglía.

Características clínicas: adultos: dolor abd, anemia, irritab, insomnio, letargo, cefaleas, artralgias; crisis, coma y muerte si es grave. Tox crónica: alteración cognitiva, temblor, neuropatía, "línea de plomo" azulada en encías. Niños: retraso desarrollo, edema cerebral.

Dx: conc suero. Frotis sangre periférica: punteado basofílico, microcitosis e hipocromasia.

Rx: investigar y eliminar la fuente de contaminación. Quelación c/DMSA o EDTA para conc $\geq$ 80 μg/dL o $\geq$ 50 μg/dL con síntomas significativos.

Mercurio

Se une a grupos sulfhidrilos, alterando los sist enzimáticos. Los iones de mercurio también causan efectos oxidativos directos. El metilmercurio orgánico de cadena corta es lipofílico y se distribuye en el SNC; se convierte en mercurio inorgánico causando toxicidad.

Características clínicas: *aguda (incl inhalado o ingerido):* disnea, tos, n/v/d, estomatitis, sialorrea; puede provocar insuficiencia resp. *Crónica:* cefalea, temblor, fatiga, parestesias orofaciales, ataxia, alteración cognitiva; también disfxn renal. *Eretismo mercurial (enfermedad del sombrerero loco)*: efectos neuropsiquiátricos que incluyen irritabilidad, excitabilidad, timidez excesiva e insomnio.

Acrodinia (enfermedad rosa): manos y pies rosados, edema de las extremidades, descamación cutánea. Exposición en el embarazo → anorm en el desarrollo neurológico.

Dx: conc en suero u orina de 24 h.

Rx: manejo de apoyo. Descontaminación de la piel expuesta. Hidratación agresiva. Rx de quelación para intox aguda por mercurio inorgánico (DMSA, dimercaprol, penicilamina).

Talio

Estructuralmente similar al K; interrumpe procesos metab dependientes de K y otros.

Características clínicas: sx GI inicial (n/v/d, dolor abdominal). Después polineuropatía ascendente dolorosa, neuropatía óptica, alopecia.

Dx: orina de 24 h.

Rx: manejo de apoyo. Descontaminación, esp de la ropa. Lavado gástrico en caso de ingestión < 1 h. Azul de Prusia: 1-3 g VO tid. Carbón activado. Hemodiálisis.

Deficiencia de cobre

Mala absorción de cobre 2/2 cirugía de *bypass* gástrico, nutrición parenteral deficiente en cobre, uso excesivo de zinc (compite c/la absorción de cobre; se encuentra en cremas y suplementos para prótesis dentales). A menudo coexiste con la deficiencia de B_{12}. Mielopatía (degeneración combinada subaguda) o mieloneuropatía caracterizada por espasticidad, pérdida de la marcha, ataxia sensorial, parestesias. Los suplementos de cobre no siempre revierten.

Dx: cobre sérico, ceruloplasmina, zinc, vitamina B_{12} (para deficiencia coexistente). RM de la columna vertebral (para ddx de mielopatía, puede ser normal).

Rx: sustitución de cobre (a menudo por VO). Detener el uso excesivo de zinc.

Vitaminas

Resumen de los signos neurológicos primarios a/c vitaminas	
Signo clínico	**Deficiencia de vitaminas**
Neuropatía óptica y otros signos oculares	A, B_1, E
Neuropatía	B_1, B_6, B_{12}, E
Mielopatía	B_{12}, E
Miopatía	D, E
Encefalopatía	B_1, B_3, folato, B_{12}
Crisis	B_6, biotina

Vitamina	Función fisiológica	Fuentes
Vitamina A	Visión (necesaria para formar rodopsina) y función inmunológica	Lácteos, carne (esp hígado), pescado, verduras de hoja verde, verduras naranjas y amarillas (zanahorias, camote)
Vitamina B_1 (tiamina)	Función celular (su derivado pirofosfato de tiamina es un cofactor en el metabolismo de los carbohidratos y los aminoácidos)	Cereales integrales, carne (esp de cerdo), legumbres, levadura
Vitamina B_6 (piridoxina)	Coenzima (piridoxal 5′-fosfato involucrado en $>$ 100 reacciones sobre todo a/c el metabolismo de las proteínas)	Carne, cereales integrales, verduras con almidón, nueces
Vitamina B_9 (folato)	Coenzima para la síntesis de ácidos nucleicos y el metabolismo de aminoácidos	Verduras de hoja verde oscura, carne (esp hígado), fruta, nueces, frijoles, lácteos
Vitamina B_{12} (cobalamina)	Cofactor para la síntesis de ácidos nucleicos	Productos animales (carne, pescado, huevos, lácteos)
Vitamina D	Homeostasis del calcio y el metabolismo óseo	La piel (mediante la exposición al sol), pescados grasos, alimentos enriquecidos
Vitamina E (tocoferol)	Antioxidante, protege las células de los radicales libres	Frutos secos, semillas, aceites vegetales
Biotina	Cofactor de las carboxilasas que intervienen en el metabolismo de los lípidos, carbohidratos y aminoácidos	Carne (esp hígado), yema de huevo, semillas, frutos secos, soya

Deficiencia de vitamina A

Características clínicas: xeroftalmia (c/deficiencia grave; sequedad de la conjuntiva y córnea; puede conducir a la ceguera si no se trata). Nictalopia (ceguera nocturna). Manchas de Bitôt (a menudo triangulares; reflejan proliferación de células escamosas y queratinización conjuntival).

Rx: para xeroftalmia en adultos: vitamina A 200 000 UI VO qd × 2 d, luego 3.ª dosis al menos 2 sem después. Dosis más pequeñas para indicaciones menos graves y para niños o bebés. Embarazadas: la vitamina A es teratógena y deben utilizarse suplementos de dosis más bajas.

Toxicidad de la vitamina A

Seudotumor cerebral. N/V, visión borrosa, cefalea, dolor muscular y óseo, somnolencia, alteración del EM, hepatotoxicidad. Teratógena.

Deficiencia de vitamina B_1 (tiamina)

Factores de riesgo: desnutrición, incl alcoholismo. También es complicación de la cirugía bariátrica/NPT.

Características clínicas: encefalopatía de Wernicke (descrita en la sección "*Alcohol*"). *Beriberi húmedo:* la ICC y el edema periférico pueden ser mortales. *Beriberi seco* (neuritis endémica): polineuropatía sensomotora distal simétrica (axonal y desmielinizante).

Rx: ver discusión de Rx para encefalopatía de Wernicke en la sección "*Alcohol*".

Deficiencia de vitamina B_6 (piridoxina)

Factores de riesgo: personas c/enf renal, diabetes, trast autoinmunes, alcoholismo. Isoniazida, hidralazina, levodopa/carbidopa interfieren c/el metabolismo.

Características clínicas: queilitis angular, glositis, confusión, NP, dermatitis seborreica, anemia microcítica, crisis.

Rx: mejorar la ingesta alimentaria o la suplementación (límite máximo habitual para adultos de 100 mg/día dado el riesgo de toxicidad).

Toxicidad de la vitamina B_6 (piridoxina)

El consumo excesivo (norm > 1 000 mg/d pero se ha informado > 100 mg/d) puede → neuropatía sensorial o neuronopatía/ganglionopatía.

Deficiencia de vitamina B_9 (folato)

Factores de riesgo: alcoholismo. Uso de ciertos medicamentos como metotrexato, FAE (VPA, fenitoína, carbamazepina), abx (trimetoprim, pirimetamina).

Características clínicas y fisiopatología: anemia megaloblástica. Las manifestaciones neurológicas (deterioro cognitivo) son raras. Defectos del tubo neural en el embarazo.

Rx: folato 1-5 mg VO qd. Nota: los supl de folato pueden enmascarar la deficiencia de vitamina B_{12} evitando la anemia.

Deficiencia de vitamina B_{12} (cobalamina)

Absorción: la B_{12} se une a la proteína R en el estómago en presencia de ácido → la proteína R es digerida por las enzimas pancreáticas en el duodeno → La B_{12} se une al factor intrínseco (FI, producido por las células parietales gástricas) → La B_{12}-IF se absorbe en el íleon distal → entra en la circulación portal unida a transcobalamina II.

Etiologías más comunes de la deficiencia de vitamina B_{12}	
Ingesta deficiente de B_{12}	**Deterioro de la absorción intestinal/ileal**
Veganismo estricto	Enfermedad celiaca
Deficiencia del factor intrínseco	Enfermedad de Crohn
Anemia perniciosa (gastritis autoinmune)	Sobrecrecimiento bacteriano
Aclorhidria ± deficiencia de factor intrínseco	Insuficiencia pancreática
Gastritis (esp 2/2 *H. pylori* o alcohol)	Lombriz solitaria de los peces
Gastrectomía/otra cirugía bariátrica	**Causa genética del deterioro de la absorción**
Medicamentos	**Causa genética del deterioro del metabolismo intracelular (deficiencia funcional; la concentración de vitamina B_{12} puede ser normal)**
Inhibidores de la bomba de protones	Aciduria metilmalónica
Bloqueadores H_2	Homocistinuria
Metformina	
Óxido nitroso	
VIH/SIDA (*multifactorial*)	
Mala alimentación	
Enteropatía asociada c/VIH (diarrea crónica/trastorno ileal)	

Manifestaciones de la deficiencia de vitamina B_{12}	
Hematológicas Anemia megaloblástica ($\uparrow$VCM, $\downarrow$HCT, $\uparrow$bilirrubina indirecta, $\uparrow$LDH, neutrófilos hipersegmentados en el frotis) Pancitopenia **Psiquiátricas** Deterioro cognitivo, demencia, irritabilidad, cambio de personalidad **Esqueléticas** Osteoporosis Fracturas de cadera y columna vertebral	**Neurológicas** (puede preceder a la anemia) Polineuropatía, parestesias, mielopatía (degeneración combinada subaguda) $\rightarrow$ debilidad lentamente progresiva, ataxia sensorial, parestesias, espasticidad, paraplejia, incontinencia **Hiperhomocisteinemia** (también c/deficiencia de folato) ¿? Conduce a un mayor riesgo de ictus e IM

Diagnóstico:
Concentraciones séricas de folato y B_{12}

Conc anormales: folato $<$ 2 ng/mL o vitamina B_{12} $<$ 200 pg/mL o ambos.
Conc indeterminadas: folato 2-4 ng/mL o vitamina B_{12} 200-300* pg/mL o ambas:
- MMA$\uparrow$, Hci$\uparrow$: deficiencia de vitamina B_{12} ($\pm$ folato).
- MMA norm, Hci$\uparrow$: deficiencia de folato.
- MMA norm, Hci norm: concentraciones normales.

Concs normales: folato $>$ 4 ng/mL y vitamina B_{12} $>$ 300* pg/mL.

*Algunos médicos utilizan 400 pg/mL como límite.

Diagnóstico de anemia perniciosa: abs anti-FI (Sens 50-70%, Esp 100%). Menos utilizados: abs anti-células parietales (Sens 80%; Esp 50-100%; presentes en 3-10% de las personas sanas), gastrina sérica, conc de pepsinógeno sérico.

Rx: corregir etiologías tratables. Revisión sistemática de que las dosis$\uparrow$ de vit B_{12} VO son equivalentes, si no mejores, que vit B_{12} IM (pero muchos prefieren vía IM al inicio, esp c/prob neurológicos y de cumplimiento). IM: 1000 µg qd $\times$ 1 sem $\rightarrow$ 1000 µg qsem × 4 sem $\rightarrow$ 1000 µg qmes indefinidamente (el régimen puede variar según la gravedad). VO: 1000-2000 µg qd $\times$ 1-2 sem $\rightarrow$ 1000 µg qd indefinidamente.
Seguimiento del tratamiento: estudios de Fe para deficiencia concomitante; K (riesgo de hipoK a medida que se resuelve la anemia) y recuento de reticulocitos alrededor de 1 sem; vitamina B_{12} y HCT a 1 mes y luego cada 3-6 meses.

Pronóstico: recuperación más rápida $<$ 3 meses; puede continuar 6-12 meses.

Deficiencia de vitamina D

Factores de riesgo: ingesta insuficiente, malabsorción, *bypass* gástrico, falta de sol.

Fisiopatología: las prohormonas se convierten en el hígado en 25-OH-vitamina D; el 2.° grupo hidroxilo se añade en el riñón para formar 1,25-$(OH)_2$ vitamina D (agente biológicamente activo).

Características clínicas: miopatía proximal, hipoCa por mala absorción (parestesias, hiperreflexia, tetania).

Rx: suplementación: vit D_3 800-1000 UI/día. Rx: vit D_2 50000 UI/sem durante 8 sem (puede repetirse).

Deficiencia de vitamina E (tocoferol)

Características clínicas: puede imitar ataxia de Friedreich. Otros: miopatía, NP, oftalmoplejía, retinopatía pigmentaria.

Rx: las necesidades son variables; la suplementación típica es de 100-400 unidades/d.

Deficiencia de biotina

Etiología: puede ocurrir c/ consumo de claras de huevo crudas (la avidina de las claras se une a la biotina e impide su absorción). Deficiencia secundaria: biotinidasa.

Características clínicas: alopecia, dermatitis (alrededor de los ojos, nariz, boca), EM alterado, mialgias, parestesias, náusea, anorexia, crisis.

Rx: no está claro, valor diario 30 µg/d.

MENINGITIS, ENCEFALITIS Y ABSCESOS CEREBRALES

DEFINICIONES

Meningitis: inflamación de las meninges. **Encefalitis:** inflamación del cerebro.

Meningoencefalitis: inflamación del cerebro y las meninges. **Meningitis aséptica:** meningitis con cx bacteriano negativo (nombre erróneo: las causas incluyen agentes infecciosos y no infecciosos). **Meningitis crónica:** meningitis > 1 mes. **Meningitis recurrente (Mollaret):** > 1 episodio, LCR norm ent. **Leptomeningitis:** sobre todo aracnoides + pia (significado habitual de "meningitis"). **Paquimeningitis:** afecta sobre todo a la dura.

SÍNDROMES CLÍNICOS SUPERPUESTOS

Meningitis bacteriana y aséptica, meningoencefalitis y absceso cerebral

Aprox 4 **síndr clínicos** agudos, que suelen merecer manejo y estudios diferentes:

- **Meningitis bacteriana aguda**: si/sx (+) meníngeos, (±) corticales.
- **Meningitis aséptica aguda**: si/sx (+) meníngeos, (−) corticales.
- **Encefalitis aguda**: si/sx (±) meníngeos, (+) corticales (AEM > focal).
- **Absceso cerebral**: si/sx (±) meníngeos, (+)corticales (focal > AEM).

Los síndromes de meningitis bacteriana y encefalitis se superponen, de ahí lo de "**meningoencefalitis**"

Común en los 4: cefalea, fiebre, rigidez nucal, fotofobia, n/v.

Meningitis bacteriana aguda: fiebre (77%), rigidez nucal (83%), AEM (69%), crisis (5%). Al menos 2/4 de estos + en 95% de los casos. Los pts ancianos pueden ser "atípicos": letargo, AEM, ausencia de fiebre o incluso sin rigidez nucal. El **perfil** "clásico" **de LCR** puede *ayudar* (*cuidado con la gran variabilidad del LCR en la meningitis bacteriana*). Las herramientas de decisión pueden ayudar al triaje temprano, p. ej., ***puntuación de meningitis bacteriana***

Encefalitis: fiebre, cefalea, AEM, crisis, si/sx focales, trast del mov.

Meningitis aséptica: cx neg de LCR habitual, pleocitosis en LCR (a menudo linfocítica, pero no siempre); malestar, letargo, cefalea, f/n/v, pero actividad mental conservada.

Absceso cerebral: confusión, somnolencia, crisis. Distinguir de la meningoencefalitis por medio de imágenes (ver capítulo de Neuroimagen).

Puntuación de meningitis bacteriana (PMB)	
Predictor	**Puntos**
Tinción de Gram positiva	2
Proteína del LCR ≥ 80 mg/dL	1
RAN periférico ≥ 10 000 células/mm^3	1
Convulsión en o antes de la presentación	1
RAN de LCR ≥ 1 000 células/mm^3	1
Interpretación de la puntuación (las puntuaciones posibles van de 0 a 6)	
PMB = 0: sugiere en gran medida una meningitis aséptica (Sens 74%, Esp 100%) PMB = 1: no omite la meningitis bacteriana, pero es inespecífica (Sens > 99%, Esp 37-73%) PMB ≥ 2: sugiere en gran medida meningitis bacteriana (Sens > 99%, Esp 97%) (*Rev Med Liege* 2006;61:581; *Pediatrics* 2002;110:712; *Curr Opin Neurol* 2009;22:288.)	
Advertencias: derivado basado en población ped. Válido si cumplen criterios de inclusión/exclusión: *Inclusión: leucocitos en LCR > 10 células/mm^3.* *Exclusión:* H/d neurocirugía, inmunosupresión, eritrocitos en LCR > 10 000/mL, pretratados c/ abx en 48 h, choque séptico, presencia de púrpura.	

Hallazgos típicos del LCR en meningitis y encefalitis				
	Glucosa (mg/dL)		**Proteínas (mg/dL)**	
	< 10	**10-45**	**50-250**	**> 250**
Más común	MB	MB	MV, NS, enf Lyme	MB
Menos común	MTB, MF	NS, MV (p. ej., paperas, VCML)		MTB

Recuento total de leucocitos (células/μL)				
	> 1000	**100-1000**	**5-100**	
Más común	Meningitis bacteriana	MB, MV	MB temprana; MTB, NS	
Menos común	Paperas, VCML	Encefalitis	Encefalitis	

MB, meningitis bacteriana; MF, meningitis fúngica; NS, neurosífilis; MTB, meningitis tuberculosa; MV, meningitis viral. De Johnson KS, Sexton MJ. Cerebrospinal fluid: physiology and utility of an examination in disease states. *UpToDate*. 2019. https://www.uptodate.com/contents/cerebrospinal-fluid-physiology-and-utility-of-an- examination-in-disease-states. Copyright © 2021 UpToDate, Inc. Todos los derechos reservados.

Triaje en el servicio de urgencias

Ingresar y tratar de urgencia si: sospecha de meningitis o encefalitis bacteriana aguda. Adaptar los estudios y Rx a la situación clínica;

Admitir en observación + estudios ulteriores ± Rx: en casos seleccionados de meningitis aséptica. Mayoría de ingresos para cuidados de apoyo (FIV, antieméticos, control del dolor). Ddx amplio c/pocas causas tratables (~mismo ddx que encefalitis - ver abajo); la sospecha clínica de causas especif y la gravedad de la enf determinan el alcance de los estudios.

Considerar el alta a domicilio desde urgencias: en pts seleccionados con *meningitis aséptica*, no existen hoy día criterios universalmente aceptados, es razonable dar de alta a los pts que cumplan los siguientes criterios: (1) aspecto clínico "no tóxico". (2) PMB = 0 (tinción de Gram negativa, RAN del LCR < 1000, proteínas del LCR < 80, RAN periférico < 10). (3) Leucocitos séricos normales. (4) No hay crisis durante la enf. (5) No hay si/sx cerebrales (corticales) en el examen neurológico. (6) Control adecuado de los sx (p. ej., n/v). (7) *Poder concertar una cita con el médico de cabecera en 1-3 días.* (8) *Aconsejar volver a urgencias de inmediato en caso de empeoramiento clínico.*

Meningitis bacteriana aguda

Definición: inflamación de las leptomeninges (pia + aracnoides) debido a infxn bacteriana del LCR y de la aracnoides (en el espacio subaracnoideo y en los ventrículos).

Epidemiología (*NEJM* 2006;354:44-53): 5/100 000 adultos (> 16 años). Principales causas (en adultos, en países desarrollados): (1) **Adquirida en la comunidad (MBA-AC):** *Streptococcus pneumoniae*, *Neisseria meningitidis*; también *Listeria monocytogenes* si > 50 años o deficiencia en la inmunidad celular. (2) **Asociada c/atención sanitaria (MBA-AAS):** estafilococos, bacilos gramnegativos aerobios, neurocirugía (según la profx antimicrobiana), drenajes ventriculares internos o externos, después de un traumatismo (p. ej., fractura de cráneo c/fuga de LCR). (3) El e/p a esplenectomía predispone a meningitis neumocócica.

Características clínicas: los pts suelen presentar fascies hipocrática. **Fiebre:** la mayoría tiene T > 38 °C; algunos son hipotérmicos. **Cefalea:** común, a menudo severa, holocraneana. **Fiebre:** 95% al momento presentación, 99% en 24 h; para muchos duró más de 10 días. **Rigidez nucal:** 88% en el examen inicial; a menudo duró más de 7 días. **ΔEM**: 78% (la mayoría confundidos/alejados, pero ~1/4 responde solo al dolor o no responde). **"Tríada clásica": fiebre, rigidez nucal, ΔEM** (tríada completa presente en ~60% c/neumococo *vs.* ~30% c/meningitis meningocócica). El 95% tiene al menos 2/4: fiebre, rigidez nucal, ΔEM, cefalea. El 99% tiene al menos 1 de ellos → la ausencia de los 3 hace improbable la MBA. Excepción: ancianos enfermos crónicos pueden no tener ningún si/sx excepto letargo.

Pistas o perlas en el examen: (1) *Listeria:* ↑ riesgo de crisis; a menudo p/c rombencefalitis (ataxia, parálisis NC, nistagmo). (2) *N. meningitidis:* exantema (64%; del cual, ~90% es petequial; puede ser maculopapular). (3) *Artritis:* en ~7% de los casos; más común c/*N. meningitidis*. Requiere aspiración articular. (4) *Infecciones en otras partes del cuerpo:* "zonas de semilla", p. ej., otitis, sinusitis, sepsis.

Examen físico: (1) signos vitales. (2) "Signos meníngeos" (rigidez nucal/rigidez de cuello, signos de Brudzinski y Kernig, acentuación de la cefalea por sacudidas); déficits focales, incluidas parálisis de NC; exantema cutáneo, artritis, si/sx de otras infecciones (p. ej., infección sinusal). (3) Examen neurológico estándar cuidadoso (p. ej., para el estado mental, parálisis del NC), otorragia.

Valor diagnóstico de los signos clásicos de la meningitis: (*Clin Infect Dis* 2002;35:46):
Rigidez nucal: dolor al tocar el pecho con la barbilla (activa o pasivamente): sin Sens o Esp.
Signo de Brudzinski (flexión pasiva del cuello → flexión de la cadera): sin Sens o Esp.
Signo de Kernig (con la cadera flexionada, extender la rodilla → dolor): sin Sens o Esp.
Sacudida cefálica (girar la cabeza horizontalmente a ~3 Hz→ ↑cefalea): Sens 90%, Esp 60% (*Headache* 1991;3:167).

Manejo de la meningitis bacteriana aguda

Estudios

¡NO RETRASAR EL INICIO DE ANTIBIÓTICOS PARA OBTENER IMÁGENES O PL!
¿Quién necesita una TAC antes de la punción lumbar? (*ISDA Guidelines: Clin Infect Dis* 2004;39:1267): inmunocomprometidos (VIH/SIDA, s/p de trasplante, meds inmunosupresores); h/d enf SNC (lesión masiva, ictus, infección focal); crisis de nueva aparición (< 1 sem antes de la presentación); crisis > 30 min (fundamento: crisis → edema cerebral → ↑PIC); papiledema; ↓síncope; déficit focal.

Suero: BHC, TP, TPT, PCR, quím7.
LCR: enviar rutinariamente: tinción y cultivos de Gram, recuento de células y diferencial, proteínas y glucosa. Más estudios si si/sx corticales o (+) si tinción/cultivos de Gram (–).
Si la PL se retrasa por la TAC: antes de la TAC, extraer CxS × 2, iniciar dexametasona y abx.

Tratamiento de la sospecha de meningitis bacteriana

- La abx inicial se basa en la epidemiología local y las comorbilidades (p. ej., edad, fractura de cráneo, hx neuroquirúrgico, estado inmunológico, infxn coexistentes).

Abx empírica para el ABM	
Factor de riesgo, antibióticos (1.ª línea)	**Probables patógenos**
2-50 años	
Vancomicina + ceftriaxona O cefotaxima	*N. meningitidis, S. pneumoniae*
> 50 años	
Vancomicina + ceftriaxona O cefotaxima + ampicilina	*S. pneumoniae, N. meningitidis, L. monocytogenes,* bacilos GN aerobios
Fractura craneal basilar	
Vancomicina + ceftriaxona O cefotaxima	*S. pneumoniae, Haemophilus influenzae,* grupo de estreptococos β-hemolíticos
Traumatismo craneoencefálico penetrante	
Vancomicina + cefepima, vancomicina + ceftazidima, O vancomicina + meropenem	*Staphylococcus aureus,* estafilococos coagulasa-negativos (esp *S. epidermidis*), bacilos GN aerobios (incluyendo seudomonas)
Posterior a neurocirugía	
Vancomicina + cefepime, O vancomicina + ceftazidima, O vancomicina + meropenem	Bacilos GN aerobios (incl *Pseudomonas aeruginosa*), *S. aureus,* estafilococos coag-neg (esp *S. epidermidis*)
Derivación de LCR	
Vancomicina + cefepime, O vancomicina + ceftazidima, O vancomicina + meropenem	Estafilococos coag-neg (esp *S. epidermidis*), *S. aureus,* bacilos GN aerobios (incl *P. aeruginosa*), *Propionibacterium acnes*
Deterioro de la inmunidad celular	
Vanco + ceftriax. O cefotaxime + ampicilina	*L. monocytogenes,* bacilos gramnegativos
Dosificación	
Vancomicina	1 g q12h (o 30-45 mg/kg/d div bid-tid)
Ceftriaxona	2 g q12h
Cefotaxima	2 g q4-6h
Ampicilina	2 g q4h
Cefepime	2 g q8h
Dexametasona	0.15 mg/kg q6h × 2-4 d, 1.ª dosis ~15 min antes (o con) la primera dosis de abx

Reimpresa con permiso de Oxford University Press de Tunkel AR, Hartman BJ, Kaplan SL, et al. Practice guidelines for the management of bacterial meningitis. *Clin Infect Dis.* 2004;39(9):1267-1284.

- Considerar el cambio de abx cuando se disponga de patógenos y sensibilidades.

Abx específicos en MBA por patógeno		
Organismo	**Terapia estándar**	**Alternativas**
S. pneumoniae		
Penicilina CIM		
< 0.1 μg/mL	Penicilina G o ampicilina	Cefalosporina de 3.ª gen,[a] cloranfenicol
0.1-10 μg/mL[b]	Cefalosporina de 3.ª gen[a]	Cefepime, meropenem
≥ 2.0 μg/mL	Vanco + cefalosporina de 3.ª gen[a,c]	Fluoroquinolona[d]

Cefotaxima o ceftriaxona CIM ≥ 1.0 μg/mL	Vanco + cefalosporina de 3.ª gen[a,c]	Fluoroquinolona[d]
N. meningitides		
Penicilina CIM		
< 0.1 μg/mL	Penicilina G o ampicilina	Cefalosporina de 3.ª gen,[a] cloranfenicol
0.1-1.0 μg/mL	Cefalosporina de 3.ª gen[a]	Cloranfenicol, fluoroquinolona, meropenem
L. monocytogenes	Ampicilina o penicilina G[e]	Trimetoprim-sulfametoxazol, meropenem
Streptococcus agalactiae	Ampicilina o penicilina G[e]	Cefalosporina de 3.ª gen[a]
Escherichia coli y otras Enterobacteriaceae[f]	Cefalosporina de 3.ª gen	Aztreonam, fluoroquinolona, meropenem, trimetoprim-sulfametoxazol, ampicilina
P. aeruginosa[f]	Cefepime[e] o ceftazidime[e]	Aztreonam,[e] ciprofloxacino,[e] meropenem[e]
H. influenzae		
β-Lactamasa neg	Ampicilina	Cefalosporina de 3.ª gen,[a] cefepima, cloranfenicol, fluoroquinolona
β-Lactamasa positiva	Cefalosporina de 3.ª gen	Cefepime, cloranfenicol, fluoroquinolona
S. aureus		
Sensible a meticilina	Nafcilina u oxacilina	Vancomicina, meropenem
Resistente a meticilina	Vancomicina[g]	TMP-SMX, linezolid
S. epidermidis	Vancomicina[g]	Linezolid
Especies de *Enterococcus*		
Sensible a ampicilina	Ampicilina más gentamicina	—
Resistente a ampicilina	Vancomicina más gentamicina	—
Resistente a amp y vanco	Linezolid	—

[a]Ceftriaxona o cefotaxima.
[b]Aislados susceptibles a ceftriaxona/cefotaxima.
[c]Considerar la adición de rifampicina si la CIM de la ceftriaxona es > 2 μg/mL.
[d]Moxifloxacina.
[e]Se debe considerar la adición de un aminoglucósido.
[f]La elección de un agente antimicrobiano específico debe guiarse por los resultados de las pruebas de susceptibilidad *in vitro*.
[g]Considerar la adición de rifampicina.
Reimpresa con permiso de Oxford University Press de Tunkel AR, Hartman BJ, Kaplan SL, et al. Practice guidelines for the management of bacterial meningitis. *Clin Infect Dis*. 2004;39(9):1267-1284.

Dosis de Abx IV para adultos con MBA (total diario [intervalo en h])			
Amikacina[a]	15 mg/kg (8)	**Meropenem**	6 g (8)
Ampicilina	12 g (4)	**Moxifloxacin**	400 mg (24)[b]
Aztreonam	6-8 g (6-8)	**Nafcilina**	9-12 g (4)
Cefepime	6 g (8)	**Oxacilina**	9-12 g (4)
Cefotaxima	8-12 g (4-6)	**Penicilina G**	24 MU (4)
Ceftazidima	6 g (8)	**Rifampicina**	600 mg (24)
Ceftriaxona	4 g (12)	**Tobramicina**[a]	5 mg/kg (8)
Cloranfenicol	4-6 g (6)[c]	**TMP-SMX**[d]	10-20 mg/kg (612)
Ciprofloxacino	800-1 200 mg (8-12)	**Vancomicina**[e]	30-45 mg/kg (8-12)
Gentamicina[a]	5 mg/kg (8)		

La dosis diaria total debe dividirse por el intervalo de dosificación.
[a]Basado en el peso corporal ideal en ausencia de obesidad. Ajustar para obtener una conc sérica máxima de 7-9 mg/L y una conc mínima < 1-2 mg/L para gentamicina o tobramicina y pico de 25-40 mg/L y valle < 4-8 mg/L para amikacina.
[b]No hay datos sobre la dosis óptima.
[c]Dosis más altas recetadas para la meningitis neumocócica.
[d]Dosis basada en el componente TMP.
[e]Mantener una conc sérica valle de 15-20 μg/mL.
Reimpresa con permiso de Oxford University Press de Tunkel AR, Hartman BJ, Kaplan SL, et al. Practice guidelines for the management of bacterial meningitis. *Clin Infect Dis*. 2004;39(9):1267-1284.

Duración de Abx para la MBA en función del patógeno*	
Neisseria meningitides	7
Haemophilus influenzae	7
S. pneumoniae	10-14
S. agalactiae	14-21
Bacilos gramnegativos aerobios	21
L. monocytogenes	≥ 21

*No es rígido, modificar según indicación clínica.
Reimpresa con permiso de Oxford University Press de Tunkel AR, Hartman BJ, Kaplan SL, et al. Practice guidelines for the management of bacterial meningitis. *Clin Infect Dis.* 2004;39(9):1267-1284.

Causas infecciosas y no infecciosas de meningitis
Infecciosas
Virus: enterovirus (coxsackie, ECHO, entero no polio)
Virus del herpes (VHS1, VHS2, VVZ, CMV, VEB, VHH-6, virus del herpes B simio)
Virus respiratorios: adenovirus, rinovirus, influenza tipo A y B, virus de la parainfluenza, VSR
Arbovirus: EEO, EEOc, EEV, EStL, EVNO, LA, VE de California, VFGC, virus Powassan, paperas, sarampión, rubeola
VIH, VLCTH-I y II, VCML, rotavirus, virus de la encefalomiocarditis, vaccinia, virus de la rabia, hepatitis A y B, parvovirus, virus de la estomatitis vesicular
Bacterias: meningitis parcialmente Rx, infxn parameníngea, endocarditis
Neumonía por *Mycoplasma*, *Mycoplasma hominis*, *Mycob. tuberculosis*
Erliquiosis, brucela, *Bartonella henselae*, *Francisella tularensis*, *Actinomyces*
Listeria, *Nocardia*, *Chlamydia*, fiebre por mordedura de rata/sodoku, *Strep. moniliformis*
Spirillum minus, *Coxiella burnetii* (fiebre Q), bacilo de Whipple
Espiroquetas: *Borrelia burgdorferi* (Lyme), *T. pallidum* (sífilis), leptospirosis
Rickettsias: FEMR, tifus
Hongos: Crypto, Histo, *Coccidioides*, *Sporothrix*, *Blastomyces*, *Candida*, *Aspergillus*, cigomicosis (mucormicosis), *Pseudallescheria*, *Paracoccidioides*, moho dematiáceo
Parásitos: *Toxoplasma*, cisticercosis (*Taenia solium*), triquinosis (*Trichinella spiralis*), *Angiostrongylus*, *Strongyloides stercoralis*, esquistosomiasis, amibas (*Naegleria*, *Acanthamoeba*, *Balamuthia*), *Trypanosoma* sp., Malaria sp., *Baylisascaris procyonis*
No infecciosas
Fármacos: IgIV, TMP-SMX, AINE (esp ibuprofeno), amoxicilina, OKT3 (muromonab-CD3), INH, azatioprina, MTX intratecal (IT), arabinósido de citosina IT, alopurinol, carbamazepina, sulfasalazina, fenazopiridina
Enf desmielinizantes (Encef>>hombres): EM, EAD, NMO, mielitis transversa
Enf sistémicas: enf vascular del colágeno, LES, síndrome de Sjögren, Wegener, PAN, enf de Behcet, sarcoidosis, síndrome de Vogt-Koyanagi-Harada, enf de Fabry
Neoplásicas: cáncer leptomeníngeo, leucemia, linfoma, meningitis carcinomatosa, trastorno linfoproliferativo posterior a trasplante
Vasculares: infartos (cerebro, médula), vasculitis del SNC (primaria o secundaria)
Postinfxn/vacuna: rubeola, sarampión, varicela, variola; vacunas: rabia, tos ferina, influenza, vaccinia, fiebre amarilla
Químicas: fuga de sangre del cerebro, médula, meninges debido, p. ej., a un angioma, una MAV; puede causar hemosiderosis superficial. Fuga de colesterol por craneofaringioma, teratoma, quiste epidermoide.
Otros: síndrome HaNDL ("cefalea con déficits neurológicos y linfocitosis de LCR"-¿viral?)

Pronóstico precoz/triaje a la UCI *vs.* piso: modelo basado en un análisis retrospectivo de 269 casos de MBA diagnosticados dentro de las 24 h de la llegada a urgencias (*Ann Intern Med* 1998;129:862). **3 predictores independientes:** HTN, AEM, crisis. **Predicción del resultado:** núm de factores en la 1.ª dosis de abx → **~% de *muerte/signo*. *Déficit neurol al alta*: 1 → 9%, 2 → 30%, 3 → 60%.** Retraso en abx → peor pronóstico (sin tratar → categoría de mayor riesgo). Peor pronóstico c/↑ edad. Pts c/categoría de riesgo más alto probablemente mejor en la UCI.

Complicaciones de la meningitis bacteriana (*NEJM* 2006;354:44)

Porcentaje para pts que no son tratados rutinariamente c/dexametasona.

Complicaciones sistémicas: insuficiencia cardiaca (29%), hiponatremia (26%), CID (8%), artritis (2-6%), endocarditis/miocarditis (< 1%).

Deterioro de la conciencia: afectación cortical (15-20%), crisis (15-23%), edema cerebral (6-10%), hidrocefalia (3-8%).

Complicaciones neurológicas: cerebrovasculares (~20%), infarto arterial/vasculitis (~15%), infarto venoso (~4%), HIP (< 1%), ↓audición (~15%), absceso cerebral (< 1%), mielitis (< 1%), aneurisma micótico (< 1%).

Déficits focales específicos: **parálisis del NC** (NC:VIII → 14%, VI → 3%, III → 1%, VII → 1%), afasia (2%), hemiparesia (4%), cuadriparesia (1%).

Resultados a largo plazo: muerte 21%, estado vegetativo < 1%, discapacidad severa (dependiente para las AVD) 3%, discapacidad moderada (realiza las AVD pero no puede reanudar las actividades premórbidas) 10%, discapacidad leve/sin discapacidad (reanuda las actividades premórbidas) 66%. Discapacidad cognitiva a largo plazo Δ 10%.

Meningitis aséptica y encefalitis

Puntos generales: (1) distinguir entre enf primarias y post o parainfecciosas. (2) Las enf transmitidas por mosquitos y garrapatas tienen variaciones regionales y estacionales. (3) La encefalitis por VNO se produce sobre todo en temporada de mosquitos y afecta más a adultos mayores. (4) Enterovirus, influenza, varicela: la incidencia varía por estación. (5) VHS: no hay variaciones significativas por estación o geografía. (6) La identificación de los agentes etiológicos solo es posible en ~1/3 de los casos, incluso c/infxn "agresiva".

Historial: inicio/velocidad/progresión, viajes, exposición a mascotas/animales/insectos/ mordeduras/rasguños, contactos enfermos, PPD/VIH/estado inmunológico, enf similar anterior, hx de transfusión, enf reciente, abx recientes, meds nuevos, hx sexuales, exantema, llagas bucales/genitales, artritis, sequedad de boca/ojos.

Examen: ver sugerencias al inicio del cap. (1) si/sx gen: cefalea, fiebre, rigidez de cuello, fotofobia, n/v, crisis, Δ EM, si/sx focales, trast mov. (2) Afectación cerebral focal *vs.* difusa (por examen o imagen): puede señalar la etiología (p. ej., infxn arboviral: difusa, c/cefalea precoz y rápida, fiebre/n/v/AEM/si/sx focales, coma. VHS: sx focal que apunta a una afectación asimétrica del lóbulo temporal y frontal. Fiebre/cefalea progresan por días y luego crisis, obnubilación). (3) Pistas útiles en el examen: hepatomegalia, linfadenopatía, parotitis, sarpullido, sx resp, retinitis, ataxia cerebelosa, parálisis del NC, demencia, miorritmia, parkinsonismo, parálisis, parálisis del NC, úlceras de boca y genitales, inflamación articular, sequedad de ojos o boca, uveítis (iridociclitis), exantema, ampollas/vesículas (incl en genitales), hidrofobia, aerofobia, espasmo faríngeo, hiperactividad, temblores (párpados, lengua, labios, extremidades).

Abx empíricos (mientras se realizan pruebas de confirmación)

1. Cobertura empírica para MBA × 48 h si: se sospecha meningitis bacteriana (ver más abajo) o se trata de personas mayores, inmunodeprimidas o que han recibido abx recientemente (aunque sea más probable una meningitis viral).
2. Sospecha de encefalitis: aciclovir 10 mg/kg q8h × 14 d (hasta desc VHS; ver capítulo de *Enfermedades infecciosas neurológicas*).
3. Enf por rickettsias o erliquiosis: en la estación apropiada, tratar los cuadros clínicos sugestivos c/doxiciclina 100 mg q12 por 10 días o hasta afebriles por al menos 3 días.
4. Otras causas de meningitis aséptica y encefalitis menos comunes o no tratables: orientar el tx hacia las causas tratables si hay motivos razonables para sospechar.

Pruebas diagnósticas

Laboratorios: utilizar un enfoque de "2 pasos": (1) *pruebas iniciales* para causas peligrosas/ comunes/tratables. (2) *Otras pruebas* basadas en: ritmo y patrón temporal de la enf (aguda, subaguda/crónica/recurrente), pistas clínicas, epidemiología y factores de riesgo, resultados de lab iniciales). ***IRM c/gado:*** ante sospecha de encefalitis (puede ayudar a acotar el ddx). ***EEG:*** si el pt está confuso/obnubilado/comatoso para desc estado epiléptico no convulsivo.

Meningitis crónica

Def: persistencia de meningitis clínica ± LCR anorm, durante > 4 sem. Se denomina *meningitis recurrente* si los episodios clínicos están separados por periodos asintomáticos.

Asociación de los hallazgos clínicos con el patógeno de la meningoencefalitis
Hepatitis: *C. burnetii*
Linfadenopatía: VIH, VEB, CMV, sarampión, rubeola, VNO, (*Toxoplasma*) *Treponema pallidum*, *Bartonella* sp., TB, Toxo, *Trypanosoma brucei gambiense*
Parotiditis: virus de las paperas
Exantema: VIH, VVZ, VHH-6, virus B, VNO, algunos enterovirus, *Rickettsia rickettsii, Mycoplasma pneumoniae, B. burgdorferi, T. pallidum, Ehrlichia, Anaplasma phagocytophilum*
Sx respiratorios: EEV, virus Nipah, virus Hendra, influenza, adenovirus, *M. pneumoniae, C. burnetii, M. tuberculosis*, Histo
Retinitis: CMV, VVZ, VHS, VNO, *B. henselae, T. pallidum*
Sx urinarios: virus de la encefalitis de San Luis (temprana)
Ataxia cerebelosa: VVZ (niños), VEB, paperas, EStL, *T. whipplei, T. brucei gambiense*
Parálisis de los nervios craneales: VHS, VEB, *Listeria*, TB, *T. pallidum, B. burgdorferi, T. whipplei, Cryptococ cus*, Histo, *Coccidioides* sp., VIH, Lyme, VVZ, CMV, VHS, sarcoide
Demencia: VIH, ECJE y vECJ, virus del sarampión (PESA), *T. pallidum, T. whipplei*
Miorritmia: *T. whipplei* (oculomasticatoria)
Parkinsonismo: VEV, VEStL, VNO, virus Nipah, *T. gondii, T. brucei gambiense*
Parálisis flácida: VEJ, VNO, virus de la encefalitis transmitida por garrapatas, enterovirus (enterovirus-71, coxsackievirus), poliovirus
Rombencefalitis: VHS, VNO, enterovirus 71, *Listeria*, rabia
Malignidad, NC o parálisis del nervio espinal: meningitis neoplásica
Cefalea intratable + signos meníngeos leves: angiitis granulomatosa del SNC
Úlceras de boca y genitales, serositis, artritis, xeroftalmia y xerostomía, uveítis, exantema: Behcet, Sjögren, LES, sarcoide
Vesículas en patrón dermatomal: VVZ
Vesículas y úlceras genitales: VHS2, Behcet
Hidrofobia, aerofobia, espasmo faríngeo, hiperactividad: rabia
Temblores de párpados, lengua, labios, extremidades: EStL, VNO
Preferencia del lóbulo temporal: VHS > VVZ, VEB, VHH6, sífilis
Hidrocefalia: agentes bacterianos, fúngicos y parasitarios, sarcoidosis
Glucosa en LCR muy baja: tuberculosis, criptococo, neoplasia, sarcoidosis
Exantema cutáneo, úlceras aftosas: VIH, VVZ, VHS, VEB, CMV, VCJ, Behcet

Asociación de factores de riesgo y epidemiología de la meningoencefalitis	
Edad	
Neonatos	VHS2, CMV, v de rubeola, *Listeria, T. pallidum* (sífilis), *Toxoplasma*
Bebés y niños	EEO, VEJ, VE de Murray Valley, v de la influenza, v de La Crosse
Ancianos	EEO, EStL, VNO, ECJ esporádica, Listeria
Contacto con animales	
Murciélagos	v rabia, v Nipah
Pájaros	VNO, EEO, VEO, EEV, EStL, VE de Murray, VEJ, *Cryptococcus*
Gatos	v de rabia, *C. burnetii, B. henselae, T. gondii*
Perros	v de rabia
Caballos	EEO, EEOc, EEV, v Hendra
Primates del viejo mundo	virus B
Mapaches	v de rabia, *B. procyonis*
Roedores	EEO, EEV, VE transmitido por garrapatas, v Powassan (marmotas), v de La Crosse (ardillas), *Bartonella Q*, VCML
Ovejas y cabras	*C. burnetii*
Zorrillos	v de rabia

Porcinos	VEJ, v Nipah
Ciervo de cola blanca	*B. burgdorferi*
Inmunocomprometidos	VVZ, CMV, VHH-6, VNO, VIH, VJC, TB, *Listeria*, *Crypto*, *Histo*, *Toxo*, *Coccidioides*
Agammaglobulinemia	Enterovirus, *M. pneumoniae*
Artículos ingeridos	
Carne poco cocida	*T. gondii*
Carne cruda, pescado, reptiles	Especies de *Gnathostoma*
Leche sin pasteurizar	EV transmitida por garrapatas, *Listeria*, *C. burnetii*
Contacto con insectos	
Mosquitos	EEO, EEOc, EEV, EStL, EV de Murray Valley, VEJ, VNO, v de La Crosse, *Plasmodium falciparum*
Moscas de arena	*Bartonella bacilliformis*
Garrapatas	EV transmitida por garrapatas, v de Powassan, *R. rickettsii*, *Ehrlichia*, *A. phagocytophilum*, *C. burnetii*, *B. burgdorferi*
Moscas tsetsé	*T. brucei (gambiense y rhodesiense)*
Ocupación	
Exposición a animales	V de la rabia, *C. burnetii*, *Bartonella* sp.
Exposición a caballos	V Hendra
Trabajo con primates	Virus B
Trabajadores de laboratorio	VNO, VIH, *C. burnetii*, *Coccidioides* sp.
Personal sanitario	VVZ, VIH, v de influenza, sarampión, TB
Transmisión de persona a persona	VHS (neonatal), VHH-6, VVZ, VEB, EEV (raro), poliovirus, MMR, enterovirus, v Nipah, v B, VNO (transfusión/transplante/lactancia), VIH, v de la rabia (trasplante), v de la influenza, *M. pneumoniae*, *TB*, *T. pallidum* (relaciones sexuales, sífilis)
Actividades recreativas	
Campismo/caza	Agentes de mosquitos y garrapatas (ver arriba)
Contacto sexual	VIH, *T. pallidum*
Espeleología	Virus de la rabia, *H. capsulatum*
Natación	Enterovirus, *Naegleria fowleri*
Temporada	
Fines de verano/inicio de otoño	Mosquitos, agentes de garrapatas (ver arriba), enterovirus
Invierno	V de influenza
Transfusión y trasplante	CMV, VEB, VIH, VE transmitido por garrapatas, rabia, ECJ, *T. pallidum*, *A. phagocytophilum*, *R. rickettsii*, *crypto*, *Histo*, *Coccidioides*
Viaje	
Noroeste y Medio Oeste del Norte de EUA	*Borrelia*
Sudoeste de EUA y México	Coccidioides
África	Rabia, VNO, *P. falciparum*, *T. brucei (gamb., rhod.)*
Australia	VE Murray Valley, VEJ, v Hendra
América Central	Rabia, EEO, EEOc, EEV, EStL, *R. rickettsii*, *P. falciparum*, *T. solium*
Europa	VNO, VE transmitido por garrapatas, *A. phagocytophilum*, *B. burgdorferi*
India, Nepal	V de la rabia, VEJ, *P. falciparum*
Oriente Medio	VNO, *P. falciparum*
Rusia	V de encefalitis transmitida por garrapatas
América del Sur	Rabia, EEO, EEOc, EEV, EStL, *R. rickettsii*, *B. bacilliformis* (los Andes), *P. falciparum*, *T. solium*
Sudeste Asiático, China, Cuenca del Pacífico	VEJ, VE transmitido por garrapatas, v Nipah, *P. falciparum*, *Gnathostoma* sp., *T. solium*
Estado de no vacunación	VVZ, VEJ, v de polio, sarampión, paperas, rubeola

Análisis de laboratorio para encefalitis y meningitis aséptica
Suero: BHC c/diferencial, VSG, PCR, ECA; RPR y FTA-ABS, cx de antígeno criptocócico: bacteriana, fúngica; serologías: VEB, VIH (si Ac negativo pero alta sospecha → prueba de ARN de VIH en plasma), IgG de *B. henselae*, IgM de *Mycoplasma*, ELISA + Western blot para *B. burgdorferi*. Pruebas serológicas en fase aguda y de convalecencia para VHS-2, VEB
LCR: recuento celular + dif, proteínas, glucosa, presión de apertura Cx: bacterias, hongos, virus, micobacterias FTA-ABS (Sens, no Esp; la prueba no reactiva excluye el dx; reactiva no diagnóstica); frotis de BAAR PCR para VHS1, VHS2, VVZ, VEB, enterovirus, micoplasma, *M. tuberculosis*, IgM e IgG de VVZ; VDRL (Esp, no Sens), antígeno criptocócico Serología de *B. burgdorferi* (ELISA y Western blot); captura IEE, cálculo del índice IgG
Respiratorio/esputo: cx para micobacterias, AFD para virus respiratorios, PCR para micobacterias, PCR para micoplasma, aislamiento viral e hisopado faríngeo y nasofaríngeo, cx viral
Nasofaringe: hisopado para cx viral. **Garganta:** hisopado para cx viral. **Heces:** hisopado rectal para cx virales
Piel: Cx o AFD de las lesiones cutáneas (si están presentes) para VHS, VVZ; PPD; rabia en la nuca a la altura del cabello AFD y PCR de la muestra de bx cutánea (si hay exantema) para *R. rickettsii*
Imágenes: RxT, IRM del cerebro con y sin gadolinio
Análisis adicionales según indicación clínica
Inmunocomprometidos: IgG sérica de *T. gondii*; PCR de LCR: CMV, VJC, VHH-6, VNO **Viaje a zona endémica: sangre:** fijación del complemento en suero o Ac de inmunodifusión para *Coccidioides*. **LCR:** fijación del complemento o Ac de inmunodifusión para *Coccidioides* sp., antígeno de histoplasma. **Orina:** antígeno de histoplasma **Época del año y geografía: suero:** pruebas serológicas en fase aguda y de convalecencia para EStL, EEO, EEV, VHS2, VEB, virus de La Crosse, VCML, VNO, enterovirus, adenovirus, *M. pneumoniae*, *R. rickettsii*, *Ehrlichia chaffeensis*, *A. phagocytophilum*. IgM de VNO. IgM de virus de La Crosse **Muestra de sangre completa:** frotis *Ehrlichia morulae*, PCR *Ehrlichia*, *Anaplasma* sp. **LCR:** IgM de VNO y EStL, PCR *Ehrlichia*, PCR *Anaplasma* sp.

AFD, anticuerpo fluorescente directo.
Reimpresa con permiso de Oxford University Press de Tunkel AR, Glaser CA, Bloch KC, et al. The management of encephalitis: clinical practice guidelines by the Infectious Diseases Society of America. *Clin Infect Dis.* 2008;47(3):303-327. doi:10.1086/589747

Inespecífico; combinaciones variables de fiebre, cefalea, rigidez de cuello, si/sx neurológicos focales.

Idiopática: no se ha identificado la causa en ~1/3 de los casos.

Bacteriana: bacteriana parcialmente tratada; TB, sífilis, *Borrelia*, leptospirosis, listeriosis, brucelosis, *M. pneumoniae*.

Hongos: criptococos, coccidiomicosis, histoplasmosis, blastomicosis.

Parásitos: cisticercosis, *Acanthamoeba*, *Angiostrongylus cantonensis*, toxoplasma.

Virales: VEB, VHS, VIH; enterovirus (en pts c/agammaglobulinemia, "meningitis enteroviral crónica asociada c/agammaglobulinemia (MECA)").
No infeccioso/no maligno
Sarcoidosis, Sjögren, Behcet, LES, Wegener, Vogt-Koyanagi-Harada, otras vasculitis.

Fármacos: AINE, abx, IgIV, inmunosupresores, alopurinol, vacunación, Rx intratecal.

Neoplásico: adenocarcinoma, linfoma, leucemia.

Otras causas raras: sínd fiebre-periódica autoinflamatoria hereditaria, extravasación de colesterol de craneofaringioma o teratomas (embolización), enf Fabry, HSA, migraña (leve), fuga de LCR.

Causas específicas de meningitis crónica

TB, sifilítica, Lyme, criptococos, VIH cubiertas en el capítulo de otras *Enfermedades infecciosas neurológicas*, Behcet, Sjögren, Wegener, LES y otras causas no infecciosas cubiertas en el capítulo de *Trastornos neuroinmunológicos* y meningitis neoplásicas cubiertas en el capítulo de *Neurooncología*.

Meningitis por histoplasma

Infección fúngica endémica en Estados Unidos, América Central y América del Sur. Suele ser una enf resp autolimitada. La histoplasmosis diseminada progresiva en los inmunocomprometidos puede p/c eningoencefalitis grave o meningitis basilar crónica.

Dx: cx de LCR a menudo (−) (a pesar de gran vol). La detección de Ac en LCR por fijación del complemento establece el dx (pero la tasa de falsos + es ↑ por reactividad cruzada).

Rx: anfotericina B liposomal 5.0 mg/kg qd para un total de 175 mg/kg durante 4-6 sem y luego itraconazol 200 mg bid durante al menos 12 meses, ART (para SIDA).

Meningitis por coccidioides

Hongo del suelo (*Coccidioides immitis*) endémico en el suroeste de EUA y México. Enf resp a menudo autolimitada. La enf diseminada en personas c/susceptibilidad genética o inmunocompromiso puede causar meningitis (p. ej., basilar, meningoencefalitis, lesión masiva, hidrocefalia) meses después de infxn prim. También ocurre vasculitis c/infartos.

Dx: *el LCR muestra pleocitosis mononuclear crónica (con eosinofilia), glucosa↓, proteínas↑ y título de anticuerpos de fijación del complemento.*

Rx: fluconazol 400 mg/día de por vida, ±anfotericina B intratecal al inicio.

Meningoencefalitis por toxocariasis

Infección por helmintos (lombriz) **muy rara** en humanos con *Toxocara canis* (perro) o *T. cati* (gato) por geofagia o exposición a suelo contaminado. P/c meningitis/meningoencefalitis/mielitis c/lesión ocular y hepatomegalia. ***Dx:*** ↑eos y + Ac en suero o LCR, RM con lesiones subcorticales de la SB que mejoran (~EAD). ***Rx:*** tx antihelmíntico y corticoesteroides.

Encefalitis equina oriental

El arbovirus más neuropatogénico de Estados Unidos; el más endémico en el este de Norteamérica (julio-octubre).

Incubación: picaduras de mosquitos que provocan lesiones cutáneas. Pródromo: fiebre, cefalea, sx tipo influenza. Aguda: crisis, parálisis de NC; HoNa, ↑leucocitos. Crónica: secuelas neuro graves en supervivientes.

Dx: *LCR:* pleocitosis con predominio de neutrófilos y↑ proteínas, glucosa normal. *EEG:* enlentecimiento generalizado seguido de descargas epileptiformes lateralizadas. *IRM:* hiperintensidad asimétrica o unilateral en GB y tálamo. LCR e IgM en suero confirman el dx. La prueba de neutralización de reducción de placas en suero (PNRP) puede ser útil.

Rx: no hay ninguno disponible. Alta mortalidad.

Paquimeningitis hipertrófica

Def: engrosamiento progresivo y fibrosis de la duramadre por inflamación localizada o difusa. A menudo idiopática, pero a/c infxns (TB, sífilis, *Borrelia*, infxn fúngica, VLLCTH1) y a trast inflamatorios sist (sarcoidosis, granulomatosis de Wegener, Sjögren, arteritis de células gigantes, artritis reumatoide). Se reconoce cada vez más como trast a/c IgG4.

Características clínicas: edad media a avanzada; predominio masculino. Típicamente p/c cefalea severa. Neuropatía óptica subaguda, oftalmoparesia, sordera. Las lesiones masivas se a/c si/sx neuro y crisis focales. Afectación meníngea espinal a/c mielopatía.

Dx: ↑VSG. *LCR:* ↑proteína, pocas células, gluc y PA norm. *IRM:* realce de las meninges (tentorio, falx, fosa craneal media cerca del seno cavernoso). *Patología:* infiltración de células inflamatorias (granulomatosas, linfocíticas, células plasmáticas); no se ve la piamadre ni la aracnoides.

Rx: cefalea y realce meníngeo se resuelven c/corticoesteroides. Recurrencia c/reducción de esteroides.

Meningitis inducida por medicamentos

Poco frecuente. Las enf sist autoinmunes, esp LES, predisponen. Exposición repetida por lo general 2/2, p. ej., IgIV (dosis > 2 g/kg, vel infusión > 6 g/h, s/prehidratación), AINE, abx (p. ej., TMP, TMP-SMX, PCN), inmunosupresores (infliximab, MTX, citarabina, azatioprina), vacunación (MMR). Otros: alopurinol.

Clínica: similar a otras meningitis asépticas; a menudo + características sistémicas (mialgia, artritis, linfadenopatía, exantema). **Dx:** LCR inespecífico pero c/pleocitosis (cientos a miles de leucocitos con predominio polimorfo o eosinófilo), proteínas ligeramente↑, glucosa norm. **Rx:** rápida recuperación tras la retirada del fármaco.

Meningitis piogénica recurrente

Factores de riesgo: (1) inmunodef: agammaglobulinemia, def de complemento. (2) Comunicación anatómica entre espacio subaracnoideo y piel o cavidad no estéril: *defecto congénito*: meningocele, encefalocele, lesión en base del cráneo u oído medio, senos dérmicos persist de columna vertebral, defecto del tubo neural, fístula neuroentérica. *Defecto adquirido*: traumatismo (frac placa cribiforme del etmoides), neurocirugía.

Rx: abx, corrección de enf anatómica o inmunológica.

Meningitis aséptica recurrente

Ddx: (1) **enf inflamatorias crónicas:** sarcoidosis, Behcet, granulomatosis de Wegener, Vogt-Koyanagi-Harada, Sjögren, LES, vasculitis. (2) **Fármacos:** AINE, antimicrobianos, IgIV, inmunosupresores, alopurinol, vacunación, agentes intratecales. (3) **Lesiones estructurales:** craneofaringioma, quiste epidermoide, glioma. (4) **Infecciones crónicas** que se manifiestan como episodios clínicos recurrentes: sífilis, Lyme, brucelosis, hongos, VIH. (5) **Reactivación de una infxn latente:** VHS, VEB, *Toxoplasma* (meningitis de Mollaret).

Meningitis de Mollaret

Episodios recurrentes autolimitados de fiebre, cefalea y meningismo (±crisis y si/sx focales); aparición brusca, de 2 a 5 días de duración, separados por intervalos asint de duración variable, que se resuelven tras varios episodios. ± a/con herpes genital previo/concomitante.

Dx: *LCR en 1.ª meningitis por VHS:* pleocitosis (PMN → linfáticos, células de Mollaret, proteína ↑ y glucosa norm); cx +VHS2 75% (no utilizado en la práctica); PCR +VHS2. (**Células de Mollaret:** células mononucleares grandes, multilobuladas, "en forma de huella", c/citoplasma vacuolado débilmente teñido, se cree que son macrófagos activados, también se encuentran en VNO, sarcoide, Behcet). *LCR en episodios recurrentes* de meningitis por VHS: ↓recuento de células, ↓proteínas, ↑glucosa; cultivo (–) VHS2.

Rx: para episodio recurrente grave, aciclovir (5-10 mg/kg q8h × 10 d). No se recomienda profx a largo plazo; si episodios frec, considerar tx intermitente (valaciclovir 500-1 000 mg qd).

Meningitis linfocítica recurrente benigna

Similar a Mollaret (prob semántica, solo una versión más leve del mismo proceso). LCR: pleocitosis linfocítica desde el inicio (no hay PMN iniciales), proteína ligeramente ↑, glucosa norm, no hay células de Mollaret.

Absceso cerebral

Definición: colección infecciosa focal dentro del parénquima cerebral.

Etiología: las bacterias invaden el cerebro por diseminación directa (~40%) o por siembra hematógena. *Propagación directa:* a menudo absceso único. Fuentes: otitis media subaguda y crónica, mastoiditis (propagación al LT inferior y al cerebelo), senos frontales o etmoidales (propagación al LF), infección dental (a menudo → LF). *Diseminación hematógena:* a menudo abscesos múltiples. Localización: distribución de la ACM, unión gris-blanco (por microinfarto → rotura de la BHE). Infxns comunes asociadas: infxns pulm crónicas (p. ej., absceso pulm o empiema); infxns cutáneas, pélvicas, intraabdominales; endocarditis bacteriana, dilatación esofágica y esclerosis endoscópica de várices esofágicas, cardiopatía congénita cianótica (sobre todo niños). La MAV pulm es una causa oculta. *Traumatismos:* heridas de bala, otros objetos extraños; a veces se desarrollan abscesos años después. *Neurocirugía:* la formación del absceso puede retrasarse. *Idiopática:* no se ha identificado ninguna causa en ~40% de los casos.

Patología: depende de la infxn. **1-2 sem:** "cerebritis": lesión mal delimitada + edema circundante. **2-3 sem:** necrosis y licuefacción con cápsula fibrótica alrededor de la lesión.

Pts inmunocomprometidos: amplia gama de organismos, incl los mencionados. También: *T. gondii, Listeria* (esp en pts c/esteroides), *Nocardia asteroides* (org común del suelo). Se transmite por el aire: entra por los pulmones. Hongos: *Aspergillus, Cryptococcus, Coccidioides, Candida, Cladosporium trichoides* y *Curvularia* spp (causan mucormicosis).

Inmigrantes: los parásitos son causa frecuente. *Cisticercosis* (*T. solium*): 85% de los abscesos cerebrales en CDMX. Menos frecuentes: *Entamoeba histolytica, Schistosoma japonicum, Paragonimus* sp.

Organismos que suelen causar abscesos cerebrales

Fuente de infección	Patógenos
Senos paranasales	*Streptococcus* (esp *S. milleri*), *Haemophilus, Bacteroides, Fusobacterium*
Fuentes odontógenas	*Streptococcus, Bacteroides, Prevotella, Fusobacterium, Haemophilus*
Fuentes otógenas	*Enterobacteriaceae, Streptococcus, Pseudomonas, Bacteroides*
Pulmones	*Streptococcus, Fusobacterium, Actinomyces*
Vías urinarias	*Pseudomonas, Enterobacter*
Traumatismo craneoencefálico penetrante	*S. aureus, Enterobacter, Clostridium*
Procedimiento neuroquirúrgico	Estafilococos, estreptococos, *Pseudomonas, Enterobacter*
Endocarditis	*Estreptococcus viridans, S. aureus*
Cardiopatía congénita	*Streptococcus* (esp derivaciones D → I)

NEJM 2003;348:2125

Presentación: a menudo inespecífica → retrasos en el dx. Sínd general: cefalea (a menudo en el lado del absceso, inicio gradual, severo, persistente). Confusión o somnolencia, crisis focales o generalizada (25%). Déficits focales motores, sensoriales, del habla (50%) – días a sem luego de iniciar la cefalea. Si/sx conductuales. Fiebre, ↑leucocitos, rigidez de cuello (15%). Vómito, parálisis del NC III y NC VI, papiledema (↑PIC).

Ddx: empiema epidural o subdural, trombosis sinusal dural séptica, émbolos sépticos, MB, aneurisma micótico, encefalitis necrosante p. ej., encefalitis por VHS), tumor cerebral.

Estudio y tratamiento de los abscesos cerebrales

Manejo: (1) imagen + otras pruebas diagnósticas (normalmente NO PL). (2) Aspiración o escisión neuroquirúrgica urgente (antes de iniciar los abx de ser posible). (3) Abx empírico. (4) Adaptar el manejo según resultados de los cultivos y las imágenes de seguimiento.

Pruebas: (1) **cultivos de sangre** (extraer de inmediato). (2) **TAC c/contraste** – rápido, pero menos sensible que la IRM. Temprano: hipodensidad irregular sin realce; + edema circundante. Más tarde: lesión c/realce anular + edema circundante. (3) **IRM c/gado:** resultados similares a los de la TAC, pero más sensibles. Comparar T1 antes y después del contraste; hallazgo clásico lesión c/ realce anular. DWI: ayuda a distinguir las lesiones c/realce anular debidas a una neoplasia *vs.* un absceso. Abscesos: hiperintensos en DWI (=difusión restringida de pus); neoplasia hipointensa o hiperintensidad variable (pero menos que c/absceso). (4) **PL:** contraindicado si sx focal (p. ej. cefalea unilateral) o si/sx ↑ PIC. Imagen que muestra absceso de fosa posterior o efecto de masa con desplazamiento de estructuras medias. Hidrocefalia. Si no está contraindicado, el patrón de LCR es variable. Media (rango) de parámetros: ↑proteínas 250 mg/dL (90-425 mg/dL), ↓glucosa 39 mg/dL (11-58 mg/dL), ↑leucocitos 4400/μL (80-5000). Rara vez se asemeja a MB: indica rotura intro ventricular. (5) **Aspiración** (estereotáctica guiada por TAC o quirúrgica) y **cultivos** (tinción de Gram, aerobios, anaerobios, micobacterias y hongos). Tinciones especiales: tinción ácidorresistente (para micobacterias), tinción ácidorresistente modificada (para *Nocardia*), tinciones para hongos. (6) **Serología:** ab anti-Toxo IgG en sangre, Ac séricos anticisticercos. (7) ±**Bx cerebral** + **histopatología:** a veces es necesario.

Hallazgos de imagen: dependen de la edad del absceso.
Cerebritis temprana: lesión mal delimitada, sin centro necrótico, edema circundante. Cerebritis tardía: lesión discreta, centro necrótico c/realce anular temprano, edema circundante. Encapsulación: discreta c/cápsula bien desarrollada (realce anular), centro necrótico, edema.

Antibióticos: (1) **NO utilizar:** aminoglucósidos, eritromicina, tetraciclina, clindamicina, cefalosporinas de 1.ª gen: mal cruce de la BHE. (2) **Abx empírica inicial** (ver tabla siguiente): adaptar el régimen inicial según los resultados de presunción y de la tinción de Gram, si están disponibles. Además, adaptar Rx después de determinar las sensibilidades. (3) **Esteroides:** indicados en caso de efecto de masa sustancial en las imágenes (ver tabla abajo). *Razones para evitar los esteroides si no está indicado:* ↑riesgo de rotura del absceso al ventrículo, ↓ penetración abx, confunde los hallazgos de las imágenes (reduce el realce del contraste), retrasa la formación de la cápsula del absceso. (4) **Duración de los abx:** lesiones aspiradas 6-8 sem (depende de evolución clínica e imágenes de seg). A veces se puede acortar el tx a 2-4 sem para abscesos extirpados quirúrgicamente. El realce del contraste puede durar meses; por sí solo no es una indicación para continuar con abx.

Antibióticos empíricos iniciales para abscesos cerebrales	
Fuente oral, otogénica o sinusal	Metronidazol 15 mg/kg de dosis de carga IV, luego 7.5 mg/kg IV q8h **ADEMÁS,** *si se sospecha de un foco oral,* penicilina G (4 MU/d IV q4h) **o,** *si se sospecha de fuente sinusal u otogénica,* ceftriaxona 2 g IV q12h **o** cefotaxima 2 g IV q4-6h
Hematógena	Vancomicina 15 mg/kg IV q12h ***MÁS** metronidazol (ver arriba)
Neurocirugía o TCE penetrante	Vancomicina 15 mg/kg IV q12h* **MÁS** ceftazidima 2 g IV q8h **o** cefepima 2 g IV q8h
Esteroides	
Sx efecto masa	Dexametasona 10 mg IV × 1, luego 4 mg IV q6h

*Ajustar la fxn renal según convenga.
Adaptada con permiso de Southwick FS. Treatment and prognosis of bacterial brain abscess. *UpToDate.* https://www.uptodate.com/contents/treatment-and-prognosis-of-bacterial-brain-abscess.

Pronóstico

Complicaciones: efecto de masa, hidrocefalia, déficits focales, crisis, ruptura vent. Crisis: 30-60% de casos (esp con absceso cerebral frontal). **Mortalidad:** la mayoría muere si no se trata; con Rx ~10-30% (*Am J Med* 2003;115:143). **Predictores de mayor morbilidad y mortalidad:**

rápido neurodeterioro o ΔEM grave antes de la hospitalización, coma (> 60% de mortalidad), rotura hacia el ventrículo (> 80% de mortalidad).

Tratamiento neuroquirúrgico de los abscesos cerebrales

Indicaciones para neurocirugía (drenaje *vs.* escisión): efecto de masa peligroso. Aliviar la hidrocefalia. Dx definitivo por bx estereotáctica o escisión; Rx por drenaje o escisión.

Tiempo: *cerebritis temprana:* abx, imagen, buscar encapsulación. *Cerebritis tardía:* aspiración. *Encapsulada:* escisión o aspiración. *Múltiples:* drenar o extirpar lesiones grandes.

Drenaje estereotáctico *vs.* escisión: se prefiere drenaje por su menor morbilidad.

Aspiración con aguja: mejor c/guía TAC. Si es posible, hacer ***antes* de iniciar abx empírico** (excepción: c/bacteriemia, puede iniciarse abx antes de la biopsia basándose en los resultados del CxB si está disponible).

Circunstancias en que puede retrasarse o evitarse el drenaje: (1) cerebritis temprana s/necrosis cerebral. (2) Ubicación inaccesible (dificultad técnica o zona elocuente).

Imágenes de seguimiento: crucial: a menudo a 48 h y 1 sem (antes para Δ estado neuro).

Escisión: ↑morbilidad inicial *vs.* aspiración. Puede ser preferible a la aspiración si: traumatismo (p. ej., extracción de cuerpos extraños/esquirlas óseas), absceso fúngico encapsulado, multiloculado, sin mejoría clínica en 1 sem tras la aspiración, ↑tamaño tras la aspiración, si/sx de ↑PIC. El curso de abx suele acrotarse para lesiones extirpadas (2-4 sem). Tasa de recaída de las lesiones extirpadas ↓ *vs.* lesiones drenadas.

ENFERMEDADES INFECCIOSAS NEUROLÓGICAS

Enf de Lyme del sistema nervioso

Definición: infxn por espiroquetas transmitida por garrapatas y causada por *Borrelia burgdorferi* (*Borrelia garinii* o *afzelii* en Europa/Asia).

Epidemiología

- La enf más común transmitida por vectores en EUA; el pico de incidencia es en verano (mayo-agosto).
- La mayoría de los casos se da en el noreste y en el centro-norte de EUA.

Manifestaciones clínicas generales	
	Manifestación
Localizado tempranamente: 2 d hasta 4 sem	*General*: enf similar a la influenza. *Derm* (~80%): eritema migratorio (EM).
Difusión temprana: sem-meses	*Generalidades*: fatiga, malestar, LAN, cefalea; fiebre poco frecuente. *Derm*: múltiples (1-100) lesiones anulares ±EM. *Reuma* (~10%) **artralgias migratorias** (rodilla y cadera) y **mialgias.** *Neuro* (~15%): neuropatías craneales (esp **NC VII**), meningitis aséptica, mononeuritis múltiple (± dolor), mielitis transversa. *Cardiacas*: (~8%): **bloqueo cardiaco**, miopericarditis.
Persistente tardía: meses a años	*Derm*: acrodermatitis crónica atrofiante, paniculitis. *Reumática* (< 20% de las infecciones verdaderas): dolor articular, mono u oligoartritis recurrente de grandes articulaciones (clásicamente rodilla), sinovitis. *Neuro*: encefalomielitis subaguda, polineuropatía.

Adaptada de *NEJM* 2014;370:1724-1731; https://www.cdc.gov/lyme/index.html

Presentaciones neurológicas de la enf de Lyme: afectación neurológica en ~15% de los casos no tratados, típicamente en la enf diseminada. Incluso sin tx, la mayoría de los casos de Lyme agudo del SNC mejora o se resuelve por completo en sem-meses; ~5% de los pts no tratados → enf neuro crónica.

Síndrome neurológico en la enfermedad de Lyme	
Meningitis	± Neuritis craneal o radiculoneuritis aguda: hasta 15% de los casos (si/sx: cefalea, rigidez de cuello, neuropatías craneales (esp parálisis del NC VII), radiculoneuritis dolorosa c/afectación motora y sensorial). Radiculitis torácica c/debilidad segmentaria de la pared abdominal. Los anticuerpos del LCR son casi siempre positivos. PCR de LCR no es fiable
Neuropatía periférica/radiculoneuropatía crónica	~30% de los casos de neuro. Mononeuritis múltiple. A diferencia de la radiculoneuritis precoz, no hay meningitis, neuropatía craneal o anticueros de LCR
Polineuropatía axonal crónica	Con dolor radicular, parestesias distales
Encefalomielitis	Poco frecuente, 0.1-5%, suele afectar a la médula espinal a nivel de una radiculopatía y suele ser evidente en la RM; se asocia con LCR inflamatorio
Encefalopatía	Disfunción cognitiva leve. RM cerebral y LCR a menudo norm probable 2/2 infxn sistémica
Neuritis óptica	En la población pedi 2/2 infl o ↑PIC
Encefalomielitis crónica	C/paraparesia espástica, parálisis del NC, alteraciones cognitivas, Ac de LCR persistente (visto en Europa con infección *por B. garinii*). Disfunción cognitiva sutil sin Δ inflamatorios en LCR pero con + Ac de LCR

Evaluación diagnóstica: dx clínico con datos de laboratorio de apoyo. Alta sospecha si hay hx de exposición a garrapatas y lesión cutánea típica. **PL:** hacer si hay afectación del SNC, incl cefalea severa y prolongada, rigidez nucal, AEM, o meningoradiculitis subaguda, múltiples neuropatías craneales. Los pts c/neuropatía aislada (p. ej., parálisis de Bell) no requieren automáticamente una PL.

Criterios de diagnóstico de la enfermedad de Lyme
Diagnóstico de Lyme en el SNC (Necesita (1) y (2) y uno de (3)) **(1)** Una de las entidades neuro antes descritas **(2)** Posible exposición a garrapatas en una zona endémica **(3a)** EM (o linfocitoma de Borrelia o acrodermatitis probados histopatológicamente) **O** **(3b)** +exposición inmunológica en suero **(3c)** +aislamiento de *B. burgdorferi* a partir de cx, histología o PCR Lo ideal es encontrar también exposición inmunológica en LCR (a no ser que haya afectación del SNP o haya enf crónica). Es difícil el dx definitivo de Lyme en el SNC (baja Sens del cx a partir de muestras que no sean lesiones cutáneas).

Estudios diagnósticos

- Serología (en un entorno clínico adecuado): cribado con ELISA, pero falso(+) debido a otras enf por espiroquetas, LES, AR, VEB, VIH, etc.; falso(–) debido a tx temprano con abx o en 6 sem de la infxn. Respuesta IgM primero, luego disminuye. IgG+ después de ~1 mes. Confirmar los resultados de ELISA con Western blot Sens 20-30% en 1.ª sem (IgM) pero > 80% después de 6 sem; Esp > 95%.
- LCR si se sospecha de enf neurológica: Ac intratecal si (IgG LCR/IgG suero)/(alb LCR/alb suero) > 1 (comparar los acs específicos del LCR y el suero, corrigiendo la conc total de IgG en ambos compartimentos).
- Si solo hay afectación del SNP, no hay razón para esperar que los Ac de LCR sean (+).
- Infección activa del SNC: pleocitosis de LCR ± ↑ de proteínas, debería mejorar c/Abx.

Pruebas de diagnóstico de la enfermedad de Lyme		
	Comentarios	**Sensibilidad/especificidad**
Western blot	Confirmación, no suele ser útil si seroneg; IgG blot + si hay 5/10 bandas; IgM blot + si hay 2/3 bandas	Recomendaciones del CDC: Prueba de "dos niveles" c/ELISA y Western blot Sens 56-100%, Esp 100%; Sens menor durante un periodo agudo (< 6 sem)
Detección de Ac en LCR	Menos útil en la presentación no aguda de Lyme en el SNC	La sensibilidad oscila entre 50 y 100%, a menudo cerca de 90% para meningitis; hasta 95% de especificidad

(*continuación*)

Cultivo	Difícil de cx; baja sensibilidad de las muestras que no son de piel	Cx piel: Sens 80%, Esp 100% Cx LCR: Sens 10%, Esp 100%
PCR (suero, LCR o líquido sinovial)	Alta tasa de falsos(+); útil sobre todo si la presentación clínica clásica en el área endémica y Ac de Lyme en suero son negativos	Sens, Esp no están bien establecidas; puede ser ~100% pero clínicamente signif PCR + poco clara; puede detectar ADN de bacterias muertas
Inmunoensayo celular	Útil si la sospecha es alta en un pt seronegativo (debido al uso de abx durante la exposición)	
Anticuerpo C6	Se propone como alternativa potencialmente más sensible y menos subjetiva al WB en la prueba estándar de 2 niveles de los CDC	IEE de células enteras de sonicato seguido de IEE de C6 reflejo. Este enfoque proporcionó una mayor sensibilidad para enf de Lyme temprana Sens 61%; Esp 99.5% (*Clin Infect Dis* 2011;541-547)

Tratamiento

Abx puede → mejoras dramáticas incl con formas severas de meningorradiculitis. Considerar la posibilidad de repetir la punción después de 2 sem para evaluar la respuesta de la pleocitosis, proteínas y anticuerpos al Rx. Los anticuerpos IgG en el LCR a menudo persisten durante años después del Rx. No se conoce ningún beneficio de la administración simultánea de esteroides. Vacuna 76% efectiva en la prevención de la infxn de Lyme.

Se recomiendan 200 mg de *doxiciclina profiláctica* si puede administrarse en 72 h de la extracción de una garrapata identificada como *Ixodes scapularis* y adherida por > 36 h (*NEJM* 2001;345:79).

Tratamiento de la enfermedad de Lyme neurológica

	Antibiótico	Dosis	Efectos secundarios
Lyme del SNC (p/d infxn que atraviesa la BHE[a])	Ceftriaxona IV (primera línea) Cefotaxima IV PCN G IV	2 g/d × 2-4 sem 2 g/d q8h 18-24 MU/d q4h	Exantema alérgico, diarrea, náusea, *C. difficile*
Neuropatías periféricas, neuropatías craneales aisladas	Doxiciclina oral (niños > 8 años, mujeres no embarazadas) Amoxicilina oral (niños < 8 años y embarazadas)	200 mg/d × 14-21 d 500 mg tid × 14-21 d	Fotosensibilidad, esofagitis por pastillas, exantema alérgico, náusea, diarrea Exantema alérgico, náusea, diarrea, *C. difficile*, nefritis intersticial
Infxn temprana localizada o diseminada	Igual que para neuropatía periférica/ neuropatía craneal aislada, alt: cefuroxima 500 mg bid × 14-21 d	Igual que el anterior	
Afectación cardiaca o articular grave	Lo mismo que para Lyme del SNC	Igual que el anterior	

[a]En Europa, doxiciclina oral se considera suficiente para el Lyme del SNC
Adaptada de *Lancet Neurol* 2008;7:690.

Pronóstico: buena respuesta al tratamiento en 90% de los pts apropiados. No se ha demostrado el beneficio de abx adicionales para el "síndrome posterior a Lyme" (fatiga crónica, dolor difuso, deterioro cognitivo).

Erliquiosis

Ehrlichia chaffeensis = bacteria intracelular obligatoria transmitida por garrapatas. Vector: más a menudo *A. americanum* (garrapata estrella solitaria); pueden ser otras garrapatas (p. ej., Ixodes). Reservorios: ciervo de cola blanca. La mayoría de las infxns se produce en estados del centro-sur, sudeste y Atlántico medio. 1-2 sems después de la exposición a la garrapata, desarrollan malestar, dolor lumbar, fiebre, cefalea, N/V, mialgias/artralgias. También puede presentar faringitis, linfadenopatía, encefalopatía.

Dx: títulos de ac EFI a *E. chaffeensis* o PCR + (sangre, LCR) y confirmación del ADN de *E. chaffeensis* o inmunotinción + para *E. chaffeensis* Ag en bx, o +Cx (sangre, LCR).

Rx: doxiciclina 100 mg bid VO o IV × 7-14 d; tetraciclina 500 mg VO qid × 7-14 d.

NEUROSÍFILIS

Espiroqueta, *Treponema pallidum*, infxn. Presentación variada: "gran imitador".

Históricamente, las tasas más ↑ se dan en los estados del sur y en pts afroamericanos. Tras décadas de descenso, las tasas de sífilis 1.ª y 2.ª ↑, esp en HSH + VIH.

Consideraciones especiales sobre el VIH

(1) La 1.ª infección por sífilis facilita la transmisión y adquisición del VIH. **(2)** Pueden observarse chancros múltiples, más persistentes o más grandes/profundos, estadios 1.° y 2.° concurrentes en la presentación, desarrollo anterior de gomas y anorm más frecuentes en LCR con ↑recuento de células, ↑elevación de proteínas, ↓glucosa. **(3)** ↑transitorio de la carga viral y ↓recuento CD4 con infxn por sífilis. **(4)** Enf neuro se ve antes los pts con VIH pueden estar en ↑riesgo de desarrollar neurosífilis. **(5)** Se desconoce el riesgo de neurosífilis en pts con VIH después de Rx adecuado para sífilis. **(6)** Más probabilidades de tener pruebas serológicas y de LCR + persistentes a pesar de Rx (significado clínico incierto). **(7)** La PL en pts con recuento de CD4 ≤ 350 células/mL o título de RPR ≥ 1:32 ayuda a detectar neurosífilis asintomática (*Clin Infect Dis* 2009;48:816).

Presentación clínica de la sífilis		
	Manifestaciones	**Comentarios**
1.° (mediana de 3 sem después de la exposición)	Chancro: úlcera indolora, indurada, no purulenta	Se resuelve en 2-6 sem con o sin Rx
2.° (mediana de 3 meses después de la exposición)	Exantema macular de 3-10 mm (flancos, hombros, brazos, pecho, espalda); sin Rx → exantema maculopapular (esp palmas/plantas); malestar, fatiga, cefalea, linfadenopatía, dolor de garganta; ± fiebre, ↓peso, mialgias/ artralgias, condiloma lata, transaminitis	Se resuelve sin Rx, pero 25% recurre, a menudo el 1.er año. El exantema es el sx de presentación más común la sífilis (~90% de los pts)
Latente (L temprana: < 1 año posinfxn, L tardía: > 1 año posinfxn)	Serorreactividad s/otra p/d enf	Infecciosa solo a través de la madre → transmisión al niño
Neurosífilis temprana (en sem-años)	Meningitis (meningitis aséptica); neuropatía craneal; enf ocular (uveítis, coroiditis, queratitis intersticial, retinitis, escleritis, neuritis óptica); enf meningovascular c/ictus con propensión a arteriolas pequeñas	25-60% pts durante sífilis 1.ª o 2.ª → neurosífilis temprana; < 5% sintomático. Entra en el SNC de forma temprana (→ pleocitosis del LCR, ↑ proteína, +CSF-VDRL o PCR). Sin Rx ~25% no elimina los organismos. C/Rx, la mayoría de los pts inmunocompetentes eliminan la infxn del LCR. PERO la Rx no excluye la → neurosífilis
Sífilis terciaria, incluida neurosífilis tardía, a menudo años-décadas después de la infxn	Sífilis cardiovascular (10%, ~20-30 años después de la exposición); enf gomatosa (15%, 1-46 años); paresia general (~5%, 2-30 años): demencia crónica c/↓conductual prominente, delirios; Tabes dorsalis (~5%, 3-50 años): trast crónico de la médula espinal, ataxia sensorial de la marcha y extremidades y ↓ fxn intestinal/vesical; demencia de progresión rápida c/psicosis (esp en pts con VIH)	Los pts con sífilis terciaria no son infecciosos. 1/3 de los pts no tratados desarrolla secuelas tardías

Adaptada de *NEJM* 2019;381:1358.

Evaluación diagnóstica de la sífilis			
La sífilis no se cultiva de forma rutinaria. Las p/d infxn directa requieren un examen microscópico de campo oscuro o tinciones Ac fluorescentes de lesiones genitales o mucosas; ninguna de las dos pruebas es sensible.			
Prueba	**Pruebas de antígenos no treponémicos de lípidos serológicos**	**Pruebas serológicas treponémicas**	**Pruebas de LCR (no TP y TP)**
	RPR, VDRL	TPPA, Ac-FTA	RPR, VDRL, Ac-FTA
Sens, Esp	Sens: 1.°: 78-86%, 2°: 100%, latente: ~95%; falso(+) 1-2% (CDIV, tuberculosis, vacunas, embarazo, VIH, mononucleosis por rickettsias, endocarditis, otras infxns por espiroquetas) (títulos a menudo < 1:8 en falsos[+]); falso(–) en VIH; VDRL→ +1-2 sem después del chancro; raro falso– con ↑↑↑ títulos (fenómeno prozona)	Falso(+) de otras infxns por espiroquetas, paludismo, lepra; falso(–) en el VIH	LCR-VDRL Sens 30-70%, Esp 99% LCR-acs-FTA ~100% Sens, pero con baja Esp
Nota	A menudo → neg después de Rx, aunque hasta 28% c/sífilis 1.ª y 44% con sífilis 2.ª todavía + a los 36 meses (*Ann Intern Med* 1991;114:1005)	La mayoría + de por vida a pesar de Rx 10-25% → neg	↑proteína, ↑linfáticos (> 5) apoyan el dx +LCR-VDRL (cualquier título) = neurosífilis

Ac-FTA, anticuerpos treponémicos fluorescentes; AI, autoinmune; Esp, específico; Sens, sensible; TP, treponémico; TPPA, aglutinación de partículas de *Treponema pallidum*.
Adaptada de *JAMA* 2003;290:1510; *JAMA* 2014;312(18):1922-1923.

Cuándo hacer una PL: (*Clin Infect Dis* 2009;48:816): **(1)** sx neuro/ocular, **(2)** sífilis latente tardía o duración cuestionable en pt VIH, **(3)** sífilis 3.ª activa, **(4)** fracaso de Rx (ver abajo), **(5)** RPR sérico ≥ 1:32 o recuento de CD4 ≤ 350 células/mm^3 en VIH+ con/sin sx neuro.

Imagen: variable: norm, ictus isquémicos c/rasgos lacunares, lesiones inespecíficas de la SB incl hiperintensidades periventriculares, mesiotemporales ponderadas en T2, realce meníngeo, arteritis/vasculitis en la angiografía. Casos en años recientes c/hiperintensidades mesiotemporales ponderadas en T2 similares al VHS o encefalitis límbica.

Tratamiento (PCN, penicilina; MU, millón de unidades; doxi, doxiciclina)

1. **1.ª/2.ª/enf latente temprana:** PCN benzatina G IM 2.4 MU × 1. PCN alérgica → doxi 100 mg bid × 14 d o tetraciclina 500 mg qid × 14 d o ceftriaxona 1 g IV/IM qd × 10 d. Azitromicina puede ser eficaz en la sífilis 1.ª y 2.ª, pero ↑% de resistencia en varias ciudades importantes.
2. **Sífilis 3.ª latente tardía o no neuro:** PCN benzatina G IM 2.4 MU sem durante 3 sem. Si hay alergia a PCN: doxi 100 mg bid × 28 d o tetraciclina 500 mg qid × 28 d.
3. **Neurosífilis, incl enf ocular o auditiva:** PCN G cristalina acuosa 3-4 MU q4h × 14 d o 18-24 MU qd en infusión continua × 10-14 d o PCN3 procaína 2.4 MU IM qd + probenecid 500 mg PO qid × 14 d; *desensibilizar pts c/alergia a PCN.*

Cuidado con la reacción de Jarisch-Herxheimer (fiebre/escalofríos, cefalea, mialgias) por liberación de endotoxinas 4-12 h después de la 1.ª inyección de PCN. El tx de apoyo está indicado, aunque ASA, ibuprofeno y (cuando es grave) un curso corto (hasta 3 días) de 60 mg de prednisona pueden ser útiles.

Seguimiento: **(1)** Repetir pruebas serológicas y seg clínicas a los 1, 3, 6, y 12 meses (y 24 meses para enf latente/3.ª tardía o pts VIH). **(2)** *Fracaso del tx* = si/sx persistentes y fracaso de pruebas no treponémicas a ↓4 veces (2 diluciones) en 6-12 meses de Rx en sífilis temprana y 24 meses en sífilis tardía o 4 veces ↑ en cualquier etapa; 5% en pts no VIH *vs.* 20% en VIH. **(3)** Repetir PL: 3-6 meses de la Rx y luego c/6 meses hasta que el LCR se normalice.

El VIH y el sistema nervioso

> 1/2 pts c/VIH tiene si/sx neuro; las complicaciones incl infxns oportunistas, efecto directo del virus en el sist nervioso y efectos adversos de Rx antirretrovirales (*Neurology* 2016;87(2):148).

Neuropatía asociada con VIH

20-60% de los pts con VIH: polineuropatía distal, simétrica, que afecta las fibras sensoriales pequeñas ± grandes. Si/Sx: combinación de sx neuropáticos positivos (parestesia, dolor) y sx neuropáticos negativos (entumecimiento, desequilibrio); a menudo no hay sx motores. Dolor neuropático en 50-90% de los pts. La neuropatía no se correlaciona c/la carga viral o el recuento de CD4. También ↑ riesgo de neuropatía por atrapamiento (p. ej., túnel carpiano). DT2, exposición a INH, ↑riesgo desnutrición. Agentes antirretrovirales didesoxinucleótidos más antiguos: didanosina (ddI), estavudina (d4T) y zalcitabina (ddC); polineuropatía sensorial clínicamente indistinguible de neuropatía inducida por VIH. **Presentaciones menos comunes**: PIAD, PIDC, mononeuritis múltiple con y sin infxn por CMV.

Examen: ↓ sensación (pueden ser todas las modalidades, esp dolor y temperatura; SPA a menudo bien); ↓reflejos del tobillo; fuerza típicamente preservada.

Diagnóstico: excluir otras causas/simuladores de polineuropatía sensorial axonal (DM, defecto de B_{12}, enf renal/hepática, enf tiroidea, sífilis) y exposición concomitante a meds neurotóxicos de uso común en pts con VIH (p. ej., meds antineoplásicos, INH, talidomida). *EMG*: polineuropatía axonal, dependiente de la longitud, sobre todo sensorial (pero puede ser norm si se afectan esp pequeñas fibras no mielinizadas); rara vez p/d desmielinización/remielinización. AIDP/ CIDP: (a menudo c/↑proteína de LCR y pleocitosis leve), polirradiculopatía (a menudo 2/2 CMV en enf tardía por VIH, LCR ↑polis, ↑proteína ↓ glucosa; enviar LCR para PCR viral; Rx c/ganciclovir IV, foscarnet).

Tratamiento: de apoyo. Rx sintomático: ATC, gabapentina, pregabalina, lamotrigina, duloxetina. Identificar y tratar los factores de confusión como DT2.

Neuromiopatía aguda con toxicidad mitocondrial: similar a SGB, a/c varios INTI, esp c/ d4T, también c/zidovudina (AZT), ddI y lamivudina (3TC), solos o en combinación. La acidosis láctica sugiere toxicidad mitocondrial aguda, posiblemente efectos metabólicos 2/2 de análogos de nucleósidos. Sínd de cauda equina agudo: desarrollo rápido de paraparesia dolorosa c/afectación vesical e intestinal; característico de polirradiculitis por CMV en inmunodeficiencia avanzada.

Miopatía asociada con VIH

(1) *Miopatía por zidovudina (ahora rara)*: fatiga, debilidad y atrofia muscular prox, mialgias. Más común después de dosis acumulada > 200 g. Se observan fibras rojas irregulares en la microscopia electrónica. Ddx: REM y sens preservados a diferencia de PIDC u otra neuropatía. CK usu ↑. Rx: susp zidovudina (ya no es el régimen de 1.ª línea); CK y dolor muscular ↓primero, más tarde retorno de la fuerza muscular. **(2) *Piomiositis*:** rara. Masa muscular indurada y sensible. Dx: CPK norm-alta. USG, TAC y RM útiles. Aspirar y cultivar. Rx: abx IV y drenaje quirúrgico PRN. **(3) *Miopatía nemalínica*:** desarrollo subagudo de debilidad y atrofia. ↑CPK. Presunta mutación genética precipitada por VIH con bastones de nemalina en bx con necrosis muscular variable e inflamación. Rx: ¿esteroides? IgIV. **(4) *Enf de emaciación por VIH*:** debilidad y atrofia prox c/diarrea, fiebre, caquexia. CPK DLN. **(5) *Sínd linfocitosis infiltrativa difusa*:** agrandamiento de glándulas salivales b/l o xerostomía. Infiltrado linfocítico policlonal CD8 en bx de glándula salival menor. Al inicio puede haber miositis, neuropatía o mononeuritis múltiple. Rx: esteroides. **(6) *Infxn oportunista o infiltración tumoral del músculo*.**

Mielopatía asociada con VIH

Mielopatía vacuolar: dx patológico. Patología característica en la necropsia en ~55% de pts que mueren de SIDA. La mielopatía clínica es menos frecuente. Incidencia ↓ debido a TAR; ~5-10% de pts no tratados afectados; CD4 < 350/mm^3.

Presentación: aparición gradual durante sem-meses de debilidad en las piernas, espasticidad, ataxia de la marcha 2/2 ↓ propiocepción; incontinencia urinaria menos común. Suele ser indoloro e imita la degeneración combinada subaguda de la deficiencia de B_{12}. Por lo regular es paralela al desarrollo de demencia asociada con VIH (DAV).

Examen: paraparesia espástica simétrica; hiperreflexia, a menudo sin afectar las extremidades superiores; ortejos de pies en extensión. Menos común: alteración de la propiocepción en las piernas. Típicamente no hay nivel sensorial.

Dx: de exclusión clínicamente. Nivel de B_{12}, pruebas séricas de sífilis y virales, análisis de LCR con pruebas de sífilis y PCR virales, IRM de la médula espinal c/gado. *LCR:* pocas células. *IRM*: de columna vertebral a menudo norm o hiperintensidad inespecífica; más tarde → atrofia medular. *Patología*: lesión axonal, infiltración de macrófagos y vacuolación de columnas laterales/dorsales; columna T > C, L.

Rx: inicio de TAR después de la mielopatía vacuolar no suele mejorar los sx. Rx sintomática de espasticidad y vejiga neurógena. Fisioterapia.

Otras causas de mielopatía en VIH
Mielitis por VIH después de seroconversión: autolimitada, paraparesia transitoria. Los Ac del VIH pueden ser negativos. Enviar carga viral del VIH
HTLV I y II: paraparesia espástica dolorosa y progresiva, se desarrolla a lo largo de los años; coinfxn común c/VIH en pts de zonas endémicas de VLLCTH; el deterioro es más rápido en los pts VIH+ que en los VIH– LCR = pleocitosis significativa. Anticuerpos de VLLCTH en suero y LCR
Absceso epidural: fiebre, lumbalgia, sx radicular. Rápidamente → paraparesia espástica. IRM para visualizar el absceso. Abx IV, ± descompresión quirúrgica
Mielitis por VVZ: usu pocas sem después de exantema cutáneo. Debilidad i/l. Alteración espinotalámica/columna dorsal. Pleocitosis en LCR. Dx c/PCR de LCR o cx. IRM: realce en el sitio de infxn
Mielitis por CMV: rara (más a menudo causa radiculopatía). CD4 usu $< 50/mm^3$. Desarrollo de progresión rápida de la lesión medular. LCR c/marcada pleocitosis, ↑ proteínas y a menudo ↓glucosa. Dx c/PCR en LCR; también desc retinitis y viremia. IRM: realce de la zona afectada. Rx: ganciclovir IV o foscarnet
Mielitis por VHS: rara, presentación similar a mielitis por CMV. A dif de la mielitis por CMV, la pleocitosis del LCR es ↓marcada. Dx con PCR de LCR o cx. Rx: aciclovir IV a dosis↑
Sífilis: paraparesia espástica aguda/subaguda; alteración de la propiocepción; alteración intestinal/vesical y nivel sensorial. LCR: pleocitosis, proteína ↑; RPR, LCR-VDRL o Ac-FTA en suero+
Tuberculosis espinal: recuento de CD4 usu $< 250/mm^3$. Usu c/meningitis tuberculosa
Otros: deficiencia de vitamina B_{12}, mielitis transversal idiopática, EM, linfoma

TNCAV, trastornos neurocognitivos asociados con VIH.
Reproducida de Boissé L, Gill MJ, Power C. HIV infection of the central nervous system: clinical features and neuropathogenesis. *Neurol Clin.* 2008;26(3):799-819. Copyright © 2008 Elsevier. Con permiso; Reproducida de McArthur JC, Brew BJ, Nath A. Neurological complications of HIV infection. *Lancet Neurol.* 2005;4(9):543-555. Copyright © 2005 Elsevier. Con autorización.

Problemas cognitivos asociados con VIH

Tres condiciones dentro del espectro de TNCAV deterioro neurocognitivo asintomático (DNA); trastorno neurocognitivo leve (TNL); demencia asociada con VIH (DAV).

Epidemiología: incidencia global ↓ con TAR generalizado de DAV. Disfxn cognitiva más leve, aún común (20-69%) en pts VIH+.

Presentación: disfxn cognitiva, conductual y motora progresiva, similar a demencia subcortical. ↓ memoria, atención; ralentización psicomotriz. Sx depresivo, agitación, apatía, cambio de personalidad; menos común: psicosis y manía. Deterioro motor (temblor, alt de la marcha, espasticidad); puede parecerse a enf de Parkinson. Si/sx de liberación frontal, hiperreflexia. Pueden desarrollarse sx de forma aguda durante sem-meses. Las formas más leves de disfxn cognitiva-motora pueden preceder al DAV. Los sx pueden aumentar y disminuir.

Factores de riesgo: recuento ↓ CD4, edad avanzada a la seroconversión, anemia, edad ↑, duración de la enf, IMC bajo, CDIV. La carga viral (CV) en LCR y plasma no predice bien la progresión a DAV (pero es posible relación entre CV en LCR y la gravedad de DAV). La isoforma E4 de apolipoproteína E se a/c la gravedad de la demencia (*Neurology* 2004;63:626).

Ddx: linfoma del SNC, encefalitis por CMV, leucoencefalopatía multifocal progresiva (LMP), toxoplasmosis, TB, meningitis criptocócica, neurosífilis, depresión, demencia vascular, demencia neurodegenerativa.

Dx: *imagen*: puede ser norm, esp al inicio; atrofia cerebral/GB, agrandamiento ventricular e hiperintensidades difusas en T2 de la SB, a menudo isointensas en T1. Espectroscopia de RM: ↑ colina (astrocitosis) y ↓ *N-acetilaspartato* (lesión neuronal). *LCR:* a menudo c/pleocitosis y ↑ proteínas e IgG. *Pruebas neuropsic:* déficit psicomotor y de memoria.

Rx: TAR mejora las pruebas neuropsic en DAV. En algunos pts c/encefalitis subaguda por VIH, la demencia mejora mucho c/TAR → considerarse una causa **reversible** de demencia. Controversia sobre si ciertos esquemas son superiores; estavudina, zidovudina, abacavir, lamivudina, efavirenz, nevirapina, indinavir parecen tener mejor penetración en SNC. No hay un papel claro para agentes neuroprotectores (p. ej., selegilina o minociclina). Rx ineficaz: memantina, selegilina transdérmica, minociclina.

Pronóstico: tanto DAV como TNCAV predicen ↓supervivencia con o sin TAR.

Meningitis en pts con VIH

Principales causas: sífilis, criptococosis, VIH y TB (ver Sífilis del SNC, criptococosis, tuberculosis).

Meningoencefalitis aséptica por VIH

Meningitis aséptica reportada ~25% 1° infxn VIH (*Ann Intern Med* 1996;125:257).

Aguda-subaguda, cefalea ± meningismo, fiebre, n/v, linfadenopatía. A menudo ocurre en la 1.ª infx por VIH o cuando el recuento de CD4 ↓. Los pts c/sx neuro a la seroconversión tienen CV media más alta en LCR (*Clin Infect Dis* 2000;30:962). La meningoencefalitis por VIH también se informa en pts c/VIH crónico, se asume que cuando el VIH en el SNC ya no está bien controlado; usu la CV del LCR es > en plasma.

Dx: analizar a pts c/sínd clínico c/c meningoencefalitis para VIH (5% de los pts c/hallazgos clínicos y de LCR c/c meningoencefalitis aséptica resultaron ser VIH+ retrospectivamente, pero no se diagnosticaron a la presentación [*Clin Infect Dis* 2008;47:433]). LCR típico: pleocitosis mononuclear > 20/mm³ células.

Rx: posible inicio de TAR o cambio a un esquema de TAR c/mejor penetración en el SNC.

Encefalitis en pts con VIH

Encefalitis por CMV

Generalidades: CMV (familia del herpes) es la infxn oportunista +común en VIH. El recuento de CD4 usu es < 50 células/mm³. Sitios comunes: retina, tracto GI, pulmón, hígado, cerebro, médula espinal, raíces nerviosas.

Presentación: encefalopatía progresiva subaguda c/alt de la memoria, falta de atención, Δ comportamiento, alt de la marcha y cefalea. Inicio usu + rápido que en demencia por VIH.

Estudios: *imágenes*: pueden ser norm; a menudo: atrofia, ventriculomegalia, hiperintensidades T2 inespecíficas. Realce del ventrículo que refleja ependimitis por CMV ~30% de los casos (característico, pero inespecífico) (*Neurology* 1997;48:A388). Lesiones masivas raras. *LCR*: proteínas norm o ↑ y linfáticos ↑. PCR de CMV en LCR en pts con VIH: Sens 80-100%, Esp 75-100%. Sens cx 10-25%. Indicios extraneuro: viremia CMV, retinitis, HoNa (por afectación de glándulas suprarrenales).

Rx: ganciclovir 5 mg/kg IV bid y luego qd o foscarnet 90 mg/kg IV bid o cidofovir 5 mg/kg qsem × varias semanas seguido de Rx de mantenimiento prolongado de 1/2 dosis.

Encefalitis por escape viral en el SNC por VIH

Encefalitis subaguda rara c/deterioro cognitivo progresivo a pesar de carga sérica de VIH bien controlada y de reconstitución inmunológica con TARc. IRM: hiperintensidades multifocales en SB y LCR: pleocitosis mononuclear. Presencia de VIH por PCR en LCR con conc sérica indetectable o carga de VIH en LCR muy superior a la sérica es diagnóstica. Modificación de TAR basada en penetración en SNC o determinación del genotipo del VIH en LCR puede → reversión marcada de la encefalopatía. Los factores de riesgo conocidos para ↑ARN de VIC en LCR incl (mayor) ↑ARN del VIH en plasma, ↑CNT en LCR, ↓p-eficacia en SNC, ↑ células CD8, uso de inhibidores de proteasa, (menor) etnia afroamericana, ↑PTLCR, metabolitos de drogas adictivas en orina (*Lancet HIV* 2019;6(7):e456).

Crisis en el VIH

Epidemiol: ~17% de adultos c/VIH, % menor con seguimiento regular en clínica de VIH.

Etiología: infxns oportunistas, meds, alt metabólicas y electrolíticas, abuso de sustancias. Infxns oportunistas usu a/c crisis: toxoplasmosis, infección criptocócica y linfoma del SNC (LPSNC). En ~50% de los pts VIH c/crisis no se ha identificado una causa clara.

Rx: atención a interacc farma c/TAR. Los FAE más nuevos (p. ej., LEV, TPM, GPN, LTG) pueden ser más seguros, aunque los riesgos de FAE anteriores, p. ej., PHT, CBZ (efecto en sistema p450) o VPA (estudios *in vitro* previos muestran que puede inducir replicación del VIH) probab son mín (*Seizure* 2008;17:27).

Lesiones focales en el VIH

El ddx depende del grado de inmunosupresión: CD4 > 500/µL, tumores cerebrales benignos y malignos y metástasis. Los recuentos de CD4 200-500/µL y los trast cognitivos y motores a/c VIH son comunes, pero usu no se presentan c/lesiones focales. Las lesiones masivas del SNC son más comunes en los recuentos de CD4 muy inmunodeprimidos < 200/µL. Dx más probable: infxns oportunistas (toxoplasmosis, LMP) y tumores a/c SIDA, es decir, LPSNC.

Lesiones neurológicas focales en pts VIH+

	Toxoplasmosis cerebral	LPSNC	LMP
Temporalidad	Rápido, se presenta a pocos días del inicio	1-2 semanas	Indolente, evoluciona durante semanas
Presentación clínica	Focal; AEM, cefalea, fiebre, sx constitucionales	A menudo, si/sx focales incl hemiparesia, afasia, apraxia, Δ hemisensoriales, corte visual de archivo	

(*continuación*)

Resultados radiológicos	Lesiones anulares, a menudo múltiples, c/efecto de masa y edema	Realce, difuso/solitario, lesión, +efecto de masa y edema	Lesiones desmielinizantes de la SB s/ efecto de masa
Localización de las lesiones	Ganglios basales, tálamo, unión gris-blanca	SB profunda, periventricular	SB cerca de la corteza; s/efecto de masa, s/ aumento. ↑ señal T2 y ↓T1
Diagnóstico	Ac de IgG en suero, respuesta a Rx	PCR VEB LCR ± bx del cerebro	PCR del LCR para el virus JC

Infecciones oportunistas intracraneales en el VIH

Eval inicial: (1) Hx y exp física detalladas, incl viajes, exposiciones, meds. **(2)** Eval factores de riesgo de infxn oportunistas. **(3)** No olvidar infxn habituales en pts sin VIH, incl recuento de CD4, CV, TAR actual, profilaxis, BHC c/diferencial, PFH, RPR, PPD, RxT, Ag *Crypto*, serología de toxoplasmosis.

¿Quién necesita imágenes cerebrales antes de la PL?
(1) *Pts inmunocomp, incl todos los pts VIH.* (2) *Nivel de conciencia ↓.* (3) *Hallazgos neuro focales, incl papiledema.* (4) *Edad ≥ 60 años.* (5) *Lesión conocida SNC.* (6) *Crisis última sem.*

Adaptada de *NEJM* 2001;345:1727.

Toxoplasmosis cerebral

Generalidades: lesión cerebral focal + común en pts VIH+. Causada por *Toxoplasma gondii*, parásito protozoario intracelular obligado. Se transmite por heces de gato y carne poco cocinada. Incidencia ↓↓ en la era del TAR y profx de *Toxoplasma/Pneumocystis*. La sero+ de IgG varía en todo el mundo; los Ac de IgG se encuentran en ~50% de estadounidenses y 90% de franceses. Pts con VIH: típicamente = reactivación de infxn latente (evidenciado por falta de anticuerpos IgM).

Factores de riesgo: CD4 < 200 células/mm^3, no estar en TAR o profx de toxoplasmosis.

Presentación: sx en ~10% de casos: enf tipo mononucleosis c/linfadenopatía prominente. Evoluciona en días-meses. ~50% p/c cefalea y fiebre; confusión, letargo y crisis también comunes (*NEJM* 1992;327:1643). Hallazgos focales: hemiparesia, ataxia y parálisis NC; sx extrapiram (p. ej., hemicorea y hemibalismo) no infrec debido a la predilección por GB.

Dx: *sero*: Ac IgG+ en ~80% (si es [–] considerar dx alternativo). Acs IgM de poca utilidad. *Dx definitivo*: ID taquizoítos en bx de la lesión. *LCR*: ELISA es Sens y Esp; IgG LCR ≥ 1:64 ↑ específico. PCR LCR es Esp pero Sens variable (12-70%). *Rx empírica*: prueba de pirimetamina y sulfadiazina para confirmar dx en pts VIH+ con IgG sérica(+), sin profx de toxoplasmosis; evitar coadmin c/esteroides (puede confundir la respuesta clínica y radiológica). Usu hay mejora clínica en 1-2 sem (50% el día 3, 86% el día 7 y 91% el día 14) y mejora radiológica en 2-3 sem (*NEJM* 1993;329:995).
Imagen: TAC: lesiones únicas o múltiples con realce de contraste, usu c/realce anular o nodular; comunes en la corteza y SG gris profunda (p. ej., GB, tálamo). El cerebelo y el tronco del encéfalo se ven afectados con menos frecuencia. La IRM es más sensible.

Ddx: linfoma del SNC, absceso fúngico, infxn de micobacterias o CMV.

Rx: en pts VIH separados en Rx aguda, tx de mantenimiento y 1.° profilaxis.

- ***Aguda:*** pirimetamina: carga 100-200 mg, luego 75-100 mg diarios *Y* sulfadiazina 6-8 g div qid **O** clindamicina 600-900 mg qid *Y* ácido folínico 10-50 qd. *Observaciones*: (1) Rx > 6 sem o hasta que se resuelvan las lesiones/realce. (2) Efectos limitantes de la dosis de pir y sulf: fiebre, exantema, leucopenia y plts ↓, insuf renal. (3) ES de clindamicina: diarrea, náusea, exantema y granulocitopenia. (4) Esq alternativos: TMP/SMX, pirimetamina con claritromicina, azitromicina o dapsona, atovaquona.
- ***Mantenimiento:*** 25-50 mg qd *Y* sulfadiazina 3-4 g dosis total diaria div qid **O** clindamicina 300-450 mg qd *Y* ácido folínico 10-50 mg qd *Y* esq TAR apropiado. *Observaciones*: (1) considerar interrupción del esq de mantenimiento cuando CD4 se mantengan en 100-200 células/mm^3. (2) El SRI de toxoplasmosis es infrecuente pero se han reportado casos (*Ann Int Med* 2009;150:656); vigilar de cerca si/sx de infxn recurrente o que empeora después de iniciar el TAR.
- ***1.° profilaxis:*** TMP-SMX DS 1 tab qd **O** dapsona 50 mg qd *Y* pirimetamina 50 mg sem *Y* ácido folínico 50 mg sem. *Observaciones*: (1) para pts sero (+) c/ CD4 < 100 células/mm^3. (2) Se aconseja a los pts sero(–) que eviten I carne poco cocinada y heces de gato.

Criptococosis

Infxn c/*Cryptococcus neoformans*, una levadura encapsulada que se transmite en el ambiente por vía resp y no directamente de persona a persona.

Epidemiología: sobre todo inmunocom (VIH/SIDA, inmunosup tras trasplante de órganos). Infxn fúngica del SNC + común en VIH; antes ~5-10% pts con SIDA; aún es una de las causas más comunes de mortalidad por VIH en los países en desarrollo.
Mucho menos común en profx c/fluconazol y TAR. Suele ocurrir con CD4 < 100 células/mm^3. *C. neoformans* var. *gattii* puede → meningitis en huéspedes inmunocomp. Otros factores de riesgo: excremento de palomas.

Presentación: usu p/c meningitis subaguda-crónica; también forman criptococomas en espacios perivasculares dilatados. Puede presentarse de forma fulminante. Si/sx típicos: fiebre baja, cefalea, n/v, deterioro cognitivo, ↓ nivel de despertar. Múltiples neuropatías craneales por meningitis basal, esp nervios ópticos y acústicos. Rara vez p/c hallazgos neuro focales o crisis. Rigidez de cuello y fotofobia menos comunes en pts VIH. ***Extraneurológico:*** infiltrados pulmonares difusos, consolidación lobular o lesión cavitante, exantema (pápulas c/aspecto similar a molusco contagioso), IVU.

Estudios: ***suero:*** antígeno criptocócico ~94% Sens pero no Esp para enf del SNC; *una prueba de suero negativa hace muy improbable la meningitis criptocócica.* **LCR:** prueba de Ag criptocócico ~91% Sens~95% Esp; presión de apertura usu ↑↑↑; LCR en sí mismo usu norm (esp en VIH, a pesar de abundantes organismos), pero se ven ↑ linfo (> 20 células/mm^3), ↑ proteínas y ↓ glucosa. ***IRM:*** usu norm; puede mostrar realce y engrosamiento leptomeníngeo, pero c/poca Sens al inicio de la evolución e hidrocefalia si no se trata; rara vez seudoquistes o criptococos en espacios perivasculares profundos. En raros casos p/c lesiones con realce en SB (antes se pensaba que era por la tox de anfotericina) (*Eur J Neurol* 2007;14:350). ***Dx definitivo:*** cx (+) LCR (Sens 75-95%), tinción de tinta china +LCR (Sens 25-50%) o Ac criptocócico +LCR (Sens 91%).

Tratamiento: 3 etapas: inducción, consolidación, mantenimiento (https://aidsinfo.nih.gov/guidelines)

Inducción: **(1) anfotericina B** (1 mg/kg/d) c/**flucitosina** (100 mg/kg/d) × mín 14 días. Anfotericina puede → nefrotoxicidad, hepatitis, supresión de médula, pancitopenia. Puede haber un papel para anfotericina B con ↑ dosis de fluconazol (800 mg/día) en vez de flucitosina, dadas sus toxicidades y falta de disponibilidad en países en desarrollo (*Clin Infect Dis* 2009;48:1775). **(2) PL en serie:** si la PA es ≥ 25 cm H_2O extraer LCR hasta ↓PC en 50% (usu ~20-30 mL requeridos). Cont. hasta PA norm × días. O bien: DVP o drenaje lumbar (riesgo de infxn de derivación ↓) (*JNS* 2016;125(1);177). **(3)** Inicio de **TAR** en pts VIH sin TAR. **(4) No hay papel para esteroides o acetazolamida para Rx ↑ de ↑ PIC** (Clin *Infect Dis* 2000;30:47; *Clin Infect Dis* 2000;30:710; *Clin Infect Dis* 2002;35:769).

Consolidación: dejar anfotericina B y flucitosina. Empezar **fluconazol** 400 mg VO qd por al menos 10 sem. Repetir PL 2 sem tras Rx de inducción y antes de comenzar Rx de mantenimiento, sólo proceder al mantenimiento si el LCR es estéril.

Mantenimiento: **fluconazol** 200 VO mg qd. Se puede considerar suspenderlo cuando el pt esté asintomático y CD4 > 100 sostenido × > 1 año. *Reiniciar Rx de mant si CD4 ↓ a < 100.*

Pronóstico: peor pronóstico a/c PA ↑, ↑ carga de organismos, AEM, poca respuesta inflamatoria del LCR (*NEJM* 1992;326:83; *Lancet* 2004;363:1764; *NEJM* 1997;337:15). Fatal sin Rx. La mortalidad c/gran mejoría al introducir anfotericina B, pero incluso en países desarrollados la mortalidad a 10 sem sigue siendo de ~10-25% (*AIDS* 2006;20:2183).

Meningitis criptocócica–SIRI

Se desarrollan sx recurrentes de meningitis criptocócica con LCR estéril y títulos de Ag más ↓ en 6-30% de los pts tratados luego de iniciar TAR. La mediana de tiempo tras iniciar TAR es ~30 días (pero puede ocurrir meses desp). Riesgo ↑ si se inicia TAR < 30 días del dx (*Clin Infect Dis* 2005;40:1049-1052). Mucha menos frec, pts s/meningitis criptocócica previa conocida p/c sx y Ag de LCR reactivo pero cx de LCR (–). No es claro cuál es el mejor -Rx: continuar TAR, volver a tratar por meningitis cripto o administrar esteroides.

Leucoencefalopatía multifocal progresiva (LMP)

La incidencia no ha ↓ en la era de TAR; ~5% de los pts con SIDA desarrolla LPM.

Patogénesis: reactivación de infxn latente con VJC, un poliomavirus. La mayoría de los pts es VJC+ en la adolescencia; latente en médula ósea, riñones, tejido linfático (no SNC). La viremia del JCV ocurre en la inmunosupresión → diseminación hematógena al SNC. El VJC infecta oligodendrocitos y astrocitos → desmielinización no inflamatoria y muerte celular.

Presentación: declinación neuro lenta y progresiva en sem a meses, déficits focales incl ↓ cognición, visión, fuerza, marcha y coordinación. Crisis raras (*Am J Med* 1995;99:64).

Dx: estándar de oro= bx cerebral, pero la clínica e IRM cerebral características c/PCR+ del LCR para VJC suelen ser suficientes para el dx. *Imagen:* TAC: norm o con lesiones subcorticales hipodensas con poco o ningún efecto de masa. IRM: anorm SB subcortical asimétricas multifocales sin realce en T2 c/preservación de fibras subcorticales U; las lesiones en T1 usu son hipo/isointensas; con menos frec afecta a la corteza. *LCR:* c/PCR del VJC 72-100% Sens, 92-100% Esp; si ↑↑ sospecha, analizar múltiples muestras; falsos neg esp comunes en TAR y LMP temprana. *Suero:* inútil (80% pob gen sero (+) para VJC).

Rx: inicio de TAR es única Rx probada; ~50% mejora c/TAR. IFN-α y cidofovir han sido probados como tx. Mirtazapina puede tener algún beneficio (hasta ahora solo en series de casos piloto abiertas) (*Arch Neurol* 2009;66:255). Un tx en investigación para LMP usa células T citotóx especif del virus generadas del pt (autólogas) o 3.os donantes alogénicos.

Pronóstico: peor c/CV ↑VJC, recuento CD4 más bajo y falta de realce del contraste.

LMP SRI

Puede ocurrir sems después de iniciar TAR. La presentación suele ser más leve que LMP. Usu se observa progresión de enf anterior o nuevas lesiones en las imágenes. Es más prob que las lesiones realcen en LMP SRI comparada c/LMP, aunque la falta de realce no excluye el dx de LMP SRI.

Rx: los esteroides generalmente se reservan para pts con un estado neuro ↓ severo, efecto de masa o inflamación o hernia (*Neurology* 2009;72:1458).

Síndrome inflamatorio de reconstitución inmune (SIRI)

Epidemiología: ~25% desarrolla alguna forma de SIRI, < 1% tiene si/sx neuro. Factores de riesgo: no haber recibido TAR, ser joven, iniciar TAR después de un dx reciente de infxn oportunista, ↓ rápido de la carga viral del VIH.

Presentación: usu sem-meses tras iniciar TAR (hasta 2-3 años). SRI neuro usu p/c nuevos déficits inesperados/empeor déficits anteriores (p. ej., hemiparesia, encefalopatía, crisis).

Dx: sobre todo clínico. Pleocitosis de LCR común. IRM: lesiones en SB y corteza, a menudo c/ realce.

Rx: beneficio de esteroides controvertido; razonable en pts c/deterioro severo/progresivo.

Tuberculosis del SNC

En 2018, 10 mill nuevos casos de TB, 1.2 mill muertes (OMS 2019). ~17% a/c VIH. Causa mundial más común de muerte en pts VIH+. TB del SNC ~1% de casos de TB. Riesgos: TB pulm, VIH+, edad joven, desnutrición, alcoholismo, neoplasia, DM, viaje a zona endémica.

Patogénesis: *Mycobacterium tuberculosis* es un bacilo ácidorresistente, aerobio y no formador de esporas, que crece muy lento en un medio de cx convencional. *Transmisión:* inhalación de gotas. Siembra cerebro, médula espinal y meninges durante 1.a infxn, formando pequeños focos de infxn, conocidos como "focos ricos", que pueden brotar en LCR → exudado espeso de material inflamatorio, que recubre arterias y NC, sobre todo en las meninges basales. La TB del SNC a/c VIH suele ser una reactivación de una infxn anterior. Puede desarrollar vasculitis que afecte al círculo de Willis, al sist vertebrobasilar y a las ramas perforantes de la ACM → ictus.

Presentación: clásica (meningitis basal subaguda): 2-8 sem de pródromos inespecíficos → fiebre baja con cefalea y parálisis de NC (p. ej., VI, III).
Complicaciones específicas:

- *Endarteritis:* → ictus isquémico (base del cerebro, perisilviano, ganglios basales).
- *Ventriculitis:* obstrucción del flujo de LCR → hidrocefalia ↑PIC.
- *Tuberculoma* (grandes tubérculos no rotos) o absceso TB (raro): lesión de masa.
- *Radiculomielitis:* paraparesia subaguda c/dolor radicular y trast vesicales, aracnoiditis adhesiva. Puede desarrollar una presentación fulminante como meningitis bacteriana no micobacteriana. Si/sx en VIH+ similares a VIH− (*J Infect Dis* 2005;192:2134).
- *Enf pulm activa:* en 30-50% de los pts (*Infection* 2003;31:387).

Ddx: meningitis bacteriana, viral, parasitaria y fúngica, enf reumatoide, sarcoidosis, paquimeningitis idiopática, carcinomatosis de las meninges.

Estudios: PPD+ en 50-80% de los pts; falsos (–) más frec en pts VIH+. Si PPD es (–) al inicio pero la sospecha es ↑, repetir PPD en 1-3 sem puede ↑ la Sens. *LCR:* (ver tabla más abajo.) ↑ PA, ↑ linfocitos (LCR con predominio de neutróf puede verse temprano y luego de iniciar abx), ↑ proteínas, ↓ gluc. Tinción BAAR (Sens ~25%; ↑ Sens c/↑ vol de LCR y > duración de eval microscópica (*J Clin Microbiol* 2004; 42:378) pero debe enviarse SIEMPRE para intentar determinar el perfil de Sens farmac), cx (varias semanas, Sens 50-80%), PCR (Sens 50-80%, Esp

90-100%). LCR en pts VIH+ similar a los no VIH+, aunque la pleocitosis y ↑proteínas pueden ser menores (*J Neurol Sci* 2000;181:118). *Suero:* ELISA (prueba de liberación de IFN-g basada en células T) predice TB activa; cuando se combina c/PPD se obtiene un resultado global de 96%; es útil para dx de TB latente cuando PPD no es fiable (anergia, exposición a vacuna BCG). *RxT:* puede mostrar TB miliar; anorm en ~50% c/meningitis TB.

Perfil de LCR en meningitis tuberculosa	
leuco/mm^3	50-1 000, predominio linfo (pero 15% de PMN predomino temprano)
Proteína	50-500
Glucosa	< 45 en > 80% de pts; el descenso progresivo de glucosa en LCR en PL en serie es particularmente característico
Frotis(+) BAAR	Sens ~25% pero ↑ a > 80% c/frotis repetidos y usando el pellet en la muestra centrifugada de LCR
Cultivo (+)	Sens 50-83%; cx(+) en ~50% c/1.ª muestra, ↑ a > 80% si se cultivan 4 muestras de gran volumen (20-45 mL); el cultivo permanece (+) hasta 1 sem después de iniciar tx antimicrobiano
PCR(+)	~100% Esp, pero 48-100% Sens; la PCR debe realizarse siempre c/cx para determinar el perfil de sensibilidad farmacológico

Hallazgos de IRM en meningitis TB: "tríada clásica": realce meníngeo basilar, hidrocefalia e infartos (*Eur Radiol* 2003;13:1876). > 80% tiene realce meníngeo, esp de cisternas basales. Hidrocefalia: comunicante u obstructiva; a diferencia de MB, en que la hidrocefalia usu es transitoria, en la meningitis TB es progresiva. Imágenes arteriales: estrechamiento focal, esp en ACI distal y en ACM y ACA proximales. Aspecto radiológico usu similar en VIH±; puede haber ↓ realce meníngeo c/VIH (*J Neurol Sci* 2000;181:118).

Rx (ver tabla): *1.ª línea:* INH, rifampicina, pirazinamida, etambutol y estreptomicina 9-12 meses. *2ª línea:* quinolonas y amikacina. *Considerar TMR* en cualquier infectado c/VIH, en cualquiera antes tratado por TB, en cualquiera procedente de áreas c/↑ tasas de TMR endémica. *Esteroides:* controvertido; puede prevenir muerte y secuelas neuro en pts sin VIH (*Cochrane Database Syst Rev* 2008;CD002244), pero sin beneficio aparente en supervivencia de pts c/VIH (*NEJM* 2004;351:1741). *TB SIRI:* informada; no está claro cómo tratarla; tras exluir infxn activa que requiere Rx, no es claro si continuar TAR o dar esteroides. Estos pueden aumentar la supervivencia (poco impacto en la discapacidad).

Régimen estándar para Rx de la tuberculosis		
	Dosis	**Efectos adversos significativos**
Isoniazida (H)	300 mg qd × al menos 9 meses (o 6 meses después de que el cx sea sistemáticamente negativo)	Neuropatía periférica, piridoxina de forma profiláctica; hepatotoxicidad, síndrome lúpico
MÁS		
Rifampicina (R)	600 mg qd × al menos 9 meses (o 6 meses después de que los cultivos sean sistemáticamente negativos)	Orina y lágrimas anaranjadas, hepatotoxicidad, trombocitopenia; sustituir rifabutina por R en pts VIH+ por la interacción frec c/TAR
MÁS		
Pirazinamida (Z)	15-30 mg/kg (máx 2 g) qd; tratar los dos primeros meses de tx	Hepatotoxicidad, ácido úrico elevado
MÁS		
Etambutol (E)	15-25 mg/kg (máx 2.5 g) qd; tratar los dos primeros meses de tx	Neuritis óptica, exantema

Adaptada de la World Health Organisation. Treatment of Tuberculosis Guidelines. 4th ed. World Health Organisation; 2010. (Tabla 3.1).

Pronóstico: 10-50% de mortalidad; ↑ si se retrasa el tx. Coma y muerte en 4-8 sem si no se trata. ~15-25% c/morbilidad a largo plazo (deterioro cognitivo y conductual, déficits focales, parálisis de NC incl pérdida de visión o audición, epilepsia). Mortalidad ↑ en pts VIH+, pero no hay buenas comparaciones de mortalidad en la era del TAR.

Afectación de la médula espinal por TB: incluye radiculomielitis que afecta a la médula espinal y las raíces, tuberculomas de la médula espinal, absceso epidural e infarto de la médula espinal por arteritis de los vasos de la médula. La médula torácica y lumbar son las más afectadas por la radiculomielitis

P/c: lumbalgia, parestesias, debilidad y disfunción intestinal/vejiga.

IRM: lesiones del cuerpo vertebral que afectan espacios discales; absceso de médula paraespinal, usu en músculos del psoas; obliteración del espacio subarac espinal; raíces nerviosas agrupadas y gruesas c/realce lineal/nodular; Δ T2 por edema medular, ictus o mielitis.

Linfoma primario del SNC (LPSNC)

Epidemiología: incidencia de linfoma no Hodgkin, incl. LPSNC, ↑ 100× en pts VIH+; incidencia global ↓ c/introducción de TAR. En riesgo: CD4 < 50 células/mm^3.

Presentación: déficits focales (p. ej., hemiparesia, Δ sensoriales, hemianopsia homónima).

Dx: *imagen*: lesiones solitarias o pocas de gran tamaño (2-4 cm), usu c/realce de contraste. Isodenso o hipodenso en TAC; IRM: ↓T1, ↑T2 c/edema circundante significativo. El sello radiológico es lesión periventricular; las lesiones también suelen encontrarse en SB profunda. SPECT y PET FDG pueden ser útiles para distinguir entre infxn y LPSNC. *LCR*: PCR VEB Sens 90-100%, Esp ~100%. La citología de LCR es insensible (< 20%). Bx *cerebral*: bx estereotáctica de la lesión focal, esp si Rx empírica para toxoplasmosis cerebral no resulta en una mejora clínica y radiológica en 1-3 sem (~65% de las lesiones que no responden a Rx empírica para toxoplasmosis se determinan en bx como LPSNC) (*J Neurol Sci* 1999;163:32).

Rx: **(1)** quimioterapia, incl dosis altas de metotrexato. **(2)** RTCC (aunque ↑ riesgo de leucoencefalopatía en el VIH) (*Lancet Neurol* 2009;8:581). **(3)** TAR.

Pronóstico: peor: VIH + LPSNC. Supervivencia ~3 meses; < 10% > 1 año (*Eur J Cancer* 2001;37:1296).

Infecciones neurológicas en pts trasplantados

Enfoque inicial: **(1)** Hx y expl física detalladas incl hx de viajes, contacto con animales, prácticas alimentarias y otras exposiciones. **(2)** Duración y grado de inmunosupresión. **(3)** Tx profiláctico actual. **(4)** Estado serológico IgG de VVZ, VHS, CMV y toxoplasma del receptor. **(5)** Estado serológico de CMV del donante. **(6)** Sx sistémicos concomitantes, incl prob pulm y GI. **(7)** Tiempo desde el trasplante:

Temprano (< 1 mes): infxn de donante a receptor, bacterianas comunes o nosocomiales.
Medio (1-6 meses): infxn oportunistas virales, fúngicas o bacterianas atípicas.
Tardía (> 6 meses): usu en el marco de ↑ inmunosupresión por rechazo del injerto.

Presentación: si/sx más comunes: AEM, cefalea, crisis, y fiebre. Los si/sx meníngeos y la AEM pueden ser sutiles o estar ausentes. *Cualquier pt trasplantado c/fiebre inexplicable y cefalea debe tener imágenes cerebrales y PL.* Causas más comunes de neuroinfxns oportunistas: *Aspergillus fumigatus*, *Listeria monocytogenes*, *C. neoformans*.

Infecciones virales neurológicas comunes en pts trasplantados
VHH-6: > 90% de la población es sero(+) al VHH-6. Suele afectar los lóbulos temporales mesiales c/hiperintensidad T2. *Presentación*: similar a encefalitis por VHS. *Dx*: PCR VHH-6 en LCR. *Rx*: ganciclovir (5 mg/kg q12h) o foscarnet (90 mg/kg q12h). Puede requerir terapia de mantenimiento con valganciclovir. *Aciclovir no es eficaz*
CMV: los receptores sero(–) con donantes sero(+) tienen mayor riesgo; p/c meningoencefalitis. Localizaciones extraneurales: retinitis, hepatitis, miocarditis, enf pulm. *Imagen*: inespecífica; ± anorm SB, realce ventricular. *Dx*: PCR de CMV en LCR. Puede haber también ↑↑ linfoc en LCR. *Rx*: ganciclovir (5 mg/kg IV bid y luego qd), foscarnet (90 mg/kg/bid) o cidofovir (5 mg/kg qsem); duración: 21 d, luego Rx prolongado c/valganciclovir. Volver a comprobar LCR para asegurar eliminación de PCR (+) antes de cambiar a Rx de mantenimiento
VZV: meningoencefalitis poco frecuente. Más resistente a aciclovir. Puede imitar LMP o ictus multifocales. *Presentación*: exantema, neuropatía craneal (III, V, VII, IX, X), ictus, ataxia, meningitis, retinitis necrosante. *Dx*: bx de piel, PCR de LCR, índice de IgG de VVZ. *Rx*: aciclovir (10 mg/kg) × 14-21 d. ATC y gabapentina para neuritis. Volver a comprobar LCR para asegurar eliminación de PCR (+) antes de iniciar Rx de mantenimiento oral

VHS: infxn reactivada menos común c/profx c/aciclovir. La encefalitis suele afectar los lóbulos temporales mesiales. Puede recaer clínicamente con ERNMDA. *Presentación*: fiebre, AEM, crisis. Puede ocurrir en cualquier postrasplante. *Dx*: PCR en LCR 1-10 d, IgM 10+ d. *Rx*: aciclovir (10 mg/kg) × 14-21 d. Volver a comprobar LCR para asegurar la eliminación de (+) PCR antes de iniciar la Rx de mantenimiento oral.
VEB: rara vez p/c meningoencefalitis; usu lesión masiva a/c linfoma sistémico o del SNC o con TLPT. Usu ocurre a mitad o final del curso postransplante. *Dx*: bx y PCR de LCR. *Rx*: detener inmunosup → resección, RxT, quimio. Rx antiviral no es efectiva. Mal pronóstico.
Virus JC (LMP): p/c deterioro cognitivo, pérdida de visión, debilidad, alteración de la marcha y mala coordinación, usu en el curso tardío postrasplante. *IRM*: señal T2 en SB ↑ subcortical multifocal sin realce con lesiones hipo o isointensas en T1. *LCR* a menudo c/proteína norm o ligeramente ↑ y pleocitosis leve. *Dx*: imagen + PCR de VJC en LCR. *Rx*: detener la inmunosup. Esteroides para SIRI. Agentes considerados: células T BK, mefloquina, mirtazapina, maraviroc (prevención de SIRI).
Virus del Nilo Occidental: en ddx para cualquier pt de trasplante p/c meningoencefalitis en verano. *Dx*: PCR en LCR o detección de IgM en LCR y sangre.

Adaptada de *Continuum: Lifelong Learn Neurol* 2016;24;1370; *Neurol Clin* 2003;21:193.

Infecciones neurológicas por hongos, bacterias y protozoos en pts trasplantados
Lesiones focales del SNC
Aspergillus (incl *A. fumigatus*, *flavus*, *terreus* y *niger*): causa más común de lesión focal del SNC en pts trasplantados. Puede ocurrir en cualquier momento del periodo postrasplante. A menudo se acompaña de una enf pulmonar concurrente. Angioinvasiva, puede causar ictus, usu HIP c/HSA si los vasos del círculo de Willis están involucrados. • *Dx:* cultivo de esputo y LBA; el LCR puede mostrar polimorf ↑. El galactomanano en suero (Sens, Esp > 80%) o en el LBA (Se 76%) puede apoyar el dx (*Transpl Infect Dis* 2003;5:158; *J Clin Microbiol* 2004;42:5517). *Rx* (*Clin Infect Dis* 2004;39:797): Primera línea: anfotericina (1 mg/kg qd). Segunda línea: voriconazol (6 mg/kg × 1, luego 4 mg/kg bid) **o** voriconazol y caspofungina (70 mg el día 1, luego 50 mg qd) como terapia de rescate. • Alta tasa de mortalidad incluso con la terapia adecuada.
Toxoplasmosis: ver lesiones focales del SNC en VIH; presentación clínica similar a la de pts VIH+. Puede ser una 1.ª infxn o una reactivación de una infxn latente. • Los pts de MB Tx y sero(–) que reciben aloinjerto de donante sero(+) tienen ↑ riesgo. • Puede ver ↓ realce y edema perilesional según el grado de inmunosupresión. • Rara vez causa meningitis o ventriculitis.
Nocardia: bacterias filamentosas grampositivas, débilmente ácidorresistentes. A menudo a/c uso crónico de esteroides. • La mayoría de los abscesos del SNC está a/c enf pulmonar. • La evaluación dx incl frotis y cultivo de esputo o LBA o bx cerebral; el frotis y el cultivo tienen baja sensibilidad; si la sospecha es alta, enviar muestras repetidas. • *Rx:* TMP-SMX 15 mg/kg IV qd por 3-6 sem, luego VO por al menos 6 meses a 1 año. • Los esquemas alternativos incl imipenem 500 mg IV q8h o ceftriaxona 1 g IV q12h o cefotaxima 2-3 g IV q6h + amikacina.
***Listeria monocytogenes*:** • A menudo se presenta como meningitis aguda. La presentación también puede parecerse a un cuadro tipo encefalitis viral o lesión más focal, como un absceso. • La rombencefalitis, típica de la infxn observada en adultos sanos, es rara en los inmunocomprometidos. • Los hallazgos de la IRM pueden revelar las anomalías ya señaladas, pero suelen ser inespecíficos. • LCR similar a meningitis bacteriana aguda c/predominio neutrofílico y glucosa baja. • La tinción de Gram del LCR es insensible, por la naturaleza intracelular del organismo. • El cultivo y la PCR son diagnósticos. • Menos frecuente, dada la profilaxis c/TMP-SMX. • Rx: ampicilina (2 g IV q4h) durante 5-6 sem con gentamicina (dosis de carga 2 mg/kg seguida de 1.7 mg/kg q8h) en la 1.ª sem (*Medicine* [*Baltimore*] 1998;77:313).
Mohos (incluidos *Rhizopus* y *Mucor*): Se observa con mayor frecuencia en pts con diabetes mal controlada • Suele presentarse como una lesión masiva. • Angioinvasiva y, por tanto, complicada con infartos cerebrales. • Invasión directa frente a diseminación hematógena. • Rx: resección, dosis altas de anfotericina B (1.5 mg/kg/d) o anfotericina liposomal (5-7.5 mg/kg/d). • Pronóstico malo.

(*continuación*)

Meningitis
Cándida (incl *Candida albicans, glabrata* y *krusei*): • La meningitis es la presentación + común, pero rara vez forma microabscesos. • A menudo se produce en el marco de una mucositis grave. • *C. albicans* suele responder a fluconazol, pero otras especies pueden requerir Rx con anfotericina o caspofungina.
***C. neoformans*:** ver Meningitis en pts con VIH ***Histoplasma capsulatum, Coccidioides immitis, Blastomyces dermatitidis*:** (*ver el capítulo sobre la meningitis para más información*) • Hongos dimórficos endémicos de regiones específicas de EUA. • *Histoplasma* encontrado en la región del valle de Ohio en el Medio Oeste. • *Coccidioides* se encuentra en el desierto del suroeste y en el centro de California. • *Blastomyces* se encuentra en el valle del Mississippi y el centro-norte de EUA. • Rx: 2 sem de anfotericina seguidas de fluconazol diario y Rx de mantenimiento.
***L. monocytogenes*:** ver arriba **Tuberculosis:** ver Meningitis en pts con VIH. Rara en pts trasplantados de EUA.

Adaptada de *Continuum: Lifelong Learn Neurol* 2006;12:95; *Neurol Clin* 2003;21:193.

Enfermedades neurológicas parasitarias

Infecciones parasitarias del SNC		
Enfermedad (*organismo*)	**Características clínicas**	**Características radiográficas**
Cestodos (Tenias)		
Cisticercosis (*Taenia solium*)	Crisis c/lesiones maduras, hidrocefalia por quiste obstructor	Quiste c/solex; calcificación tardía
Enfermedad hidatídica (*Echinococcus*)	Déficits neurológicos focales, ↑ PIC	Quistes grandes llenos de líquido
Nematodos (gusanos redondos)		
Triquinosis	Lesiones cutáneas, miositis grave, lesiones del SNC, eosinofilia, meningitis, encefalitis (rara)	Granuloma
Estrongiloidiasis (*Strongyloides stercoralis*)	Encefalitis, mielitis, crisis	
Trematodos (platelmintos)		
Esquistosomiasis (*Schistosoma japonicum, S. mansoni, S. haematobium*)	Mielopatía, convulsiones, si/sx tumor, prurito del nadador	Granuloma solitario
Paragonimiasis	Crisis, meningoencefalitis, lesiones pulmonares	Granuloma solitario

Neurocisticercosis

Infxn del sistema nervioso c/la fase larvaria del cestodo *Taenia solium*. Infxn helmíntica más común del SNC. Causa prevenible + común de epilepsia adquirida en todo el mundo.

Epidemiología: 2.5 mill de personas en el mundo son portadoras de tenia; muchas más infectadas c/sus larvas, los cisticercos. Causa hasta 30% de epilepsia en zonas endémicas.

Patogénesis: infxn debida a ingestión accidental de huevos de *Taenia solium* (tenia del cerdo), por lo general debido a la contaminación de alimentos (fecal → oral) por personas c/teniasis. Humanos: huéspedes definitivos portadores de tenia intestinal, cerdos: huéspedes intermedios normales que albergan larvas o cisticercos.

Presentación

Localizaciones implicadas SNC: parénquima >>> intraventricular > subaracnoidea > espinal

- Enf parenquimatosa: más a menudo p/c epilepsia. Crisis puede ser TCG o CPS.
- Espacio intraventricular/subaracnoideo: ↑ PIC por inflamación de larvas/quistes, puede causa: hidrocefalia, cefalea, vómitos, AEM, ictus.

Imagen: (enf intraparenquimatosa) **(1) Quistes viables:** *TAC:* lesiones hipodensas, bien delimitadas, sin realce, c/pared delgada del quiste. *IRM:* hipointensa en T1, hiperintensa en T2. Puede verse un escólex en FLAIR o DWI. **(2) Quistes en degeneración:** *TAC:* Iso- a hiperdensa más realce y edema. **(3) Quistes calcificados:** *TC:* lesión hiperdensa punteada. *IRM*: áreas de señal ↓; no se visualiza bien a menos que a/c edema o realce perilesional.

TAC frente a IRM: *ventajas de TAC:* ↑ detección de pequeñas calcificaciones, ↓ costo, ↑ disponibilidad en el mundo en desarrollo. Ventajas de la *IRM:* ↑ detección de pequeños quistes intraventriculares, quistes cercanos al cráneo o en la fosa p.

Laboratorios: electroinmunotransferencia (**EITB**) = estándar de oro; detecta 7 Ag de quistes larvales de *Taenia solium*; puede hacerse en suero o LCR. 100% Esp, hasta 98% Sens (según el estadio del quiste) (*J Infect Dis* 1989;159:50), pero puede omitir a pts con 1 sola lesión o calcificaciones. El LCR *no es* necesario para el dx de la enf parenquimatosa. Ag en suero y LCR mejor para enf subaracnoidea.

Rx: varía en función del núm, localización, tamaño y estadio de los quistes (ver la tabla siguiente). **(1)** Todos los pts deben someterse a *un examen funduscópico* preventivo para desc quistes oculares, desprendimiento de retina y evitar la pérdida visual. **(2)** ↑PIC debe tratarse de inmediato; puede evitar Rx antiparasitaria. **(3) Crisis:** suele controlarse bien c/1 solo FAE. La duración óptima del Rx no está clara. *Riesgo de recurrencia de crisis*: calcif, quistes múltiples, crisis recurrentes antes de Rx. Las calcif crónicas son el hallazgo + común en las imágenes. Edema/inflamación perilesional episódica ± sx (p. ej., crisis, cefalea). Posible papel de los esteroides/inmunosupresión y profx c/FAE.

Tratamiento recomendado para neurocisticercosis	
Lesión única viable	Albendazol ± esteroides ↓ recurrencia de crisis, mejora los hallazgos en las imágenes
Lesión viable múltiple o alta carga de quistes	Albendazol + esteroides. El tx inicial parece exacerbar los sx neuro, pero el pt mejora y los quistes ↓ en núm y tamaño Albendazol + praziquantel puede ↑ el efecto parasiticida
Calcificaciones	Antiparasitarios no indicados; FAE para crisis recurrentes
Encefalitis (carga parasitaria masiva, ↑PIC)	Antiparasitarios contraindicados; tratar c/esteroides y Rx hiperosmolar
Enfermedad subaracnoidea	Albendazol prolongado durante >1 mes + esteroides; para quistes gigantes considerar la resección
Quistes intraventriculares	Extracción neuroendoscópica *vs.* cirugía; colocación de derivación PRN; agente antiparasitario c/esteroides ↓ fracaso de la derivación
Quistes intramedulares de la médula espinal	Resección; agentes antiparasitarios controvertidos; de usarse, elegir dosis ↑esteroides antes, durante y después
Quistes intraoculares	Resección
Infxn por taeniasis (solitaria)	Niclosamida, dosis única de 2 g
Inflamación/sx refractarios	Metotrexato, agente anti-TNF

Agentes antiparasitarios para el tratamiento de la neurocisticercosis y la teniasis
Albendazol, 5 mg/kg tid durante 15-30 d: destruye 85% de los quistes. Buena penetración en LCR, útil contra quistes ventriculares y subaracnoideos. Esteroides ↑ conc
Praziquantel, 50 mg/kg/d div tid × 7-15 d. Eficaz también contra teniasis. Esteroides ↓ conc. Destruye 70% de los quistes
Dexametasona, 12-32 mg/d en dosis divididas. Se utiliza al inicio, esp importante si una lesión grande está causando un efecto de masa.
Niclosamida, dosis única (2 g para adultos) para Rx de la teniasis (infxn por solitaria)

Equinococo cerebral

Especies clínicamente relevantes: *E. granulosus y E. multilocularis–causan* **equinococosis quística** y **alveolar**, respectivamente. Las fuentes habituales de infxn son el agua y los vegetales contaminados por heces caninas. Periodo de incubación mes-año.

Presentación: la infxn inicial es asintomática. Los quistes llenos de líquido se vuelven sintomáticos por rotura, efecto de masa o 2.ª infxn. 1.° órganos afectados: quística: pulm, hígado; alveolar:

hígado. SNC afectado en ~2% de los casos. Sx: cefalea, n/v, crisis, parálisis del NC, otros déficits focales. La lesión típica es un gran quiste lleno de líquido c/parásitos visibles en las imágenes, pero también puede ocurrir una lesión cerebral nodular sólida ("quitinoma"): se recomienda mebendazol si la cirugía no es posible.

Tripanosomiasis americana (enf de Chagas)

Infxn c/*Trypanosoma cruzi*, un protozoo endémico de América del Sur y Central, transmitido → heces de redúvidos infectados, transf de sangre o trasplante de órganos.

Presentación: enf aguda generalizada c/fiebre, cefalea y mialgias. Infxn crónica de varios órganos, incl corazón, tracto GI y SNC en ~30% de los casos. La **meningoencefalitis** es la presentación neuro crónica más común; las lesiones focales son raras en general, pero más comunes en inmunodeprimidos. El SNC es un sitio frec de reactivación en pts c/VIH. Si/sx neuro: fiebre, cefalea, si/sx neuro focales, crisis. Los **ictus embólicos** son comunes debido a miocardiopatía (*Trans R SocTrop Med Hyg* 2007;101:1075).Si/sx crónicos: se desarrollan neuropatía autonómica (más a menudo dismotilidad GI) y cardiopatía en 10-30 años. El parásito puede detectarse en nervios perif, pero no se observa neuropatía perif.

Dx: definitivo: detectar tripomastigotes intracelulares en LCR y sangre. LCR: leve ↑ linfoc/monoc, ↑ proteínas. Imagen: lesiones anulares difusas. Ac séricos c/Sens y Esp para infxn aguda y crónica.

Rx: infxn aguda: benznidazol y nifurtimox. La enf crónica no se cura; solo Rx sintomática. Considerar Rx de mant a largo plazo en pts VIH+ (*Clin Infect Dis* 2005;40:1005).

Tripanosomiasis africana

Generalidades: 2/2 dos subespecies de protozoos, *Trypanosoma brucei gambiense* (Áfr O y central) y *rhodiense* (Áfr E y S). Endémica: Áfr subsahariana, transmite → mosca tsetsé.

Presentación: *sx del SNC:* en fase tardía (usu < 3-4 sem de picadura de mosca en la infxn *rhodiense vs.* meses-años después en la *gambiense*) e incl irritabilidad, falta de conc, Δ de personalidad, inversión del ciclo sueño-vigilia, marcha y habla anorm, debilidad, ataxia, si/extrapiramidales, fasciculaciones, si/sensoriales (hiperestesia dolorosa de extremidades, "**signo de Kerandel**"), crisis, si/sx de liberación frontal. Sin tratar → coma y muerte.

Estudios: *LCR*: moderado ↑ linfoc, ↑ proteínas. PCR en suero y LCR es Sens, pero su reproducibilidad no es clara (*Ann Neurol* 2008;64:116). *Imágenes*: no es esp útil para el dx; la IRM puede mostrar hiperdensidades en los GB y las cápsulas internas y externas (*Am J Neuroradiol 2003*;24:1383). *EEG*: típicamente bajo voltaje o ráfagas intermitentes de ondas delta (*Ann Neurol 2008*;64:116). La *aglutinación en gel* es una buena prueba de cribado. *Dx definitivo*: identificación del tripanosoma en suero, LCR o tejido biopsiado.
Ddx incluye paludismo, algunos pts pueden estar coinfectados.

Rx y pronóstico: sin Rx apropiada, la tasa de mortalidad es de 100%. Seguimiento de LCR q6 meses × 2 años tras Rx. El agente elegido depende de la etapa temprana *vs.* tardía. **(1) Suramin** (1.ª línea para *rhodiense*, puede ser alternativa para *gambiense*) e **isetionato de pentamidina** (*gambiense*) adecuados para enf sistémica pero no efectivos en SNC. **(2) Melarprosol** para cualquier pt con un recuento leucocitos en LCR > 5 o si se id tripanosomas en LCR (OMS 1998) ~10% de los pts desarrolla encefalopatía reactiva posterior a melarprosol, de los que muere 50%. **(3)** La combinación nifurtimox-eflornitina es eficaz en 1.ª línea para *gambiense* (*Lancet* 2009;374:56).

Neurosquistosomiasis

Infxn de trematodos, que usu se transmite por contacto c/agua; también por trasplante de órganos. Tres especies causan neuroinfxn: *Schistosoma mansoni* (sobre todo cerebro), *Schistosoma haematobium* (sobre todo médula espinal), *Schistosoma japonicum* (sobre todo cerebro). Los huevecillos de *Schistosoma* se depositan tras la disemin hematógena (según el tamaño del huevecillo) y causan una respuesta inflamatoria granulomatosa.

Epidemiología: presente en zonas tropicales: Caribe, Sudamérica, África, Oriente Medio.

Presentación: infxn aguda (**fiebre de Katayama**) p/c fiebre, urticaria, mialgias, eosinofilia, diarrea c/sangre. Complicaciones neuro: *mielorradiculopatía c/sínd de cauda equina o cono medular, mielitis transversa y lesiones focales*, a menudo en la fosa p, que suelen aparecer sem-meses tras la infxn aguda. si/sx: crisis, cefalea, papiledema, alt sensoriales, dolor en la espalda baja o extremidades inferiores, disfxn intestinal/vesical, ataxia y otros déficits focales.

Imagen: sospechar en cualquier pt c/lesión cerebral focal o p/c mielorradiculopatía/sínd de cono-cauda equina c/viaje reciente a zona endémica, esp c/contacto previo c/agua. Lesiones cerebrales o de columna vertebral hiperdensas en TAC, únicas o múltiples, a/c efecto de masa y edema; lesiones hiperintensas en IRM que comprenden múltiples nódulos y ramas con realce;

la médula espinal puede estar expandida c/engrosamiento de las raíces de la cauda equina (*Am J Radiol* 2008;191:582). El dx definitivo requiere la id del huevecillo a partir de la muestra de bx.

Dx: detección de antígenos parasitarios por ELISA (a partir de muestra de sangre): método de cribado muy eficaz. También puede detectar huevecillos en heces u orina. Evaluar anticuerpos IgG en LCR, esp en pts con afectación de médula espinal. El LCR puede revelar pleocitosis linfocítica y ↑proteína; ↑ eosinófilos en LCR en ~50% de los pts (*Arq Neuropsiquiatr* 2003;61:353).

Rx: 1.ª línea: praziquantel c/arteméter para efectos sinérgicos y oxamniquina como complemento. Resección quirúrgica según el caso. Los Ac pueden ser (+) de por vida. Los pts que sigan arrojando huevecillos en las heces deben volver a tratarse. Esteroides concurrentes para edema.

Estrongiloides

Nematodo infxn; las larvas filariformes penetran en piel → pulmones → tracto GI. Se encuentra en climas tropicales y subtropicales. La autoinfestación permite la persistencia años después de la infxn inicial.

Presentación: infxn aguda: asintomática o sx pulm/GI que incl sibilancias, dolor abdominal, n/v/d. Exantema maculopapular o urticarial serpiginosa ("larva currens") a menudo vista en enf crónica. La enf diseminada, incluida la del SNC, y la hiperinfxn (carga masiva de gusanos) son más comunes en huéspedes inmunodep, esp con esteroides. La meningoencefalitis es la presentación más común; puede haber aneurismas micóticos, vasculitis y HIP. La sobreinfxn bacteriana entérica, incl meningitis o absceso, puede ocurrir en casos de hiperinfxn o enf diseminada.

Dx: visualización de larvas en heces, suero, LCR; muestras seriadas ↑ Sens. No (+) en heces hasta ~1 mes después de la infxn (*Semin Neurol* 2005;25:252). La eosinofilia sérica puede fluctuar, común al momento de la infxn inicial. La detección de Ac de IgG no distingue entre infxn reciente y anterior, puede tener reacc cruzada c/otras infxns helmínticas y ser (+) en enf diseminada.

Rx: ivermectina 200 µg/kg/d por al menos 7-10 días; albendazol, tiabendazol y mebendazol son alternativas eficaces de 2.ª línea. Si es posible ↓ régimen inmunosup. Para enf diseminada, continuar ivermectina qd hasta que se los sx se resuelvan y las pruebas de heces sean (+) por > 2 sem. Considerar profx a largo plazo en pts VIH+.

Pronóstico: mortalidad por enf diseminada 80%.

Paludismo cerebral

Enf transmitida por vectores y endémica en África, América Central y del Sur y el Sudeste Asiático. En humanos es causada por 1 de 4 especies de parásitos protozoarios del género *Plasmodium*; el paludismo cerebral es causado por *Plasmodium falciparum*.

Epidemiología: ~500 millones de casos de paludismo al año c/~3 millones de muertes. Paludismo cerebral en 2% de los casos de paludismo falciparum.

Presentación: varía según el estado inmunológico del huésped y la especie infectante de *Plasmodium*. El estado inmunológico del huésped depende de edad, exposición previa y grado de endemicidad. Los niños y embarazadas tienen ↑ riesgo de padecer una enf más grave. Sx: cefalea, corisis, coma c/edema cerebral difuso. Rara vez características focales, hemiplejía, afasia, ataxia cerebelosa.

Dx: requiere un ↑ índice de sospecha; el paludismo debe incluirse en el ddx en cualquier pt *c/enf febril y encefalopatía procedente o que regrese de un área endémica*. En estas áreas se requieren 3 frotis de sangre (–) con 8-12 h de dif para desc el dx. *Sangre*: frotis de sangre grueso y fino para detectar parasitemia. Pruebas serológicas disponibles pero baja Esp; la detección inmunocromatográfica de proteína rica en histidina de *P. falciparum* y LDH pueden ser tanto Sens como Esp (*Lancet Infect Dis* 2006;6:582). *LCR*: proteína y pleocitosis pueden ser norm o un poco ↑. *Imagen*: la TAC puede mostrar inflamación cerebral, que, en combinación con hipodensidades en los GB y el cerebelo, sugiere un peor pronóstico (*Radiology 2002*;224:811). IRM cerebral c/hiperintensidades multifocales, a menudo con realce, infartos corticales, inflamación cerebral y hernia transtentorial en casos mortales.

Rx: dictada por la prevalencia local y los patrones de resistencia de las especies de *Plasmodium*. Opciones: quinina con doxiciclina, mefloquina y nuevos antipalúdicos (p. ej., derivados de artemisina). En los pts con sospecha de paludismo, sin patrones de resistencia conocidos, debe iniciarse Rx c/quinidina IV empírica. Los corticoesteroides son ineficaces.

Pronóstico: *secuelas neuro*: hasta 10% de adultos y 30% de niños sobreviven al paludismo cerebral (p. ej., epilepsia, deterioro cognitivo, pérdida visual, debilidad, ataxia y si/sx extrapiramidales). *Síndrome neuroposterior a paludismo*, con crisis, temblor, ↓ cognitivo, Δ psiquiátricos en ausencia de parasitemia activa, descrito en pts sem-meses después de la infxn con lesiones correspondientes de realce de SB en el cerebro y la fosa p; asociado con Rx con mefloquina (*Lancet* 1996;348:917).

Amibas de vida libre

Generalidades: solo 4 géneros conocidos de amibas de vida libre causan enf humana: *Naegleria fowleri, Acanthamoeba* spp, *Balamuthia mandrillaris* y *Sappinia diploidea*.

N. fowleri: causa la **1.ª meningoencefalitis amebiana,** una infxn aguda y fulminante que afecta sobre todo a niños y adultos jóvenes inmunocomp tras un contacto reciente con agua dulce. Llega al SNC por invasión directa desde la nariz y el tracto olfativo. Puede p/c cefalea, fiebre, n/v, meningismo, AEM, crisis. LCR típicamente con glucosa ↓ y pleocitosis neutrofílica. Las amibas son muy difíciles de cx o visualizar por microscopia directa. Casi siempre fatal; pocos casos de supervivencia con Rx que incluya anfotericina B.

Acanthamoeba spp y B. mandrillaris: causa **encefalitis amebiana granulomatosa**, infxn subaguda a crónica que afecta sobre todo a pts inmunocomp; *Balamuthia* también puede causar infxn en extremos de edad. Transmisión: inhalación de quistes por la nariz y los pulm o → de contaminación de la lesión cutánea. La afectación del SNC es probable por disem hematógena o directo del tracto olfativo. *Presentación*: cefalea, fiebre, n/v, meningismo, AEM, crisis, letargo. A menudo con enf de pulm y piel (úlceras, abscesos o nódulos eritematosos). *Pruebas diagnósticas*: LCR a menudo con pleocitosis linfocítica moderada, glucosa baja-norm y proteínas ↑. Lesiones hipodensas únicas o múltiples en la TAC; con realce en anillo en la IRM. *Acanthamoebae* pueden afectar sobre todo al tronco del encéfalo, al cerebelo y al tálamo (*Neurology* 1980;30;567). El dx antemortem es difícil, ya que el cultivo de LCR y la microscopia directa rara vez tienen éxito (*Clin Microbiol Rev* 2003;16:273). La prueba PCR y el análisis de inmunofluorescencia del tejido cerebral pueden ser útiles. *Rx/pronóstico*: se han probado combinaciones de pentamidina, sulfadiazina, flucitosina, fluconazol y claritromicina o albendazol. *Pronóstico*: malo; pocos casos de Rx exitosas.

Otras enfermedades neurológicas virales

Fiebre del dengue

Generalidades: infxn transmitida por artrópodos causada por un flavivirus. Ocurre en zonas rurales y urbanas del hemisferio sur y se transmite → mosquito *Aedes aegypti* o *albopictus*. Las manif neuro son relativamente raras, pero suelen ser de mal pronóstico.

Presentación: los sx suelen iniciar 1 sem después de la picadura. **(1)** Sínd clásico de "**fiebre-artralgia-exantema"** con aparición súbita de fiebre alta, artralgias, mialgias ("fiebre rompehuesos") y exantema petequial o macular; también puede haber cefalea, dolor retrobulbar y malestar GI. **(2) "Fiebre hemorrágica del dengue"** en pts c/infxn previa diátesis hemorrágica, trombocitopenia y permeabilidad vascular, puede → "síndrome de choque por dengue". **(3) Presentación neuro:** paraparesia espástica, mielitis transversa, SGB, mono o polineuropatía, crisis, encefalopatía, meningoencefalitis, coma, HIP (*Lancet* 2000;355:1053). **(4) Complicaciones graves:** HoTN, edema cerebral, hemorragia, HoNa e insufic hepática fulm. **(5) Secuelas neuro posinfecciosas:** frec; ~1/3 con secuelas neuro incl mielitis transversa y parálisis nerviosas (*Lancet* 2000;355:1053).

Estudios: IgM e IgG en suero y LCR. Relacion entre IgM e IgG útil para determinar 1.ª *vs.* 2.ª infxn. Reactividad cruzada entre dengue y encefalitis japonesa. PCR viral del dengue también puede hacerse en LCR. Pleocitosis de LCR y proteína ↑ común; ± ↑PA. Las imágenes pueden mostrar edema cerebral, realce meníngeo o hiperintensidades T2/FLAIR.

Rx: medidas de apoyo. No hay vacuna disponible.

Encefalitis japonesa

Generalidades: flavivirus transmitido por mosquitos encontrados en zonas rurales de Asia y el sudeste asiático. Se transmite → mosquito Culex. En climas templados, la transmisión se produce en verano y otoño; en tropicales, la transmisión puede producirse durante todo el año. **Sospechar en cualquier pt con un viaje reciente a Asia o al sudeste asiático que presente meningitis, encefalitis o parálisis flácida aguda.**

Presentación: enf leve parecida a influenza con cefalea, tos, malestar GI y rigidez que se desarrolla entre 5 y 14 días después de la picadura. Si/sx neuro: cefalea, crisis, ataxia, parálisis de NC, meningitis, parálisis flácida. Puede haber parkinsonismo (facies enmascarada, temblor y rigidez de rueda dentada).

Dx: la combinación de respiración hiperpneica central y sx extrapiramidal tiene un VPP de 81.3% (*Neuroepidemiology* 1994;13:97). *LCR*: ↑ leve linfo, ↑ moderado proteínas, glucosa norm. *Otros hallazgos*: detección de Ac IgM 75% Sens en suero y LCR; dx apoyado por conversión documentada de Ac IgM IgG (*J Neurol Sci* 2007;262:165). Falso positivo Western blot puede deberse a infxn por dengue. *IRM*: puede ver lesiones en núcleo lenticular y tálamo.

Rx: medidas de apoyo. Vacunación disponible.

Pronóstico: mortalidad ~25%. Sobrevivientes: ~50% + secuelas (p. ej., crisis, motoras, conductuales).

Neuropatías infecciosas

Herpes zoster

Definición y etiología: Herpes zoster = culebrilla: exantema cutáneo agudo, u/l, doloroso, dermatómico.

- Reactivación de VVZ en la distrib del nerv perif por latencia en el ganglión de la raíz dorsal.

Factores de riesgo para reactivación de VVZ: edad > 50, immunosup (por Rx) o estados de inmunocompr, VIH, transp de órganos, traumat, estrés psicol.

Manifestaciones clínicas

Sx sensoriales: prurito, parestesia, disestesia, alodinia e hiperestesia, dolor neuropático en distribución dermatómica (60-90%) de los pts. Después, erupción dermatómica c/lesiones vesiculares agrupadas.

Pueden observarse dermatomas consecutivos en todos los pts; más extendidos en inmunodep.
Las lesiones en distribución V1 del nervio facial requieren una evaluación oftalmológica urgente.
Neuralgia posherpética (NPH) = dolor intenso que dura > 90 días después del episodio; puede durar meses-años, más frec c/la edad y el retraso de Rx antiviral.

Rx: recomendado en 1.as 72 h de las lesiones cutáneas en huésped norm o en cualquier momento dx en inmunosup. Aciclovir oral (800 mg 5 × d × 7-10 d), valaciclovir (1 000 mg tid × 7 d), o famciclovir (500 mg tid × 7 d) acorta la duración tanto del exantema como de si/sx sensoriales. Aciclovir 10 mg/kg IV q8h si está diseminado o es pt de alto riesgo (enfermo, inmunosup, V1 zoster c/cualquier si/sx oftálmico, etc.). Tx antiviral no afecta la progresión de NPH.

Prevención: vacuna para pts > 60 años (↓ riesgo de por vida 20-10%).

Rabia

Periodo de incubación de sem-1 año (usu 1-2 meses). ***Encefálica*: pedilección por tronco del encéfalo, diencéfalo e hipocampo.** 2/3 casos disfunción respiratoria y autonómica. Hidrofobia/espasmos faríngeos, aerofobia, disfasia, hiperactividad, alucinaciones encefalopatía progresiva, parálisis → coma → muerte. ***Paralítica*:** 1/3 de los casos cuadriparesia de inicio rápido, con pocas manifestaciones cerebrales al principio, similar al SGB de predominio motor, luego encefalopatía que progresa a coma y muerte.

Etiología: virus ARN género *Lyssavirus*; 6 genotipos del virus de la rabia causan enf, sobre todo tipo 1 (nivel mundial) y tipos 5 y 6 (en Europa, murciélagos). La mayoría de los mamíferos puede servir de vectores (esp: murciélagos y perros). Los vectores también se infectan → encefalomielitis. Vectores más comunes en N América: mapaches (40%), zorrillos (29%), murciélagos (14%) y zorros (5.4%).

Dx: PCR y cx en saliva, bx en piel, PCR e inmunohistoquímica, suero y Ac LCR.

Rx: ~100% de mortalidad en 6-10 días de su aparición s/apoyo en la UCI y a 30 días c/apoyo en la UCI (un solo informe de 1 caso de superv de un individuo no inmunizado).

Medidas preventivas: *preexposición:* vacuna antirrábica de células diploides humanas (VCDH) SC o IM × 3 dosis los días 0, 7 y 28, administrada a aquellos c/riesgo de exposición. *Posexposición:* no inmunizados: administrar VCDH SC o IM los días 0, 3, 7, 14 y 30, + Ig de rabia 20 UI/kg; previamente inmunizados: VCDH los días 0 y 3.

Lepra

Lesión por invasión directa en las células de Schwann y por respuesta inflamatoria. La magnitud de la inmunidad celular determina la extensión de la enf. 2 presentaciones clásicas: *tuberculoide* (paucibacilar): lesiones maculares bien definidas c/pérdida sensorial. *Lepromatosa (multibacilar)*: máculas eritematosas generalizadas, pápulas, nódulos. *Mononeuritis múltiple*: neuropatías autonómicas/sensoriales/motoras. Pérdida sensorial del dolor/temperatura, localizada en lesiones cutáneas en enf tuberculoide, pero se extiende más allá de las lesiones cutáneas en la enf lepromatosa, afecta a regiones más frías del cuerpo (es decir, orejas, manos, pies, etc.). Se preservan reflejos, posición y sentido vibratorio. *Respuesta inflamatoria:* puede producirse antes/durante/años después de un tx exitoso en sitios de infxn discretos (anteriores) (tipo 1 a/c TL, LM LL) o en nódulos más numerosos (asociación de tipo 2 c/TL, L).

Etiología: *Mycobacterium leprae*, una bacteria intracelular obligada, acidorresistente. Los portadores son ratones, armadillos y primates no humanos.

Trabajo: bx de piel (espesor total, borde de la lesión). Glicolípido fenólico-1 en suero (Esp para *M. leprae*).

Clasificaciones: ***Ridley-Jopling:*** basado en hallazgos dermatológicos, neuro e histopatológicos: indeterminado (I), tuberculoide (T), tuberculoide limítrofe (TL), limítrofe medio (LM), lepromatoso limítrofe (LL), lepromatoso (L). ***OMS: pucibacilar* (PB)** ≤ 5 lesiones cutáneas y s/bacilos en frotis cutáneo o ***multibacilar* (MB)** con ≥ 6 lesiones y puede ser frotis cutáneo positivo.

Rx: (1) *PB:* dapsona 100 mg qd + rifampicina 600 mg qm × 6 meses. **(2) *MB:*** dapsona 100 mg qd + rifampicina 600 mg qm + 300 mg clofazimina qm + 50 mg clofazimina qd × 12 meses. ***Corticoesteroides:*** si la reacción de la lepra durante Rx.

Virus del Nilo Occidental

Virus de ARN monocatenario que suele a/c encefalitis.

Parálisis flácida debida a enf de neurona motora: 20% de pts c/infxn del SNC. Rara vez (5%) se presenta con parálisis motora aislada s/síntomas meningoencefalitis. Debilidad progresiva en 3-7 días tras infxn. La neuropatía motora inicia de forma asimétrica, luego suele generalizarse.

Examen: debilidad proximal > distal, reflejos reducidos o ausentes.

Estudios: VNC: CAMP difusos de baja amplitud y PANS de amplitud normal; EMG: denervación activa diseminada c/reclutamiento reducido de unidades motoras. EMG/VNC puede ser norm a la presentación aguda. Pueden pasar hasta 2 sem para ver Δ.

Tx: la debilidad de apoyo puede involucrar a los músculos respiratorios y requerir ventilación mecánica.

Botulismo

Causado por una toxina producida por una bacteria anaeróbica grampositiva *Clostridium botulinum*. Se transmite más a menudo por consumo de miel en niños < 1 año, alimentos enlatados en casa, botulismo de heridas en usuarios de drogas IV. Se une a la terminal nerviosa presináptica, bloqueando de forma irreversible la liberación de acetilcolina en la unión NM: resulta en parálisis flácida y disfunción autonómica; periodo de incubación de la toxina tras su ingestión o inhalación: 12-36 h, puede retrasarse hasta 7-10 d según la cepa botulínica.

Presentación: síndrome prodrómico: náusea, dolor abdominal, diarrea y luego estreñimiento/distensión a horas de la exposición. Debilidad en patrón descendente. Músculos oculares/bulbares 1.° →ptosis, diplopía, disartria, disfasia, sequedad. Puede progresar a debilidad muscular proximal, insuf resp que requiere ventilación mecánica.

Estudios: VNC: CAMP de amplitud reducida y SNAPS de amplitud normal; EMG: potenciales de fibrilación de amplia propagación, ya que el músculo está funcionalmente denervado.

Dx: basado en el hx clínico, el examen físico, el EMG/VNC y detección de la toxina.

TX: antitoxina (inmunoglobulina botulínica humana) y cuidados de apoyo.

Neuroleptospirosis

La leptospirosis se transmite por orina del animal infectado; ratas, ratones y topos son los vectores más comunes. Manifestaciones neuro en 10-15% de los casos. Considerar en pts c/disfunción hepatorrenal aguda y AEM en o desde áreas endémicas. Considerar en ddx de meningitis/meningoencefalitis aséptica aguda a/c sufusión conjuntival y a menudo c/ictericia, aunque estos hallazgos pueden estar ausentes.

Presentación: típicamente fiebre, escalofríos, cefalea, vómito, AEM; crisis y déficits focales menos comunes. Puede causar meningitis ± encefalitis.

Dx: *imagen*: norm o puede mostrar edema cerebral difuso. *LCR*: ↑ linfoc comunes (< 500 células/mm^3). Se pueden detectar Ac en suero y LCR. El organismo puede encontrarse en sangre y LCR durante los 1.os 7-10 días. Después de 7-10 días puede encontrarse en orina. Confirmar c/ELISA y PCR. Estándar de oro para dx: PAM (prueba de aglutinación microscópica).

Rx: opciones: PCN G, ampicilina y doxiciclina para casos menos graves.

Pronóstico: alteración significativa del EM y ↑↑ proteínas en LCR son hallazgos de mal pronóstico.

ESCLEROSIS MÚLTIPLE

Definición: enf inflamatoria autoinmune más común del SNC. Se caracteriza por diseminación en el tiempo (múltiples ataques) y el espacio (diferentes sitios en el SNC). No hay características clínicas únicas pero algunas son muy típicas de la enf incl sx sensoriales, neuritis óptica, debilidad motora aguda o subaguda, diplopía, prob de marcha y equilibrio, signo de Lhermitte, mielitis transversa aguda (*NEJM* 2018;378(2):169-180).

Fisiopatología: se sospecha que las complejas interacciones genéticas-ambientales ↑ la susceptibilidad a la enf. No se ha encontrado un anticuerpo o autoantígeno único para EM. Los linf autorreactivos acceden al SNC y → cascada inflamatoria que termina en desmielinización y lesión axonal. Históricamente, la EM se consideraba una enf mediada por células T; pero se ha reconocido que las células B tienen mayor imp en la patogénesis de la enfermedad.

Epidemiología: prev estimada: 1000000 EUA; 2.5 millones en el mundo; F:M 2:1; entre 20 y 40 años. Genética: gemelos monocigóticos: 20-30% de concordancia; 20% de los pts con EM tiene un pariente c/EM. A/c: caucásicos, antígeno VEB, HLA DRB1, ↓ vitamina D/poca exposición a la luz solar, alto IMC en la infancia/adolescencia, receptor de melanocortina, tabaquismo. Más grave en afroamericanos.

Escenarios clínicos:

1. **Síndrome clínicamente aislado (SCA)**: evento inicial aislado de desmielinización del SNC (cerebro, tronco del encéfalo, NO o médula). *Riesgo de → EM después del SCA* 38% a 10 años, 68% a 14 años. Riesgo ↑ si IRM inicial presenta lesiones hiperintensas en T2 (**T2H**); (88% c/≥ 2 T2H *vs.* 19% si IRM norm a los 14 años). Si la 1.ª IRM muestra ≥ 3 T2H o 1 lesión con contraste (LAC): tasa de nuevas anorm en IRM en los 1.os meses ~80-90%. Después de SAC se suele repetir la IRM cerebral/espinal a los 3 y 6 meses y luego c/año para control. IFN-β, glatiramer, sponimod aprobados por la FDA como TME en SCA.
2. **Síndrome aislado radiológico (SAR):** IRM típica pero s/sx clínicos; repetir imágenes a los 3 y 6 meses; si hay nuevas lesiones, se puede iniciar Rx. En el seg a 5 años, se identificaron eventos clínicos en 34% (~10% cumplían los criterios de EMPP). La edad < 37 años, el sexo masculino y la afectación de la médula espinal predicen la aparición de sx (*PLoS One* 2014;9(3):e90509). Usu no se comienza con TME a menos que haya evidencia de diseminación en el tiempo, BOC en LCR u otras características de ↑ riesgo para conversión clínica a EM. Los ensayos clínicos en SAR están en curso.
3. **EM recurrente-remitente (EMRR):** 85-90% del curso inicial. El riesgo de recaída a corto plazo se correlaciona con lesiones que aumentan en la IRM inicial y c/recaídas en los 2 años anteriores. Más de 20 meds aprobados por la FDA (https://www.nationalmssociety.org/Treating-MS/Medicamentos).
4. **EMPP:** esclerosis múltiple primaria progresiva (usu pts mayores, afroamericanos). 10-15% de los casos de EM recién dx. Acumulación gradual de discapacidad (usu motora) desde el inicio de la enf. **EMSP:** esclerosis múltiple secundaria progresiva (al inicio la EMRR se vuelve progresiva en décadas). Los factores de riesgo son lesiones de la médula espinal, sexo masculino, tabaquismo, obesidad y ↓ nivel de vitamina D.
5. **"EM benigna":** baja carga de enf en un curso > 20 años; los 1.os años son predictivos. El sexo femenino, el inicio temprano y la presentación con neuritis óptica y sx sensorial se a/c cursos favorables. La etiqueta "EM benigna" suele ser temporal; la enf puede volverse más agresiva e incapacitante.
6. **EM muy agresiva:** incl recaídas frecuentes; intervalos + cortos entre ataques; recuperación incompleta de los ataques; y aparición multifocal. Es más común en hombres, inicio después de los 40 años de edad, raza no blanca y fumadores.

Se han propuesto nuevas clasificaciones basadas en si la EM es activa (nuevos ataques clínicos, nuevas lesiones o lesiones que mejoran) o progresiva (empeoramiento en la evaluación clínica) (*Neurology* 2014;83:278-286).

Ataque de EM: evento desmielinizante inflamatorio sintomático de duración > 24 h c/hallazgos clínicos objetivos, usu > 30 días desde el ataque anterior.

Estudios para EM

Ddx amplio, DEBE incluir ddx de EM. Instaurar estudios al inicio; objetivo: iniciar Rx adecuada para prevenir nuevos brotes y posiblemente alterar el curso de la enf.

Hx y exp física: preguntar sobre sx sistémicos (afectación cutánea, artralgias); infxn recientes, fiebres, pérdida de peso o vacunas; episodios previos de pérdida motora/visual/sensorial; traumatismos recientes; hx familiar.

Pruebas séricas (según el sínd de presentación): Ac AQP4, Ac MOG (más probable que sea positivo en MTEL) (mielitis transversa extensa longitudinal), NO severa o bilateral, sínd de área postrema, Lyme (si está en región endémica), RPR, B_{12}, VIH, VSG, ANA, SSA, SSB ACE, VLLCTH-1 (en mielopatías progresivas) para desc otras etiologías.

LCR: leuco < 50; **índice de IgG** (IgG del LCR/albúmina de LCR)/(IgG sérica/albúmina sérica); rango norm 0.34-0.66; ↑elevado en EM (también ↑ en *ddx:* PESA, encefalitis viral, CADASIL, VIH, LES, NMO, EAD, ALD).

Bandas oligoclonales del LCR (BOC): muestra bandas exclusivas del LCR (también pueden estar presentes en el LES, SAF, Sjögren, sarcoidosis). Para ambas pruebas, debe enviarse una muestra de suero al mismo tiempo que el LCR.

IRM: T1 axial c/gadolinio, T2/FLAIR axial y sagital. *Cerebro:* lesiones multifocales de la SB, usu del cuerpo calloso es bastante específica. **Placas agudas** = desaparecen en 4-6 sem. Lesiones hiperintensas T2 **(T2H):** estables, se reducen o crecen. **Dedos de Dawson:** lesiones ovoides periventriculares c/eje largo perpendicular a los ventrículos. Hipointensidades T1 **"agujeros negros":** placas antiguas; pueden persistir años; representan pérdida axonal. Signo de vena central: ayuda a diferenciar enf de vasos pequeños (requiere IRM de 3T o 7T). ***Médula espinal:*** lesiones en hasta 80% de los pts, usu cervicales, < 1 segmento de la médula, periféricas; pueden ser asx.

Criterios diagnósticos de McDonald de 2017 para EM (*Lancet Neurol* 2018;17:162-173)	
Escenarios clínicos	**Se necesitan datos adicionales**
2 o más ataques (recaídas) 2 o más lesiones clínicas objetivas	Ninguna; la evidencia clínica basta (es deseable evidencia adicional, pero debe ser consistente c/EM).
2 o más ataques 1 lesión clínica objetiva	Diseminación en el espacio demostrada por un ataque clínico adicional que implique un sitio diferente del SNC o por IRM que muestre una lesión T2 en al menos 2 de las 4 regiones típicas de EM del SNC (periventricular, cortical o yuxtacortical, infratentorial o medular).
1 ataque 2 o más lesiones clínicas objetivas	Diseminación en el tiempo, demostrada por un ataque clínico adicional o por IRM que muestre la presencia simultánea de lesiones asx con y sin realce de gadolinio en cualquier momento; o nueva(s) lesión(es) en T2 o realce c/gadolinio en la IRM de seg, sin importar el momento en relación c/ exploración basal o demostración de BOC específicas de LCR.
1 ataque 1 lesión clínica objetiva (síndrome clínicamente aislado)	Diseminación en el espacio y el tiempo, demostrada por: Para DE: 1 lesión T2 en al menos 2 de 4 regiones típicas de EM en el SNC (periventricular, cortical o yuxtacortical, infratentorial o medular); o esperar un 2.° ataque clínico que implique un sitio diferente del SNC; y Para el DT: presencia simultánea de lesiones asx con y sin realce de gadolinio en cualquier momento; o una nueva lesión en T2 o realce c/gadolinio en la IRM de seg, sin importar el momento en relación c/exploración basal; o esperar un segundo ataque clínico; o presencia de BOC específicas del LCR.
Progresión neuro insidiosa sugestiva de EM (EM primaria progresiva)	1 año de progresión de la enf (determinada retrospectiva o prospectivamente) más 2 de 3 de los siguientes criterios: 1. Pruebas de DE en el cerebro basadas en ≥ 1 lesiones T2 en regiones características de EM (periventricular, cortical o yuxtacortical, o infratentorial). 2. Evidencia de DE en la médula espinal basada en lesiones ≥ 2 T2 en la médula. 3. LCR positivo (BOC o índice de IgG ↑).

Señales de alerta que sugieren un posible dx alternativo (*Neurology* 2007;13:13). **(1)** Hipoacusia, esp b/l. **(2)** Inicio < 10 o > 50 años; inicio progresivo o similar a ictus. **(3)** Suero: VSG > 80; LCR: proteína > 100 mg/dL, leuco > 50 mm^3, + PMNs o LCR norm. **(4)** IRM: Negativa, lesiones u/l. **(5)** Sistémico: trast sistémicos/autoinmunes coexistentes; + sx del SNP. **(6)** Hx psiquiát, déficits prominentes s/hallazgos objetivos concurrentes o + IRM. **(7) IRM atípica:** amplia afectación de la SG, lóbulos temporales anteriores, lesiones puntiformes tipo tumoral, extensión de la lesión medular > 3 segmentos vertebrales, restricción de la difusión.

Manifestaciones comunes de la esclerosis múltiple y ddx

Ddx NO: inflamatoria (TENMO, EA-GMO, sarcoidosis, LES, Behcet), isquémica (NOIANA, ACG), infecciosa (sífilis, Lyme, TB), nutricional (deficiencia de Cu, intoxicación por metanol, toxicidad por etambutol), idiopática; genética (Leber), mimética: oclusión de la arteria retiniana, desprendimiento de retina, glaucoma agudo.

Sx del tronco del encéfalo: (1) oftalmoplejía internuclear (OIN) (ddx: infartos, p.ej. CADASIL, lacunares; miastenia gravis, traumatismos, sífilis, Lyme, meds [fenotiazinas, ATC], HSD, tumor de tronco del encéfalo y del 4.° ventrículo); **(2)** disfxn oculomotora; diplopía (ddx: encefalopatía de Wernicke); **(3)** neuralgia del trigémino (ddx: idiopática; tumor de la fosa posterior); **(4)** parálisis del nervio facial (ddx: idiopática; Lyme; sarcoidosis); **(5)** procesos generalizados del tronco del encéfalo (ddx: MPC, Behcet); **(6)** vértigo, nistagmo, oscilopsia (ddx: amplio); **(7)** ataxia cerebelosa (ddx: ataxia espinocerebelosa, EAD, cerebelitis post-VVZ, sínd Wernicke, def vit E); (8) sínd paraneoplásico (anti-hu, anti-Ma, anti-Ri).

Sx de la médula espinal: mielitis transversa (MT) (***ddx: aguda:*** TENMO [MTEL], EA-GMO, idiopática, absceso epidural, hematoma epidural espinal, MAV espinal, micoplasma; ***mielopatía lentamente progresiva:*** causas estructurales: estenosis cervical, syrinx, tumor epidural; otras: MAV espinal; fístula venosa dural; VLLCTH; mielopatía por VIH; def vit B_{12}, Cu o Zn; paraparesia espástica hereditaria; adrenomieloneuropatía; enf de la motoneurona; toxicidad por óxido nitroso).

Sínd de dolor: (1) neuralgia del trigémino; **(2)** signo de Lhermitte: flexión del cuello → sensación eléctrica; en ~10% pts de EM a la presentación (ddx: estenosis cervical, angioma o tumor cavernoso espinal; ↓B_{12}); **(3)** espasmos tónicos (ddx: TENMO, ictus espinales); **(4)** cefalea (p. ej., migraña 2.ª; ddx amplio); **(5)** dorsalgia; **(6)** miembro(s) disestésico(s); **(7)** crisis focales dolorosas breves.

Cambios cognitivos: los déficits iniciales incl atención y velocidad de procesamiento. Depresión, pérdida de memoria; afasia, manía, cambios de personalidad (ddx: EAD, cerebritis lúpica, encefalitis viral, VIH, LMP, CADASIL, leucodistrofia metacromática, adrenoleucodistrofia). Muchos pts con EM tienen sx funcional al inicio de la enfermedad.

Manejo de los brotes agudos de esclerosis múltiple

Ddx para ataque de EM: seudorrecaída (recrudecimiento del sínd anterior 2/2 infxn o fatiga). Infxn vesical > infxn dental > IRA; también desc otras causas neuro comunes, como hernia de disco; **estudios de rutina (dx diferenciales):** EGO, VSG, BHC, RxT (en busca de una causa infecciosa). **Fenómeno de Uhthoff** (empeoramiento de los sx neuro cuando el cuerpo se sobrecalienta – clima caliente, ejercicio, fiebre, saunas, etc.). Los si/sx desaparecen o mejoran con ducha fría y aire acondicionado.

Para la mayoría de los ataques, metilprednisolona IV (Solu-Medrol) en esquema de hospitalización o ambulatorio 1 g/d × 3 d usu; 5 d si hay evolución de sx en el día 3 o ataque grave; u opción oral en su lugar **1250 mg (25 tabletas de 50 mg)** por 3 días. La opción oral tiene más efectos secundarios. **Prednisona VO ambulatoria.** Considerar añadiir IBP para prevenir trast GI, auxiliar del sueño en el insomnio, antieméticos PRN para náusea, insulina CS ± FS AC + HS con esteroides. Rx acelera la recuperación, no mejora result a largo plazo. 10-14 **días de ajuste de prednisona VO** (rara vez se hace a menos que se sospeche TENMO o MOG-AD), insuficiencia.

Plasmaféresis: 5-7 ciclos de intercambios de volumen de plasma de 1-1.5. Se usa cuando las recaídas graves son refractarias a esteroides. *Neurology* 46(6):878-886.

Terapias modificadoras de la enfermedad (TME) en SCA y EMRR

Disminuye la gravedad y núm de recaídas, esquemas de esteroides, lesiones por IRM y hospitalizaciones, puede alterar el curso de la enfermedad.

Principios de uso: (1) empezar temprano; estudios agresivos de SCA y RIS. **(2)** Selección según el perfil del pt (probabilidad de cumplimiento, comorbilidades, edad reproductiva en mujeres), tolerancia a los ES, tipo de monitorización y act de la enf. **(3)** Si hay un avance, ↑ la dosis o escalar la TME (pero si hay recaída en los 1.ºs 3 meses del nuevo TME, se puede vigilar). **(4)** Revisar la IRM 6 y 12 meses después de iniciar TME. **(5)** Datos limitados de seguridad c/el embarazo y lactancia; usu se suspenden el TME y se prueban los esteroides o la IgIV para recaídas, pero es necesario discutirlo con el paciente.

Inyectables

Interferones beta

MA: citoquina que modula el sist inmunológico → de diversos mecanismos.
Dosis: β-interferón-1a **30 μg IM qsem; 22 o 44 μg SC 3×/sem titulado** en 4 sem. β-interferón-1b **8 MUI (0.25 mg) SC q.o.d.** titulado en 6 sem. El interferón β-1a pegilado está formado por la unión de un grupo de polietilenglicol (PEG) a la terminal N de interferón-β, tiene una vida ½ prolongada y, en consecuencia, una dosis reducida, aprobada para la EMRR.
Ensayos clave: CHAMPS; ensayo pivotal para EMRR: PRISMS (*Lancet* 1998;352(9139):1498); para SCA: ETOMS (*Lancet* 2001:357(9268):1576-1582); ensayos para EMRR estudio IFNB MS (*Neurology* 1993;43(4):655-666); para SCA BENEFIT (*Neurology* 67(7):1242-1249); ensayo ADVANCE (*Lancet Neurol* 2014;13(7):657-665).
ES: TME más antigua con buen perfil de seguridad. Inflamación en el lugar de inyección, cefalea; **sx de tipo influenza**, rinitis, fatiga (puede llevar a una ↓ adherencia). Raros: depresión/suicidio, crisis, anorm tiroideas, ↓de plts, linfopenia, hepatotoxicidad. Seguro en el embarazo.
Control: comprobar **BHC y PFH** al inicio, 1 m, 3 m y 6 m; luego q6m. **PFT** q6m.

Acetato de glatiramero

MA: polipéptidos sintéticos; pueden unirse a CHM como señuelo para las proteínas de la mielina, provocando un cambio en la respuesta inmunológica de TH1 a TH2.
Dosis: 20 mg SC diarios y nueva dosis de 40 mg SC 3×/sem.
Ensayos clave: ensayo del Copolymer 1 Multiple Sclerosis Study Group (*Neurology* 1995;45(7):1268).
ES: perfil de seguridad muy bueno. Rubor, **rxn en el sitio de inyección** (puede llevar a ↓de la adherencia). Lipoatrofia localizada. Seguro en el embarazo.
Control: **ninguna** a la basal o después de iniciar el tx.

Medicamentos orales

Fumarato de dimetilo; fumarato de diroximel

MA: propiedades neuroprotectoras e inmunomoduladoras.
Dosis: f de dimetilo: dosis inicial de 120 mg VO bid; ↑ a 240 mg VO bid después de 7 días; f de diroximel: 231 mg por vía oral 2 veces al día durante 7 días, luego ↑ a 462 mg VO 2× al día.
Ensayos clave: DEFINE: DMF *vs.* placebo (*NEJM* 2012;367(12):1098-1107), y CONFIRM DMF *vs.* GA *vs.* placebo.
ES: **rubor** y **sx GI** (diarrea, náusea y malestar abdominal), hepatotoxicidad y **linfopenia.** Se han notificado 7 casos aislados de LPM (SOLO con linfopenia, es decir, RAL < 500).
Control: comprobar la BHC a la basal y luego c/6 meses con diferencial para ver si hay linfopenia. **Suspender si se produce linfocitopenia.**

Fingolimod

MA: modula el receptor de esfingosina-1-fosfato y altera la migración de los linfocitos, lo que provoca el secuestro en los ganglios linfáticos.
Dosis: 0.5 mg VO qd.
Ensayos clave: FREEDOMS (*NEJM* 2010;362:387-401)–fingolimod *vs.* placebo; TRANSFORMS (*N Engl J Med* 2010;362:402-415)-fingolimod *vs.* IFN-β 30 μg IM sem-2 muertes en el grupo de dosis ↑ de fingolimod (infxn VVZ diseminada y encefalitis VHS).
ES: cefalea, diarrea, ↑ **PFH**, fatiga, tos, **HTN**. Menos comunes pero potencialmente graves son **bradiarritmia** y bloqueo AV (usu efecto de la 1.ª dosis), edema macular (reversible), cánceres de piel, infxn por VVZ, meningitis criptocócica y empeoramiento paradójico de la actividad de la enf de EM con recaídas graves. Contraindicado para pts con cardiopatía activa isquémica o conductiva (a menos que se trate c/marcapasos) o Rx c/fármacos antiarrítmicos. Rebote de la enf tras retirar Rx, se considera una Rx de 2.ª línea.
Control: en la basal, revisar **BHC, PFH, EKG, examen oftal,** examen de la piel para lesiones cutáneas precancerosas, **serología de VVZ** (vacunación si los títulos de IgG son (−)/↓ al menos 3 meses antes de fingolimod). Considerar vacuna contra herpes zoster en cualquiera que va a cumplir 60 años. La **1.ª dosis debe administrarse c/controles de PA y FC cada 1 h durante 6 h** en las que pueda mnj la bradicardia sx, con un EKG al final de las 6 h de observación. Comprobar BHC y PFH c/3-6 meses, el examen oftal debe repetirse 3 a 4 meses después de iniciar fingolimod y con regularidad en pts con DT2 o hx de uveítis.

Siponimod

MA: modulador del receptor de esfingosina 1-fosfato, induce la retención de linfocitos en los ganglios linfáticos. **También aprobado para EMSP activo y SCA.**
Dosis: 0.25 mg qd dosis inicial. En pts con genotipo CYP2C9*1/*3 o *2/*3, ajustar la dosis en 5 días hasta 1 mg al día. En pts con genotipo CYP2C9*1/*1, *1/*2 o *2/*2, ajustar la dosis en 6 días a 2 mg qd.

Ensayos clave: el ensayo BOLD comparó siponimod en diversas dosis con placebo en EMRR (*Lancet Neurol* 2013;12(8):756). El ensayo EXPAND comparó siponimod con placebo en EMSP (*Lancet* 2018;391(10127):1263).
ES: **bradiarritmias** (deben controlarse por 6 h en pts con bradicardia sinusal, BAV 1.er o 2.° grado, hx de IM o ICC), cefalea, HTN, hepatotoxicidad, infxns, edema macular, ↓ del recuento de linfocitos (en 20-30%). **Contraindicado** en pts con genotipo CYP2C9*3/*3 (provoca conc ↑ de siponimod), o en aquellos con IM reciente, angina inestable, ictus, AIT, insuf cardiaca avanzada, BAV de 2.° o 3.er grado tipo Mobitz o sínd del seno enfermo, a menos que el pt tenga un marcapasos. Puede interactuar c/inhibidores o inductores de CYP450.
Control: a la basal, analizar para el genotipo CYP2C9, BHC, PFH, Ac VVZb (si es (–), vacunar), EKG, examen oftal y cribado para otras meds inmunosupresoras. Controlar la PA en el consultorio, BHC con diferencial y PFH 3-6 meses después de iniciar Rx, después q6-12 meses.

Teriflunomida

MA: inhibe la síntesis de *novo* de pirimidina necesaria para la proliferación de los linfocitos activados.
Dosis: 7 o 14 mg qd.
Ensayos clave: ensayo TEMSO comparado con placebo (*NEJM* 2011;365:1293-1303); TEMSO II.
ES: diarrea, náusea, **adelgazamiento del cabello/alopecia**, ↑ de ALT/**hepatotoxicidad** (los pts con enf hepática conocida no pueden tratarse c/teriflunomida) y varios casos de TB fueron informados en los estudios. **Embarazo categoría X**.
Control: a la basal, comprobar PFH, BHC, buscar TB latente, prueba de embarazo. Controlar las conc de ALT cada mes por 6 meses; suspender si se sospecha lesión hepática inducida por el fármaco, o en embarazadas, o en hombres y mujeres que buscan concebir. Evitar el embarazo hasta que la conc sérica de teriflunomida sea < 0.02 mg/L. Se recomienda un **"protocolo de lavado acelerado"** con colestiramina si hay que ↓ la conc con rapidez.

Cladribina

MA: agente antimetabolito de purina dirigido a subconjuntos de linfocitos. **También está aprobado para EMSP activo.**
Dosis: 3.5 mg/kg divididos en 2 ciclos anuales (1.75 mg/kg por ciclo). Cada curso se divide en 2 ciclos de 5 días, separados por 4 sem.
Ensayos clave: el ensayo CLARITY comparó cladribina con placebo (*NEJM* 2010;362(5):416).
ES: IRA, cefalea, linfocitopenia. ↑ del riesgo de **malignidad** e infxn que amenaza la vida. Contraindicado en pts con malignidad o infxns crónicas activas. **Contraindicado en embarazo y lactancia**. Las mujeres y los hombres deben utilizar métodos anticonceptivos hasta 6 meses después de la última dosis de cada ciclo de tx. Reservado para pts que no toleran o no responden a otros TME.
Control: a la basal, verificar BHC c/diferencial, PMB, PFH, VIH, Ac nuclear y de superficie para VHC, prueba de TB, prueba de embarazo, cribado para malignidad e infxn, obtener IRM cerebral. Controlar con BHC con diferencial en los meses 3 y 7 tras cada ciclo de tx.

Infusiones

Natalizumab

MA: Ac monoclonal contra α-4-integrina en los linfocitos, que impide la migración al SNC. *Dosis:* infusión de 300 mg IV q4sem.
Ensayos clave: el ensayo AFFIRM (*NEJM* 2006;354:899-910) como monoterapia y en SENTINEL (*NEJM* 2006;354:911-923) en combinación con IFN SC demostró un fuerte efecto antiinflamatorio en la prevención de nuevas recaídas y nuevas lesiones en la IRM.
ES: ↑ del riesgo de infxns incl herpes, reacciones a la infusión, cefalea, fatiga, prurito, artralgias, colelitiasis. Es posible el desarrollo de Ac neutralizantes a natalizumab. Comprobar Ac a natalizumab si no hay respuesta clínica al Rx o si hay lesiones activas en curso; si hay Ac, suspender natalizumab. Contraindicado en el embarazo. La interrupción de natalizumab puede c/p una enf de rebote grave y, en algunos casos, sínd inflamatorio de reconstitución inmunológica (SIRI); algunos centros utilizan glucocorticoides como puente para otros Rx si es necesaria la interrupción. Raro: leucoencefalopatía multifocal progresiva (**LMP**) en pts expuestos al virus JC. El riesgo de LMP aumenta con la duración de Rx, títulos ↑ de Ac JCV e inmunosup previa. Se observan otras infxns oportunistas. Se han notificado casos raros de melanoma, pero la asociación aún no está probada.
Control: a la basal, comprobar BHC, PFH y Ac JVC en suero. Controlar la presencia de LPM con IRM cerebral c/contraste y **título de Ac JCV en suero** cada 6 meses. Examen derma y oftal al inicio, con seguimiento durante el tx según se requiera; comprobar PFH cada 6 meses.

Alemtuzumab

MA: Acb monoclonal humanizado que conduce a la depleción de las células T, células NK y monocitos que expresan CD52.
Dosis: 12 mg diarios IV por 5 días consecutivos (total 60 mg) al inicio de Rx; luego 12 mg diarios durante 3 días (total 36 mg) 12 meses después.
Ensayos clave: CARE-MS comparó alemtuzumab con IFN (44 μg SC 3×/semana); CARE-MS II alemtuzumab *vs.* IFN o GA.

ES: Rx de infusión con cefalea, erupción, náusea, fiebre (90% de los pts). Infxns por herpes (16-18%): necesitan profx de aciclovir (durante la infusión de alemtuzumab y durante 28 días después c/ aciclovir 200 mg VO bid) y profx para neumonía *por Pneumocystis jirovecii* (NPC) (p. ej., TMP-SMX 80-160 mg diarios) durante la Rx y por varias sem después de la Rx. **Enf autoinmunes: autoinmunidad tiroidea** (16-30%), PTI, sínd de Goodpasture. Debido a los frecuentes ES, reservado para pts con EMRR que tienen respuesta inadecuada a 2 o más TME de 1.ª línea. En EUA, requiere un registro esp → de un programa de distribución restringida.
Control: a la basal, comprobar BHC, PFP, Cr, EGO, PFT, títulos de VVZ, Ac nuclear y Ag de superficie de VHB, VHC, VIH, prueba de TB, examen cutáneo. Controlar con exámenes cutáneos anuales y cribado del VPH; BHC, Cr y EGO mensuales y PFT q3meses hasta 48 meses después de la última infusión.

Ocrelizumab

MA: Ac monoclonal humano recombinante anti-CD20 en los linfocitos B que provoca el agotamiento de células B. **También aprobado para EMPP.**
Dosis: 300 mg IV q2sem × 2 dosis; repetir la dosis c/ 600 mg IV q6meses.
Ensayos clave: OPERA I y OPERA II compararon ocrelizumab con β-IFN-1a en EMRR (*NEJM* 2017;376(3):221) y ORATORIO comparó ocrelizumab c/placebo en EMPP (*NEJM* 2017;376:209).
ES: **reacciones a la infusión, IRA,** IVU, infxns por herpes, trombocitopenia y neutropenia. Posible ↑ del riesgo de cáncer de mama. Casos raros de LPM, atribuidos a inmunosup anteriores. Evitar en el embarazo. Puede ↓ la eficacia de las vacunas.
Control: a la basal, BHC, PMB, PFH, subconjuntos de linfocitos, Ac nuclear y Ag de superficie de VHB, VHC, VIH, prueba de TB e inmunoglobulinas séricas. VVZ y vacunación neumocócica $>$ 6 sem antes del inicio del Rx si es posible. Controlar con BHC, PMB, PFH, **subconjuntos de linfocitos** cada 6 meses e inmunoglobulinas cada 6-12 meses.

Otros tratamientos

Vitamina D: deben obtenerse conc sanguíneas de "25-hidroxivitamina D", c/conc objetivo actuales en la EM, en el rango medio de la normalidad. Por lo demás, la dosis habitual es de 1 000 UI para conc entre 20 y 35 ng/mL y 2 000 UI diarias para conc ↓ a 20 ng/mL, pero algunos expertos recomiendan dosis de hasta 5 000 UI diarias. Son preferibles los suplementos de vitamina D_3 (más activa biológicamente, ↑ las conc sanguíneas c/mayor eficacia y es más estable en almacenamiento que D_2). **Rituximab:** rituximab, similar a ocrelizumab, es un Ac monoclonal anti-CD20 en los linfocitos B que provoca el agotamiento de células B. Dosis sugerida 1 000 mg IV q2sem × 2 dosis, luego q6meses; comprobar el recuento de CD19, CD20. Reposicionar a los 12 meses o antes, a los 6-9 meses si alguno de los marcadores ↑ por encima de 0. Perfil de ES similar al de ocrelizumab. No está aprobado por la FDA. **Mitoxantrona:** aprobado para su uso tanto en EMRR como en EMSP. Debido a la toxicidad cardiaca y al ↑ del riesgo de leucemia, así como a la limitada evidencia de beneficio, mitoxantrona debe reservarse para pts c/enf que avanza rápido y que han fracasado con otras terapias. Debe considerarse como la última opción.
Azatioprina, micofenolato mofetilo y metotrexato: agentes inmunosupresores orales utilizados fuera de especificación y pequeños ensayos clínicos sugirieron algún beneficio en la EMRR y la EMP. La disponibilidad de los nuevos agentes ya descritos los sitúa más abajo en la lista. A veces se utilizan cuando hay comorbilidades c/otros trastornos inmunológicos/reumáticos, o como complemento de IFN o GA.
Ciclofosfamida: las pruebas observacionales limitadas apoyan el uso de ciclofosfamida IV en pulso (p. ej., cada mes) para la EMRR junto con los esteroides. Existe una $>$ experiencia c/ciclofosfamida en pulso para las formas progresivas de EM, pero los datos son contradictorios en cuanto al beneficio.
Trasplante de células madre: quimioterapia en dosis altas para abatir el sist inmunológico, seguida de un trasplante autólogo de células madre. Algunos estudios sugieren que es 2 veces más eficaz que el TME agresivo, pero a costa de graves ES con un 2.8% de mortalidad a/c el trasplante en los 1.os 100 días (*Mult Scler* 2017;23(2):201-204; *JAMA Neurol* 2017;74(4):459-469).

Escalada *vs.* enfoque agresivo temprano: hay diversidad de opiniones sobre si empezar con un TME tradicional de 1.ª línea menos agresivo (β-IFN, GA, teriflunomida, dimetilfumarato) y aumentar a un tx de $>$ eficacia si la respuesta es mala o empezar con un tx agresivo temprano (natalizumab, fingolimod, ocrelizumab, alemtuzumab) proporciona el mejor beneficio a largo plazo para prevenir la discapacidad (hay ensayos en curso para responder a esta pregunta). Considerar el enfoque agresivo temprano para pts c/discapacidad temprana y los que tienen factores de riesgo de enf agresiva.

Seguimiento del curso de EM

IRM: no hay consenso sobre el núm de nuevas lesiones en la IRM que deben provocar un cambio en el TME, pero en años recientes, el umbral ha ↓ para cambiar el curso del tx con nueva actividad de la enf. A pesar de lesiones sean estables, puede haber una nueva discapacidad fxnal, esp con EM avanzada.

Recaídas: medida en términos de tasa, % libre de recaídas, tiempo hasta la recaída.
Seguimiento: escalas de discapacidad:
EDSS (Escala de Estado de Discapacidad Expandida, utilizada en combinación con la Escala Funcional de Kurtzke - https://www.nationalmssociety.org/) (0-9): 0 = examen neuro norm, 2 = discapacidad mínima, 4 = ↓ caminar, 6 = necesita ayuda, bastón, 7 = silla de ruedas, 9 = indefenso, encamado,

10 = muerte. El 50% de los pts con EM pasa de 0 a 6 en 10 años; se pondera la deambulación (*vs.* cognición, fatiga y dolor).

CFEM: compuesto funcional de la esclerosis múltiple: suma auditiva en serie, caminata cronometrada de 8 m, clavija de 9 agujeros; no abarca visión, fatiga, dolor ni otros dominios cognitivos.

Manejo de los síntomas

Directrices generales

- Historial y examen minuciosos.
- Abordar un problema y una intervención a la vez para evitar la polifarmacia.
- Enfatizar el control del pt y la mentalidad general sobre sx individuales.
- Fomentar los grupos de apoyo social; consultar el sitio web de la Sociedad de EM (http://www.nationalmssociety.org)

Musculoesquelético: *paresia:* peor en manos y caderas; mnj: fisioTx, derivación al fisiatra para dispositivos de ayuda (ortesis, bastones, andaderas), programas de rehab integral. *Espasticidad*: rigidez, calambres, espasmos, clonus, dolor, deterioro de la mov y la posición; mnj: estiramientos, fisiotx, procedimientos orto para liberar contracturas; *Rx:* relajantes musculares (ver tabla siguiente), **4-aminopiridina:** puede mejorar la movilidad. **Dosis:** 10 mg VO bid. **MA:** bloqueador de canales de K^+. **SE:** crisis, arritmia (contraindicado en pts c/crisis o cardiopatía estructural), puede exacerbar n/v, precaución c/enf hepáticas y renales. **Ensayos:** fase III DBRCT- a 14 sem, 35% pts mejoró en la prueba de marcha cronometrada de 7.5 m *vs.* 8% en placebo (*Lancet* 2009;373:732-738).

Rx para la espasticidad en EM		
Agente	**Dosificación/Titulación**	**Efectos secundarios**
Baclofeno (agonista $GABA_B$)	5-10 mg VO qd a 10-30 mg qid	Sedación, mareos, paresia, sínd abstinencia y encefalopatía, por lo que se desc lentamente si se toma > 30 mg al día Intratecal disp para espasticidad refractaria
Tizanidina (agonista α-2)	2 mg tid a 8 mg qid	Sedación, hipotensión, xerostomía, hepatotoxicidad
Diazepam (BZD)	2.5 mg qd a 10 mg qid	Sedación, estreñimiento, depresión respiratoria
Gabapentina	100 mg tid a 800 mg qid	Sedación, mareos, edema
Botox		Sólo para espasticidad focal

Temblor: **(1)** terapia ocupacional; **(2)** cirugía: talamotomía, estimulación talámica: resultados mixtos; **(3)** sin demostración sistemática de la eficacia de BZD, gabapentina, primidona, propranolol, INH, trazodona, antag de serotonina o cannabinoides.

Alteraciones sensoriales: *sx positivo*: disestesia, alodinia: meds para dolor neuropático (p. ej., gabapentina, pregabalina, duloxetina); disestesia nocturna: ATC; **neuralgia del trigémino**: carbamazepina, oxcarbazepina, gabapentina; cirugía: beneficios no aclarados: rizotomía, descomp microquirúrgica, radiocirugía; **signo de Lhermitte:** gabapentina, pregabalina, carbamazepina o esteroides para nueva lesión medular; **abrazo de EM:** opresión en banda en el pecho o abdomen por lesión medular o espasticidad. Tx con meds para dolor neuropático y tópicos o relajantes musculares. *Sx negativo:* hipoestesia, adormecimiento. Intervenciones limitadas. *Intolerancia al calor:* el calor (duchas calientes, ejercicio) puede empeorar temporalmente los sx de EM (**fenómeno de Uhthoff**). Duchas frías y bolsas de hielo.

Genitourinario: (1) falla de almacenamiento: urgencia, frecuencia, nicturia. *Estudios:* EGO, estudios urodinámicos. *Rx:* vaciado programado, autosondaje, pañales, y catéteres de preservativo (pref a catéteres permanentes, a menos que haya decúbito sacro), catéter suprapúbico para mnj a largo plazo (limita el daño uretral y las fugas); *Rx:* **anticolinérgicos**: tolterodina o antagonistas muscarínicos SELECTIVOS si hay xerostomía o ES cognitivo (oxibutinina 5 mg qd → 5 mg qd, XR 5 mg qd → 15 mg bid, TD 1 parche dos veces por semana. Tolterodina 1 mg qd → 2 mg bid, LA 2 mg qd → 4 mg qd.; **mirabegron:** agonista β-3 adrenérgico (25 mg qd → 50 mg qd después de 2-4 sem). **(2) Falla de vaciamiento: retención urinaria.** *Estudios:* EGO, VRPM con USG o cateterismo: Anorm si > 100 mL o > 10% del volumen vaciado. *Rx:* vaciado programado, autocateterismo intermitente. **(3) IVU:** estudios urológicos si frec a pesar de Rx óptima para retención: desc cuerpos extraños, deformidades anatómicas, uro/nefrolitiasis. *Rx:* bacteriuria asx común con catéteres permanentes – sin Rx mientras no haya piuria. Para piuria: tratar agresivamente (puede exacerbar sx de EM, desencadenar recaídas). Fomentar el vaciado, autocateterismo intermitente; metenamina: antimicrobiano inesp, ES mínimos y riesgo de resist; nitrofurantoína intermitente/alternativa o TMP/SMX, reservar FQ para infxns resist.

GI: estreñimiento: *Rx:* desc causas farmacológicas, ↑ ingesta de líquidos y fibra; laxantes (lactulosa, polietilenglicol, docusato sódico).

Disfxn sexual: afecta hasta a 90% de los pts. **Anorgasmia, disminución de la libido:** limitar causas farmacológicas (antidepresivos, FAE, Rx vesical), juegos previos, asesoramiento sexual, Tx de la fatiga. **F: ↓ lubricación**: lubricantes sintéticos; **M: disfxn eréctil:** sildenafil (también puede mejorar la lubricación en mujeres).

Sx afectivos: (1) depresión, ansiedad: la depresión es la enf comórbida más común en EM. *Rx:* psicoterapia combinada (estado de ánimo en parte 2/2 factores situacionales) y antidepresivos; no sedantes como fluoxetina o bupropión. **(2) Sx seudobulbar (10% pts c/EM):** dextrometorfano/ quinidina 20/10 mg qd → bid después de 7 d; antidepresivos a dosis bajas. **(3) Fatiga:** sx incapacitante más común de EM. Identificar/resolver las causas (p. ej., depresión, dolor, trast del sueño, enf comórbidas). *Rx:* amantadina: beneficiosa en pequeños ECA; modafinilo 100-200 mg qam y qpm (puede tomarse PRN); ASA: 650 mg bid, tiene algún beneficio según un pequeño estudio, pero c/ riesgo de hemorragia; Dextroanfetamina-anfetamina 5-40 mg qam; lisdexanfetamina 30-70 mg qam.

SX cognitivos: comunes. *Estudios:* eval neuropsic (pruebas: velocidad de procesamiento/memoria de trabajo: prueba de adición auditiva en serie; prueba de modalidades de dígitos simbólicos; aprendizaje y memoria: prueba de aprendizaje verbal de California, prueba de memoria visoespacial breve; fxn ejecutiva: prueba de clasificación de tarjetas de California; percepción visual/procesamiento espacial: prueba de juicio de orientación de líneas; fluidez verbal: pruebas de asoc de palabras orales controladas). *Rx:* evitar cannabis (↓ cognición [*Neurology* 2008;71:164]); Rx causas: depresión, ansiedad, fatiga, meds (ES sedantes/anticolinérgicos). Estrategias compensatorias, p. ej., cuaderno, calendario, pastilleros, agenda electrónica, mnemotecnia. Los TME pueden limitar la progresión de la enf. Sin evidencia de eficacia de donepezilo (pero puede ↑ memoria verbal).

Crisis: mayor prevalencia que la población general. Suelen ser benignas y responden a los FAE.

Secuelas avanzadas (en pts inmóviles o encamados): (1) osteopenia: por inmovilidad, esteroides, posib citoquinas inflamatorias. *Mnj:* eval rutinaria de densidad ósea. Rx estándar: calcio/ vitamina D, bifosfonatos. **(2) Úlceras por presión:** examinar sacro, tuberosidades isquiáticas, trocánteres mayores, talones. *Mnj:* cambios de posición frec, acolchado, mejorar el estado nutricional, minimizar esteroides, ropa de cama especializada, especialista en heridas. **(3) Aspiración:** eval por patología del habla y el lenguaje de la fxn bulbar y la disfagia. *Mnj:* leve-moderada → modif del comportamiento (comer erguido, flexionar el cuello antes de tragar, pequeños bocados), modif dietéticas (líquidos espesados). Grave → sonda de alimentación si el pt lo desea.

Variantes de EM

Variante de Marburg: pts más jóvenes, usu precedidos de fiebre, avanzan rápidamente, son agresivos, c/pérdida axonal, pueden progresar hasta la discapacidad y la muerte.

Esclerosis concéntrica de Baló (tcc encefalitis periaxialis concéntrica): + común en pts chinos/filipinos; las lesiones forman anillos concéntricos de tejido desmielinizado y no desmielinizado alternado; a menudo produce sx cognitivos (cefalea, afasia, disfxn cognitiva y conductual, crisis), progresión rápida y a menudo sin remisión.

Lesiones quísticas tumorales de EM > 2 cm; IRM: aspecto de "huevo frito", efecto de masa, edema o realce en anillo, borde hipointenso en T2 (ddx: glioma, metástasis, absceso).

Enf de Schilder (esclerosis mielinoclástica difusa): inicia en la infancia (5-14 años), progresiva; placas de lesiones seudotumorales usu simétricas y > 2 cm de diámetro; causa afasia, crisis, Δ cognitivos y conductuales, incontinencia, paresia, cefalea, déficits visuales y del habla.

EM pediátrica

Esclerosis múltiple con inicio antes de los 18 años

Epidemiología: 8000-10000 niños en EUA; 3-5% de los pts con EM se presentan antes de los 18 años; la mayoría tiene 11 años o más, edad media de aparición de los 1.os sx es de 15 1:1 relación hombre/mujer antes de los 10 años, luego aumenta la frec en niñas.

Factores de riesgo: similares a los de los adultos.

Presentación clínica: similar a la de los adultos, aunque c/curso más inflamatorio de la enf, ver también crisis, letargo. **IRM:** igual que en los adultos.

Evolución: 95% de EMRR; tasa de recaídas + ↑ pero mejor recuperación de los ataques; la acumulación de discapacidad puede ser + lenta, pero la carga de enf significativa se acumula antes comparada c/EM del adulto. + discapacidad cognitiva que física en la infancia comparada c/EM del adulto 1/3 a 2/3 de pts peds c/EM tienen déficits cognitivos.

Ddx: infxn (virales, Lyme, virus del Nilo Occidental), trast genéticos/metabólicos, EAD, NMO, vasculitis del SNC de pequeños vasos, endocrinopatías, vasculopatías, trast inflamatorios, trast genéticos/metabólicos, es decir, trast mitocondriales y leucodistrofias, def nutricionales, neoplasias (*Neurology* 2007;68:S13).

Manejo: atender a las consecuencias cognitivas, del desarrollo, psicosociales y de afrontamiento familiar. Considerar pruebas neuropsic, necesidad de un plan educativo individualizado. **Rx: (1)** ataques: metilprednisolona 30 mg/kg/día (máx 1 g) por 5-7 días, luego ± prednisona 1 mg/kg/día y disminuir en aprox 4 sem. Si el pt tiene sx severos a la presentación, o no responde a esteroides, considerar IgIV 2 mg/kg dividida en 2-5 días, o PLEX. **(2)** TME -**Fingolimod** aprobado por la FDA para EM pediátrica en 2018, ensayo PRADIGMS (*NEJM* 2018;13;379(11):1017-1027). ECA comparó fingolimod con interferón β-1a, la tasa de recaída anualizada fue de 0.12 con fingolimod y 0.67 con interferón β-1a. Se administró una dosis de 0.5 mg por vía oral al día si se trataba de una persona de más de 40 kg, o de 0.25 mg si se trataba de una persona de menos de 40 kg. **Interferón β:** iniciar con 25-50% de la dosis para adultos y se aumenta según se tolere. **Acetato de glatiramero:** puede usarse la dosis para adultos. **Natalizumab:** en una cohorte de 101 pts pediátricos, la tasa de recaída anualizada disminuyó de 2.3 ± 1.0 a 0.1 ± 0.3 (*BMC Neurol* 2015;15:174.) Dosis de 6 mg/kg en infusiones IV (hasta un máx de 300/dosis). Vigilar el virus JC. **Rituximab:** menos datos en EM pediátrica (series de casos retrospectivas han mostrado estabilización de la enf).

TRASTORNOS NEUROINMUNOLÓGICOS

Enfermedades inflamatorias del SNC		
	Monofásica	**Recaída/Progresiva**
Idiopática/Autoinmune		
Primaria e idiopática	SCA, Marburg, NO aislada, EAD, MT, cerebelitis, trastornos monofásicos a/c Ac MOG	EM (EMRR, EMSP, EMPP, enf de Baló), NO recidivante, TENMO, trast recidivantes a/c Ac MOG
Paraneoplásica	Sínd paraneoplásicos (encefalitis límbica, NO, MT, cerebelitis, romboencefalitis)	
Yatrogenia	Afecciones inflamatorias/desmielinizantes del SNC inducidas por inhibidores del punto de control inmunológico; NO, MT, EAD posvacunas	
Enf tejido conectivo	Enfermedad de Behcet, sínd de anticuerpos antifosfolípidos (SAF)	
Granulomatosa	Granulomatosis con poliangitis, sarcoidosis, granulomatosis linfoide	
Vasculitis	Vasculitis primaria del SNC, sínd de Susac, vasculitis sistémicas	
Otras etiologías (enf desmielinizante)		
Infecciosa	LMP, mielitis flácida aguda	VIH, Lyme, neurosífilis, sarampión → PESA, mielopatía VLLC-TH1-asociada/paresia espástica tropical
Congénita		Adrenoleucodistrofia, enf de Alexander, enf de Canavan, enf de Krabbe, leucodistrofia metacromática Adrenomieloneuropatía
Tóxica-metabólica, radiación	Mielinolisis pontina central (MPC), intoxicación por CO, leucoencefalopatía tóxica	Degeneración combinada subaguda (deficiencia de B_{12}, E o cobre), intoxicación por NO, enf de Marchiafava-Bignami Necrosis inducida por radiación
Vascular, hipóxico	PRES, desmielinización cerebral hipóxica retardada	Desmielinización isquémica subcortical progresiva

Neuritis óptica

Definición: desmielinización inflamatoria del nervio óptico que causa pérdida de la agudeza visual, por lo general monocular. Puede ocurrir en cualquier segmento; se llama retrobulbar si es posterior. Manifestación/heraldo común de EM, TENMO, o enf MOG recidivante. Rara vez es una manifestación del sínd paraneoplásico (Ac CRMP5).

Epidemiología: 6.4 por 100 000 en EUA. F > M (2:1); edades entre 20 y 40 años; como EM: latitudes altas, Europa occidental y norte de EUA, lejos del ecuador. HLA-DR15, HLA-DQA-1B Y HLA-DQB-1B. Más comúnmente etnia no caucásica rel c/TENMO.

Presentación clínica: ***aguda:*** **(1)** sx monocular habitual (10% b/l, + común en niños y AQP4+/MOG+). **(2)** Pérdida visual (90%): inicio de horas a días, picos de 1-2 sem. **(3)** Pérdida de la visión del color. **(4)** Defecto del campo visual: usu escotoma central. **(5)** Dolor orbital o retroorbital; norm c/mov ocular; a menudo precede a la pérdida visual. **(6)** Fotopsias (destellos, parpadeo de luz) precipitadas por mov ocular en 30%. ***Crónica:*** déficits visuales variables, fenómeno de Uhthoff: calor (duchas, ejercicio) temporalmente ↑ desenfoque visual. ***Asociaciones:*** EM, TENMO, anti-MOG.

Pruebas de diagnóstico

Pruebas de agudeza visual: van de 20/30 a no percibir la luz; 80% de los pts con TENMO AV peor que 20/200. Grado variable de pérdida visual persistente (visión del color, Sens al contraste, brillo de luz, agudeza estereoscópica) se detecta en la mayoría a los 2 años.

Pruebas de color: c/placas de Ishihara, prueba de 100 tonos de Farnsworth-Munsell. Pérdida de visión de color en ~90% de los pts, fuera de proporción para disminuir en AV. *Crónicamente:* "desaturación del rojo": aparece "lavado" en el ojo afectado.

Prueba de la linterna: defecto pupilar aferente relativo (RAPD) en NO u/l (en un cuarto oscuro, una luz que va del ojo sano al afectado provoca dilatación). RAPD puede persistir.

Campos visuales: escotoma, usu central; si se extiende a la periferia, considerar lesión compresiva; si es altitudinal, considerar neuropatía óptica isquémica anterior (AION). 56% se normaliza al año, 73% a los 10 años.

Examen fundoscópico: 1/3 tiene papilitis c/hiperemia e hinchazón del disco, márgenes del disco borrosos, venas distendidas. 2/3 tienen neuritis *retrobulbar* c/examen fundoscópico norm. Con el tiempo: atrofia óptica, incluso si la AV es norm; disco encogido c/palidez, en especial temporal, que se extiende más allá de su margen en CFNR peripapilar. Otros hallazgos: envoltura perivenosa o periflebitis retiniana (12%); uveítis, pars planitis. La neuropatía óptica de Leber conduce a atrofia b/l subaguda/crónica.

IRM de cerebro y órbitas con y sin gado: + útil para determinar riesgo de conversión a EM y ddx con NMO u otras neuropatías ópticas. 95% c/inflamación del nervio óptico (el cambio de señal T2 se ve mejor en STIR coronal); la afectación longitudinal se correlaciona c/AV y el pronóstico visual; el realce persiste durante 30 días. La IRM con gado en la NO por NMO suele mostrar afectación del nervio óptico posterior, bilateral y de larga duración con extensión quiasmática; la NO a/c anti-MOG suele mostrar afectación del nervio anterior, b/l y de larga duración c/inflamación del nervio óptico intraorbital y realce perineural de gado (*Radiographics* 2018;38:1). Realce del nervio óptico 60% de pts con EM s/NO clínica.

PL: rutina (proteínas, gluc, rec/dif celular, GS y cx); índice IgG (↑ en 20-36%), BOG (+ en 56-69%) implica ↑ riesgo de desarrollar EM. Desc otras causas si b/l, < 15 años, p/d infxn. 80% pts c/NO aguda tienen hallazgos inespecíficos (10-100 linfoc, proteínas ↑).

Angiografía con fluoresceína: usu norm 25% c/ fuga de colorante o vaina perivenosa.

PEV: si el examen no muestra claramente NO o demuestra NO asx previa; mostrará ↓ amplitud de N95 y retraso en P100 de la respuesta visual evocada debido a la desmielinización axonal. Persiste a 1 año en 80-90%; 35% norm a 2 años.

Tomografía de coherencia óptica (TCO): detecta adelgazamiento del CFNR tras desaparecer la inflamación temprana. Más adelgazamiento → peor resultado visual. Útil para seguimiento de EM progresiva, uso limitado para dx de NO aguda. La TCO en NMO muestra una lesión más extendida que en EM (*Neurology* 2009;72:1077).

Laboratorios: VSG, ANA, ECA, Lyme (serología y LCR), sífilis, Ac NMO, Ac MOG; estudios LCR.

Ddx de NO: **(1)** Adultos: > 50 años **NOIA** (2/2 DT2, HTN o ACG); arterítica o no arterítica **(1a) Arterítica (= arteritis de células gigantes = arteritis temporal)**: > 50 años, F > M 3.5:1. Pérdida visual de inicio repentino, escotoma altitudinal o generalizado, puede ser b/l. Examen típico del fondo de ojo: disco pálido e inflamado con hemorragias. IRM = ± realce de la retina, pero no del nervio óptico. Sx asociados: cefalea, claudicación mandibular, sensibilidad del cuero cabelludo. Pronóstico: ceguera rápida si no se trata con esteroides (en ambos ojos). **(1b) No arterítica:**

usu pts > 50 años, pérdida visual súbita u/l, no sensible, con escotoma altitudinal (usu inferior). Examen del fondo de ojo: edema de disco. IRM norm. Evolución: 40% mejora, en meses, en > 3 líneas. **(2) Infxns:** infx NO aislada inusual, más bien a/c retinitis. *Neurorretinitis* (*virus, toxoplasmosis, Bartonella*): usu en niños, durante horas-días, a menudo b/l, ± escotoma, ± dolor. Examen: papilitis, edema macular, exudados. ± si/sx sistémicos. *Meningitis, sífilis, Lyme, Nilo Occ.* **(3) Genética: (3a)** *NOHL* (neuropatía óptica hereditaria de Leber): M > F, edad 25-40 años. Gen mitocondrial. Inicio en sem/meses de escotoma central o cecocentral u/l o b/l, indoloro. Fondo de ojo: hiperemia discal; telangiectasia peripapilar. IRM norm. Pronóstico: 1/3 mejora. **(3b)** *Atrofia óptica autosómica dominante tipo Kier.* **(4) Neoplasias: (4a)** glioma del nervio óptico: sx inicial a menudo idéntico al de NO; IRM = lesión expansiva y potenciadora del nervio óptico; ± proptosis y otros signos orbitales. **(4b)** Meningioma, metástasis, linfoma. **(5) Compresión:** absceso, aneurisma de arteria carótida-oftálmica, oftalmopatía tiroidea, seudotumor orbitario, seudotumor cerebral. **(6) Tóxico-metabólico:** fármacos, toxinas, def nutricionales (vitamina B_1, B_{12}, folato), radiaciones. **(7) Neuropatía óptica traumática.**

Pronóstico: depende de la etiología (1) ***Recuperación visual: mejor en NO idiopática o debido a EM:*** 90% c/20/40 o mejor visión a 1 año. La recuperación comienza en sem. A menudo c/Sens de contraste residual: **(1a)** Mala AV a la presentación; en ONTT, 65% de los pts con AV LP o peor alcanzaron al inicio 20/40; **(1b)** lesiones más largas de NO en la IRM, que se extienden al canal óptico; **(1c)** raza: los afroamericanos tienen peor AV a la presentación (peor de 20/200 en 93 *vs.* 39% de caucásicos); a 1 año, 61% tiene una AV mejor de 20/40 *vs.* 92% de los caucásicos; **(1d)** EM concurrente. **(2)** ***Niños:*** 20% c/discapacidad visual fxnal persistente. **(3)** ***Recurrencia:*** 35% de recurrencia a los 10 años, a/c ↑ riesgo de EM. Si la NO se repite rápidamente y la IRM cerebral es norm, comprobar la IgG de NMO. **(4) NO y EM** (*ONTT: Optic Neuritis Rx Trial*) (*Arch Ophthalmol* 1991;109:1673-1678): basado en ONTT, el riesgo de EMCD ~30% a los 5 años, 40% a los 12 años, 50% a los 15 años. 50% de los pts con EM desarrolla NO en algún momento de la enf. **(4a) Riesgo ↑ si:** mujer (74% en ♂, 34% en ♀), caucásica; el examen fundoscópico muestra una vaina perivenosa de la retina; IRM c/lesiones desmielinizantes (56% a los 5 años si hay 2+ lesiones de SB); Ac AQP4 o MOG+, BOC+ en LCR. **(4b) Riesgo ↓ si:** Ac AQP4 o MOG-, sin lesiones de SB en la IRM.

Rx: aguda: metilprednisolona IV (1 g qd × 3-5 días, luego 1 mg/kg de prednisona VO × 11 días c/↓ de 4 días) en los 8 días del inicio. Acelera la recuperación de la fxn visual. A 1 año, resultados similares (*Am J Ophthalmol* 2004;136:77-83). El riesgo de conversión a EM a los 2 años es de 7.5 c/esteroides IV (*vs.* 14.7 con 1 mg/kg de prednisona VO × 14 días con ajuste de 4 días y *vs.* 16.7 con placebo) (*Invest Ophthalmol Vis Sci 2000*;41:1017). Tratar si la carga de la lesión en la IRM es ↑ para retrasar la aparición de EM; si la pérdida visual es grave o b/l para acelerar la velocidad de recuperación visual. *NO se recomienda prednisona VO sola*. PLEX ha demostrado ser eficaz en casos graves refractarios a los esteroides. PLEX + esteroides puede ser más eficaz en pts con TENMO.

Terapias modificadoras de la enfermedad: tratar si se cumplen los criterios de EM, o Ac AQP4+ o MOG+. Objetivos: ↑ intervalo s/ataques, ↓ ataques y ↑ retraso hasta discapacidad visual.

Mielitis transversa

Definición: inflamación de mielopatía 2/2, "transversa" indica disfxn en un nivel particular → de la médula espinal. La MT puede ser parcial (u/l, asimétrica) o completa (ver abajo). Infxn u otras etiologías inflamatorias ± compresión. Otras causas (no inflamatorias) de mielopatía: vascular, neoplásica, compresiva, traumática.

Manifestaciones clínicas: (1) inicio en días; a veces en horas en la desmielinización necrotizante (p. ej., NMO). **(2) Desencadenante:** puede ir precedida por enf virales inespecíficas o vacunas; a menudo no se encuentra ningún factor desencadenante. **(3)** ***Completa vs. parcial:*** las lesiones completas usu son + largas (> 3 seg verticales) y central → simétrica. ↓ fxn motor/sensorial/esfínter; *vs.* incompleta c/ lesiones más cortas y periféricas que implican tractos limitados, usu → pérdida incompleta de fxn. **(4) Nivel sensorial. (5) Fxn motora:** depende del nivel y extensión de la lesión: **columna C**: tetraplejia, parálisis respiratoria (C3-C5 → diafragma); **C2-T1**: NMS/NMI en ext superiores, NMS en ext inferiores; **T1-T12:** paraplejia espástica; **L1-S5**: NMS/NMI en extremidades inferiores; disfxn intestinal/vesical (retención urinaria). **(6) Choque espinal:** a veces en fase hiperaguda (piernas flácidas y arreflexivas); luego, se desarrolla espasticidad. **(7) Dolor:** dorsalgia radicular frecuente.

Enfoque general (*Sem Neurol* 2008;28:105; *Spinal Cord* 2009;47:312; ver capítulo sobre *Columna vertebral y enfermedades de la médula espinal* para más información). **IRM de la columna vertebral:** T1 y T2 sagital, secuencias de espinografía T2 axial, T1 sagital y axial posterior a gado muestra mielopatía; desc compresión por tumores extramedulares; desc traumatismo; desc hx RxT a la columna en los 15 años anteriores; desc lesión intramedular T2 longitudinalmente extensa; lesiones de tracto largo probablemente a/c con metab o paraneoplásicas; desc etiologías vasculares, como *infarto de la arteria espinal anterior:* lesión alargada de la médula anterior "en forma de lápiz"; *infarto de la arteria espinal posterior:* lesión poscordal triangular. *FAV dural:* lesión larga que se extiende hasta el cono en T2 (vasos tortuosos que se ven en la superficie medular; puede requerir angiografía espinal); *hemorragia* (hematomielia por MAV, cavernoma, THH, diátesis hemorrágica). **LCR:** recuento celular, proteína/glucosa (enviar glucosa en sangre al mismo tiempo), GS y Cx, BOC, índice de IgG (enviar EFPS en suero), citología. Hallazgos habituales: LCR inflamatorio: pleocitosis leve, proteínas ↑ o BOC; desc neoplasias intramedulares. (*NB: el linfoma puede presentarse como mielitis, con BOC y respuesta a los esteroides; pero realce persistente en las imágenes seriadas de seguimiento*). **Pruebas auxiliares** (ver la tabla "Ddx y pruebas auxiliares para mielitis transversa") para apoyar el dx de desmielinización o enf inflamatoria: Ac AQP4 y MOG (sens sérica mejor que de LCR) VSG, PCR, factor reumatoide, ANA, ANCA, ECA, Ac aCL, SSA, SSB; B_{12}, MMA, folato, Cu, RxT, cultivos.

Si no hay dx específico: esteroides empíricos o plasmaféresis: si *responde a esteroides*: considerar linfoma *vs.* enf inflamatoria que responde a esteroides; si hay ↑ riesgo de recurrencia, considerar Rx inmunosup (TENMO) & moduladora (EM). *Si es refractario a los esteroides y la lesión se agranda*: considerar bx.

Rx para MT: metilpred IV 1 g qd por 3-5 d (+IBP, Ca/vit D, ISS). **Rx de MT aguda c/déficits motores o enf refractaria a esteroides**: esteroides IV + PLEX (*J Clin Apher* 2011;26(5):261-268). **Rx para MT recurrente o si AQP4+ o MOG+:** Rx inmunomodulador crónico (opciones: rituximab, micofenolato mofetil, azatioprina). Ver "TENMO."

Pronóstico: (1) Riesgo de recurrencia: TM completa: riesgo ↑ si AQP4 IgG +. TM **incompleta:** puede representar un SCA. Comprobar IRM cerebral: Si ≥ 2 lesiones: 88% de probabilidad de EM en los próx 20 años; si norm, el riesgo es de 19%. **(2) Recuperación:** comienza entre 2 y 12 sem tras la aparición de sx, puede continuar durante 2 años.

Ddx y pruebas auxiliares para mielitis transversa

Ddx para MT autoinmune		
Clínica	**IRM de la columna/ cerebro con gado**	**LCR**
Esclerosis múltiple: asimétrica. Sínd comunes: sínd de mano inútil sensorial (↓ SPA en ES); Brown-Séquard	Columna vertebral: lesiones cortas (< 2 segmentos vertebrales), usu periféricas. Cerebro: lesiones de SB, realzar si son agudas	BOC+ en 90%; índice ↑ IgG en 60%
TENMO: Déficits usu severos. IgG de AQP4: si es +, riesgo de recaída > 50%	Columna vertebral: lesiones centrales, que aumentan, necróticas, c/hinchazón medular y amplitud > 3 seg (MTEL). Cerebro: ± SB periventricular anorm	Pleocítica (eos o PMN); sin BOC en > 80%; índice de IgG norm o transitoriamente ↑ Ac AQP4 + LCR (menos Sens que el suero)
MT a/c MOG	Longitudinalmente extenso; el segmento lumbar y el cono medular pueden estar implicados	Pleocítica (predominio linfocítico); Ac MOG + LCR (menos Sens que suero)
EAD: monofásica. Puede evolucionar durante 3 meses. A menudo, a/c infxn precedente Encefalopatía. Afecta a los niños	Columna vertebral: lesiones generalmente de la misma edad, pueden no todas presentar realce, longitud variable. Cerebro: lesiones grandes, a menudo confluentes de la SB de edad similar	Pleocitosis; el índice de BOC e IgG puede ser transitoriamente anorm
Posvacuna: monofásica. Vacunación en 3 sem anteriores	Columna vertebral: lesiones variables. Cerebro: ± lesiones	Pleocitosis; BOC y ± índice IgG anorm (transitorio)
Idiopática: monofásica. No se ha identificado otra causa	Columna vertebral: lesiones variables. Cerebro: sin lesiones	Inflamatorio. ± ↑ índice de IgG y BOC

Reimpresa de Jacob A, Weinshenker BG. An approach to the diagnosis of acute transverse myelitis. *Semin Neurol*. 2008;28(1):105-120. Copyright © 2008 Georg Thieme Verlag KG.

Autoinmune: buscar características sistémicas clásicas de enf individuales. IRM c/lesiones con realce, LCR inflamatorio. Serologías de "detección": ANA, ANCA, VSG, factor Rh IgM. Pruebas específicas: *Sjögren:* ANA, SSA, *SSB*; *Esclerodermia*: anti-U1RNP; *Neurosarcoidosis*: ECA, RxT, LCR con BOC. *LES*: ANA, ENA, anti-dsDNA, anti-Sm; *Behcet*: IgG, IgA, IgM, PCR, VSG, α_2-globulina en suero; *EMTC:* anti-U1-RNP.

Paraneoplásico: ver capítulo de *Neurooncología* para más detalles. Pueden observarse lesiones longitudinales extensas específicas del tracto, ± realce. *CPCP*: IgG anfifisina, *CRMP-5 IgG* (MT y NO, imitación de NMO), GAD, Ac de canales catiónicos. *Ca de mama* PCA 2. *Ca de ovario*: ANNA 2. *CPNM:* Ac de AChR neuronal y muscular.

Causas infecciosas de MT			
	Patógeno	**LCR**	**Suero**
Viral	VHS, VVZ, CMV, VHH6, VEB, VLLCTH, VIH, VJC, VESL, VEJ, VNO, virus de encefalitis transmitida por garrapatas, influenza, sarampión, paperas, rubeola, enterovirus 71, Coxsackievirus, echovirus, dengue, enterovirus, VHA, VHB, VHC, poliovirus, adenovirus, parvovirus B19	**PCR:** VHS1, VHS2, VHH6, VVZ, CMV, VEB, VLLCTH1, enterovirus. Cx viral IgM/IgG de Lyme	VHS, VVZ, VIH, VLLCTH1, CMV, VEB, VHA, VHB, VHC, enterovirus, Coxsackie A, adenovirus. Lyme
Bacterias	Absceso, micoplasma, Lyme, sífilis, TB, *Listeria, Bartonella*, Whipple	Tinción de Gram, cx, frotis BAAR, cultivo de TB	Cx de sangre, Lyme, sífilis, *Mycoplasma*
Hongos	*Actinomyces, Blastomyces, Coccidioides, Aspergillus*	Cx hongo c/tinta china	
Parásitos	Neurocisticercosis, *Schistosoma, Gnathostoma*, angiostrongilosis, *Toxoplasma gondii*	Toxo IgM/IgG	Serología parasitaria, Toxo IgM/IgG

Infecciosas: a/c fiebre, confusión, meningismo; erupción (p. ej., vesicular, dermatómica o eritema migratorio); infxn sistémica; inmunocomp; linfadenopatía; residencia en zona endémica; infxn genitales recurrentes. **Imágenes:** RxT, TAC de tórax.

TRASTORNOS DEL ESPECTRO DE LA NEUROMIELITIS ÓPTICA

Epidemiología: prevalencia estimada de 5 por 100 000 (EUA). F:M es 6.5:1 y entre pts c/ recaídas, 80% es mujer. En comparación con EM, es relativamente + común en no caucásicos (asiáticos, africanos y latinos); en países tropicales, representa ~20% de pts atendidos en clínicas de enf desmielinizantes.

Manifestaciones clínicas: (1) curso: recaída (85%) o monofásica fulminante. **(2) MT:** MTEL: (abarca > 3 seg vertebrales). Desmielinización más lesión necrótica medular. Mielopatía más severa y con < probabilidad de recuperación que en EM. **(3) NO:** inicio más a menudo agudo y b/l. Pronóstico más desfavorable en cuanto a la recuperación de la visión que en EM. La TOC en la NMO muestra una lesión más extendida que en EM: CFNR media más fina, afectación severa de cuadrantes sup e inf. **(4) Sínd de área postrema:** N/V intratable o hipo durante 1-4 sem, usu se resuelve espontán. **(5) Otros:** lesiones cerebrales comunes, pero no parecen EM; encefalopatía; narcolepsia, ataxia, crisis, endocrinopatías, PRES. **(6) Trast asociados:** ***adultos:*** 1/3 con otras enf autoinmunes asociadas; LES, MG, Sjögren, tiroides y otras enf autoinmunes. La TENMO paraneoplásica es muy rara. ***Niños:*** 42% c/enf autoinmunes concurrentes (LES, Sjögren, AR juvenil, Graves, hepatitis autoinmune).

Pruebas diagnósticas: ***suero:*** + suero antiacuaporina 4 80% Sens, 91% Esp para NMO (*Neurology* 2012;78(9):665-671); > Sens c/ensayo de base celular; < espec c/ELISA. ***LCR:*** usu pleocitosis (eosin, PMN). No hay BOC en > 80%. Índice de IgG norm o transitoriamente ↑. No se recomienda probar Ac AQP4 en LCR (< Sens). ***IRM ± gado: columna vertebral:*** MTEL > 3 seg verticales; ***Cerebro:*** a menudo periventricular tronco del encéfalo, SB supra e infratentorial, cerebelo, tálamo, hipotálamo, periacueducto.

Criterios diagnósticos de TENMO
Criterios de diagnóstico de TENMO con AQP4-IgG 1. Al menos 1 característica clínica básica 2. Prueba positiva para AQP4-IgG utilizando el mejor método de detección disponible (se recomienda encarecidamente el ensayo basado en células) 3. Exclusión de diagnósticos alternativos
Criterios diagnósticos para TENMO sin AQP4-IgG o TENMO c/estado AQP4-IgG desconocido 1. Al menos 2 caract clínicas básicas que se produzcan como resultado de 1 o más ataques clínicos y que cumplan todos los requisitos siguientes: a. Al menos 1 caract clínica central debe ser neuritis óptica, mielitis aguda con MTEL o sínd de área postrema b. Diseminación en el espacio (2 o más caract clínicas centrales diferentes) c. Cumplimiento de requisitos adicionales de la IRM, según corresponda 2. Pruebas negativas para AQP4-IgG usando el mejor método de detección disponible o pruebas no disponibles 3. Exclusión de diagnósticos alternativos

(*continúa*)

Características clínicas centrales
1. Neuritis óptica 2. Mielitis aguda 3. Sínd del área postrema: episodio de hipo o N/V inexplicables 4. Sínd del tronco del encéfalo agudo 5. Narcolepsia sintomática o sínd clínico diencefálico agudo con TENMO- lesiones diencefálicas típicas por IRM 6. Sínd cerebral sintomático c/lesiones cerebrales típicas de TENMO
Requisitos adicionales de IRM para TENMO sin AQP4-IgG y TENMO c/estado de AQP4-IgG desconocido
1. Neuritis óptica aguda: requiere una IRM cerebral que muestre (a) hallazgos norm o solo lesiones inesp de la SB O (b) una IRM del nervio óptico c/una lesión hiperintensa en T2 o una lesión c/realce de gadolinio ponderada en T1 que se extienda más de la ½ de la longitud del nervio óptico o que afecte al quiasma óptico 2. Mielitis aguda: requiere una lesión intramedular asociada por IRM que se extienda a 3 seg contiguos (MTEL) O 3 seg contiguos de atrofia medular focal en pts con hx compatibles con mielitis aguda 3. Sínd del área postrema: requiere lesiones asociadas de la médula dorsal/área postrema 4. Sínd del tronco del encéfalo agudo: requiere lesiones periependimarias asociadas del tronco del encéfalo

Neurology 2015;85(2):177-189.

Tratamiento: ***brotes***: metilprednisolona IV 1g × 3-5 d. Si los sx son graves o progresan a pesar de esteroides, plasmaféresis (frec QOD para un total de 5-7 intercambios).

Sx recurrente: iniciar Rx inmunosup al dx para prevenir discapacidad. Las terapias inmunomod usadas en EM (dif de las dirigidas a células B) no son eficaces y pueden empeorar la evolución de ENM. Basado en datos retrospectivos, rituximab (1000 mg IV con 2 sem de dif, repetido cada 6 meses) es la 1.ª línea. Otras opciones: micofenolato mofetilo, azatioprina, tocilizumab. Ensayos clínicos recientes positiv realizados en TENMO (2019): eculizumab (C5a inh), satralizumab (anti-IL6), inebilizumab (anti-CD19).
Eculizumab para TENMO con AQP4 IgG+: 900 mg IV sem por 4 dosis y 1200 mg IV de mant cada 2 sem (*nota: N. meningitides de alto riesgo requiere una vacunación previa a la prueba + profx QD*). Satralizumab, por vía SC en las sem 0, 2 y 4, y después una vez q4sem; inebilizumab, 300 mg IV seguidos 2 sem después por una 2.ª infusión de 300 mg IV. Dosis post (a partir de 6 meses de la 1.ª infusión): una única infusión IV de 300 mg cada 6 meses.

Pronóstico: depende del núm y la gravedad de los ataques. ***Monofásica:*** la NO y la MT ocurren simult o con días de diferencia; 20% tiene pérdida visual permanente y 30% parálisis permanente en al menos una pierna. ***Recaída* (85%):** mejor recuperación motora tras el evento inicial de MT; 55% recae en el 1.er año y 90% en los 1.os 5 años si no se trata con inmunosup. ***Secundaria progresiva:*** rara.

Monitorización de Rx: evidencia insuf de que los títulos de Ac NMO-IgG se correlacionen c/actividad de la enf, por lo que monitorizar los títulos no se aconseja hoy día para guiar las decisiones de Rx. No hay indicación de imágenes periódicas. Si el pt desarrolla una recaída grave al recibir una dosis completa del med, debe pasar a un med de 2.ª línea.

MOG (GLICOPROTEÍNA DE MIELINA OLIGODENDROCITOS) ENFERMEDAD ASOCIADA CON ANTICUERPOS

Epidemiología: relación hombre-mujer cercana a 1:1.

Manifestaciones clínicas: los Ac anti-MOG se detectan en pts c/una serie de sínd desmielinizantes, tanto monofásicos como recidivantes, incl NO, MT, algunos pts con EAD, y otros TENMO con AQP4 neg. Es más prob que haya NO b/l y grave (NO ant, papiledema).

Dx: enf desmielinizante subaguda del SNC, se excluyen dx alternativos, incl EM, y se encuentra que tiene anti-MOG + en sangre o LCR y tiene IRM c/desmielinización.

Tratamiento: no hay ECA, solo datos retrospectivos. ***Aguda:*** metilpred IV 1 g diario 3-5 d; *si es grave o refractario a esteroides*, PLEX. Rebote frec tras suspender los esteroides; se recomienda una ↓ lenta de los esteroides IV. ***Recaída:*** agentes inmunomod usados incl rituximab, azatioprina, micofenolato mofetilo, IgIV crónico. Los TME de EM son ineficaces.

Pronóstico: los Ac anti-MOG que aún son (+) en pruebas de seg en 2-3 meses se a/c ↑ riesgo de recaída de la enf; en casos en que los Ac son (−) en pruebas de seg, el pronóstico general es favorable, ya que el curso suele ser monofásico. Recurrencia por lo general en el 1.er año. Más prob de recaída en ♀, edad > 10 años y títulos ↑ de anti-MOG.

Encefalomielitis aguda diseminada (EAD)

Definición: desmielinización multifocal aguda en cerebro o médula espinal con afectación de SB y SG. Los sx neuro son multifocales y a menudo incl encefalopatía. Usu posteroir a infxn/vacunación. No hay un buen biomarcador, algunos casos se a/c TENMO o enf a/c MOG.

Epidemiología: usu en niños y adolescentes (edad media de 5-8 años). Los estudios peds estiman 0.4/100 000/año y una incidencia variable después de diferentes vacunaciones.

Fisiopatología: disregulación inmunológica en individuos genéticamente susceptibles desencadenada por un estímulo ambiental, prob por mimetismo molecular.

Etiología: inmunomediada, diferente de encefalitis. *Posinfecciosa*: ~75%; *viral*: enterovirus, VEB, CMV, VIH, VHS, VVZ, VHA, influenza, coronavirus, Coxsackievirus, paperas, sarampión, dengue; menos a menudo *bacteriana*: Lyme, *Chlamydia*, *Mycoplasma*, estreptococo β-hemolítico, *Rickettsia*, *Leptospira*, rara vez parasitarias. *Vacunación*: ~5%; usu en 4-14 días; debe ser < 3 meses. Usu después de MMR, pero el riesgo es ↑ y la enf más grave con sarampión (1/1 000) y rubeola (1/5 000) que c/vacuna MMR (1-2/millón). *Otras vacunas*: rabia, VHB, influenza, DPT, EJ B, neumococo, polio. Sin pruebas de causalidad por vacunación. *Espontánea:* raro, usu en pts c/trasp de órganos.

Criterios diagnósticos para EAD (*Neurology* 2007;68:S7-S12)

Características clínicas: (1) 1.er *ataque clínico* de enf inflamatoria o desmielinizante del SNC. **(2)** Inicio *agudo o subagudo* (enf febril 4 sem antes en 50-75% de los niños; los sx aparecen de 1 a 3 sem después de la infxn o vacunación, con una gravedad máx de 4 a 7 días). **(3)** *Multifocal*: afecta múlt áreas del SNC. **(4)** *Polisx* (p. ej., cefalea, n/v, meningismo, neuropatías craneales incl NO; signos piramidales [tracto largo], hemiparesia aguda, ataxia cerebelosa, MT, crisis [en ~1/3]; menos común: afasia, trast mov, déficits sensoriales). **(5)** Debe incluir *encefalopatía*: Δ comp agudo (p. ej., confusión o irritabilidad) o alt de la conciencia (rango: somnolencia-coma). **(6)** *Mejora post* por medidas clínicas/de imagen (pero puede tener déficits residuales). **(7)** *Sin mejor explicación* (descartar otras etiologías) – prueba de Ac MOG y AQP4. **(8)** *Las "recaídas"* (sx, si nuevos o fluctuantes o hallazgos en IRM) en 3 meses del episodio incitante de EAD consideradas parte del mismo evento agudo; al ↓ esteroides o en 4 sem de completar la ↓ son parte del evento inicial.

Características de la lesión en IRM FLAIR y T2: (1) lesiones grandes (> 1-2 cm), multifocales, hiperintensas, b/l, asim, en la región supratentorial o infratentorial. **(2)** Rara vez: lesión única grande (pueden verse lesiones desmielinizantes hemorrágicas en las variantes hiperagudas de EAD; *ver abajo*). **(3)** La SG, esp los GB basales y el tálamo, puede estar afectada. **(4)** La IRM de la médula espinal puede mostrar lesiones intramedulares confluentes c/realce variable. (5) No hay evidencias radiológicas de cambios destructivos previos en la SB (la mayoría de las lesiones de EAD se resuelve parcial o completamente, a diferencia de las lesiones de EM).

Pruebas diagnósticas: PL: desc meningitis o encefalitis viral y bacteriana. Enviar LCR para GS y Cx bacteriano, VEB, VHS, CMV, VVZ, micoplasma, rubeola, otras infxn relevantes, BOG (**inespecíficas**). El LCR puede ser norm. Puede ver pleocitosis linfoc (si son > 50, NO es EM) o aumento de proteínas; ± BOC. **Suero:** BHC (leucocitosis en 2/3; usu linfocítica); ±↑VSG y PCR, Ac anti-AQP4 y anti-MOG. **Micro:** estudios (–) por definición. Obtener sangre, LCR para Cx bacteriano y viral; Cx virales de nasofaringe y heces. Comprobar VHS, VVZ, CMV, VEB, *Mycoplasma*, rubeola. **EEG:** act de fondo de onda lenta c/encefalopatía. **IRM con lesiones T2/FLAIR, realce c/gado**. *Ver arriba*. Repetir las imágenes en 6 meses para seguir la resolución y detectar EAD multifásico frente a EM tumefactiva (adultos y niños).

Ddx: (1) infecciosas: meningitis o encefalitis viral/bacteriana. **(2) Trast desmielinizantes inflamatorios:** EM (encefalopatía requerida para dx de EAD, no típica de EM. LCR > 50 leucoc/mm, a veces visto en EAD, atípico para EM. La IRM muestra lesiones antiguas para EM); TENMO, enf anti-MOG-asociada; otros. **(3) Angiitis del SNC**. IRM: hiperintensidades multifocales en T2; DWI = infartos agudos; clínica: deterioros neuro multifocales, cefaleas, crisis focales y Δ de comportamiento; angiografía cerebral: rosario vascular y estenosis intraluminal. El dx puede requerir bx cerebral). **(4) Malignidad**: linfoma o glioma del SNC; citología del LCR con células atípicas; el diagnóstico puede requerir una biopsia cerebral. **(5) Enf mitocondrial** con infxn intercurrente. IRM c/señal simétrica típica en T2 en GB o regiones parietooccipitales; ↑ lactato en suero y LCR.

Variantes de EAD: leucoencefalitis hemorrágica aguda: variante hiperaguda, progresión más rápida y grave. La mayoría de los casos ocurre tras una IRA. Incl leucoencefalitis hemorrágica aguda (***LHA***), encefalomielitis hemorrágica aguda (***EHA***) y leucoencefalitis hemorrágica aguda necrosante (***LHAN***) (**síndrome de Weston-Hurst** o **enf de Hurst**).

Tratamiento: sin ensayos controlados a la fecha. **(1) Abx:** considerar aciclovir empírico y abx hasta excluir la etiología infecciosa. **(2) Esteroides**: Rx principal: pulso de metilprednisolona IV (es decir, 1 g qd por 3-5 días), luego 3-6 sem de ↓ prednisona oral. **(3) Alternativas a esteroides:** si los esteroides fallan, curso fulminante como casos hemorrágicos o esteroides contraindicados:

plasmaféresis, IgIV (70% c/recuperación completa); también se ha probado mitoxantrona y ciclofosfamida. **(4) En niños:** si no responden a esteroides o IgIV, considerar la combinación. Se cree que los esteroides son mejores para el deterioro de la cognición, conciencia y rigor, en tanto que IgIV es mejor para alt sensoriales y motoras.

Pronóstico: *en general bueno*: 50-75% se recupera por completo, 70-90% c/mínima discapacidad residual. Mortalidad de 5%. La IRM puede mostrar recuperación completa (37-75% de los casos completa, parcial en el resto). Tiempo promedio de recuperación 1-6 meses. *Déficit motor*: 8-30% residual (varía de torpeza hasta ataxia y hemiparesia). Déficits *neurocog* (atención, memoria CP, afecto, comportamiento, vel de procesamiento verbal): ↓ graves que en EM, usu dentro de una DE de la norma. *Factores de mal pronóstico*: adultos (niños más favorables), no responden a esteroides, sx neuro inusu graves, inicio repentino, falta de fiebre (protege o lleva a un dx y Rx más tempranos).

Cerebelitis (tcc ataxia cerebelosa inflamatoria aguda)

Proceso inflamatorio de la SB cerebelosa. Inicio agudo o subagudo de ataxia cerebelosa después de infxn, a menudo viral (GI o respiratoria: VVZ, VEB). Usu ocurre en niños (1-6 años) y adultos jóvenes, a veces en adultos mayores.

Etiología: **(1) viral:** *niños*: VZV (ocurre en 0.05-0.1% de niños con VVZ), sarampión, parotiditis, VEB, hepatitis A, parvovirus B19, rubéola; ***adultos:*** VEB, influenza, parainfluenza, enterovirus (poliomielitis, Coxsackie, Echo), VHS, VVZ, CMV, adenovirus, VIH. **(2) Bacterianas:** tos ferina, fiebre Q (*C. burnetii*), Lyme, *Mycoplasma*, *Legionella*, *Salmonella typhi*. **(3) Parasitarias:** Rickettsia, paludismo (*P. falciparum*). **(4) Posterior a vacunación:** DTP, MMR, VVZ, influenza, VHB.

Manifestaciones clínicas: *Sx cerebeloso*: ataxia aguda o intermitente: (55% extremidades, 42% tronco o marcha); inicio 1-4 sem después de infx, progresa en horas/días. Disartria (45%). Alt oculomotoras (75%): deterioro de seguimiento suave, mov sacádicos, supresión de RVO; nistagmo, etc. *Sx extracerebeloso*: neuropatías craneales, alt sensorial u/l, b/l, hiperreflexia, resp plantares ascendentes, ↑ del tono, N/V, crisis, somnolencia.

Ddx: **(1) *infecciosas:*** Listeria, TB. **(2) Desmielinizantes:** EM, EAD. **(3) Inflamatorias:** sarcoide; PIAD (o variante Miller Fisher). **(4) Neoplásicas:** tumor del cerebelo/fosa posterior (1.° o 2.°); neuroblastoma; degeneración paraneoplásica del cerebelo; linfoma. **(5) Fármacos:** talio, plomo, barbitúricos, fenitoína, piperazina, EtOH, disolventes, antineoplásicos. **(6) Estructurales:** hidrocefalia, compresión del agujero magno.

Pruebas diagnósticas: **(1) LCR:** *estudios de rutina* (pleocitosis [leucoc hasta 250/µL], 60-99% de linfoc; proteína ↑; glucosa ↔ o ↓; relación IgG/albúmina: norm en 40%; BOC usu ausentes); *Cx/PCR viral*: VVZ, VEB, VHS, CMV, VIH; serología, aguda y de convalecencia; frotis de sangre (paludismo). **(2) EEG/PEV** en función de las manif clínicas. **(3) TAC/IRM:** inflamación (T2 brillante, realce), edema/hinchazón (10-15%), hidrocefalia obstructiva.

Rx: **(1) corticoesteroides:** controvertido pues la enf es autolimitada. Si sx severos: metilprednisolona IV 1 g/día × 5 días seguido de ajuste oral. **(2) Tratar la infxn subyacente:** (VVZ/VHS: aciclovir 10 mg/kg IV q8h × 10-14 d-↓ duración y gravedad si se administra pronto; enf de Lyme: ceftriaxona 2 g IV bid × 2 sem; fiebre Q [*C. burnetii*]: minociclina 4 mg/kg qd).

Pronóstico: recuperación total en la mayoría en 1-30 sem. Déficits cerebelosos leves o moderados en 10-40% de los pts. Si/sx de mal pronóstico en fase aguda: bostezos, hipo, edad > 40 años. Los pts con secuelas a largo plazo usu exhiben atrofia cerebelosa de moderada a grave.

Síndrome de Susac

Microangiopatía rara que afecta sobre todo al cerebro y retina. En clínica p/c una tríada de encefalopatía, oclusiones de la rama de la arteria retiniana (ORAR) e hipoacusia neurosensorial. **Epidemiología:** proporción de 3:1 entre M y H sin predilección racial o étnica. **Fisiopatología:** los microinfartos e infiltración linfocítica de vasos pequeños sugieren un proceso inmune; se han hallado Ac de células antiendoteliales.

Características clínicas: la ***forma monofásica*** se caracteriza por cefaleas, sx neuropsiq, signos de vías largas, crisis c/encefalopatía prominente. La ***forma recurrente*** tiene ORAR b/l e hipoacusia aguda con acúfenos al inicio de los sx, con encefalopatía muy leve o inexistente. Los pts con episodios recurrentes de ORAR tienen una visión de túnel prog.

Diagnóstico: la ***angiografía con fluoresceína retiniana*** muestra oclusión de los seg intermedios de las arteriolas. La ***IRM cerebral*** muestra múltiples y pequeñas lesiones de la SB que afectan regiones periventriculares y subcorticales, y defectos lineales que afectan las fibras centrales del cuerpo calloso. La afectación de la callosidad oscila entre 79 y 100%. El ***LCR*** usu es inespecífico, c/↑ variable de proteínas (rango norm a 200 mg/dL), pleocitosis leve y rara vez BOC.

Manejo: basado en la opinión de expertos/informes anecdóticos: esteroides IV y VO, IgIV, azatioprina, ciclofosfamida, MMF, rituximab y plasmaféresis. La resp a los meds es variable y debe ajustarse según la gravedad de la presentación inicial. Además, los pts deben empezar a tomar meds contra la enf (el ASA es la 1.ª línea).

Enfermedad de Marchiafava-Bignami

Enf rara y progresiva que se caracteriza por la desmielinización y necrosis del cuerpo calloso con atrofia consiguiente → estupor, coma, esclerosis y apraxia. Usu afecta a hombres > 45 años con hx de alcoholismo y desnutrición.

Características clínicas: (1) subtipos: 2 subtipos según la afectación del CC (*J Neurol* 2004;251:1050). ***Tipo A:*** *todo el cuerpo calloso* –estupor, coma, predominio de sx del tracto piramidal; mal pronóstico. ***Tipo B:*** *Cuerpo calloso parcial o focal*–estado mental norm o un poco deteriorado; mejor pronóstico. **(2) Si/sx:** encefalopatía (letargo, estupor, coma); crisis (común); apraxia de la mano no dominante sugestiva de desconexión interhemisférica; apraxia ideomotora; demencia (inicio agudo, subagudo o crónico; puede haber afasia); espasticidad y disfxn de la marcha. **(3) Asociaciones:** EtOH crónico: Wernicke-Korsakoff (mov oculares desconjugados, confusión), DT, neuropatía EtOH, ataxia troncal.

Pruebas diagnósticas: ***IRM cerebral:*** cambios de señal hiperintensos en T2 e hipointensos en T1, sobre todo en capas centrales del CC, sin afectar las capas dorsales y centrales (signo del sándwich).

Manejo: sin Rx probado. Mnj crisis y coma. Posiblemente útil: sup de tiamina, folato y vitamina B_{12}. Prueba de corticoesteroides IV (metilprednisolona 250 mg q6h) o amantadina (100 mg VO bid) en teoría justificada (p. ej., algunos informes de casos de superposición c/AAC inflamatoria). **Pronóstico:** *por lo general*: mort y morb ↑ (al menos 200/250 casos notificados murieron y 30 sufrieron demencia o estuvieron en cama) (*Eur J Neurol* 2001;8:269). *Variabilidad por subtipo* (*J Neurol* 2004;251:1050): *tipo A:* discapacidad de larga duración 86%, mort 21%. *Tipo B:* incapacidad a largo plazo 19%, mort 0%. La IRM y la TAC muestran la resolución de un pt que se ha recuperado.

Vasculitis primarias del SNC

Definición: inflamación/necrosis de los vasos sanguíneos del SNC → si/sx neuro a/c la lesión del SNC. Estenosis/oclusión → isquemia/infarto o aneurisma/hialinosis/necrosis → hemorragia. No hay criterios de dx definitivos. **Patología:** vasculitis necrosante/linfoc, ± inflamación granulomatosa de vasos del SNC (arterias y arteriolas leptomeníngeas/corticales > arterias medianas > venas/vénulas >> grandes arterias intracraneales). **Etiología:** idiopática.

Epidemiología: M = F, usu 30-50 años. **Ddx:** sínd vasoconstricción cerebral reversible (SVCR), infxn, linfoma intravascular, 2.° vasculitis del SNC (ETJ, malignidad, otras vasculitis sistémicas, fármacos).

Manifestaciones clínicas (*Ann Neurol* 2007;62:442): *cefalea + encefalopatía + ictus*. Subaguda (los sx se desarrollan durante *sem-meses*). Si/sx: cefalea (63%), encefalopatía (50%), déficit focal/apoplejía (40%), crisis (16%), HIP (8%), mielopatía. **Estudios:** BHC c/diferencial, NUS/Cr y EGO, PFP. *La VSG puede ser norm.* Considerar EMG, bx nerviosa/muscular para enf subclínica si se sospecha afectación sist o evidencia de neuropatía periférica.

Pruebas mínimamente invasivas	
Serología	Desc procesos subyacentes. ANA, FR, SSA, SSB, anti-Sm, anti-RNP, anti-dsDNA, Ac de APLS, ANCA, C3 y C4, crioglobulinas, EFPS/EPO, IgG cuantitativa, ECA, serol infecciosa (VIH, IETP, Hep B/C como mín)
PL	80-90% anorm, PA ↑ o norm, ↑ TP, ↑ leucoc (linfoc), ↑ IgG, ± BOC, micro neg. Además, enviar IgM e IgG de VVZ, PCR CMV (si está inmunodep) y VDRL (si IETP en suero es +) y otros según se indique
IRM	Prueba más sensible (> 90% anorm). Anomalías multifocales y b/l en T2/DWI ± realce de SG/SB. Ictus >> HIP. Lesión masiva de tipo tumoral poco frec (alrededor de 4%)
La combinación de IRM y PL negativas tiene un alto valor predictivo negativo	
Pruebas invasivas	
Angiografía convencional	Sospecha + LCR o IRM consistente → considerar angio convencional. Patrón **inespecífico** en rosario, aneurisma, irregularidades circunferenciales/excéntricas, oclusiones múltiples. Sens 40-90%, Esp 30% (la ATC/ARM es menos Sens que la angiografía convencional). Los casos confirmados por patología han mostrado angio normal (las anorm vasculares pueden ocurrir en arterias más pequeñas que la resolución de la angio)
Biopsia cerebral	*Estándar de oro.* Sospecha clínica + estudio anterior no concluyente o para confirmar el dx antes de Rx. Muestra de leptomeninges + corteza en la región afectada si es posible (*vs.* muestra aleatoria del hemisferio no dominado si la imagen es negativa). Inflamación segment = falso negativo 25% *vs.* necropsia (*J Neurol* 2001;248:451). Las bx dirigidas son diagnósticas 78% (*Am J Surg Pathol* 2009;33:35-43) Histopatología: patrón granulomatoso (más común, a/c depósitos de β-amiloide), linfocítico o necrotizante (el menos común, a/c HIP)

Vasculopatía *vs.* vasculitis

Vasculitis = inflamación de la pared de los vasos sanguíneos que conduce a su destrucción. **Vasculopatía** = lesión no inmunológica de los vasos. *Es importante distinguirlas, ya que su Rx es muy diferente.* **Imitaciones radiográficas** (*Curr Opin Rheumatol* 2008;20:29; *Ann Intern Med* 2007;146:34; *Lancet* 2012;380:767-777).
SVCR. Lo más importante: cefalea de "trueno" severa y aguda, a veces recurrente con déficits (multi)focales (21%).

Características de APSNC *vs.* SVCR		
	SVCR	**APSNC**
Datos demográficos	2:1 mujeres	1:1
Agudeza	Aguda (usu cefalea de trueno grave)	Subagudo
Entorno clínico	Entorno definido (esp exposición a drogas, posparto)	No hay un entorno claro
Reversibilidad	Días-sem	Meses o más
Resultados del LCR	Normal a casi normal	Anormal (leucocitosis + TP elevado)
IRM	Norm en 70%, pero posible evidencia de HSA localizada y c/↓ frec, ictus isquém o hemorrágico	Anorm en > 90% de los pts
Angiografía	Siempre anorm, reversible en 6-12 sem	Posib norm, anomalías difusas indistinguibles del SVCR
Rx	Apoyo ± nimodipino	Esteroides ± ciclofosfamida

Aterosclerosis: vasculopatía intracraneal. Evaluar los factores de riesgo de enf aterosclerótica (HTN, DT2, tabaquismo, etc.).

Linfoma intravasc: oclusión de vasos peq. La inmunohist de marcadores de células B y T en la bx ayuda a diferenciar. La presencia de cambios vasculíticos en la bx no excluye el dx.

Considerar también otras vasculopatías: displasia fibromuscular (DFM); post-RxT; CADASIL; endoteliopatía hereditaria con retinopatía, nefropatía e ictus (EHRNI).

Vasculitis secundarias del SNC

Definición: vasculitis sistémica c/afectación del SNC o proceso extravascular que → vasculitis del SNC (p. ej., meningitis c/afectación secundaria de los vasos). Grupo heterogéneo de trast que incl infxn, vasculitis sistémica, trast del tejido conectivo, etc. Normalmente, las vasculitis sistémicas afectan al SNP (mononeuropatía múltiple) > SNC.

Causas de vasculitis secundaria	
Vasculitis sistémicas	
Enfermedad de Behcet	Vasculitis de todas las arterias y venas; aftas orales, enf oculares; afección del SNC en 10-20%
PAN	Sx y neuropatía sistémica; SNP >> SNC
Vasculitis positiva a ANCA	SNP >> SNC. *Granulomatosis con poliangitis*: enf pulmonar, renal. *Granulomatosis eosinofílica con poliangitis*: atopia, asma
ACG	Arterias oftálmicas y ACI/vertebrales
Arteritis de Takayasu	Estenosis carotídea
Crioglobulinemia	Disfunción del SNC por vasculitis o sínd de hiperviscosidad

Infecciones	
Treponema pallidum	Forma meningovascular de neurosífilis: inflamación y fibrosis de peq arterias. Favorece la a basilar los territorios distales de la ACM. La mayoría de los infartos es en la región lenticular. FTA-ABS o IETP en suero y VRDL en LCR (−), LCR c/ ↑ TP, ↑ leucoc y usu ↑ IgG, ± BOC
TB	Exudados gelatinosos en el espacio subaracnoideo en la base del cerebro/ fosa prepontina. Meningitis → inflamación de vasos locales
VVZ (o CMV)	*Inmunocompetente*: vasos grand. NC V zoster → déficit c/l. *Inmunocomprometidos*: Vasos peq. Cefalea, ↓ EM, déficits focales Detección de IgG de VVZ en LCR para el dx (ADN de VZV suele ser [−]) Para CMV, detección d PCR de CMV es diagnóstica en LCR
Hepatitis B y C	PAN y crioglobulinemia
VIH	Vasculopatía ± vasculitis. Enf vascular del SNC 2/2 VIH o infxn oportunista o enf linfoproliferativa del SNC
Otros patógenos raros	Extremadamente raros: hongos (aspergilosis, mucormicosis, *Coccidioides*, candidosis); *Bartonella; Rickettsia*
Leptospirosis	Hepatitis y meningitis asépt → HSA y HIP por vasos sang inflamados
Parásitos	Esquistosomiasis, paludismo cerebral, cisticercosis subaracnoidea
Enfermedades del tejido conectivo	
LES	Típicamente, vasculopatía de vasos pequeños c/microinfartos
Sínd de Sjögren	Ojos/boca secos, infiltración exocrina linfática; SNP >> SNC
Artritis reumatoide	Vasculitis y paquimeningitis; SNP >> SNC
Esclerodermia	Miopatía, neuropatía del trigémino
EMTC	Anti-U1-RNP positivo
Varios	
Malignidad	Hodgkin y LNH, leucemia de células pilosas, angioendoteliomatosis neoplásica, granulomatosis linfomatoide premaligna
Paraneoplásico	SNP; a/c cáncer pulmonar de células pequeñas y linfoma ± anti-Hu
Drogas	Es más probable que causen SVCR que una verdadera vasculitis. Cocaína, anfetaminas, fenilpropanolamina, cannabinoides de alta potencia (K-2, "spice"), opioides. Pueden causar hipersensibilidad 2.ª como SSJ y vasculitis leucocitoclástica (rara afectación del SNP >> SNC)
Síndrome de Cogan	↓ visión (queratitis intersticial) y disfxn cocleovestibular a/c ↑ vasculitis sistémica
Síndrome de Susac	Retinopatía, ORAR, hipoacusia, encefalopatía. Vasculopatía → microinfartos
Inflamación	Sínd de Ac antifosfolípidos; neurosarcoidosis; enf inflamatoria intestinal; enf de injerto contra huésped

Vasculitis reumatológicas

Enfermedades vasculares del colágeno según el tipo/tamaño del vaso

	Venas	Vénulas	Capilares	Arteriolas	Peq arterias	Grandes arterias
Crioglobulinemia		X	X			
PAN				X	X	
GEPA		X	X	X		
GPA		X	X	X		
SS	X	X	X	X	X	X
AR		X	X	X	X	
LES		X	X	X	X	X
PM		X	X	X		

AR, artritis reumatoide; GEPA, granulomatosis eosinofílica con poliangeítis; GPA, granulomatosis con poliangeítis; LES, lupus eritematoso sistémico; PAN, poliarteritis nodosa; PM, poliangeítis microscópica; SS, síndrome de Sjögren.

Vasculitis de grandes vasos

APSNC como arriba, Takayasu, ACG. Afecta a la aorta, a los vasos cerebrales (vertebrales, temporales, carótidos). **Ddx:** DFM, coartación de la aorta, fibrosis por radiación, NF.

1. **Angiitis primaria del SNC (APSNC):** ver *arriba*.
2. **Arteritis de Takayasu (tcc enf sin pulso): patología:** inflamación granulomatosa de la aorta, las ramas principales ascienden > descienden. **Etiología:** idiopática. **Epidemiología:** mujeres en edad reproductiva; F:M = 8:1; ↑ incidencia en asiáticos.

Presentación:

- **Hallazgos sistémicos:** pulso/PA desigual, ausencia de pulso radial, soplos, HTN, HTN pulm, IM, insuficiencia cardiaca, regurgitación aórtica, ictus.
- **Sx:** sx constitucional, cefalea, angina, vértigo; patrón trifásico (sx vago ~ "pródromo viral" → dolor de vasos [p. ej., carotídeos] y sensibilidad → estenosis/ocl arterial).
- **Características neuro:** retinopatía, carotídea, estenosis carotídea → hematomas, insuf vertebrobasilar, microaneurismas, ictus, AIT, crisis, HIP.
- **Examen:** soplos, déficits neuro focales, HTN, encefalopatía, amaurosis fugaz, isquemia retiniana, microaneurismas, HSA 2/2 HTN, hipoacusia neurosens, sínd Cogan (queratitis intersticial [vasos sanguíneos en la córnea] + sx vestibulo-auditivo).

Dx:

- **Serología:** ↑VSG, PCR, plaquetas; anemia.
- **Imágenes:** estándar de oro = angiografía, estenosis segmentaria larga (+), oclusiones, aneurismas. ARM + gado → engrosamiento de la pared, estenosis, trombo. PET (−) en pared de vaso inflamado.
- **Bx:** infiltrado celular como en ACG pero en media externa, vasa vasorum, adventicia.

Rx: (1) prednisona 1 mg/kg qd hasta 60-80 mg qd, si no hay resp, añadir azatioprina, MTX o ciclofosfamida. Si es refractario, considerar FNT-∝/tocilizumab; **(2)** control de la PA; **(3)** antiagregantes plaquetarios, heparina o warfarina para la prevención del ictus/Rx; **(4)** injerto de *bypass* para estenosis aórtica torácica crítica.

3. **Arteritis de células gigantes: patología:** inflamación granulomatosa de las arterias temporales y craneales. **Etiología:** idiopática. **Epidemiología:** > 50 años; media ~70 años; riesgo ↑ c/la edad; vasculitis más común en adultos; F > M 2:1; ascendencia europea del norte mayor incidencia frente a otros grupos.

***Presentación* (*JAMA* 2002;287:92):**

- **Sx:** nueva cefalea, Sens AT/cuero cabelludo (Sens 52%), ceguera, claudicación mandibular, dolor facial/lingual, artralgias, ↓ peso, depresión, fatiga, malestar. **Si:** Raynaud, anemia, dolor y rigidez en hombros/caderas peor por la mañana (40% p/c PMR), FOD (1/3 presentaciones ACG), rigores, sudores, necrosis lingual.
- **Si neuro:** ceguera súbita (usu por necrosis de la arteria ciliar posterior) sin dolor ocular pero c/cefalea temporal, amaurosis fugaz ± visión borrosa (aviso), neuritis óptica, atrofia óptica, diplopía, ictus/crisis (raro, ya que los vasos intracraneales no tienen lámina elástica interna).
- **Examen:** arteria temporal nodular no pulsátil agrandada (50%), soplo subclavio, Sens del cuero cabelludo, ceguera (15%), DPAR, OACR.

Dx

- **Lab:** VSG > 50 mm/h (Sens 83%); (DLN si c/prednisona); anemia, plt ↑, PFH anorm, ↑ PCR.
- **Imagen:** Doppler para guiar bx (estenosis); ACG extracraneal en 15% tiene PET (+) inflamación aórtica aunque sea clínicamente silenciosa; angio para documentar ACG extracraneal si bx (−).
- **Bx:** estándar de oro = bx arteria temporal (Sens u/l 85%; b/l 95%); (+) incluso tras iniciar prednisona por 1-2 sem; (+) células gigantes, proliferación íntima, trombosis. Si cefalea posterior → bx arteria occipital superficial. No es necesario bx en PMR sin sx (+)de arteritis temporal.

Rx: prednisona 1 mg/kg qd hasta 60 mg diarios (riesgo de ceguera tras iniciar Rx 1%). Si hay sx visual, metilpred IV → VO pred. Los sx mejoran en 24-72 h tras iniciar Rx; ↓ gradual guiada por sx, normalización de VSG. Si los esteroides no se toleran o no son totalmente eficaces, puede utilizarse tocilizumab o MTX.

Complicaciones: ceguera por neuropatía isquémica-óptica (15%), ictus, comp a/c Rx de esteroides a largo plazo; aneurisma de la aorta torácica, disección aórtica (aparición tardía).

Vasculitis de vasos medianos

Afecta a los vasos intracerebrales, los vasos intraorgánicos. **Ddx:** tromboembolismo, vasculopatía (como Ehlers-Danlos, DFM, arteriopatía mediolítica segmentaria).

Poliarteritis nodosa (PAN): patología: inflamación necrotizante focal y seg de arterias medianas/peq >> arteriolas, vénulas; necrosis fibrinoide, c/alt de láminas elásticas; polim, linfoc, eos(+). **Etiología:** idiopática. **Epid:** M > F. 40-60 años; más raro ahora prob por ↑ vacunación *vs.* VHB. **Sx:** artralgias, mialgias, exantema, dolor abd, ICC, orquitis.

Presentación:

- **Si:** HTN, sensibilidad testicular, púrpura palpable, livedo reticularis, necrosis acral, disfxn renal.
- **Si neuro:** prevalencia muy alta de neuropatía; presenta caract de enf (30%) mononeurop dolorosa multifocal (50-70%), paresia, parestesias, crisis, derrame cerebral, ceguera.
- **Enf asociadas:** HepB, CMV, VLLCTH-1, parvoB19, VEB, HepC, LES, AR, DT2, sínd de Cogan (queratitis intersticial + sx vestibuloauditivo), alopurinol, sulfas, leucemia de células pilosas.
- **Examen:** paresia, déficits sensoriales, hemorragias retinianas.

Dx

- **Serología:** ↓ C3/C4 en enf activa; (+) sAg Hep B (10-50%), HBeAg, ADN VHB; ± Hep C (+), ↑ VSG, PCR, Plt; anemia, ↓ albúmina; ANCA (−).
- **EMG/VNC:** pérdida multifocal de axones, asimétrica, polineuropatía generalizada.
- **Imagen:** angiograma visceral si la bx no es susceptible; microaneurismas, oclusión, estenosis (+). **Bx:** estándar de oro = músculo, si EMG/VNC anorm → bx del nervio sural (arteritis necrotizante, células infl epineurales, pérdida multifocal de axones), hígado, piel, testículo u otros tejidos sintomáticos; bx renal inespecífica para PAN.

Rx: Si Hep B (−) → esteroides en dosis ↑, si es grave, metilprednisolona en dosis de pulso IV 1 g/d × 3 d, luego prednisona 1-2 mg/kg/d dividida; añadir agentes citotóxicos, p. ej., ciclofosfamida si no se pueden reducir los esteroides. **Si Hep B** (+) → prednisona 30 mg/d c/↓ rápida PLEX 9-12 (+) por 3 sem entecavir (+), INFα_{2b} o lamivudina; **éxito de Rx** = HBeAg (+) → (−).

Vasculitis de pequeños vasos

General: afecta a las arterias intraparenquimatosas. Incluye *GPA, GEPA, poliangitis microscópica, púrpura de Henoch-Schonlein, vasculitis crioglobulinémica, angiitis leucocitoclástica.* **Ddx:** endocarditis infecciosa, aneurisma micótico, émbolos de colesterol, aFL, sepsis (GC, meningococo), hemorragia, cocaína, anfetaminas, VIH, hepatitis C.

1. **Granulomatosis c/poliangitis (GPA): patología:** vasculitis necrotizante de vasos peq y med (capilares, vénulas, arteriolas, arterias peq); granulomas usu parenquimatosos. **Etiología:** idiopática. **Epidemiología:** M = F; mucho más frec en caucásicos; edad media ~ 40 años.
   ***Presentación:* sx:** sinusitis, epistaxis, úlceras, nuevas infxn de oído en adultos, tos crónica, sx constitucionales. **Si:** sinusitis crónica, inflamación granulomatosa del tracto respiratorio sup/inf y necrosis, insuf renal y glomerulonefritis, HTN, estenosis subglótica, estridor, dificultad resp. **Si neuro:** hallazgos oculares (50%); afectación del SNP (10-25%) > SNC (8%); mononeuropatía multifocal, seudotumor retroorbital (en 15%) → escleritis, epiescleritis, uveítis, neuritis óptica, conjuntivitis, trombosis de arteria retiniana, crisis, ictus. La paquimeningitis hipertrófica provoca parálisis compresivas de NC, radiculomielopatías **Examen:** neuropatía periférica, proptosis, agudeza visual ↓, mirada disconjugada, parálisis del NC.
   ***Dx:* criterios del ACR (necesita 2/4): (1)** úlceras nasales/orales, epistaxis, secreción purulenta; **(2)** RxT anorm (+) nódulos, infiltrados, cavidades; **(3)** microhematuria, cilindros de eritroc; **(4)** granulomas en la pared del vaso o en espacio peri/extravascular. **LCR:** pleocitosis linfocítica, proteínas ↑ IgG. **Serología:** c-ANCA (+) (antiproteinasa 3); Sens 90% (en enf limitada 40%), Esp 98%; ↑ VSG, PCR, Plt; anemia, albúmina ↓. **Imagen:** IRM por infiltración retroorbital, enf difusa de SB presumiblemente por vasculitis; cerebritis → regiones de realce irregular c/edema. **EMG/VNC**: denervación aguda ± crónica, ↓ VNC, ↓ amplitud; miopatía; usu afectación nerviosa asimétrica. **Bx:** estándar de oro = pulmón, senos menos definitivo si riñón (poca o ninguna Ig, complejo inmune, depósito de complemento); bx nervio sural/músculo adyacente → vasculitis + granulomas no caseificantes de peq arterias, desmielinización focal. Vasos sanguíneos abundantes en músculo, escasos en nervios.
   Rx: ciclofosfamida 2 mg/kg/d + prednisona 1 mg/kg/d; ↓ gradual de esteroides si responde; mant de la remisión c/MTX o azatioprina; otras Rx agudas: rituximab + esteroides en vez de ciclofosfamida (*NEJM* 2010;363:3); s/Rx → supervivencia < 1 año.
2. **Granulomatosis eosinofílica con poliangitis (GEPA): patología:** granulomas necrotizantes extravasculares eosinofílicos, vasculitis necrotizante de vasos peq a medianos (como en ACG) + ↑ eos periféricos. **Etiología:** desc; uso de antagonistas de receptores de leucotrienos a/c algunos casos. **Epidemiología:** edad media; incidencia M = F.
   ***Presentación*: sx:** asma de nueva aparición/ nueva progresión (> 95%), rinitis alérgica (70%), pólipos nasales. **Si:** evolución trifásica: **(1)** Pródromo → rinitis alérgica, asma, poliposis. **(2)** Eosinofilia → como sínd de Löffler (infiltrados pulm transitorios, ↑ eos), NAC/ gastroenteritis eosinofílica crónica. **(3)** Vasculitis sistémica; enf sinusal, púrpura, nódulos, eosinofilia, asma, atopia, HTN, ICC, IM, ± insuf renal; nódulos pulm, infiltrados, hemorragia, dolor abd, diarrea c/sangre. **Signos neuro:** SNP (65%) mononeuropatía multifocal (~75%), vasculitis muscular, panuveítis, queratitis, vasculitis por ictus, neuritis óptica, neuritis craneal. **Examen:** parestesias, paresia, atrofia, polineuropatía sensomotora asim (piernas > brazos), AEM, cambios cognitivos, crisis, HSA, hemorragia intraparenquimatosa, psicosis.
   ***Dx:* criterios de la ACR** (necesitan 4/6): **(1)** asma, **(2)** eosinofilia > 10%, **(3)** neuropatía (mono o poli), **(4)** infiltrados pulmonares transitorios en RxT, **(5)** anomalías en senos

paranasales, **(6)** eosinófilos extravasculares (+). **Serología:** p-ANCA (+) (MPO; Sens 67%); anemia, ↑ VSG, ↑ IgE, ↑ eos > 10%. **EMG/VNC:** fibras mielinizadas, no mielinizadas afectadas en extremidades inferiores > extremidades superiores; sin bloqueo de conducción (a diferencia de PIDC); PANS ↓/(−). **Bx:** piel, pulmón, riñón; si anorm, EMG/VNC bx nervio sural → necrosis epineural vasculítica; vasos sanguíneos (+) eosinófilos extravasculares.

Rx: prednisona 40-60 mg/día, ↓ gradual durante 1 mes; metilprednisolona IV para enf grave/refractaria si los inmunosup (p. ej., azatioprina, MTX, micofenolato mofetil, ciclofosfamida) fallan; VSG y eos para seguir la act de la enf, la respuesta a Rx además de sx clínicos.

Complicaciones: ICC, IM.

3. **Poliarteritis microscópica: patología:** pauciinmune, vasculitis necrotizante no granulomatosa (capilares, arteriolas, vénulas). **Etiología:** idiopática. **Epidemiología:** edad media 30-50 años; no a/c VHB (a diferencia de PAN).

   ***Presentación:* sx:** sx constitucionales, exantema, hemoptisis, dolor abd, hemorragia, artralgias. **Si:** capilaritis pulmonar ± glomerulonefritis necrotizante de rápida evolución, HTN, hemorragia, púrpura palpable. **Si neuro:** SNP (40-50%), mononeuropatía multifocal (~60%), crisis (~10%), vasculitis meníngea (~10%), manif oculares. **Examen:** parestesias, paresia, atrofia, caída de la muñeca/pie, hemorragia retiniana, escleritis, uveítis, conjuntivitis, epiescleritis.

   ***Dx:* serología:** p-ANCA (MPO) (+) (80%); ± c-ANCA (proteinasa 3) (+) (40%); anemia, ↑ VSG, PCR. **EMG/VNC:** pérdida multifocal de axones, asim, polineuropatía generalizada. **Bx** = estándar de oro; riñón, pulmón, músculo, piel (vasculitis leucocitoclástica), nervio sural (vasculitis de peq vasos, pérdida axonal); microaneurismas raros.

   Rx: prednisona 1 mg/kg/d + ciclofosfamida 1.5-2 mg/kg/d; otras Rx agudas: rituximab + esteroides en lugar de ciclofosfamida (*NEJM* 2010;363:3); MTX o azatioprina para el mant de IgIV, recambio plasmático en insuficiencia pulmonar/renal.

   Complicaciones: Hemorragia pulm grave.

4. **Púrpura de Henoch-Schonlein (PHS): patología:** depósito de IgA_1, activación del complemento por vía alternativa → vasculitis de pequeños vasos, usu poscapilares; también liberación de citoquinas, mediadores inflamatorios. **Etiología:** desconocida; 2/3 c/IRA 1-3 sem antes; usu autolimitada, se resuelve en sem-meses. **Epid:** M:F 2:1; edad media 5 años; en adultos y mujeres puede ser grave, ↑ enf renal.

   ***Presentación*: sx:** exantema, artralgias, artritis, diarrea sanguinolenta, dolor abd tipo cólico, hematuria, sx constitucionales. **Si:** púrpura palpable en regiones dependientes, artritis sim, isquemia/infarto intestinal, glomerulonefritis, sínd nefrítico, IRA, orquitis. **Si neuro:** ~10%; cefalea, crisis, AEM, déficits focales, Δ conductuales, PRES, neuropatía del plexo braquial, SGB, mononeuropatías, vasculitis, epiescleritis, queratitis, uveítis anterior, ↓ visión. **Examen:** ORAR, AEM, crisis, Δ conductuales, paresia, parestesias (rara afectación del SNP).

   ***Dx:* imagen:** cortical, ictus de SB por vasculitis, EMG. **Serología:** ↑ IgA_1 (en 50%), ↑ IgA_1 complejos inmunes circulantes, ↓ factor XIII (se correlaciona c/la actividad de la enf), ↑ leucoc, ↑ eos, ↑ plt, ↑ dímero D, ↑ título de OAS (30%), ↓ CH50, ± ↓ C3, C4. **Bx:** depósitos de IgA_1 en piel en IF directa, vasculitis leucocitoclástica/necrotizante; (−) IgA_1 → desc GPA. Bx renal si dx incierto/afectación renal severa.

   Rx: de apoyo (evitar AINE si hay afectación GI/renal), prednisona si hay afectación GI, hemorragia; (+) mal pronóstico (sínd nefrítico, > 50% de semilunas) → dosis de pulso de esteroides, agentes citotóxicos.

5. **Vasculitis crioglobulinémica: patología:** depósito reversible de inmunocomplejos a ↓a temp en las paredes de los vasos; secuelas de trombosis, hiperviscosidad, activación inmunológica.

   Tipo I (25%) → mAc IgM >> IgG, IgA, ↑ conc séricas, usu linfoma, Waldenstrom, MM; activación del complemento; sínd de hiperviscosidad 2/2, trombosis.

   Tipo II (25%) → mixto; FR monoclonal (+), usu mAc IgM (κ >> λ) *vs.* IgG policlonal >> IgG-IgG, IgA-IgG; ↑ conc séricas; MM, linfoma, Sjögren (SS), VHC >> VHB, VIH.

   Tipo III (50%) → FR policlonal mixto; ± complemento, lipoproteínas; conc séricas ↓; infxns; 2/3 autoinmunes → LES, AR, PAN, SS, SCL, sarcoide, tiroiditis, PHS, Behcet, PM, celiaquía.

   Etiología: 90% a/c (+) Hepatitis C, 2/3 (+) hepatitis crónica; 5% (+) VHB; otras infxns, p. ej., VEB, CMV, VIH, adenovirus, EBS, lepra M., fiebre Q, posestreptocócica, sífilis, Lyme, coccidioidomicosis, toxoplasmosis, paludismo, esquistosomiasis; enf autoinmune, linfoma, LLC.

   Epid: (+) consumo de drogas, (+) hepatitis C; F:M = 3:1; edad media 40-50 años.

   ***Presentación:* sx:** exantema, úlceras, artralgias, paresia (tríada de Meltzer en 25-30% tipos II, III), fiebre, dolor abd, disnea, tos. **Si:** púrpura palpable recurrente en las extremidades inferiores (tipo II, III > tipo I); úlceras (tipo I), Raynaud, sínd nefrítico/nefrótico. (gravedad ∝ pronóstico), HTN, artritis, enf hepática, HSM, hemorragia, trombosis arterial, PFP anorm, infiltrados pulm. **Si neuro:** neuropatía motosensorial (70-80%) usu tipos II, III; hemorragia retiniana (tipo I), HII, ictus. **Examen:** dolor, parestesias inducidas por el frío, paresia, caída del pie o de la muñeca, entumecimiento, papiledema, ↓cognición, AEM, AIT/ictus, alteración de la visión.

***Dx*: serología:** recoger a 37 °C para evitar falsos (−); Hep C (+) 70-100%; ✓ EFPS, EPO; PFH anorm; hipergammaglobulinemia (+); FR (+) (92%), ↑ VSG, ↑ PCR, ↓ CH_{50}, C3, C4. **EMG/VNC:** sensitiva > motora distal simétrica progresiva; neuropatía motora aislada en 5%; patrón de denervación DLN.VNC. **Imagen:** IRM → múltiples lesiones pequeñas de la SB; angiografía → vasculitis/vasculopatía c/estenosis focal, múltiples irregularidades u oclusión. **Bx:** depósitos de crioglobulina intraluminal; vasculitis leucocitoclástica, necrosis fibrinoide, microinfarto, hemorragia; bx del nervio sural = pérdida de axones mielinizados. ***Rx*:** VHC (+) → prednisona × 6 m, antivirales, si falla, probar c/rituximab; hiperviscosidad → plasmaféresis, ± prednisona, agentes citotóxicos para ↓ producción de Ig; malignidad → quimioterapia; autoinmune → prednisona, ciclofosfamida.
***Complicaciones*:** enf renal grave, vasculitis sistémica.

Enfermedad de Behcet

Patología: vasculitis de cualquier tamaño, arterias a venas. **Etiología:** idiopática. **Epid:** M = F; edad media 40 años; desc de Oriente Medio, asiáticos >> caucásicos, AA; a/c HLA B51 → ↑ 6× riesgo enf. **DDx:** infxn (viral/bact/hongos/PML), sarcoide, LES, síndVogt-Koyanagi-Harada, Sjögren, EM, CA (meningitis carcinomatosa, linfoma, glioblastoma cerebral).

Presentación: **sx:** úlceras orales/genitales recurrentes, artralgias, Δ visuales, erupción. **Si:** úlceras aftosas, úlceras escrotales/vulvares dolorosas, inflamación ocular recurrente, eritema nodoso, foliculitis, úlceras cutáneas, hemorragia pulm 2/2 a rotura de aneurisma, úlceras GI ~ EII, artritis asimétrica migratoria, tromboflebitis, factor V Leiden (+) 33%, trombosis arterial/venosa, mio/pericarditis (*Lancet* 2009;8:192).

Características neuro: ocurre en ~9%. M:F 3:1; edad media 20-40 años. *Ojo* (50-80%): uveítis anterior-dolor, fotofobia, conjuntivitis, visión borrosa, queratitis; uveítis posterior-ceguera por vasculitis retiniana (12% de ceguera adquirida en Japón). *Cerebro/médula espinal:* parenquimatosa (más frec en el tronco del encéfalo/diencéfalo) frente a no parenquimatosa (Oriente Medio/Francia >> en otros lugares); tasa de mort de 40% con enf del SNC. **Examen:** células (+) en la lámpara de hendidura; vasculitis retiniana; parálisis del NC, confusión, Δ personalidad, ataxia, papiledema, paresia, parálisis seudobulbar, signos extrapiramidales. Meningitis recurrente, rara, puede ser neutrofílica con glucosa ↓.

Dx: criterios del ISG (para investigación): ≥ 3 ulceraciones orales en 1 año + ≥ 2 de **(1)** ulceraciones genitales recurrentes, **(2)** lesiones oculares, **(3)** lesiones cutáneas, **(4)** prueba de patergia (+) (pústula estéril en sitio de venipunción; común en pts turcos, japoneses). **LCR:** ↑ proteínas, leucocitosis (PMN temp y linfoc tardíos). **Serología:** ↑ IgG, IgA, IgM, PCR, VSG, α2-globulina sérica; desc trombofilia. **Imagen:** IRM T2 edema brillante, IRM trombo (+). **Bx:** meningoencef, focos necróticos multif, desmielinización, gliosis, lesión axonal.

***Rx*:** **Mucocutáneas** → esteroides tópicos, colchicina, dapsona, talidomida, levamisol o IFN-α. Ocular/SNC → 1-2 mg/kg/d prednisona o 1 g/d metilprednisolona IV (solumedrol) × 3d; cloram-

Principales características diagnósticas de la enfermedad de Behcet neuro (EBN)

	EBN parenquimatosa	EBN no parenquimatoso
Hallazgos neuro	Parálisis del NC, hemiparesia, pérdida sensorial, crisis, disfxn cognitiva, psicosis, encefalopatía, demencia, ataxia, disfxn esfínteres; piramidal, disfxn tronco del encéfalo, signos de médula espinal (raros; mal pronóstico); meningoencefalitis difusa (75%)	Ictus (2/2 a enf vascular) ↑ PIC (de TSV), 25% → cefalea, papiledema, déficits focales, convulsiones, coma
IRM	**Unión mesodiencefálica,** tronco del encéfalo, GB, lesiones hemisféricas subcorticales, CBL, médula espinal (≥ 2 seg vertebrales). **Hiperintensidades T2** reversibles → edema; no reversible → degeneración Walleriana Aguda → ± realce de contraste	TSV cerebral ± infartos venosos; aneurismas, disección extracraneal ERM → ↑ lactato, ↓ pico de NAA
LCR	Pleocitosis (PMN tempranos y linfoc tardíos) ± proteína; BOC raras	DLN, excepto la presión de apertura
Fisiopatología	Perivasculitis inflamatoria	Trombos: senos venosos, venas cerebrales >> arterias (disfxn endotelial > hipercoagulación); aneurismas de grandes arterias

(*continuación*)

Patología	Afectación de SB > SG; focos necróticos multifocales, meningoencefalitis; desmielinización; gliosis, lesión axonal en lesiones crónicas, atrofia (tronco del encéfalo >> cortical = EBN crónica)	Infartos venosos (unión SB ± SG, c/ hemorragia); trombosis SSS (SB b/l convexidad cerebral); trombosis venosa cerebral profunda (GB, tálamo)
Rx	Esteroides, AZA, MTX, MMF; inhibidores FNT, rituximab. Evitar ciclosporina (a/c neurotox)	TSV → Esteroides, anticoagulación (comprobar si hay aneurisma pulmonar/periférico)
Pronóstico	Lesiones agudas ± reversibles c/ esteroides	Mejor si se trata a tiempo

bucil 0.1-0.2 mg/kg/d; AZT/ciclosporina (CsA)/ciclofosfamida/clorambucil si hay peligro de muerte, enf ocular/SNC grave.

Tratamiento de la vasculitis del SNC

Terapia, monitorización y seguimiento de la vasculitis del SNC: según la opinión de los expertos, no hay ECA. Los pts usu reciben dosis altas de esteroides y ciclofosfamida (CYC), c/u con complicaciones específicas, como parte del tratamiento de inducción de la remisión. Si un pt no responde con rapidez a los esteroides o a la vasculitis del SNC confirmada por bx, deben iniciarse esteroides y CYC. Usu, la terapia de inducción con CYC se continúa por 3-6 meses, seguida de terapia de mant de la remisión c/azatioprina, mofetil micofenolato o metotrexato por 6-12 meses más. Se realiza seguim neuro estrecho para controlar complicaciones de Rx o la enf y los ajustes de meds. Repetir las pruebas de imagen (usu IRM/ARM) q3m durante los cambios de med o PRN c/cambios en sx. Intervalos más largos c/imágenes seriadas son apropiados si el tx es estable. Pruebas de seguim y meds profilácticos para complicaciones esperadas de cada Rx mencionadas abajo.

Esteroides

Recomendar ↑ dosis de glucocorticoides como parte importante del tx de inducción a la remisión. No hay un esquema "validado"; sin embargo, es razonable comenzar con metilprednisolona 1 g qd × 3-5 d, luego una ↓ lenta. La dosis inicial ↑ debe mantenerse durante 1 mes y no reducirse a menos de 15 mg/día durante los 1.os 3 meses de Rx (*Ann Rheum Dis* 2009;68(3):310-317).

Disminución lenta de esteroides: 1 mg/kg qd × 4 sem, luego ↓ 10 mg qsem hasta 40 mg/d, luego ↓ 5 mg qsem hasta 20 mg/d, luego ↓ 2.5 mg qsem hasta 10 mg/d, luego ↓ 1 mg q2sem hasta 5 mg/d, luego ↓ 1 mg qm hasta suprimir. *Ajustar dosis PRN según respuesta* (IRM/ARM en serie q3m el 1.er año de Rx). Según se ↓ esteroides, vigilar insuficiencia suprarrenal.

Medicamentos profx con esteroides: carbonato cálcico/vit D (p. ej., 250 mg Ca/125 U vit D, 2 comprimidos VO qd), bifosfonato (p. ej., alendronato 70 mg qsem), TMP/SMX 80 mg TMP VO qd o 160 mg TMP 3 ×/sem para profx NPJ; considerar IBP para profx GI si sx.

Participación estrecha de PCP: vigilancia de labs, ES (p. ej., HTN, DT2, aumento de peso).

Ciclofosfamida

Consideraciones generales: usu reservado para casos en que fallan a los esteroides o c/curso de progresión rápida y apoyo de bx o estudios negativos detallados para otras etiologías. Usu se administra en infusiones IV programadas (se tolera mejor y se reduce el riesgo de esterilidad y cistitis en comparación con la administración oral diaria).

Duración prevista/horario de tx con CYC: dosis inicial usu se administra en el hospital y las sig en un centro de infusión ambulatorio. La dosificación de CYC se basa en recomend de EULAR para vasculitis de vasos peq y med (*Ann Rheum Dis* 2009;68(3):310-317).

Dosis inicial de CYC para tx de inducción: 15 mg/kg (máx 1.2 g; la leucopenia grave y la insuf renal pueden requerir ajustes de la dosis) IV q2sem × 3 dosis luego q3sem × 3-6 dosis luego reevaluar y continuar Rx hasta remisión.

Tx de mantenimiento: continuar CYC × 6 meses desde la mejora/estabilidad clínica y luego cambiar a azatioprina (1-2 mg/kg qd) o micofenolato mofetilo (1-2 g qd) o metotrexato (20-25 mg/sem) por 2-3 años en total para el mantenimiento de la remisión, y luego intentar reducirlos. Rx adyuvante (antieméticos, TFIV/mesna para la protec renal, etc.): ver protocolo abajo.

Ajustes de la dosis: puede ser necesario ajustar la dosis en función de 2 factores: (1) deterioro renal y (2) leucopenia (ver abajo la monitorización de la BHC).

Laboratorio mientras CYC (*Sem Neurol* 2014;34(4):467-478):

BHC c/diferencial (y RAN): (1) justo antes (< 24 h) de la dosis inicial y de cada refuerzo de mant. (2) Comprobar los días 7, 10, 14, 27-28 después de la dosis IV.

Protocolo sugerido para la administración de CYC para vasculitis del SNC
Consideraciones generales: fomentar buena alimentación; idealmente, beber > 3 L/d el día de Rx y el siguiente. Fomentar micción frec. TFIV: todas las recetas deben administrarse con prehidratación de mín 1 L (p. ej., D5-1/2SN o SN, según las comorbilidades clínicas). Premedicar con meds *vs.* náusea. Dieta según se tolere, evitar alimentos grasos/picantes. *Consideraciones sobre hospit/órdenes de enferm*: ingresos y gastos estrictos. Llamar al dr si diuresis ↓ a 50 mL/h, si la temp es ↑ a 38° mediante TA, si la FC > 100. Acceso IV robusto para TFIV de ↑ volumen (línea CCIP si es necesario). Puede suprimirse por vía adrenal 2/2 esteroides: puede requerir esteroides de estrés. SN a 150/h, min 500 mL infundido antes de iniciar CYC y total al menos 2 L durante 24 h.
Dosificación y horario: antieméticos: ondansetrón 8 mg IV 1 h antes de CYC, luego metoclopramida u ondansetrón PRN. Esteroides: misma dosis que antes de iniciar CYC. Considerar: ASA, MVI, tiamina, folato. Profx TVP si en cama (p. ej., HBPM).
Mesna: para prevenir cistitis hemorrágica; dosis: 60-140% de la total de CYC si se administra IV. Mesna VO tiene biodisp de ~50%. Por VO, las dosis deben ajustarse en consecuencia: administrar 1/3 de la dosis completa 30-60 min antes de CYC IV, 1/3 4 h después de iniciar CYC (o justo después ejecutar la ifusión de 4 h), y 1/3 de la dosis 8 h después de iniciar CYC. *Ejemplo de dosificación*: 11 am, 333 mg de mesna IV/12 pm, 1 000 mg CYC IV; 4 pm, mesna IV 333 mg; 8 pm, mesna IV 333 mg.
Velocidad CYC: puede variar según los protocolos de pts hosp y ambulatorios. El protocolo debe basarse en las mejores prácticas de un centro específ. P. ej., la duración de la infusión > 60 min, y las infusiones sig de CYC pueden ser > 30 min si no hay una rxn adversa.

EGO: antes de cada Rx y cada 3-6 meses, incl tras suspender CYC (se recomienda vigilancia de por vida de cáncer de vejiga). Además, se puede considerar una cistoscopia cada 1-2 años.
NUS/Cr: (1) antes de la dosis; ajustar para insuf renal si se requiere. (2) Controlar cada 2 sem.

Rituximab: puede usarse como tx de 2.ª línea si no se tolera CYC; sin embargo, los datos son limitados basados en informes de casos (*Autoimmun Rev* 2019;18:399-405).

Neurorreumatología

Amplio espectro de enf sistémicas sobre todo autoinmunes que pueden afectar al SNC, SNP y SNA. La expresión depende de factores genéticos y ambientales. Los si/sx neuro pueden ser 1.° o 2.° (p. ej., a efectos a/c otros órganos o Rx). Afectación neuro → morb significativa, puede indicar ↑ actividad de la enf. A veces si/sx neuro = manifestaciones de presentación de enf reumatológica sistémica.

Sx clínico que sugiere enf reumatológica sistémica	
Constitucional	Fiebre, fatiga, malestar, pérdida de peso, anorexia
Glandular	Xeroftalmia o xerostomía
Musculoesquelético	Dolor o hinchazón articular, mialgias, rigidez matutina prolongada
Renal	Proteinuria, cilindros celulares en la orina
Vascular	Trombosis o tromboembolismo inexplicable; Raynaud, livedo reticularis
Cutánea	Erupción malar o discoide, fotosensibilidad, psoriasis, úlceras orales o genitales, petequias, nódulos SC, alopecia, eritema nodoso
Ocular	Uveítis, escleritis, conjuntivitis

Los análisis por sí solos son insuficientes para el dx y deben guiarse por la sospecha clínica. Cribado c/marcadores sensibles antes de pedir paneles.

Guía de diagnóstico y pruebas reumatológicas por síndrome	
Síndrome	**Breve ddx inmunológico y pruebas iniciales**
Ictus (infarto)	**DDx:** LES, SAF, vasculitis, sarcoidosis, enf de Behcet **Lab:** VSG, PCR, C3/C4, ANA (pruebas serológicas adicionales si [−]), anticoagulante lúpico, IgG/IgM anticardiolipina, IgG/IgM antiβ2-glicoproteína I, ANCA, PL (recuento celular c/diferencial, proteínas, GS), ECA (suero y LCR)

(*continúa*)

Mielitis	**Ddx:** EM, NMO, LES, sínd de Sjögren, paraneoplásico, vasculitis, sarcoidosis, enf de Behcet (ver otras secciones para etiologías infxn, neoplásicas, vasculares y degenerativas) **Laboratorio:** NMO-IgG, SSA, SSB, VSG, PCR, ANA, ANCA, ECA, PL (recuento de células c/diferencial, proteínas, GS, BOC, ECA). Panel paraneoplásico *si* malignidad, LCR inflamatorio o estudio inicial (−)
Meningitis	**Ddx:** enf a/c IgG4, AR, sínd de Sjögren, sarcoidosis, LES (raro) **Lab:** subconjuntos de IgG, FR, anti-CCP, SSA, SSB, ANA, VSG, PCR, ECA en suero y LCR
Encefalopatía	**Ddx:** LES, sínd de Sjögren, SAF, EM, NMO, encefalopatía de Hashimoto, vasculitis, paraneoplásico, Ac de superficie neuronal, sarcoidosis (gran ddx guiado por imágenes e hx), enf celiaca **Lab:** VSG, PCR, ANA, SSA, SSB, anticoagulante lúpico, IgG/IgM anti-cardiolipina, IgG/IgM anti-β2-glicoproteína I, ANCA, PL (recuento celular c/diferencial, proteínas, GS, BOC), anti-TPO, antitiroglobulina, IgA tTG. NMO-IgG (si hay imágenes sugestivas). Si hay malignidad o inflamación del LCR, buscar Ac paraneoplásicos. En el síndr apropiado, buscar Ac de sup celular neuronal (ver cap de *Neurooncología*)
Neuropatía	**Ddx:** puede acompañar a muchos trast reumato y su tx. LES, AR, sínd de Sjögren, sarcoidosis, vasculitis, esclerodermia **Lab:** VSG, PCR, ANA, FR, anti-CCP, SSA, SSB, ECA en suero, ANCA, crioglobulina, Ac sup VHB, Ac VHC, anti-Scl70, anti-centrómero (pruebas adicionales guiadas por los resultados de EMG/VNC)

Enfermedades difusas del tejido conectivo

Lupus eritematoso sistémico

Continuum 2017;23:691-721.

LES neuropsiquiátrico (LESNP): el LESNP sustituye a los términos "lupus del SNC", "neurolupus" y "cerebritis" lúpica. Puede presentarse antes o después del dx clínico de LES, incl periodos de quiescencia. Se han propuesto 19 sínd del SNC/SNP para una nomenclatura estandarizada, pero *no son específ* de LES. 1.° hay que excluir otras causas.

Síndromes neuropsiquiátricos específicos del ACR para LES

Síndrome	Notas
Enf cerebrovascular	Causa 20-30% de las muertes en LES. ~65% de los pts con ictus y LES tiene Ac antifosfolípidos. Puede ser un vaso peq, un gran territorio arterial o trombosis del seno venoso. **Dx:** IRM, IgG/IgM anticardiolipina, antiβ2-glicoproteína I, anticoagulante lúpico, ETT/ETE (trombosis no bacteriana o endocarditis de Libman-Sacks), imágenes de los vasos (ARM/ATC/angiograma), PL para vasculitis del SNC **Tx:** trombólisis (si es aguda), anticoagulación (INR 2-3) para SAF, eficacia de nuevos anticoag poco clara, control agresivo de factores de riesgo como obesidad, HTN, HLD, DT2 (a/c esteroides)
Crisis	Pueden ser provocadas (uremia, infarto agudo) o ser aisladas. Generalizada o focal. Factores de riesgo de ictus y Ac antifosfolípidos. ~88% de las crisis son de 1 solo episodio. **Dx:** IRM, EEG. **Tx:** FAE solo si la crisis es recurrente, anorm IRM/EEG
Trast del estado de ánimo	Depresión (no es si a/c la enf o la reacción)
Psicosis	A/c actividad patol de LES. Los esteroides suelen ser factor contribuyente. **Tx:** antipsicóticos. Supl inmun para otra act patol de LES
Trast cognitivo	Prevalente; deterioro leve a grave en la mayoría de las pruebas
Trast agudos del mov	Hemicorea, corea generalizada con o sin aFK y con o sin infartos de GB
Mielopatía	Debido a TENMO o SAF **Dx:** PL (pleocitosis linfocítica o neutrofílica, ↑ proteína, glucosa puede ser ↓), IRM de columna vertebral, NMO-IgG suero. **Tx:** pulso de esteroides, rituximab (esp si NMO-IgG+), plasmaféresis, IgIV. *Arthritis Rheum* 2009;60:3378
Neuropatía	Variable, usu dependiente de la longitud axonal. Usu polineuropatía, pero también puede ser mononeuropatía múltiple, neuropatía craneal (esp trigémino aislado) o de fibras pequeñas. **Dx:** EMG/VNC, **Tx:** sin ensayos. Esteroides, IgIV, intercambio de plasma, o rituximab, todos informados
Cefalea	Común. *Aislada* no se correlaciona c/act patol o exacerbación. **Tx:** sintomático. *Brain* 2004;127:1200

Artritis reumatoide

Neurol Clin 2002;20:151; *Continuum* 2017;23:691-721;

Epidemiología: prevalencia ~1-2/100; F > M; > con ↑ edad.
Manifestaciones neurológicas de la AR:

1. **Enf de la columna cervical (tiende a respetar el resto de la columna vertebral) en 25-70% de los pts con AR avanzada.**
   Subluxación atlantoaxial: dislocación del atlas horizontalmente desde el eje. **Sx:** asintx → dolor en cuello y occipucio → compresión medular y mielopatía (usu cuadriparesia espástica leve, atrofia/pérdida sensorial en manos/dermatomas cervicales sup).
   Asentamiento craneal: descenso del agujero magno que causa migración aparente hacia ↑ del odontoides. **Sx**: disfxn medular/puente c/ataques de caída, muerte súbita; neuropatías craneales inf, incl neuropatía del trigémino y mielopatía.
   Subluxación subaxial: afectación de las facetas por debajo de C1/C2; "columna en escalera" radiográfica. **Sx:** asx → dolor dermatómico → mielopatía. **Dx:** radiografía simple en flexión/extensión. **Precauciones:** desc enf de columna C antes de intubación. Evitar maniobras como Dix-Hallpike en pts con AR.
   Rx: enf de la columna cervical presente en ~70% de IRM pero sx menos frec; no está claro cómo tratar enf radiográfica; descompresión de la columna cerv en enf c/sx.
2. **Neuropatía**
   Compresión o atrapamiento por sinovitis/pannus/deformidad articular/nódulos reumát; común en nervios mediano, cubital, peroneo, tibial post. **Rx:** leve → conservador, grave → considerar la cirugía.
   Vasculítica, usu AR severa c/VSG y FR (+); usu mononeuropatía multifocal dolorosa o sensitiva distal; **Rx:** inmunomodulación.
3. **Miopatía:** considerar en pts c/paresias proximales. Múltiples causas: desuso, esteroides, vasculitis; ~5% polimiositis o dermatomiositis.
4. **Enf del SNC:** meningitis (rara; *Neurology* 2007;68:1079).
   Probable inflamación directa del SNC, usu en enf de FR (+) prolongada. Paquimeningitis rara. **Estudios:** PL (desc infxn, DDx inflamación de LCR), IRM, considerar bx meníngea. **Rx:** no hay ECA ni consenso sobre Rx óptima. ¿Inmunomodulación?

Síndrome de Sjögren

Continuum 2017;23:691-721.

Epid: prev:~0.6%.F:M-10:1, edad media en ddx: 55. Puede ser 1.° o 2.° (c/otra enf autoinmune; AR + común). 2/2 infiltración linfoc de glándulas salivales/lagrimales (ddx imp).

Manifestaciones neurológicas de SS

SNP: hallazgos más comunes: polineuropatía sensoriomotora simétrica y neuropatía craneal. Sin hallazgos definidos para distinguir de neuropatías por otras causas. **Rx:** sin ECA ni consenso sobre Rx óptima para pts c/neuropatía y SS; IgIV suele usarse para neuropatía dolorosa mientras que los corticoesteroides se usan para mononeuropatías múltiples. También se usan otros inmunomod como rituximab, infliximab o plasmaféresis.

Neuropatías periféricas descritas en SS		
Patología sospechada	**Tipo/Sx**	**Considerar también**
Gangliopatía de raíz dorsal (infiltración linfocítica)	Ataxia sensorial: parestesias distales → Posición articular severa/ pérdida de vibración	Paraneoplásico (CPCP, anti-Hu)
	Sensibilidad del trigémino: adormecimiento de la distribución del NC V; u/l o b/l	Lesión en masa, EM, infarto
Neuropatía autonómica	Pupilas de Adie, hipotensión ortostática, hipohidrosis	
Vasculitis	Mononeuropatías múltiples: disfxn sensorial o motora en nervios periféricos separados	Lyme, hepatitis, tuberculosis, VIH, sarcoide, ACG, carcinomatosa, lesión en masa
	Neuropatías craneales múltiples	
Fibras pequeñas	Sensoriales s/ataxia: disestesias distales dolorosas y dolor/pérdida de temp	
Desmielinizante	Polineuropatía sensomotora. Dist > proximal	PIAD, mielopatía

Adaptada con permiso de Lewis SL. Neurologic complications of Sjogren syndrome and rheumatoid arthritis. *Continuum (Minneap Minn)*. 2008;14(1):120-144; y con permiso de Oxford University Press, de Mori K, Iijima M, Koike H, et al. The wide spectrum of clinical manifestations in Sjögren's syndrome-associated neuropathy. *Brain*. 2005;128(Pt 11):2518-2534.

Esclerodermia (ESC)

Continuum 2017;23:691-721; *Semin Arth Rheum* 2013;43:335-347.

Epidemiología: rara; incidencia ~17-19 casos/millón/año (algunos informes: hasta ~400 casos/millón/año). F > M; más común en la edad media. Riesgo ↑ con ciertas exposiciones químicas (p. ej., polvo de sílice) y posiblemente virales (regiones homólogas a las de auto-g en el virus del sarcoma felino, CMV, VIH, VHS-1, VEB).

Manifestaciones neurológicas de la esclerodermia (en orden de mayor a menor frecuencia)

1. **Miopatía** Considerar si parestesia prox. Patrón típico: no progresivo, CK ↑ leve, EMG: unidades motoras polifásicas c/amplitud y duración norm sin p/d ↑ act de inserción o denervación, bx musculares usu c/fibrosis sin inflamación/vasculopatía. Debe distinguirse de la miositis inflamatoria. **Estudios**: ver cap de *Miopatías*. **Rx:** ninguna claramente indicada para miopatía fibrótica estable; para miositis/polimiositis inflamatoria, prob esteroides ± inmunomodulación ahorradora de esteroides. Cuidado c/esteroides en SSc difuso, ya que pueden → crisis renal.
2. **Neuropatía:** craneal (más común; NC V > otras) >> periférica > autonómica.
3. **Trigémino:** implica sensorial > motor, a menudo b/l. Dolor menos frec. La fisiopatología puede ser una ganglionitis, similar a la del SS.
4. **Compresivo:** comúnmente afectados: mediano, cubital, peroneo, tibial posterior; ilioinguinal y femoral cutáneo.
5. **Polineuropatías:** sensoriales (más comunes), sensoriomotoras, mononeuropatía multifocal, plexopatía braquial.
6. **Autonómicos:** cambios en la FC/PA (más comunes), ↓ motilidad GI, disfunción eréctil, cambios en el sudor.

Rx: no hay ECA ni consenso sobre la Rx óptima para pts con neuropatía y ESC. Los **corticoesteroides** suelen ser 1.°. También se utiliza **inmunoterapia** (p. ej., **CYC**). Considerar al sospechar vasculitis sistémica como etiología (p. ej., mononeuropatía multifocal); sin embargo, la vasculitis es poco frecuente en ESC, por lo que hay que sospechar una enf subyacente diferente, incl otras ETC. Sin beneficio definido de corticoesteroides en la NV.

Afectación del SNC (*Neurology* 2008;71:1538) Evidencia limitada; se observa más en el ***golpe de sable***. Se han descrito sx neuro + y neuroimagen en casos de ESC localizado a/c epilepsia, cefalea y prob neuropsiq. Proceso inflamatorio similar al de EM en algunos pts c/lesiones con realce gado y BOC +. **Estudios:** IRM cerebral con gado en pts con ESC y sx neuro sugestivos de enf del SNC; sin consenso sobre indicación para IRM en ESC craneofacial sin sx neuro. Si hay múltiples hiperintensidades en T2 ± lesión con realce, considerar el ddx de EM. **Rx:** controversial; dosis ↑ de esteroides para lesión con realce o crisis TCG/refractarias, posiblemente inmunomodulación.

Enfermedad mixta del tejido conectivo (EMTC)

Neurol Sci 2019;40:1785-1797.

Sínd de sobreposición c/LES, ESC, polimiositis (PM) y títulos ↑ de **anti-RNP**. Más común: F > M, adultos jóvenes a mediana edad. Se han propuesto varios conjuntos de criterios; los más usados son los de Alarcón-Segovia y Cardiel: **(1)** debe cumplir el # 1 + 3 de # *2-6, incl* el # 5 o # 6 (*J Rheum* 1989;16:328). **(2)** Sens 62%, Esp 86% (*J Rheum* 1996;23:2055). El dx puede tomar años, ya que los sx superpuestos suelen desarrollarse en secuencia.

Dx de EMTC (6 criterios de 4 categorías): ***inmunológico/serológico:*** **(1)** anti-RNP (> 1:1 600); ***Cutáneo/dermis:*** **(2)** manos hinchadas, **(3)** acrosclerosis ± esclerosis prox; ***Vascular:*** **(4)** Raynaud. ***Musculoesquelético:*** **(5)** sinovitis, **(6)** miositis.

Manifestaciones neuro de EMTC (*Neurol Clin* 2002;20:151): presente en ~10% de los pts; usu similar a sínd de ETC sobre todo al momento de los sx. **Neuropatía del trigémino** (puede ser b/l y presentar sx de EMTC), **miositis**, meningitis aséptica y otros (*J Clin Rheum 2006*;12:145). También se ha informado sínd de Melkerson-Rosenthal. **Rx:** similar a la de la ETC predominante.

Enfermedad relacionada con IgG4

Lancet Neurol 2018; 17:183-192.

Puede afectar a muchos órganos. Se caracteriza patológicamente por lesiones tumorales c/fibrosis estoriforme, flebitis obliterativa e infiltrado linfoplasmático rico en células plasmáticas IgG4. IgG4 ↑ en suero en 60-70%. Epidem no está clara, pero suelen ser ♂ de mediana edad/adultos mayores. Pérdida de peso, fatiga, dolor musculoesq, atopia común. Puede causar pancreatitis autoinmune, inflamación biliar, nódulos pulm, nefritis tubulointersticial, inflamación de glándulas salivales, tiroiditis, fibrosis retroperitoneal, etc. Ver *Arth Rheum* 2020;72(1):7-19 para criterios dx. IgG total norm ni desc enf IgG4 normal. Enf SNC a menudo sin marcadores de inflamación sistémica.

Afectación neuro (la afectación del parénquima cerebral es muy rara)

1. **Paquimeningitis hipertrófica:** puede ser asx. Sx por compresión de estructuras neurovasc 2/2 hipertrofia meníngea-cefalea (67%), parálisis del NC (33%), alt de la visión (21%), paresia (15%), entumecimiento (12%), hidrocefalia y otros. Rara vez puede causar mielopatía. 30% c/meningitis aislada y sin afectación sistémica. Leptomening sin paquimening rara. IRM c/engrosamiento paquimetálico localizado o multifocal a lesiones en masa. LCR de norm a ligeramente ↑ proteínas, ↑ linfoc. IgG4 sérica ↑ en 70-90% (*JAMA Neurol*

2014;71:785). Conc de IgG4 en LCR útiles. Bx meníngea estándar de oro dx. Rx: esteroides + ahorradores de esteroides (ritux, MTX, azatioprina, etc.).

2. **Hipófisis**: sx de disfxn ant/post. Imagen: masa hipof/tallo grueso. La mayoría de los casos descritos c/IgG4-RD concurrente en otra parte y ↑ IgG4 sérica (*Endocr J* 2009;56:1033). Tx c/esteroides y reemplazo hormonal de por vida.
3. **Enf orbital:** la inflamación puede afectar al elevador palpebral, músculos extraoculares, NC II-IV, al V1, V2. Otros sx: proptosis, hinchazón de los párpados, dolor. La mayoría de los casos es b/l. El ↑ de tamaño del n infraorbital en las imágenes sugiere IgG4-RD (hallazgo asx).
4. **SNP:** compresión de la estructura colindantes o inflamación crónica → daño axonal o fibras grandes + pequeñas.

Complicaciones neurológicas de la terapia inmunomoduladora

QJM 2006;99:6.

Alopurinol: *MA*: inhibidor de la xantina oxidasa; *ES*: parestesias.

Azatioprina: *MA*: inhibidor de la síntesis de purinas; *ES*: Δ visión, potencia el bloqueo NM.

Colchicina: *MA*: antimitótico; bloquea polimo microtubular; *ES*: neuritis perif, miopatía.

Corticoesteroides: *MA*: suprimen la inmunidad CM y humoral, inducen apoptosis, son antiinflamatorios (inhiben PLA2, COX-1, COX-2); *ES*: miopatía, psicosis, euforia/manía, depresión, cataratas, ↑ peso, afecciones GI, supresión del eje HHA, fracturas.

Ciclofosfamida: *MA*: agente alquilante del ADN; *ES*: encefalopatía.

Ciclosporina: *MA*: inhibidor de calcineurina, suprime la función de las células T; *ES*: miopatía, mialgias, leucoencefalopatía, crisis, confusión, parestesias.

Citoquina: inhibidores (adalimumab [FNT], anakinra [IL-1], etanercept [FNT], infliximab [FNT]): *MA*: inhibe las acciones de las citocinas proinflamatorias; *ES*: desmielinización cerebral (FNT), crisis/somnolencia (inflix), somnolencia/mareos, parestesias/neuralgias (adalimumab).

Eculizumab: mAc anti-C5. *ES*: cefalea, vómito, fatiga, mialgia, vértigo.

Dapsona: *MA*: inhibidor de la síntesis de folatos, inmunosup; *ES*: cefalea, psicosis, neuropatía perif.

Hidroxicloroquina (antipalúdico): *MA*: interfiere c/el procesamiento antigénico por alcalinización de los compart celulares; *ES*: daño macular, ototoxicidad, acúfenos, vértigo, psicosis, miopatía.

Leflunomida: *MA*: inhibidor de la síntesis de pirimidina; *ES*: cefalea, mareo, astenia, parestesia, neuropatía.

Micofenolato mofetilo: *MA*: inhibidor de la síntesis de purinas; *ES*: insomnio, cefalea, temblor.

AINE: *MA*: inhibidor no selectivo de COX; *ES*: cefalea, mareos, acúfenos, meningitis aséptica.

Penicilamina: *MA*: ↓ inhibición de células T, macrófagos, ↓ FR, ↓ IL-1; *ES*: AR o sínd similares a LES, PM/DT2, miastenia gravis.

Rituximab: Ac m anti-CD-20. *ES*: astenia, mialgia, mareos, depresión, ansiedad, cefalea, espasmos.

Siltuximab/tocilizumab: Ac m anti-IL-6. *SEs:* HA, mareos, fatiga.

Sulfasalazina: *MA*: ↓ síntesis de mediadores inflamatorios; *ES*: ataxia, meningitis aséptica, vértigo, acúfenos, insomnio, depresión, alucinaciones.

Tacrolimus: *MA*: inhibidor del FKBP12, inhibidor de calcineurina; *ES*: cefalea, insomnio, parestesias, temblores, PRES.

Tocilizumab: antagonista de IL-6R. *ES*: cefalea, mareos.

Inhibidor del control inmunológico

Ann Neurol 2020;87:659-669. *Curr Opin Neurol 2017*;30(6).
Clase de medicamentos que aumentan la capacidad del sistema inmunológico para atacar ciertos cánceres, pero que pueden causar efectos adversos relacionados con la inmunidad (EARi), como colitis, hepatitis y dif trast neuro (SNP > afectación del SNC). Empieza usu entre 6 y 12 sem de iniciar tx. SNP: miastenia gravis, miositis necrotizante (superposición de miositis, miastenia gravis y miocarditis), PIAD, neuropatía craneal/periférica, neuropatía autonómica. SNC: meningitis, encefalitis, desmielinización. Dx: excluir infxn/invasión tumoral. Rx: ↑ dosis de esteroides. Si es refractario, considerar IgIV, PLEX, anti-FNT-α, MMF o ritux.
Inhibidores de PD-1: pembrolizumab, nivolumab, cemiplimab.
Inhibidores del ligando PD-1: atezolizumab, avelumab, durvalumab.
Inhibidor de CTLA-4: ipilimumab. ↑ mayor riesgo de EARi mod/severos.

Células T receptoras de antígenos quiméricos (CTAQ)

Brain 2019;142:1334-1348; *Ther Clin Risk Mgmt* 2019;15:323-335.

Terapia *vs.* cáncer en que se modifican las células T del pt para que expresen Ac para cáncer (p. ej., linfoma, leucemia) en vez de receptores de células T. Puede causar reacciones inflamatorias mod o graves a nivel sistémico, conocidas como sínd de liberación de citoquinas (SLC) o neurotoxicidad, que se consideran eventos relacionados pero independientes. Existen sistemas de clasif de neurotoxicidad (p. ej., puntuación CARTOX). La presentación y el grado de neurotoxicidad son variables (encefalopatía, déficits neuro focales, crisis, edema cerebral, muerte). La neuroimagen estructural usu es normal. El Rx de 1.ª línea es dexametasona. Tocilizumab (antimarcador de IL-6R; no atraviesa la BHE) se usa para tratar SLC; ↑ conc séricas de IL-6 y tiene un riesgo teórico de empeorar la neurotox. Siltuximab (antimarcador de IL-6; no atraviesa la BHE) puede mitigar este riesgo, pero es necesario investigarlo más a fondo.

Consideraciones en inmunosupresión crónica

Riesgo de infxn (incl infxn oportunistas por hongos, Listeria, VJC, CMV, VVZ) y malignidad. **Precaución:** infxn severa puede p/c temp ↓, sx mínimos, o presentación atípica. **Insuf suprarrenal** c/discont de esteroides. **Vacunas:** neumococo, influenza, Hep B; Men B para eculizumab; evitar vacunas vivas en pts con agentes biológicos. **Pruebas de TB** antes de iniciar Rx. Considerar retener los agentes en caso de cirugía o infxn grave. Revisar planes de **embarazo**/anticoncepción c/mujeres en edad reproductiva.

Inmunosupresores y riesgo de cáncer

- Ciclofosfamida: riesgo de cáncer de por vida ↑, esp en cáncer de vejiga, EGO q3-6 m.
- Inhibidores del FNT-α: melanoma (¿tumor sólido?, linfoma).
- AZA: ¿Linfoma?
- MMF: ¿Cáncer de piel?

Riesgo de LMP: riesgo de reactivación de VJC: natalizumab > RTX > CYC, MMF, AZA, MTX, inhibidores del FNT-α, glucocorticosteroides.

- Estratificación del riesgo en pts con natalizumab basada en serología anti-VJC, duración del Rx y quimioterapia previa.

Seguimiento de la inmunoterapia específica		
Medicamento	**ES**	**Vigilancia/Cuidado**
AINE	Sangrado GI; ↑ riesgo CV	Profx GI
Corticoesteroides	HTN, hiperglucemia, osteopenia, ↑ leucoc	PA de rutina, GS; ejercicios con pesas, vitamina D3 800-2 000 UI qd + Ca 1 200-1 500 mg qd, DEXA en pts > 40, bifosfonatos IBP: si c/esteroides + AINE, prednisona > 1 000 mg, > 30 días, adultos mayores, hx de úlceras Profx PCP con TMP-SMX si necesita > 20 mg/d, > 1 mes, esp recibiendo otro inmunosupresor
Azatioprina, clorambucil, ciclofosfamida, penicilamina de oro, sulfasalazina	Mielosup	BHC periódica, proteínas en orina para oro/penicilamina[a]; citología en orina para ciclofosfamida[b]; genotipo TPMT para azatioprina; profx PCP
Ciclosporina	Disfunción renal, HTN, anemia, K+ ↑	PA rutinaria, BHC periódica, creatinina, K+; profx PCP
Inhibidores de citocinas	Rxn en sitio de inyección, ↓ leucoc (IL-1), ↑ IC/Δ PFH	BHC de rutina + PFH para FNT
Metotrexato	Δ PFH, mielosup	BHC c/diferencial, PFH q2-3 meses
Inhibidores del FNT-α	Infxn, enf desmielinizante	BHC c/diferencial, PFH q6m; vigilancia clínica estrecha

[a]Puede causar proteinuria.
[b]Puede causar cistitis hemorrágica.

ENFERMEDADES DE LA COLUMNA VERTEBRAL Y LA MÉDULA ESPINAL

Abordaje de la lumbalgia

Problema común c/ddx amplio. La mayoría de los pts tiene causas musculoesqueléticas o mecánicas que solo requieren mnj conservador y la mayoría se recupera de forma natural. Objetivo: identificar las causas que requieren más estudios dx e intervención.

SEÑALES DE ALARMA EN LA HISTORIA

- Edad > 70 años, hx de cáncer, pérdida de peso inexplicable, traumatismos
- Fiebre reciente, inmunosup, uso de drogas IV, infxn de la piel, IVU
- Osteoporosis, uso prolongado de corticoesteroides
- Dolor > 1 mes, dolor nocturno, dolor que no se alivia al acostarse
- El dolor aumenta c/tos, estornudos o maniobra de Valsalva
- Falta de respuesta a terapias anteriores
- Signo de elevación en extensión del miembro pélvico
- Dolor con paresia/pérdida sensorial y disfxn intestinal/vejiga

Examen

Examen general: fiebre, exantema, marcas de agujas, caquexia, nuevo soplo cardiaco (endocarditis), soplo abdominal (AAA), sens costovertebral (pielonefritis, cálculo renal), equimosis periumbilical/flanco (signos de Cullen o Grey-Turner, que indican hemorragia retroperitoneal o pancreatitis), masa abdominal palpable, pulsos periféricos (claudicación vascular). Examen rectal para tono de esfínteres, masa palpable, hiperplasia prostática.

Examen de la columna vertebral: inspeccionar/evaluar deformidades, IRM de la columna vertebral. Palpar si hay Sens vertebral, desniveles, espasmos musc paraespinales, masas paraespinales (tumor, absceso frío TB). Dolor en la cadera o articulación SI: se reproduce c/rotación int y ext de la cadera c/rodilla flexionada (signo de Patrick). Elevación de la pierna recta: reproduce dolor radicular, gluteo → parte post del muslo; indica compresión de la raíz nerviosa. Elevación de pierna recta cruzada: en posición supina, elevar la pierna no afectada reproduce el dolor radicular en la pierna afectada; indica compresión radicular grave por disco prolapsado. Examen neuro: evaluar si hay paresia, pérdida sensorial, anestesia en silla de montar o perianal, hiper o hiporreflexia.

Lab: BHC, VSG, PCR (útil al considerar infxn o malignidad). Otros si indicados: EGO, EFPS/EPO, amilasa/lipasa, PFH, Ca, hemocultivos.

Neuroimagen: innecesario en muchos casos, ya que el dolor es probable que sea de 2/2 etiologías musculoesqueléticas y hernias discales leves y suelen ser autolimitadas. *Indicaciones*: fuerte sospecha de proceso sist subyacente, p. ej., cáncer o infxn; deterioro neuro persistente o progresivo; falta de resp al mnj conservador por > 4 sem; planificación preop. *IRM*: Sens y Esp para múltiples causas de dorsalgia: hernia discal, estenosis espinal, osteomielitis, discitis, absceso epidural, metástasis, aracnoiditis y mielopatías. Necesidad de IRM con gado si sospecha de proceso infxn/inflamatorio/neoplásico.
TAC: rápida, útil para estructuras óseas y fracturas. *Mielograma por TC*: se inyecta contraste por vía intratecal en el espacio subaracnoideo; eval lesiones que comprimen la médula y las raíces nerviosas; se considera si la IRM está contraindicada.
Placas planas: rara vez son definitivas; pueden ser útiles para evaluar fracturas y metástasis óseas vert, como por cáncer de próstata; vistas laterales de columna LS son rutinarias; vistas de flexión-extensión en procedimientos quirúrgicos de fusión o espondilolistesis; cadera y pelvis cuando la osteoartritis se presenta como dorsalgia.

EMG/VNC: ayuda a desc imitadores de radiculopatía como plexopatía y neuropatía por atrapamiento. Ayuda a localizar radiculopatía en posibles candidatos a cirugía con enf multinivel o mala correlación entre sx, examen e imagen. Útil en casos c/paresia reveladora o si el dolor limita el examen. Usu innecesario en pts en que la exploración se correlaciona con lesión en IRM. Dolor o sx sensoriales s/paresia usu con EMG/VNC norm.

Dx diferencial de la lumbalgia	
Congénito • Espondilolisis y espondilolistesis • Espina bífida oculta • Cordón anclado **Mecánico/traumático leve** • Contractura musc de la nuca/esguince cervical • Latigazo cervical	**Neoplásico** • Metástasis, hematología, hueso primario, neurofibromas **Infecciosa/inflamatoria** • Mielitis transversa • Osteomielitis vertebral, discitis • Absceso epidural espinal • Aracnoiditis

Fracturas	Vascular
• Traumatismos-caídas, AT • No traumática: osteoporosis, uso prolongado de glucocort, tumor **Hernia discal** **Columna vertebral degenerativa** • Espondilosis, estenosis espinal **Artritis** • Espondilosis, artropatía facetaria o sacroiliaca, autoinmune (espondilitis anquilosante, sínd de Reiter)	• Aneurisma aórtico, malformación vascular, infarto y hemorragia **Enf visceral/dolor referido** • Enf pélvica: endometriosis, EIP, prostatitis, tracción ligamento uterosacro, ca o quiste ovárico • Enf renal: pielonefritis, nefrolitiasis, absceso perinéfrico • GI: enf úlcera péptica, pancreatitis, colecistitis • Masa retroperitoneal o hemorragia: anticoagulación o diversos procesos sistémicos

Rx conservadora: indicada para la mayoría de las causas inespecíficas de dorsalgia. La clave es la intervención temprana. *Medidas generales*: educación y tranquilidad, ambulación temprana, reanudar la actividad física s/levantar objetos pesados; desaconsejar reposo en cama; evitar actividades que promueven la dorsalgia. *Tratamiento no farm agudo*: terapia con vendas térmicas. *Rx crónico:* fisioter, terapia cognitivo-conductual, rehab interdisciplinaria (*Ann Intern Med* 2007;147:505); posible papel del masaje, yoga, acupuntura y manipulación de la columna vertebral. *Meds*: *1.ª línea*: AINE; la evidencia muestra que paracetamol es ineficaz. *2.ª línea*: no hay ensayos que evalúen opiáceos o benzodiacepinas en la dorsalgia aguda, algunas pruebas para relajantes musculares; debe evaluarse el riesgo/beneficio de los opiáceos o relajantes musculares. El uso de corticoesteroides sistémicos, topiramato, ATC, gabapentina no está respaldado por evidencia. La denervación por radiofrecuencia es controvertida. La inyección epidural de esteroides puede dar un beneficio a corto plazo para radiculopatía pero no para dorsalgia inespecífica (*Lancet* 2017;389: 736-747).

Pronóstico: la mayoría de la dorsalgia aguda se resuelve espont; persistencia de fnx deficiente, falta de voluntad para mantenerse activo, comorbilidades psiquiátricas, mal estado de salud general y estrategias de afrontamiento inadaptadas son factores que predicen la cronicidad.

Síndromes medulares		
Síndrome	**Causas**	**Resultados clínicos**
Medular completo	Traumatismo Compresión Desmielinización Posinfecciosa	Paresias bilaterales (al inicio flácidas, luego NMS) por debajo de la lesión Pérdida b/l de todas las modalidades de Sens por debajo del nivel Pérdida de fxn intestinal, vesical, sexual Hiporreflexia y luego hiperreflexia Dolor irradiado; se alivia al sentarse/estar de pie, c/malignidad
Hemimedular (Brown-Séquard)	Traumatismo Desmielinización Compresión Tumores	Paresia NMS ipsilateral (corticoespinal), vibración y propiocepción (columna dorsal) por debajo del nivel de la lesión Dolor y temp contralateral (tracto espinotalámico) 1-2 niveles segmentarios por debajo de la lesión
Centromedular	Hiperextensión Siringomielia Tumores Isquemia de la arteria espinal anterior (AEA) Desmielinización Hematomielia	Paresia: brazo > pierna; distal > proximal Pérdida de dolor y temperatura c/distribución en forma de capa (hombros, cuello, parte sup del tronco) o nivel sensitivo suspendido Conservación relativa del tacto ligero, propiocepción y vibración (columna dorsal) La sensación sacra puede quedar intacta
AEA	Disminución del flujo de AEA Cirugía vascular o toracoabdominal Paro cardiaco Hipotensión	Pérdida de fxn motora, sensorial (pinchazo, temp) y autonómica por debajo del nivel Preservación de la vibración y propiocepción (pérdida de Sens transversa disociada) Aparición brusca en min a horas; dolor de espalda y cuello Paraplejia flácida inicial, luego espasticidad e hiperreflexia El área vulnerable es una zona de la cuenca en aprox T6 y la región alrededor de la arteria de Adamkiewicz

Cono medular	Tumores Hernia discal Fracturas Hematoma Absceso	Inicio repentino y b/l Incontinencia intestinal/vesical precoz Impotencia y pérdida de reflejos anales Anestesia en silla de montar; ± disociación sensorial Paresias simétricas, pueden ser leves Pérdida de reflejos aquilianos pero no de rotulianos
Cauda equina	Tumores Hernia discal Fracturas Hematoma Absceso Aracnoiditis Infiltrativo/inflamatorio	Dolor radicular lumbosacro severo Anestesia en silla de montar, puede ser asim Paraparesia flácida Incontinencia intestinal/vesical tardía; impotencia Pérdida de reflejos aquilianos; posib reflejos rotulianos

MIELOPATÍAS COMPRESIVAS

Compresión neoplásica de la médula espinal

Emergencia médica; se sospecha en pt c/cáncer conocido o sospechado y lumbalgia con o sin neurodéficits. C/disfxn neuro, es necesario estudios y Rx urgentes. Manif inicial de malignidad hasta en 20% de los casos (*QJM* 2014;107(4):277). Los cánceres suelen hacer metástasis a la columna, lo que lleva a compresión epidural. Adultos: pulmón, próstata, mieloma, mama, células renales, linfoma. Niños: sarcoma, neuroblastoma, células germinales y linfoma. Localización: torácica > lumbar > cervical, pero torácica c/más sx. Dolor: a menudo es la queja inicial; peor c/Valsalva, posición recostada, mov; a menudo es nocturno; dolor local por estiramiento del periostio; axial por fractura; radicular por compresión radicular.

Dx: IRM de toda la columna c/gado. Mielograma por TAC si no es posible la IRM. TAC para estabilidad de la columna, planif. Radiografía simple: para evaluar la fractura/colapso; no es útil para el cribado. Metástasis si se desconoce el primario.

Rx: (*Cochrane Database Syst Rev* 2015;(9):CD006716) esteroides: Rx estándar en entorno agudo si no está contraindicado médicamente, pero la dosis óptima no está bien definida. Los esteroides en dosis ↑ (dexametasona 96-100 mg de carga, luego 24 mg q6h) no parecen ser más eficaces que en dosis moderadas (dexametasona 10-16 mg de carga, luego 4 mg q6h) pero tienen mayor riesgo de EA graves (incl la muerte). La cirugía descompresiva seguida de RT puede ser sup a RT sola en ciertos pts. Radioterapia (RT): si se espera una superviv < 3 meses al dx, la presencia de un tumor radiosensible (linfoma, CPCP, ca de mama, próstata, mieloma múltiple, seminoma, neuroblastoma, sarcoma de Ewing), múltiples áreas de compresión de la médula espinal o paraplejia total > 48 h, considerar RT sola. Quimioterapia sistémica en tumores sensibles.

Pronóstico: con base en la fxn neuro antes de Rx y el tipo y estadio de la enf, la mediana de supervivencia es históricamente de 3 a 6 meses (hasta años, según la enf). El dx precoz es clave; el factor pronóstico + imp para recuperar la ambulación tras Rx es el estado neuro previo al tx.

Mielopatía espondilótica cervical

Causa + común de trast de la médula espinal en adultos > 50 años. La degeneración discal inicial y los Δ degenerativos subsiguientes en los vertebrales, hipertrofia del ligamento amarillo y laxitud de art facetarias provocan estenosis del canal espinal, compresión de las raíces, alteración vascular, apoptosis y neuroinflamación que → a radiculomielopatía.

Examen: dolor en cuello, región subescapular, hombro y dolor radicular en brazo; signo de Lhermitte. Pérdida sensorial o parestesias en distribución dermatómica; pérdida de propiocepción y vibración por disfxn de la columna dorsal, pérdida de dolor/temp por disfxn espinotalámica. Paresia de ES en patrón de NMI; paresia EI en patrón de NMS. Signos de Hoffman y Babinski. Marcha espástica o tijera de extremidades (puede ser si/dominante c/pocos signos). Disfxn vesical (urgencia, frecuencia, retención).

Dx: IRM: evaluar si hay estenosis del conducto medular, compresión medular o anorm de la señal en la médula que impliquen cambios compresivos o isquémicos. EMG/VNC: no se necesita de rutina; puede encontrar evidencia de afectación de la neurona motora o de la raíz nerviosa; útil para excluir otras causas de debilidad motora (ELA).

Rx: indicación de mnj conservador: Sx estables, s/inestabilidad espinal o cambio de señal T2 en la médula. Incluir fisioterapia para entrenamiento de la marcha e inmovilización del cuello con collarín firme, control del dolor. Indicaciones para descomp: deterioro agudo/progresivo de la fxn neuro; déficits neuro incapacitantes; considerar en casos leves c/riesgo de deterioro (20-60%). La descompresión preventiva no tiene papel en la comp medular cervical asx c/s cambio de señal T2 (*Clin Neurol Neurosurg* 2014;124:114-118).

Canal lumbar estrecho

Estenosis del canal espinal lumbar. Sx resultan de la compresión de la raíz nerviosa y la isquemia o indirectamente de ↑ presión intratecal por ↓ tamaño del canal. Estar erguido estrecha el canal lumbar; la flexión abre el canal.

Etiología y clasificación: *congénita*: por pedículos cortos, inicio sintomático a los 20-40 años; causa idiopática o por cambios esqueléticos (acondroplasia). *Adquirida:* degenerativa: degeneración discal, hipertrofia facetaria y del ligamento amarillo; estenosis del receso lateral; espondilolistesis. *Yatrógenas:* posterior a laminectomía/fusión; en el nivel adyacente o en el sitio antes operado. *Espondilótica:* en la década de los 20 años, c/espondilolistesis. Postraumática. *Metabólica:* sínd de Cushing, exceso de corticoides, enf de Paget, acromegalia, hipoparatiroidismo. *Infnx:* osteomielitis, discitis, enf de Pott. Reumatológicas: espondilitis anquilosante.

Manifestaciones clínicas: claudicación neurógena: molestia/dolor radiante en la pantorrilla o nalga c/aparición gradual de entumecimiento y paresia en las piernas al estar de pie o caminar mucho tiempo; usu b/l aunque puede ser asim; se alivia al sentarse, acostarse o con flexión de caderas y rodillas (ponerse en cuclillas, empujar el carrito de la compra, montar en bicicleta). También radiculopatía lumbosacra, cono medular o sínd de cauda equina si hay hernia discal aguda. Distinguir de neuropatía periférica (hipoestesia en distribución de media, sin relación c/la postura o el esfuerzo), la artrosis de cadera (dolor en la ingle provocado c/rotación interna de la cadera), bursitis trocantérica (Sens en el trocánter mayor) y claudicación vascular (peor al caminar de subida, sin influencia de la postura, alivio del dolor inmediato al cesar la actividad).

Examen: puede ser norm, pero usu producido con el esfuerzo; sx motores, radiculares y sensoriales; los hallazgos no son específicos; extensión lumbar limitada, déficit sensorial, dolores musc, dolor c/elevación de la pierna recta, ausencia de reflejos en rodilla o tobillo; palpación de pulsos periféricos; buscar soplos aórticos y femorales.

Estudios: IRM de la columna lumbar: ayuda a evaluar el grado de estenosis (atender a la escasa correlación del grado de estenosis c/la gravedad de sx y pronóstico; puede ser un hallazgo incidental); pérdida de señal del LCR en zonas de estenosis grave; TAC o mielograma por TAC cuando IRM está contraindicada. Si hay preocupación por claudicación vascular, medir la PA tobillo-brazo y estudios Doppler. EMG/VNC: No es necesario de forma rutinaria; puede ayudar a evaluar la radiculopatía o neuropatía.

Rx: medidas conservadoras: para aquellos s/deterioro neuro fijo o progresivo; AINE, inyecciones epidurales de esteroides (evidencia limitada), fisioterapia (fortalecimiento abdominal, minimizar actividades c/extensión lumbar), bicicleta (flexión lumbar) mejor tolerada que caminar, corsé lumbar para promover la flexión lumbar (limitar a varias horas/día para evitar atrofia). Derivación quirúrgica (*Spine* 2016;41(14):E857-E868): considerar si hay discapacidad funcional o déficits neuro persistentes/progresivos atribuibles a estenosis; laminectomía ± fusión; técnicas más nuevas s/evidencia clara de ventaja (espaciador interespinoso; descomp lumbar mínimamente invasiva). La disfxn neuro progresiva, disfxn vesical, cauda equina de progresión rápida o sínd del cono medular justifican una eval quirúrgica urgente.

Lesión medular (LM) aguda-traumática

Etiología: AT, caídas, heridas de bala/arma blanca, acc deportivos, lesiones industriales por aplastamiento, lesiones de nacimiento. Cond predisponentes: espondilosis cervical, osteoporosis, inest atlantoaxial, cond congénitas (p. ej., médula anclada), artropatías espinales. Mecanismos diversos, pero usu lesiones vertebrales → a compresión medular.

Evaluación: hx: mecanismo, PC, sx (dolor/entumecimiento/paresia). Examen físico: motor, sensorial, reflejos, autonómico, palpación espinal. Imágenes: TAC helicoidal, IRM si es estable. La escala de deterioro de ASIA (AIS) puede usarse para clasificar bien la gravedad de LM.

Escala de discapacidad de la ASIA (AIS): incluya el nivel espinal más alto no afectado	
A	No hay fxn motora ni sensorial por debajo del nivel a través de segm sacros S4-S5
B	Fxn sensorial pero no motora conservada por debajo del nivel e incluye S4-S5
C	Fxn motora conservada por debajo del nivel y la mayoría los músculos clave menos que la antigravedad
D	Fxn motora conservada por debajo del nivel y la mayoría de los músculos clave al menos antigravedad
E	Fxn motora y sensorial norm

Manejo inicial

ABCD: elevación del mentón sin extensión del cuello; sin empuje mandibular. Intubación nasotraqueal si respira espontáneamente. Evitar traqueostomía/cricotiroidotomía (puede

comprometer la cirugía posterior). Objetivo de PAM ≥ 90; dopamina como presor de elección; evitar fenilefrina (posible bradicardia). Líquidos c/precaución por edema pulmonar. Inmovilización (la RCP tiene prioridad). Foley.
El uso de glucocorticoides ya no se considera rx estándar (*Neurosurgery* 2013;72(suppl 2):93-105). Cirugía: el objetivo es estabilizar la columna vertebral, reducir la dislocación, descomprimir los elementos neurales; no hay una directriz clara para la indicación y el momento (*Cochrane Database Syst Rev* 2008;(1):CD004725).

Complicaciones de la lesión medular crónica

Úlceras por presión: cambio de posición q2h; elevación de la silla de ruedas durante 5-10 s q15-30 min; exámenes diarios de la piel; nutrición adecuada; cuidado de las heridas.

TVP: profx hasta 3 meses de la lesión o hasta susp la rehabilitación; HBPM: iniciar 48-72 h de la lesión a menos que haya contraindic; medias de compresión y disp de presión neumática × 2 sem de la lesión. Filtros de VCI: cuando la anticoagulación esté contraindic, no funcione o cuando la lesión de C2 o C3 sea completa.

Disreflexia autonómica: HTN grave paroxística, sudoración, rubor, piloerección, cefalea, dolor torácico, taqui/bradicardia en resp a estímulos relativ benignos por debajo del nivel de la lesión. Consecuencias graves: HIP/ictus, crisis, edema pulm, IM, muerte. Mecanismo: lesión 2/2 por ↑ de los principales tractos de salida esplácnicos (T5-T6); los nerv sensoriales transmiten señales por las columnas espinotalámicas y dorsales → neuronas simpáticas, SG gris intermedia lateral → gran ↑ simpático por pérdida de la entrada inhibitoria de los centros vasomotores cerebrales → vasoconst e HTN; reflejos vasomotores del tronco del encéfalo → ↑ del tono parasimpático → bradicardia, sudoración, rubor por ↑ del nivel de la lesión. *Factores precipitantes comunes:* estímulo doloroso o irritante por ↓ de la lesión; distensión intestinal y vesical; instrumentación; irritación. *Manejo*: inicial: elevar la CC, aflojar la ropa y disp constrictivos; id el precipitante –Foley está obstruido, impactación fecal– RUV, examen rectal cuidadoso c/gel de lidocaína, llagas o úlceras, desc proceso abd; manejo de HTN: elevar la CC y meds; nifedipino 10 mg VO, morder y tragar; pomada de nitroglicerina 2% aplicar 1 pulg por ↑ del nivel de la lesión; captopril 25 mg SL; meds IV para crisis hipertensivas (ej. hidralazina, labetalol, nitroprusiato); sudoración profusa: propantelina 15 mg VO u oxibutinina 5 mg VO. Profilaxis: nifedipino 10 mg VO, 30 min antes del procedimiento; fenoxibenzamina 10-20 mg tid; escopolamina para la sudoración.

Nutrición: debe proporcionarse alimentación enteral y parental; IBP durante 4 sem para prevenir úlceras GI por estrés.

MIELOPATÍAS VASCULARES

Isquemia de la médula espinal

Presentación: dolor radicular, se presenta en minutos a horas (máx a las 12 h), retención urinaria, por lo general torácico/lumbar inferior, territorio AEA.

Examen físico: debilidad b/l de EI, reflejos ↓ por debajo de la lesión de forma aguda y luego ↑ de forma crónica, distensión de la vejiga, ↓ tono rectal, pérdida de temp/tacto leve por ↓ de la lesión. Predictores de mal resultado: pérdida de propiocepción, disfxn urinaria, alt de la marcha al inicio; falta de recup motora imp en 24 h.

Dx: IRM con DWI y T2; infarto del cuerpo vertebral adyacente (signo confirmatorio).

Etiología: ejercicio, esp c/enf espinal preexistente; compresión vascular: enf local de la columna, manipulación aórtica, proc endovasculares; hipoperfusión: hipotensión sistémica, lesiones ateroscleróticas/arterioscleróticas locales, radioterapia; embolia: enf tromboemb, yatrógena, fibrocartilaginosa; protromb; meningitis, vasculitis, neoplasia.

Rx: apoyo: mantener PAM > 90; presión de perfusión de la médula espinal = PAM − presión intratecal; drenaje lumbar profiláctico o terapéutico (aunque la evidencia es limitada) (*Eur J Vasc Endovasc Surg* 2008;35:46); considerar intervención endovascular, terapia antiplaquetaria; no hay un papel definitivo para los esteroides.

Hemorragia medular y malformaciones vasculares

Hemorragia subaracnoidea (HSA): aparición súbita de dorsalgia fuerte; usu inicia de forma focal y luego es difusa. PL: sangre macrosc, PA ↑. Muy rara, etiología incierta.

Hemorragia epidural/subdural espinal (HEE/HSD): dolor intenso a nivel de la hemorragia. Sens por horas y días, más lenta en HSD. Suele ser yatrógena: anticoagulación terapéutica, anestesia tras la inyección. La IRM es dx. La HRE es más frec en hombres; en niños: cervical, adultos: toracolumbar. La HSD es más frec en mujeres, toracolumbar. Urgencia quirúrgica para evacuación/descompresión.

Hematomielia: inicio súbito de dolor radicular, luego choque vertebral. Por lo general traumatismos 2/2. La IRM es el estudio de elección. Considerar drenaje quirúrgico. Angiografía espinal selectiva para dx, ubicación precisa de alimentador y para ubicar la arteria de Adamkiewicz. Rx: embolización angio, ligadura/resección quirúrgica o comb de ambas.

Malformaciones vasculares espinales

Presentación: tempo variable y sx 2/2 efecto de masa y congestión venosa. Si hay compresión radicular puede haber radiculopatía y mielopatía. Suele afectar a la región torácica/lumbar inferior. La MAV espinal puede tener un soplo. Sínd de Cobb: MAV espinal + malformación vascular coexistente de la piel.

Fístula arteriovenosa (FAV) dural espinal: malformación vascular espinal más común.

Características de las fístulas arteriovenosas espinales	
Clasificación	**Características**
FAV extradural: conexión anorm entre rama arterial extradural y plexo venoso epidural	La congestión venosa causa efecto de masa sobre la raíz nerv y la médula esp, HTN venosa y robo vascular que → a mielopatía
FAV dorsal intradural: conexión entre arteria radicular y venosa en el manguito dural de la raíz	La obstrucción del flujo de salida venoso causa arterialización del plexo venoso, lo que → a HTN venosa y mielopatía
FAV ventral intradural: ASA a una red venosa ampliada en la línea media ventral	El flujo ↑ en el sistema venoso provoca robo vascular de la médula espinal intrínseca que → a isquemia

Presentación: hombre/mujer 9:1; edad media. Por lo general progresivo. Puede p/c deterioro agudo tras el ejercicio, estar de pie, cantar, agacharse, comer. Mejora c/reposo.

Dx: IRM: hiperintensidad T2 de la médula central a lo largo de 5-7 segmentos, por lo general hay realce leve y difuso con expansión de la médula, evidencia de isquemia y hemorragia; refleja HTN venosa; vacíos de flujo subaracnoideo (venas dilatadas tortuosas) en T2/FLAIR. ARM espinal para ubicar la región afectada (*AJNR* 2007;28:1249). Angiografía espinal selectiva para dx, localizar el alimentador y localizar Adamkiewicz.

Rx: embolización angiográfica, ligadura/resección quirúrgica o combinación de ambas.

MIELOPATÍAS DESMIELINIZANTES E INFLAMATORIAS

(Se tratan a detalle en el *capítulo 14: Esclerosis múltiple*, y en el *capítulo 15: Trastornos neuroinmunológicos*)

MIELOPATÍA POR DEFICIENCIAS NUTRICIONALES (ver el *capítulo 11: Tóxicos y deficiencias nutricionales*)

MIELOPATÍAS TÓXICAS

Fluorosis (India): *etiología*: consumo excesivo de flúor en el agua → depósitos de flúor en vértebras; mielopatía por compresión de la médula debido a cambios extensos e hipertróficos en la columna. *Sx*: dorsalgia, rigidez, compresión medular, radiculopatía, paraparesia espástica, ↓ compresión del nervio auditivo 2/2. *Dx*: ↑ fosfatasa alcalina y PTH, Ca y PO_4 norm. Placas planas: osteosclerosis, calc de ligamentos y membrana interósea.

Toxicidad de la mandioca (África): tcc Konzo. *Etiología*: pocesamiento insuf de la raíz de yuca → intoxicación por cianuro. *Sx*: inicio brusco de paraparesia espástica o ataxia lentamente progresiva, neuropatía periférica, atrofia óptica. *Dx*: conc de tiocianato en suero.

Latirismo (India, Etiopía, Bangladesh): *etiología*: consumo de almorta como alimento básico. Toxina 2/2 β-N-oxalilamino-l-alanina. *Sx*: paraparesia subaguda y disfxn autonómica. *Prevención:* mezclar c/cereales, desintoxicación.

Toxicidad por organofosforados: *etiología*: fosforilación de esterasa neurotóxica. *Sx*: inicio > 1 tras la exposición aguda; parestesias distales y dolor muscular por calambres; pérdida progresiva de ext y desgaste en ext inf > sup. *Dx*: act de colinesterasa en eritrocitos.

Quimioterapia intratecal: *etiología*: metotrexato, vincristina, doxorrubicina, citarabina, cisplatino, vinorelbina, carmustina. *Sx*: paraparesia transitoria, flácida, arrefléxica, c/dolor y anestesia tras la inyección. Paraparesia espástica-atáxica progresiva con disfxn de esfínteres (menos frec). *Dx*: IRM de la columna c/realce de las columnas laterales.

Mielopatía hepática: *etiología:* cirrosis y derivación portosistémica → toxicidad de NH_3 y metabolitos; la deriv venosa puede interferir c/suministro vascular espinal. *Sx:* paraparesia espástica progresiva. *Dx:* ↑ Mn en suero; IRM de cerebro y columna vertebral c/depósito de Mn en los GB, desmielinización del tracto corticoespinal lateral.

Mielopatía por heroína: *etiología:* mecanismo poco claro. *Sx:* la heroína IV o intranasal → mielopatía aguda; la inhalación → a mielopatía progresiva. *Dx:* examen toxicológico. IRM de cerebro y columna vertebral: aguda: MT y expansión de la médula; crónica: ↑ señal T2 de la protuberancia ventral, columnas dorsal y lateral.

Mielopatía por radiación: *etiología:* médula espinal en campo de radioterapia. Precoz: mielopatía reversible a 2-6 meses de irradiación espinal. *Sx:* signo de Lhermitte. *Rx:* s/intervención activa, usu resolución espont en 1 mes a 1 año. Tardía: mielopatía crónica irreversible por desmiel o daño vascular. *Sx:* paresia, entumecimiento y disfxn de esfínteres tras 6-12 meses. *Dx:* clínica. IRM de columna. La IRM inicial puede ser norm, luego hipointensidad T1 + hiperintensidad T2 ± realce c/contraste, a la larga atrofia medular. *Rx:* sin Rx claro.

Mielopatías hereditarias y neurodegenerativas

Ataxias espinocerebelosas: *Sx:* ataxia de las extremidades y el tronco, neuropatía periférica, pérdida de vibración, propiocepción y sx corticoespinal variable en las extremidades. *AEC 1-37:* Se dx c/pruebas genéticas, IRM c/atrofia cerebelosa. *Ataxia de Friedreich:* AEC + común; AR, gen FXN c/expansión de trinucleótidos GAA. ETT para eval miocardiopatía obstruct hipertrófica; cada vez se reconocen fenotipos más leves y de inicio en adultos y puede tener REM a dif de la forma clásica c/arreflexia. *Enf de Machado-Joseph* (AD): mutación del gen SCA3. *Abetalipoproteinemia (Bassen-Kornzweig):* electroforesis de lipoproteínas. *Defecto familiar de vitamina E:* ↓ conc de vit E en suero.

Leucodistrofias que causan mielopatía: *sx:* deterioro cognitivo, signos NMS, neuropatía óptica y periférica, Δ comportamiento, crisis. *Adrenomieloneuropatía:* ALD medular crónica y progresiva en hombres jóvenes/mediana edad y rara vez en mujeres de mediana edad/mayores, ligada al X, mutación del gen ABCD1, ↑ AGCML sérico. *Leucodistrofia metacromática:* neuropatía periférica desmielin, deficiencia de arilsulfatasa A.

Trastornos paraneoplásicos de la médula espinal

Mielitis: anti-Hu, anti-CRMP5/CV2, Ac anti-anfifisina, generalmente con cáncer pulm.

Sínd de persona rígida: contracción muscular sostenida agonista + antagonista. A/c Ac GAD65. Los casos paraneoplásicos pueden a/c Ac anti-anfifisina o GAD65, por lo general, con ca de pulmón, ca de mama o linfoma de Hodgkin.

Encefalomielitis progresiva con rigidez y mioclonía: similar al sínd de persona rígida + encefalopatía, disfxn del tronco del encéfalo, convulsiones. Con Ac anti-GlyR, Ac ANNA-2, anti-AK5, anti-DPPX.

Neuronopatía motora subaguda: linfoma de Hodgkin y no Hodgkin; paresia NMI asimétrica indolora.

Neuronopatía sensorial subaguda: Ac Anti-Hu, anti-CV2, c/CPCP, ca mama, próstata, colon, linfoma, sarcoma uterino.

Mielopatía necrotizante: linfoma, pulmón, renal, mama, leucemia.

Mielopatías infecciosas

Considerar la posibilidad de infxn en pts que presentan mielopatía o encefalomielopatía y que tienen factores de riesgo (p. ej., geografía, exposición, inmunocompromiso, si/sx constitucionales).

Virales: VIH, VLLCTH I y II (subagudos a crónicos), VHS-1, VHS-2, VZV, CMV, enterovirus, polio, virus del Nilo Occidental.

Bacteriana: sífilis (puede ser crónica; c/predominio sensorial), TB (subaguda a crónica; a menudo c/si constitucionales inespecíficos), Lyme (usu c/meningorradiculitis dolorosa), *Nocardia*, absceso epidural (subagudo a crónico, ± sx constitucionales), absceso intramedular (puede no tener sx constitucionales).

Fúngicas (raras): aspergilosis, blastomicosis, coccidioidomicosis, criptococosis (a menudo con meningitis).

Parasitarias (raras): toxoplasma (a menudo c/lesiones cerebrales), esquistosomiasis, equinococos, cisticercosis (a menudo c/lesiones cerebrales concurrentes).

ENFERMEDAD DE LA NEURONA MOTORA

ABORDAJE A LA ENFERMEDAD DE LA NEURONA MOTORA

HISTORIAL Y EXAMEN FÍSICO: PUNTOS A TENER EN CUENTA

- Sx, distribución de sx, curso temporal.
- Si/sx de neurona motora superior (NMS) o neurona motora inferior (NMI). *NMS:* debilidad segmentaria, espasticidad, ↑ tono, hiperreflexia, Babinski (+). *LMN: debilidad segmentaria*, fasciculaciones, ↓ tono, hiporreflexia/reflexia, Babinski (−).
- Hiperreflexia: fenómeno de dispersión o clono en los reflejos de estiramiento musc, Babinski, palmomental, Hoffmann asim, mioclono mandibular, reflejos abdominales rápidos.
- Afecto seudobulbar. Debido a la afectación de los tractos corticobulbares, con control supranuclear sobre núcleos motores que controlan el habla, masticación y deglución. Sx: labilidad emocional o incontinencia emocional c/risa o llanto espontáneos.
- RS: diaforesis nocturna, fiebre, pérdida de peso, ginecomastia, disfunción eréctil, exantema, dolor de cuello, sx sugestivos de enf sistémica (y posiblemente otra etiología).
- Exposición a toxinas/hx de viajes/hx militar/HxF (preguntar por demencia dada la relación ELA-DFT); factores de riesgo de VIH; hx de malignidad, enf sistémica.

Ddx: ver los cuadros siguientes para las enf que afectan a la NMS, NMI y a ambas. Neuropatías periféricas motoras crónicas (p. ej., neuropatía motora multifocal c/bloqueo de la conducción), enf de Charcot-Marie-Tooth, espondilosis cervical o enf discal/patología de la columna cervical, distrofias musculares, miastenia gravis, miopatías, parálisis seudobulbar sec a enf vascular, enf de Lyme crónica, atrofias musculares espinales.

Estudios: pruebas de lab (quím 10, BHC, coag, CK, Lyme, VSG, PCR, VIH, EFPS, EPO, EIF, B_{12}, TSH); EMG/VNC; IRM de cerebro o columna según la hx clínica y la distribución del sx; considerar TAC de tórax/abdomen/pelvis o PET para evaluar malignidad; pruebas genéticas, según la hx clínica. Enviar Ac anti-GM1 si predomina la NMI, evidencia de ralentización de la conducción.

Rx: para muchas de estas enf, no hay Rx para frenar su progresión. Para ELA, riluzol ha demostrado prolongar la supervivencia en meses, edaravona ha demostrado ralentizar el deterioro funx y dextrometorfano/quinidina está aprobado para labilidad emocional a/c afecto seudobulbar. Cuidados de apoyo: incluye fisioterapia, terapia ocupacional, logopedia, disp de ayuda para la marcha (ortesis, bastón, andadera o silla de ruedas), apoyo nutricional temprano (GEP), traqueotomía (si el pt lo desea), asesoría genética en casos apropiados, grupos de apoyo, meds para espasticidad o reducir el babeo. Es imp dx o desc enf c/Rx disponibles.

Resumen de enfermedades de las neuronas motoras

NMS	NMI	NMS Y NMI
Esclerosis lateral primaria	Neuropatía motora multifocal	ELA
VLLCTH	Amiotrofia monomélica	ELA-DFT
Paraparesia espástica hereditaria (PHS)	Atrofia muscular espinal (AME)	Complejo ELA parkinsoniana de Guam
Adrenomieloneuropatía	Enf de Kennedy	Enf de Machado-Joseph
Latirismo	Atrofia muscular progresiva	Def de hexosaminidasa del adulto
Konzo	Trast NMI paraneoplásico o neoplásico	Enf c/cuerpos de poliglucosano del adulto
	Sínd de NMI postradicional	Sínd paraneoplásico
	Causas virales (poliomielitis, EVNO, enterovirus)	

ENF QUE AFECTAN PRINCIPALMENTE A LAS NEURONAS MOTORAS SUPERIORES

ESCLEROSIS LATERAL PRIMARIA (ELP)

Características clínicas: < 1% de casos de ELA; inicio suele ser en la década de los 50 años. Paraparesia espástica gradual que se extiende a ES, debilidad y marcha inestable; puede causar afecto seudobulbar, urgencia urinaria, déficits cognitivos sutiles. La progresión tiende a ser más lenta (si no evoluciona a ELA) duración promedio de la enf > 7 años.
Dx/Rx: dx de exclusión; ELP pura definida por si/sx aislados de NMS > 4 años (*Neurology* 2006;66:647). Excluir otras causas de si/sx de NMS: malformación de Chiari, lesiones medulares, mielopatías como EM, VLLCTH, VIH, Lyme, sífilis. HxF para desc PHS, ataxia espinocerebelosa (AEC), ELA

familiar (ELAF), hexosaminidasa A, adrenomieloneurop. Rx de apoyo, beneficio no probado de riluzol o edaravona (en contraste c/ELA; ver abajo).

Virus linfotrópico de células T humanas (VLCTH)

Características clínicas: VLCTH-1 rara vez causa paraparesia espástica tropical en el Caribe o mielopatía asociada con VLCTH-1 en Japón. VLCTH-2: también puede causar mielopatía. Mielopatía crónica, de progresión lenta, que comienza después de los 30 años. Paraparesia espástica, parestesias, neuropatía sensorial dolorosa, disfxn vesical.
Dx/Rx: serología VLCTH-1 y VLCTH-2 en sangre y LCR. Combinación de PCR, anticuerpos VLCTH-1 y bandas oligoclonales (*Lancet* 2006;5:1068). Rx de apoyo, informes de casos de estabilización de la enf c/inmunosupresión crónica.

Paraparesia espástica hereditaria (PEH)

Características clínicas: trast clínico y genético diverso; AD, AR o ligada al X. Espasticidad y debilidad progresivas de EI c/hiperreflexia. La forma complicada también puede presentar neuropatía óptica, sordera, ataxia, ictiosis, amiotrofia, neuropatía periférica, demencia, anemia hemolítica autoinmune, trombocitopenia (sínd de Evan), disfxn extrapiramidal, retraso en el desarrollo o disfunción vesical.
Dx/Rx: HxF y pruebas genéticas; si no hay HxF, el ddx es el mismo que para ELP. 40% de casos AD c/mutación en la espastina en 2p22-21 (SPG4; *Arch Neurol* 2009;66:509). Rx de apoyo, esp baclofeno, tizanidina, oxibutinina para sx urinario.

Adrenomieloneuropatía (AMN)

Características clínicas: mutación recesiva ligada a X en *ABCD 1* en Xq28 → acumulación de AGCML; el fenotipo más común de ALD afecta a hombres jóvenes de 4 a 8 años de edad c/deterioro cognitivo progresivo, insuf suprarrenal, crisis, ceguera, sordera y cuadriparesia espástica. La AMN afecta a hombres de 20 a 40 años con paraparesia espástica de progresión lenta y polineuropatía leve c/s alteraciones sensoriales.
Dx: HxF y pruebas genéticas del gen *ABCD 1*. IRM cerebral c/desmielinización de la SB en pts con ALD, usu norm en AMN. Los pts con IRM norm deben someterse a una IRM de vigilancia cada 6-12 meses, ya que los cambios en la IRM preceden al declive cognitivo y deben impulsar la eval para tx c/células madre. EMG/VNC: en esp polineuropatía sensoriomotora axonal c/menor componente de desmielinización. ↑ de conc de AGCML en plasma, eritroc o fibroblastos cutáneos cult. Bx del nerv sural: pérdida de axones mielinizados y no mielinizados c/formación de bulbos de cebolla. EM: inclusiones laminares en citopl de células de Schwann.
Rx: para ALD, trasplante de células madre hematopoyéticas en pts c/afectación cerebral temprana (según la edad, IRM del cerebro y gravedad de la enf); no se recomienda el trasplante de células madre para la forma pura de AMN. Tx dietética/aceite de Lorenzo histórica pero s/evidencia y ya no se recomienda.

Latirismo

Características clínicas: causada por ingestión crónica de harina de almorta, *Lathyrus sativus*. Neurotoxina: BOAA o β-N-oxalil-amino-L-alanina, un agonista del receptor de glutamato. Se encuentra en Bangladesh, China, Etiopía, India, Rumania y España. Inicio agudo o crónico; degeneración de NMS; espasmos musculares; calambres, paresia de la pierna. Puede tener sx sensoriales, disfxn vesical y temblor grueso.
Dx/Rx: según la hx clínica y el examen. Rx de apoyo, prevención mediante la concienciación del público. Si se consume, se debe remojar en agua y utilizar recipientes metálicos en lugar de ollas de barro para reducir la carga de toxinas (*J Neurol* 2012;259:1263).

Konzo

Características clínicas: causada por la ingestión crónica de raíz de mandioca; endémica en Tanzania, Zaire, África oriental. Inicio abrupto de paraparesia espástica no progresiva; parece dirigirse a los tractos corticoespinales y la corteza motora afectando EI.
Dx/Rx: basado en la hx clínica y el examen (*Drug Metab Rev* 1999;31:561). Rx de apoyo.

Enfermedades que afectan sobre todo las neuronas motoras inferiores

Neuropatía motora multifocal (NMM)

Características clínicas: Sx motores puros a/c desmielinización del nervio motor. La causa no está clara, pero se cree que es autoinmune por la presencia de Ac gangliósidos anti-GM1. Ddx: ELA, AMP, AME de inicio en la edad adulta, amiotrofia focal benigna, PIDC, DMASM. La edad de inicio suele ser < 50 años y > 2:1 M:F, la enf progresa durante muchos años. La paresia asimétrica y de progresión lenta es más común en la ES distal y afecta a 2 o más nervios periféricos individuales; puede haber fasciculaciones. Parestesias o reducción subjetiva de la sensibilidad, pero sin pérdida objetiva de la sensibilidad.
Dx: EMG/VNC: bloqueo de conducción focal en 2 o + nervios motores. Latencias distales prolong, latencias de ondas F prolong, dispersión temporal de PAMC. VNC sensorial DLN. Títulos ↑ de Ac IgM anti-GM1 en suero. Proteína de LCR usu norm, pero puede estar poco ↑ a < 100 mg/dL.

Rx: IgIV 2 g/kg IV en dosis divididas por 2-5 días, seguido de una dosis de mant de 0.4-0.6 g/kg 1 vez cada 3-8 sem. Rituximab y dosis ↑ de ciclofosfamida también se usan para casos refractarios. Comprobar la conc de IgA antes de administrar IgIV.

POLIOMIELITIS

Características clínicas: causada por poliovirus, un enterovirus; se transmite por vía fecal-oral. Puede observarse tras la vacuna de polio. El riesgo de enf paralítica ↑ c/la edad, los inmunocomprom y nivel de virulencia del virus. Periodo de incubación de 3-6 días seguido de viremia en que 90% es asx. 10% desarrolla enf aguda de tipo gripal con tos, malestar, diarrea, mialgia, cefalea y fiebre que dura 2-3 días; 2-3% desarrolla meningitis aséptica c/cefalea grave e irritación meníngea; < 1% en 1-2 sem desarrolla sínd paralítico agudo c/fasciculaciones, mialgias graves, atrofia, hiperestesias y parálisis focal y asim. La hx natural es variable. Erradicada en la mayoría de los países c/programa de vacunación.
Ddx: parálisis aguda causada por VNO u otros virus (Coxsackie, Echo, entero, flavi), SGB, AMAN, miastenia gravis, amiotrofia neurálgica, porfiria aguda intermitente, parálisis periódica, parálisis por garrapatas y rabdomiólisis aguda.
Dx: EMG/VNC: PAMC de ↓ amplitud, sin desmielinización ni bloqueo de conducción. PANS norm. EMG en fase aguda puede mostrar ondas agudas positivas, potenciales de fibrilación y fasciculaciones. LCR: pleocitosis c/predominio de células polimorf en fase aguda y linfoc después. Las proteínas de LCR tienen ↑ leve a moderada. IgM de poliovirus en LCR. Cx heces: (+) para poliovirus en 90% de los pts al 10.° día de la enf. ↑ ≥ 4 veces en el título de Ac de poliovirus en suero.

SÍNDROME POSTERIOR A POLIO

Características clínicas: tcc atrofia muscular pospoliomielitis progresiva; la causa no es clara. Ocurre en pts c/poliomielitis, usu al menos 10 años tras la recuperación. Evolución estable por muchos años tras la infxn inicial por poliomielitis, seguida de paresia y atrofia muscular progresiva, a menudo asimétrica, calambres y fasciculaciones. La enf suele tener la misma distribución que la poliomielitis inicial, pero puede afectar a grupos musculares antes "normales". Dolor, fatiga generalizada, calambres, fasciculaciones, trast del sueño, intolerancia al frío, disfagia y disartria.
Dx: dx de exclusión. Basado en hx clínica y exclusión de otras enf c/sx similares. EMG/VNC: proporciona evidencia de poliomielitis remota y ayuda a excluir otras enf. La VCN puede mostrar un PAMC de ↓ amplitud; la EMG puede mostrar un núm reducido de UM y potenciales de UM neurógenas crónicas. VNC sensorial DLN (*Muscle Nerve* 2005;31:6).
Rx: sobre todo de apoyo; lamotrigina puede reducir el dolor y la fatiga; IgIV c/resultados equívocos (*Cochrane Database Syst Rev* 2011;(2):CD007818).

PARÁLISIS FLÁCIDA ASOCIADA CON VIRUS DEL NILO OCCIDENTAL

Puede producirse parálisis flácida aguda por afectación viral de las células del asta anterior y los axones motores. Los adultos mayores e inmunocomp corren un mayor riesgo. Usu en verano o principios de otoño. Sínd inicial similar a influenza, c/fiebre, cefalea, n/v, exantema, meningismo, pero puede ocurrir sin sx sistémicos. Puede haber insuf resp que requiera intubación. Dx: EMG/VNC c/↓ de PAMC y sensorio preservado c/axonopatía motora o proceso de células del asta anterior. Ac IgG o IgM + en suero/LCR o PCR para VNO. LCR usu c/predominio neutrofílico o linfocítico, proteínas ↑. Rx: apoyo.

MIELITIS FLÁCIDA AGUDA

Desde 2014, brotes bienales en EUA/Europa de parálisis de inicio agudo, sobre todo en niños (media de 6 años). Típicamente en verano/principios de otoño. A/c enterovirus (Coxsackie, Echo) esp enterovirus D68 y A71.
Características clínicas: sx sistémico de fiebre + enf resp/GI seguida de paresia de rápida aparición (horas-días) en 1 o + extremidades. Las ES son más comunes. Rara vez hay disfxn del nervio craneal, intestino/vejiga, sx sensoriales.
Ddx: otras causas infecciosas (poliomielitis, VNO, difteria), enf desmielinizante, infarto de la médula espinal, lesiones compresivas, SGB, AMAN, NMM, porfiria aguda intermitente, miastenia gravis, parálisis por garrapatas.
Dx: IRM cerebral/columna C/T c/lesiones de SG hiperintensas en T2, LCR usu c/pleocitosis linfocítica y proteínas ligeramente ↑. El cx viral del LCR suele ser (−), los hisopados fecales o nasofaríngeos pueden ser (+) a PCR en los 1.os 7 días. EMG para evaluar imitadores (es decir, SGB o botulismo).
Tx: apoyo c/rehabilitación temprana, tx inmunomod s/beneficios claros a la fecha. > 50% de niños con atrofia/debilidad persistente. Informar los casos a las autoridades de salud locales/estatales.

AMIOTROFIA FOCAL BENIGNA/AMIOTROFIA MONOMÉLICA/ATROFIA MUSCULAR SEGMENTARIA JUVENIL

Características clínicas: atrofia segmentaria que afecta a varios miotomos; C7-T1 son los más afectados. Usu inicia en la adolescencia, pero puede presentarse hasta la 4.ª década. Paresia idiopática, de progresión lenta e indolora y atrofia en una mano que progresa al antebrazo. Afecta solo a unos pocos miotomos en la extremidad afectada; reflejos hipoactivos o ausentes; puede haber hiperestesia al pinchazo y al tacto.

Ddx: ELA, NMM, radiculopatía cervical o lumbosacra, plexopatía, syrinx.
Dx: no hay labs patognomónicos ni pruebas electrodiagnósticas; el objetivo es excluir otros dx. EMG/VNC: VNC motora norm o ligera ↓ de PAMC. Los PANS están modestamente ↓ en 1/3 de los pts. La EMG puede revelar actividad espont y cambios crónicos en las UM neurógenas. La CK puede estar ligeramente ↑. La IRM puede revelar atrofia medular segmentaria, ↑ de la señal T2 o agrandamiento de la médula cervical.
Tx: apoyo. Evolución típicamente c/progresión de 1 a 3 años y luego se estabiliza.

Atrofia muscular espinal (AME)

Grupo clínicamente heterogéneo de enf progresivas, c/herencia AR, de las células del asta anterior y algunos núcleos de los NC motores. La mutación más común (94%) es la deleción del exón 7 *del gen SMN1*. La gravedad clínica se correlaciona inversamente c/el núm de copias del gen *SMN2* (rango normal 0-8). *SMA-0 (prenatal; 1 copia de SMN2)*: inicio *in utero* c/↓ de los mov fetales al final del embarazo; al nacer, hipotonía grave, paresia, diplejía facial y defectos cardiacos congénitos. Muerte en 1-6 meses por insuf respiratoria.
SMA-1 (*AME infantil o Werdnig-Hoffman; 2-3 copias de SMN2*): inicio al nacer o en los 1.os meses de vida. Incapacidad para sentarse s/apoyo; bebé flácido; postura de piernas de rana en reposo. Debilidad severa generalizada de las extremidades proximales y bulbares, ↓ de los reflejos. Los pts mueren por insuf resp/neumonía, por lo general antes de los 2 años.
SMA-2 (*intermedia; 3 copias de SMN2*): comienzo por lo general antes de 18 meses de edad. Progresión más leve y lenta comparada c/tipo 1. Puede darse la vuelta y sentarse sin apoyo, pero rara vez caminar. Cifosis, contracturas de caderas/rodillas, escoliosis y disloc de cadera. Pequeños mov involuntarios de los dedos llamados minipolimioclonía.
SMA-3 (*AME juvenil o Kugelberg-Welander; 3-4 copias de SMN2*): el inicio usu es entre los 5 y 15 años; se presenta con dific para caminar; marcha de pato (Trendelenburg); lordosis, dific para ↑ escaleras, fasciculaciones, paresia de progresión lenta de la cintura pélvica. Si el inicio es < 2 años, usu no camina para los 15 años. La mayoría de pts necesita silla de ruedas para ½ de los 30 años.
SMA-4 (AME de inicio en el adulto; 4-8 copias de SMN2): trast raro y genotíp heterogéneo; inicio a ½ de los 30 años; AD en 30% de los casos. Paresia de progresión lenta de la cintura pélvica c/dific para caminar, ↑ escaleras y levantarse de la silla. Esperanza de vida norm.
Dx: análisis genético molecular para id mutaciones del gen SMN en cromosoma 5q (*Cell* 1995;80:155-165). La CK puede ↑. EMG/VNC rara vez se usa si análisis genético c/c enf.
Rx: TME c/nusinersen u onasemnogene abeparvovec en bebés/niños no dep del ventilador. Nusinersen es un OAS que modifica el empalme de *SMN2*. Se administra por vía intratecal c/carga inicial e inyecciones q4 meses (ensayos ENDEAR y CHERISH). Onasemnogene abeparvovec es un vector VAA c/sust del gen *SMN1*. Se administra × 1 infusión IV (ensayo STR1VE).

Neuronopatía bulboespinal recesiva ligada a X (enfermedad de Kennedy)

Características clínicas: aparece en hombres > 30 años. Por la repetición CAG en el gen del receptor de andrógenos en el cromosoma X. Ginecomastia, atrofia testicular, infertilidad, diabetes. Calambres musc, espasmos, fasciculaciones, esp en boca y mentón, atrofia, dific para caminar, paresia muscular en cintura pélvica, disartria, disfagia. Paresia muscular usu NMI c/↓ de los reflejos. Esperanza de vida no se ve afectada.
Dx: labs: pruebas genéticas molec para id expansión anorm de la repetición CAG en el gen del receptor de andrógenos; las conc de CK pueden estar ↑ 10 × lo normal; las conc de andrógenos son norm o ↓. EMG muestra cambios prominentes de denervación crónica en UM, cambios modestos de denervación aguda. Neuropatía sensorial, fasciculaciones en cara y extremidades (*Eur J Neurol* 2009;16:556).

Atrofia muscular progresiva

Características clínicas: 8% de las enf de neurona motora de inicio en el adulto; se cree que es variante de ELA; sin embargo, no suele incluirse en ensayos clínicos. Afectación exclusiva de NMI. Suele presentarse c/paresia musc asimétrica y focal en extremidades distales, c/propagación gradual a otros músculos contiguos. Puede presentarse c/paresia proximal; c/tiempo se desarrolla paresia bulbar y resp.
Ddx: NMM, PIDC, miopatía inflamatoria, miastenia gravis.
Dx: la CK puede alcanzar 10 × lo norm. EMG/VNC: trast generalizado de células del asta anterior. Bx musc: atrofia por denervación pero suele ser innecesaria. Desc otras posibles causas, esp NMM.

Neuronopatía motora subaguda en trastornos linfoproliferativos

Sínd de neurona motora subagudo e indoloro en el linfoma de Hodgkin, linfoma no Hodgkin con o sin paraproteinemia, como mieloma o macroglobulinemia. Usu presentación de NMI c/ paresia en EI asimétrica y en parches, y disminución de masa muscular en la cadera. Rara vez hay también afectación de NMS. Neuropatología: pérdida de células del asta anterior y fibras de la raíz motora ventral, inflamación de células del asta anterior. En algunos, la enf tiene un curso benigno. Rara vez la enf responde a Rx de la enf linfoproliferativa subyacente.

Síndrome de NMI posterior a radiación

Resultado de radiación dirigida a la zona paravertebral lumbar para Rx de c testicular. EMG/VNC c/trast de la cauda equina con preservación de los PANS. La enf suele progresar durante los 1.os años tras el inicio de los sx, pero estos se estabilizan posteriormente.

Enfermedades que afectan tanto a la NMS como a la NMI

Esclerosis lateral amiotrófica

Generalidades: enf neurodegenerativa de causa incierta; incidencia de 1 a 3 por 100 000. Inicio más común a ½ de los 50 años; la duración media es 3 años del inicio de los sx y ~ 19 meses desde el dx (*Neuroepidemiology* 2005;25:114; *Neurology* 2003;60:813).

ELA familiar: 5-10% ELA; la herencia más común para ELAF es AD. 68% de ELAF se a/c > 35 mutaciones genéticas dif, incl SOD1, FUS/TLS, VAPB, TDP-43, C9ORF72. La expansión de repetición intrónica C9ORF72 está a/c gran proporción (~ 40%) de casos de ELAF. Hay agregados de TDP-43 en la mayoría de ELAF y ELA esporádica (*Neurol Sci* 2011;32:9-16).

Si/sx: la paresia suele iniciar de forma focalizada y se extiende a los músc circundantes. Rara vez, la paresia puede iniciar c/músc resp. Algunos pts pueden presentarse c/paresia u/l (variante hemipléjica de Mills). 10% tiene pérdida musc b/l en ES (variante de amiotrofia focal o monomiélica benigna). En 20% de los casos se produce inicio bulbar (NC). Fasciculaciones, calambres, fatiga por esfuerzo, atrofia. Pueden ocurrir trast del sueño por múltiples factores, como hipoxia en posición supina, incomodidad, inmovilidad o ansiedad. La depresión es frec.

Dx: características atípicas de ELA, que llevan a buscar un dx alternativo: pérdida sensorial, disfxn extrapiramidal, anorm en los mov oculares, alt autonómicas, control anorm de esfínteres. No hay análisis de sangre para dx ELA esporádica, pero se piden varias pruebas de lab para eval otras causas: RxT o TAC de tórax en fumadores o pts > 50 años, anti-Hu si hay cáncer, ensayo de Hex-A en pts jóvenes c/caract atípicas, AGCML si hay insuf suprarrenal. CK, BHC, quím 10, VDRL, Ac anti-GM1, VSG, EFPS o EIF, estudios de fxn tiroidea, B_{12}, pruebas de celiaquía. Receptor de acetilcolina o Ac de canales de calcio dependientes de voltaje si las caract sugieren un trast de la UNM.

Rx: riluzol 50 mg qh, ↑ a 50 mg bid después de 2 sem (*N Engl J Med* 1994;330:585) prolonga la supervivencia en meses. Edaravone infusión IV c/ 60 mg qd por 10-14 d c/mes mejora las medidas funcionales (*Lancet Neurol* 2017;16:505). Cuidado de apoyo agresivo/Rx sx (fatiga, espasticidad, calambres, depresión, sialorrea, estreñimiento, insuf resp). La clínica multidisciplinar puede prolongar la vida/calidad, FT/TO/habla; atención nutricional para disfagia y riesgo de aspiración. Considerar PEG temprano antes de empeoramiento resp. Supervivencia y beneficio funcional con nutrición enteral hipercalórica (125% de calorías recomendadas) (*Lancet* 2014;383:2065). Soporte resp. Considerar BiPAP o traqueotomía. Atención hospicio/en casa si el pt lo desea. Dextrometorfano/quinidina aprobado por la FDA para ayudar c/efecto seudobulbar.

ELA-DFT: deterioro cognitivo presente en 31-55% de los pts con ELA; ~20% c/deterioro cognitivo severo c/ demencia; 15% cumple criterios para DFT-ELA. Expansión de repetición intrónica C9ORF72 es la mutación más común en ELA (40%) y en DFT (25%), lo que sugiere un vínculo mecánico. Afectados tienen > 30 repet (*Neuron* 2011;72:245; *Neuron* 2011;72:257).

Complejo parkinsonismo/ELA de Guam: trast c/combinación de ELA y parkinsonismo. Causa más común de muerte en adultos en pob Chamorro nativa de Guam. Se atribuye a la toxina causada de las semillas de cícadas nativas, que contienen BMAA (β-metilamino-L-alanina), aminoácido tóxico para las neuronas motoras corticales y espinales.

Machado-Joseph (SCA tipo III): AD con inicio de la 4.ª a 7.ª década. Sx: ataxia cerebelosa. Los pts con inicio más temprano pueden presentar espasticidad y fasciculaciones de la lengua y la cara. Otros sx incl si/sx extrapiramidales, distonía, rigidez, ojos protuberantes y oftalmoplejia externa progresiva. Debido a la repetición CAG en el cromosoma 14q32.1, que codifica para el gen de la ataxina-3.

Deficiencia de hexosaminidasa A en adultos: AR, gangliosidosis GM2 de inicio tardío. Codificada por un gen en el cromosoma 15q23-q24. Sx: paresia de progresión lenta de musc proximales de EI y ES, calambres. Pueden aparecer rasgos sensoriales, cerebelosos, cognitivos, psiquiátricos y extrapiramidales. Puede confundirse c/ELA en las primeras fases de la enf. Dx: conc de ensayo de hexosaminidasa en suero.

Enf poliglucósica del adulto: trast raro (< 30 casos registrados), de progresión lenta, caract por signos de NMS y NMI, deterioro cognitivo, pérdida sensorial distal y pérdida de la fxn intestinal y vesical. IRM del cerebro: ↑ difuso de la señal de SB en imágenes ponderadas en T2. Dx: bx de piel o nerv periféf c/ cuerpos poliglucósicos (+) a ácido peryódico de Schiff.

Enf paraneoplásica de neurona motora: descrita en casos de linfoma Hodgkin y no Hodgkin, cánceres de ovario y mama. Puede ocurrir como parte de un sínd paraneoplásico mayor (anti-Hu). Rx: tratar el tumor subyacente.

EVALUACIÓN DE LA NEUROPATÍA

Obtener hx cuidadosa: preguntar por alt motoras, sensoriales y autonómicas. Obtener evolución y distribución de los sx, hx de exposiciones tóxicas o infecciosas, HxF, meds, vitaminas y sx de trast sistémicos. **Examen físico detallado:** determinar patrón anatómico y ubicación: mononeurop, mononeurop múltiple, polineurop (simét *vs.* asimét; dependiente de longitud *vs.* no dependiente de longitud), predominio motor o sensorial y modalidades, sx autonómicos (CV, GI, urogenital, sudomotor). Eval si hay linfadenopatías, organomegalias, anorm musculoesq/articulares, exantema. Examinar pelo, piel y uñas. Palpar nerv perif. Eval pie cavo y dedos en martillo. **EMG/VNC:** útil para confirmar patrón de neuropatía, ubicación y curso temporal. Distinguir entre neuropatía axonal y desmielinizante. **Pruebas de fxn autonómica:** útil en neuropatía de fibras peq y puede estrechar el diferencial si hay comp autonómico prominente en polineurop somática. **Bx:** + útil en caso de sospecha de vasculitis y neuropatía amiloidea; también útil para eval infxns (p. ej., lepra) y, a veces, trast inflamatorios (p. ej., sarcoide). Usu se toma bx del nerv sural, ya que el déficit sensorial se limita a una peq zona del talón y parte dorsal del pie, y puede incluir bx del músc gastrocnemio. El 15% de las complicaciones es una infxn menor o dehiscencia de la herida, neuromas del muñón. 1/3 de los pts refiere sensaciones desagradables. La bx cutánea en sacabocados en la pierna distal ± proximal puede eval neuropatía de fibras peq al evaluar la densidad de fibras nerviosas intraepidérmicas. **Lab para estudios de polineuropatía periférica: (1)** cribado inicial: G en ayunas o HgbA1c (si es norm, PTGO de 2 horas; la diabetes representa ~50% de los casos), B_{12} c/ metabolitos (MMA, homocisteína), TSH, EFPS c/EIF; **(2)** labs Ad basados en si/sx: PMC, BHC, VSG, ANA, SSA y SSB, ANCA, ADNbc, C3/C4, crioglobulinas, VHB, VHC, VIH, Lyme, CMV, VEB, VHS, EPO, panel autoinmune/paraneoplásico; **(3)** pruebas genéticas para polineurop criptógena si hay si/sx/HxF apropiados. **Imagen:** eco útil para neurop por atrapamiento e IRM útil para lesiones nerviosas proximales, polirradiculopatías y plexopatías (*Neurology* 2009;72:185; *Mayo Clin Proc* 2015;90:940; *JAMA Neurol* 2016;72:1510).

Resumen de la evaluación de neuropatía basada en la ubicación clínica y electrofisiológica

Polineuropatía distal y simétrica dependiente de longitud	Neuropatía difusa no dependiente de longitud (patología axonal)	Neuropatía difusa no dependiente de longitud (patología desmielinizante)	Mononeuropatías múltiples	Plexo	Polirradiculopatía ± neuropatía
• HgbA1c, PTGO • Vit B_{12}, MMA, homocisteína • EFPS con EIF • TSH • PMC • BHC • Infxns endémicas/fact de riesgo (p. ej., Lyme, VIH)	Sensorial (puro o predominante): • ANA c/ ADNbc • SSA/B • Ac antimitocondrial, antimúsculo liso • VSG/PCR • Panel paraneoplásico (si es [+], estudios de malignidad) • Ac anti-FGFR3	• PL • EFPS/EPO c/ EIF + cadenas ligeras libres de suero • FCEV • Motor: Ac anti GM-1 • Sensorial: Ac anti MAG • Estudio esquelético	• ANA • ANCA • FR • SSA/SSB • C3/C4 • Crioglob • Panel de hepatitis • VIH • EGO • PMC • BHC • TSH • HgbA1c • VSG/PCR • Bx de nervio	• HgbA1c • IRM	• HgbA1c • Ac Lyme • ECA • RxT • Ac VNO • IRM • PL

(*continúa*)

	• Ac de anti-TTG, antiendomisio y antigliadina • VIH, VLLCTH-1, VEB, VZV • Vit B_6 • PL Motor (puro o predominante): • Ac anti-GM-1 • VIH, VLLCTH-1, VNO • PL		• Estudios neoplasias o paraproteinemias como linfoma y macroglobulinemia de Waldenström • Pruebas genéticas para NHRPP		

Síntomas de alerta: inicio agudo, asim en el examen, patrón no dependiente de longitud, arreflexia difusa, patrón irregular (mononeuritis múltiple), sx motores o autonómicos >> sx sensoriales

Mononeuropatías

Mononeuropatías por atrapamiento: extremidad superior

Nerv escapular dorsal (C5): sitios de compresión y fact de riesgo: músc del escaleno por hiperextensión/flexión cervical, traumat. **Si/sx:** ala escapular lateral en abduc del brazo.

Nerv supraescapular (C5-C6): sitios de compresión y fact de riesgo: muesca supraescap, muesca espinoglenoidea por tracción repetitiva hacia delante o traumatismo. **Si/sx:** atrofia de músc supraespinoso o infraespinoso, dolor en parte posterior del hombro. **Dx:** hx, examen, EMG/VNC. **Rx:** la mayoría mejora espontáneamente con el tiempo. Inyección de esteroides/cirugía para casos refractarios.

Nerv musculocutáneo (C5-C6): sitios de compresión y fact de riesgo: en el vientre del coracobraquial, entre el bíceps braquial y el braquial; levantamiento de pesas, dislocación del hombro o cirugía. **Si/sx:** paresia y atrofia del bíceps braquial y del braquial, pérdida de Sens en la parte lateral del antebrazo. **Dx:** hx, examen, EMG/VNC. **Rx:** usu se recupera espont; considerar inyección de esteroides para sx; descompresión quirúrgica si persiste.

Nerv radial (C5-C8): sitios de compresión y fact de riesgo: (1) axila: muletas. **(2)** Surco espiral (parálisis de sábado por la noche; parálisis de la luna de miel): compresión/duración del sueño. **(3)** Nerv interóseo post: AR, traumatismo, fract, masa de tejido blando, uso extenuante del brazo. **(4)** Rama sens superf (queiralgia parestésica): muñequeras, esposas. **Si/sx: (1)** axila: tríceps, braquiorradial, supinador, extensión de muñeca/dedo débiles; pérdida Sens en toda la superficie extensora del brazo, antebrazo y mano. **(2)** Surco espiral: braquiorradial débil, extensión de muñeca/dedo; tríceps preservado; pérdida Sens en dorsolateral de mano, pulgar, aspecto dorsal de dígitos proximales II-IV. **(3)** Nervio interóseo post: extensión débil de muñeca/dedo, extensor del carpo cubital; dolor variable en antebrazo pero s/pérdida Sens. **(4)** Rama sensorial superf: Pérdida Sens en parte dorsolateral de la mano, el pulgar y cara dorsal de los dedos proximales II-IV. **Dx:** EMG/VNC; IRM en el sitio de compresión. **Rx:** para la compresión en la axila, surco espiral y nerv interóseo post, Rx conservadora c/modificación de act y férula de muñeca; suele mejorar tras 6-8 sem. En caso de rama sensorial sup, los sx suelen ser autolimitados.

Nerv mediano (C6-T1): sitios de compresión y fact de riesgo: (1) muñeca (sínd del túnel carpiano [STC]) por tenosinovitis, artritis, traumat, uso repetitivo, herramientas que vibran; con DT2, embarazo, enf tiroidea, gota, amiloide. **(2)** Antebrazo por traumat, escayola, venopunción; puede afectar solo al nerv interóseo ant (NIA) o nerv mediano más proximal. **Si/sx: (1)** muñeca/STC: parestesias y dolor en palma lateral y dígitos I-IV, sx peores por la noche, atrofia tenar, paresia de abducción del pulgar, si de Phalen/Tinel/Flick (+) (mala Sens y Esp excepto en combinación). **(2)** Antebrazo: sínd NIA c/debilidad de flexión de la falange distal del pulgar y el índice y formación de si de "OK", sensación norm. Antebrazo proximal c/dolor de antebrazo, Tinel, paresia de pronación, flexión de dedos II-III, abducción y flexión del pulgar, adorm de la distribución mediana. **Dx:** EMG/VNC. **Rx:** STC: férulas de muñeca, antiinflamatorios, FT, cirugía para casos refractarios o si hay atrofia tenar, inyecciones de esteroides (solo beneficio limit a corto plazo). Antebrazo: Rx conservadora, cirugía si hay fract/traumat o enf refractaria y sospecha de atrapamiento.

Nerv cubital (C8-T1): sitios de compresión y fact de riesgo: (1) codo: surco retroepicondilar o túnel cubital por inclinación del codo, estiramiento crónico, traumat; **(2)** muñeca (canal de Guyon) en mecánicos, ciclistas, AR o enf degenerativa de art de la muñeca, fract de muñeca. **Caract clínicas: (1)** Codo: adormecimiento de parte medial de la mano (aspecto dorsal y palmar) y dígitos IV-V. Atrofia de músc intrínsecos de la mano, paresia de flexión de muñeca y dedos IV-V, mano en garra. Si Tinel en codo, Froment. **(2)** Muñeca: adormecimiento del palmar medial de mano y dedos IV-V, atrofia hipotenar o interósea. **Rx:** mnj conservador c/reposo, modif de act, inmovilización c/ férula o inyecciones de corticoides. En casos más graves, descomp quirúrgica.

Mononeuropatías por atrapamiento: extremidad inferior

Nervio cutáneo femoral lateral meralgia parestésica (L2-L3): sitio de compresión y fact de riesgo: ligamento inguinal por ropa ajustada, adiposidad central, DT2, embarazo, masa pélvica/abd, ascitis. **Si/sx:** pérdida sensorial, ardor, hormigueo en la parte ant y lat del muslo de la cadera a la rodilla; sin componente motor. **Dx:** Hx y examen; VNC si no está claro. **Rx:** pérdida de peso; reposo; inyección de anestésicos locales o esteroides; anestésicos tópicos, FAE, tricíclicos; rx tumor subyacente si está presente.

Obturador (L2-L4): sitio de compresión y fact de riesgo: canal obturador por tumor, cirugía, fract pélvica, DT2. **Si/sx:** dolor irradiado y adormecimiento de ingle y cara interna del muslo; aducción débil de cadera. **Dx:** EMG/VNC; TAC o IRM de la pelvis para buscar un tumor. **Rx:** la Rx es conservadora; tratar el tumor subyacente.

Femoral (L2-L4): sitio de compresión y fact de riesgo: ligamento inguinal por posición de litotomía, aneurismas aórticos o iliacos, hematoma retroperitoneal, traumat, cirugía pélvica/abd. Puede afectarse como forma frustrada de neurop radiculoplexa lumbar por diabetes o etiología idiopática. **Si/sx:** paresia en flexión de cadera y extensión de rodilla, ausencia de sacudida de rodilla. **Dx:** EMG/VCN. Si se sospecha hematoma o causa poco clara, TAC de abd/pelvis. **Rx:** según la etiología. Si es por litotomía, traumat, posición/estiramiento, luego Rx conservadora. Si es un hematoma retroperitoneal, evac quirúrgica y susp de anticoagulantes/antiplaquetarios. Si es maligno, tratar el tumor subyacente.

Ciático (L4-S3): se div en nerv fibular (peroneo) y tibial comunes. **Sitios de compresión y fact de riesgo: (1)** región glútea/muesca ciática por inmov, hemorragia, inyecciones yatrógenas. **(2)** Cadera por fx/dislocación de cadera/fémur o cirugía. **(3)** Muslo por inmov, traumat, vasculitis, endometriosis. **(4)** Fosa poplítea por quiste de Baker. **Si/sx:** dolor en muslo, paresia de flexores de rodilla y todos los músc distales a la rodilla; pérdida de Sens del pie excepto en maléolo medial; sacudida de tobillo ausente; sx temp pueden simular neuropat peronea, ya que estas fibras están preferent afectadas. **Dx:** EMG/VNC o IRM del nerv. **Rx:** id y tratar la causa subyacente, tx conservador (FT, ortopedia, control de dolor).

Nerv fibular común (peroneo) (L4-S1): se div en nerv peroneos superf (L5-S1) y prof (L4-S1). **Sitio de compresión y fact de riesgo:** cuello de la fíbula (peroneo); por cruce de piernas, cuclillas/traumat. **Si/sx: (1)** Peroneo común: paresia de dorsiflexión y eversión del pie, pérdida de Sens en dorso del pie. Tinel variable en cabeza del peroné. **(2)** Peroneo superficial: pérdida de Sens en parte lateral de la pierna y dorso del pie, excepto en espacio entre el 1.er y el 2.° dedos y eversión débil del tobillo. **(3)** Peroneo prof: pérdida de Sens del espacio entre el 1.er y el 2.° dedos del pie, dorsiflexión débil del tobillo. **Dx:** EMG/VNC o IRM del nerv en el sitio de lesión. **Rx:** Rx conservadora. Aliviar la comp subyacente. Ortesis de tobillo-pie, férulas.

Nerv tibial (L4-S2): sitios de compresión y fact de riesgo: (1) espacio poplíteo por quistes de Baker, traumat, tumores nerv, atrapamiento. **(2)** Túnel tarsiano por fract de tobillo, tenosinovitis/AR, zapatos mal ajustados, tumores. **(3)** Pie por traumat, tumores. **Si/sx: (1)** espacio poplíteo: paresia c/inversión y flexión plantar del pie y los dedos, pérdida de Sens en planta y lado del pie. **(2)** Túnel tarsiano: pérdida de Sens, dolor urente en la planta del pie; atrofia de músc intrínsecos del pie. Dolor c/percusión ↓ del maléolo medial (si de Tinel). **(3)** Pie: dolor, parestesias y adormecimiento en planta del pie. **Dx:** EMG/VNC. **Rx:** conservador; inyecciones de esteroides para aliviar el dolor o descomp quirúrgica.

Mononeuropatía múltiple

Presentación: compromiso de múltiples nervios periféricos separados.

Causas: vasculitis primarias: gran vaso: poliarteritis gigante; vaso medio: poliarteritis nodosa; vaso peq: poliangeítis microscóp, granulomatosis eosinofílica c/poliangitis (tcc Churg-Strauss), granulomatosis con poliangitis (tcc como granulomatosis de Wegener, crioglobulinemia;) vasculitis secundarias: AR, LES, sínd de Sjögren, Behcet, Ell, sarcoidosis, infxn (VIH, CMV, VVZ, VEB, VHB, VHC), neoplasias; otras causas: DT2, amiloidosis, neuropatía hereditaria con parálisis por presión (NHRPP), lepra, inducida por fármacos.

Dx: *labs:* quím 10, BHC, VSG, marcadores reumatológicos (ANA, VSG, FR, c- y p-ANCA, SSA y SSB, ACE), panel de hepatitis, crioglobulinas, EFPS/EPO, glucemia en ayunas, título de Lyme, VIH (u otros estudios infecciosos adecuados). *EMG/VNC: bx:* biopsia del nerv sural/músc gastrocnemio o nerv peroneo superf/músc peroneo breve según el examen clínico y los resultados de la EMG/VNC (*Lancet Neurol* 2014;12:67).

Polineuropatías

Causas autoinmunes/inflamatorias de polineuropatía

Sínd de Guillain-Barré: Si/Sx: parálisis ascendente, sobre todo motora; puede → a insuf resp; evol en días-semanas; dolor en caderas, muslo y espalda; ↓ de sensación vibratoria y posición; ↓ reflejos de estiramiento (norm en 10%); usu ocurre diplejía facial (> 50%), inestabilidad autonómica; parestesias en ortejos y falanges; puede estar precedido por *Campylobacter*, VEB, CMV, micoplasma. **Variantes: (1)** polineuropatía inf aguda desmielinizante (PIAD; forma desmielinizante clásica). **(2)** Forma ↓ (inicio facial/braquial). **(3)** Sínd de Miller Fisher: oftalmoplejía c/ataxia y arreflexia. **(4)** Neurop axonal motora y sensorial aguda o "SGB axonal": peor pronóstico y recuperación más lenta. **(5)** Neurop axonal motora aguda. **Ddx:** mielopatía/enf medular, mielopatía necrotizante, meningitis carcinomatosa, poliomielitis, trast neuromusc como miastenia gravis o botulismo, miopatía, polineurop por enf crítica, porfiria, hipofosfatemia aguda. **Dx:** sobre todo un dx clínico. *PL:* proteína ↑, pocas células (< 10) = disociación albúmina-citológica, presente en ~50% de pts en la 1.ª sem de sx y ~75% a las 2 sem. Si el recuento de células es ↑ (> 50), considerar SGB en el contexto de dx alternativo como enf de Lyme, VIH, neurosarcoidosis, linfoma del SNC o leucemia c/infiltración nerviosa. *EMG/VNC:* desmielinización excepto en variante axonal. *IRM:* realce c/gado de las raíces de cauda equina. *Labs:* puede haber anorm en las PFH, ECG, hiponatremia por SIADH. *Ac:* ati-GQ1b (variante Miller Fisher). **Rx:** monitorización EV estrecho, FIN, CVF. Si FIN < −20, CVF < 1.5 L o tendencia ↓, considerar intubación; monitorizar electrolitos. Considerar plasmaféresis o IgIV. Plasmaféresis: intercambiar 200-250 mL/kg de plasma en 4-6 tx qod; IVIg: 0.4 g/kg/d × 5 d. EA de IgIV: rara vez IRA, proteinuria, meningitis aséptica, anafilaxia si hay déficit de IgA, cefalea, exantema, eventos tromboembólicos. No hay beneficio para plasmaféresis seguida de IgIV o para el uso de esteroides. **Pronóstico:** hasta 65% de los pts tiene déficits residuales menores y 10-15% mayores. Tiempo para la recuperación completa ~200 d en 80% de los casos. Los factores de mal pronóstico incl **(1)** edad > 50-60, (2) inicio rápido (< 7 d) antes de la presentación, **(2)** dependencia del respirador, **(3)** amplitudes PAMC distales muy ↓, **(4)** infxn previa por CMV o *C. jejuni*, **(5)** no ambulatorio en pt adulto mayor o c/enf diarreica previa (*Neurol Clin* 2014;31:491).

Polineuropatía desmielinizante crónica: si/sx: progresión lenta, sx motor simétricos > sensoriales en musc proximales y distales. Debe haber paresia > 2 meses. Hiporreflexia generalizada o arreflexia, puede haber agrandamiento de raíz nerviosa. Puede a/c VIH, GMSI, discrasias de células plasmáticas, hepatitis, EII, linfoma de Hodgkin. **Variantes: (1)** PIDC sensorial: sx sensoriales >> motores, dist similar a la PIDC típica; **(2)** Polirradiculopatía inmunosensitiva crónica (PISC): ataxia sensorial por afectación aislada de la raíz nerviosa post de la columna; **(3)** neuropatía simétrica desmielinizante adquirida distal (NSDAD): sx sensorial >> motor con distribución distal y simétrica (puede a/c Ac anti-MAG); **(4)** PIDC motora: sx motores >> sensoriales, dist similar a PIDC típica (considerar la NMM, abajo); **(5)** neuropatía desmielinizante sensitiva y motora adquirida multifocal (DMASM): sx motores y sensoriales asim, multifocal, usu en ES que luego se extiende; **(6)** PIDC aguda: la A-PIDC, comparada c/PIAD, presenta más a menudo ataxia sensorial c/afectación de fibras grandes y peq; es menos frec la afectación autonómica, necesidad de ventilación mecánica, paresia facial y afectación de otros NC o hx de infxn; **(7)** Ac paranodales (neurofascina-140, 155 y 186 y contactina 1): fenotipo grave que se presenta c/pérdida de Sens y ataxia > paresia (EI distales > ES) y temblor, y responde mal al tx. **Dx:** *Labs/radiografías:* quím 10, BHC, PFH, VSG, VIH, EFPS, EPO, inmunofijación, estudio óseo para eval el trast sistémico subyacente. *EMG/VNC:* desmielinización multifocal y bloqueo parcial de la conduc. *LCR:* disociación albuminocitológica (ver SGB para el mismo ddx si el recuento celular es ↑). *Bx nerv:* usu no es necesaria. Puede revelar cambios desmielinizantes o axonales. *IRM:* las raíces lumbosacras pueden revelar realce de grado. **Rx:** IgIV 2 g/kg en 2-5 días al mes por 3 meses. Si los sx mejoran, puede continuar IgIV 1 g/kg a intervalos dependiendo de la respuesta de la enf, a menudo cada 1-2 meses. Prednisona iniciada a 60-80 mg durante 2-3 meses, seguida por ↓ lenta según tolerancia (5-10 mg/mes o ↓ dosis posible que controle la neuropatía). Puede añadirse un inmunosupresor de 2.ª línea que ahorre esteroides (p. ej., azatioprina, mofetil micofenolato, metotrexato). Plasmaféresis c/ 15 d al inicio y luego individualizada. Puede considerarse rituximab (*Mayo Clin Proc* 2018;93:777).

Neuropatía motora multifocal: si/sx: paresia progresiva, asimét, sobre todo paresia distal de las extremidades (90% en ES distal), calambres musculares, fasciculaciones y atrofia en meses-años. Reflejos de estiramiento deprimidos. Puede confundirse c/ELA (pero sin NMS) o c/PIDC motora (pero asim). **Dx:** *EMG/VNC:* bloqueo focal persistente de conducción motora u otras caract de desmielinización en respuestas motoras. *LCR:* las proteínas suelen ser norm, pero pueden estar un poco ↑. *Ac:* IgM anti-GM1 en ~20-80% de pts. **Rx:** IgIV por rx de PIDC. Ciclofosfamida de 1 g/m^2 IV × 6, cada una precedida de plasmaféresis, puede ser útil en algunos pts que no responden a IgIV. No es clara la eficacia de rituximab y micofenolato. Ningún beneficio de esteroides (pueden empeorar) o del intercambio de plasma solo (*Neurology* 2000;55:1256; *Curr Opin Neurol* 2018;31:559).

Neuropatía/neuronopatía sensorial aguda: si/sx: ataxia sensorial, arreflexia, entumecimiento, dolor variable. Sin paresia. Puede ser una variante del SGB o a/c cáncer (Anti-Hu y anti-ANNA3 paraneoplásico), autoinmune (celiaco, hepatitis autoinmune), VIH, VLLCTH, VEB, VVZ, LES, sínd de Sjögren, toxicidad por piridoxina, agentes a base de platino, doxorrubicina, o idiopática. **Dx:** *labs:* ANA c/ADNbc, VSG/PCR, SSA/SSB, Vit B_6, autoinmune (Ac anti-FGFR3, antimitocondrial/anti-músculo liso, anti-TTG/gliadina/endomisio), panel paraneoplásico, VIH, VLLCTH, VEB, VVZ. *LCR:* las proteínas pueden estar ↑. *EMG/VNC:* ausencia/↓ de amplitudes sensoriales c/estudios motores norm. **Rx:** IgIV como en SGB, aunque la respuesta es pobre.

Polineuropatía por enf crítica (PEC): si/sx: neuropatía aguda o subaguda en el contexto de sepsis/SIRS, uso de esteroides y paralizantes, falla multiorgánica. La mayoría de los casos es en realidad miopatía por enf crítica en vez de PEC. Usu se dx cuando no puede retirarse el respirador. Predominan debilidad motora y trast sensoriales leves. **Dx:** EMG/VNC: proceso axonal primario c/denervación temprana. LCR norm. **Rx:** FT.

Inhibidores del punto de control (IPC): si/sx: amplia gama de sx neuro c/complicaciones de nerv periféricos, incl polirradiculoneurop, neurop craneales, trast desmielinizantes-PIAD/PIDC, y neuropatía de fibra peq por liberación de trast autoinmunes subyacentes. Puede ocurrir sola o junto c/otras complicaciones neuromusc que afectan la UNM o trast musc. Inicio usu 4-10 sem tras iniciar el tx. **Dx:** Hx y examen físico c/sig de estigmas autoinmunes de ETC (labs asociados), hipofisitis, hepatitis, sx cardiacos, sistémicos y momento del tx. Análisis de lab congruentes c/los de sínd no a/c IPC. EMG/VNC: depende del sínd-pérdida axonal sensomotora, polirradiculoneurop, bloqueos de conducción motora. IRM c/contraste de la zona afectada. **Rx:** según la gravedad de sx, se pueden usar corticoesteroides, IgIV/plasmaféresis o cese de IPC (*Muscle Nerve* 2018;58:10).

Enf celiaca: si/sx: fuera de sx GI, dermatológicos, hematológicos y cerebelosos, una neuropatía periférica simétrica sensorial > motora de progresión lenta c/dolor que puede ser largo o difuso. **Dx:** Ac IgA antiendomisio, IgA/IgG antigliadina y antitransglutaminasa tisular (pueden ser [−] si hay deficiencia de IgA o se sigue una dieta sin gluten); bx intestinal es estándar de oro. **Rx:** dieta estricta sin gluten c/corrección de cualquier deficiencia nutricional (*Neurology* 2003;60:1581).

Polineuropatías secundarias a enfermedades genéticas

Enf de Charcot-Marie-Tooth: neurop hereditaria más común, tcc neurop motora y sensorial hereditaria. **Presentación clínica: (1)** tipo I, II: usu inicia en la 1.ª o 2.ª década de la vida, pero puede tener un inicio más tardío (esp CMT II). Herencia AD. Los sx incl deformidad del pie (pie cavo, dedos en martillo), dific para correr o caminar, desgaste de músc intrínsecos del pie y la tibia anterior, debilidad simétrica, cifosis leve y ↑ de nerv periféricos hipertróficos. Ausencia de reflejos del tobillo. Sens un poco ↓ a la vibración y al tacto ligero en pies y manos. **(2)** Tipo III: inicio en la infancia o niñez temprana. AD pero usu por mutaciones *de novo*. Paresia proximal, arreflexia global, nerv periféricos hipertróficos y discapacidad grave. **(3)** Tipo IV: inicio en la infancia de paresia progresiva, incapacidad para caminar, AR. **(4)** CMT X: ligada a X. Inicio en la infancia o la vida adulta. Inicia antes y más grave en hombres. **Dx:** *EMG/VCN:* desmielinizante en I, III, IV. Axonal en II. Desmielinizante axonal mixto en CMT ligada a X. *Bx:* ya no se usan para el dx; muestran neurop hipertrófica c/formación de bulbos de cebolla en formas desmielinizantes. *Pruebas genéticas:* el abordaje debe calificarse según CV motoras y patrón de herencia. Los subtipos identificables más comunes incl CMT1A, CMT1X, HNPP, CMT2A y CMT1B, otros representan < 1% cada uno (*Ann Neurol* 2011;69:22). **Rx:** asesoría genética. Cuidado de apoyo c/ortesis de tobillo-pie, procedimientos ortopédicos para caída del pie. Evitar agentes neurotóxicos.

Neuropatía hereditaria c/riesgo de parálisis por presión (NHRPP): episodios recurrentes de mononeurop aisladas que suelen afectar a los nerv mediano, cubital, radial y peroneo común en sitios comprimibles. **Si/Sx:** ataque inicial en la 2.ª o 3.ª década de vida. Aparición repentina, mononeurop indolora, con recuperación completa en días o semanas. **Dx:** *EMG/VNC:* lentitud focal distal y a través de sitios de compresión. *Bx del ner sural:* tomacular, desmielinización segmentaria, pérdida axonal. La bx suele ser innecesaria. *Pruebas genéticas*: deleción del gen PMP22 en el cromosoma 17p11.2 en la mayoría de los pts. **Rx:** modificación de la act para prevenir la compresión del nervio.

Neuropatía hereditaria sensorial y autonómica: grupo de neurop hereditarias en las que predominan los sx sensoriales y autonómicos. Tipos I-V. **Si/Sx**: pérdida sensorial, dolor punzante, adormecimiento de extremidades y caract autonómicas, paresia variable. Dx: pruebas genéticas. **Rx:** prevención de fract por estrés, úlceras, buen cuidado de los pies.

Neuropatías tóxicas

Introducción: la mayoría de las veces afecta a los axones largos y se p/c parestesias y neuropatía sensoriomotora distal, de distribución en calcetín y guante. A menudo presenta signos de toxicidad sistémica con lesiones cutáneas, CV, renales, GI y hepáticas. **Dx:** exposición clínica, examen de signos sistémicos, análisis de suero u orina para agentes específicos, EMG/VNC. La mayoría de las neurop tóxicas es axonopatía, aunque perhexilina, amiodarona, suramina y hexacarbonos causan neurop desmielinizante. **Rx:** eliminar el agente causal. Quelación con algunos agentes, como arsénico, mercurio, plomo.

Neuropatía alcohólica: inicio insidioso, progresión lenta de distal a proximal. Dificultad de la marcha, paresia, calambres musc, pérdida musc distal, pérdida de reflejos de estiramiento, pérdida sensorial de todas las modalidades y parestesias quemantes en distribución de guante y media. **Dx:** Hx clínica y EMG/VNC con neuropatía sensoriomotora c/predominio axonal. **Rx:** abstinencia de alcohol, dieta equilibrada. Supl de tiamina y vitaminas B. Tx sintomático del dolor neuropático.

Otras causas de neuropatías tóxicas: meds: amiodarona, amitriptilina, bortezomib, cloroquina, cimetidina, cisplatino y otros platinos, colchicina, dapsona, didanosina, disulfiram, doxorrubicina, etambutol, fialuridina, oro, hidralazina, isoniazida, lamivudina, litio, nitrofurantoína, óxido nitroso, metronidazol, paclitaxel y otros taxanos, perhexilina, fenitoína, piridoxina, estatinas, estavudina, suramina, talidomida, vincristina y otros alcaloides de la vinca, zalcitabina, zidovudina. **Drogas recreativas:** óxido nitroso, *n*-hexano, anfetaminas, heroína y cocaína (→ neuropatía por vasculitis). **Tóxicos industriales:** N-hexano, organofosforados, tolueno. **Metales pesados:** arsénico, plomo, mercurio, talio.

Si/Sx sistémico a/c neuropatías tóxicas específicas: arsénico: líneas de Mees, dolor abd, n/v, insuf hepática, anemia, dermatitis, miocardiopatía. **Colchicina:** miopatía. **Plomo:** sx GI, dolor muscular, líneas de Mees, anemia, punteado basófilo de eritroc. **Li:** temblores. **Fenitoína:** hiperplasia gingival, engrosam de rasgos faciales, ataxia, osteoporosis. **Talio:** alopecia, sx GI, encefalopatía, líneas de Mees, insuf cardiaca, renal y resp. **Organofosforados:** bradicardia, salivación, náusea, broncoespasmo, miosis, diarrea, sudoración, disfunción del SNC, debilidad y fasciculaciones.

Polineuropatía asociada con enfermedad sistémica

Neuropatía diabética: causa principal de polineurop periférica en países desarrollados. Puede presentarse como **(1)** polineurop simétrica distal (más común), **(2)** polineurop de fibras peq, **(3)** neuropatía autonómica, **(4)** radiculoplexopatía lumbosacra (amiotrofia diabética), **(5)** radiculoneurop torácica, **(6)** mononeurop de las extremidades, **(7)** mononeurop múltiples, **(8)** mononeurop craneales; ↑ riesgo de neuropatías por atrapamiento, como STC. **Dx:** Hx clínica c/DT2 conocida o nueva; PTGO de 2 h si G en ayunas y HgbA1c son ambiguas, EMG/VNC. **Rx:** control óptimo de G; cuidado adecuado de la piel. Para hipotensión ortostática: dormir c/la CC elevada, ↑ la ingesta de sal y líquidos, medias elásticas. Considerar fludrocortisona, midodrina, piridostigmina. Para dificult de vaciado gástrico, metoclopramida. La diarrea diabética puede tratarse c/antidiarreicos o cursos cortos de tetraciclina o eritromicina. Complicaciones GU: eval urológica. Esquema de vaciado frec durante el día. Control del dolor: múltiples agentes incl duloxetina, ATC, gabapentina, pregabalina; ácido alfa-lipoico (ver abajo).

Neuropatía urémica: se produce en 60% de los pts en hemodiálisis crónica. Usu crónica y progresiva, sobre todo neuropatía sensorial, aunque puede causar neuropatía motora. **Rx:** evitar meds neurotóxicos. Mejora de la neuropatía c/trasplante renal.

Neuropatía en enf hepática: puede ocurrir por una enf hepática crónica o a/c un trast subyacente (es decir, crioglobulinemia, neuropatía vasculítica o PIAD a/c hepatitis viral; sínd de malabsorción en enf hepática colestásica).

Neuropatía hipotiroidea: puede producirse STC o rara vez una polineuropatía simétrica distal. **Dx:** estudios de la función tiroidea. **Rx:** sustitución tiroidea.

Neuropatía asociada con neoplasia: la neuropatía puede ocurrir c/ malignidad secundaria a la compresión o infiltración de los nervios, neuropatías tóxicas como efecto secundario de quimioterapia o neuropatías paraneoplásicas (ver más adelante).

Polineuropatías asociadas con síndromes paraneoplásicos		
Anticuerpo	**Malignidad**	**Síntomas**
ANNA-1/anti-Hu	Cáncer pulmonar de células pequeñas	Neuropatía periférica sensorial inflamatoria maligna, dismotilidad GI, neuropatía autonómica, encefalitis límbica
ANNA-2/anti-Ri	Cáncer de mama, pulmonar de células pequeñas, ginecológico	Opsoclono-mioclonía, distonía mandibular, ataxia, neuropatía sensomotora
ANNA-3	Adenocarcinoma pulmonar de células pequeñas, linfoma de Hodgkin	Neuropatía sensorial, neuropatía sensomotora, ataxia, encefalomielitis
CRMP-5	Timoma, cáncer pulmonar de células pequeñas	Demencia, neuropatía sensomotora, pérdida de visión, corea
Anti-Yo/PCA-1	Ovario, mama	Ataxia cerebelosa, neuropatía sensomotora
Anti-PCA-2	Cáncer pulmonar de células pequeñas	Ataxia cerebelosa, neuropatía periférica, encefalopatía
Ac anfifisina	Cáncer pulmonar de células pequeñas, cáncer de mama	Síndrome de persona rígida, neuropatía sensorial
Ac de canal de Ca tipo P/Q	Cáncer pulmonar de células pequeñas	Síndrome miasténico de Lambert-Eaton
Ac de canal K activado por voltaje	Timoma, cáncer pulmonar	Hiperexcitabilidad de nervios periféricos (síndrome de Isaac)

Curr Opin Neurol 2017;30:513; *Physiol Rev* 2017;97:839.

POLINEUROPATÍA ASOCIADA CON PARAPROTEINEMIA

Gammapatía monoclonal de significado indeterminado (GMSI): neuropatía con GMSI c/IgM > IgG > IgA. Comienzo típico en la 6.ª década c/curso subagudo-crónico. Predominio masculino. Suele ser una polineuropatía sensorial y motora distal y simétrica. Puede simular PIDC. **Si/Sx:** pérdida sensorial distal con afectación variable del tacto ligero, pinchazo, vibración y propiocepción; ataxia de la marcha, temblor postural de ES (usu casos IgM c/desmielinización), ↓ de los reflejos, debilidad distal leve. **Dx:** *labs:* EFPS, electroforesis de inmunofijación, estudios de orina para cadenas ligeras/proteínas de Bence-Jones, BHC, Ac MAG, Ac de disialosil-gangliósido. *Imágenes:* estudio óseo del esqueleto. *Bx:* bx de médula ósea o aspirado si pico monoclonal > 1.5 g/dL. Bx del nerv sural: pérdida de fibras nerviosas, desmielinización segmentaria y degeneración axonal. Tinción con rojo Congo para detectar depósitos de amiloide. *EMG/VNC:* rasgos desmielinizantes o axonales; prolongación desproporcionada de las latencias motoras distales en anti-MAG. *LCR:* proteínas ↑ en formas desmielinizantes o c/amiloidosis. No hay pleocitosis. **Rx:** Rx óptima no establecida. No hay Rx si sx menores. Si las caract son similares a las de PIDC, puede responder a tx inmunomoduladores. Para neuropatía MAG +, considerar rituximab pero la mayoría de los pts no responde bien (*Mayo Clin Proc* 2017;92:838).

Mieloma múltiple: los sínd neuropáticos incl **(1)** compresión medular y de la raíz por plasmocitoma o fx patológica, **(2)** polineuropatía sensomotora distal leve y **(3)** neuropatía sensorial pura. La amiloidosis de cadena ligera amiloide puede complicar la neuropatía en 30-40% de los casos. **Si/Sx:** fatiga, dolor óseo, disestesias dolorosas, sx sensoriales de fibras peq, disfunción autonómica, STC. **Dx:** labs: proteína M sérica > 3 g/dL. *Estudio del esqueleto:* lesiones osteolíticas. *Bx de médula ósea:* > 10% de células plasmáticas. *Bx del nervio sural, recto o grasa abdominal:* se observan amiloides en 2/3 de los casos. *EMG/VCN:* ↓ de las amplitudes de resp sensorial y motora. **Rx:** no hay mejora en la neuropatía con Rx de mieloma.

Mieloma osteoesclerótico o POEMS: POEMS: polineuropatía, organomegalia, endocrinopatía, proteína M y cambios en la piel. Neuropatía motora > sensorial c/debilidad simétrica y pérdida sensorial variable. **Si/Sx:** hepatoesplenomegalia, ginecomastia e impotencia en hombres, amenorrea secundaria en mujeres, DT2, hipotiroidismo, hiperpigmentación, hipertricosis, engrosamiento difuso de la piel, hemangiomas, lechos ungueales blancos, edema con fóvea, ascitis, derrames pleurales e hipocratismo. **Dx:** *labs:* gammapatía monoclonal IgG o IgA λ, FCEV sérico ↑. *EMG/VNC:* rasgos desmielinizantes y pérdida axonal. *LCR:* proteínas ↑ (> 100 mg/dL). *Estudio del esqueleto:* lesiones óseas escleróticas. **Rx:** irradiación o escisión quirúrgica para plasmocitoma solitario. Prednisona ± melfalán o quimioterapia a dosis ↑ y trasplante de células madre para lesiones multifocales (*Leukemia* 2019;33:1023).

Macroglobulinemia de Waldenström: proliferación de células linfocitoides malignas en la médula ósea, ganglios linfáticos que segregan un pico monoclonal de IgM > 3 g/dL. Si/sx: fatiga progresiva, pérdida de peso, anemia, hemorragias, hiperviscosidad. Usu crónica, simétrica, polineuropatía de predominio sensorial, neuropatías sensoriales o motoras puras, mononeurop múltiples. Puede a/c enf de crioaglutininas o amiloidosis.

Dx: labs: similar a GMSI, inmunoelectroforesis o inmunofijación, estudios de orina para eval de cadenas ligeras/proteínas de Bence-Jones, BHC, crioglobulinas, Ac MAG, Ac disialosil-gangliósidos (NACOPCAD: neuropatía atáxica crónica con oftalmoplejía, proteína M, crioaglutininas y anticuerpos disialosil-gangliósidos) (IgM anti-GD1b/GT1b/GQ1b). *Estudio óseo del esqueleto:* sin lesiones líticas. Aspirado de médula ósea o bx si pico monoclonal > 1.5 g/dL. *EMG/VNC:* usu axonal pero puede tener caract desmielinizantes. **Rx:** quimioterapia (*J Peri Nerv Syst* 2012;17:90).

Polineuropatías en trastornos del tejido conectivo

Vasculitis: puede manifestarse como mononeuritis múltiple o polineuropatía sensomotora distal subaguda. **Si/Sx:** fiebre, malestar, pérdida de peso, HTN. Déficits sensoriales y motores dolorosos. **Dx:** *labs:* VSG, BHC con diferencial, quím 7, EGO, PFH, FR, ANA, C3, C4, c y p-ANCA, crioglobulinas, SSA y SSB, VIH, Ag y Ac hepatitis B, C. *EMG/VNC:* neuropatía sensoriomotora axonal asimétrica. *Bx de nervio sural.* **Rx:** prednisona a dosis altas 1 mg/kg/d y ciclofosfamida, metotrexato o rituximab para inducir la remisión (*Lancet Neurol* 2014;12:67).

Artritis reumatoide: puede provocar neuropatía por compresión, polineurop sensorial distal, mononeuritis múltiple o polineurop sensoriomotora. **Dx:** *labs:* como arriba. *Bx del nerv sural o del músculo:* vasculitis necrotizante. **Rx:** como arriba.

LES: puede causar polineurop axonal simétrica, subaguda o crónica con sx de predominio sensorial, mononeuritis múltiple, plexopatía braquial, SGB o presentación de PIDC. **Dx:** *Labs:* como arriba. *Bx del nerv sural:* infiltrado inflamatorio perivascular alrededor de los vasos epineuriales, en ocasiones vasculitis. **Rx:** como arriba si hay vasculitis.

Esclerosis sistémica: puede causar miopatía, neuropatía sensomotora periférica, mononeuritis múltiple. **Dx:** *labs:* como arriba. Bx de nerv: vasculitis, inflamación perivascular en pts con CREST. **Rx:** como arriba si es vasculítico.

Sínd de Sjögren: ganglionopatía sensorial y neuropatía dolorosa de fibras peq, mielitis transversa más frec. Son menos frec la neuropatía sensoriomotora, polirradiculoneurop, mononeurop múltiples y neurop sensorial del trigémino. **Dx:** sx clínicos de sicca (xeroftalmia, xerostomía), SSA y SSB (tcc anti-Ro y anti-La), prueba de Schirmer, prueba de rosa de bengala, bx de glándula salival. EMG/VNC: caract axonales. Bx del nerv sural: suele mostrar pérdida axonal; pueden verse infiltrados perivasculares o vasculitis. **Rx:** evidencia inconsistente de respuesta a tx inmunomoduladores. Se puede considerar un ensayo de esteroides frente a IgIV. Rx sintomático del dolor neuropático.

Sarcoidosis: puede causar neuropatías craneales, mononeurop múltiples, parálisis del nerv frénico b/l, mononeurop sensoriales troncales, polirradiculoneurop aguda parecida a SGB, sínd de cauda equina, neuropatía sensomotora simétrica crónica. **Dx:** labs: ECA sérica elevada (↓ sensibilidad). *EMG/VNC:* degeneración axonal. *LCR:* pleocitosis, proteínas ↑ e índice de IgG. *Imágenes:* TAC de tórax (o PET si hay alta sospecha). *Bx:* ganglios linfáticos, músc, conjuntiva o LBA. *Bx del nerv sural:* puede verse granulomas sarcoides, evidencia de angitis. **Rx:** corticoesteroides ± otros agentes inmunomoduladores.

Neuropatías secundarias a deficiencias nutricionales

(Ver el *Capítulo 11: Venenos y deficiencias nutricionales*)

Neuropatías asociadas con enfermedades infecciosas

Neuropatías periféricas asociadas con VIH: polineuropatía simétrica distal: EMG/VNC: respuestas sensoriales y motoras limítrofes a baja amplitud. Bx del nervio sural: pérdida de fibras mielinizadas y no mielinizadas. **Polirradiculoneuropatía lumbosacra: (1)** polirradiculoneurop por CMV: poco frec pero devastadora. Si/Sx: paraparesia flácida de progresión rápida, disfxn de los esfínteres, pérdida sensorial perineal y arreflexia de EI. Dx: *EMG/VNC:* PAMC de baja amplitud, latencias de ondas F prolongadas o ausentes, PANS reducidas o ausentes. *LCR:* pleocitosis (> 50/µL) c/ > 40% de polimorf, proteínas ↑, glucosa ↓. Rx: ganciclovir IV empírico en pts con VIH con pleocitosis en LCR y sx de progresión rápida. **(2)** Otras causas en VIH incl sífilis, infxn por micobacterias, toxoplasmosis, carcinomatosis leptomeníngea secundaria a linfoma, radiculitis por herpes zoster. **Mononeuritis múltiple:** más común en el curso tardío del VIH o c/recuento de CD4 < 200/μL. Puede ser secundaria a VHS, CMV, hepatitis C, sífilis, linfoma, vasculitis necrotizante. Dx: prueba de CMV y si es (−), bx del nerv para evaluar la vasculitis. **PIAD:** se presenta durante la seroconversión y las etapas tempranas de la enf. Si/Sx: clínicamente indistinguible del SGB. LCR: proteínas ↑ (> 100 mg/dL). Desmielinización e inflamación de las raíces nerv. Rx: plasmaféresis o IgIV. **PIDC:** clínicamente similar a PIDC no a/c VIH. LCR: pleocitosis. Rx: plasmaféresis o IgIV. Neuropatías craneales: pueden ocurrir temprano en el VIH, en esp el nervio facial.

CMV: PIAD, meningoencefalitis, polirradiculoneurop lumbosacra en el VIH.

VEB: rombencefalitis, mononeuritis múltiple, mielitis, braquial/lumbosacra plexopatía.

VHS: VHS-1: infxn del ganglio de Gasser más común. VHS-2: infxn del ganglio de la raíz dorsal del sacro más común. Puede presentarse como recurrencia segmentaria o enf diseminada. **Rx:** aciclovir 200 mg 5×/d × 10 d o famciclovir 125 mg bid × 5 d para reducir la duración de la erupción.

VVZ/herpes zoster: infxn viral sintomática más común de los nervios periféricos. Zoster craneal: suele afectar al trigémino o al ganglio geniculado. Zoster radicular: también llamado zoster segmentario, radiculopatía zoster o herpes zoster. Polirradiculoneurop; 5% con afectación motora. **Rx:** famciclovir 500 mg VO tid × 7 d o aciclovir 800 mg 5×/d × 10 d.

Hepatitis: Hepatitis B: A/c SGB, mononeuritis múltiple, vasculitis necrotizante. Hepatitis C: A/c crioglobulinemia, neuropatía vasculítica, mononeuritis múltiple.

VLLCTH-1: usu afecta a la médula espinal pero los pts pueden tener también polineuropatía sensoriomotora.

Virus del Nilo Occidental: puede p/c un cuadro clínico similar al de la poliomielitis (paresia asimétrica de las extremidades y la cara con pocos déficits sensoriales) ± encefalitis.

***Mycobacterium leprae* (enf de Hansen):** *Mycobacterium leprae* que suele transmitirse por las vías resp. **Si/Sx:** se clasifica en formas tuberculoides y lepromatosas en fnxn de la reacción del huésped a la infxn. *Tuberculoide*: inmunidad activa mediada por células c/destrucción local de los nerv infectados y detección de organismos rara. Causa lesiones bien delimitadas, hipopigmentadas, c/pérdida sensorial. Nerv palpables secundarios a una intensa inflamación. *Lepromatosa*: respuesta inflamatoria mínima, piel diseminada y lesiones nerv. Predilección por zonas frías: orejas, nariz, dorso de las manos, antebrazos, pies. Piel con múltiples nódulos, pápulas, ulceraciones, aspecto ceroso. Reflejos de estiramiento conservados. **Dx:** *EMG/VNC*: amplitudes reducidas de PAMC y PANS c/ralentización focal de la conducción. *Bx de piel o nervio*: intensa inflamación granulomatosa en la enf tuberculoide; múltiples organismos ácido-resistentes, desmielinización y pérdida de fibras nerv en la enf lepromatosa. **Rx**: *Tuberculoide*: dapsona 100 mg al día + rifampicina 600 mg al día por 12 meses, seguido de monoterapia con dapsona por 3-5 años. *Lepromatosa*: dapsona 100 mg al día + rifampicina 600 mg al día + clofazimina 50 mg al día durante un mínimo de 2 años o hasta que el frotis cutáneo sea (−).

Difteria: causada por *Corynebacterium diphtheriae*. Complicaciones neuro en 15% de los pts. **Si/Sx:** se presenta c/parálisis del paladar, adormecimiento de la faringe, alteración de la acomodación pupilar, paresia diafragmática, neuropatía de las extremidades. Puede evolucionar en 3-15 sem a una polineuropatía sensoriomotora mixta generalizada o sensorial con ataxia. **Dx:** *LCR*: proteína norm o ↑ (> 100 mg/dL). *EMG/VNC*: desmielinización segmentaria c/preservación de los axones. **Rx:** antitoxina en 48 h, soporte resp si es necesario. La recuperación dura varias sem y suele ser completa si se administra antitoxina en 48 h.

Lyme: causada por *Borrelia burgdorferi*. Infxn 1.ª c/eritema migratorio. Infxn 2.ª: sx neuro en 15% y consisten en neuropatía craneal (a menudo NC VII), radiculoneurop, meningitis linfocítica. Meses después de la infxn, sínd neuro tardío c/polirradiculoneurop sensorial. **Dx:** *labs:* Ac de Lyme en suero (ELISA y Western blot). *LCR*: pleocitosis linfocítica y proteínas ligeramente ↑; PCR de Lyme. *EMG/VNC:* afectación axonal generalizada, sensorial > motora en polirradiculoneurop. **Rx:** si LCR norm, doxiciclina o ampicilina oral. Si LCR es anorm, ceftriaxona 2 g IV qd durante 2-4 sem c/ mejoría en 3-6 meses.

Opciones de tratamiento para neuropatías dolorosas			
Agente	**Dosis**	**Precauciones/ Comentarios**	**Efectos secundarios**
Gabapentina	100-300 mg TID, opción de ↑ la dosis hasta un máx de 1 200 mg TID	Ajustar en función de la insuf renal, ↑ la dosis lentamente, ↓ la dosis para reducir el riesgo de convulsiones por abstinencia, precaución en pts de edad avanzada	Mareo, sedación, confusión, temblor, edema periférico, cambios en la visión, cambios neuropsiquiátricos
Pregabalina	25-75 mg BID, posibilidad de ↑ la dosis hasta máx 300 mg BID	Ajustar en función de la insuf renal, ↑ la dosis lentamente, ↓ la dosis para reducir el riesgo de sínd de abstinencia, precaución en pts de edad avanzada	Mareo, sedación, confusión, temblor, edema periférico, cambios en la visión, cambios neuropsiquiátricos
Amitriptilina/ nortriptilina	10-25 mg QHS, opción de aumentar a 100 mg QHS	Sínd serotoninérgico, arritmias cardiacas, precaución en pts de edad avanzada, ↓ de meds; los efectos anticolinérgicos son ligeramente menores en nortriptilina en comparación con amitriptilina	Efectos anticolinérgicos: sedación, hipotensión ortostática, xerostomía, ↑ de peso, retención urinaria, estreñimiento; arritmias cardiacas
Duloxetina	20-30 mg qd, opción de ↑ a 60 mg qd	Síndrome serotoninérgico, ↓ lentamente, evitar en caso de insuf hepática y CrCl < 30 mL/min, precaución con otros anticoagulantes	Náusea, dolor abd, dolor de cabeza, insomnio, mareos, sedación, pérdida de peso
Parche/crema de lidocaína o capsaicina	Variable	Evitar la piel rota y las zonas sensibles (cara)	Irritación cutánea localizada
Ácido alfa-lipoico	600 mg qd	Se ha demostrado su posible utilidad en la neuropatía diabética	Las dosis superiores a 600 mg qd aumentan el riesgo de N/V y vértigo
Ejercicio	Por FT; entrenamiento aeróbico y de fuerza-estabilidad	No se puede generalizar a todas las neuropatías; puede ser útil en la neuropatía diabética y en la prevención de las neuropatías inducidas por quimioterapia	Lesiones ME

RADICULOPATÍA Y PLEXOPATÍA

Radiculopatía

Definición: lesión/irritación de la raíz del nerv espinal. Niveles cervicales más frec afectados: C7 > C6 > C8, C5. Niveles lumbosacros más frec afectados: L5, S1 > L4 > L3.

Causas: **(1)** enf degenerativa, la más común (compresión o irritación por EAD, hernia de disco). **(2)** Infecciosa (VHS, VVZ, Lyme, CMV, VIH). **(3)** Inflamatorias (PIAD, PIDC, sarcoide). **(4)** Neoplásica (p. ej., carcinomatosis leptomeníngea, linfoma). **(5)** Radiación. **(6)** Diabética (radiculopatía torácica).

Sx: dolor irradiado/parestesias desde el cuello/hombro o espalda/nuca en distribución dermatómica, puede empeorar con la tos, estornudos, Valsalva. Paresia, atrofia muscular en patrón miotómico.

Examen: alteración sensorial en el dermatoma afectado (la distribución afectada no suele ser tan clara como la lesión de un nerv periférico por superposición dermatómica), paresia en el miotoma afectado. Maniobras de provocación: **(1)** maniobra de Spurling para radiculopatía cervical. Aplicar presión hacia ↓ mientras la cabeza está extendida y girada hacia el lado c/sx. (+) si se reproducen los sx urentes. Tener cuidado al realizar las maniobras si hay inestabilidad espinal, traumatismo, AR. **(2)** Elevación de pierna recta. Elevar pasivamente la pierna c/sx con el pt en posición supina. (+) si reproduce los sx radiantes. ↑ sensibilidad, ↓ especificidad para hernia discal L4-S1. **(3)** Elevación cruzada de la pierna. Elevar pasivamente la pierna contralateral. (+) si reproduce los sx. ↓ Sens, ↑ Esp.

Miotomas cervicales							
Acción	**Músculo**	**Nervio**	**C5**	**C6**	**C7**	**C8**	**T1**
Abducción del hombro	Deltoides	Axilar	■	▨			
Flexión del codo	Bíceps	Musculocutáneo	■	■			
Extensión del codo	Tríceps	Radial		▨	■	▨	
Pronación del antebrazo	Pronador terrestre	Mediana		■	■		
Extensión de la muñeca	Extensor radial del carpo/cubital	Radial			■		
Extensión de los dedos	Extensor de los dedos	Radial				■	▨
Abducción de dedos	Interóseo	Cubital				■	▨
Abducción del pulgar	Abductor corto del pulgar	Mediano				▨	■

Miotomas lumbares								
Acción	**Músculo**	**Nervio**	**L1**	**L2**	**L3**	**L4**	**L5**	**S1**
Flexión de la cadera	Iliopsoas	Iliaco por femoral; psoas por raíces lumbares	▨	■	■	▨		
Aducción de la cadera	Aductores	Obturador		▨	■	■		
Abducción de la cadera	Glúteo medio	Glúteo superior				▨	■	
Extensión de la cadera	Glúteo mayor	Glúteo inferior						■
Extensión de la rodilla	Cuadriceps	Femoral			■	■		
Flexión de la rodilla	Isquiotibiales	Ciática					▨	■
Dorsiflexión del tobillo	Tibial anterior	Peroneo				▨	■	
Inversión del pie	Tibial posterior	Tibial					■	
Eversión del pie	Peroneo largo	Peroneo					■	▨
Flexión plantar del tobillo	Gastrocnemio	Tibial						■

Los tonos oscuros y claros indican contribuciones mayores y menores, respectivamente.

Tendón reflejo	Bíceps	Braquiorradial	Tríceps	Cuadriceps	Gastrocnemio
Innerv raíz	C5, C6	C5, C6	C7	L3, L4	S1

Perlas de examen: exámenes útiles para acotar el ddx

Paresia	Diagnóstico diferencial y hallazgos útiles del examen	
Caída del pie (paresia de la dorsiflexión del tobillo)	Radiculopatía L4-5	Neuropatía peronea común
	Inversión débil	Inversión fuerte
Paresia en la flexión de la cadera	Radiculopatía L2-4	Neuropatía femoral
	Aducción débil de la cadera	Aducción fuerte de la cadera
Caída de la muñeca (debilidad en la extensión de la muñeca)	Radiculopatía C7	Neuropatía radial
	Flexión débil de la muñeca	Flexión fuerte de la muñeca

Dx: las raíces cervicales salen del canal espinal entre las vértebras correspondientes y las precedentes (p. ej., C4 sale entre las vértebras C4 y C3), excepto C8, que sale entre las vértebras C7 y T1. En las regiones torácica y lumbar, las raíces salen entre las vértebras correspondientes y las vértebras siguientes (p. ej., T1 sale entre las vértebras T1 y T2). La hernia discal lateral y la estenosis neuroforaminal pueden comprimir las raíces que salen. La hernia discal paracentral puede comprimir las raíces ↓ (p. ej., la hernia L5-S1 puede comprimir las raíces S1). La VNC/EMG puede ayudar a localizar la lesión y determinar la duración de la misma. La ↓ del reclutamiento se observa de inmediato, seguida de ↑ de la act espontánea en sem y luego cambios en la morfología de las UM (unidades de gran amplitud, larga duración y polifásicas) en meses. En la radiculopatía, la VNC sensorial es norm, ya que la lesión es proximal al ganglio de la raíz dorsal. La EMG es norm si solo están afectadas las fibras sensoriales. Obtener IRM tempranas con contraste ± PL si sospecha una causa no degenerativa (p. ej., tumor, infxn). Si se sospecha una causa degenerativa, obtener una IRM en caso de déficit neuro o dolor persistente tras 4-6 sem de tx conservador para id las zonas que pueden responder a una inyección o a una intervención quirúrgica (*N Engl J Med* 2005;353:392-399).

Rx: la radiculopatía por causas degenerativas suele ser autolimitada (*Brain* 1994;117:325-335). Se recomienda un mnj conservador por 4-6 sem: TP, AINE, relajantes musc, masaje (*Am Fam Physician* 2016;93:746-754). Si el dolor persiste, considerar la inyecciones de esteroides, o la cirugía si el dolor persiste a pesar de tx conservador de 6-12 sem, paresia progresiva, o mielopatía (*N Engl J Med* 2005;353:392-399; *Phys Med Rehabil Clin N Am* 2011;22:161-177).

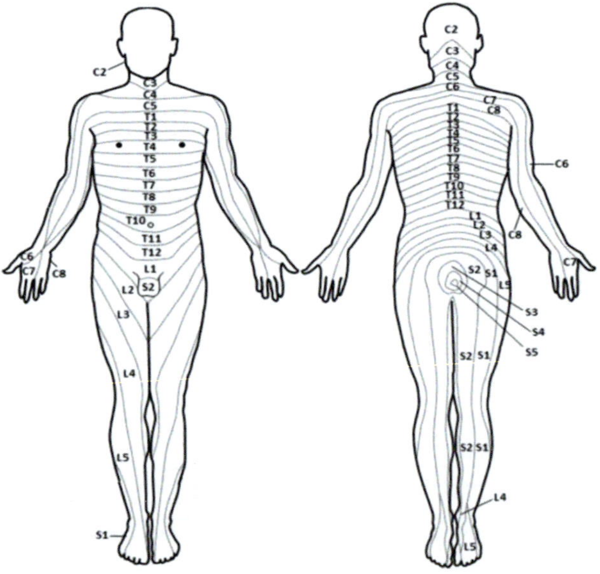

Plexopatía

Plexopatía braquial

Definición: lesión/irritación del plexo braquial.

Causa: traumatismo de hombro (más común), inmunomediada, idiopática, radiación, malignidad, infxn. Rara vez es genética o se debe a sínd de la salida torácica.

Dx: EMG/VNC puede ayudar a localizar la lesión. IRM del plexo con contraste.

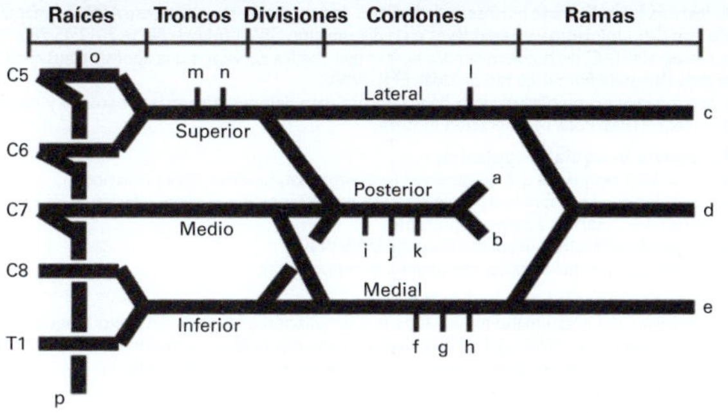

a. Nerv axilar
b. Nerv radial
c. Nerv musculocutáneo
d. Nerv mediano
e. Nerv cubital
f. Nerv pectoral medial
g. Nerv cutáneo braquial medial
h. Nerv cutáneo antebraquial medial
i. Nerv subescapular superior
j. Nerv toracodorsal
k. Nerv subescapular inferior
l. Nerv pectoral lateral
m. Nerv supraescapular
n. Nerv al subclavio
o. Nerv escapular dorsal
p. Nerv torácico largo

Plexopatía braquial traumática, tronco superior (parálisis de Erb-Duchenne)

Causa: traumatismo que separa la cabeza y el hombro, tracción sobre el hombro o lesión en el parto (es decir, distocia del hombro).
Si/sx: paresia, atrofia del supraespinoso, infraespinoso, deltoides, bíceps, braquiorradial, supinador, extensor del carpo radial. Brazo en rotación interna y aducción (posición de "propina de mesero"). Puede haber adormecimiento en la parte lateral del brazo y el antebrazo. ↓ de los reflejos del bíceps o del braquiorradial.
Ddx: C5, C6 radiculopatía/avulsión de la raíz, plexopatía de la médula lateral (IRM, VCN/EMG pueden ayudar a diferenciar).
Rx: manejo conservador, TP.

Plexopatía braquial traumática, tronco inferior (parálisis de Dejerine-Klumpke)

Causa: traumatismo de tracción/hiperabducción del brazo.
Si/sx: paresia de la muñeca/flexión de los dedos y los músc intrínsecos de la mano, mano en garra. Puede perderse la sens en la parte medial del antebrazo y mano. ± sínd de Horner ipsilateral.
Ddx: C8, T1 radiculopatía/avulsión de la raíz, plexopatía del cordón medial (IRM, VNC/EMG pueden ayudar a diferenciar).
Rx: manejo conservador, FT, TO.

Amiotrofia neurálgica (sínd de Parsonage-Turner)

Causa: plexopatía braquial idiopática, considerada como inmunomediada. A menudo se trata de un acontecimiento previo (p. ej., enf viral, inmunización, tx c/agentes inmunomoduladores, cirugía). Rara vez ocurren en el contexto de un trast autoinmune sistémico (p. ej., LES). La mutación hereditaria, AD, de la forma 2/2 de SEPT9 se caracteriza por ataques recurrentes en adultos jóvenes (*J Med Genet* 2010;47:601-607).
Si/sx: dolor agudo en el hombro/brazo (a menudo nocturno) por días o semanas, seguido de paresia en la cintura escapular/brazo (usu cuando el dolor disminuye). Lo más habitual es que afecte al tronco superior, a un solo nerv o a mononeuropatías que suelen afectar a los nerv supraescapular, accesorio espinal, torácico largo, axilar, musculocutáneo e interóseo anterior (Amato AA, Russell JA. *Neuromuscular Disorders*. McGraw Hill; 2008). La paresia depende de los nerv implicados y puede variar mucho (p. ej., hemiparesia del diafragma 2/2 parálisis aislada del nerv frénico, escápula alada 2/2 parálisis del nerv torácico largo). Afectación b/l en 30% (*Nat Rev Neurol* 2011;7:315-322).
Rx: mnj conservador, TP. Un ciclo corto de esteroides orales puede ↓ el dolor intenso cuando se administra de forma temprana (< 1 mes desde el inicio de sx; *Cochrane Database Syst Rev* 2009;(3):CD006976). *Pronóstico*: se recupera a lo largo de meses-años. 89% recupera la mayoría de las fxns a los 3 años (*Arch Neurol* 1972;27:109-212). 69% con paresia leve, 13.9% con moderada y 2.8% con severa después de 3+ años. Mejor recuperación en los músc proximales que en los distales (*Brain* 2006;129:438-450). Recurrencia en 5-26% (*Arch Neurol* 1972;27:109-212; *Brain 2006*;129:438-450). Si persiste el deterioro fxn severo, considerar la transferencia de nervio/tendón.

Síndrome de la salida torácica neurógena

*Causa:*compresión/estiramiento muy raro de las raíces distales C8-T1 o del tronco inf del plexo braquial por una banda fibrosa que conecta la 1.ª costilla torácica con una costilla cervical o apófisis transversa C7 alargada (*Muscle Nerve* 2012;45:780-795).

Si/sx: paresia y atrofia musc intrínseca de la mano de progresión muy lenta, esp APB (T1 más afectado que C8). Dolores/parestesias leves en la distribución C8/T1 (*Muscle Nerve* 2012;45:780-795).
Dx: radiografía/TAC de la columna para buscar una costilla cervical o una apófisis transversa C7 alargada (la banda fibrosa es radiolúcida). EMG/VNC.
Rx: seccionamiento quirúrgico de la banda fibrosa para detener la paresia progresiva y resolver los sx sensoriales. Poca recuperación motora.

Plexopatía braquial neoplásica

Causa: invasión neoplásica 2/2 de cánceres locales/metást, tumores nerv primarios.
Si/Sx: el dolor en el hombro/axila suele ser el sx de presentación. El plexo inferior se ve afectado con mayor frec. Horner a menudo presente.
Dx: imagen de tórax, IRM del plexo braquial, EMG/VNC.
Rx: paliativo (puede incluir radiación, quimio, rx sintomática).

Plexopatía braquial por radiación

Si/Sx: debilidad del brazo/mano meses-años tras la radiación en la zona del plexo braquial (ca de mama, pulmón, cuello, linfoma). Los sx sensoriales son menores *vs.* sx motores.
Dx: EMG (la mioquimia, si se ve, sugiere una lesión inducida por la radiación).
Rx: manejo sintomático.

Plexopatía lumbosacra

Definición: lesión/irritación del plexo lumbosacro.

Causa: estructurales: infiltración/compresión tumoral, hematoma retroperitoneal (en pts anticoagulados), traumat (infrec 2/2 ubicación profunda protegida del plexo), embarazo (raro, cabeza fetal grande en borde pélvico estrecho). Causas no estructurales: diabetes (más común), idiopática (común, se asume inmunomediada), radiación (usu retrasada meses-años), malignidad (extensión o diseminación meníngea), infección (VHS2, VVZ, Lyme, VIH).

Dx: EMG/VNC, IRM de columna lumbar y plexo lumbosacro.

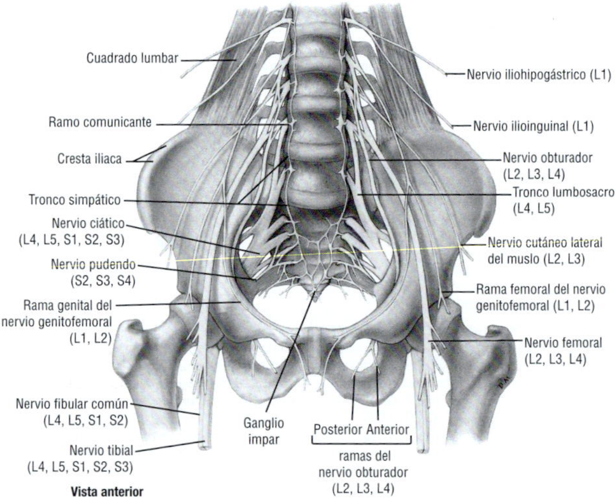

Reimpresa con permiso de Agur AMR, Dalley AF. *Grant's Atlas of Anatomy*. 15th ed. Wolters Kluwer; 2020. (Figura 4-78).

Amiotrofia diabética (neuropatía lumbosacra diabética radiculoplexa)

Si/sx: dolor agudo y severo de cadera, nalgas y muslo, seguido de paresia y atrofia de los músc del muslo durante meses. Pérdida sensorial proximal y distal. Rótula hipo o arrefléxica. Usu comienza en una pierna y luego → a la pierna contralateral. Sx autonómicos y pérdida de peso comunes. Es frec la polineuropatía coexistente.
Causa: posib una "microvasculitis" inmunomediada (*Neurology* 1999;53:2113-2221). Suele producirse en caso de DT2 recién dx o bien controlada.
Rx: FT, control del dolor. La hx natural es la mejora de la fxn motora y sensorial a lo largo meses y años. No hay estudios aleatorios que demuestren el beneficio de la inmunoterapia (*Cochrane Database Syst Rev* 2013;(12):CD009722).

Plexopatía lumbosacra idiopática (neuropatía radiculoplexa lumbosacra no diabética)

Si/sx: similar a amiotrofia diabética. A menudo sin polineuropatía coexistente.
Causa: posiblemente una "microvasculitis" inmunomediada.
Rx: FT, control del dolor. La hx natural es que la mejora se produzca a lo largo de meses-años. No hay estudios aleatorios que demuestren el beneficio de la inmunoterapia.

Plexopatía lumbosacra neoplásica

Causa: invasión por tumores locales o metástasis; más comúnmente colorrectal, cervical, de mama, linfoma, sarcoma.
Si/sx: dolor lumbar/nalgas/cadera/muslo, seguido de sx motores y sensoriales. 25% tiene afectación b/l, 10% tiene sx intestinales/vesicales (Amato AA, Russell JA. *Neuromuscular Disorders*. McGraw Hill; 2008).
Dx: TAC abdomen/pelvis, IRM plexo.
Rx: paliativa (puede incl radiación, quimio, manejo sintomático).

Plexopatía lumbosacra por radiación

Si/Sx: paresia indolente años después de RT, usu b/l o simétrica y distal > proximal. El dolor es menos frec y prominente que en plexopatía maligna (*Neurology* 1985;35:1-7).
Dx: EMG (la mioquimia, si se ve, sugiere una lesión inducida por RT).
Rx: manejo sintomático.

TRASTORNOS DE LA UNIÓN NEUROMUSCULAR

Unión neuromuscular (UNM): sinapsis química entre la NM y la fibra musc; el neurotransmisor es la acetilcolina (ACh). Las enf que afectan a regiones presinápticas, sinápticas o postsinápticas pueden causar falla de la transmisión de la UNM. Los sx fluctuantes son comunes en las enf de la UNM.

Diagnóstico diferencial de las disfunciones de UNM

Presináptica: sínd miasténico de Lambert-Eaton (SMLE), síndrome miasténico congénito (SMC), botulismo, parálisis por garrapatas, sustancias/tóxicos.

Sináptica: SMC, inhibidores de la colinesterasa, organofosforados.

Postsináptica: MG, MG neonatal transitoria, SMC, sustancias/venenos.

Miastenia gravis

Características clínicas:

Epidemiología: prevalencia 20 en 100000. Para edad < 40, F > M; para edad > 50, M > F.

Fisiopatología: enf autoinmune postsináptica mediada por Ac. Los Ac interfieren con la fxn, colocación o supervivencia de los receptores de ACh postsinápticos nicotínicos (AChR) → ↓ de los potenciales de placa final → fibra musc no despolarizada hasta el umbral → falla de la transmisión UNM. *Ac AChR:* dañan la membrana postsináptica → el complemento y provocan internalización de AChR. El timo participa en la autosens *vs.* AChR; hiperplasia tímica en 65%, timoma en 15%. *Otros Ac: vs.* MuSK y LRP4 implicados en agregación de AChR. Ac MuSK no activan el complemento. Sin asociación entre MG MuSK y patología tímica.

Si/sx: *hx*: sx fluctuantes o fatigables que incl ptosis, diplopía binocular (visión borrosa si sutil), habla ronca/nasal o arrastrada, disfagia, disnea/ortopnea, paresia de extrem y cuello/axial. *Examen neuro*: pupilas norm, ptosis (usu asimétrica, fatiga c/mirada hacia ↑), oftalmoparesis, frontalis hipercont para mantener apertura del ojo, tic del párpado de Cogan, sonrisa incompleta, fruncimiento transversal, cierre débil de mandíbula. Debilidad en la flexión > extensión del cuello, extremidades simétricas proximales > distales (esp tríceps, extensión de los dedos). Sens norm, reflejos deprimidos de forma variable.

Otros subtipos: (1) *anti-MuSK*: joven F > M, puede ser idéntico a otros tipos o con paresia prominente de músc oculobulbares, extensores del cuello, hombros y resp. **(2)** *Ocular*: sx limitado a ojos (ptosis y diplopía). **(3)** *Doble Ac (−) (AChR y MuSK)*: presentación clásica c/pruebas de Ac (−). Puede tener Ac recién descubiertos (p. ej., anti-LRP4). **(4)** *MG neonatal transitoria:* causada por transferencia placentaria de Ac maternos. Los bebés necesitan cuidados de apoyo; autolimitada, se resuelve en 1 mes.

Ddx: enf de NM, SMLE, SGB, difteria, parálisis por garrapatas, enf ocular tiroidea, enf mitocondrial, SMC, botulismo, organofosforados/otras toxinas, miopatía inflamatoria, tumores de la base craneal, crisis colinérgica, distrofia musc oculofaríngea (DMO).

Dx: **(1)** *Pruebas de Ac.* **(1a)** *Ac de AChR:* Ac de unión: Sens 80-85% en MG generalizada, Sens 55% en MG ocular. Ac de bloqueo: más en aislamiento en ~1%. Ac modulador: más en aislamiento en 3-4%. El Ac AChR puede ser (−) al inicio y volverse detectable después. Volver a comprobar en 6 meses si (−) y sospecha ↑. La conc de Ac no indica la gravedad. **(1b)** *Ac de MuSK:* presente en hasta 40% de los pts sin Ac AChR, según la pob. **(1c)** *Ac de músculo estriado:* puede indicar timoma en pts jóvenes con MG; usu presente en pts mayores c/MG sin timoma; utilidad limitada por baja Esp. **(1d)** *Ac LRP4:* presente en 7-33% de pts doblemente sero(−). Inespecífico. **(2)** *EMG/VNC. Estimulación nerviosa repetitiva (ENR):* tasas ↓ de ENR (2-5 Hz) agotan la ACh → ↓ de PAMC > 10%. Sens 30-98% para MG generalizada, 10-40% para MG ocular. *EMG de fibra única:* análisis de pares de fibras musc. Hallazgos anorm = bloqueo, ↑ del *jitter* (variación del intervalo entre 2 potenciales de acción de fibras musc de la misma UM). Sens > 95% cuando se realiza en músc clínicamente débil. Inespecífico para MG (puede ser anorm en SMLE, ELA, enf musc). **(3)** *Eval a pie de cama.* **(3a)** *Prueba de Tensilon (edrofonio, AChEI de acción rápida):* dosis de prueba IV 2 mg; si no hay respuesta luego de 30 s, administrar 2 mg cada 10-15 s hasta 10 mg. Seguir el déficit clínicamente observable (usu ptosis), solo aceptar mejora inequívoca como (+). Abortar si hay ES. Inicio en 30 s, dura 5-10 min. *ES:* salivación, sudoración, náusea, calambres, fasciculaciones, bradicardia, ↓PA, dific resp. Antes de la prueba, bolsa AMBU/carro de paro y atropina a la cabecera, pt en telemetría. Sens ~90%. **(3b)** *Prueba de hielo:* poner hielo en ojo cerrado ×2-5 min. (+) si ptosis mejora en ≥ 2 mm; Sens 80-97% en pts con ptosis. Usar en pts c/contraindicación a prueba de Tensilon o como opción conveniente a la cabecera.

Pruebas adicionales: PFT, TAC de tórax o IRM para evaluar timoma (el contraste suele ser innecesario).

Pronóstico: mortalidad < 5% con disponibilidad de cuidados en UCI y vent mecánica. Las exacerbaciones tempranas usu graves, pero c/remisiones Rx que duran muchos meses. La gravedad máx de la enf se alcanza en 2 años en 66%. Remisión espont y duradera en 10-15%. En promedio, enf activa dura 7 años, seguidos de 10 años de inact relativa. Rara vez, los pts tienen una fase de "agotamiento" caract por cierto grado de déficit fijo, usu tras un periodo prolongado de paresia severa. Entre 15 y 40% de los pts c/presentación ocular aislada no desarrolla MG generalizada; en los que sí, la transición a generalizada usu ocurre en 2-3 años.

TRATAMIENTO:
Principios generales (*Neurol* 2016;87:419-425).

Objetivos del tx: remisión (no hay si/sx de paresia miasténica) o manifestaciones mín (sin sx y solo paresia leve s/limitación funcional). Minimización de efectos secundarios.

Enfoque del tx: *1.ª línea:* esayo breve de inhibidor de acetilcolinesterasa (AChEI; piridostigmina) → ACh en la sinapsis más tiempo → mejora de transmisión UNM. *2.ª línea:* si AChEI es insuficiente o la paresia es moderada a grave, añadir prednisona o inmunosup ahorrador de esteroides. *Si crisis inminente/necesidad de control rápido:* IgIV o intercambio de plasma terapéutico (IPT).

Tiempo de tx para beneficiarse: **(1)** min a horas = AChEI. **(2)** Muy rápido (días) = IgIV, IPT. **(3)** Corto plazo (2-6 sem) = corticoesteroides, rituximab, eculizumab. **(4)** Largo plazo (2-12 meses) = azatioprina, micofenolato mofetilo, timectomía.

Enf refractaria: sx s/cambios o peor después de esteroides y al menos otros 2 inmunosup a dosis/duraciones adecuadas o si hay ES intolerables.

Consideraciones sobre el embarazo: AChEI, prednisona, IgIV, IPT usu seguro. Evitar micofenolato mofetilo (riesgo de malformaciones fetales).

Tx de uso común

Piridostigmina: dosis inicial para adultos de 30-60 mg TID-QID con las comidas, titulada según sx (máx 360 mg/d). Inicio ~30-60 min. *ES:* GI (calambres, n/v, diarrea), ↑ de las secreciones, calambres musc.

Prednisona: dosis inicial de 20-60 mg/día, si se empieza con dosis baja ↑ 10 mg/día cada sem PRN hasta control de sx hasta 60 mg/día, a veces ↑ (máx 1 mg/kg). En crisis o paresia severa, después de tx de rescate, empezar 60 mg/d. ↓ una vez en remisión o meseta en la mejora; ↓5-10 mg cada 2-4 sem a 20 mg diarios, luego por meses o años hasta la dosis más ↓ tolerada. *ES:* ↑ de peso, HTN, DT2, osteoporosis, cataratas, glaucoma, adelgazamiento de la piel, sx del estado de ánimo/psicosis, úlceras pépticas, necrosis avascular, miopatía por esteroides, retraso del crecimiento en niños. *Antes del inicio:* HbA1c, Quantiferon gold®. Considerar la densidad ósea. *Profx:* Vit D 800 UI/d y calcio en la dieta 1 200 mg/d × la duración del tx, IBP/bloqueador H2 PRN.

IPT: requiere catéter de gran calibre, intento → de acceso periférico/preservar venas antecubitales, realizado QOD. Usado para crisis y como mant en enf refractaria. *ES:* infx de la vía, inestabilidad CV, neumotórax, cambios electrolíticos, coagulopatía/sangrado. Otros ES relacionados c/el método de acceso venoso.

IgIV: 1-2 g/kg de peso corporal ideal en dosis div a lo largo de 2-5 días. Se usa para crisis y como mant en la enf refractaria. *ES:* cefalea, meningitis aséptica, sx tipo influenza (n/v, mialgias, fiebre, escalofríos), lesión renal, exacerbación de ICC, rxn alérgica (puede analizar conc de IgA antes de desc deficiencia de IgA), eventos trombóticos muy raros (TVP/TEP/IM/ictus), anemia hemolítica.

Timectomía: indicada en todos los pts c/timoma para tx de la masa. También se considera para pts < 65 años de edad c/MG generalizada no timomatosa AChR+ (*NEJM* 2016;575:511-522); el sx debe optimizarse en el preop para evitar complicaciones.

Inmunosupresores ahorradores de esteroides: opciones resumidas en la tabla abajo. Considerar el inicio si el pt desarrolla o está en ↑ riesgo de ES de esteroides, no pueden ↓ los esteroides, o respuesta inadecuada a los esteroides. *Antes de iniciar:* prueba de TB, BHC c/diferencial, PMC. Las opciones de tx se expanden c/rapidez: eculizumab aprobado por FDA para AChR + MG en 2017 según ensayo REGAIN (*Lancet Neurol* 2017;16:976-986).

Terapias inmunológicas que ahorran esteroides					
Medicamento	**Mecanismo**	**Eficacia/ Uso**	**Dosificación**	**Efectos secundarios**	**Monitorización**
Azatioprina	Antimetabolito de purina; inhibe la proliferación de células T	Ahorrador de esteroides de 1ª línea. El inicio tarda de 6 a 12 meses	Iniciar 50 mg/d VO; ↑ qsem en 50 mg/d a 150 mg/d o 2-3 mg/kg/d	Hepatotoxicidad, ↓ leucoc/eritroc, reacc tipo influenza idiosincrásica, pancreatitis	BHC, PFH qsem por el 1.er mes, luego cada 1-3 meses
Micofenolato mofetilo	Inhibidor de la síntesis de purina	Ampliamente usado aunque el ECA no demostró un beneficio signif	Comienza con 500 mg BID × 1 sem; ↑ a 1 000 mg o 1 500 mg BID	↓ leuco, n/v, diarrea, teratogenicidad	BHC qsem por el 1.er mes, q2sem por 2.° mes, luego q1-3 meses
Rituximab	Ac anti-CD20 (células B) → modulación de células B, ↓ autoanticuerpos	2.ª línea en MuSK+, de otro modo, reservado para pts refractarios	Carga con 1 g IV q2sem ×2 o 375 mg/m^2 q1sem ×4. Repetir dosis PRN	Citopenia, reactivación de hep B, reacc de infusión, úlceras cutáneas/bucales, LMP	Hep B antes de iniciar. BHC q6m. Recuperación de CD19/20 no predice recaída
Eculizumab	Inhibidor del complemento	Efectivo en AChR+, no MUSK. Aprobado por FDA en 2017 para enf refractaria	900 mg q1sem ×4, luego 1 200 mg en la sem 5 y q2sem en adelante	Infxns bacterianas encapsuladas (meningitis meningocócica)	Sx/si de infxn. Vacunas meningocócicas cuadrivalentes y MenB 2 sem antes de meds
Ciclosporina	Inhibidor de calcineurina; ↓ células T y producción de IL-2	Rara vez se usa; limitado por ES	3-4 mg/kg/d VO divididos BID; máx 6 mg/kg/d	Insuf renal, hirsutismo, temblor, hiperplasia gingival, HTN, PRES	PA y NUS/Cr qmes, en punto más bajo después de 1 mes (objetivo 75-150)

(*continúa*)

Tacrolimus	Inhibidor de calcineurina; ↓ células T y producción de IL-2	Menos pruebas; rara vez se utiliza en EUA	3-5 mg/día	HTN, DT2, hiperK, insuf renal, PRES	PMB, mínimos farmacol
Ciclofosfamida	Agente alquilante	Rara vez se usa; solo para casos graves refractarios	Pulsos IV q mes de 500 mg/m^2 hasta la estabilización	Supresión de la médula ósea, cistitis hemorrágica, EPI, neoplasia	BHC, PMB, PFH, EGO
IgIV	El mec inmunomodulador no está completamente dilucidado	Usado para mant en pts refractarios	Al inicio 2 g/kg de peso ideal; mant 1 g/kg. Div en 2-5 días, mensual	Meningitis aséptica, nefrotoxicidad, hipervolemia, trombosis	NUS/Cr, BHC
IPT	Eliminación de IgG del plasma	Usado para mant en pts refractarios	5 sesiones de intercambio en 7-10 días, repetir dosis PRN	Coagulopatía, hipotensión, complicaciones de la vía central	Signos vitales frec durante los intercambios

Meds que exacerban la MG (lista actualizada en www.myasthenia.org)
Absolutamente contraindicados: D-penicilamina, toxina botulínica, telitromicina.
Relativamente contraindicados: fluoroquinolonas (ciprofloxacino, levofloxacino, etc.), macrólidos (eritromicina, azitromicina, etc.), aminoglucósidos (gentamicina, tobramicina, etc.), quinina, Mg (IV), bloqueadores neuromusc.
Usar con precaución: canal de Ca y β-bloquedores, esteroides, estatinas, cloroquina/hidroxicloroquina, procainamida, desferrioxamina, medio de contraste yodado, inhibidores del punto de control inmunológico.

Exacerbaciones agudas/crisis

Crisis miasténica: empeoramiento de la paresia miasténica (con paresia musc bulbar o ventilatoria grave) que requiere intubación o ventilación no invasiva.

Exacerbación miasténica: cualquier otro brote agudo de paresia. *Causas:* **(1)** fluctuación o progresión de la enf, **(2)** infxn/estrés, **(3)** abstinencia o ↓ en Rx de MG, **(4)** med provocador, **(5)** fluctuación/progresión de la MG.

Rx: tx de acción rápida. IgIV o IPT aceptables; IPT más eficaz en MuSK.

Otras consideraciones de Rx: piridostigmina puede ↑ las secreciones; evitar en pts intubados o en caso de insuf resp inminente. Los esteroides usu se incian a dosis más ↑ en las crisis (1-1.5 mg/kg/d hasta 100 mg/d por 2-4 sem); pueden empeorar la paresia de forma aguda, por lo que se requiere cuidado en la exacerbación; considerar hospitalización para monitorización o IgIV/IPT antes de iniciar esteroides.

Cuidados de apoyo: precauciones para aspiración, NPO temporal o alimentación c/sonda NG, monitorización resp estrecha c/FIN CV, soporte ventilatorio si es necesario.

Ddx: crisis colinérgica (rara). P/c salivación, lagrimeo, diarrea, bradicardia. Rx: mantener/↓ AChEI.

Síndrome miasténico de Lambert-Eaton (SMLE)

Epidemiología: en EUA prevalencia ~1 000 pts, incidencia ~170 casos al año, 1/10.° de la frec de MG. M > F, usu 50-60 años. 2/3 son paraneoplásicos (cáncer pulmonar de células pequeñas en 90%; los sx pueden preceder al tumor).

Fisiopatología: Ac a los canales de Ca tipo P/Q (VGCC) en la membrana presináptica → reducción de la afluencia de Ca en la NM presináptica → menor núm de vesículas de ACh liberadas en la sinapsis → falla de la transmisión de la UNM.

Si/Sx: tríada clínica de disfxn de la marcha/paresia de las EI, arreflexia/hiporreflexia y disfxn autonómica (puede no tener las 3). Sx autonómicos: xeroftalmia, xerostomía, ortostatismo, estreñimiento, DE. Paresia subjetiva > objetiva. Paresia ocular, bulbar y axial leve o ausente. Afectación resp rara. *Examen:* pupilas lentas. Ptosis, puede mejorar c/la mirada hacia ↑. Paresia proximal, puede mejorar después de ejercicio breve. Reflejos ↓ o ausentes, el ejercicio puede ↑. ±Marcha de pato.

Dx: **(1)** *Suero:* Ac para VGCC, Sens 85% en general, 100% en SMLE paraneoplásico. Puede estar presente en controles sanos y en pts con cáncer pulm s/SMLE. **(2)** *EMG/VNC:* amplitudes PAMC c/ reducción difusa, facilitación después de 10 s de ejercicio o ENR de ↑ frec (20-50 Hz). ↓ de PAMC con ENR de ↓ frec (3 Hz). El EMG puede mostrar potenciales de UM inestables, ↓ amplitud y corta duración. *SFEMG: jitter* ± bloqueo en todos/la mayoría de los músc. Muy sensible pero usu innecesario. **(3)** *Estudio de malignidad:* cribado según la edad. TAC de tórax, abd/pelvis; si es (−) → PET. Si esta es (−), repetir cribado a intervalos de 3-6 meses durante el 1.er año, y c/regularidad el 2.° año.

Ddx: miopatía, radiculopatía lumbosacra, FM, MG, neuropatía autonómica.

Rx: **(1)** *resección del tumor:* puede ser curativa. **(2)** *Rx sintomática:* **(2a)** *Diaminopiridina:* disponible en forma de base (3,4 DAP) o sal (fosfato de amifampridina). Bloquea los canales de K^+ presinápticos → prolonga despolarización → los VGCC se abren más tiempo → más infusión de Ca → más liberación de ACh en la sinapsis. **(2b)** *Piridostigmina* (ver tx MG para detalles): no es efectiva sola pero puede ↑ la resp de 3,4-DAP. **(2c)** *Tx autonómicas:* midodrina, fludrocortisona, faja abd/manguera de compresión para hipotensión ortostática. **(3)** *Inmunomodulación:* IgIV o IPT usados si los sx persisten. **(4)** *Inmunosup:* los esteroides y los ahorradores de esteroides suelen evitarse durante estudios de enf maligna, pero pueden ser eficaces. **(5)** Evitar meds exacerbantes (ver tx MG; misma lista de meds).

SÍNDROMES MIASTÉNICOS CONGÉNITOS

Epidemiología: grupo raro de trast hereditarios de la transmisión neuromuscular; las mutaciones afectan la estructura/fxn de proteínas expresadas en la UNM. Usu se presenta en neonatos/niños pero puede presentarse en adolescentes/adultos.

Fisiopatología: mutaciones sobre todo recesivas, rara vez AD. Puede afectar a **(1)** liberación de ACh (presináptica), **(2)** AChE (sináptica), **(3)** actividad del AChR (postsináptica). No inmunomediada (inmunoterapia no indicada).

Si/sx: paresia musc esquelética fatigable, con patrones/gravedad variables (ver tabla abajo). Respuesta variable a AChEI. *Neonatos/lactantes:* mov fetales ↓, hipotonía, llanto débil, succión débil/dific de alimentación, dific resp (apnea, cianosis), ptosis, paresia facial. Pueden presentar paladar alto, dismorfismo facial, artrogriposis, escoliosis. *Niños:* Paresia fatigable c/ptosis, retraso en el desarrollo motor. *Adolescentes-adultos:* difícil de distinguir clínicamente de MG autoinmune; puede haber miopatía.

Ddx: MG sero(−), miopatía, polineuropatía, enf de NM (AME).

Dx: pruebas de Ac negativas, pruebas genéticas (panel multigénico o secuenciación del exoma completo), EMG/VNC c/↓ en ENR y posdescargas en algunos (ver tabla).

Rx: Rx sintomática depende de la mutación (ver tabla). No hay papel para la inmunoterapia. Se aconseja el asesoramiento genético.

Fisiopatología, características clínicas y tratamiento de los síndromes miasténicos congénitos			
Síndrome	**Fisiopatología**	**Características fenotípicas**	**Tratamiento**
Presináptica			
Deficiencia de acetiltransferasa de colina (ChAT)	• Mutación del gen AR *CHAT* • Deterioro de la síntesis de ACh presináptica	• Inicio temprano, insuf resp al nacer, apnea episódica, mejora con la edad • HxF de muerte súbita infantil • EMG/VNC: disminución en ENR	• AChEI; IM para apnea • 3,4-DAP
Sináptica			
Deficiencia de AChE	• Mutación del gen AR *COLQ* • ACh no se degrada en la sinapsis → densificación, pérdida de AChR postsinápticos	• Inicio temprano, gravedad variable. Paresia axial c/escoliosis, apnea, ± oftalmoparesia • Respuesta pupilar lenta/ausente • EMG/VNC: después de las descargas en VNC, disminución en ENR	• Salbutamol • Efedrina • Evitar AChEI y el 3,4-DAP (puede empeorar)

(*continúa*)

Postsináptica			
Deficiencia primaria de AChR	• Mutaciones AR en genes que codifican las subunidades AChR • Densidad ↓ y distribución anorm de AChR postsinápticos	• Causa más común de SMC • Inicio temprano, caract típicas de MG, incluyendo ptosis y oftalmoparesia, paresia bulbar y de las extremidades de leve a grave • EMG/VNC: disminución en ENR	• AChEI • 3,4-DAP • Salbutamol
Anomalía cinética del AChR: canal lento (SMCCL)	• Mutaciones AD en los genes que codifican las subunidades de AChR, penetración variable • Ganancia de función → ↑ de la duración de apertura del canal	• Inicio en la infancia a edad adulta temprana. Paresia en extensores del antebrazo, cuello y músc de la resp, sin afectar los músc oculares. • EMG/VNC: posdescargas en VNC, disminución en ENR	• Fluoxetina • Quinidina • Evitar AChEI y 3,4-DAP (puede empeorar)
Anomalía cinética del AChR: canal rápido (SMCCR)	• Mutaciones AR en los genes que codifican las subunidades AChR • Mutación de pérdida de función → ↓ de la duración de apertura del canal	• Inicio temprano; ptosis, oftalmoparesia, disfagia, disartria, paresia al esfuerzo; estática/progresión lenta • EMG/VNC: ↓ en ENR	• Inhibidores de la AChE • 3,4-DAP
Deficiencia de rapsina	• Mutación AR en gen *RAPSN* • Disminución de la densidad y distribución de los AChR	• Inicio temprano; hipotonía, insuf resp, artrogriposis, contracturas, paladar arqueado, paresia fija. Los casos leves se presentan más tarde, se parecen a MG sero(−) • EMG/VNC: ↓ en ENR	• Salbutamol • Respuesta variable a AChEI
Deficiencia de Dok-7 ("cinasa corriente abajo")	• Mutación AR en gen *DOK7* • Dok-7 activa MuSK, implicada en agregación del AChR	• Paresia en la cintura pélvica c/ptosis, sin afectación de la MEO • EMG/VNC: ↓ en ENR	• Respuesta variable a AChEI • Leve beneficio c/ efedrina

Disfunción de la UNM asociada con toxinas

Presináptica: toxina botulínica, corticoesteroides, Mg, aminoglucósidos, bloqueadores de canales de Ca, aminopiridinas, hemicolinio-3, tetrodotoxina, saxitoxina, ciguatoxina, venenos (Mamba, serpiente tigre australiana, escorpión *Pandinus*, caracoles marinos *Conus*, krait multibanda, serpiente de cascabel brasileña, arañas viuda negra), garrapatas.

Sinápticos: AChEI (p. ej., edrofonio, piridostigmina, neostigmina), organofosforados.

Postsináptica: curare y agentes no despolarizantes, succinilcolina y agentes despolarizantes, tetraciclinas, venenos (p. ej., kraits anillados, cobra siamesa, caracol marino *Conus*), inhibidores del punto de control inmunológico.

Botulismo

Epidemiología: enf rara mediada por toxinas. 4 vías de transmisión: alimentaria (enlatado casero), por heridas (sobre todo cutáneas por heroína alquitranada SC), infantil (esporas en la miel), otras (incl inyecciones yatrógenas de botox).

Fisiopatología: exotoxina producida por *Clostridium botulinum*, a veces por *Clostridium butyricum* (bacteria gram[+] anaerobia formadora de esporas). Neurotoxina botulínica que se absorbe →

del tracto GI o una herida y propaga por vía hematóg; se une al nerv presináptico e internaliza por endocitosis. La toxina escinde las proteínas SNARE en la membrana presináptica → las vesículas de ACh no se fusionan → ACh no se libera en la sinapsis → no hay transmisión en la NMJ.

Si/Sx: inicio en horas (días para botulismo de la herida). Paresia que afecta los músc faciales, de las extremidades, axiales y resp; patrón ↓ que afecta de proximal a distal. A menudo hay visión borrosa, diplopía, disfagia, disartria; sx autonómicos (n/v, diarrea, estreñimiento, xerostomía). *En lactantes:* sx variable (de leve a muerte súbita); hipotonía, succión y llanto débiles, ↓ movimientos espontáneos, estreñimiento, babeo.

Examen: ptosis, ↓ reflejo nauseoso, disfagia, disartria, diplejía facial, paresia lingual, ± nistagmo. REM usu ↓ pero variables. ↓CVF. *Autonómicos:* pupilas lentas o no reactivas, inestabilidad hemodinámica, íleo, retención urinaria. Mentación y sensación norm.

Dx: (1) *EMG/VNC:* ↓PAMC de amplitud con facilitación en ENR rápido; la facilitación es menos pronunciada y de mayor duración que en SMLE, no tan sensible. EMG variable en función del tiempo: ± potenciales de fibrilación/ondas agudas (+), ± MUAP con ↓ amperaje/corta duración, ± reclutamiento temprano, ↓ patrón de interferencia. **(2)** *Cx:* Sens ~50-66%, pero recambio lento. **(3)** *Ensayo de toxinas:* Sens ~35%; puede analizar el contenido gástrico, heces, suero, aspirado de herida, alimentos sospechosos.

DDx: SGB (esp las variantes Miller Fisher, faríngeo-cervical-braquial), MG, parálisis por garrapatas, difteria, ictus del tronco del encéfalo.

Rx: (1) *de apoyo:* monit en la UCI; ventilación mecánica PRN. **(2)** *Antitoxina:* más eficaz al inicio, el obj es administrar en 24 h de iniciar los sx. En EUA debe obtenerse del dept de salud estatal; iniciar el proceso en cuanto se sospeche el dx. **(3)** *IgG botulínica humana:* ↓ la duración de la hospitalización y ventilación en el botulismo *infantil*; sin papel en adultos. **(4)** *Lavado GI:* botulismo infantil y alimentario (controvertido). **(5)** *Desbridamiento de heridas:* para botulismo de heridas. **(6)** Si se inician los abx, dar 1.° antitoxina para evitar el empeoramiento de sx mientras las bacterias se lisan. **(7)** *Notificación:* requiere notificación de salud pública. En EUA, contactar con el dept de salud para antitoxina y acceso al servicio de botulismo clínico de emergencia de los CDC para consulta. Transmisión alimentaria: id a las personas expuestas y analizar los alimentos.

Pronóstico: recuperación lenta durante sem/meses. Mortalidad sobre todo por insuf resp.

Parálisis por garrapatas

Epidemiología: niños > adultos (3:1). M > F. Pico de incidencia en primavera y verano.

Fisiopatología: toxinas salivales de garrapatas, efecto varía con la especie. Garrapatas *Dermacentor* (EUA/Canadá): la toxina altera los canales de Na en los nodos de Ranvier y las terminales nerv. *Ixodes holocyclus* (Australia): la toxina inhibe la liberación presináptica de ACh.

Si/sx: paresia ↑ durante horas-días; oftalmoplejia, paresia facial, disartria, disfagia, insuf resp, sx sensoriales (dolor, entumecimiento, parestesia, ataxia sensorial); ↓REM.

DDx: MG, SGB, difteria, botulismo.

Dx: serología y LCR norm. EMG/VNC: amplitudes y velocidades de conducción motora un poco ↓PAMC en miembros paréticos con PANS preservado. Seudofacilitación en ENR.

Rx: retirar la garrapata; Rx de apoyo para paresia resp; pronóstico favorable c/cuidados de apoyo.

MG relacionadas con los inhibidores de puntos de control inmunológico

Epidemiología: complic raras en pts tratados por cáncer con ICI. 3 clases: antiCTLA4 (ipilimumab), anti-PD1 (nivolumab, pembrolizumab, cemiplimab), anti-PDL1 (atezolizumab, avelumab, durvalumab). Indicaciones oncológicas en rápida expansión.

Fisiopatología: los meds bloquean las vías inmunológicas para autotolerancia norm de la UNM → lesión autoinmune multisistémica. En la UNM provoca disfxn postsináptica. No está claro el mecanismo y superposición c/MG idiopática. Usu ocurre luego de 1-4 ciclos de tx.

Si/sx: similar a MG idiopática; puede tener afectación bulbar/resp temprana o más grave, puede tener progresión rápida y mortal. Superposición común c/miositis, miocarditis, tiroiditis y otras toxicidades.

Dx: (1) *labs.* **(1a)** *Ac:* comprobar Ac AChR, si es (−) entonces MuSK/LRP4. Ac a menudo (−), puede ser inespecífico. **(1b)** *Afectación de otros órganos:* dada la superposición comprobar PFT, CK, troponina/EKG. **(2)** *EMG/VNC:* puede mostrar amplitudes ↓PAMC, disminución en ENR, neuropatía concurrente o miopatía con act espontánea anorm (esp paraespinales torácicos en EMG de aguja).

Rx: mantener ICI, corticoesteroides incl metilprednisolona IV, IgIV, o IPT si hay debilidad bulbar/resp severa.

MIOPATÍA

Introducción: las **miopatías** pueden ser *hereditarias* o *adquiridas*. Las heredadas pueden presentarse en la infancia ("congénitas") o bien entrada la edad adulta. Las miopatías adquiridas usu se presentan en la edad adulta y pueden deberse a enf sistémicas (p. ej., hipotiroidismo) o a etiologías inflamatorias, tóxicas o metabólicas.

Abordaje a la miopatía:

Historia: **(1)** inicio, evolución temporal de la paresia. **(2)** Patrón de paresia: preguntar por limitaciones funcionales (p. ej., *proximal:* dificultad para subir escaleras, lavarse el pelo; *distal:* dificultad para abrir tarros, tropezar; *facial:* dificultad para usar popote, silbar). **(3)** Si/sx asociados (mialgia, calambres, rigidez, fasciculaciones, atrofia/hipertrofia, disfagia, disnea, diplopía). **(4)** Exposiciones tóxicas (estatina, esteroides). **(5)** Si/sx de enf sistémica (pérdida de peso, artralgias, exantema, disnea, miocardiopatía). **(6)** HxF familiar (dominante, recesiva, ligada al X, mitocondrial).

Examen: atención esp a **(1)** cambios en la piel/exantema, edema, caquexia. **(2)** Pulmonar: si hay taquipnea o ↑ trabajo resp, comprobar FIN y CVF. **(3)** Nerv craneales: MEO, ptosis, fuerza facial/lingual. **(4)** Patrón de paresia motora (ver la tabla): comprobar la fuerza muscular manual de los músc individuales contra gravedad, volumen muscular, atrofia, ala escapular, miotonía/paramiotonía. **(5)** *Reflejos* (si ↑ considerar etiología de NMS).

Pruebas diagnósticas: CK, PFH (GGT si anorm), autoAc, EMG, bx musc, pruebas genéticas.

Abordaje general de las miopatías basado en el patrón de paresia

Patrón de debilidad	Descripción	Dx asociado
Cintura pélvica	Paresia simétrica y proximal	La mayoría de las miopatías: hereditarias y adquiridas
Distal	Paresia simétrica y distal	Miopatías distales (también neuropatías)
Facioescapulohumeral/ Escapuloperoneal	Paresia proximal del brazo, distal de la pierna; usu simétrica (asimétrica en FEH)	FEH, Emery-Dreifuss, maltasa ácida, escapuloperoneal
Brazo distal/pierna proximal	Paresia asimétrica en el brazo distal, pierna proximal	MCI, distrofia miotónica
Ptosis/oftalmoparesia	Paresia ocular simétrica	DMO, mitocondrial, unión neuromusc (miastenia gravis, SMLE, miastenia congénita, botulismo), distrofia miotónica (ptosis sin oftalmoparesia)
Extensor de cuello	Paresia limitada a los extensores del cuello, simétrica	Miopatía aislada de los extensores del cuello, miastenia gravis, ELA
Bulbar	Paresia lingual, faríngea y diafragmática	DMO, UNM (miastenia gravis, SMLE, miastenia congénita, botulismo), enfermedad de NM (ELA, enfermedad de Kennedy)
Episódico: desencadenante (+)	Paresia episódica, dolor y rabdom c/claro disparador; proximal y simétrico	McArdle, deficiencia de CPT, drogas/toxinas
Episódico: desencadenante (–)	Paresia episódica; retardada o no relacionada c/ejercicio; proximal y simétrica	Parálisis periódica, canalopatías
Rigidez	Incapacidad para relajarse	Distrofia miotónica, canalizaciones, enf musc ondulante, sínd de persona rígida, sínd de Isaacs

Reimpreso de Barohn RJ, Dimachkie MM, Jackson CE. A Pattern recognition approach to patients with a suspected myopathy. *Neurol Clin*. 2014;32(3):569-593, vii.

Distrofias musculares

Distrofinopatías

Genética: mutación del gen de la *distrofina*, recesivo ligado al X. Si la mutación interrumpe el marco de lectura → fenotipo Duchenne; Becker si no. La distrofina es necesaria para la integridad de la membrana muscular.

Epid: incidencia de Duchenne: 1 de cada 3500 ♂ nacidos. Incidencia de Becker: 5 en 100000 ♂ nacidos. Sx leve en los portadores ♀ (lionización/inactivación X sesgada).

Si/Sx: fenotipo relacionado con la cantidad de distrofina producida.

- **Distrofia muscular de Duchenne (DMD):** norm al nacer o un poco débil/hipotónica. La marcha se ve afectada entre los 2 y 6 años (base ancha, marcha de pato, de puntillas, con dific para correr/saltar). A los 12 años en silla de ruedas. Examen: paresia simétrica, seudohipertrofia de la pantorrilla; signo de Gower al levantarse del suelo; ↓ REM (pueden permanecer las sacudidas del tobillo); contracturas del tendón de Aquiles/isquiotibiales; cifoescoliosis. Músc cardiaco afectado (miocardiopatía, Δ ECG, taquicardia sinusal). Deterioro cognitivo común. Los pts desarrollan debilidad musc ventilatoria que→ a la muerte, norm a los 20 años.
- **Fenotipo muscular de Becker (FMB):** similar a Duchenne pero c/un fenotipo más leve, se presenta más tarde. Las pts siguen ambulatorios después de los 15 años; ~50% deja de serlo a los 40 años. Afectación cardiaca más severa, incl miocardiopatía.
- **Fenotipo intermedio:** valores atípicos con trayectoria atípica (DMD leve o FMB grave).

Dx: pruebas genéticas. CK (50-100× norm o ↑ en DMD; 20-200× norm en DMO). EMG: usu no es necesario, puede mostrar ↑ actividad espont, cambios miopáticos. IRM musc: remplazo graso. Bx musc: distrofina reducida/ausente en inmunohistoquímica y Western blot.

Rx: *tx modificador de la enf:* usu reservado para DMD. Los esteroides (prednisona y deflazacort) disminuyen la tasa de progresión, pueden retrasar la dependencia de la silla de ruedas. Eteplirsen para mutaciones específicas: tx de omisión de exón que restaura el marco de lectura del gen → alguna síntesis de distrofina. Cuidado de apoyo: multidisciplinario (FT, TO, PFP anuales, seguim en cardiolog, EKG/ETT regulares).

Distrofias musculares de la cintura pélvica (DMC)

Genética: grupo grande y clínicamente heterogéneo de trast; herencia AD o AR. Nueva nomenclatura (*Neuromusc Dis* 2018;8:702-710): DMC, herencia (R o D), orden de descubrimiento (núm), proteína afectada (es decir, LGMD R1 relacionada con calpaína 3). Lo más común son las mutaciones en genes de calpaína 3, disferlina, colágeno IV, sarcoglucanos, anoctamina 5 y proteína relacionada con fukutina (FKRP).

Si/Sx: paresia progresiva de predominio proximal en las cinturas pélvica y escapular en pts que han logrado la marcha independiente. Otros músc están implicados en grado variable. Según la mutación puede haber presencia/ausencia de paresia facial, alas escapulares, atrofia de pantorrillas, contracturas, afectación cardiaca/resp temprana.

Dx: pruebas genéticas iniciales (paneles completos disponibles). Si son (–) o variantes de importancia incierta, se realizan pruebas complementarias (labs, EMG, bx, imágenes).

Rx: atención multidisciplinar, monitorización cardiaca/resp en algunos subtipos.

Distrofias miotónicas

Miotonía: relajación musc retardada, usu c/frío o estrés. Los pts suelen describirlo como rigidez o dolor. A menudo se ve en cara y manos. Provocación c/percusión (p. ej., eminencia tenar, extensor de los dedos) o contracción fuerte (p. ej., miotonía de agarre, miotonía palpebral). Demuestra fenómeno de calentamiento (mejora c/contracción repetida).

Distrofia miotónica tipo 1 (DM1)

Genética: herencia AD; repetición inestable de trinucleótidos CTG en el gen *DPMK*. Hasta 27 repeticiones norm; los pts con DM1 pueden tener 50-4000 repeticiones; el núm se correlaciona c/la gravedad de la enf. El núm de repeticiones ↑ en generaciones sucesivas, lo que provoca una presentación más temprana/más grave.

Epid: prevalencia de 3-5/100000. Inicio al nacer hasta la edad adulta, según el núm de repeticiones.

Si/Sx: tríada de paresia distal, miotonía y cataratas. Paresia en flexores distales de los dedos, dorsiflexores del tobillo y la cara (paresia bifacial, ptosis). Atrofia prominente; desarrolla la característica "cara de hacha". Con el tiempo desarrolla paresia proximal y bulbar. Usu c/calvicie frontal. Miotonía clínica en el examen. Afectación multisist: cardiaca (defectos de conducción), GI (motilidad ↓ c/seudoobstrucción), resp (hipoventilación alveolar, apnea del sueño), oftalm (cataratas), endocrina (atrofia testicular, resistencia a insulina), neurocond (problemas cognitivos/anímicos, somnolencia diurna excesiva).

Dx: pruebas genéticas; EMG c/miotonía eléctrica (ruido de "avión en picada"), ↑ actividad espontánea, potenciales de UM miopáticas.

Rx: mexiletina o fenitoína para miotonía discap, EKG anuales, exámenes oftalm, estudio del sueño para eval apnea del sueño, asesoría genética si se planea tener hijos.

Distrofia miotónica tipo 2 (DM2)
Genética: herencia AD, causada por la expansión inestable de la repetición CCTG en el gen *CNBP*. Más frec en familias del norte de Europa. No hay correlación entre el núm de repeticiones y la gravedad. No hay anticipación.

Si/Sx: edad de aparición entre principios y finales de la edad adulta. Tcc "miopatía miotónica proximal" (MMP). Se asemeja a la DM1 (miotonía, paresia, cataratas, prob cardiacos), pero tiene paresia proximal > distal (esp flexores del cuello, flexores/extensores de la cadera). La paresia puede fluctuar; atrofia ↓ frec que DM1. Dolor/rigidez prominente que puede ser provocado por el ejercicio, palpación, frío.

Dx y Rx: igual que DM1. Las anomalías del EMG se observan con ↓ frec en la DM2.

Otras distrofias musculares

Distrofia facioescapulohumeral (FEH): herencia AD. Paresia en cara, hombros, proximal en brazos; puede ser asimétrica. Los sx usu se manifiestan entre los 3 y 45 años de edad, aunque pueden ser más tardíos. En el examen: paresia facial, alas escapulares, paresia proximal en brazos que no se ve en antebrazos (brazos de "Popeye"), pliegues axilares invertidos. Dx: pruebas genéticas (al menos 4 subtipos genéticamente distintos).

Distrofia muscular escapuloperoneal: p/c pie caído (usu asimétrico), ala escapular en las 2 primeras décadas. Dx: pruebas genéticas (las mutaciones en *MHC7* causan la forma AD de esta miopatía y en *FHL1* causan las ligadas al X). Rx es de apoyo: OTP para la caída del pie, considerar cirugía para estabilizar la escápula.

Distrofia muscular de Emery-Dreifuss: ligada al X o AD. P/c contracturas tempranas (codos, tobillos, cuello), paresia de progresión lenta, defectos de conducción cardiaca. Dx: pruebas genéticas (las mutaciones de emerina son la forma más común ligada al X, las de la lámina A/C son la forma AD más común). Rx: ECG anuales, FT para contracturas. Puede requerir un marcapasos o desfibrilador profiláctico.

Distrofia muscular oculofaríngea (DMO): usu AD, más común en francocanadienses, ptosis de progresión lenta (a menudo asimétrica) en la 4.ª-6.ª décadas, MEO restringidos, paresia faríngea con disfagia, paresia de las extremidades proximales. Puede requerir cirugía para la ptosis, miotomía cricofaríngea para la disfagia. Dx: pruebas genéticas (mutación AD en *PABBPN1*).

Miopatías congénitas

Miopatías que se presentan sobre todo, pero no exclusivamente, en la lactancia. Usu se a/c hipotonía, retraso del desarrollo motor. Menos progresivas que las distrofias, CK usu norm.

Miopatía congenita de núcleos centrales
Genética: mutación en el gen del receptor de rianodina (*RYR1*), herencia AD > AR.

Si/Sx: paresia facial proximal y leve que comienza en la lactancia/1.ª infancia, contracturas, cifoescoliosis, pie cavo, anorm cardiacas, hiperCKemia asx. Riesgo de hipertermia maligna. Puede manifestarse tarde en la vida como sínd de la columna doblada.

Dx: pruebas genéticas; bx musc con núcleos (aclaramiento central) en fibras tipo I en la tinción NADH-TR.

Rx: evitar ciertos anestésicos (p. ej., halotano), agentes bloqueantes neuromusc (p. ej., succinilcolina). Monitorizar la función cardiaca (EKG, ETT).

Miopatía multi/mininúcleos
Genética: herencia AR. Mutaciones en *RYR1* y *SEPN1*.

Si/Sx: hipotonía, paresia proximal > distal (a veces los musc de la mano están implicados). Puede haber paresia facial, ptosis, oftalmoparesia. Usu hay anorm esqueléticas (cifoescoliosis, pies zambos, paladar alto). Las contracturas de extensores del cuello/tronco provocan rigidez de la columna. Puede desarrollarse miocardiopatía y debilidad resp. La afectación resp puede ser severa y desproporcionada con la paresia musc.

Dx: bx muscular c/múltiples "núcleos" peq en la tinción NADH-TR. CK norm o un poco ↑.

Rx: apoyo; ortesis o cirugía para las contracturas; puede requerir ventilación no invasiva. Igual que en el núcleo central, los pts pueden tener un mayor riesgo de hipertermia maligna. Vigilar la función cardiaca.

Miopatía centronuclear/miotubular

Genética: mutaciones que alteran los túbulos T, gen de *miotubularina* ligado al X (*MTM1*). Gen de *dinamina* AD (DNM2). Se id genes adicionales, incl mutaciones AR.

Si/Sx: ligado al X: hipotonía neonatal grave y paresia de la musculatura de la cintura pélvica, cuello anterior y respiratorios; ptosis y paresia de MEO. AD puede ser norm o un poco hipotónica al nacer; progresión más lenta.

Dx: pruebas genéticas; bx muscular (muestra mionúcleos en el centro de las fibras).

Rx: apoyo; inicio temp de la alimentación c/sonda, ventilación mecánica si es necesario. El pronóstico suele ser malo para la mutación ligada al X, con muerte en la lactancia. Los casos más leves se presentan en la infancia o edad adulta y progresan más lentamente.

Miopatía nemalínica

Genética: más a menudo se a/c mutación AR en *NEB (representa ~50% de los casos)*; mutación AD o AR en *ACTA1*. Muchos otros genes implicados, menos comunes. Penetrancia variable.

Si/Sx: se presenta más a menudo en la lactancia/1.ª infancia c/hipotonía generalizada, paresia estática/de progresión lenta (incl paresia facial, ptosis), facies dismórfica. También hay una forma infantil grave (a menudo letal en el 1.er año) o una de aparición en la edad adulta con paresia proximal y distal leve, a veces a/c miocardiopatía.

Dx: bx muscular c/bastones de nemalina (se ve mejor en tinción tricrómica, EM); pruebas genéticas.

Rx: apoyo (FT, ortesis). En la forma infantil severa, Rx agresiva y temprana de dificultades respiratorias y de alimentación.

Desproporción congénita del tipo de fibra

Genética: mutación AD en *TPM3* en 25-50%; mutación AR en *RYR1* en 20%; otros casos debidos a mutaciones en los genes *ACTA1, SEPN1, MYL2* y *TPM2*.

Si/Sx: paresia de la cintura pélvica a/c facies miopática, dolicocefalia, escoliosis, paladar alto. Puede estar aislada o formar parte de otra enf (p. ej., Krabbe, distrofia miotónica congénita). La mayoría de los casos es estática, algunos presentan paresia progresiva e insuf resp.

Dx: puebas genéticas; bx muscular c/razón desproporcionada de miofibras tipo I y tipo II; las fibras tipo I son más peq de lo habitual y las tipo II están norm a agrandadas.

Rx: apoyo: FT/TO; alimentación c/sonda, ventilación mecánica si es necesario.

Miopatías metabólicas

Enfermedades de almacenamiento de glucógeno

Más de 16 trast reconocidos del metabolismo de los carbohidratos por deficiencia de enzimas que producen o catabolizan el glucógeno. Dos variantes de la enf del músc esquelético: intolerancia al ejercicio c/rabdomiólisis o miopatía s/rabdomiólisis.

Enfermedad de Pompe

Genética: defecto AR del gen *GAA* (codifica maltasa ácida). *Si/Sx:* puede presentarse en la lactancia (grave) o como forma más leve en la 3.ª-4.ª década o más tarde c/paresia generalizada proximal > distal, que a veces afecta la cara/lengua. Pueden observarse anorm en EKG/miocardiopatía. Puede presentarse con insuf ventilatoria restrictiva. *Dx:* análisis de manchas de sangre seca para act de la α-1,4-glucosidasa; si es anorm, se indican más pruebas (puede incl pruebas genéticas). La bx muestra vacuolas llenas de glucógeno en las fibras musc. *Rx:* remplazo enzimático.

Enfermedad de McArdle

Genética: mutación AR en gen *PYGM* (codifica miofosforilasa). *Si/Sx:* intolerancia al ejercicio (calambres, dolor musc) en niños/adultos jóvenes. Puede producirse el "fenómeno del 2.° aire" después de ~10 min de ejercicio (por movilización de G adicional). Hasta 1/3 desarrolla paresia y contracturas con el tiempo, pero muchos son norm entre ataques. *Dx:* CK ↑; prueba de esfuerzo con ↑ adecuado de NH_3 pero no de lactato. La bx musc muestra acumulación de glucógeno, ausencia de tinción de miofosforilasa, pero más bien se hacen pruebas genéticas de confirmación. *Rx:* evitar levantar pesas/ejercicio aeróbico intenso (acondicionamiento de leve a moderado OK).

Trastornos del metabolismo de los lípidos

Deficiencia de CPT2

Genética: mutación AR en el gen *CPT2* → deficiencia en la carnitina palmitoiltransferasa 2 → no puede transportar ácidos grasos para la β-oxidación. *Si/Sx:* rabdomiólisis c/esfuerzo intenso/prolongado, ayuno prolongado o infxn. Usu se presenta en 2.ª-3.ª década de vida. *Dx:* pruebas genéticas. CK ↑ con ayuno o act física intensa. Prueba de esfuerzo norm (ayuda a distinguir de enf de almacenamiento de glucógeno). *Rx:* evitar el ayuno o comidas con alto contenido en grasas, esp durante la enf.

Miopatías de almacenamiento de lípidos

Incl def primaria de carnitina, def múltiple de acil-CoA deshidrogenasa (DMAD) y enf por almacenamiento de lípidos neutros. P/c paresia proximal o distal. *Dx:* bx musc c/gotas de lípidos en tinción rojo aceite O negro Sudán. Las conc séricas de carnitina y acilcarnitina pueden ayudar a distinguir entre dx (carnitina marcadamente ↓ en la def 1.ª de carnitina; conc de acilcarnitina de varias longitudes de carbono ↑ en la DMAD; ambas conc son norm en la enf por almacenamiento neutro de lípidos). Frotis de sangre para cuerpos de Jordan (gotas de lípidos en células sanguíneas) ante sospecha de enf por almacenamiento de lípidos neutros. Las pruebas genéticas confirman el dx. *Rx:* sup de L-carnitina en la def 1.ª; la riboflavina puede ser efectiva en DMAD.

Miopatías mitocondriales

Grupo heterogéneo de enf multisistémicas que afectan la estructura o fxn mitocondrial.

Genética: mutaciones en el ADNmt heredado por la madre o en el ADN nuclear (AD/AR).

Si/Sx: amplia variabilidad fenotípica (en edad de aparición, sistemas de órganos implicados, gravedad). Usu afecta a sist de órganos con altos requerimientos energéticos (cerebro, retina, cóclea, músculos, nervios, hepatocitos, páncreas, riñones).

Bx muscular: hallazgos típicos de fibras rojas rasgadas, fibras COX-neg c/↑ captación de succinato deshidrogenasa.

Rx: (común para todas las miopatías mitocondriales) coenzima Q10, ácido α-lipoico, riboflavina (sin evidencia fuerte). Tener cuidado con sedantes y anestésicos, ya que pueden causar hipoventilación.

Epilepsia mioclónica y fibras rojas rasgadas (MERRF)

Si/Sx: mioclonía, crisis generalizadas, ataxia, demencia, hipoacusia sensoneural, atrofia óptica, paresia progresiva (esp proximal en brazos y piernas). Puede presentar polineuropatía sensomotora generalizada. Dx: CK y lactato sérico c/↑ leve a nulo. Puede tener un EEG/IRM anorm. La VNC puede mostrar neuropatía axonal. Bx musc típica (ver arriba).

Encefalopatía mitocondrial, acidosis láctica y episodios tipo ictus (MELAS)

Si/Sx: suele presentarse a mediados de la adolescencia. Paresia musc, episodios tipo ictus (cefaleas, n/v, déficits neuro focales), a veces provocados por el ejercicio, infxn. Puede tener ↓ estatura, hipoacusia neurosensorial. *Dx:* ↑ lactato en suero/LCR. Hallazgos típicos de bx musc (ver arriba). IRM cerebral con atrofia cortical y anomalías FLAIR en la corteza cerebral, GB, tálamo. Pruebas genéticas. *Rx específica:* levocarnitina: IV para ictus agudos, oral como profx.

Síndrome de Kearns-Sayre (SKS)

Si/Sx: usu aparece antes de los 20 años. Tríada de oftalmoplejia externa progresiva, retinopatía pigmentaria, miocardiopatía. También p/c paresia proximal, estatura ↓, hipoacusia, demencia, ataxia, hipoventilación (esp c/sedantes/anestésicos), endocrinopatías. *Dx:* ↑ lactato sérico, piruvato, proteínas en LCR. Hallazgos típicos de bx musc (ver arriba). Pruebas genéticas. *Rx específica:* marcapasos si se requiere para manif cardiacas.

Oftalmoplegia externa progresiva (OEP)

Si/Sx: ptosis, oftalmoparesia con o sin paresia musc. Ninguna de las otras caract del SKS están presentes (p. ej., endocrinopatías, estatura ↓, miocardiopatía). *Dx:* puede tener ↑ lactato sérico, piruvato, proteínas en LCR. Bx musc típica (ver arriba). Pruebas genéticas. *Rx específica:* la cirugía puede ayudar a corregir la ptosis.

Miopatías inflamatorias

Introducción: incl dermatomiositis, polimiositis, sínd antisintetasa, miopatía necrotizante inmunomediada y miositis por cuerpos de inclusión. Sospechar en pts c/paresia proximal simétrica y ↑CK. La Hx y el examen físico pueden sugerir un sínd específico.

Análisis: (común para todos los sínd): **(1)** examen físico completo (buscar cambios en piel, evidencia de malignidad). **(2)** Labs: CK, BHC, PMC (incl AST/ALT), VSG, PCR, ANA (80% positivo), LDH, EGO, anti-Ro/Sm/RNP, VIH, TSH. Ac específicos de miositis, otros Ac específicos de la enf (ver abajo). **(3)** EMG/VNC: ↑ excitabilidad de membrana (potenciales de fibrilación y ondas agudas positivas), potenciales de UM miopática c/reclutamiento temp. **(4)** Considerar IRM musc (puede mostrar edema sugestivo de inflamación, fibrosis, calcificación; puede usar espectroscopia de RM para ver el metabolismo musc; puede guiar el sitio de bx). **(5)** Bx muscular o de piel en DM si hay exantema (menos invasivo). **(6)** TAC de tórax/abd/pelvis para buscar malignidad. **(7)** Asegurar que el cribado de cáncer está al día; mantener la vigilancia para neoplasia subyacente por 3 años tras el dx de DM/PM/MNIM.

Predictores de malos resultados: paresia musc resp, EPI, afectación cardiaca, disfagia, retraso en el inicio de Rx, ↑ edad al inicio.

Dermatomiositis (DM)

Epid: ♀ > ♂. De inicio juvenil o adulto. *Si/Sx:* paresia simétrica proximal > distal. Hallazgos cutáneos caract: exantema de heliotropo, signo de Gottron, pápulas de Gottron, signo de V, signo del chal. *Condiciones asociadas:* mocarditis, EPI, enf maligna (15% de los adultos en 2-3 años), vasculitis, ETC. *Dx:* CK norm o ↑ hasta 50× norm (aldolasa a menudo ↑ si CK norm). Puede tener autoAc *vs.* MDA5, TIF1, Mi-2, NXP2, SAE. Bx muscular: inflamación perimisial/perivascular con células T CD4+/células dendríticas plasmocitoides; atrofia perifascicular.

Síndrome antisintetasa (ASS)

Epid: ♀ > ♂. De inicio juvenil o adulto. Si/Sx: paresia simétrica proximal > distal. Artritis no erosiva, EPI, Raynaud, manos de mecánico, fiebre, puede o no tener exantema. No hay riesgo de cáncer. *Dx:* suero: CK > 10× norm; Ac contra aminoacil-ARNt sintetasa (Jo1, PL7, PL12, EJ, OJ, KS, Zo, Ha). Bx muscular: similar a DM.

Miopatía necrotizante inmunomediada (MNIM)

Epid: ♀ = ♂. De inicio juvenil o adulto. *Si/Sx:* paresia simétrica proximal > distal. Puede presentar disfagia, disartria, mialgia. Afectación extramusc rara, sin exantema. *Condiciones asociadas:* uso de estatinas (en Ac HMGCR+), Ac SRP +, cáncer (puede ocurrir como sínd paraneoplásico), ETC. *Dx:* suero: CK > 10× norm; Ac contra HMGCR o PRS. Bx musc: fibras musc necróticas c/mín infiltrado inflamatorio e inmunotinción que muestra complejo de ataque de membrana y tinción MHC-1 de membranas sarcolémicas de los músc no necróticos. *Rx:* para HMGCR +, tx de 1.ª línea con IgIV. La PRS + puede ser difícil de tratar (prednisona y rituximab).

Polimiositis (PM)

Ahora se ve como dx de exclusión; debe seguirse de cerca para hallazgos que puedan indicar dx alternativo (como SAS, MNIM). *Epid:* ♀ > ♂. Inicio en adultos. *Si/Sx:* paresia simétrica proximal > distal. No hay exantema. *Condiciones asociadas:* miocarditis, EPI, enf maligna (riesgo menos establecido que DM), ETC. *Dx:* suero: CK ↑ hasta 50× norm o superior. EMG: act espontánea, UM miopáticas. Bx musc: inflamación endomisial con células T CD8+.

Tratamiento de miopatías inmunomediadas

El objetivo es ↑ la fuerza muscular. Tratar c/reducción de esteroides hasta la remisión y luego intentar una ↓, por lo general por 6-12 meses. La enf recurrente o resistente puede requerir un agente ahorrador de esteroides; puede iniciarse por anticipado si es mal candidato a los esteroides.

Tratamientos en miopatías inmunomediadas				
Medicamento	**Dosificación**	**Efectos secundarios**	**Profilaxis/ monitoreo**	**Otras notas**
Prednisona	Dosis inicial: 0.75-1 mg/kg/d. Evaluar la fuerza cada pocas sem (más fiable que CK); si mejora, ↓ según la tolerancia hasta la ↓ dosis de mant más efectiva	↑ de peso, HTN, DM, osteoporosis, cataratas, glaucoma, adelgazamiento de la piel, sx del estado de ánimo/ psicosis, úlceras pépticas, necrosis avascular, miopatía por esteroides	Si se admin > 30 mg de prednisona por ≥ 3 sem, iniciar profx de PCP, IBP, Ca^{2+}/vit D. Considerar HbA1c basal, DEXA	Si no hay respuesta tras 6 sem, añadir un ahorrador de esteroides (ver abajo)
Azatioprina	Dosis inicial de 50 mg bid; ↑ en 50 mg q2sem hasta 2-3 mg/ kg/d	Sx tipo influenza, fiebre, molestias GI, supresión de médula ósea, toxicidad hepática, pancreatitis, posible ↑ riesgo de malignidad	Monitorizar BHC, PFH al inicio cada sem mientras se ajusta la dosis, luego cada 3 meses	Pueden pasar de 6 a 18 meses antes de que se produzca un beneficio terapéutico. Evitar en pts que toman alopurinol

(*continuación*)

Metotrexato	Dosis q1sem; dosis inicial de 15 mg/sem, ↑ por 5 mg/sem PRN, hasta 25 mg/sem. Si hay insuf renal, limitar la dosis a 7.5 mg/sem	Estomatitis, síntomas GI, leucopenia, hepato-toxicidad, toxicidad pulm	↓ del riesgo de leucopenia con ácido fólico 1 mg/d. Controlar BHC y PFH	Evitar en pts c/ EPI, enf hepática o en quienes beben mucho alcohol
Micofenolato mofetilo	Dosis inicial 1 g bid; puede aumentarse hasta 3 g diarios en dosis divididas	Supresión de la médula ósea, HTN, n/v, diarrea, temblor, teratogenicidad	Monitorizar la BHC	Sin toxicidad pulm, por lo que es una buena opción si se trata de EPI
Inmunoglobulina IV	Dosificación de 2 g/kg dividida en 2-5 días, repetida cada mes por al menos 3 meses. Luego puede ↓ la dosis o la frec de las infusiones	Cefalea, meningitis aséptica, hipervolemia, nefro-toxicidad, trombosis, hipotensión	Monitorizar NUS/ Cr, BHC	1.ª línea para MNIM anti-HM-GCR; si no, 2.ª línea para pts refractarios
Rituximab	Dosis de carga 750 mg/m² (hasta 1 g) IV q2sem para 2 dosis, seguidas de cursos repetidos de cada 6-12 meses PRN	Citopenia, reactivación de la hepatitis B, reacc de infusión, úlceras en la piel/boca, LMP	Comprobar hepatitis B antes de empezar. Monitorizar la BHC	Para casos graves o refractarios. Puede ser eficaz en SAS y MNIM PRS+

Miositis por cuerpos de inclusión (MCI)

Epid: miopatía más común después de los 50 años. Afecta a 5-70 personas por millón, ♂ > ♀.

Si/Sx: inicio insidioso de paresia, usu asimétrica. Afecta sobre todo a los flexores de la muñeca y los dedos y a los cuádriceps (buscar atrofia del antebrazo y el muslo); los pts se quejan de dificultad para usar las manos, levantarse de la silla, subir escaleras. El mov de la rodilla puede perderse por atrofia de los cuádriceps. Hasta 60% c/disfagia; puede ser el rasgo de presentación. Progresión muy lenta; la mayoría de los pts tiene esperanza de vida norm.

Dx: **(1)** labs: CK norm o < 10×; Ac de 5′-nucleotidasa 1A citosólica (NT5C1A) presente en ~2/3 pts. **(2)** EMG/VNC: ↑ irritabilidad de la membrana y mezcla de UM grandes y peq; puede interpretarse erróneamente como neurógena. **(3)** IRM: puede ayudar a distinguir la MCI de la PM. La MCI afecta al vasto lateral y medial, pero no al recto femoral y es más asimétrica que la PM. **(4)** Bx musc: inflamación endomisial, vacuolas c/bordes basófilos en sarcoplasma de fibras musc (solo en congelación), inclusiones eosinófilas, variabilidad de tamaño de las fibras. Inclusiones en fibras musc c/tinción para p62, TDP-43 y depósitos amiloides. Microscopia elect: inclusiones filamentosas (dif de encontrar).

Rx: usu mala resp a Rx, incl esteroides u otros inmunosupresores. FT/TO. Puede necesitar una derivación al ORL para una miotomía cricofaríngea si hay disfagia severa.

Resumen de las miopatías inflamatorias					
	DM	**PM**	**MNIM**	**SAS**	**MCI**
Sexo	F > M	F > M	M = F	F > M	M > F
Edad	Jóvenes y adultos	Adulto (< 50)	Jóvenes y adultos	Jóvenes y adultos	Adultos mayores (> 50)
Patrón de paresia	Proximal > distal; simétrico				Proximal y distal, esp flexores de los dedos y extensores de la rodilla; asimétrico
Exantema	Sí	Ninguno	Ninguno	A veces	Ninguno

CK	↑ (hasta 50×)	↑ (hasta 50×)	↑(> 10×)	↑(> 10×)	Norm o leve ↑ (< 10×)
Anticuerpos	MDA5, TIF1, Mi-2, NXP2, SAE	Ninguno	HMGCR, SRP	Antisintetasa (esp Jo-1)	C5N1A
Biopsia	Inflamación perimisial perivascular, atrofia perifascicular	Inflamación endomisial	Fibras necróticas, sin inflamación	Similar a DM	Inflamación endomisial, vacuolas con borde
Otras manifestaciones	Malignidad, EPI, ETC, miocarditis, vasculitis	Miocarditis, EPI, ETC	Malignidad, ETC, uso de estatinas	Artritis, EPI, Raynaud	Sicca, Sjögren, sarcoidosis
Respuesta a Rx	Buena	Buena	Buena en HMGCR+; otros pueden ser difíciles	Buena	Ninguna o mínima

Tabla adaptada de Greenberg A. Capítulo 358. En: Jameson JL, Fauci AS, Kasper DL, et al, eds. *Harrison's Principles of Internal Medicine*. 20th ed. McGraw-Hill; 2018. Con permiso de McGraw-Hill.

Miopatía asociada con una enfermedad endocrina

Miopatía hipotiroidea: *Si/Sx:* paresia proximal, mialgias, calambres, astenia. Puede observarse relajación retardada de los REM y mioedema (agrupamiento indoloro del tejido musc cuando se percute con firmeza). *Dx:* CK ↑ 10-100× norm; EMG norm o c/cambios miopáticos; bx usu innecesaria, pero puede mostrar cambios miopáticos s/inflamación. *Rx:* remplazo de hormona tiroidea.La paresia puede persistir hasta 1 año de estar eutiroideo.

Miopatía hipertiroidea: *Si/Sx:* paresia y atrofia proximal; puede haber paresia severa de la cintura escapular c/alas escapulares. Puede haber disfagia, disfonía, dif resp, paresia extraocular o distal. La gravedad no se correlaciona c/la de la tirotoxicosis. *Dx:* CK norm o norm ↓. El EMG puede mostrar potenciales de fasciculación. Bx inespecífica. *Rx:* tratar el hipertiroidismo. La fuerza mejora en meses; la debilidad de los músc extraoculares puede durar años.

Hiperparatiroidismo: *Si/Sx:* paresia proximal simétrica en piernas > brazos, extensores del cuello (caída de la cabeza). Reflejos activos (aunque puede haber neuropatía periférica concomitante). *Dx:* CK norm. PTH elevada. Ca^{2+} ↑ o ↓ y 1,25-dihidroxivitamina D baja (según sea hiperparatiroidismo 1.° o 2.°). Bx c/atrofia predominante de tipo 2. *Rx:* la miopatía suele responder bien a Rx del hiperparatiroidismo.

Infarto muscular diabético: suele ocurrir en la diabetes mal controlada. *Si/Sx:* dolor agudo, hinchazón en un muslo, menos frec en la pantorrilla. Puede palparse una masa sensible. *Dx:* CK norm. La IRM/TAC muestra una anomalía de la señal en la zona del infarto. Evitar bx por riesgo de hemorragia en el músc infartado. *Ddx:* miositis focal, sarcoma. *Rx:* apoyo (inmovilización, control del dolor). Resolución del dolor/inflamación en semanas. Puede usarse prednisona; controlar la glucosa sérica.

Miopatía por desequilibrio electrolítico

HipoK: desequilibrio electrolítico más común que causa miopatía. La conc de K^+ suele ser < 2.5 mEq/L para que se produzca descomposición y debilidad musc. *Si/Sx:* debilidad proximal, mialgias, calambres. *Dx:* CK usu ↑ (puede desarrollar rabdomiólisis). EMG puede mostrar ↑ actividad insercional/espontánea y caract miopáticas. La bx tras episodios repetidos puede mostrar vacuolas y fibras necróticas. Comprobar el EKG y realizar estudios médicos para la etiología de la hipoK. Si hay episodios repetidos sin causa clara, considerar parálisis periódica hipocalémica familiar. *Rx:* reponer el potasio.

HiperK: puede p/c paresia generalizad y verse evidencia de hiperexcitabilidad musc/nerv en el examen (p. ej., signos de Chvostek/Trousseau). Comprobar EKG. Considerar parálisis periódica hiperK familiar si no hay una causa médica de hiperK.

Hipofosfatemia: el fosfato sérico < 0.4 mM/L puede causar paresia generalizada, rabdomiólisis, mioglobinuria ± parestesias. Puede observarse hiporreflexia en el examen.

Hipomagnesiemia: pueden producirse una paresia severa generalizada y ventilatoria, pero se resuelve rápidamente c/la corrección de la hipoMg. Puede haber evidencia de hiperexcitabilidad musc/nerv en el examen.

Miopatía por enfermedad crítica

Si/Sx: cuadriparesia flácida, dificultad para destete del ventilador (usu prolonga la estancia en la UCI). *Factores de riesgo:* falla multiorgánica, hiperglucemia, sepsis, intubación. Asociación menos clara con esteroides y bloqueadores neuromusculares.

Dx: CK c/↑ moderada en 50% de los pts; usu se normaliza luego de las 1.as sem aunque la paresia sea pronunciada. VNC c/respuestas motoras de ↓ amplitud, estudios sensoriales casi norm (aunque los pts pueden tener polineuropatía de enf crítica concurrente). EMG c/ reclutamiento temprano/norm de potenciales de UM breves y peq; puede haber potenciales de fibrilación. Bx c/cambios miopáticos, pérdida de miosina en EM.

Rx: cuidados de apoyo. La mejoría suele producirse a lo largo de los meses.

Miopatía del VIH

Patogénesis: el VIH desencadena una resp inmune mediada por células T y restringida por CMH-1 contra antígenos desconocidos en las fibras musc.

Si/Sx: se asemeja a PM: paresia proximal simétrica, mialgias. Es más frec en sida, aunque también puede aparecer al inicio de la infxn por VIH. Sin correlación c/el recuento de CD4.

Dx: CK ↑ hasta 10×. EMG/VNC c/↑ irritabilidad de membrana, cambios miopáticos. Bx: inflamación perimisial, endomisial y a veces perivascular. Pueden verse vacuolas c/borde.

Rx: dosis altas de esteroides (prednisona 1 mg/kg/d) por 1-2 meses y luego ↓. Controlar la potencia y las enzimas musculares.

Ddx: **(1)** *miopatía por NRTI:* por inhibidores de transcriptasa inversa de los nucleósidos (INTI). P/c paresia proximal, atrofia musc severa, mialgias, CK ↑ hasta 10×. Originalmente descrito c/zidovudina (causa disfunción mitocondrial). Bx c/variabilidad del tamaño de las fibras musc, sin inflamación. *Rx:* suspender meds. Si no mejora en 1-2 meses, considerar miopatía por VIH. **(2)** *Miositis por toxoplasmosis:* p/c paresia musc difusa, atrofia, hipersensibilidad. CK ↑ a menudo a/c infxn del SNC. Bx con necrosis, inflamación variable, quistes intracelulares de *T. gondii*. *Rx:* pirimetamina y sulfadiazina.

Miopatía tóxica (inducida por medicamentos)

Miopatía por estatinas: *Si/Sx:* mialgias/calambres hasta en 20%, ↑ asintomática de CK en 5%, miopatía grave rara (0.1%). Miopatía p/c mialgias, paresia simétrica proximal. *Factores de riesgo:* insuf renal, disfxn hepatobiliar, tx junto c/otros fármacos (esp inhibidores de Cyp3A4 como ciclosporina, gemfibrozilo, macrólidos). La mayoría de los casos ocurre en 6 meses de iniciar las estatinas, pero pueden hacerlo en cualquier momento de la Rx. Luego de susp las estatinas, la CK suele normalizarse en 2 meses; la enf se resuelve en 3 meses. En casos raros, los pts pueden desarrollar MNIM a/c ausencia de Ac HMGCR (ver "Miopatías inflamatorias"), con progresión de la paresia luego de meses de suspenderla. *Dx:* ↑CK. El EMG de los músc afectados puede mostrar unidades miopáticas c/fibrilaciones, ondas agudas (+) y descargas miotónicas. La bx muestra necrosis de fibras musc c/ fagocitosis, ± vacuolas llenas de lípidos en las miofibras, fibras (–) a citocromo oxidasa. *Rx:* suspender meds, fomentar líquidos VO. Cuando CK norm, considerar estatina c/menos toxicidad musc u otro agente. Si la paresia se mantiene/empeora tras suspender el med, comprobar Ac HMGCR y bx musc para desc MNIM.

Miopatía por uso de glucocorticoides (esteroides): *factores de riesgo:* pts que toman 30 mg/día o más de glucocorticoides, usu por sem o meses; edad avanzada; cáncer; inactividad. *Si/Sx:* paresia y atrofia proximal, piernas > brazos. Usu no afecta extremidades distales y músc oculares, faciales y bulbares. (Nota: se ve la misma presentación en el sínd de Cushing): CK norm. EMG usu norm a menos que la paresia sea pronunciada. Bx: atrofia inespecífica de fibras tipo 2b. *Rx:* ↓ dosis de esteroides si es posible, buscar mejora de sx en 3-4 sem. Puede haber confusión si se usan esteroides para tratar miopatía inflamatoria (es decir, una dosis ↓ podría empeorar la paresia).

Miopatía por alcohol: *aguda***:** usu en horas de un consumo masivo, causa dolor musc agudo, calambres, hinchazón y paresia. La CK puede estar muy ↑. *Crónica***:** paresia proximal de aparición gradual, esp en los miembros inferiores. La CK suele ser norm.

Cocaína: presentación variable, desde ↑ asx de la CK hasta rabdomiólisis. El mecanismo puede deberse a vasoconstricción con isquemia/infarto musc o al efecto tóxico directo.

Colchicina: puede causar neuromiopatía tóxica generalizada (miopatía proximal + neuropatía tóxica dependiente de la longitud). *Factores de riesgo:* edad > 50 años, insuf renal crónica. Usu inicia en 2 sem de Rx. *Dx:* CK ↑ hasta 50×. EMG/VNC: cambios miopáticos y polineuropatía axonal leve, descargas miotónicas ocasionales. Bx: cambios vacuolares de origen lisosómico. *Rx:* susp meds → resolución de sx en 4-6 meses.

Penicilamina: ocurre hasta en 1%. No depende de la dosis ni la duración. *Dx:* paresia proximal simétrica; puede verse exantema de DM o disfagia. ↑ CK. EMG c/cambios miopáticos. Bx: infiltrados celulares perifasciculares, necrosis de fibras musc y regeneración (similar a PM). *Rx:* susp meds; considerar dosis ↑ de prednisona (40-60 mg/d).

Inhibidores del punto de control inmunológico: la miositis puede ocurrir con inhibidores de CTLA-4, PD-1 o PD-L1 usados para el tx del cáncer. *Si/Sx:* paresia y mialgias, de inicio usu después de los 1.os 3 ciclos. Es común la paresia bulbar y oculomotora. Puede coincidir c/ miocarditis y miastenia gravis. Puede ser severa o letal. *Dx:* ↑CK, EMG: act espontánea y UM miopáticas. Bx musc: necrosis, inflamación endomisial c/células T CD8+. *Tx:* susp del med, esteroides, IgIV si es refractario.

Otros fármacos que pueden causar miopatía: zidovudina (ver Miopatía por VIH), otros hipolipemiantes (fibratos, niacina, ezetimiba), antivirales del VHB (lamivudina, entecavir, telbivudina), vincristina, cloroquina, hidroxicloroquina, amiodarona, ciclosporina, labetalol, propofol.

DOLOR

Fisiología

Caracterización: localización, duración, radiación, calidad, continua *vs.* episódica, intensidad (escala visual o numérica); evocada *vs.* espont, factores desencadenantes/mitigantes, caract asociadas (n/v, espasmo), efecto sobre la calidad de vida.

Fisiología: 1.° neuronas del dolor, los nociceptores consisten en fibras A-δ poco mielinizadas y C no mielinizadas. Transmiten la ubicación e intensidad del dolor de las neuronas del GRD → tracto STL → tálamo → corteza sensorial y componente afectivo del dolor → del tracto espinoparabraquial → RGP y áreas límbicas.

Tipos de fibras nerviosas sensoriales:

- Fibras A-β: conducción rápida (40-50 m/s). Mielinizadas gruesas: vibración, propiocepción, tacto.
- Fibras A-δ: lentas (10-30 m/s), poco mielinizadas: dolor rápido inicial y sensación de temp.
- Fibras C: muy lentas (0.7-2.3 m/s), no mielinizadas: dolor y temp retardados. Tipos peptídicos (CGRP, sustancia P) y no peptídicos.

Tipos de dolor: (1) nociceptivo: dolor por un estímulo nocivo continuo de ↑ umbral (lesión, traumat, cirugía). **(2) Inflamatorio:** dolor 2.° a señalización de citoquinas proinflamatorias tras una lesión. **(3) Neuropático:** lesión patológica de dolor 2/2 en el SNP/SNC; el dolor suele estar presente a pesar de ausencia de un estímulo continuado (dolor espont). Puede ser urente, corrosivo, sordo (fibras C, espont), *vs.* fulgurante, lancinante (fibras A al tacto). Véanse los sínd detallados más adelante. **(4) Disfuncional:** dolor desadaptativo/patológico; s/ lesión conocida del SNC/SNP. A/c un procesamiento anorm (o sea, depresión, somatización, fibromialgia). El dolor puede ser 1.° o amplificado por una enf psiquiátrica (o sea, depresión) (*J Clin Invest* 2010;120(11):3742-3744).

Respuestas sensoriales anorm: *hiperalgesia* (↑ sensación de dolor a un estímulo nocivo), *disestesias* (parestesias desagradables), *alodinia* (dolor provocado por un estímulo no nocivo, p. ej., viento, tacto ligero, ropa). *Dolor espont* independiente del estímulo.

Sensibilización: (A) periférico: lesión tisular → liberación de mediadores inflam y afluencia de células inflam → modificaciones postraduccionales de receptores y canales nociceptores → ↓ del umbral de activación y ↑ de las respuestas al dolor. **(B) Central: (1)** las aferentes nociceptivas (Aβ) se vuelven capaces de mediar el dolor → invasión del asta dorsal superficial: explica la alodinia. **(2)** modificaciones postraduccionales de receptores AMPA y NMDA → ↑ de la afluencia de Ca → activan cinasas → plasticidad en dif áreas del SNC → respuesta prolongada (hasta horas) a estimulaciones breves: explica hiperalgesia. **(3)** Lesión del nerv periférico → activación de la microglía y astrocitos del SNC → inflam del SNC → hipersensibilidad. **(4)** Muerte de interneuronas inhibitorias en SC → diafonía de entradas no nociceptivas vía

(Aβ) → activación de tractos centrales del dolor en resp a estímulos no nocivos. (tacto) → alodinia (*Cell* 2009;139:267-284). La sensibilización central es el principal determinante del dolor crónico.

Percepción del dolor: umbral variable para activar las fibras del dolor. ↓ por la inflamación → hiperalgesia, alodinia. ↑ por otros mecanismos: placebo, acupuntura, distracción, estado de ánimo positivo → menor percepción del dolor.

Modulación endógena de la nocicepción: **(1)** activación de aferentes no nociceptivos → inhibir la transmisión del dolor a través de interneuronas inhibitorias en el asta dorsal → ↑ el umbral del dolor (teoría del control de compuerta). **(2)** Sist NT descendentes: sist opioides, serotoninérgicos, adrenérgicos → inhiben la transmisión nociceptiva pero se vuelven facilitadores como parte de la sensibilización central.

Principios del tratamiento del dolor crónico

- Empezar c/meds de 1.ª línea → probar diferentes meds de la misma clase o probar uno de 2.ª clase → recurrir a los opiáceos como último recurso (riesgo de tolerancia, adicción, ES graves).
- Adultos mayores: favorecer paracetamol, parche de lidocaína transdérmica.
- Papel de Rx no farmacológicas: FT, rehabilitación, TCC, biorretroalimentación, acupuntura, mnj intervencionista del dolor, apoyo psicológico, acuaterapia, meditación, estim eléctrica.

Medicamentos de uso común en diferentes condiciones de dolor

Paracetamol: para el dolor leve a moderado. Aconsejar sobre toxicidad (325-650 mg q4-6 h PRN < 4 g/d, < 2 g/d si enf hepática).

AINE: para el dolor leve o moderado o el dolor a/c inflam. Si falla un AINE, probar c/otro tipo (ibuprofeno 200-800 mg tid; naproxeno 25-500 mg bid, celecoxib 100-200 mg bid, diclofenaco 50-75 mg bid, ketorolaco 10 mg VO qid × 5d o 30-60 mg IV/IM q6h, indometacina 25-50 mg tid, nabumetona 1 000-1 500 mg qd, meloxicam 7.5-15 mg qd). ES: hemorragia GI (considerar IBP si es ↑ riesgo), disfxn renal c/uso prolongado, riesgo de IM.

Gabapentina: para dolor neuropático (1.ª línea). Actúa sobre canales activados por voltaje → ↓ liberación de glut y sust P. Usu bien tolerado. ES: somnolencia (4-21%), mareos (10-28%), ataxia (3-12%), ideas suicidas. Minimizar ES con ↑ lento (100 mg q3d). Dosis renal si hay LRA/ERC. Potencial de abuso a dosis ↑. Para desc, ↓ lentamente.

Pregabalina: similar a gabapentina; metabolismo hepático insignificante (uso en pts hepáticos). ES: sedación (10-35%), mareos (9-40%), xerostomía (2-11%), edema periférico (5-12%), visión borrosa o diplopía (3-10%), ideas suicidas.

Antidepresivos tricíclicos (ATC): para dolor neuropático (1.ª línea), fibromialgia. Nortriptilina, amitriptilina. Evitar en adultos mayores, pts c/riesgo de delirium, pts c/enf cardiaca. Efecto esperado en 7-14 d. ES: efectos anticolinesterásicos: xerostomía, retención urinaria, estreñimiento, hipotensión ortostática, sedación, glaucoma, arritmias, trast de la conducción. Riesgo mayor: tox cardiaca, riesgo de muerte con sobreD. Considerar EKG (QRS/QT) si > 40 años. ↑ q4-7d para minimizar ES. Nortriptilina mejor tolerada 2/2 estructura de amina 2.ª; menos ES que amitriptilina (↑ ES anticol) (amina terciaria).

Inhibidores selectivos de la recaptación de serotonina y norepinefrina (ISRS): para dolor neuropático (1.ª línea), dolor musculoesq crónico, fibromialgia. Duloxetina, venlafaxina. ES comunes: náusea (~20-30%), somnolencia (10-20%), pérdida de apetito (8%). Venlafaxina puede causar cefalea (30%), HTN (3-10%), estreñimiento (8-15%). Menos ES sexuales que los ATC. Minimizar los ES de venlafaxina mediante un ↑ lento (75 mg q4d).

Carbamazepina: para dolor neuropático, especif neuralgia del trigémino. Bloquea los canales de Na. Inicio 100 mg bid; mant 200-400 mg bid. ES: Stevens-Johnson (prueba de HLA-B*1502 para pob de riesgo-descendencia asiática), mareo (44%), náusea (29%), vómito (18%), supresión de médula ósea, hipoNa (4-21%), prurito (8%), ataxia (15%), disfxn hepática, interacción c/otros meds.

Oxcarbazepina: inicio 300 mg bid; mant 300 mg bid. Perfil de ES similar al de carbamazepina, pero mejor tolerado.

Topiramato: para dolor neuropático. Bloquea los canales de Na activados por voltaje. Inicio 25 mg qd; mant 100-200 mg bid. ES: prob de memoria (3-12%), dific para encontrar palabras, confusión (3-11%), sedación (6-29%), mareo (4-25%), nefrolitiasis (1-3%), malestar GI, pérdida de peso (4-21%), hiperamonemia (26%).

Parche de lidocaína: útil para neuralgia posherpética y dolor miofascial, esp en adultos mayores (sin ES sistémicos). Bloquea los canales de Na activados por voltaje. Pomada o parche al 5%, aplicar 12 h/d.

Dosificación de fármacos para el tratamiento del dolor neuropático de 1.ª línea				
Fármaco	**Dosis inicial**	**Dosis típica de mantenimiento**	**NNT**	**NND**
Gabapentina	100-300 mg tid	900-3 600 mg tid	6.3	25.6
Pregabalina	25-50 mg bid	300-600 mg bid	7.7	13.9
ATC	10-25 mg de QHS	50-100 mg/día	3.6	13.4
ISRS Duloxetina Venlafaxina	 30 mg qd 37.5 mg qd-bid	 30 mg bid/ 60 mg qd 150-225 mg qd	6.4	11.8

Nota: la mayoría de los estudios para ATC es para amitriptilina. NNT 50% de alivio del dolor. NND para que el pt se retire del estudio debido a efectos adversos.
Adaptada de Finnerup NB, Attal N, Haroutounian S, et al. Pharmacotherapy for neuropathic pain in adults: a systematic review and meta-analysis. *Lancet Neurol.* 2015;14(2):162-173. Copyright © 2015 Elsevier. Con permiso.

Opioides

- Actúan a través de receptores opioides μ, δ, κ y tipo receptores huérfanos.
- Efectos principales: analgesia, depresión resp, n/v, tos, inervación del nerv peroneo superficial, miosis, ↓ secreciones GI y movilidad, ↓ salida CV simpática.
- **Alto riesgo de muerte con opioides recetados** (*NEJM* 2014;370:22): epidemia de muertes por sobreD de opioides c/receta en EUA; 82% de las muertes por sobreD **no intencional,** esp c/opioides de acción prolong. A/c trast por uso de sustancias.

Tabla de conversión de dosis equianalgésicas de opiáceos				
Fármaco	**VO/PR (mg)**	**Inicio/Pico (min)**	**SC/IV/IM (mg)**	**Inicio/Pico (min)**
Morfina	30	15-60/90-120	10	5-10/10-30
Oxicodona	20-30	15-30/30-60	n/a	
Hidrocodona	20-30		n/a	
Hidromorfona	7.5	15-30/90-120	1.5	5-10/15-30
Parche de fentanilo			15 μg/h	12 h
Fentanilo	n/a		0.1	< 1/5-7
Oximorfona	10		1	
Meperidina	300		75	
Metadona	2.5-7.5	30-60/90-120	n/a	
Codeína	200		120	

Conversión de opiáceos

1. Con la tabla anterior, calcular dosis "equianalgésica" de 24 h del opioide deseado.
2. Reducir la dosis calculada de 24 h en 25-50% 2/2 tolerancia cruzada incompleta.
3. Dividir la dosis calculada por el núm de dosis/d.
4. Pedir una dosis liberal de "rescate" (10-15% de dosis inicial de 24 h) y titular.
5. Supervisar la respuesta de cerca.
6. Después de 12-24 h, recalcular la dosis programada (dosis total de 24 h/dosis por día).

Modificado de Ballantyne J, ed. *The Massachusetts General Hospital Handbook of Pain Management.* Lippincott Williams & Wilkins; 2006.

Inicio de opioides: pts que no han recibido opioides → 5 mg de oxicodona (2.5 mg en adultos mayores) o 2-5 mg de morfina IV (0.5-1 mg en adultos mayores); que sí han recibido → 10-20% del total diario en forma de acción corta. Repetir o ↑ la dosis para ↓ la puntuación de dolor > 50%. **En pts que no han recibido, seguir utilizando de acción corta.** Considerar opiáceos de acción prolong para cuidados paliativos (al cambiar a parches de fentanilo, puente c/opiáceos de acción corta en las 1.as 12 h). Metadona: metab varía entre pts → $t_{1/2}$ variable → riesgo de depresión resp. Fase de β-eliminación lenta c/$t_{1/2}$ = 15-60 h ($t_{1/2}$ ↑ c/dosis más ↑). La sedación puede durar más que la analgesia, que sigue a la α-eliminación $t_{1/2}$ = 2-8 h. Metadona IV tiene una potencia 2×. La conversión de la dosis depende de la dosis total de opioides. Pauta aproximada: iniciar conversión de 10:1 (morfina a metadona).

- En pts con ERC en estadio 4 y 5, se puede utilizar hidromorfona, fentanilo y metadona. Oxicodona puede utilizarse con precaución. Debe evitarse la morfina.
- Utilizar dosis más ↓ de opioides en caso de insuf hepática y renal.

Destete de opioides: para uso crónico > 1 año, disminuir 10% por mes. Para uso crónico por varios meses, considerar disminuir 10% por sem. El plan de ↓ debe ser individualizado. Disminución de opioides para respuestas de dolor crónico con medicamentos de CDC 2016:

(1) *Hiperalgesia inducida por opioides:* reducción del umbral del dolor. **(2)** *Tolerancia:* necesidad de ↑ dosis para mantener la analgesia; *dependencia física:* sx de abstinencia c/interrupción brusca. **(3)** *Adicción:* dependencia → preocupación por obtener la sust, uso compulsivo a pesar de consecuencias adversas, pérdida de control; *seudoadicción:* conducta de búsqueda de drogas 2/2 Rx inadecuado. Mnj de ES: depresión resp/apnea → bolo de naloxona 0.4 mg, repetir cada 2-3 min. Sedación → reducir dosis (desarrolla tolerancia); considerar estimulante del SNC (metilfenidato 2.5-5 mg QD). Estreñimiento → régimen intest. Delirium → reducir dosis, cambiar; antipsicóticos si es refractario. N/V → antieméticos unos días (desarrolla tolerancia). Prurito → cambiar de opioide. Sacudidas mioclónicas → ↓ la dosis, cambiar de opioide, dosis ↓ de BZD. Alergia: muy rara → cambiar de clase.

Manejo intervencionista del dolor

Hoy día se utilizan varias intervenciones para el dolor, incl bloqueos nerviosos epidurales o paravertebrales (facetas, artic sacroiliaca) c/anestésicos locales y esteroides para dorsalgia, ablación por radiofrecuencia de la rama medial a las artic facetarias, bloqueo del ganglio de Gasser para NT, bloqueo del nerv occipital mayor para NT, bloqueo del nerv supraescapular para dolor de hombro, bloqueo regional IV o bloqueo simpático cervical o lumbar para sínd de dolor regional complejo (SDRC). Otras intervenciones incl administración de meds intratecales, estimulación medular y neurocirugía (descompresión discal, tractotomía espinotalámica, sección nerviosa) utilizadas en caso de dolor intenso y refractario. La evidencia actual apoya mejor las sig intervenciones: **(1)** inyecciones epidurales (esteroides + lidocaína) para radiculopatía → mejora transitoria del dolor s/afectar el resultado; **(2)** estimulación medular para el SDRC tipo 1 y tras una cirugía de espalda fallida (*Pain* 2013;154:2249-2261).

Síndromes de dolor

Dolor de huesos (maligno)

Características principales: se presenta como dolor sordo y constante, con intensidad de progresión gradual a lo largo de semanas, exacerbada con apoyo de peso. Destrucción ósea osteoclástica, microfracturas, estiramiento del periostio, act de fibras sensoriales A-δ y C en el periostio (*Pain* 1997;69(1-2):1-18).

Rx: AINE. Bifosfonatos: pueden reducir el dolor osteolítico. Antes de iniciar el tx, comprobar y reponer la vitamina D (riesgo de hipoCa grave). Comprobar TFG antes de cada dosis (tanto para dosificación como para toxicidad).
Zoledronato 4 mg IV durante 15 min q3-4sem.
Pamidronato 90 mg IV durante 2 h q3-4sem.
Otros: mnj intervencionista del dolor, radioterapia o cirugía.

Síndrome de dolor regional complejo

Características principales: dolor intenso y continuado desproporcionado con el evento desencadenante (usu lesión, pero puede ser cirugía, inmovilización o TVP). Los criterios de Budapest exigen sx en 3 de 4 categorías: sensorial (hiperestesia, alodinia), vasomotora (temp, cambios de color de la piel), sudomotora (edema, cambios de sudoración), motora/trófica (paresia, temblor, distonía/grosor de uñas o piel, piel brillante y descolorida, pérdida de cabello).

2 tipos: *tipo I* (*distrofia simpática refleja*): sin daño nerv evidente importante; *tipo II* (*causalgia*): con daño nerv evidente importante.

Mecanismo: posiblemente hipersensibilidad adrenérgica 2/2 sobreexpresión de receptores adrenérgicos.

Rx: evidencia de baja calidad de beneficio de los bifosfonatos, calcitonina o ketamina IV. Evidencia de baja calidad para FT/TO. Los ATC y FAE se utilizan ampliamente, pero no hay evidencia clara que los respalde. Bloqueo simpático utilizado sin evidencia sólida (*Cochrane Database Syst Rev* 2013;30:(4):CD009416). La estimulación medular reduce la intensidad del dolor en el SDRC (*NEJM* 2000;343:618-624).

Calambres

Características principales: contracciones musc involuntarias y dolorosas causadas por descargas ectópicas de los nerv. Las etiologías incl trast neuro como ELA, sínd de calambre-fasciculación, neuropatía periférica y trast metabólicos, como hipoMg e hipoCa.
Rx: 1.ª línea: complejo vitamínico B, diltiazem, naftidrofurilo (*AAN Guideline*, 2010). Quinina: fármaco más eficaz (nivel A) pero no aprobado por la FDA por los graves ES, incl el riesgo de muerte (93 casos). Las guías de la AAN recomiendan evitar el uso rutinario de la quinina y limitar su uso a calambres incapacitantes. Mexiletina 300 mg/d es eficaz en pts con ELA (*Neurology* 2016;86(16):1474-1481) y en pts con SCA3 de Machado-Joseph (*Brain* 2003;126(Pt 4):965-973).

Neuropatía dolorosa simétrica distal

Características principales: neuropatía periférica dependiente de la longitud que se presenta c/dolor, entumecimiento y parestesias en las extremidades distales. Se describe como patrón de guante y media c/sx que se extienden de los dedos de los pies a las rodillas antes de afectar las puntas de los dedos. Múltiples etiologías: diabetes, alcohol, genética, nutricional, autoinmune, neoplásica e infecciosa.

Rx: extrapolado de la Rx de neuropatía diabética dolorosa, grupo más estudiado (*Neurology* 2011;76(20):1758-1765):

- 1.ª línea: pregabalina (nivel A).
- 2.ª línea: gabapentina, ATC (amitriptilina, nortriptilina), SSIRNE (duloxetina, venlafaxina) (nivel B). Parche de lidocaína (nivel C). Venlafaxina puede añadirse a gabapentina para mejor respuesta.
- 3.ª línea: opioides (morfina, oxicodona, dextrometorfano, tramadol), ácido valproico, capsaicina (nivel B). Todos son potencialmente eficaces, pero preocupación por ES.
- Lacosamida, oxcarbazepina, lamotrigina probablemente no sean eficaces.

Neuralgia posherpética (dolor por zoster)

Caract principales: dolor urente y punzante persistente que se desarrolla tras la reactivación del VVZ en un dermatoma espinal. El dolor puede acompañarse de hipoestesia, disestesia y alodinia. La frec ↑ con la edad. Variantes craneales: **(1)** HZ oftálmico (NC V1): Exantema 4-5 días después del inicio del dolor, **(2)** HZ auricular (sínd de Ramsay Hunt): exantema en el oído externo sin paladar, zona occipital; sin hipoacusia, acúfenos, vértigo, combinado c/parálisis del NC VII. Tres fases de dolor (basadas en patrones temporales de mejora): **(1)** dolor agudo del herpes zoster: se resuelve en 30 días de iniciado el exantema; **(2)** neuralgia herpética subaguda: ↓ en 30-90 días de iniciado el exantema; **(3)** neuralgia posherpética: persiste > 90 días (sobre todo en adultos mayores).

Rx: (*NEJM* 2014;371(16):1526-1533).
1.ª línea: lidocaína tópica al 5%. 2.ª línea: ATC (amitriptilina, nortriptilina), gabapentina, pregabalina. 3.ª línea: opioides.
Rx aguda c/antivirales en 72 h de iniciado el exantema: ↓ duración del exantema y el dolor agudo, pero sin efecto en el riesgo de neuralgia posherpética (*Cochrane Database Syst Rev* 2014;(2):CD006866).

Dolor neuropático

Incl varias entidades diferentes (NT, neuropatía diabética, neuralgia posherpética, etc.). Ver sínd detallados en esta sección. Enfoque general de Rx empírica (*Am J Med* 2009;122 (suppl 10):S22-S32; *Mayo Clin Proc* 2010;85(3)(suppl):S3-S14):

- 1.ª línea: ATC (nortriptilina, amitriptilina), ISRSNE (duloxetina, venlafaxina), gabapentina, pregabalina, lidocaína tópica (para dolor localizado; se usa sola o en combinación con otros agentes). Si un med falla, cambiar a otro de 1.ª línea antes de intentar con la 2.ª línea.
- 2.ª línea: opioides y tramadol: eficacia similar a los ATC, pero mayor riesgo de abuso y peor perfil de ES.
- 3.ª línea: otros FAE: carbamazepina, oxcarbazepina, lamotrigina, topiramato, ácido valproico.
- Considerar tramadol sólo si se necesita terapia de rescate aguda.

Lumbalgia

Caract principales: dolor localizado en región lumbar y glútea. La etiología subyacente puede a/c enf de la columna lumbar, radiculopatía lumbar, enf de la artic sacroiliaca y lesión musculoesq. *Señal de alerta:* si/sx *conus medullaris* o compresión de cauda equina: retención o incontinencia intest o vesical, parestesias inguinales, paresia progresiva, dolor que empeora. La retención urinaria tiene 90% de Sens para sínd de cauda equina.

Distensión muscular: hx de lesión aguda, examen c/sensibilidad o espasmo paraespinal.

Rx: AINE, relajantes musculares, FT.

Hernia discal/radiculopatía lumbar: dolor punzante que se irradia en la distribución de la raíz afectada (sobre todo L5 o S1). Examen con elevación de la pierna recta+. Sens o espasmo paraespinal. Posible reducción de sensación en el dermatoma afectado (esp L5) y ligera paresia (L5 → tibial anterior, S1 → peroneo largo y corto). La elevación (+) de la pierna recta tiene 91% de Sens para hernia discal, pero no Esp (26%); la elevación cruzada de la pierna recta (la elevación de la pierna opuesta causa dolor) tiene 88% de Esp, pero solo 29% de Sens (*Spine* 2000;25:1140); la elevación de la pierna recta, sensibilidad anorm al frío y pinchazo ↓ son las pruebas más discriminatorias (*PLoS Med* 2009;6:e1000047).

Rx: AINE, relajantes musc, FT. Si no mejora → inyección epidural de esteroides (*Pain* 2013;154:2249-2261). Cirugía si los sx no mejoran en 3 meses o si el dolor o paresia son graves.

Sínd de articulación facetaria lumbar: a/c artritis de tipo A. El dolor puede irradiar a las nalgas y parte posterior-lateral del muslo. Examen c/Sens paraespinal. Dolor empeora c/ extensión de la espalda, rotación lateral al lado doloroso o ambos. La elevación de la pierna recta es negativa.

Rx: AINE, inyección intraarticular de esteroides. Si no hay mejoría → bloqueo del nerv de la rama medial seguido de ablación nerviosa por radiofrecuencia (*Spine* 2008;33:1291-1297).

Estenosis espinal: espondilolistesis degenerativa 2/2, hernia discal, osteofitos. Claudicación neurógena. El dolor irradia al MP, empeora de pie o al caminar, y mejora al sentarse. El pt camina c/la espalda encorvada. Examen no característico (mínima sensibilidad paraespinal, la elevación de la pierna puede ser normal).

Rx: AINE; lidocaína epidural posible beneficio pero s/evidencia de esteroides epidurales comparados c/esteroides + lidocaína (*NEJM* 2014;371(1):11-21). Si no hay mejoría → cirugía, opiáceos.

Síndrome de articulación sacroiliaca: a/c artritis. El dolor puede irradiar a la cadera y parte posterior del muslo. El dolor empeora al ↑ escaleras. Examen con Sens de la artic sacroiliaca y dolor intenso en la rotación externa de la cadera (prueba de Patrick/FABER) o en bipedestación.

Rx: AINE, inyección intraarticular de esteroides, ARF de la articulación sacroiliaca (*Anesthesiology* 2008;109(2):279-288).

Neuralgia occipital

Características principales: dolor paroxístico aislado en campos sensoriales de los nerv occipitales mayores o menores (suboccipital, occipital, posparietal). Usu dolor urente y profundo, hiperalgesia c/breves episodios de dolor tipo choque; parestesias o adormecimiento del cuero cabelludo afectado; por atrapamiento del nerv occipital, pero puede ser referido de la raíz espinal C2, artic facetarias C1-C2 o C2-C3. Desc tumor posfosa, malform de Arnold-Chiari, estructura vascular anorm (p. ej., MAV/fístula dural) o lesión (p. ej., disección vert).

Rx: AINE, ensayo de Rx para dolor neuropático; FT; el bloqueo del nerv occipital puede ser beneficioso pero identificar falsamente el nerv occipital como fuente del dolor; si los bloqueos dx del nerv cervical o la rama medial (que inerva artic facetarias) son (+), la ablación por radiofrecuencia puede brindar alivio más prolongado (*J Am Osteopath Assoc* 2005;105:S16).

Otalgia

Características principales: dolor de oído por patología del oído (primario) y referido (por causas secundarias). La inervación sensorial del oído afecta al NC V, VII, IX y IX, y ramas del plexo cervical (C2, C3) y así el dolor referido puede incl amplia variedad de fuentes, incl parálisis de Bell, sínd de Ramsay Hunt, neuralgias, causas dentales, dolor de la ATM, infección/masa faríngea, arteritis temporal, aneurisma torácico (*Am Fam Physician* 2018;97(1):20-27).

Rx: tratar las causas subyacentes. Si se debe a neuralgia, puede ser beneficioso el bloqueo del nerv occipital menor, del nerv auricular mayor y del nerv auriculotemporal.

Neuralgia del trigémino

Características principales: ataques paroxísticos estereotipados u/l y breves (pocos segundos < 1 s) de dolor lancinante intenso en la distribución del trigémino. Más frec en el 2.° y 3.° NC V_2, V_3; raros en V_1. Precipitados por una ligera estimulación mecánica en pequeñas zonas de la cara o la mucosa oral (zonas gatillo): tacto ligero, viento, comer, masticar, beber o hablar. Suma espacial y temporal de estímulos sutiles. → ataque desencadenante. Puede provocar espasmo muscular i/l. (**tic douloureux**). 2 tipos: **(1)** NT clásica/idiopática (compresión vascular idiopática o 2/2 del CN V): el examen sensorial clínico es norm; los pts son asx entre ataques. **(2)** NT sintomática: pérdida sensorial; lesión estructural identificable (p. ej., EM, aneurisma de arteria basilar, tumor del ángulo pontocerebeloso [schwannoma, meningioma, epidermoide]) que comprime la raíz del NC V5. Imagen (IRM) indicada para NT sintomática o bilateral.

Rx: (*AAN Guidelines*, 2008).

Farmacológica: la mayoría de pts responde bien a Rx médica. 1.ª línea: carbamazepina (nivel A); mejor estudiada; 70-80% de respuesta pero la ½ se vuelve tolerante luego de varios años. 2.ª línea: oxcarbazepina (nivel B): mejor perfil de ES que carbamazepina. 3.ª línea: lamotrigina, baclofeno (nivel C). Sin evidencia clara de otros meds usados para tratar otros trast neuropáticos (pregabalina, gabapentina, fenitoína, ácido valproico). La terapia de rescate con fenitoína/fosfenitoína IV (15 mg/kg) se ha usado c/éxito y puede servir de puente a los pts en la titulación de la medicación neuropática oral.

Quirúrgico: tras fracaso del tx médico, pero evidencia insuficiente de lo que es el fracaso de Rx. Algunos expertos refieren a cirugía tras la falla del med de 1.ª línea. 3 opciones principales; elegir según la edad, preocupación por ES: **(1)** procedimientos ablativos percutáneos dirigidos al ganglio de Gasser (disrupción térmica, mecánica o química). **(2)** Descomp microvascular de la raíz del trigémino. **(3)** RT c/*gamma knife* a la raíz del trigémino.

Neuralgia glosofaríngea

Características principales: similar a NT pero afecta al NC IX, causando dolor paroxístico en la garganta, en la fosa amigdalina. El dolor puede localizarse o irradiar al oído. Provocado al hablar, tragar, masticar. Puede a/c bradicardia, síncope (reflejo cardioinhibitorio por el nervio vago). Rx como NT.

Dolor del miembro fantasma

Características principales: dif de la conciencia del miembro fantasma, sensaciones fantasmas y dolor del muñón. Se produce en 50-80% de los amputados, sin importar el motivo de amputación. El no poder bloquear c/anestesia local al muñón sugiere mecanismo central.

Rx: gabapentina, ATC, antagonistas de los receptores NMDA, botox se utilizan en clínica c/poca evidencia. Las prótesis mioeléctricas o las pruebas de discriminación sensorial ayudan a la reorganización cortical y al dolor (*Nat Rev Neurosci* 2006;7:873).

Dolor posinfarto (sínd de Dejerine-Roussy)

Características principales: dolor en la zona del cuerpo correspondiente a la lesión del SNC. Usu ictus talámico 2/2, pero también c/lesiones en toda la vía espinotalamocortical; el dolor usu se desarrolla 1-2 meses después del ictus isquémico/HIP. Puede ser espontáneo o evocado; se acompaña de hiperalgesia, disestesia y alodinia.

Rx: amitriptilina y lamotrigina de 1.ª línea. Alternativas: mexiletina, fluvoxamina, gabapentina (*Anesth Analg* 2009;108:1645).

Dolor por lesión medular

Características principales: dolor neuropático persistente descrito como urente, sordo, pulsátil fulgurante a/c alodinia e hiperalgesia que se presenta al momento de la lesión aguda o se desarrolla en el mes posterior. 53% de los pts con lesiones medulares desarrolla dolor neuropático (*Eur J Pain* 2017;21(1):29-44).

Espasticidad

Características principales: trast motor caract por una activación musc involuntaria sostenida por una lesión de NMS, como EM, lesión medular, ictus o TCE.

Rx: FT/TO. Baclofeno (iniciar c/5 mg tid, titular 5-10 mg/sem): dosis común de 15-80 mg/día divididos tid (dosis ↑ limitadas a trast severos como lesión medular). Ajustar dosis si hay insuf renal. ↓ la dosis en 15 mg/sem. Tizanidina: iniciar c/2 mg QHS, ↑ 2-4 mg qsem; dosis máx 36 mg/ dividida tid. Dosis única máx 16 mg. ES: somnolencia (48-92%), xerostomía (49-88%). ↓ de 2-4 mg diarios. Los cannabinoides mejoran los resultados informados, pero no las medidas objetivas. También considerar inyecciones de botulina para espasticidad focal y bombas de baclofeno intratecal para espasticidad resistente a Rx.

Dinias: (*Semin Neurol* 1996;16:63).

Definición: sínd de dolor focal poco conocidos, a menudo crónicos. Usu se trata c/meds para dolor neuropático, esp ATC.

Glosodinia: lengua dolorosa, sinónimo de "sínd de boca ardiente". Debe desc: reacc a materiales/ implantes dentales, deficiencia de vit (B_{12}, otras vitaminas B, Fe, folato y Zn), causas endocrinas (mixedema, DM), causas psíquicas.

Carotidinia: dolor sobre la carótida que puede proyectarse a la cabeza i/l; autolimitado < 2 sem de duración. Inflamación del tejido vasc y perivasc s/estenosis luminal. Deben desc las lesiones vasc de la carótida y de los tejidos blandos del cuello.

Vulvodinia: dolor en el introito de la vagina; usu c/hx de dispareunia, dolor al insertar un tampón; también puede haber dolor constante. Examen: excluir dermatosis/malignidad vulvar. El apoyo psicológico suele ser un componente necesario de Rx.

Orquidinia: dinia testicular, orquialgia; 1.° o 2/2 infxn, tumor, traumat, cirugía, torsión, otras lesiones estruct (varicocele, hidrocele, espermatocele). Dolor referido de la cadera, uréter (p. ej., nefrolitiasis), o 2/2 atrapamiento de los nerv genitofemorales/ilioinguinales.

Prostatodinia: sx persistentes del tracto urinario inf (urgencia, disuria), molestias prostáticas s/evidencia de bacterias o purulencia en líquido prostático. Puede ubicarse en el perineo, área suprapúbica e ingle, región lumbar; ± dolor c/la eyaculación.

Coccigodinia: artrosis de las artic sacrococcígeas y coccígeas, 2/2 traumat o presión crónica. Dolor usu 2/2 infxns anorrectales, fisuras anales o hemorroides, rara vez tumores. El dolor mejora al sentarse en un cojín para coxis para eliminar la presión.

Proctodinia: área anorrectal; puede ser enf local 2/2 de ano o recto, o referida del tracto urogenital o columna inf. Incl *proctalgia fugax*, espasmos dolorosos breves y repentinos.

Mutaciones del canal de sodio

Sínd de dolor raros c/mutaciones en *SCN9A*, canal de Na activado por voltaje Na_V 1.7 (*Adv Genet* 2008;63:85).

- Eritromelalgia: mutación SCN9A. Caract principales: eritema, hinchazón, dolor urente, predomino de la extremidad distal. Existen formas 1.° y 2.°. Forma 1.°: la mayoría de las mutaciones caracterizadas ↓ el umbral de activación del canal. Las causas 2.ª son NP, intoxicación por hongos o Hg, hipercolesterolemia, enf mieloproliferativas y trast autoinmunes.

Trast de dolor extremo paroxístico (sínd de dolor rectal familiar): rubor cutáneo c/ataques de dolor episódicos que afectan cabeza, cara y zonas rectales. Los disparadores de ataques de dolor incl temp, angustia emocional, comida picante, bebidas frías.

SÍNDROMES DE HIPOSENSIBILIDAD AL DOLOR

Insensibilidad congénita al dolor: analgesia universal. Condición muy rara en que la nocicepción está alterada pero otras modalidades sensoriales están preservadas. Los pts suelen sufrir daños en la cavidad oral y extremidades por ausencia de sensación de dolor. Debida a falta de neuronas del dolor en GRD o mutación sin sentido de canales de Na_V 1.7 → pérdida de la función del canal NA_V 1.7.

Neuropatía sensorial y autonómica hereditaria (NSAH): ↓ de la sensación de dolor c/neuropatía perif. 5 tipos: **(1)** NSAH1: "neuropatía sensorial hereditaria"; más común; los sx inician en la adolescencia; rara hipoacusia neurosensorial. Mutación SPTLC1. **(2)** NSAH2: "neuropatía sensorial congénita"; sx inician en la lactancia. Mutaciones en genes *WNK1* o *FAM134B*. **(3)** NSAH3: **"disautonomía familiar"** (**sínd de Riley-Day**). Los sx inician en la lactancia: hipotonía, prob de alimentación, crecimiento deficiente, infxns resp, sx autonómicos; mutación en el gen *IKBKAP*. **(4)** NSAH4: "insensibilidad congénita al dolor c/anhidrosis"; pérdida de la capacidad de sentir dolor; automutilación. Mutación del receptor neurotrófico de tirosinacinasa tipo 1 (*NTRK1*). **(5)** NSAH5: "insensibilidad congénita al dolor c/anhidrosis parcial", a/c mutación de proteína NGF β (lig y *NTRK1*).

Asimbolia: el pt es consciente del estímulo pero no puede reconocer su naturaleza dolorosa; sin respuesta emocional, motora o verbal. Forma de agnosia al dolor.

CEFALEA

Evaluación de la cefalea

Descripción: agudeza, frec, duración, ubicación, intensidad, inicio, edad, sexo, meds.
Variables dependientes del sexo: ciclo menstrual, uso de PAO, embarazo o menopausia.
Aparición: despertar del sueño, patrón circadiano o circanual, inicio gradual o abrupto.
Localización: u/l o b/l, temporal, nerv trigémino, mandíbula, occipital, cuello.
Carácter: palpitante, lancinante, de presión, agudo, irradiado.
Sx/si asociados: pródromo, aura, sx autonómicos craneales (lagrimeo, rinorrea, rubor, caída de párpados), mialgias, artralgias, fotofobia, fonofobia, n/v, tic facial, otros déficits neuro, cambios en la visión que no son aura.
Factores exacerbantes: Valsalva, posición (inclinarse, acostarse), esfuerzo, alcohol, comida, entorno.
HMP y RS: ictus, factores de riesgo vascular, enf de tejido conectivo o autoinmunes, infecciones, viajes, exantemas, traumatismos.
HxF: trast primario de cefalea.

Examen físico: examen de COONG, palpación de la cabeza; auscultación del cuello; examen del fondo de ojo; EM, NC, motor, sensorial, coordinación, marcha, REM.

Análisis: según presentación, considerar: s/v, sat O_2; labs: TSH, VSG, PCR, tox (sangre/orina), serologías de infxs en suero, Ac de Lyme; PL: PA, xanto, células, gluc, prot, tinción de Gram/hongos, TAC cabeza/columna C, IRM cabeza/cuello, angio c/sospecha de aneurisma/MAV/vasculitis/disección. Uso de contraste IV depende de la sospecha clínica.

Indicaciones para neuroimagen: signos de alerta SNOOP4; cefalea de inicio agudo/de nueva aparición a edad avanzada, despertar del sueño, nuevo dx sistémico (VIH, malignidad), otro hallazgo sistémico o signo neuro (*Neurol Clin* 1998;16:285).

Signos de alerta clínica indicativos de una causa secundaria de cefalea

Signos de alerta clínica	Ddx de cefalea secundaria
S—sx **s**istémicos, fiebre, mialgias, pérdida de peso, malestar general	Infxn, malignidad, arteritis, otra condición inflamatoria
N—déficits/sx **n**eurológicos	Lesión que ocupa espacio, enf cerebrovascular, encefalitis, meningitis
O—mayor edad de inicio (***older***)	Arteritis de células gigantes, otras cefaleas sec
O—inicio en segundos, trueno (***onset***)	HSA, SVCR, TSVC, disección arterial, quiste coloidal, apoplejía de la hipófisis
P—**p**apiledma o papilitis	Lesión que ocupa espacio, PIC idiopática elevada, infección o inflamación
P—**p**osicional	Hiper o hipotensión intracraneal
P—**p**recipitado por Valsalva	Aumento de la presión intracraneal
P—cefalea **p**rogresiva o cambio de patrón significativo	Otras cefaleas secundarias

CEFALEAS PRIMARIAS

Migrañas

Prevalencia: afecta a 12% de la población, 18% mujeres y 6% hombres; la mayor prevalencia se da en mujeres en edad fértil; reducción de la prevalencia dependiente de la edad en mujeres y hombres alrededor de la 6.ª década de la vida.

Presentación: puede tener pródromos (hipersomnolencia, cambios en la sed, hambre, estado de ánimo), tiende a ser u/l (pero puede ser b/l y cambiar de lado), pulsátil o palpitante, de moderada a severa, agravada por la actividad física, acompañada de n/v, fotofobia, fonofobia, duración 4-72 h.

Otras caract: aura (visual, sensorial, del lenguaje, motora, del tronco cerebral, retiniana), sx autonómicos craneales b/l (si son u/l, considerar cefalalgia autonómica del trigémino [CAT]).

Desencadenantes: (no están presentes en todos), interrupción del sueño, cambios en la ingesta de alimentos o agua, alimentos específ (queso, chocolate, tinte rojo, vino, MSG, abstinencia de cafeína), cambios de clima, menstruación o cambios hormonales, estrés.

Subtipos: (ICHD3–*Cephalalgia* 2018;38(1):1-211)

1. **Migraña sin aura:** ver la presentación arriba.
2. **Migraña con aura:** puede ocurrir *con* o *sin* cefalea, alt visuales, sensoriales, del habla/lenguaje, motoras, del tronco del encéfalo o la retina 100% reversibles, propagación gradual ≥ 5 min; dura 5-60 min; si ≥ 2 sx, ocurren en sucesión, u/l, sx (+), pueden acompañarse de cefalea en 60 min. Los sx visuales tienden a ser espectros de fortificación o escotoma centelleante; los sx sensoriales tienden a ser parestesias que marchan de los dedos al brazo y a la cara ipsilateral; la mayoría de los sx motores ocurre con sx visuales, sensoriales o del lenguaje. Si hay aura s/cefalea hay que excluir trombosis o infarto cerebral, disección, robo subclavio, epilepsia, sínd trombóticos y de hiperviscosidad.
3. **Migraña c/aura del tronco del encéfalo:** sx del tronco del encéfalo 100% reversibles (≥ 2); disartria, vértigo, acúfenos, hipoacusia, diplopía, ataxia, ↓ de la conciencia, si/sx motores o retinianos.
4. **Migraña hemipléjica:** esporádica o familiar, paresia motora 100% reversible *con* sx visuales, sensoriales o del habla 100% reversibles (*Lancet Neurol* 2011;10:457).
5. **Migraña retiniana:** sx visuales monoculares 100% reversibles (centelleos, escotomas o ceguera), propag gradual ≥ 5 min, dura 5-60 min, puede ocurrir cefalea en 60 min.
6. **Migraña menstrual pura:** se produce el día 1 ± 2 del ciclo menstrual, coincide con la menstruación, puede a/c la retirada de estrógenos.
7. **Migraña crónica:** cefalea ≥ 15 d/mes por > 3 meses, c/≥ 8 d/mes de cefalea migrañosa.
8. **Estado migrañoso:** > 72 h; necesidad de descartar causas secundarias.

Rx para migraña (ver meds específicos en las tablas "Terapias agudas para la migraña", "Rx comúnmente aceptadas para la profilaxis de la migraña" y "Medicamentos de rescate para el estado migrañoso"):

Rx no farmacológica: meditación basada en la atención plena, biorretroalimentación, acupuntura, masaje craneosacral, dispositivos (cefalea, gammacore, sTMS mini, Nerivio migra), horario de sueño regular, evitar desencadenantes *si los hay*, evitar abstinencia de cafeína, ejercicio regular, dieta sana y equilibrada, diario de cefalea para id patrones.

Principios de Rx aguda: analgésicos inespecíficos y específicos para migraña, tx precoz, los meds pueden ser menos eficaces 2-4 h después del inicio; los meds deben probarse en 3 ocasiones dif antes de cambiar; se puede cambiar a dif meds de la misma clase; considerar la vía SC en casos de malabsorción o náusea; tratar la náusea c/antiemético para permitir el uso de otros meds; considerar comorbilidades (enf vascular en caso de triptanes).

1. *Cefalea moderada*: analgésicos inespecíficos como AINE, antieméticos o su combinación; meds específicos para migraña si los inespecíficos fallan.
2. *Cefalea moderada-grave*: meds específicos para migraña, incl triptanes, ditanes, gepants o DHE, pueden combinarse con AINE o antieméticos o ambos.
3. *Esteroides*: deben usarse con moderación, pueden usarse como complemento en urgencias para reducir la presentación recurrente en urgencias y como complemento para el estado migrañoso sin exceder > 6×/año (*Curr Pain Headache Rep* 2014;18:464).
4. *Opiáceos y barbitúricos*: deben *evitarse* en lo posible, se a/c cefalea por uso excesivo y adicción.

Posibles efectos secundarios comunes: AINE: malestar GI, disfxn renal, riesgo en aquellos con enf vascular; triptanos: letargo, parestesias, opresión musc, molestias en el pecho, vasoconstric teórica (si se toma propranolol ↓ de dosis necesaria para rizatriptán 5 mg y total ≤ 15 mg en 24 h). Los triptanos solo producen rara vez sínd serotoninérgico cuando hay coprescripción de ISRS o SSIRNE (*JAMA Neurol* 2018;75(5):566-572) Antieméticos y neurolépticos: parkinsonismo, sx extrapiramidales, prolongación de QT, letargo, estreñimiento; gepantes: nasofaringitis, reacc de hipersensibilidad, náusea, letargo, xerostomía; ditanes: depresión del SNC, mareos, alt de la conducción, parestesia, sínd serotoninérgico.

Terapias agudas para la migraña	
Triptanos	**AINE**
Sumatriptán Rizatriptán Almotriptán Zolmitriptán Naratriptan[a] Frovatriptan[a,b]	Paracetamol/Aspirina/Cafeína Naproxeno Diclofenaco Ketorolaco Flurbiprofeno Ketoprofeno Indometacina Nabumetona Etodolaco Ácido mefenámico
Antieméticos y neurolépticos	**Ergotaminas**
Metoclopramida Proclorperazina Clorpromazina Ondansetrón Haloperidol[c] Droperidol[c] Olanzapina[c]	Dihidroergotamina (varias fórmulas para la Rx aguda de pts internos) y spray nasal para la prescripción de pts ambulatorios
Gepantes	**Ditanes**
Ubrogepant, Rimegepant	Lasmiditan

[a] Acción prolongada.
[b] Puede utilizarse para la prevención de la migraña menstrual.
[c] Puede administrarse en el entorno de urgencias.
Reproducida con permiso de Silberstein SD. Practice parameter: evidence-based guidelines for migraine headache (an evidence-based review): report of the Quality Standards Subcommittee of the American Academy of Neurology. *Neurology*. 2000;55(6):754-762.

Medicamentos de rescate para el estado migrañoso	
Medicamento	**Dosis/Vía**
Sumatriptán	6 mg SC
Clorpromazina	12.5 mg por vía IV lenta cada 20 min; máx 50 mg
Proclorperazina	10 mg por vía IV lenta
Valproato IV	300-500 mg IV en 5 min, que pueden repetirse
Sulfato de magnesio	1.°g por vía IV lenta por 1.°min
DHE45 1 mg + proclorperazina 10 mg	Mezclar 1.5 mL por vía IV lenta por 1-3 min (protocolo Raskin)
Dexametasona	6-8 mg por vía IV lenta
Metilprednisolona	250-500 mg por vía IV lenta
Neurolépticos	2.5-10 mg, varias formulaciones

Br J Clin Pharmacol 2001;52:69; *Headache* 2000;40:783; *Headache* 2002;42:58.

Principios de Rx de medicación preventiva: iniciar si cefalea ≥ 4 d/mes; duración > 48 h; med aguda ineficaz o contraindicada, ataques c/incapacidad profunda, aura prolongada; evaluar interacciones farmacol, comorbilidades y preferencia del pt, iniciar a dosis ↓ baja, ajustar lentamente y usar un diario o calendario de cefaleas, dar mín 3 meses de prueba antes de cambiar a menos que aparezcan ES (*Headache* 2005;45(suppl 1):S34).

Rx comúnmente aceptado para la profilaxis de la migraña		
Med	**Dosificación típica**	**Principales efectos adversos**
Ac CGRP Erenumab Fremanezumab Galcanezumab Eptinezumab	70 o 140 mg SC/mes, 225 mg/mes o 675 mg trimestrales 240 mg de dosis de carga, luego 120 mg/mes 100 mg/mL IV durante 30 min trimestrales	Estreñimiento (erenumab), nasofaringitis, sinusitis, IRA superior, reacciones en el sitio de inyección
Amitriptilina Nortriptilina Doxepina	10-100 mg/d 10-100 mg/d, en 3-4 dosis 25-100 mg al día	Aumento de peso, xerostomía, sedación, arritmias, visión borrosa, retención urinaria

Depakote Depakote ER	250-500 mg bid 500-1 000 mg qd	Hepatotoxicidad, náusea, aumento de peso, somnolencia, temblor, teratogenicidad, exantema, dolor abdominal
Propranolol Inderal LA Nadolol Atenolol Timolol	40-240 mg/d, en 3-4 dosis 80-240 mg qd 20-40 mg qd 25-50 mg qd 10-15 mg bid	Fatiga, intolerancia al ejercicio, exacerbación del asma/EPOC, manos frías, bradicardia, hipotensión
Topiramato	50-100 mg bid (valorar desde 25 mg)	Parestesias, náusea, somnolencia, anorexia, mareos, dificultad para encontrar palabras, glaucoma agudo de ángulo cerrado, puede afectar a los anticonceptivos hormonales si la dosis es alta
Magnesio	400-500 mg qd	Molestias GI
Riboflavina	200-400 mg qd	Decoloración de la orina
Co Q10	100 mg tid	Molestias GI
Matricaria *Tanacetum parthenium*	Depende de la formulación del extracto de hoja de matricaria seca en polvo 50-100 mg/d	Malestar GI, plenitud, náusea
Botulínica A*	155 unidades q3meses	Dolor/sangrado leve, empeoramiento de la cefalea, ptosis

*Aprobado solo para la migraña crónica (*Nat Rev Neurol* 2012;8:162).
Am Fam Phys 2006;73:72; *Clin Ther* 2001;23:772.

Migraña y riesgo vascular

La migraña se a/c varios trast vasculares. La migraña con aura se a/c un riesgo 2 veces mayor de ictus isquémico, esp entre mujeres < 45 años, fumadoras y las que toman dosis ↑ de PAO a base de estrógenos (*BMJ* 2009;339:b3914). La migraña con aura se a/c IM (*Eur J Neurosci 2015*;22(6):1001-1011). La migraña (tipo no especificado) se a/c ↑ riesgo de trast hipertensivos del embarazo, incl preeclampsia y eclampsia (*Epidemiology 1992*;3:53-56), disección de la arteria cervical (*JAMA Neurol 2017*:74(5):512-518) y disección de la arteria carótida (*J Am Heart Assoc 2018*;7(24):e010140).

Infarto migrañoso

Uno o más sx de aura a/c un infarto en el territorio apropiado del aura demostrado por neuroimagen. Más común en la circulación posterior y en mujeres jóvenes (*Cephalalgia* 2013;33:629).

Aura persistente sin infarto

Sx de aura durante ≥ 1 semana sin evidencia de infarto en la neuroimagen; ocurre rara vez; a menudo es visual; puede durar meses o años.

Imagen y migraña: la mayoría de los pts c/migraña no requiere estudios de neuroimagen. Para los que tienen sx que son señales de alerta (ya descritos), tronco del encéfalo, hemiplejía, lenguaje, sensorio inusual o aura prolongada, deben considerarse imágenes. Algunos pts pueden presentar pequeñas hiperintensidades de SB subcorticales T2 s/realce en el centro semioval, que se distinguen radiográficamente de ictus y lesiones desmielinizantes.

FOP: existe una asociación entre la migraña c/aura y el FOP. Esta asociación puede contribuir al ictus criptógeno por embolia paradójica. Mientras que el cierre del FOP puede reducir el riesgo de ictus recurrente en los diagnosticados c/ictus criptógeno por embolia paradójica, no hay evidencia suficiente a la fecha de cierre del FOP para prevención de la migraña o del aura migrañosa (*Curr Neurol Neurosci Rep* 2014;14:426).

Cefaleas tensionales

Presentación: la CT puede ser episódica o crónica, la prevalencia es ↑ en mujeres que en hombres (*JAMA* 1998;279(5):381-383), el pico de prevalencia es en la 3.ª década de vida, es el trast de cefalea más común, con prevalencia de por vida que varía en dif estudios entre 30 y 78%, se presenta con y sin sensibilidad pericraneal, dura de 30 min a 7 d; a menudo es b/l, con presión u opresión, de leve a moderada, sin n/v, fotofobia/fonofobia.

Rx no farmacológica: mnj del estrés, biorretroalimentación, masaje craneosacral, acupuntura, FT.

Rx c/medicación aguda: AINE, ASA, paracetamol o combinaciones c/cafeína, relajantes musc, evitar opioides y barbitúricos.

Rx c/medicación preventiva: tricíclicos, dosificación como para migrañas; relajantes musc.

Cefalalgias autonómicas del trigémino (CAT)

Descripción: múltiples subtipos de cefalea en esta división, la caract unificadora es la presencia de sx autonómicos craneales (SAC) *u/l* c/cefalea u/l moderada y a menudo severa, ubicación periorbital o temporal. Edad de inicio usu década de 20-40.

Síntomas autonómicos de CAT
Inyección conjuntival
Ptosis de los párpados
Rinorrea
Lagrimación
Sudoración de cara y frente
Miosis
Xeroftalmia (sensación de arena en el ojo)

Características clínicas de las CAT				
	Cefalea en racimos	**Hemicránea paroxística**	**Hemicránea continua**	**SUNA/SUNCT**
Duración	15-180 min	2-30 min	Constante	1-600 s
Frecuencia	qod a 8×/d	1-40/d	Meses-años	1-200×/d
Intensidad de la cefalea	Extremadamente severa	Severa	Moderada	Moderada-grave
Prevalencia	0.9%	0.02%	Rara	Muy rara
Otros	Patrón circadiano; alcohol es desencadenante	Responde a indometacina	Responde a indometacina	↑↑ epífora e inyección conjuntival; tacto es desencadenante

SUNCT = crisis de cefalea neuralgiforme unilateral de corta duración c/inyección conjuntival y lagrimeo (*Brain* 1997;120:194). *SUNA* = ataques de cefalea neuralgiforme unilateral de corta duración c/características autonómicas craneales. De May A. Diagnosis and clinical features of trigemino-autonomic headaches. *Headache*. 2013;53(9):1470-1478. Derechos de autor © 2013 American Headache Society. Adaptada con permiso de John Wiley & Sons, Inc.

Cefalea en racimos

Dolor orbital/periorbital y temporal severo y estrictamente u/l, descrito como un hierro caliente a través del ojo, usu c/inquietud y agitación, SAC, racimo episódico puede repetirse por 4-12 sem 1 o 2 veces al año, puede remitir por años entre ataques (*Cephalalgia* 2007;27:824).

Opciones de Rx abortivas: sumatriptán SC, zolmitriptán IN, oxígeno de alto flujo, lidocaína intranasal, esteroides.

Opciones de Rx preventivas: verapamilo, inyecciones de bloqueo del nerv occipital, melatonina, galcanezumab (racimo episódico) (ablación del nervio trigémino, estimuladores del nerv occipital y estimuladores cerebrales profundos en investigación).

Terapias abortivas para las cefaleas en racimo	
Sumatriptán SC	6 mg SC
Zolmitriptán IN	5 mg en una fosa nasal × 1; repetir en 2 h máx 10 mg/24 h
Sumatriptán IN	5-20 mg en una fosa nasal × 1; repetir en 2 h máx 40 mg/24 h
Zolmitriptán VO	5 mg × 1; repetir en 2 h máx 10 mg/24 h
Flujo ↑ de oxígeno al 100%	8-10 L/min durante 15-20 min
Lidocaína IN	Solución de lidocaína al 4% (*JAMA* 1996;276:319)
Octreótido SC	100 μg × 1
Corticoesteroides VO	1 mg/kg VO; máx 60 mg/24 h, 5 días, luego se reduce a 10 mg q3d

Reproducida con permiso de Francis GJ, Becker WJ, Pringsheim TM. Acute and preventive pharmacologic treatment of cluster headache. *Neurology*. 2010;75(5):463-473.

Terapias preventivas para las cefaleas en racimo		
Verapamilo VO	Empezar con 80 mg bid, avanzar 80 mg cada 10-14 d. A menudo es eficaz con 240-960 mg/d en dosis divididas.	Prevención de 1.ª línea. Comprobar el EKG antes, c/cada ↑ de la dosis. En caso de racimo episódico, destetar después del ciclo de racimo.
Bloqueo de nervio occipital	Esteroide + mezcla de lidocaína/bupivacaína 50/50	Varios esteroides y formulaciones han demostrado su eficacia.

Litio VO	Empezar con 300 mg bid, valorar hasta el rango terapéutico de 0.8-1.1 mEq/L	Terapéutica a menudo en 600-1 200 mg/día. Evitar AINE/carbamazepina mientras esté tomando Li; comprobar la función renal.
Melatonina VO	10 mg qhs	
Galcenazumab	240 mg de carga, 120 mg/mes	Para racimo episódico

Adaptada de *Neurology* 2010;75:463; *Lancet Neurol* 2011;10:891; *Cephalalgia* 2012;32(8):630.

Hemicránea paroxística y hemicránea continua

Presentación: ver el cuadro "Características clínicas de las CAT". Ambas son únicas por su exquisita respuesta a indometacina.

Rx: indometacina 25-50 mg/día, dividida bid-tid; máx 200 mg/24 h.

SUNA/SUNCT

Presentación: los ataques son muy cortos y frec con una calidad punzante. **SUNCT** requiere inyección i/l conjuntival y lagrimeo. **SUNA** requiere inyección i/l conjuntival o lagrimeo, pero *no ambos*.

Rx: evidencia limitada. Los ataques agudos pueden responder a lidocaína IV (1-4 mg/kg/h). Puede considerarse lamotrigina (hasta 300 mg/d), topiramato (hasta 300 mg/d) o gabapentina (hasta 2 700 mg/d) para la prevención (*Headache* 2013;53:1401).

Otras causas de cefalea primaria

Cefalea numular: cefalea de duración leve-moderada y muy variable en una peq zona circunscrita y redondeada del cuero cabelludo (usu parietal) en ausencia de daños estruct. Antes conocida como cefalea de moneda. Considerar analgésicos simples, meds tópicos.

Cefalea hípnica: inicio promedio en la 6.ª década, predominio mujeres; dura ~1 h; despierta del sueño MOR; 120-480 min tras el inicio del sueño; b/l, difusa o frontotemp; cefalea sorda. Las opciones de Rx incl cafeína, litio, ASA, ergotamínicos, indometacina y flunarizina.

Cefalea primaria de ejercicio: con ejercicio/esfuerzo; b/l, pulsátil/palpitante; 5 min-48 h; puede presentarse en la 2.ª-4.ª década; si es mayor, excluir cefalalgia cardiaca. Las opciones de Rx incl indometacina (25-150 mg) antes del ejercicio.

Cefalea primaria a/c actividad sexual: ocurre durante o después de la actividad sexual. Se presume un disparador autonómico, ya que la cefalea suele ocurrir en el clímax cuando ↑ los simpáticos; dura < 3 h; puede ser de trueno (descartar un SVCR, HSA o disección); las opciones de Rx incl AINE 30 min antes del esfuerzo (o actividad sexual), p. ej., indometacina. β-bloqueadores o bloqueadores de los canales de Ca.

Cefalea punzante primaria: punzadas transitorias, breves y localizadas que ocurren espont en ausencia de daño estructural; las opciones de Rx incl indometacina, melatonina.

Cefalea nueva diaria persistente (CNDP): cefalea diaria que no remite, los pts suelen recordar la fecha de inicio, tener características de migraña o tensión; a menudo es refractaria a los meds. Rx empírica basada en la descripción de los ataques.

Cefaleas secundarias

Cefaleas secundarias a un traumatismo

La cefalea es más común en 2 sem; presente en TCE leve a grave; la mayoría se resuelve en 3 meses; puede presentarse c/caract intratables y similares a migraña, neuralgias y otros sínd de cefalea/dolor (*Curr Pain Headache Rep* 2010;14:292). La cirugía craneal también puede desencadenar neuralgias y sínd de dolor relacionados. Rx: depende del fenotipo de la cefalea; considerar las inyecciones en puntos gatillo, esp para neuralgias, y Rx no farmac.

Cefaleas secundarias a enfermedades vasculares

Ictus: 14% de las personas con ictus agudo tiene cefalea, usu con caract de tipo tensional (*Neurology* 2020;94(1):e75-e86).

HSA: inicio agudo, cefalea de trueno que alcanza su máx intensidad en segundos; TAC s/contraste en las 1.ªs 12 h Sens de 93%; sospecha de HSA con TAC (–) debe tener PL (Sens cercana al 100% a las 12 h); si TAC/PL (+), hacer ATC; la cefalea centinela puede preceder a la rotura; ATC si hay sospecha clínica (*Ann Emerg Med* 2008;51:697).

Displasia fibromuscular cervical: arteriopatía de vasos medianos no aterosclerótica y no inflamatoria, cefalea y acúfenos pulsátiles, mareos episódicos y hematomas carotídeos, cefalea en 50-80%, edad al dx 5.ª década, estudios incl angiografía de cabeza y cuello (*Neurol Clin Pract* 2017;7(3):225-236).

Sínd de vasoconstricción cerebral reversible: cefalea de trueno recurrente, 2.ª-5.ª década, puede a/c ictus o AIT, TAC y PL si es necesario para evaluar HSA; si es (–), ATC para evaluar vasculatura. VSG/PCR y hallazgos en LCR para desc vasculitis.
Las opciones de Rx deben incl evitar los simpaticomiméticos, incl THC, puede darse verapamilo/nimodipino, sin indicación de esteroides.

Condiciones a/c con síndrome de vasoconstricción cerebral reversible	
Embarazo y puerperio	Puerperio temprano, embarazo tardío, eclampsia, preeclampsia y eclampsia posparto retardada
Medicamentos y productos sanguíneos	Fenilpropanolamina, seudoefedrina, tartrato de ergotamina, metergina, bromocriptina, lisurida, recaptación selectiva de serotonina
	Inhibidores, sumatriptán, isometepteno, cocaína, éxtasis, derivados anfetamínicos, marihuana, dietilamida del ácido lisérgico, tacrolimus (FK-506), ciclofosfamida, eritropoyetina, tx c/eritrocitos
Varios	Hipercalcemia, porfiria, feocromocitoma, tumor carcinoide bronquial, aneurisma cerebral sacular no roto, traumatismo craneoencefálico, HSD espinal, post-EAC y procedimientos neuroquirúrgicos, esfuerzo o Valsalva
Idiopática	No hay un factor precipitante identificable asociado

Adaptada con permiso de Springer: Singhal AB, Bernstein RA. Postpartum angiopathy and other cerebral vasoconstriction syndromes. *Neurocrit Care*. 2005;3(1):91-97.

HIP, HSD, hematoma epidural: cefalea con n/v, desorientación, hallazgos focales. Ver capítulo de *Cuidados neurocríticos*

Disección arterial: la cefalea puede preceder a los déficits neuro; cefalea ipsilateral/dolor en el cuello (a veces en el hombro, mandíbula o tórax); el dolor suele ser instantáneo, constante e intenso; puede ser "desgarrador"; también puede ser pulsátil, agudo o sordo; puede presentar sínd de Horner; la ubicación del vaso disecado define los déficits observados y puede ayudar a orientar las áreas de interés; los fact de riesgo incl traumat severos o benignos en la cabeza/cuello, ETC. Angiograma con signo de "llama". Ver el capítulo *Neurología vascular*.

Trombosis del seno venoso: suele ser de inicio subagudo y empeora en días. Puede presentarse como cefalea de trueno. Puede a/c déficits neuro, crisis, papiledema; los fact de riesgo son PAO, deshidratación, estados de hipercoagulabilidad, hiperviscosidad o hipoproteinemia, neoplasias, compresión venosa extrínseca (es decir, meningioma o absceso), embarazo y posparto, estado de bajo flujo sinusal.

Arteritis de células gigantes: preocupación mayor por inicio de cefalea > 50 años:
- **Hallazgos clínicos:** 7.ª-8.ª década; inflamación granulomatosa con células gigantes multinuc, degradación de lámina elástica interna y oclusión del lumen por hiperplasia; cefalea común; inicio gradual c/dolor temporal, occipital o sensibilidad del cuero cabelludo; a/c con claudicación mandibular, febrícula, pérdida de peso, sx visuales; → ceguera sin tx; el vaso agrandado/engrosado puede palparse, afecta al círc post.
- **Estudios:** VSG, PCR, fibrinógeno; VSG > 50, considerar bx de AT o USAT (signo de halo periluminal, estenosis segmentaria).
- **Rx:** prednisona 40-60 mg/d, toculizumab. Mejora gradual del dolor tras 2-4 sem.

Sx de ACG: amaurosis, fiebres y malestar, necrosis del cuero cabelludo, claudicación mandibular o lingual, Sens de la arteria temporal superior, sx de polimialgia reumática, ATS irregular, en forma de cuerda y sin pulso (*N Engl J Med* 2002;347:261-271).

Trast monogénicos raros: gen CADASIL-NOTCH3, gen HIHRATL-COL4A1, gen RV-CLS-TREX1, genes MELAS-mt, AIT y sx similares a los de un ictus, deterioro cognitivo y cambios en la visión.

Cefaleas secundarias a causas no vasculares

Tumores: pueden presentarse como cefalea que es por por la mañana, al acostarse, c/esfuerzos, c/Valsalva o al agacharse, cefalea de nueva aparición, u/l persistente (Ver capítulo *Neurooncología*).
Hipertensión intracraneal idiopática (*pseudotumor cerebri*):
- **Presentación:** mujeres en edad fértil, niños en tx con gonadotropina, trombosis venosa previa, a/c obesidad; n/v, pérdida de visión; cefalea peor con Valsalva, al estar acostado, toser, esforzarse.

Estudios: buscar papiledema; TAC para descartar causas 1.° de HIC; VRM/VTC para desc trombosis del seno venoso; PL diagnóstica/terapéutica con PA.

Rx: oftalmol/neuroftalmol para pruebas visuales; acetazolamida 250 mg VO qid; también furosemida y topiramato, ↓ de peso; deben evitarse PL seriadas; considerar derivación o fenestración del nerv óptico si refractaria (adaptado de *Neurology* 2002;59:1492).

Cefalea por hipotensión intracraneal:

Presentación: peor al ponerse de pie luego de estar sentado; puede ser por sobredrenaje de LCR, fracturas de base del cráneo (otorrea/rinorrea), o desgarro dural espinal, quistes perineurales, ya sea espont o posterior a PL; en pts mayores, ↑ mayor riesgo de HSD.

Análisis: si puede recogerse líquido, buscar trazas de proteína β para confirmar LCR; la TAC puede mostrar ventrículos c/estenosis; la RM puede mostrar un realce paquimeníngeo, hundimiento del cerebro, signo de distensión venosa; cisternografía o mielografía c/radioisótopos (pueden identificar el origen de la fuga de LCR).

Rx: ↑ ingesta de líquidos; reposo en cama; cafeína; parche sanguíneo.

Cefalea debida a infección: (ver el capítulo *Meningitis, encefalitis y abscesos cerebrales*) meningitis, abscesos, otitis media, infxn de los senos paranasales.

Alteraciones de la homeostasis: alteraciones electrolíticas o del pH, sepsis, infección, ITU; cambios hormonales con la menstruación, PAO, TRH o embarazo; exposición a toxinas; hipoxia. El Rx consiste en corregir la causa subyacente.

Cefalea por sobrecarga de medicamentos (CSM): cefalea crónica inducida por sobrecarga de cualquier med para cefalea; puede ser tensional/migrañosa; cefalea 1.ª más común es la migraña, Rx incl ↓ del med causal ± el inicio del preventivo.

Cefaleas por abstinencia de sustancias: usu por cafeína, barbitúricos u opiáceos.

Neuralgias

Neuralgia del trigémino (NT):

Presentación: dolores recurrentes u/l breves de tipo choque eléctrico que afectan a 1 o más divisiones del NC V (V2 y V3 son más comunes); puede resultar en una mueca facial (*tic douloureux*); puede desencadenarse al cepillarse los dientes, masticar, hablar y al contacto ligero con la piel; más común en mujeres > 50 años. Se clasifica como NT clásica (idiopática o por compresión microvascular) o neuropatía dolorosa del trigémino (~15% de los casos) cuando es 2.ª a otro trast como herpes zoster, traumat, placa de EM, lesión por masa. Si el pt es joven, hay afectación b/l, pérdida sensorial del trigémino o reflejos del trigémino anorm, sospechar causa 2.ª (*Neurology* 2008;71:1183). Considerar IRM cerebral para desc EM o lesión en masa y ARM para evaluar compresión vascular del trigémino.

Rx: ver tabla "Tratamientos para el dolor neuralgiforme", carbamazepina y oxcarbazepina son de 1.ª línea; se puede considerar radiocirugía estereotáctica (*gamma knife*), descompresión microvascular quirúrgica.

Neuralgia occipital:

Presentación: dolor agudo y lancinante que irradia del occipucio en cualquiera de los 2 lados hacia arriba, puede tener dolor a la palpación o percusión del NO. Se puede considerar la RM del cerebro o columna cervical.

Rx: para la modalidad leve: calientes/frías, masaje, FT para reducir la tensión musc secundaria; meds de la tabla anterior y ATC. Moderada-grave: bloqueo del nerv occipital (diagnóstico y terapéutico) (*Curr Pain Headache Rep* 2014;18:2014).

Tratamientos para el dolor neuralgiforme

Medicamentos	Dosis	Precaución	Efectos secundarios
Carbamazepina	300-2 000 mg/día	Comprobar BHC, electrolitos y ECG	Sedación, hiponatremia, leucopenia
Oxcarbazepina	600-1 800 mg/día	Comprobar electrolitos	Cefalea, mareos, diplopía
Fenitoína	300-400 mg/día	Comprobar CBC y ECG	Hirsutismo, hipertrofia gingival
Baclofeno	15-80 mg/día	Ninguno	Sedación
Lamotrigina	25-600 mg/día	Comprobar la función renal y hepática	Aumentar poco a poco para evitar exantema
Gabapentina	900-3 600 mg/día	Comprobar la función renal	Sedación, mareos
Pregabalina	600-1 200 mg/día	Comprobar la función renal	Sedación, mareos, edema periférico
Clonazepam	1.5-8 mg/día	Ninguno	Sedación

VÉRTIGO Y ALTERACIONES AUDITIVAS

Neuroanatomía	
Sistema vestibular	**Sistema auditivo**
La *rotación angular de la cabeza* provoca un mov relativo de endolinfa en 3 canales semicirculares (post, sup y horizontal) → cúpula se desvía → cilios de células ciliadas en la ampolla → nerv vestibular → núcleos vestibulares ↔ cerebelo, corteza, tronco del encéfalo	El sonido hace vibrar la membrana basilar del órgano de Corti a través de la MT → huesecillos del oído medio → onda fluida de endolinfa en la cóclea → células ciliadas cocleares → nerv coclear/auditivo → núc cocleares dorsales + ventrales → nerv olivar superior → colículo inferior → nerv geniculado medial → corteza auditiva primaria (giro temporal transversal de Heschl)
Aceleración lineal (o gravedad) → desvía la membrana otolítica → cilios de células ciliadas en las máculas del sáculo + utrículo → núcleos vestibulares ↔ cerebelo, corteza, tronco del encéfalo	

Abordaje al diagnóstico del vértigo

Hay que tener cuidado al interpretar la hx según la naturaleza de la enf; la descripción del pt y la selección de palabras pueden no ser útiles para ubicar la anorm. Los hallazgos de la hx y el examen en las lesiones centrales a veces imitan etiologías perif y ser confusas si no se interpretan en su contexto.

Historia

Preguntas clave:

1. El significado de "mareado" *es menos útil* (la habitación gira, inestabilidad, vértigo, desequilibrio).
2. Curso de sx *muy útil* (agudo, subagudo, crónico, episódico).
3. Posicional *vs.* constante.
4. Sx asociados (cambios visuales, hipoacusia, paresia, incoordinación, otros nerv craneales afectados).
5. Hx de sx previos similares, **meds** (Δ o nuevas adiciones).
6. El HMP, la HxF o los factores de riesgo de enf cerebrovascular, malignidad o causas inflamatorias o infecciosas del pt pueden guiar el examen y las imágenes.

Elementos de la historia: características centrales y periféricas[a]		
	Centrales	**Periféricas**
Náusea	Variable	Variable
Posicional	Rara	Común
Diplopía, disartria, disfagia	Común	Rara
Desequilibrio	Variable, a menudo grave	Variable, a menudo leve/moderado
Hipoacusia, acúfenos	Raros	Comunes
Oscilopsia	Severa	Leve
Otros sx neurológicos	Comunes	Raros
Recuperación	Meses	Días-semanas
Recurrencia	Rara	Variable

[a]Características clásicas: las lesiones centrales pueden imitar las características periféricas.

Sx[b]	Mecanismo
Desequilibrio: inestabilidad al estar de pie o al caminar	Múltiples: pérdida del reflejo vestibuloespinal, propiocepción, visual, fxn motora, dolor/inestabilidad articular y factores psíquicos
Presíncope	Disminución del flujo sanguíneo al cerebro
Sensación de balanceo o de oscilación como en un barco (mal de desembarco)	El sistema vestibular se adapta al mov pasivo continuo, debe readaptarse una vez que el entorno es estable; ansiedad
Cinetosis	Desajuste visual-vestibular
Náusea y vómito	Estimulación de la médula

Sx[b]	Mecanismo
Oscilopsia: ilusión de movimiento visual	Espontáneo: nistagmo adquirido inducido por la cabeza: pérdida severa, b/l del RVO
Flotar, nadar, mecerse y girar dentro de la cabeza (inducido psicológicamente)	Ansiedad, depresión y trastornos somatomorfos
Diplopía vertical	Desviación de la inclinación
Vértigo: rotación, mov lineal o inclinación	Desequilibrio de la actividad tónica neural del sistema vestibular

[b] La descripción de los síntomas suele ser imprecisa e inconsistente (ver *Mayo Clinic Proc* 2007;82(11):1329-1340). Otros antecedentes y exámenes más útiles.

Examen físico

Elementos clave: s/v ortostáticos, examen general, agudeza visual, mov oculares (espont, persecución, sacádicos), búsqueda de si/sx sensoriomotor de tracto largo (paresia, Horner, pérdida de la sensación termoalgésica o tacto superficial, Babinski), pruebas de reflejo vestibular-ocular/posición, coordinación axial y apendicular (p. ej., reflejo de los dedos y talón a la espinilla para apendicular), postura (Romberg) y marcha (nunca diferir), prueba de marcha de Fukuda.

Hallazgos del examen: características centrales y periféricas[a]		
	Centrales	**Periféricas**
Si/sx neuro: NC, paresia, Δ sensoriales, dismetría, ataxia	Comunes	Raros
Nistagmo[b]	Vertical o torsional puro, multidireccional**, puede cambiar de dirección c/la mirada,** desconjugado, sin supresión con la fijación	Torsional u horizontal, unidireccional en todas las miradas, conjugado, suprime con fijación
Impulso/empuje cefálico[b]	Mantiene la fijación	Deterioro de la fijación con mov sacádico de recuperación
Prueba de cobertura alterna[b]	Desviación oblicua de la mirada, desalineación ocular **vertical** aparente en la fijación alterna	No hay salto vertical con refijación alternativa
Hipoacusia (roce de dedos)	Nueva asimetría derecha-izquierda	Puede observarse en la laberintitis
Prueba calórica	Supresión de la fijación deficiente	Parálisis del canal

[a] Características clásicas: las lesiones centrales pueden imitar las características periféricas.
[b] El examen de 3 pasos de impulso cefálico, nistagmo, prueba de inclinación (con la mnemotenia HINTS+) **en pts con vértigo agudo persistente** ha demostrado ser sensible y específico para detectar causas centrales de sínd vestibular agudo como ictus de causas periféricas (ver *Stroke* 2009;40:3504-3510; *Acad Emerg Med* 2013;20:987-996).

Pruebas de reflejo vestibular-ocular		
Maniobra	**Descripción**	**Resultado**
Agudeza visual dinámica vestibular	La agudeza visual estática y lejana se determina c/la cabeza inmóvil. La agudeza visual dinámica se determina mientras la cabeza del pt oscila manualmente a 2 Hz	Una agudeza visual dinámica de 3 o más líneas por encima de la agudeza visual estática indica un defecto vestibular
Impulso cefálico	Los pts se fijan en un obj visual y la posición de los ojos se observa de inmediato luego de un peq empuje de la cabeza hacia la izq y la der	Mov sacádico de refijación y oscilopsia tras el empuje de la cabeza hacia el canal disfxnal indican una alteración del RVO
Nistagmo evocado a la sacudida cefálica	Inclinar la cabeza del pt 30° y oscilar la cabeza horizontalmente 20×	La provocación de nistagmo de sacudida tras sacudir la cabeza indica un desequilibrio vestibular

Pruebas de postura		
Maniobra	**Descripción**	**Trastorno**
Romberg	De pie c/pies juntos + brazos al lado c/ojos abiertos por 30 s y luego cerrados por 30 s; Romberg presente cuando el pt está estable c/ojos abiertos pero pierde el equilibrio c/ojos cerrados	Lesión vestibular aguda; neuropatía periférica; algunos > 65 años; trast funcional c/ balanceo exagerado o sobre los talones pero sin caída
Prueba de Fukuda	Dar 50 pasos c/los brazos extendidos y los ojos cerrados; posición con giro hacia un lado >30°	Lesión vestibular u/l
Retropulsión	De pie c/los pies un poco separados y dando 1 paso hacia atrás si son arrastrados hacia atrás por las caderas por una fuerza leve; prueba (+) si ≥ 3 pasos hacia atrás o caen hacia atrás	PSP, PD

Maniobras de diagnóstico a pie de cama		
Maniobra	**Descripción**	**Trastorno**
Dix-Hallpike	Ver "Causas periféricas del vértigo" más abajo	VPPB, menos a menudo nistagmo posicional central/mareo
Pruebas de presión	Nistagmo/desplazamiento de los ojos c/presión (+) y (–) dirigida al conducto auditivo externo	Dehiscencia del CSS, enf de Ménière, fístula perilinfática
Signo de Tullio	Nistagmo o desviación de los ojos c/ruidos fuertes	Dehiscencia del canal superior, fístula perilinfática

Prueba

Imagen: TAC/IRM: ictus/HIP, tumefacción.

Neurofisiología: electronistagmografía o videonistagmografía, prueba vestibular rotacional computarizada-evaluación de mov sacádico, persecución, estabilización de la mirada, nistagmo, mov extraoculares c/prueba de irrigación calórica.

Causas centrales de vértigo

Ddx de vértigo central: trast cerebrovasculares, migraña, vértigo central (+), EM múltiple, crisis, tumores del ángulo pontocerebeloso, degeneración cerebelosa/cerebelitis, ataxias hereditarias, trast de la unión craneocervical, psicosis.

Ictus: sx común en la circulación posterior, a menudo factor de riesgo, arritmia, otros hallazgos neuro ayudan a decidir sobre la intervención, imágenes de los vasos, IRM. Dismetría o ataxia de la marcha en los ictus cerebelosos aislados, sospechar en pts de alto riesgo que no pueden caminar. Si se pide una IRM, incluir DWI coronal + ADC.

Trastornos cerebrovasculares	
Insuf vertebrobasilar/ AIT	Episódica, diplopía concurrente, disartria, ataques de caída, ataxia, acúfenos transitorios, cambios visuales Considerar sínd de robo de la subclavia
Ictus ACPI	Sínd medular lateral (Wallenberg)
Ictus ACAI	Ictus ± tronco del encéfalo o infarto directo de oído interno (periférico)
Ictus c/infarto cardiaco súbito	Dismetría ipsilateral El sínd de infarto cardiaco súbito completo (raro) incl Horner, parálisis del NC VI contralateral, dolor/pérdida de temp contralateral
Ictus insular	Rara vez causa inclinación, lateropulsión, N, marcha inestable
Hemorragia de la fosa posterior	Cualquier combinación de lo anterior + cambios de cefalea/EM
Mareos presincopales	Hipoperfusión global

Migraña: vértigo común con o antes de cefalea, pt en demográfica de migraña; tratar cefalea. Ante sospecha de migraña basilar, triptanos contraindicados 2/2 riesgo de ictus. *Vértigo migrañoso:* sx migrañosos + vestibulares interm; usu responde a profx migrañosa.

Vértigo posicional central: ~10% de vértigo posicional/nistagmo es central; las lesiones pueden estar cerca del 4.° ventrículo, vermis dorsal, núc vestibulares; percibe como desinhibición de reflejos vestib; dificultad para diferenciar de VPPB s/imágenes o pruebas vestib especializadas.

Esclerosis múltiple: puede simular enf periférica si la lesión está en la zona de entrada de la raíz del nerv vestibular; el pedúnculo cerebeloso medio es un lugar común; buscar OIN, nistagmo pendular, dismetría, exploración del habla.

Epilepsia: rara. Epilepsia vertiginosa: sx vestibulares recurrentes solos o con otras crisis/sx.

Tumores del ángulo cerebelopontino	
Schwannoma vestibular (neuroma acústico)	El tumor de ángulo CP más común (80%) Tumor benigno de células de Schwann del nerv vestibular Hipoacusia u/l, acúfenos 1.er sx Puede afectar al cerebelo, puente, NC V y, menos frec VII b/l a/c NF-2
Meningioma del ángulo pontocerebeloso	El 2.° tumor más común (10%) del ACP Cefalea y ataxia, NC V, VII, VIII igualmente afectados
Tumores cerebelosos	La metástasis es más común en adultos Meduloblastoma es el más común en niños También astrocitoma, ependimoma, hemangioblastoma Cefalea occipital común

Rx de tumor del ángulo PC: resección quirúrgica (*vs.* radiocirugía para schwannoma vestib).

Degeneración del cerebelo/cerebelitis	
Paraneoplásico	Anti-Yo, anti-Ri: CA de mama y ginecológico Anti-Hu, Zic 1, Zic 4, PKCγ, CRMP5, P/Q VGCC: CA de pulmón Anti-Tr, anti-mGluR1: enf de Hodgkin Anti-Ma2: CA de células germinales testiculares
Infeccioso/posinfeccioso/ posterior a vacunación	Generalmente edad < 6 años, puede verse en adultos La patología parainfecciosa/posvacunal es desmielinización. Causas bacterianas y virales, incluyendo VVZ, VHS, Lyme Puede a/c inflamación del cerebelo en casos graves La recuperación es la norma
Relacionado con alcohol	Especialmente vermiana
Otros	Deficiencias vitamínicas (tiamina, vit E) Toxinas (FAE, quimioterapia) MF-SGB Ataxia cerebelosa por GAD o por gliadina

Ataxias hereditarias: SCA1-SCA40 AD; 6 son de repetición CAG (SCA1-3, 6, 7, 17); ataxia de Friedreich: AR con repetición GAA; ataxias episódicas familiares: canalopatías AD.

Trast de la unión craneocervical: sx empeoran c/extensión del cuello; examen: nistagmo ↓, vértigo espontáneo y posicional, acúfenos, hipoacusia, disartria/disfonía, ataxia, cuello corto, línea de cabello baja en el cuello, limitación del RM del cuello, si/sx del NC inferior, a veces hidrocefalia.

Trast de la unión craneocervical	
Fusión congénita atlas-foramen magno	Anomalía más común Signos de compresión de la médula cervical
Dislocación atlantoaxial	Inestabilidad de C1 (atlas) sobre C2 (axis) A/c AR y sínd de Down
Platibasia e invaginación basilar	Platibasia: aplanamiento de la base del cráneo Invaginación basilar: abombamiento hacia ↑ de los cóndilos occip Caract de la falta de cuello con si/sx espinales/cerebelosos
Malformación de Chiari tipo 1	Hernia amigdalina cerebelosa > 5 mm → del foramen magno Vértigo progresivo o inestab de la marcha ± vértigo posicional, acúfenos, hipoacusia, si/sx del NC inferior, nistagmo ↓ Puede empeorar c/la extensión del cuello

Causa psiquiátrica: trast de pánico, ansiedad general, depresión, trast de la personalidad comunes en pts mareados; buscar estímulos en eventos sociales; la ausencia de nistagmo ayuda al dx; los trast vestibulares también desencadenan trast psiq; vértigo postural fóbico; sx subjetivos generales sin caídas a/c estímulos/posiciones/sit sociales; examinar la marcha. Pruebas normales.

Causas periféricas de vértigo

Neuritis vestibular: vértigo, náusea, nistagmo, tendencia a caer hacia la lesión s/hipoacusia y otros sx neuro; a menudo pos- o parainfecciosa; alguna evidencia de infxn latente por VHS similares a Bell; cede en sem por habituación y retorno de la fxn (usu incompleta); la hipoacusia u/l puede implicar laberintitis; imagen si hay FR vascular o sig centrales (puede verse realce del NC VIII). *Rx:* esteroides si ≤ 3 días del inicio para recuperación más rápida (sin beneficio claro a largo plazo); antieméticos a corto plazo y supresores vestibulares (meclizina, BZD); rehabilitación vestib.

Enf de Ménière: debido a hidropesía endolinfática. Ataques recurrentes de vértigo que duran > 20 min c/nistagmo rotatorio horiz; hipoacusia (puede persistir entre ataques); sens de plenitud o acúfenos; vértigo usu severo c/días de desequilibrio/N/V; usu evoluciona a b/l; *Rx:* sin Rx definido, tx de ataques agudos c/antihistamínicos, sintomático, papel de esteroides incierto (metilpred de pulso o prednisona 1 mg/kg × 10-14 d; ↓ 2 sem). Dieta ↓ en Na a largo plazo útil, diuréticos pueden ser útiles; evitar EtOH/tabaco, posib cafeína/chocolate; derivación c/ORL si fracasa/es grave para ver intervenciones.

Vértigo posicional paroxístico benigno: causa más común de vértigo; canalitiasis: los restos atrapados en el canal provocan estim anorm de la cúpula con el mov de la cabeza; episodios breves (< 1 min) provocados por Δ de posición; hallazgos centrales ausentes; VPPB 85-95% en canal post, 5-15% VPPB horiz (ant, múltiple, b/l raro); dx c/Dix-Hallpike. Recuperación usu espont tras sem-meses de sx, pero puede reaparecer; *Rx:* maniobras de reposic de canalitos (p. ej., Epley), ej de habituación (p. ej., Brandt-Daroff), meds, cirugía para casos refractarios.

Maniobras para el diagnóstico y tratamiento del VPPB	
Maniobra de Dix-Hallpike (Dx VPPB)	**Maniobra de Epley (Rx VPPB)**
Girar la cabeza 45° 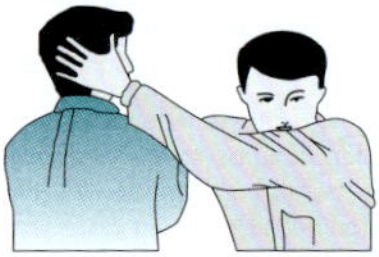 A	Girar la cabeza 90°, mantener 30s 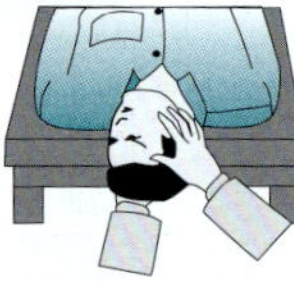 D
Acostar rápidamente al pt, ~20° por debajo de la horizontal 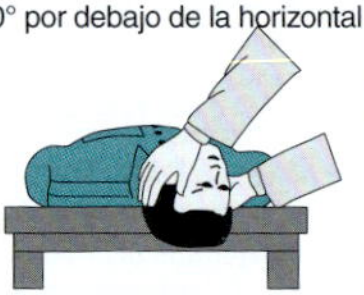 B	Girar la cabeza y el cuerpo 90° adicionales, mantener 30 s 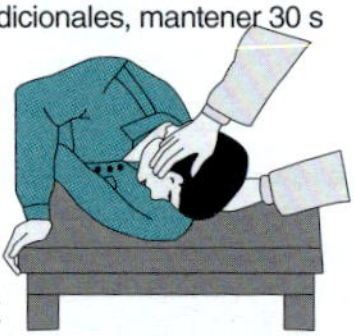 E
Observar los ojos durante 45 s 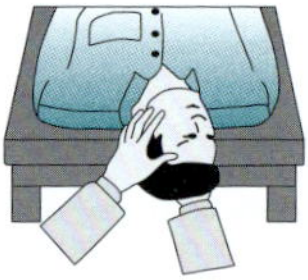 C	Poner al pt erguido, sentado 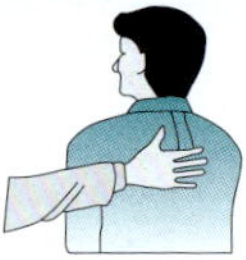 F
Prueba positiva: nistag rotativo ↑ en el oído afectado (sx más grave lado afectado abajo), latencia 2-10 s, duración 30-60 s	Solo eficaz para el VPPB del canal posterior

De Tang H, Li W. Advances in the diagnosis and treatment of benign paroxysmal positional vertigo (Review). *Exp Ther Med.* 2017;14(3):2424-2430. Copyright © 2017 Tang et al.

Otras maniobras: de Semont (canal post), Maniobra de Lempert o barbacoa y método de Gufoni (canal horiz), ejercicios de Brandt-Daroff (menos efectivos que Epley).

Medicamentos: no se recomiendan salvo en fase hiperaguda, Rx < 7 d. Antieméticos, meclizina, BZD.

Cirugía: rara vez se consideran oclusión del canal semicircular post y neurectomía singular. Solo se ha informado su eficacia en estudios retrospectivos no cegados.

Abordaje diagnóstico de la hipoacusia

Historial: tempo, traumat, exposición ocupacional, infxn (otitis externa/media, sarampión, paperas, CMV, sífilis, Lyme), vértigo, cirugía reciente de COONG, meds (aminoglucósidos, quinina, salicilatos, cisplatino, diuréticos de asa, p. ej., furosemida).

Examen: examen del oído externo y medio; examen otoscópico; audiometría.
Prueba de Weber: colocar un diapasón de 512 Hz en el centro de la cabeza; en caso de hipoacusia conductiva u/l, el sonido se escucha más fuerte en el oído afectado.
Prueba de Rinne: colocar el diapasón de 512 Hz en la apófisis mastoides hasta que no se escuche, luego junto al oído externo; en la hipoacusia conductiva, el sonido se oye más tiempo en el mastoides que en el oído.

Causas de hipoacusia

Hipoacusia conductiva		
Historia	**Hallazgos físicos**	**Etiología**
Hipoacusia repentina e indolora	Cerumen	Oclusión completa del canal
Hipoacusia repentina y dolorosa	Canal estrecho con restos	Otitis externa
	Canal norm; rojo, MT inmóvil	Otitis media crónica
Hipoacusia gradual e indolora	MT inmóvil	Derrame del oído medio
	MT normal móvil	Otoesclerosis
	Masa pulsante azul rojizo detrás de la MT intacta	Tumor del glomus o anomalía vascular
	MT retraída o perforada, con drenaje crónico	Colesteatoma

Adaptada de Isaacson JE, Vora NM. Differential diagnosis and treatment of hearing loss. *Am Fam Physician*. 2003;68(6):1125-1132. Copyright © 2003 por la American Academy of Family Physicians.

Hipoacusia neurosensorial			
Historia	**Examen**	**Audiograma**	**Etiología**
Hipoacusia gradual, exposición al ruido/tabaco	Pt mayores; MT norm	B/l, simétrico pérdida de ↑ frec	Presbiacusia
Hipoacusia gradual, exposición al ruido/tabaco	MT norm	B/l, pérdida simétrica a 4000 Hz	Hipoacusia inducida por ruido
Hipoacusia b/l de progresión rápida ± fluctuación	MT norm ± vértigo o desequilibrio	Cualquier patrón anorm c/mala discriminación del habla	Hipoacusia autoinmune
Hipoacusia u/l repentina, acúfenos, vértigo, traumat craneales, esfuerzos	MT norm; vértigo y nistagmo	Cualquier patrón u/l anorm	Fístula perilinfática
Hipoacusia súbita, fluctuante, u/l, acúfenos, vértigo episódico	MT norm	Pérdida de ↓ frecuencia u/l	Enf de Ménière
Hipoacusia gradual u/l, acúfenos	MT norm ± parálisis NC V, VII y desequilibrio	Cualquier patrón u/l anorm	Neuroma acústico

Adaptada de Isaacson JE, Vora NM. Differential diagnosis and treatment of hearing loss. *Am Fam Physician*. 2003;68(6):1125-1132. Copyright © 2003 por la American Academy of Family Physicians.

Hipoacusia neurosensorial súbita idiopática (HNSI): sordera súbita de origen coclear o retrococlear sin causa clara (¿viral?); recuperación espontánea en 65%; a menudo se utilizan esteroides, pero no se ha demostrado su eficacia concluyente.

NEUROOFTALMOLOGÍA

Introducción

Historial: ¿Son los sx visuales **(1)** monoculares o binoculares; **(2)** transitorios o permanentes; **(3)** cuál fue el patrón de aparición, y hubo; **(4)** fluctuaciones; o **(5)** sx asociados (dolor, diplopía, oscilopsia)?

Examen aferente

(1) Agudeza visual: revisar cada ojo por separado c/corrección si se requiere. Usar un oclusor estenopeico (o papel con agujero de alfiler) para excluir el error de refracción. **(2) Visión a color:** (placas de color, desaturación del rojo). **(3) Pupilas:** comparar el tamaño (oscuridad *vs.* luz), simetría y forma, respuesta pupilar a la luz *vs.* cercanía, y buscar el DPA. **(4) Campos visuales:** cada ojo se examina *por separado* en la periferia media. Más sensible: objeto rojo peq; más específico: mov peq simultáneos de dedos (¡el conteo de dedos es insensible!). **(5) Funduscopia**: usar gotas dilatadoras; si no es posible, probar con una luz peq en el ajuste más tenue para ↓ el destello; examinar el ojo derecho (OD) con el OD y el ojo izquierdo (OI) con el OI, cerca del pt para observar: color y calidad del disco óptico y del borde neurorretiniano, grado de concavidad, arterias y venas, pulsaciones venosas en el borde de la copa óptica, calidad de la CFN, cambios peripapilares (hemorragia, hinchazón, infiltrados) y mácula.

Movimientos oculares

Evaluar **(1)** persecuciones (seguimiento de un objeto: ¿hubo interrupción?) con (a) **versiones** (ojos que se mueven juntos), o si se requiere (b) **ducciones** (mov oculares de cada ojo por separado. **(2) Sacádicos** (mov rápidos hacia un objetivo: ¿son completos?; hipo o hipermétricos?); **(3) mov oculares adventicios** en la mirada 1.ª y excéntrica, como nistagmo, sacudidas de onda cuadrada, opsoclono. En caso de estrabismo (desalineación), además de pruebas de ducción o versión, hacer **(4) pruebas de cobertura alternas** mientras el pt fija el objetivo en la mirada 1.ª, ←, →, ↑ y ↓, así como inclinaciones de cabeza; c/parálisis abductora izq leve, p. ej., el único signo puede ser una sutil esotropía en la mirada izq (c/pruebas de cobertura alterna). (5) Asimetría de los párpados y órbitas: ptosis, retracción del párpado, proptosis, Sens a la palpación, resistencia a la retropulsión, soplo orbitario (c/campana de estetoscopio sobre el párpado cerrado y el otro ojo abierto).

Anatomía de la vía visual aferente

Retina: fotorreceptores (externos) → cél ganglionares retinianas (internas) → CFN no mielinizado (retina más interna); los axones de CFN viajan hasta el disco óptico (y lo "forman"). *Proyecciones retinianas:* sobre todo NGL, también el núcleo pretectal (vía del reflejo luminoso pupilar), colículo superior (fijación, sacádico, vergencia, seguimiento suave) y núcleo supraquiasmático hipotalámico (ritmos circadianos). *Trayectorias de los axones de la CFN:* foveal → al disco óptico (haz maculopapilar); de la retina temporal por ↑ y por ↓ de la fóvea → al disco en forma de arco (como haces arqueados), respeta el meridiano horiz; axones de la CFN de retina nasal → directamente al disco. *Irrigación arterial:* la arteria (a) oftálmica (rama de la ACI) viaja con el NO en el canal óptico, se ramifica en la a central de la retina (viaja en el NO para irrigar la retina interna) y en las a ciliares post largas y cortas (irrigan la cabeza del NO, cuerpo ciliar, coroides y retina externa); 1/3 de la pob tiene a ciliorretiniana (de circ ciliar post) para irrigar la mácula central. *Drenaje venoso:* las venas siguen la a retiniana y oftálmica, saliendo de la órbita → de las fisuras orbitales sup e inf → seno cav y plexo pterigoideo. *Defectos de campo:* las enf vasc de la CFN temporal de la retina y el disco óptico y la irrigación de la a retiniana pueden producir defectos de campo que *respetan el meridiano horiz;* las enf 1.as de la retina no lo hacen (las enf quiasmáticas/posquiasmáticas respetan el meridiano vertical).

Nervio óptico (NO): sitio donde convergen los axones de la CFN retiniana. Los axones se mielinizan post a la lámina cribrosa (en el NO anterior). 4 porciones: intraocular, intraorbital, intracanalicular e intracraneal. *Irrigación*: **(1)** nerv anterior y disco: a ciliares post → de la a oftálmica; **(2)** nerv post: circ pial y a central retiniana/oftálmica. Representación topográfica de la retina conservada en NO. Este sale de la órbita → del canal óptico (con la a oftálmica y oculosimpática). El espacio subaracnoideo rodea el NO (el límite ant es la lámina cribrosa). Los defectos del campo 2/2 de la enf del NO pueden ser globales o regionales; se dividen por zona afectada: **(1)** retina temp: horiz altitudinal, arqueada, central, y centrocecal; **(2)** retina nasal: escalonada. Los puntos ciegos ampliados ocurren cuando el disco óptico se hincha, desplaza y altera fotorreceptores adyacentes.

Quiasma óptico (QO): contiene fibras cruzadas de la retina nasal y fibras no cruzadas de la retina temporal. Está por ↑ de la hipófisis/silla. *Irrigación*: la a hipofisaria se ramifica en sentido ↓ (vía ACI) y la ACA se ramifica ↑. Muy resistente al infarto. *Defectos de campo*: categorizados por el área afectada del QO: **(1)** central (fibras cruzadas): inf, sup o hemianopias bitemporal completa (el defecto de campo inicia cerca de la línea media vertical, no perif); **(2)** quiasma anterior:

escotomas de la unión: defecto tipo NO (p. ej., escotomas centrales) en 1 ojo y defecto tipo quiasma (p. ej., superotemporal "pastel en el cielo") en el otro.

Tracto óptico: fibras retinianas c/l nasal e i/l temporal. *Irrigación*: a coroidea ant (vía ACI) y com post. Lesión → hemianopsia homónima incongruente c/l (s/preservación central), DPAR c/l (> % de fibras nasales c/l), de larga duración: atrofia "en pajarita" del disco c/l.

NGL: núcleo talámico de 6 capas; recibe inform del tracto óptico. *Irrigación:* a coroidea anterior (rama ACI) → NGL medio y lat; a coroidea post (rama ACP) → hilio del NGL. *Defectos de campo* (en ictus): hemianopsia incongruente c/l (todo el NGL), sectoranopsia (coroidea lateral, rama ACP), sectoranopsia inversa (coroidea anterior, rama ACI).

Radiaciones ópticas: tractos posNGL divididos en sentido ↑ (occipitoparietal) e ↓ (occipitotemporal; bucle de Meyer). *Irrigación:* radiaciones anteriores vía coroidea anterior y ACM; radiaciones sup vía ACM sup; inf y posradiciones vía ACM y ACP. *Defectos de campo:* hemianopsias homónimas c/l congruentes; lesión de división inf: hemianopsia homónima c/l sup ("pastel en el cielo"); div sup: hemianopsia homónima c/l inf.

Corteza visual primaria (corteza estriada): obj de las radiaciones ópticas; lugar de sinapsis desde el NGL. *Irrigación*: sobre todo ACP, pero el polo occipital también contribuye con ACM. Lesiones → hemianopsia homónima congruente c/l; la lesión del OL ant mesial puede producir un defecto de campo monocular perif en medialuna c/l. Mácula representada en el polo occipital → lesiones ant al polo preservan la visión macular.

Corteza de asociación visual: el *flujo visual "donde"* es superior (OL/PL). Lesiones → déficits visoespaciales (p. ej., sínd de Balint, atención visual, organización espacial). El *flujo visual "qué"* es inferior (OL/TL). Lesiones → déficits semánticos (p. ej., prosopagnosia, reconocimiento de objetos, color). *Irrigación*: regiones OL/PL a través de ramas ACM superiores; regiones OL/TL a través de ramas ACP y ACM inferiores.

Ruta visual

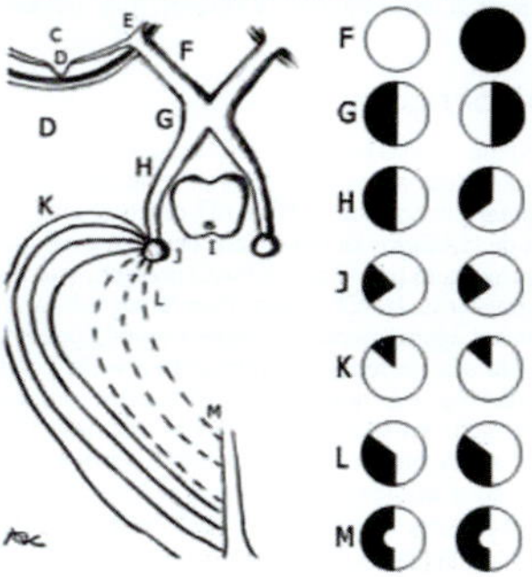

Izq. Vía visual aferente (estructuras visuales del lado der) A: retina interna y capa de fibras nerv de la retina; B: retina externa y capa de fotorreceptores; C: vítreo; D: fóvea (en la mácula central); E: disco óptico; F: nerv óptico; G: quiasma óptico; H: tracto óptico; I: mesencéfalo dorsal (incl tectum); J: núcleo geniculado lateral del tálamo; K: rad temporales; L: rad ópticas parietales; M: lóbulo occipital.

Der. Defectos del campo visual. F: nerv óptico: defecto del campo global monocular der (también otros tipos, p. ej., escotoma central o centrocecal, defecto arqueado); G: quiasma óptico: hemianopsia bitemporal; H: tracto óptico: hemianopsia homónima incongruente izq; J: núcleo geniculado lateral del tálamo (J1: oclusión coroidea lateral, rama ACP; J2: oclusión coroidea anterior, rama ACI); K: rad ópticas temporales; L: rad ópticas parietales: hemianopsia homónima izquierda con preservación del cuadrante sup; M: lóbulo occipital: hemianopsia homónima izq con preservación central.

Pérdida visual monocular transitoria (PVMT)

Def: puede ser isquémica (amaurosis fugax) o no isquémica. La percepción monocular del pt puede ser engañosa (p. ej., los pts a menudo localizan la hemianopsia homónima en el ojo del déficit del campo temporal). **Epid:** PVMT isquémica usu en adultos mayores.

P/c: (1) ***Isquémica:*** usu episodios de inicio agudo, indoloros, con pérdida de visión breve (s-min), que se resuelve espont; a menudo se describe como una "cortina que baja", usu horiz altitudinal; c/ateroembolismo carotídeo común o de ACI o, con menos frec, c/estenosis carotídea grave que causa hipoperfusión retiniana o coroidea, ± otros sx de AIT lateralizantes (Δ transitorios del lenguaje, paresia/entumecimiento c/l); ACG usu en adultos mayores, c/claudicación mandibular y

Sens temporal, ± PMR. **(2)** ***No isquémico:*** a diferencia del isquémico, los sx puede ser más vagos; muchos dx posibles pero comunes/notables: vista borrosa, ↓ c/parpadeo/lágrimas artificiales → ojos secos; sx visuales "positivos" (luces parpadeantes) → migraña; oscurecimientos visuales c/ inclinación hacia delante → inflamación del disco óptico; fen de Uhthoff (desmielinización antigua, c/↑ de temp corporal); dolor ocular → glaucoma de ángulo cerrado; ↓ visión con mov oculares→ tumor orbital; cefalea; DPA (vasoespasmo de la a retiniana, desmielinización, a menudo migraña).

Ddx: (1) isquémica: enf de la arteria oftálmica, central o rama de la retina, o enf de la a ciliar post. Ateroembolización de ACI/trombo *in situ* de las a oftálmicas, de la retina central o de las ramas de la retina (pueden ser 2/2 ACG) o de las venas (es decir, OVCR/ORVR inminente). Trombosis o inflamación/vasculitis de la a ciliar posterior por NOIA inminente (puede ser ACG 2/2, que es una *urgencia vascular* tratable). **(2) No isquémica:** xeroftalmia, glaucoma de ángulo cerrado, enf del segmento anterior (p. ej., xeroftalmia, hifema), desprendimiento de retina, compresión del NO (tumor orbitario), inflamación del disco óptico incl papiledema y drusas, migraña (puede → a PVMT isquémica).

Dx: (1) obtener hx oftalm y factores de riesgo vascular (incl enf carotídeas y cardiacas). **(2)** Examen ocular: *PVMT no isquémico*: examen ocular de rutina (desc enf del seg anterior y ↑ PIO). *PVMT isquémico*, puede ver émbolos refractarios en las arterias (a) de la retina en la funduscopia (placas de Hollenhorst). **(3)** Eval de ACG (urgencia oftalmol) con BHC (esp plts, también anemia de enf crónica), VSG y PCR (ninguno tiene buena especificidad). **(4)** Imágenes de los vasos del arco aórtico a las arterias oftálmicas (p. ej., ATC o ARM de cabeza y cuello o USG); bifurcación carotídea de especial interés para enf ateroembólica. **(5)** USG cardiaco (FEVI, válvulas, presencia de FOP, desc trombos). **(6)** Considerar panel de hipercoagulabilidad en pts s/fact de riesgo vasc y vasos norm. **(7)** Considerar angiograma c/fluoresceína: el retraso en el llenado coroideo sugiere ACG; el flujo venoso lento sugiere OVCR/ORVR inminente.

Rx: PVMT isquémica: prevención secundaria del ictus c/modificación de los factores de riesgo; EAC si se debe a una estenosis sintomática de la ACI. **PVMT no isquémica:** atención oftalmológica o neuro según la etiología.

Pronóstico: la PVMT es un factor de riesgo de ictus (3%/año), ↑ del riesgo de muerte y riesgo de desarrollar una complicación vascular mortal o incapacitante (4,5%/año) (*J Fr Ophtalmol* 2018,41(4):e129-e136).

Isquemia de la retina y del nervio óptico

OACR y ORAR: urgencia vascular ya que puede → infarto cerebral. Oclusiones de la retina central y las ramas de la retina → pérdida visual monocular aguda, usu indolora. Pérdida permanente, pero puede ir precedida por 1 o + episodios (intermitencia) de PVMT o AIT cerebral. Dado que la irrigación vascular ocular es → de las ramas de la ACI, los sx isquémicos oculares pueden ser secundarios a procesos distales (a oftálmica) o proximales (cardiacos). Si la ACI presenta estenosis/oclusión severa ≥ irrigación retiniana puede provenir de la ACE y robar flujo retrógrado del ojo (a oftálmica) al cerebro. **P/c:** *OACR:* pérdida visual aguda, monocular, severa (puede preservar el campo visual perif); DPAR presente; fondo de ojo c/a retinianas atenuadas, a veces pueden verse émbolos, edema retiniano (blanqueamiento) tras unas horas por engrosamiento retiniano/pérdida de transparencia y mancha rojo cereza (en la fóvea, donde la retina es más delgada y la coroides roja aún visible); *ORAR:* pérdida visual aguda, monocular, parcial; DPAR variable; fondo de ojo c/engrosamiento/blanqueamiento de la retina altitudinal (sup o inf) c/ defecto de campo correspondiente (el ORAR sup causa un defecto de campo visual inf). El ORAR recurrente forma parte del sínd de Susac (rara vasculopatía de peq a retinianas, cocleares y cerebrales, también se p/c hipoacusia, sx del SNC, lesiones callosas).

Oclusión de la arteria oftálmica: similar a OACR; embolia grande de ACI *vs.* trombosis/placa *in situ*. **Ddx:** oclusión de la vena retiniana (subaguda durante días). **Dx:** similar a la eval de la isquemia cerebral; excluir ACG en pts > 50 años y otros factores de riesgo de ACG. La asociación de OVCR/ORVR + NOIA es muy sugestiva de ACG. **Rx:** no hay Rx claro. Trombólisis IA (cateterización de la a oftálmica) o tPA IV c/evidencia limitada de beneficio. Centrarse en la prevención de eventos vasc posteriores. Los pts ingresan para prevención secundaria del ictus (*Am J Ophthalmol* 2014;157(6):1119).

Isquemia del nervio óptico-Def: ↓ irrigación de sangre a cualquier porción del NO: a ciliares post cortas a la cabeza del NO c/isquemia del NO ant y a ciliares post largas (de la a oftálmica) y vasculatura pial con isquemia del NO post. Se clasifican en fxn de **(1)** ubicación: **NOIA,** enf óptica ant; neuropatía óptica isquémica posterior **(NOIP),** NO post o **retrobulbar** (es decir, detrás de la lámina cribrosa). **(2)** Causa subyacente: "arterítica" o "no arterítica". "Arterítica" es en gran parte sinónimo de isquemia a/c ACG, a veces otras vasculitis. No se cree que los émbolos obstruyan las a ciliares posteriores.

Epid: NOIA es mucho más frec (90%). **(1)** *NOIA no arterítica (NOIA-NA):* usu > 50 años (pero puede ocurrir a cualquier edad). A/c copas ópticas peq (relación copa-disco < 0.3), HoTN, anemia, cirugías cardiacas o espinales, trast hipercoagulables, PIO aguda ↑, radiación. Fact de riesgo controvertidos: enf/fact de riesgo vasculares, amiodarona, sildenafilo; ya que la enf de peq vasos no se a/c estenosis de la ACI i/l ni c/émbolos; casos raros 2/2 NO drusas cefálicas o papiledema (por "apiñamiento vascular"). **(2)** *NOIA arterítica (NOIA-A):* edad > 50 años, a/c ACG; a menudo PMR +.

(3) *NOIP:* usu en el contexto de una pérdida imp de sangre (cirugía cardiaca o espinal en pronación) o de una ↓ PA prolongada; pts > 50 años; rara vez por ACG o infxn fúngica (p. ej., Mucor).

P/c: (1) *NOIA-NA:* pérdida de visión monocular aguda (leve a severa); usu al despertar, puede ser peor al inicio o el nadir puede tardar días o sem; el pt puede notar un defecto en el campo inf; rara vez binocular o secuencial a menos que se a/c ACG; usu indoloro (pero puede reportar dolor leve). **(2)** *NOIA-A:* como NOIA-NA, pero usu c/PVMT prodrómico; ±sx de ACG y PMR: claudicación mandibular, cefalea, Sens del cuero cabelludo, malestar, ↓ peso, fiebre, diaforesis, dolor de cadera y hombro. **(3)** *NOIP:* inicio rápido o al despertar de cirugía c/pérdida visual de 2 ojos (o 1) severa; discos ópticos c/palidez 4-6 sem del evento. Edema discal presente en NOIA pero no en NOIP.

Dx: (1) Si/sx de neuropatía óptica-↓ agudeza, discromatopsia, DPA, disco óptico hiperémico edematoso (edema pálido en NOIA-A) defecto de campo altitudinal inf común (pero puede ser sup o global); palidez crónica del disco. **(2)** Con NOIA-NA, otro ojo c/relación copa-disco peq (< 0.3). **(3)** Palpar a temporales para detectar a nodulares, engrosadas, s/pulso y firmes y eval ACG. **(4)** PCR, VSG y CBC (anemia y trombocitosis en ACG). (5) Bx de a temporal; bx b/l ↑ Sens. **(6)** IRM de cerebro y órbita c/gado: eval NO; usu norm en fase aguda; puede mostrar anorm DWI/ADC en NOIP; crónicamente ↑ señal T2 de NO en NOIA y NOIP (también ayuda a desc otras causas de neuropatía óptica).

Ddx: neuritis óptica: F > M, pts jóvenes, dolor con mov oculares, a/c EM, NMO, GMO; tiende a mejorar. Lesiones infiltrativas/infecciosas/compresivas del NO; curso más lento si se a/c neoplasia.

Rx: *NOIA-NA:* no hay Rx probada (curso de prednisona VO controvertido). *NOIA-A:* metilprednisolona IV inmed (250 mg q6h o 1 000 mg qd por 3-5 días), luego prednisona VO (40-100 mg qd por el 1.er mes c/↓ lenta no > 10% al mes) para proteger el ojo c/l; la Rx inicia de inmediato tras el dx de presunción (no esperar a VSG o la prueba de la a temporal). Tocilizumab (inhibidor de IL-6) ↓ las necesidades de esteroides y permite ↓ más rápida. *NOIP:* no hay Rx demostrada; régimen Rx de NOIA-A si se sospecha ACG.

Pronóstico: *NOIA-NA:* recurrencia del ojo afectado < 5%; el otro ojo ~15% a 5 años; mala recuperación visual. *NOIA-A:* pérdida visual progresiva del ojo afectado; del otro ojo en ~40% si no se trata; riesgo de IM e ictus; puede reaparecer si esteroides se ↓ demasiado rápido; recidivas 1 año tras Rx muy raras; mala recup visual. *NOIP:* mala recup visual.

Diagnóstico diferencial de la neuropatía óptica			
	NOIA-A	**NOIA-NA**	**Neuritis óptica**
Edad	> 50	Usu > 40	Usu entre 20 y 49 años
Dolor	Cefalea, claudicación mandibular	Usu no	Sí, con mov oculares
Dx	HEA/examen, VSG/PCR, bx AT	HEA/examen	HEA/examen
Patogénesis	Vasculitis	¿Isquemia?	Inmunomediada
↓ agudeza, DPA, discromatopsia	Sí	Sí	Sí
Edema de disco	Sí (±edema pálido)	Sí, hiperemia (puede ser sectorial)	Solo 1/3 de los pts.
Hemorragias discales	Sí	Sí	No
Vaso óptico del otro ojo	Norm	Pequeño	Norm
Defecto del campo visual	Cualquier defecto de tipo NO	Altitudinal o arqueado, usu inferior	Cualquier defecto de tipo NO; centrales/arqueados comunes
Rx	Esteroides c/↓ lenta	Modificación de los factores de riesgo	Considerar esteroides IV
Pronóstico	Pérdida visual severa; riesgo de pérdida visual adicional/del ojo c/l sin Rx	Pérdida visual variable o estática; < 5% de recurrencias en el mismo ojo, pero 15% de afectación en el otro en 5 años	La mayoría se recupera; riesgo de desarrollar EM

Neuritis óptica y neuropatías ópticas desmielinizantes

Véase la sección "Neuritis óptica" en los Trastornos neuroinmunológicos.

Neuropatías ópticas hereditarias, tóxicas y metabólicas

Def: diversas enf de NO, en su mayoría afectan a la visión central (→ haz maculopapilar).

P/c: pérdida visual central insidiosa, usu indolora, b/l y simétrica.

Dx: examen: agudeza b/l ↓, discromatopsia, def del campo visual central, palidez discal.

Laboratorios: B_{12}, homocisteína/MMA. Considerar otras vit B. Conc de cobre (luego de *bypass* gástrico), Zn (exceso, p. ej., crema para dentaduras postizas) similar a B_{12}. Considerar suero para mutaciones de NOHL y atrofia óptica dominante (AOD).

Imagen: IRM cerebral y orbital con gado para excluir lesiones compresivas.

Causas específicas

Neuropatía óptica relacionada c/deficiencia de vit B_{12}: Def: desmielinización del NO a/c malnutrición, procedente del haz maculopapilar; la pérdida de visión puede ser previa a anemia y otros sx neuro. **Epid:** anemia perniciosa (más común en países desarrollados), enteritis o resección del int delgado, veganismo. **Ddx:** AOD, lesión quiasmática (def ocasionales del campo bitemporal). **Dx:** palidez óptica, def del campo centrocecal, disfxn de memoria, ↓ Sens vibratoria y de posición, anemia macrocítica, ↓B_{12} y ↑ homocisteína/MMA, IRM cerebral con enf de SB. **Rx:** hidroxicobalamina IM. **Pronóstico:** est visual c/Rx; mejora variable.

Neuropatía óptica por deficiencia de cobre: similar a la deficiencia de B_{12}, también con pérdida de la columna posterior.

Neuropatía óptica a/c metanol: Def: disfxn de SB mediada por toxinas. **P/c:** letargo; cefalea; dolor abdominal c/vómito; ceguera. **Epid:** EtOH casero, productos industriales que contienen metanol. **Dx:** hinchazón discal; acidosis metabólica; IRM cerebral con hemorragia e infarto del putamen. **Rx:** etanol o fomepizol IV, bicarbonato IV. **Pronóstico:** poca recuperación visual.

Ambliopía por tabaco y alcohol: Def: controvertida, a veces considerada "neuropatía óptica nutricional" (*Can J Ophthalmol* 2017 52(5):533). Se presume desnutrición aditiva y neuropatía óptica mediada por toxinas; epidemias pasadas en Cuba y Jamaica a/c fumar cigarros y mandioca, resp. **Epid:** tabaquismo, consumo excesivo de EtOH, desnutrición. **Ddx**: neuropatía óptica a/c deficiencia de B_{12}, atrofia óptica dominante, neuropatías ópticas compresivas. **Dx:** posible hemorragia peripapilar en fases tempranas; comprobar conc de B_{12}. **Rx:** hidroxicobalamina IM, multivitaminas, dejar de fumar y el EtOH. **Pronóstico:** estabilidad visual con Rx; mejora variable.

Deficiencia de tiamina: raro/controversial; la vit B_1 es cofactor de varias enzimas mitocondriales. Se ha descrito NO c/encefal de Wernicke (abuso de EtOH, desnutrición) pero no está claro si puede causar NO de forma aislada. P/c: pérdida visual aguda/subaguda, inflamación de disco. Dx: tiamina sérica tiene ↓ Sens y Esp, por lo que la suplementación debe hacerse en forma empírica. Pronóstico: recuperación completa.

Etambutol: Abx, sobre todo para infxn por micobacterias. El riesgo de pérdida de visión depende de la dosis.

Linezolid: antibiótico diseñado para SARM y ERV, interrumpe la síntesis de proteínas en las mitocondrias. Neuropatía óptica y periférica depend de la dosis. Dx: clínico. Rx: interrupción. Pronóstico: algunos se recuperan de la NO, la neuropatía perif usu es permanente.

Amiodarona: antiarrítmico. NO asimétrica c/inflamación del disco, se parece mucho a NOIANA pero puede tener un curso prolongado.

Ciclosporina y tacrolimus: inmunosupresores usados para prevenir rechazo tras trasplante de órganos. Ambos causan PRES y, más raramente, neuropatía óptica. Hay informes de casos sin mejoría tras suspender el fármaco, pero la pérdida visual se ha estabilizado.

Neuropatía óptica hereditaria de Leber (NOHL): mutación del ADN mitocondrial, afecta sobre todo a hombres de 15 a 35 años (¡pero pueden ser mujeres!); ± HxF materna. Pérdida visual subaguda indolora en un ojo, seguida del ojo c/l en sem o meses; agudeza final ~20/200 OU. Dx: campos visuales c/déficit central y cecocentral; ausencia de fuga en angiografía retiniana (seudoedema peripapilar); prueba genética. Idebenona puede ser eficaz si se usa temprano (autorizada en Europa, sólo en compuesto en EUA).

Atrofia óptica dominante: mutación del gen *OPA1*, que provoca pérdida visual b/l y de progresión lenta, usu en la 1.ª década de vida. La agudeza va de 20/60 a 20/200 en la mayoría de los casos. Dx: déficit del campo visual central o paracentral y discromatopsia. A veces c/caract extraoculares, incl hipoacusia neurosensorial, miopatía y neuropatía periférica. Examen: palidez del disco óptico temporal.

Neuropatía óptica por radiación (*Clin Exp Ophthalmol* 2017;45(6):592-597): enf de NO inducida por radiación. **P/c:** pérdida visual aguda/subaguda > crónica años después de la exposición; (usu 2 años); monocular o binocular; puede ser pérdida visual secuencial. **Epid:** exposición previa a la radiación ≥ 50 Gy. **Dx:** examen c/neuropatía óptica retrobulbar o retinopatía, más común en pts con enf vascular subyacente; palidez crónica; la IRM cerebral y orbital con gado muestra realce y ↑ de tamaño de la región afectada. **Ddx:** tumor. **Rx:** sin eficacia probada; intentar c/O_2 hiperbárico, corticoesteroides. **Pronóstico:** mal result visual; puede afectar cualquier parte de la vía visual (quiasma, tracto, radiaciones).

Neuropatías ópticas inflamatorias, infiltrativas e infecciosas

Evaluación de la presunta neuropatía óptica inflamatoria, infiltrativa o infecciosa	
IRM orbital y cerebral con gado	Realce del contraste del NO o de la vaina (perineuritis). Las imágenes coronales STIR ayudan a eval los NO, el quiasma y el espacio de LCR alrededor de NO; buscar evidencia de enf suby en parénquima y meninges
Serología	Ac AQP4 y GMO, ECA, ANA, SSA/B, Ac de Lyme, RPR + Ac treponémico, IgM/G de *Bartonella*
LCR	Comprobar la PA; estudios de rutina (recuento de células, proteínas, glucosa, tinción de Gram); VDRL, PCR de *Bartonella*, PCR de VCZ y Ac
Imágenes	TAC de tórax (considerar PET-TAC de la base del cráneo hasta los muslos)
Otras pruebas	PPD, ELIG
Angiograma c/ fluoresceína	Puede confirmar la presencia de inflamación patológica del disco (muestra fuga de marcador del disco); puede ayudar a delinear enf extradiscal (es decir, enf de la retina)

Neuropatías ópticas inflamatorias-infiltrativas

Neuropatía óptica a/c sarcoidosis (*Neurol Neuroinmunol Neuroinflamm* 2016;3(5):e270): **Def:** inflamación granulomatosa en NO o quiasma. **P/c:** usu subaguda, pérdida visual monocular severa (dolor variable); diabetes insípida coexistente, def hipofisarias, ↑ prolactina (esp si hay quiasma involucrado), cefaleas (meningitis), parálisis del nerv facial; usu precedida por sarcoidosis sistémica (pulm, cutánea); otras manif oculares son más comunes (uveítis, vasculitis retiniana). **Epid:** edad 20-40 años; ascendencia africana o escandinava. **Dx:** granulomas e inflamación del disco (si es enf anterior); IRM orbital y cerebral con gado (realce y ↑ tamaño del NO o quiasma, realce meníngeo, afectación hipofisaria-hipotalámica); TAC de tórax (considerar PET-TAC de la base del cráneo a los muslos, ↑ rendimiento); ECA/lisozima en suero (ambos de ↓ rendimiento); proteína ↑ y leucoc (leve) en LCR; "el tejido es el prob" bx de piel, glánd lagrimales, ganglios linfáticos, pulm o cerebro. **Ddx:** neuritis óptica, perineuritis óptica, neurop óptica 1.ª neoplásica o metastásica. **Rx:** corticoides iniciales en dosis ↑, esteroides de mant crónico; Rx crónico: considerar metotrexato, anti-TNF-α, ciclofosfamida. **Pronóstico:** usu curso remitente-recurrente, la visión puede restaurarse con Rx.

Perineuritis óptica: pérdida visual monocular subaguda (dolor variable); edema de disco y hemorragias retinianas, realce de la vaina del NO en IRM. Ddx: sarcoidosis, TB, sífilis y enf de Lyme. Rx: tratar la enf subyacente o c/orticosteroides si es idiopática.

Neuropatía óptica relacionada con Sjögren: presentación similar a neuritis óptica c/pérdida visual monocular dolorosa aguda o subaguda; si/sx sistémicos (xerostomía, artralgia, mialgias) y ocular (queratoconjuntivitis), enf variable de SB en IRM; Dx: fact reumatoide (50% de pts), SSA y SSB. Rx: considerar corticoesteroides e inmunosupresores.

Neuropatía óptica a/c enf de Behcet: puede haber pérdida visual por neuritis óptica, neurorretinitis o ↑ PIC con papiledema; vasculitis retiniana que afecta a las venas e inflamación de la cámara anterior; si/sx sistémicos de Behcet (úlceras genitales y orales, linfadenopatía). Rx: inmunomoduladora (y acetazolamida si causa la PIC).

Enf a/c IgG4: La afectación del NO suele formar parte de un sínd fibroinflamatorio crónico meníngeo u orbital. Usu hombres de mediana edad o adultos mayores > mujeres con hx atópica. Puede haber afectación de las glánd lagrimales y salivales, ganglios linfáticos, hipófisis, paquimeninges, páncreas, retroperitoneo y otros órganos. Dx: subclases de IgG y citometría de flujo en suero para detectar plasmoblastos. Rx: 1.° esteroides, rituximab si es refractario o dependiente de esteroides.

Neuropatía óptica inflamatoria crónica recidivante (NOICR) (*Rev Neurol* 2019;68(12):524-530**):** pérdida visual dolorosa recurrente, aguda/subaguda (es decir, neuritis óptica recurrente). La pérdida de visión puede manifestarse al ↓ los esteroides. Patogénesis poco clara, pero ANA ↑ (79%) y anticardiolipina son comunes (82%).

Neuropatías ópticas infecciosas

Neuropatía óptica a/c Lyme (*Curr Opin Ophthalmol* 2012;23(6): 485-490): Def: NO disfxn 2/2 *Borrellia*. Subdividida según el mecanismo: **(1)** HTN intracraneal (papiledema); **(2)** desmielinización pos- o parainfecciosa del NO anterior (papilitis); **(3)** Infxn directa del NO y la retina (neurorretinitis). El papel de (2) y (3) en la enf de Lyme es controvertido. La información a/c Lyme se basa en estas subdivisiones (1, 2 y 3).

P/c: (1) cefalea, dolor de cuello, diplopía (esotropía), acúfeno pulsátil, visión borrosa, enf de Lyme. Exantema. **(2)** Pérdida visual monocular, dolor con mov oculares, exantema reciente a/c Lyme. **(3)** Pérdida visual monocular, exantema reciente a/c Lyme. **Epid:** zonas endémicas (NE EUA, N. Europa). (1) Pob pediátrica; (2) y (3): todas las edades, poco frec.

Dx: *examen de la piel. Funduscopia:* muestra: **(1)** marcada inflamación discal y hemorragias peripapilares en astilla; **(2)** inflamación discal variable y leve; **(3)** inflamación discal, líquido subretiniano del disco a la mácula, estrella macular (fuga de exudados alrededor de la fóvea en estrella). *Western blot de Lyme y LCR anorm. PL:* muestra: **(1)** ↑ PIC, leucoc y TP; en **(2) y (3)** variable, ligero ↑ leucoc y TP. *IRM orbital y cerebral* c/gado (realce variable del NO anterior; realce meníngeo variable; espacio de LCR ampliado alrededor de NO con ↑ PIC). **Ddx:** *pseudotumor cerebri*, neuritis óptica. **Rx:** ceftriaxona IV. **Pronóstico:** usu recuperación completa c/Rx.

Neuropatía óptica sifilítica: Def: infxn por *Treponema pallidum* en NO como parte de neurosífilis activa. **P/c:** pérdida visual usu crónica (estadio 2.° o 3.°); puede presentarse de forma aguda en estadios temp de la sífilis, similar a NOIA (pérdida visual monocular aguda e indolora). Otros si/sx de neurosífilis si enf crónica (tabes dorsal, demencia, otras neurop craneales). **Epid:** rara; todas las edades, pero usu en adultos. **Dx:** variable, depende de inflamación meníngea, perineuritis o NO. *Funduscopia para NO:* aguda: inflamación discal + hemorragias en astilla; palidez discal crónica; neurorretinitis variable; el disco puede parecer norm si es retrobulbar. ¡Puede afectar cualquier capa del ojo! *Suero:* FTA-ABS y LCR anorm (↑ leucoc y TP, LCR VDRL, pero no es necesario). ↑ incidencia de VIH concurrente. *IRM orbital y cerebral* c/gado (realce y ↑ tamaño NO; engrosamiento y realce meníngeo en enf crónica). **Ddx:** NOIA, neuritis óptica idiopática, perineuritis óptica, sarcoidosis. **Rx:** penicilina IV por 2 sem ± esteroides. **Pronóstico:** mejoría variable en fase inicial de la enf; estabilidad c/Rx en enf en fase final.

Neuropatía óptica a/c *Bartonella*: usu neurorretinitis; rara neuropatía óptica aislada (*Neurology* 2015;84;e204-e205). **Def:** infxn NO/retina c/ *Bartonella henselae* (parte de enf por arañazo de gato). **P/c:** pérdida visual monocular aguda/subaguda; fiebre variable, malestar y linfadenopatía; ± encefalitis, crisis. **Epid:** arañazos de gato. **Dx:** *funduscopia* (neurorretinitis): inflamación del disco, líquido subretiniano del disco a la mácula, "estrella macular" (exudados alrededor de la fóvea); escotomas centrocecales y centrales; pueden coexistir uveítis y vitritis. Confirmado por *serologías de Bartonella; LCR:* pleocitosis linfocítica variable y TP, Ac de *Bartonella* en LCR. **Ddx:** otras causas de neurorretinitis (posviral, Lyme, sífilis, TB, toxoplasmosis, LES). **Rx:** doxiciclina y rifampicina o azitromicina; puede ser autolimitada, el tx puede ser opcional. **Pronóstico:** usu buena recup visual.

Neuropatía óptica a/c VVZ: Def: infxn VVZ en el NO, usu c/otros si/sx de reactivación del VVZ, esp como parte de NRA, probable NO aislada muy rara. **P/c:** pérdida visual monocular aguda o subaguda con zoster facial (distribución V1) u oftálmico precedente o concurrente. **Epid:** adultos. **Dx:** *funduscopia:* hinchazón del disco óptico y hemorragias peripapilares agudas. *Serologías VVZ; LCR* (↑ leucoc y TP variables; Ac VVZ en LCR y PCR); *IRM orbital y cerebral* c/gado (realce y aumento del NO; realce variable del nerv trigémino). **Ddx:** NOIA, neuritis óptica, neurop óptica neoplásica. **Rx:** aciclovir IV ± corticoesteroides. **Pronóstico:** mejoría visual variable.

Otras neuropatías ópticas infecciosas

- **Neuropatía óptica a/c TB:** usu en zonas endémicas (sudeste asiático, India); pérdida visual monocular subaguda c/edema discal variable y granulomas; usu dominada por otros si/sx del SNC (meningoencefalitis, HTN intracraneal y otras neuropatías craneales).
- **Neuropatía óptica a/c VIH:** en la fase inicial del VIH; presentación similar a neuritis óptica.
- **Neuropatía óptica a/c CMV:** en inmunocomprometidos, pérdida visual indolora subaguda con edema de disco; ± retinitis necrotizante hemorrágica; ± ventriculitis y polirradiculitis lumbosacra.
- **Neuropatías ópticas a/c *Toxoplasma gondii*, especies de *Toxocara* y *Cryptococcus neoformans*:** *Toxo* en el marco de SIDA/otras lesiones del SNC; *Toxocara* con sx de infxn sistémica, sibilancias, dolor abd y cefalea; *Crypto* puede → ↑↑↑ PIC y papiledema o granulomas del disco óptico.
- **Neuropatías ópticas a/c *Mycoplasma pneumoniae*, VHH-6 y VNO:** presentaciones similares a neuritis óptica; todas pueden ser desmielinización parainfecciosa 2/2.

Neuropatías ópticas neoplásicas

Meningioma NO (*J Clin Neurosci* 2013;20:1045): Def: proliferación de las cél del casquete aracnoideo de la vaina del NO (y no del propio NO); los meningiomas del surco olfativo y el plano esfenoidal pueden → neuropatía óptica (y disfxn frontal y olfativa). **P/c:** pérdida visual monocular insidiosa; proptosis 60%; sx visuales transitorios y evocados de la mirada. Neuropatías ópticas compresivas neoplásicas. **Epid:** 2.° tumor primario del NO más frec; F > M, NF-2. **Ddx:** sarcoidosis, linfoma, metástasis, perineuritis óptica. **Dx:** funduscopia c/palidez del disco >> hinchazón del disco, pueden verse vasos de deriv optociliar en el disco (si es orbital) y concavidad del disco óptico (no glaucomatoso); masa lineal c/realce homogéneo de la vaina del NO en IRM; ±calcificaciones intralesionales; peq lesiones en el ápice orbital que se omiten c/facilidad en IRM (incluso c/sx marcados). Bx rara vez indicada pues tiene ↑ riesgo de dañar el NO. **Rx:** observación (exámenes seriados e IRM); considerar RT en enf progresiva; la resección perjudica el complejo entramado de vasos de la vaina del NO. **Complicaciones:** neuropatía óptica por radiación. **Pronóstico:** pronóstico visual variable s/Rx; 85% de los pts presenta pérdida de visión.

Glioma del NO de bajo grado (Br *J Ophthalmol* 1969;53:793): Def: proliferación de grado ↓ de células gliales en el NO, usu astrocitoma pilocítico de la vía visual anterior; también hay gliomas posteriores (quiasma, tracto, radiaciones). **P/c:** pérdida visual (asx a grave) en la 1.ª década; puede descubrirse de forma incidental en NF-1; los niños pueden p/c estrabismo por ambliopía evolutiva; proptosis si es intraorbital. **Epid:** 1/3 c/NF-1. **Ddx:** meningioma y otras NO 1.ªs: ganglioglioma, hamartoma astrocítico, hemangioma, melanocitoma. **Dx:** otros si/sx de NF-1 (nódulos de Lisch en el iris, lesiones cutáneas). IRM: aumento c/realce mínimo del NO. **Rx:** muchos defienden no usar Rx; a veces se considera quimioRx y RT; evitar resección por la nat intrínseca de la lesión y el ↑ riesgo de pérdida visual posterior. **Complicaciones:** neurop óptica por radiación, riesgo de retraso del desarr. **Pronóstico:** según la ubicación, tamaño del tumor y déficits asociados. Usu pérdida visual estable o de progresión muy lenta; muy rara evol a glioma de grado ↑ c/pérdida visual progresiva.

Glioma del NO de grado ↑: Def: proliferación de alto grado de células gliales en el NO o el quiasma. **P/c:** pérdida visual monocular rápida (binocular si hay quiasma); ± si/sx orbitales (proptosis, congestión orbital) con extensión ant y si/sx cerebrales c/extensión post. **Epid:** raro; adultos; usu s/hx de NF-1. **Ddx:** neuritis óptica, NMO, neurop óptica metastásica, sarcoidosis. **Dx:** IRM: ↑ de tamaño del NO; puede extenderse al cerebro. **Rx:** quimio + RT (por otro glioma de grado ↑); ± resección. **Pronóstico:** pérdida visual prog; ↑ mortalidad.

Metástasis del NO (*Arch Ophthalmol* 2000;118:217): Def: propagación hematógena o contigua desde la órbita, cerebro o coroides; suele afectar a la sust del nervio más que a la vaina (esta como parte de carcinomatosis meníngea). **P/c:** pérdida visual monocular de progresión lenta; a veces pérdida visual monocular aguda; parálisis motoras oculares concomitantes; dolor c/adormecimiento facial; cefalea; ± hx conocida de CA. **Epid:** raro; usu: diseminación paranasal de CA nasofaríngeo y adenocarcinomas de pulm o mama; también colon, riñón, melanoma, estesioneuroblastoma, linfoma, leucemia. **Ddx:** neuropatía óptica por radiación, NOIA o neuritis óptica (c/present agudas). **Dx:** *funduscopia*: hinchazón del disco cuando la masa es anterior; rara vez se observan colecciones de cél tumorales ant al disco; puede extenderse a la coroides peripapilar; si es post, el fondo de ojo es norm en la fase aguda, pero c/palidez crónica; *búsqueda sistémica* (examen e imágenes) de la fuente de metástasis; rara vez se realiza *BAAF* de la lesión. **Rx:** RT, quimioTx según el tumor 1°. **Complicaciones:** neuropatía óptica por radiación retardada. **Pronóstico:** algunos se estabilizan c/Rx, pero se espera una prog continua; mal pronóstico general.

Neuropatía óptica paraneoplásica (*Surv Ophthalmol* 2013;58:430): Def: puede a/c Ac anti-CRMP-5; muy raro. **P/c:** pérdida visual subaguda monocular/binocular; cáncer sist subyacente conocido (usu de pulmón); usu sínd neuro paraneoplásicos concurr adicionales (encefalomieloneuropatía en sínd Ac anti-CRMP-5). **Ddx:** NOIA, neuritis óptica, otras neuropatías ópticas inflamatorias o infiltrativas, infiltración metastásica, meningitis carcinomatosa o lesión a/c el tx. **Dx:** *funduscopia:* hinchazón y hemorragia discal variable, retinitis y vitritis (constelación observada en sínd anti-CRMP-5, usu a/c CPCP); *suero de Ab anti-CRMP-5; PL;* búsqueda de cáncer sist *por imágenes*. Neuroimagen: cambios de señal T2 en parches y realce NO; casi siempre con déficits neuro multifocales; puede coexistir c/mielopatía y simular NMO. **Rx:** esteroides, Rx de cáncer subyacente, IgIV. **Pronóstico:** mal pronóstico visual reservado y global.

Neuropatías ópticas compresivas no neoplásicas

Aneurismas arteriales: ACI supraclinoidea, incl aneurisma oftálmico que comprime el NO lateral posterior; aneurisma de la ACI del seno cavernoso (cuando es gigante) puede comprimir el NO desde ↓; el aneurisma de la ACom o de ACA puede comprimir desde ↑. **P/c:** pérdida visual insidiosa monocular o binocular. **Epid:** usu idiopática, pero c/fact de riesgo genéticos y de enf conectivas. **Ddx:** compresión neoplásica. **Dx:** *funduscopia:* palidez con concavidad variable del disco (¡puede simular glaucoma!); campos visuales: defectos nasales c/aneurisma de ACI supraclinoide. Angiografía por TAC o ARM. **Rx:** clip o *coil* de aneurisma; aneurisma cavernoso de ACI difícil de intervenir. **Complicaciones:** OACR u ORAR por intervención de la ACI o a oftálmica. **Pronóstico:** pérdida visual continuada sin Rx; mal pronóstico visual global.

Otras causas: mucocele sinusal, displasia fibrosa.

Neuropatía traumática óptica

Def: ***neuropatía traumática-óptica (NTO) directa:*** con traumat orbitario penetrante; el NO se daña directam. ***NTO indirecta:*** c/traumat leve-grave en hueso frontal o temporal → daña canal óptico y NO en el canal. **Epid:** los AT y bicicleta son los más frec. **P/c:** pérdida visual aguda mono- o binocular c/traumat. Puede pasar desapercibida si hay otras lesiones traumát del cuerpo/cerebro (común) o si la pérdida visual es leve y monocular. **Dx:** *funduscopia:* hinchazón del disco, hemorragia o avulsión del nerv en NTO directa; norm en la fase aguda de NTO indirecta; la fase crónica de NTO indirecta muestra palidez del disco óptico. *TAC orbital* para desc una rara lesión compresiva por traumat (hematoma, fragm óseo). **Rx:** no hay evidencia actual para Rx efectiva. Corticoesteroides o fenestración de la vaina del NO c/NTO indirecta (la mayoría no lo recomienda); evacuación quir si es apropiado (p. ej., hematoma). **Pronóstico:** usu sin mejora visual.

Papiledema e HTN intracraneal idiopática

JAMA Neurol 2014;13:1641; *Int Ophthalmol Clin.* 2019;59(3):3-22.

Def: el papiledema se refiere especif a la hinchazón del disco óptico por ↑ PIC. La inflamación del disco se produce 2/2 veces por la alt del flujo axoplásmico; se desarrolla en días desde el inicio de ↑ PIC. Las causas de ↑ PIC incl neoplasia, infxn, inflamación de mediación inmune, desmielinización central difusa, TSV cerebral, errores innatos y adq del metab y toxinas, meds, anorm craneales, bloqueo espinal e HTN sistémica marcada. No se puede identificar la causa: HTN intracraneal idiopática (**HII**) (tcc **seudotumor cerebri**); implica ↓ absorción de LCR.

Epid: ↑ PIC: cualquier grupo de edad tiene múltiples causas. **HII:** sobre todo en mujeres c/sobrepeso de entre 20 y 59 años; también por exposición a tetraciclinas y vit A, retirada de corticoesteroides; rara HII familiar. **P/c:** escasos sx visuales al inicio (p. ej., leve borrosidad); pérdida visual c/papiledema severo (cuando afecta la visión central); oscurecimientos visuales transit (usu c/inclinación hacia delante), cefalea posicional (peor de pie a sentado, supino prolongado) pero puede no ser posicional, diplopía horiz, sonidos silbantes, "acúfenos pulsátiles", rigidez de cuello, n/v. **Dx: (1)** *funduscopia:* hinchazón del disco óptico (inicia en la parte sup e inf) c/hemorragias peripapilares en astillas (se ven mejor con luz verde s/rojo), hemorragia subhialoidea o vítrea (con ↑ rápido de PIC), oscurecimiento de vasos en los márgenes del disco (por inflamación de CFN), pérdida de copa óptica (tardía), manchas de algodón variables, pliegues coriorretinianos (si es grave), y pérdida de pulsaciones venosas (se correlaciona c/PA de PL $\leq$ 19 cm H_2O, pero como el límite sup de lo norm es 25, la ausencia de pulsaciones es Sens pero no Esp; la pulsación venosa implica una PIC norm, pero la pérdida de pulsaciones venosas puede ser norm). **(2)** *Campos visuales:* puntos ciegos agrandados (desplazamiento 2/2 o compresión de fotorreceptores adyacentes al disco); ↑ PIC prolongado → constricción del campo visual (comienza inferonasalmente; el campo central se afecta en último lugar); se recomiendan campos visuales seriados. **(3)** Déficit/s de abductores u/l o b/l. **(4)** Comprobar la PA. **(5)** IRM y VRM cerebral para desc lesiones masivas y trombosis de los senos venosos; son comunes los senos venosos transv comprimidos/peq. **(6)** PL para confirmar PIC ↑.

Ddx: ↑ fisiológica del disco (nasal > temporal), drusas del disco óptico. Inclinación/hipoplasia del disco óptico; otras causas de inflamación del disco óptico (neoplasia, isquemia, inflamación, HTN).

Rx: (1) ↑ PIC: tratar la causa subyacente. **(2) HII:** ↓ peso, asesoramiento nutricional y acetazolamida (ensayo de HII); advertir de los ES comunes (usu transitorios) para asegurar el cumplimiento (disgeusia, hormigueo). Topiramato o furosemida si acetazolamida no se tolera o es refractaria. Pérdida visual severa o refractaria a meds: derivación del LCR, fenestración de la vaina del NO (u/l puede proporcionar beneficios b/l, pero riesgo de pérdida visual permanente por lesión de la a central de la retina), *stent* en el seno venoso. Cefaleas refractarias: considerar otros trast 1.os comunes de cefalea (p. ej., migraña) y Rx. Tratar HNT sist (de no tratar, ↑ riesgo de pérdida visual). **(3)** también considerar meds para ↓ PIC y la derivación en causas de papiledema no a/c HII si la cefalea y la pérdida visual requieren Rx; no se recomienda la PL en serie de forma sistemática.

Evol: (1) HII: la mayoría mejora, se pueden reducir los meds en 8-12 meses; la PIC ↑ puede mantenerse a pesar de resolución de si/sx; recurrencias retardadas c/pérdida visual. Peor pronóstico c/pérdida visual severa inicial (pérdida de agudeza central o marcada de campo visual), esp HII fulminante (inicio de sx → pérdida de visión en < 1 mes); usu tx agresivo. **(2)** El papiledema tarda sem en resolverse luego de que PIC → norm. Algunos no se resuelven por completo; puede haber atrofia óptica c/márgenes de disco borrosos ("atrofia secundaria").

Quiasmopatías

Def: disfxn del quiasma óptico, usu por compresión neoplásica externa, compresión no neoplásica, enf intrínseca, y rara vez toxinas pueden ser culpables. **P/c:** usu quejas visuales no localizadas como visión borrosa; fotofobia; cefalea; disfxn hipofisaria o hipotalámica (p. ej., galactorrea, acromegalia, pubertad precoz, sínd diencefálico); disfxn del lóbulo frontal. **Ddx:** neuropatía óptica que produce defectos temporales del campo visual: Neuropatía óptica a/c def de B_{12} o cobre, atrofia óptica hereditaria; etambutol; neuritis óptica/quiasmitis (esp con NMO).

Dx: ↓ agudeza visual (usu asimétrica), discromatopsia. **Defectos del campo visual temporal** (sup o inf; asimétrico): c/compresión desde ↓ o desde ↑, los defectos comienzan *adyacentes a la línea media vertical, no periféricos*; incluso si solo hay un defecto temporal monocular, hay gran preocupación por quiasmopatía. Escotoma o defecto de campo: con lesión del quiasma anterior, un defecto de tipo NO i/l (escotomas centrales o paracentrales) y defecto c/l superotemporal. Palidez del disco óptico. Comprobar IRM cerebral y orbital c/gado. Si IRM no revela nada, buscar def de B_{12} y otras causas de neuropatía óptica.

Adenoma hipofisario: 15% de todos los tumores intracraneales. De grado ↓ (secretor o no de hormonas). **P/c:** pérdida visual de inicio lento (usu inadvertida, descub incidental en imágenes), usu macroadenomas (> 10 mm) para causar sx visuales); hiperprolactinemia (galactorrea, amenorrea, ↓ libido), ↑ ↑ GH (acromegalia, protuberancia frontal, piel gruesa) más comunes aunque aquellos c/disfxn visual suelen ser grandes y no secretores. **Dx:** examen: defectos del campo superotemporal, parálisis del NC III, IV, VI si hay invasión del seno cavernoso; IRM: masa selar lisa y homogénea s/realce en la glánd hipóf que usu se realza y comprime el quiasma desde ↓. **Rx:** prolactinomas: 1.° Rx médico (agonista de dopamina puede ↓ el tamaño hasta en 80% de los pts), otros se controlan c/examen (campos visuales) e IRM; si hay compromiso visual, resección (transfenoidal). **Pronóstico:** bueno si Rx temprano; puede reaparecer; deben hacerse exámenes/IRM en serie. La palidez/compresión del disco óptico al dx determina el pronóstico.

Apoplejía hipofisaria: ↑ rápido de tamaño del adenoma, verdadera urgencia. **P/c:** trast que amenaza la vida c/pérdida visual binocular aguda y diplopía c/cefalea o coma; usu posparto (sínd de Sheehan), estimulación hormonal o hemorragia posprocedimiento (cirugía cardiaca) en adenoma infartado y agrandado. **Dx:** pérdida visual severa c/parálisis motoras oculares; panhipopituitarismo; usu se omite en la TAC; se ve más fácilmente en la IRM. **Rx:** sust de corticoesteroides y hormonas tiroideas y cirugía.

Craneofaringioma: tumor de grado ↓ pero que puede ser agresivo localmente, surge de la hendidura de Rathke. **P/c:** pérdida visual de inicio lento; si/sx variables del lóbulo frontal y disfxn hipotalámica, hidrocefalia; ocurre en niños y adultos (bimodal). **Dx:** def del campo visual inferotemporal o superotemporal; IRM: masa sólida o quística de la región selar con realce periférico que comprime el quiasma desde ↑ o ↓. **Rx:** cirugía, pero tasa de complicaciones >> para adenoma hipófis (Δ endocrinos, pérdida visual yatrógena). **Pronóstico:** puede haber recuperación visual; recidivas c/acumulación de líquido quístico o crecimiento del tumor. Seguir c/exámenes seriados e IRM.

Meningioma: tumor usu de grado ↓ de las meninges de la base del cráneo (*tuberculum sellae, diafragma sellae* y clinoide ant). **P/c:** pérdida visual gradual, defectos del campo visual superotemporal. **Dx:** IRM: masa selar de realce homogéneo que empuja hacia ↑ el quiasma, cola dural. **Rx:** resección quir usu subtotal por riesgo de hemorragia. Usu c/RT.

Aneurismas: ubicaciones: carótida supraclinoidea y cavernosa, oftálmica, ACA o ACom. **P/c:** compresión lateral de la carótida, def del campo nasal o binasal; déf motor ocular y del trigémino. **Dx:** ATC, ARM. **Rx:** tanto el clipaje como los proced endovasculares tienen riesgo de > pérdida de visión y daños a otras zonas elocuentes por lesión vascular o directa, así como trombosis, inflamación y HSA.

Glioma: tumor del quiasma/hipotálamo; más frec en pts c/NF-1. **P/c:** visión borrosa gradual; def del campo visual temporal, palidez óptica; disfxn endocrina. **Rx:** IRM: quiasma con ↑ tamaño y realce mín. **Rx:** usu estable. Si empeora en clínica; ¿RT y quimioRx?

Sarcoidosis: lesión granulomatosa infiltrante; usu → engrosamiento meníngeo y afect del hipotálamo. **P/c:** pérdida visual puede ser aguda, subaguda o crónica y c/neurop craneales concomitantes o pasadas (p. ej., parálisis facial), uveítis. **Dx:** IRM muestra ↑ de tamaño del quiasma c/meninges adyacentes engrosadas y c/↑ de tamaño; búsqueda de sarcoidosis sist (p. ej., imágenes de tórax). **Rx:** corticoesteroides y otros meds inmunomoduladores.

Enf desmielinizante: pérdida visual aguda/subaguda como parte de NMO, GMO, SCA, EM. **Dx:** *funduscopia:* usu norm si aguda, más tarde inflamación del disco e hiperemia si se extiende anteriormente; atrofia crónica de disco; c/NMO, episodios concurr o previos de mielitis transv longitudinal. IRM: realce/ampliación del quiasma. ± IRM espinal, Ac sérico de NMO, PL. **Rx:** Rx aguda = esteroides IV. Con pérdida visual grave, esteroides y plasmaféresis de forma aguda.

Otras causas: posterior a RT/cirugía, toxicidad por etambutol, tumor de cél germinales, hamartoma, epidermoide, dermoide, metástasis, adenohipofisitis linfocítica, linfoma, histiocitosis, meningitis tuberc, quiste de hendidura de Rathke, mucocele sinusal, malformaciones vasc y traumat.

Trastornos cerebrales de la disfunción visual

Hemianopsia homónima: defecto de campo homónimo en cada ojo c/l a la lesión. Lesiones TL → defecto sup (pastel en el cielo). Lesión PL → defecto inf. Médula no afectada tras lesión. Etiol: ictus ACP o ACM, hemorragia, traumat, PRES, atrofia cortical posterior, ECJ posterior (variante de Heidenhain).

Negligencia visual: inatención al espacio visual (pero vías visuales restantes intactas), 2/2 inf no dominante. Enf PL. Detección visual intacta en la región afectada (se demuestra al eliminar estímulos competidores, p. ej., en la oscuridad, mostrar un obj brillante en la zona afectada). ±c/l negligencia/déficit sensoriomotor. Etiol: ictus ACM, hemorragia, traumat, tumor y desmielinización.

Alexia sin agrafia: ↓ capacidad de leer (conserva la de escribir) 2/2 enf de CO y esplenio izq; desconecta el giro angular izq del lóbulo occipital der. Hemianopsia homónima der acompañante. Etiol: ACP, hemorragia y desmielinización.

Sínd de Balint: variedad de dificult por enf occipitoparietal b/l: simultagnosia (incapacidad de procesar la escena visual total), apraxia ocular (incapacidad de dirigir mov oculares), ataxia óptica (deterioro de mov motores al usar información visual), defectos simult del campo visual inf. Etiol: infarto limítrofe (límite ACM-ACP), enf de Alzheimer, atrofia cortical post, PRES, enf de Creutzfeldt-Jakob post (variante Heidenhain) y LMP.

Sínd de Anton: ceguera cortical 2/2 b/l enf CO; usu negación del déficit c/confabulación, defectos del campo visual inf. Etiol: ictus limítrofe (límite ACM-ACP), ictus b/l ACP (émbolo basilar), traumat, hemorragia, PRES y ECJ posterior (variante de Heidenhain).

Acinetopsia: ↓ percepción del mov 2/2 b/l enf CO/LT. Etiol: antidepresivos, ictus b/l.

Prosopagnosia y agnosia de objeto visual: ↓reconocimiento de espacios u objetos 2/2 enf CO/LT b/l. Hemianopsia homónima c/l acompañante, alexia s/agrafia. Etiol: ictus PCA, hemorragia, desmielinización, encefalitis VHS, atrofia cortical posterior y enf de Alzheimer.

Discromatopsia central: deterioro de la capacidad de visualizar el color por enf occipitotemporal (giro fusiforme y lingual). Los pts no suelen ser conscientes del déficit. Etiol: ictus ACP, hemorragia y desmielinización.

Neurooftalmología eferente

Vías visuales eferentes

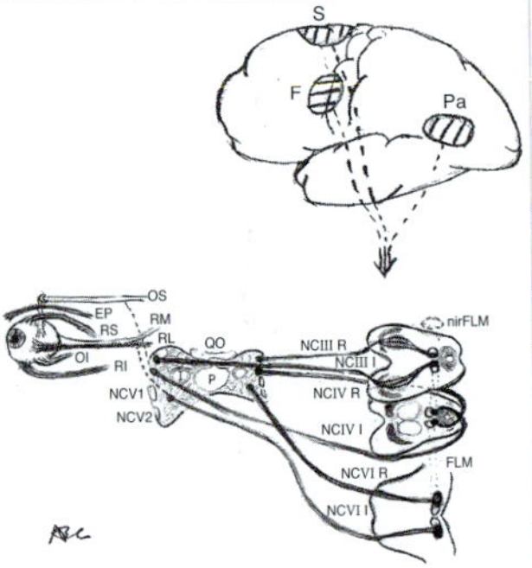

Vía visual eferente. El control motor cortical de los mov oculares surge de los campos oculares frontales (F), suplementarios (S) y parietales (Pa). Las proyecciones ↓ caen sobre las estructuras inf relevantes para los mov oculares horiz y vert. 3 secciones del tronco del encéfalo a nivel de los NC III, IV, VI (mesencéfalo sup, mesencéfalo inf y puente). Cada núcleo motor ocular relevante se muestra como un círculo oscuro; el círculo blanco adjunto representa el FLM. El nirFLM se encuentra un poco por ↑ de los núcleos del NC3 en el mesencéfalo sup.

Se muestra el seno cavernoso NC V1, NC V2, ACI (I), quiasma óptico (QO) y pituitaria (P). A medida que los nerv motores oculares entran y salen del seno cavernoso, se muestra el patrón de inervación del NC IV y NC VI izq de los músc oculares: oblicuo sup (OS) y recto lateral (RL), respectivamente. El resto de los músc oculares está inervado por el NCIII: elevador palpebral (EP), recto sup (RS), recto medial (RM), recto inf (RI) y oblicuo inferior (OI).

Vías oculares autónomas

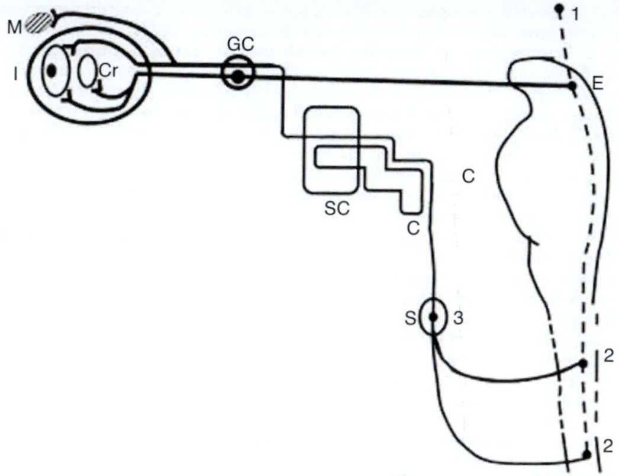

Vías oculares autónomas (simpática y parasimpática). La **vía oculosimpática** se origina en las regiones corticales autónomas y en el hipotálamo (1: neurona de 1.er orden), ↓ → del tronco del encéfalo para hacer sinapsis en la columna celular intermediolateral de la médula desde C8-T2 (2: neurona de 2.° orden). La vía sale de la médula, ↑ y hace sinapsis en el ganglio cervical sup (S; 3: neurona de 3.er orden) y luego ↑ a lo largo de la arteria carótida (C) a través del seno cavernoso (SC), en la órbita posterior, y a través del ganglio ciliar (GC) (sin sinapsis aquí) hasta los órganos finales: músc de Müller (M) y musc dilatador de la pupila en el iris (I). La **vía oculoparasimpática** se activa sobre todo con la estimulación lumínica de la retina, que a su vez activa a ambos núcleos de Edinger-Westphal (E). Las señales viajan con ambos NCIII para formar sinapsis en los gang ciliares (GC) e inervar los músc del esfínter del iris (I) y los músc ciliares del cristalino (C).

Anatomía de la vía eferente-visual

Control supranuclear: los campos oculares frontales (COF; en la corteza premotora) se proyectan a la form reticular pontina paramediana (FRPP) c/l; los campos oculares suplem y las áreas de la unión parietooccipitotemporal también son imp para el control cortical del mov ocular y se proyectan sin relación c/el tronco del encéfalo. Daños a COF → desviación de la mirada i/l. Daños en FRPP → desviación de la mirada c/l "ojos equivocados".

Tronco del encéfalo: núcleo NC III (mesencéfalo), núcleo NC IV (mesencéfalo), núcleo NC VI (puente). **Núcleo NC III:** consta del componente oculomotor medial (nerv oculomotor a músc recto superior, recto medial, recto inf, oblicuo inf y elevador del párpado) y del parasimpático paramedial (núcleo de Edinger-Westphal a los músc del esfínter del iris y ciliar). El nerv sale del mesencéfalo ventral tras pasar por el núcleo rojo, sust negra y pedúnculo cerebral. **Núcleo del NC IV:** consiste en el componente motor medial (nerv troclear al músc oblicuo sup). Las fibras nerv cruzan hacia el lado c/l y salen del mesencéfalo dorsal. **Núcleo NC VI:** consiste en el componente motor medial (nerv abducens al músc recto lateral). El nerv sale de la protuberancia caudal ventral. **FRPP:** controla la **mirada horiz conjugada**; comunicación internuclear → del **FLM** mielinizado. La **oftalmoplejia internuclear (OIN)** es el resultado de la enf del FLM. Daño en FLM y FRPP adyacente → **sínd de "uno y ½"** (OIN + parálisis de la mirada i/l). La **mirada vert conjugada** está controlada por la comunicación internuclear → del **nirFLM** en el mesencéfalo dorsal. El sínd del mesencéfalo dorsal incl la limitación de la mirada hacia ↑. **Espacio subaracnoideo/cisternas**: los nerv craneales se dirigen hacia el seno cavernoso. Puede verse afectado por una meningitis basilar o por lesiones que ocupan el espacio. **Seno cavernoso:** plexo venoso revestido de duramadre por el que discurren la ACI, los nerv simpáticos posganglionares, el NC III, IV, VI y V (ramas V1 y V2). El NC VI flota libremente, todos los demás están adheridos a la duramadre lateral. **Lesiones que afectan al seno cavernoso**: meningioma, linfoma, adenoma hipofisario, carcinoma nasofaríngeo, enf metastásica, aneurisma intracavernoso de la ACI, fístula carótido-cavernosa (inyección ocular, proptosis pulsátil, auscultación de soplo orbitario), Tolosa-Hunt, vasculitis a/c ANCA, sarcoidosis, otras causas de paquimeningitis. **Vértice orbitario:** contiene el NO y la a oftálmica, además del NC III, IV, VI y V1 (el V2 sale por el foramen rotundo). **Lesiones que afectan al vértice orbitario:** seudotumor orbitario/Tolosa-Hunt, oftalmopatía tiroidea, sarcoide, enf a/c IgG4, meningioma, linfoma, carcinoma aerodigestivo y cutáneo, enf metastásica, mucormicosis, aspergilosis. Buscar inyección conjuntival, proptosis, quemosis. **Fisura orbital superior:** contiene la vena oftálmica + NC III, IV, VI y V1. **Cápsula orbitaria/tenoniana:** contiene grasa retroorbital, NO, ganglio ciliar (parasimpático), músc del mov ocular. **Vía oculosimpática:** se origina en el hipotálamo, ↓ por el tronco del encéfalo y la médula cervical (columna celular intermediolateral) hasta C8-T2 (centro ciliospinal de Budge), hace sinapsis y sale de la médula, ↑ cerca de la médula hasta la sinapsis en el ganglio cervical sup (cerca del ápice pulm), luego ↑ por la carótida → del seno cavernoso hasta los órganos finales (músc de Müller, dilatador de la pupila). **Daños** en esta vía: sínd de Horner parcial o completo. **Vía oculoparasimpática:** la entrada de la retina se proyecta al núcleo pretectal en el mesencéfalo dorsal, luego se proyecta en sentido i/l (→ del tracto pretectooculomotor) y c/l (→ de la comisura post) a **los núcleos de Edinger-Westphal**; la señal luego viaja con ambos nerv oculomotores a ambos ganglios ciliares en la órbita, luego inerva el **músc del esfínter del iris** (constricción pupilar) y los **músc ciliares** (acomodación). Subyace a la resp consensual a la luz, así como a la acomodación del cristalino para la visión de cerca. **Daño:** sínd de Parinaud (tcc mesencéfalo dorsal), pupila tónica de Adie y pupilas de Argyll Robertson.

Parálisis del nervio oculomotor (parálisis del NC III)

Oftalmoplejia

Def: ↓ fxn de las estruct del NC III: RS, RM, RI, OI, elevador del párpado, músc constrictores del iris y ciliar, lesión 2/2 del núcleo /fascículo/nerv oculomotor. **Epid:** parálisis isquémica del NC III (49% de los pts, usu adultos mayores + DT2/HTN). **P/c: (1) lesión nerviosa:** diplopía, ptosis severa; dolor ocular/retroorbital c/parálisis isquémica del NC III; cefalea c/aneurisma de ACoP y migraña. **(2) Lesión del fascículo** (mesencéfalo ventral): diplopía; ptosis grave i/l; paresia c/l, ataxia, temblor, bradicinesia. **(3) Lesión nuclear** (mesencéfalo dorsal): ptosis b/l (subnúcleo único que controla el elevador), 1 o ambas pupilas (ubicación rostral de los núcleos de Edinger-Westphal), diplopía, letargo.

Examen: (1) Ojo **abajo y afuera** (2/2 act RL y OS sin oposición) con midriasis (2/2 músc dilatador del iris sin oposición); lesiones parciales c/afectación variable de los músc inervados por el NC III o las pupilas. **(2)** Exotropía mayor en aducción; hipertropía variable en mirada ↑ o ↓. **(3) Midriasis:** con parálisis compresiva del NC III (las fibras parasimpáticas → por el exterior del nervio); puede estar ausente ("pupila preservada") en parálisis isquémica del NC III (con irrigación externa, las fibras pupilares externas tienden a estar preservadas); hay excepciones. **(4)** Afectación variable de NC IV, V 1.ª división, V 2.ª división y VI c/afectación del seno cavernoso. **(5)** Afectación variable del NO con enf del ápice orbital (Ad NC IV, V 1.ª división y VI). **(6)** C/lesiones del mesencéfalo, paresia c/l, ataxia, temblor, bradicinesia, letargo.

Estudios: ATC, ARM o angiografía convencional para eval la presencia de aneurisma. Considerar IRM cerebral y orbital c/gado, imágenes de la órbita c/supresión de grasa, imágenes de la fosa post altamente ponderadas en T2. Considerar PL, posibilidad de pruebas de Ac antiAChR y miastenia.

Ddx: (1) MG y oftalmopatía tiroidea. OIN (p. ej., lesión desmielinizante). **(2) Lesión nerv:** aneurisma (PCom más común), parálisis isquémica/diabética del NC III, mononeuritis inflamatoria, hernia uncal, traumat craneal, enf del seno cavernoso, ACG (isquemia al nerv), migraña oftalmop, meningitis, sarcoidosis, schwannoma, meningioma, metástasis. **(3) Lesión fascicular:** ictus, traumat, desmielinización, tumor. **(4) Lesión nuclear:** hidrocefalia, traumat, tumor pineal.

Pronóstico: la parálisis isquémica del NC III suele resolverse en 3-6 meses.

Parálisis del nervio troclear (parálisis del NC IV)

Def: ↓ fxn del OS inervado por el NC IV. Lesión 2/2 del núcleo, fascículo o nerv del NC IV. **Epid:** parálisis isquémica del NC IV en adultos mayores, DT2, HTN e hx de traumat (incl leve). Schwannoma. Inflamatoria. Infecciosa (p. ej., Lyme). Aneurisma raro. Congénito. **P/c: lesión nerviosa:** diplopía vertical u oblicua; dolor ocular/retroorbital leve c/lesión isquémica e inflamatoria. **Lesión nuclear** (mesencéfalo dorsal): diplopía vertical u oblicua; ± OIN ipsilateral ± sínd de Horner c/l. **Examen:** ojo c/estrabismo (act oblicua inf 2/2 sin oposición): peor en posición de aducción, mirada hacia ↓ y c/inclinación de la cabeza i/l; estrabismo alternante c/parálisis del NC IV b/l (estrabismo der en la mirada izq; estrabismo izq en la mirada der). Inclinación de la cabeza en dirección contraria a la lesión (compensando la incapacidad de intorsión del ojo). Funduscopia: se puede ver la extensión (fóvea en posición muy ↓). Afectación variable de NC III, V 1.ª división, V 2.ª división y VI con afectación del seno cavernoso. Afectación variable del NO con afectación del vértice orbitario (además de NC III, V 1.ª división y VI). Con lesiones del mesencéfalo, ± Horner c/l (ptosis, miosis; ver sección "Horner"). **Estudios:** considerar IRM cerebral y orbital c/gado, secuencias altamente ponderadas en T2 y orbitales con saturación de grasa. Considerar PL y pruebas de Ac antiAChR y de miastenia. ATC, ARM o angio convencional para desc aneurisma (raro c/parálisis del NC IV). **Ddx: (1)** asimetría (la hipermetropía usu se resuelve en supina; a menudo + otros si/ sx del tronco del encéfalo). MG. Oftalmopatía tiroidea. **(2) Lesión nerviosa:** traumat (puede producir lesión b/l), aneurisma (PCom más común), parálisis isquémica/DM NC IV, hidrocefalia, enf del seno cavernoso (por arriba), ACG (isquemia al nervio), migraña oftalmopléjica, meningitis, sarcoidosis, schwannoma, meningioma, metástasis. **(3) Lesión nuclear:** traumat, hidrocefalia, tumor pineal. **Pronóstico:** la parálisis traumát e isquémica del NC IV suele resolverse en 3-6 meses.

Parálisis del nervio abducens (parálisis NCVI)

Def: ↓ fxn NC VI- recto lateral inervado. Lesión 2/2 del núcleo, fascículo o nerv abducens. **P/c: (1) lesión nerviosa**: diplopía horiz, ↑ a distancia (cuando hay dolor o adormecimiento concomitante de la distribución de la 1.ª división de NC V, lesión del vértice petroso = *sínd de Gradenigo*). **(2) Lesión del fascículo** (puente): diplopía horiz, ↑ a distancia, paresia y entumecimiento c/l. **(3) Lesión nuclear** (puente): mirada horiz (lesión concurrente del FRPP), paresia y entumecimiento.

Examen: ojo esotrópico (por act del recto medial sin oposición), peor a distancia y hacia el lado de la paresia. Afectación variable de NC III, IV, V 1.ª división y V 2.ª división con afectación del seno cavernoso. Afectación variable del NO c/enf del vértice orbitario (además de la afectación de CN III, IV y V 1.ª división). C/lesiones pontinas, se puede observar una alt de la mirada horiz (por inervación del recto medial c/l), paresia, entumecimiento. **Estudios:** considerar ATC, ARM, angiografía convencional para desc aneurisma (raro c/parálisis del NC VI). IRM cerebral y orbital con gado ± PL, Ac anti-AChR y más pruebas de miastenia. **Ddx: (1)** miastenia gravis y oftalmopatía tiroidea. **(2) Lesión nerviosa:** lesión b/l del NC VI sugiere tumor clival o ↑PIC; lesión u/l del NC VI sugiere ↑ PIC, sínd de Gradenigo (carcinoma nasofaríngeo, mastoiditis), traumat, aneurisma, parálisis del NC VI isquémica o diabética, enf del seno cavernoso (por arriba), ACG (isquemia al nervio), migraña oftalmopléjica, meningitis, sarcoidosis, schwannoma, meningioma, metástasis. **(3) Lesión nuclear:** ictus, hemorragia, desmielinización, tumor. **Pronóstico:** la parálisis traumát e isquémica del NC VI suele resolverse en 3-6 meses.

Parálisis motoras oculares múltiples

Def: disfunción de ≥ 2 nervios motores oculares (oculomotor, troclear y abducens). Causas: patología en la órbita, *seno cavernoso*, meninges, espacio subaracnoideo o proceso de unión neuromuscular.

P/c: visión borrosa o doble. Si/sx de otras neuropatías craneales.

Dx: IRM cerebral y orbital ± PL c/citología, búsqueda sistémica de malignidad, miastenia y pruebas tiroideas: Ac AChR, TSH, T_4, Ac estimulante de la tiroides, Ac antitiroideos.

Ddx: enf tiroidea, seudotumor orbitario, tumor orbitario, miastenia gravis, enf mitocondrial (Kearns-Sayre, oftalmoplejía externa progresiva crónica), migraña oftalmopléjica.

Enfermedades: tumor (carcinomatosis leptomeníngea, linfoma, meningioma, schwannoma, cordoma, condrosarcoma, apoplejía hipofisaria), meningitis (TB, sífilis, otras bacterias), trombosis del seno cavernoso, fístula carotídea cavernosa, aneurisma carotídeo cavernoso, traumat, migraña oftalmopléjica (NC III >> 6 > 4), botulismo, ictus de la arteria basilar, defecto de tiamina, SGB (con Ac anti-GQ1b), PIDC, sarcoidosis, sínd de Tolosa-Hunt, ACG (isquemia de los nerv o MEO), encefalopatía de Wernicke.

Oftalmopatía tiroidea y seudotumor orbitario

Oftalmopatía tiroidea (*Curr Opin Ophthalmol.* 2018;29(6):528-534): Def: inflamación inmunomediada del contenido orbital (músc, tejido conectivo, glándula lagrimal, grasa); más comúnmente a/c hipertiroidismo, también puede ser hipotiroideo o eutiroideo. **P/c:** proptosis subaguda b/l, dolor ocular leve, diplopía (esp al levantar la vista), inyección conjuntival; los si/ sx de hipertiroidismo pueden preceder, coexistir o seguir a la oftalmopatía. **Epid:** trast orbital común en adultos; riesgo ↑ c/mujeres, 3-5 décadas, tabaquismo, yodo radiactivo. **Ddx:** tumor orbitario, seudotumor orbitario, miastenia gravis, parálisis del nervio motor ocular. **Dx:** examen: retracción/retraso del párpado, proptosis, hinchazón periocular; mov oculares restringidos (RI y RM comúnmente → alt de la mirada hacia ↑ y abducción); Imagen: TAC/IRM orbital = agrandamiento regular de los MEO c/preservación de los tendones. **Rx:** sobre todo cuidados de apoyo (lubricación ocular); dejar de fumar, corticoesteroides, cirugía descompresiva o radiación c/congestión orbital severa; cirugía cosmética una vez quiescente (descompresión orbital, cirugía de párpados). **Pronóstico:** usu autolimitada (1-3 años), pero algunos c/progresión; pérdida visual ocasional (neuropatía óptica compresiva, daño corneal) con enf grave o fulminante.

Seudotumor orbitario (*Middle East Afr J Ophthalmol* 2018;25(2):71-80): inflamación idiopática e inespecífica del contenido orbitario (músc, tejido conjuntivo, glánd lagrimal, grasa). **P/c:** dolor orbitario agudo o subagudo u/l, hinchazón periorbitaria y diplopía. **Epid:** adultos de mediana edad. **Ddx:** oftalmopatía tiroidea, tumor orbital, infxn orbital, vasculitis a/c ANCA, enf a/c IgG4, histiocitosis, PAN, sarcoidosis. **Dx:** hinchazón del párpado, quemosis, mov oculares restrictivos, rara vez proptosis; las imágenes orbitales (TAC o IRM) muestran agrandamiento de los MEO c/afectación de tendones (todos los músculos pueden estar afectados). **Rx:** respuesta rápida a esteroides, AINE. **Pronóstico:** usu respuesta completa; recurrencias comunes; rara pérdida visual (neuropatía óptica compresiva, glaucoma, retinopatía) con enf grave.

Miastenia gravis ocular

Muscle Nerve 2008;37:141; *Neurol Clin* 2017;35(1):115-123.
Paresia fluctuante, fatigable y variable de los músc extraoculares por interrupción de la transmisión sináptica neuromuscular mediada por Ac. **Epid:** F > M. F 2-3 décadas, M más de 50. **P/c:** sx iniciales oculares (ptosis fluctuante y diplopía), → a sistémico en 2 años, afecta extremidades y músc bulbares (habla, deglución), crisis miasténica involucra músc resp. **Examen:** afectación de músc extraoculares en casi cualquier patrón; puede verse un patrón similar a OIN ("seudo-OIN"); ptosis (variable). La ↑ manual del párpado ptósico puede resultar en el ↓ del párpado c/l (debido a relajación del tono central de los elevadores del párpado). Mirada ↑ sostenida (> 30 s) → peor ptosis y empeora la paresia del recto medial. La ptosis puede mejorar c/descanso, prueba de edrofonio o una bolsa de hielo. **Tic del párpado de Cogan:** el párpado se excede en el intento de mirar hacia ↑ (desde la posición deprimida). La paresia asx del orbicular y del cuello es común. La paresia fatigable de brazos y piernas puede ser asx o inexistente en las 1.as etapas. **Estudios: (1)** Ac antiAChR ([+] en 50%); considerar otros Ac de miastenia pero con < rendimiento (ej. anti-MuSK, LRP4). **(2)** Considerar *prueba de edrofonio* (dosis de prueba de 2 mg, luego 2-8 mg hasta una resp positiva o total de 10 mg administrados; considerar tx previo c/0.4 mg de atropina para evitar ES; tener atropina adicional en caso de ES severos (bradicardia sintomática, hipotensión); monitorizar la mejoría de la ptosis y la alteración de los mov oculares). **(3)** Considerar EMG (EMG de fibra única, estimulación nerv repetitiva). **(4)** TAC de tórax para desc timoma. **(5)** Comprobar TSH y T_4 (enf de tiroides concurrente común). **Ddx:** oftalmopatía tiroidea, parálisis motoras oculares. **Rx:** los prismas no suelen ser útiles por la variabilidad del estrabismo). Considerar: piridostigmina (eficacia limitada con sx oculares aislados, mejor para ptosis), corticoesteroides (cuidado c/empeoramiento temprano tras la iniciación), supresión inmune avanzada, timectomía (si timoma e inicio < 50 años). **Pronóstico:** 80% → miastenia generalizada.

Anormalidades de la mirada

Tipos de anorm de la mirada: (1) anorm supranuclear: mov del ojo por una lesión de 2/2 de cualquier estructura que envíe inform a los núcleos motores oculares (es decir, núcleos del NC III, IV y VI); ejemplos: ictus de COF, hemorragia cerca de FRPP, insuf de convergencia/divergencia. **(2) Anorm internuclear:** mov ocular por una lesión 2/2 de las vías que conectan los núcleos motores oculares; ejemplo: OIN por lesión del FLM. **(3) Anorm nuclear:** mov ocular por lesión 2/2 de los núcleos motores oculares.

Tipos de movimientos oculares conjugados

Sacádicos: mecanismo de desplazamiento de la mirada para proporcionar fijación foveal rápida. Las áreas corticales que generan mov sacádicos horiz c/l incl COF (giro frontal posterior medio), campos oculares supl (regiones motoras supl) y campos oculares parietales (corteza parietal post).

Sacádicos horiz: proyecciones ↓ al tronco del encéfalo: decusación en el mesencéfalo hacia la FRPP c/l → núcleos NC VI y III (vía FLM).

Sacádicos verticales: proyecciones ↓ al tronco del encéfalo: nirFLM del mesencéfalo → núcleos NC III-IV.
Otras regiones del tronco del encéfalo que facilitan, producen o mantienen los sacádicos: colículo superior c/l, nirFLM, flóculo cerebeloso, complejo perihipogloso y núcleos vestibulares mediales. Las neuronas omnipausa del núcleo interpuesto del rafe inhiben los sacádicos no deseados.

Movimientos de fijación o seguimiento suave: mecanismo de desplazamiento de la mirada para seguir y mantener la fijación foveal. Generado corticalmente para persecución horiz i/l: unión occipital, temporal y parietal; las áreas corticales generadoras de sacádicos (arriba) contribuyen.

Movimientos de fijación o seguimiento horiz: proyecciones ↓ al tronco del encéfalo: (vía de doble decusación): rama post de la cápsula interna i/l → puente dorsal → decusación al flóculo cerebeloso c/l y vermis post → salida del cerebelo a través del pedúnculo cerebeloso inf al núcleo vestibular medial → 2.ª decusación al núcleo abducens.

Movimientos de fijación o seguimiento vertical: se presume una vía similar, pero la 2.ª decusación es de nirFLM. El núcleo intersticial de Cajal (inC) del mesencéfalo y la poscomisura tienen fnx adicionales.

Reflejo vestíbuloocular (RVO): estabiliza la mirada, mantiene la fijación foveal. Mov de la cabeza → señal del canal semicircular → núcleos vestibulares pontomedulares → FLM → núcleos NC III, IV y VI.

Nistagmo optocinético: seguimiento suave seguido de sacádicos correctivos. Se genera en los núcleos vestibulares a través del sist del tracto óptico accesorio → núcleos del NC III, IV y VI.

Trastornos del movimiento ocular

Parálisis de la mirada horiz: ↓ mov oculares horiz, puede afectar a cualquier tipo de mov ocular conjugado; puede ser parálisis nuclear de la mirada supranuclear. **P/c:** depende de la localización de la lesión; ± paresia concurrente, negligencia, alteración del lenguaje, nivel en la excitación. **Etiol:** ictus (hemisférico, pontino o talámico); crisis (mirada horiz forzada c/l); post a crisis (deterioro de la mirada c/l); masa pontina (hemangioma cavernoso, otras hemorragias, glioma); mielinolisis central pontina; def de tiamina; apraxia motora ocular congénita; enf de Gaucher; enf mitocondrial (Kearns-Sayre, oftalmoplejia externa progresiva crónica). **Estudios:** c/ lesión pontina (FRPP), alt de mov oculares i/l; paresia hemifacial i/l y negligencia c/l de la paresia; c/lesión pontina difusa, sínd de enclaustramiento (anartria, tetraplejia, mov oculares verticales conservados); c/lesiones corticales, alteración de sacádicos c/l o de la persecución i/l (según la ubicación cortical), alt del lenguaje (hemisferio dominante) o negligencia (hemisferio no dominante); IRM cerebral; ARM cerebral o ATC en casos seleccionados. **Pronóstico:** paresia de la mirada en ictus o hemorragias hemisféricas suele ser autolimitada.

Parálisis de la mirada vertical: ↓ mov oculares verticales, puede afectar a cualquier tipo de mov ocular conjugado (antes mencionado); puede ser parálisis de la mirada supranuclear o nuclear. **P/c:** cefalea, n/v, ↓ excitación (c/hidrocefalia). **Etiol:** masa dorsal del mesencéfalo (tumor pineal, glioma tectal, ↑ de tamaño del 3.er ventrículo-hidrocefalia), ictus mesencefálico o talámico, crisis oculógiras (inducidas por meds, posencefalitis), desviación benigna de la mirada en la lactancia; def de tiamina; enf de Whipple; PSP; enf de Niemann-Pick; enf mitocondrial (Kearns-Sayre, oftalmoplejia externa progresiva crónica). **Dx:** acompañamiento de si/sx del mesencéfalo dorsal: disociación pupilar ligera-cercana, nistagmo de convergencia-retracción (sacudida de convergencia y mov del globo hacia adentro con intento sacádico hacia ↑), retracción del párpado; IRM cerebral; ARM cerebral o ATC en casos seleccionados.

OIN: parálisis de la mirada internuclear c/alt de la aducción de 1 ojo 2/2 i/l daño i/l del mesencéfalo o FLM pontina. **P/c:** diplopía horiz (u oblicua); oscilopsia. **Epid:** mujeres jóvenes (desmielinización, a menudo b/l); adultos mayores (ictus, u/l). **Etiol:** desmielinización (SCA, EM); ictus lacunar. **Ddx:** miastenia (seudoOIN); def de tiamina. **Dx:** en caso de OIN, exotropía; alt (ausencia o ralentización) de sacádicos de aducción i/l y nistagmo de abducción c/l; la OIN puede ser u/l o b/l; la b/l puede tener exotropía (WEBINO: OIN b/l "con ojos en la pared"); desv de la inclinación concurrente o nistagmo de torsión (sínd "OIN plus"); IRM cerebral; ARM cerebral o ATC en casos seleccionados. **Rx:** considerar prismas de base (para exotropía) si no se resuelve. **Pronóstico:** usu se resuelve c/desmielinización; a menudo mejora c/ictus.

Sínd de 1 y medio: parálisis de la mirada conjugada (supranuclear o nuclear e internuclear) en 1 direcc y OIN (alt de la aducción) en direcc opuesta; lesión 2/2 del núcleo FRPP o del núcleo abducens y de fibras FLM; lesión en el puente dorsal. **P/c:** diplopía horiz. **Etiol:** ictus, desmielinización, hemorragia (hipertensiva, cavernoma), glioma pontino. **Ddx:** miastenia. **Dx:** IRM cerebral; ARM cerebral o ATC en casos seleccionados. **Rx:** prismas de base (para exotropía).

Desviación oblicua de la mirada: lesión supranuclear que interrumpe la vía de entrada del canal utricular y semicircular a FLM y a los núcleos motores oculares → desalineación vertical del ojo. **P/c:** diplopía vertical o de torsión; ± si/sx del tronco del encéfalo (↓ excitación, disartria, paresia, ataxia) ± otras caract de la reacción de inclinación ocular (torsión ocular, inclinación de la cabeza/de la vertical visual subjetiva). **Etiol:** ictus (adultos mayores), desmielinización (jóvenes), tumor. **Ddx:** parálisis del NC IV, MG. **Dx:** hipertropía (c/lesión medular, hipertropía c/l; c/lesión FLM, hipertropía i/l); a dif de la parálisis del NC IV, usu comitante (mismo grado de desviación en dif direcciones de la mirada) y puede ↓ en posición supina; desv oblicua con torsión ocular e inclinación de la cabeza llamada reacc de inclinación ocular; otros si/sx de disfxn del tronco del encéfalo usu presentes (como arriba); IRM/ARM cerebral. **Rx:** prismas base-arriba o base-abajo (para hipertropía) si no se resuelve. **Pronóstico:** puede ser autolimitada (ictus o desmielinización).

Insuf de convergencia: déficit supranuclear (ubicación desconocida) → ↓ convergencia. **P/c:** diplopía horizontal con tareas cercanas (p. ej., lectura). **Epid:** pts con traumat craneal; también c/otras lesiones del mesencéfalo; descompensación/"degradación" de exoforia. **Ddx:** miastenia. **Dx:** ducciones totales en el examen. **Rx:** ejercicios oculares ("flexiones de lápiz"); prismas de base (para exotropía) en prescripción de cerca; cirugía de estrabismo.

Insuf de divergencia: déficit supranuclear (ubicación incierta) → deterioro de la capacidad de abducción ocular. **P/c:** diplopía horiz a distancia. **Epid:** pts adultos mayores; enf cerebral de peq vasos concomitante. **Ddx:** sínd de ojo caído; déficits b/l del NC VI, miastenia, ↑ PIC, masa pontina (glioma), lesión clival. **Dx:** ducciones completas en el examen; ojo caído: también cuencas profundas, ptosis c(pliegue del párpado ↑, ± desalineación vert. Considerar IRM cerebral. **Rx:** prismas de base (para esotropía); cirugía de estrabismo.

Espasmo de convergencia: **Def:** déficit supranuclear que produce una convergencia forzada; usu volitivo/psicógeno. **P/c:** diplopía, visión borrosa. **Epid:** trast de personalidad. **Ddx:** parálisis del NC VI b/l, TCE, lesión del tronco del encéfalo inf. **Dx:** miosis y convergencia, abducción norm por prueba oculocefálica, resolución de miosis cuando se ocluye un ojo; considerar eval psiquiátrica; considerar IRM si si/sx adicionales. **Rx:** tranquilizar; considerar atención psiquiátrica.

Nistagmo y otras interrupciones de la fijación de la mirada

Nistagmo: desplazamiento lento de los ojos desde la fijación seguido por mov correctivo (rápido o lento).

Mecanismos: fijación alterada por un **(1)** RVO defectuoso. **(2)** Integrador neural (en el núcleo prepósito del hipogloso, núcleos vestibulares mediales, inC, y flóculo del vestibulocerebelo): mecanismos neurales para sostener las posiciones excéntricas del ojo para contrarrestar fuerzas orbitales elásticas. **(3)** Mecanismos cerebrales de fijación visual.

Presentación: n/v, vértigo, oscilopsia y visión borrosa c/nistagmo nuevo y adquirido; n/v prominentes c/enf periférica (agudeza visual s/oscilopsia c/formas congénitas de nistagmo). ± si/sx del tronco del encéfalo y cerebelosos (esp c/nistagmo central adquirido).

Tratamientos: muchos agentes probados, resultados decepcionantes (mal tolerados, poca eficacia).

Nistagmo adquirido en la mirada primaria

Nistagmo por enf vestibular periférica: calidad: fase rápida horiz-torsional. Disparadores: cambios en posición de cabeza. Otras caract: suprimido por fijación, cambios de posición de la cabeza (p. ej., Dix-Hallpike con VPPB), sacudidas de cabeza, hiperventilación, vibración mastoidea, Valsalva. Apoyo: conservación de sacádicos y persecuciones, fatiga, corta duración, hipoacusia. Mecanismo: RVO defectuoso. Causas: VPPB, enf de Ménière, neuritis vestibular, laberintitis. Rx: maniobra de Epley (para VPPB); anticolinérgicos (difenhidramina, escopolamina), BZD, acetazolamida (para Ménière); rehab vestibular.

Nistagmo por enf central: nistagmo ↓: calidad: fase rápida hacia ↓, fase lenta hacia ↑. Disparadores: peor c/mirada hacia ↓, ↔ y convergencia (p. ej., leer o ↓ las escaleras). Otras caract: no se suprime con la fijación. Apoyo: nistagmo horiz concurrente c/cambio de dirección, si/sx de enf cerebelosa (ataxia, persecución alterada, hipermetría sacádica). Mecanismo: integrador neural defectuoso (fxn especial del flóculo para inhibir los mov oculares ↓ no deseados; la enf conduce a deriva ↑ y nistagmo ↓). Causas: enf o toxinas (litio, EtOH, varios FAE) que afectan al vestibulocerebelo (degeneración cerebelosa, desmielinización, ictus o hemorragia) o a la unión craneocervical (malform de Chiari, siringomielia, desmielinización, ictus); autoinmune (p. ej., Ac GAD65). Rx: 4-aminopiridina, BZD, baclofeno, anticolinérgicos, memantina, gabapentina.

Nistagmo de enf central – nistagmo ↑: calidad: fase rápida ↑. Disparadores: (+) en posición neutra y en todas las direcciones de la mirada. Otras caract: no se suprime con la fijación. Apoyo: persecución e intrusiones sacádicas. Mecanismo: integrador neural defectuoso; se entiende menos (que el latido inf), pero la lesión usu se produce en los núcleos hipoglosos medulares o el tracto tegmental ventral; puede producirse en la zona medular, puente de Varolio o mesencéfaloo. Causas: def de tiamina, ictus, desmielinización, tumor.

Nistagmo por enf central: nistagmo torsional (puro): calidad: torsión pura en fase rápida (se detecta al observar los vasos conjuntivales). Disparadores: presente en posición neutra. Otras caract: no se suprime con la fijación. Apoyo; OIN o rxn de inclinación ocular coexistente. Mecanismo: integrador neural defectuoso; poco conocido; enf medular. Causas: ictus, tumor, desmielinización, siringomielia.

Nistagmo adquirido (y fisiológico) en la mirada excéntrica

Nistagmo fisiológico (punto final): fase rápida horizotorsional en dirección de la mirada evocada por la mirada excéntrica en individuos norm. ↑ con fatiga; peq amplitud. Fijación y mov de fijación o seguimiento norm. Rx: ninguna.

Nistagmo evocado por la mirada: fase rápida horiz en dirección de la mirada evocada por la mirada excéntrica. Gran amplitud; fijación y seguimiento alterados. ± otros si/sx de disfunción cerebelosa y del tronco del encéfalo. Mecanismo: integrador neural defectuoso; enf de estructuras de mant de la mirada horiz (núcleo prepositivo hipogloso y núcleos vestibulares mediales) y de la mirada vertical (inC), así como del vestibulocerebelo y los tractos paramedianos. Causas: sedantes, EtOH, FAE, ataxia episódica tipo 2, daño cerebelopontino. Rx: no suele ser necesario.

Otros tipos de nistagmo e interrupciones de la fijación

Nistagmo pendular: mov de vaivén (usu en plano horiz o vert; puede ser circular o elíptico); s/fase rápida; EM o ictus del tronco del encéfalo subyacente; Rx: memantina o gabapentina.
Nistagmo alternante periódico: nistagmo horiz, cambia de dirección q90 min c/intervalos de 5-10 min s/nistagmo; punto nulo cambiante; usu congénito y benigno; puede ser adquirido (lesión del tronco del encéfalo); enf del nódulo cerebeloso 2/2 y úvula; tx c/baclofeno, FAE.

Nistagmo en sube y baja: ↑ e intorsión cíclica de un ojo con depresión y extensión del otro (el ciclo se invierte después); por enf de la región paraselar o del mesencéfalo (inC).

Opsoclono y aleteo ocular: sacádicos aleatorios involuntarios a intervalos irregulares; mioclonía, ataxia y Δ cognitivos sup; enf de las neuronas omnipáusicas del puente; puede ser posinfeccioso, inmunomediado o paraneoplásico; buscar neuroblastoma en niños y otros tumores en adultos; tratar c/esteroides, IgIV, plasmaféresis; extirpar el tumor.

Mioclonía oculopalatina: nistagmo pendular + temblor palatino; meses tras enf del triángulo de Mollaret (nuc dentado, nuc rojo, oliva inf); Rx: memantina, VPA, anticolinérgicos.

Anomalías pupilares

En caso de anisocoria, lo 1.° es determinar qué pupila está afectada (más grande *vs.* más peq). Examinar en la luz y en la oscuridad: dificultad para contraer → pupila grande afectada; problema de dilatación → pupila peq afectada.

Anisocoria fisiológica

La mayoría de los casos de anisocoria es fisiológica, 1-2 mm. Dx: grado de anisocoria similar en condiciones de luz y oscuridad; velocidad norm de constricción y dilatación b/l; respuestas norm a agentes farmacológicos.

La gran pupila: anisocoria mayor en la luz brillante

Generalidades: la mayoría de los casos es fisiológico. Los 3 mecanismos más comunes son el deterioro de la entrada oculoparasimpática al constrictor del iris (daño en la vía de 2 neuronas desde Edinger-Westphal en el mesencéfalo ventral hasta el ganglio ciliar); patología del iris (daño en el músculo del esfínter del iris); y efecto farmacológico.

Presentación: si aislado (p. ej., pupila tónica), q/d visión borrosa (por gran apertura y alt de la acomodación del cristalino), dificultad con la visión de cerca y fotofobia. Si hay lesiones compresivas del NC III, puede haber dolor, cefalea, diplopía. Las lesiones del mesencéfalo pueden causar ptosis, somnolencia, paresia, pérdida sensorial y ataxia.

Ddx: (1) *farmacológico* (inhibidores anticolinérgicos/parasimpáticos o simpaticomiméticos): no intencionado (nebulizadores de salbutamol o ipratropio, parche de escopolamina, glicopirrolato, insecticidas) o examen ocular c/dilatación, esp si es muy grande (> 7 mm). **(2)** Otras causas oculares: traumat local (iris), inflamación infxn (iritis), glaucoma agudo de ángulo cerrado (fotofobia, enrojecimiento, dolor). **(3)** *Pupila tónica:* pérdida de la cresta pupilar, regiones de constricción preservada (parálisis sectorial visible en el examen c/lámpara de hendidura), se constriñe a la cercanía y c/pilocarpina diluida (la pupila más grande se constriñe más que la norm); cuando es idiopática se denomina de Holmes-Adie (sínd de Adie completo, usu en mujeres jóvenes c/pérdida de REM); otras etiologías: Sjögren, ACG, VVZ, Lyme, sífilis y paraneoplásica. **(4)** *Parálisis del NC III con afectación pupilar:* pupila aislada infrec; es de esperar que estén implicados ≥ 1 MEO (RS/RM/RI/OI) y el elevador del párpado; causas: compresión (aneurisma de PCom, tumor, hernia uncal), infiltración (tumor, infxn, inflamación); rara vez isquemia del NC III (usu no afecta la pupila). **(5)** *Lesión del mesencéfalo:* hidrocefalia, tumores pineales, desmielinización, inflamación, infxn.

Dx: (1) pupilas > 7 mm probab 2/2 meds (p. ej., nebulizadores). **(2)** Buscar si/sx de disfxn NC III: deterioro de aducción, elevación y depresión, exotropía, hipertropía alternante en la mirada hacia ↑ y ↓, ptosis. **(3)** Buscar si/sx de disfxn del mesencéfalo: ptosis y midriasis b/l; letargo; paresia, ataxia, temblor o bradicinesia c/l. **(4)** Considerar la ATC o ARM (para lesiones compresivas del NC III como aneurisma de PCom). **(5)** Considerar TAC o IRM cerebral c/contraste (para lesiones compresivas del NC III o el mesencéfalo, como hernia uncal). **(6)** Considerar PL (para lesiones inflamatorias o infiltrativas del NC III).

La pupila pequeña: anisocoria mayor con luz tenue

Generalidades: la mayoría de las anisocorias es fisiológica. Principal causa patológica: ↓ entrada simpática al dilatador del iris (es decir, *sínd de Horner*). Otras causas: ↑ tono parasimpático o patología local del iris.

Sínd de Horner: subdividido por la patología de 3 vías neuronales: *1.er orden* (hipotálamo → C8-T2), *2.° orden* (C8-T2 → ganglio sup cervical [GCS]) y *3.er orden* (GCS → dilatador del iris).

Presentación: generalidades del sínd de Horner: ptosis, miosis, ↑ del párpado inf (puede parecer enoftalmos), anhidrosis facial, leve inyección conjuntival, visión borrosa (↑ acomodación). Otros posibles hallazgos: ptosis "al revés" por denervación simpática del retractor del párpado inf, heterocromía iridiana (dif de color entre ambos ojos) en lesiones congénitas, enoftalmos aparentes.

SH de 1.er orden: rara vez aislado anhidrosis hemifacial y hemicorporal; i/l; lesiones de **(1)** hipotálamo: ↓ excitación, disfxn endocrina, sueño interrumpido; **(2)** mesencéfalo: parálisis del NC IV c/l; **(3)** protuberancia: disartria, disfagia, paresia, entumecimiento; **(4)** médula dorsolateral: entumecimiento facial i/l o c/l, entumecimiento corporal c/l, hipofonía y ataxia i/l (es decir, sínd de Wallenberg). **SH de 2.° orden:** solo o con: anhidrosis hemifacial y hemicorporal y rubor ("sínd del arlequín") i/l; lesiones medulares cervicales y del plexo braquial → paresia, entumecimiento, dolor, disfxn intestinal/vesical. **SH 3.er orden:** anhidrosis hemifacial de (lesión antes de bifurcación de ACI = toda la hemicara; después de la bifurcación = hemicara inf). Lesiones de **(1)** ACI → dolor de cuello, cefalea retroorbitaria, acúfenos pulsátiles, parálisis de NC IX-XII, ictus de ACM-ACA; **(2)** seno cavernoso → NC V 1.ª/2.ª división, parálisis del NC III/IV/VI; **(3)** órbita: igual que el seno cavernoso pero c/NO implicado y la 2.ª división del NC V preservada; nota: parálisis del NC III (parasimpático) + SH puede → pupila fija en posición media.

Ddx: (1) *SH de 1.er orden:* (a) hipotálamo: tumores/infxns/inflamación (sarcoide, histiocitosis); (b) mesencéfalo/puente: hemorragia, traumat, desmielinización, tumor; (c) médula: ACPI/ictus de a vertebral, desmielinización, tumor; (d) médula (a menudo Horner b/l): traumat, desmielinización, tumor. **(2)** *SH de 2.° orden:* tumor pulm apical, lesión del plexo braquial, traumat, siringomielia, neoplasia (neuroblastoma), mielitis transversal e infarto de la médula cervical. **(3)** *SH de 3.er orden:* disección/trombosis de la ACI, enf del seno cavernoso (p. ej., inflamación/trombosis/tumor), enf orbital, cefalea en racimo, traumat cervical o intraoral (puede ser una lesión yatrógena → sondas y líneas). **(4)** *Pupila de Argyll Robertson:* miosis b/l; reacciona a la cercanía pero no a la luz (sífilis). **(5)** *Pupila tónica crónica:* la pupila tónica inicial se vuelve peq c/ el tiempo ("el pequeño Adie"). **(6)** *Patología local del iris:* inflamatoria, traumat, infxn. **(7)** *Meds y toxinas sistémicas y locales:* bloqueo noradrenérgico o estimulación opioide/colinérgica.

Dx: (1) en el SH, buscar miosis, retraso en la dilatación (cond de luz a oscuridad), ptosis leve (la ptosis grave no se ve en Horner), ↑ del párpado inf, anhidrosis, inyección conjuntival leve, seudoenoftalmos, visión borrosa (↑ acomodación 2/2), ↓ presión intraocular; c/Horner congénito, ↓ pigmento del iris (ojo azul). **(2) Prueba de la cocaína** (4 o 10%; bloquea la recaptación de norepinefrina en la UNM del músc dilatador del iris, reacción norm = dilatación): c/↓ dilatación, confirma Horner; pupila norm se dilata, ↑ la anisocoria. ¡Ya no se utiliza casi nunca! **(3)** 1-2 días desp de la prueba de cocaína, considerar la **prueba de hidroxianfetamina**: c/dilatación, la neurona de 3.er orden está intacta y la lesión está en las neuronas de 1.er o 2.° orden. **(4) Prueba de apraclonidina** (0.5 o 1%; acción agonista débil en receptores postsinápticos 1-adrenérgicos): dilatación en Horner crónico por supersensibilidad de denervación del dilatador del iris); s/respuesta en pupilas norm o Horner temprano, ↓ grado de anisocoria. **(5)** Considerar IRM/ARM de cerebro y cuello (c/imágenes T1 saturadas de grasa → de la base del cráneo para evaluar la disección) y ATC. **(6)** Considerar imágenes de tórax y hombro.

DEMENCIA DE PROGRESIÓN RÁPIDA

INTRODUCCIÓN

Definición: deterioro de la fxn intelectual/conductual/cognitiva/psiquiát (demencia) que suele durar de varias semanas a meses pero < 2 años.

Epidemiología *Ann Neurol* 2008;64:97: 62% por priones (75% esporádica, 22% genética, 3% adquirida); 15% neurodeg (es decir, enf clásicamente "crónicas" degenerativas); 8% autoinmunes; 4% infecciosas; 2% cada uno psiquiátrica, cáncer, tóxico-metabólica, vascular; 4% indeterminada (usu leucoencefalopatía/encefalopatía de origen desconocido). Otros estudios sugieren 6-27% de causas reversibles.

Diagnóstico diferencial y estudios para DPR

Ddx de DPR (modificado de *Neurol Clin* 2007;25:783):

- **Vascular:** infartos (talámicos, multifocales) o encefalopatía isquémica; PTT (2/2 trombos microangiopáticos), hiperviscosidad (policitemia, paraproteinemias: gammapatía monoclonal, Waldenstrom, Bing-Neel), trombosis venosa cerebral, angiopatía amiloide cerebral inflamatoria (AACI), CADASIL.
- **Infecciosas:** encefalitis viral, VIH, LMP, COVID-19, panencefalitis esclerosante subaguda (PESA), fúngicas, sífilis, parásitos/amebiasis, enf de Lyme, *Balamuthia*, enf de Whipple, TB
- **Tóxicos:** plomo, CO, bismuto, litio, mercurio, arsénico, tolueno, cianuro.
- **Traumat:** encefalopatía traumática crónica (ETC), HSD, lesión axonal difusa.
- **Autoinmunes:** encefalopatía de Hashimoto/ECRATA, autoinmunes (p. ej., NMDA, CKAV), cerebritis lúpica, vasculitis del SNC, sarcoidosis, encefalopatía límbica paraneoplásica, EAD, Susac, Behcet, enf celiaca.
- **Metabólicas:** anorm electrolíticas/metabólicas graves; uremia, encefalopatía hipóxico-isquémica o hipercápnica, enf de Wilson, enf mitocondrial, encefalopatía hepática, neuroacantocitosis, encefalopatía portosistémica, porfiria, degeneración hepatocerebral adquirida, enf de almacenamiento lisosómica, leucodistrofias, acidemia metilmalónica, hipertiroidismo, hipotiroidismo.
- **Metástasis/neoplasia:** encefalitis límbica paraneoplásica no autoinmune, meningioma frontal, gliomas, metástasis en el SNC, linfoma 1.° del SNC, linfoma intravascular (LIV), granulomatosis linfomatoide (GL), gliomatosis cerebral.
- **Yatrogenia:** ES de los meds y suplementos, neurocirugía, quimioterapia, RT.
- **Sust/ilícitas:** EtOH crónico (Wernicke-Korsakoff, Marchiafava-Bignami), leucoencefalopatía por heroína inhalada, MDMA, metanol, psicosis por cannabis.
- **Neurodegenerativas:** enf de Creutzfeldt-Jakob (ECJ; esporádica, yatrógena, familiar, nueva variante), EA, demencia vascular (DV), DCL, sínd DFT, sínd de afasia 1.ª progresiva (APP), EP c/demencia, DCB, AMS, ELA-DFT-parkinsonismo, PSP, enf Huntington, ETC.
- **Sistémica:** anorm tiroideas, paratiroideas y suprarrenales, HTN/PRES.
- **Crisis:** secuelas crónicas o encefalopatía interictal.
- **Estructural:** HNT, sínd de cerebro flácido.
- **Trastornos del sueño:** AOS, privación severa del sueño.

Estudios diagnósticos: pruebas generales y "según indicación"

Completos

- **Sangre:** BHC, TP, TTP, quím7, Ca, Mg, P, PFP, NH_3, LDH, vit B_{12}, Homocist, MMA, TSH, T_4 libre, "tamiz reumát" (VSG, PCR, AAN, FR, SS-A, SS-B), Ac de sífilis, Ac de VIH, Ac de Lyme, Ac anti-TG, Ac anti-TPO, Ac paraneoplásicos/autoinmunes (mínimo: anti: NMDA, Hu [ANNA-1], Ma2 [Ta], CV2 [CRMP-5], anfifisina, AMPA-R y CKAV [LGI1, CASPR2]; GABAc; considerar: anti: Yo, nCMAg, Ma1, Ri [ANNA-2], GAD65).
- **LCR:** recuento celular + diferencial, proteínas, glucosa, índice de IgG, bandas oligoclonales, VDRL, Ac paraneoplásicos/autoinmunes.
- **Orina:** EGO. **Otros:** IRM cerebral (con FLAIR, DWI, ±gadolinio), EEG.

Dirigido a dx específicamente sospechosos.

- **Sangre:** marcadores tumorales (CEA, Ca-125, APE), vit E, Cu, ceruloplasmina, anti-ADNbc anti-smith, p-ANCA, c-ANCA, C3, C4, CH50, Ac antiendomisio, IgA e IgG antigliadina, ECA, Ac anti-GAD, otros Ac paraneoplásicos, carga viral del VIH, subconjuntos de células T, frotis, viscosidad, lactato y piruvato, pruebas de hipercoagulabilidad, gen *Notch3* (CADASIL), ácidos grasos CML, arilsulfatasa, galactosidasas, pruebas genéticas (p. ej., EH, EA, DFT, AEC).
- **LCR:** Ag criptocócico, PCR viral y cx. Cx: bacterianos, micóticos, BAAR, tinción BAAR, citología y citometría de flujo, PCR reordenamiento del gen IgH, PCR Whipple, proteína 14-3, RT-QuIC, NSE (enolasa específica de neurona), amiloide-beta$_{42}$, tau (total y fosforilado).

- **Orina:** Cu (recogida de 24 h, si ¿enf de Wilson?), cribado de metales pesados (recogida de 24 h para Pb, As, Hg, Bi, Al, Li), PBG/ALA (recogida de 24 h si porfiria).
- **Otros:** PET-FDG cerebral (EA *vs.* DLFT), PET amiloide (EA), PET DAT (DCL, EP), espectrosc de RM, PET corp + TAC (cribado de cáncer), mamograf, angiograf conv, EMG/VNC, Bx: cerebro/meninges, yeyuno (enf de Whipple), piel (LIV); USG carot, ETT.

Causas vasculares de DPR

Angiopatía amiloide cerebral inflamatoria

Def: AAC a/c **(1)** inflamación perivascular. (AACIR, 13-17% de AAC) o **(2)** angitis a/c Aβ (ARAB, 36% de ACC) respuesta a depósitos de β-amiloide. Más común c/APOE ε4/ε4.

P/c: DPR (cognitiva ↓ durante 1-4 meses), crisis (90% AACIR), cefalea, leucoencefalopatía.

Dx: Hx clínica + hallazgos de la IRM, ±bx, *IRM*: múltiples microhemorragias en EG/SWI; lesiones ↑ T2/FLAIR en parches o confluentes en SB, + realce meníngeo (57%). *LCR:* proteína ↑ leve-moderada (inespecífica). *Bx cerebral*: AACIR: resp inflamatoria perivascular. ARAB: angitis granulomatosa similar a la 1.° vasculitis del SNC.

Rx: esteroides ± ciclofosfamida; evitar antiplaquetarios y anticoagulantes si es posible.

CADASIL

Def: enf genética, AD, que afecta a peq vasos cerebrales causando ictus y leucoencefalopatía.

Epid: prev 2% edad < 65, 11% edad < 50 en pts c/ictus lacunar + leucoaraiosis.

P/c: migraña con aura (20-40%), AIT/ictus (60-85%), trast del estado de ánimo (20%), det cognitivo progresivo en 10% (ejecutivo, atención, memoria, casi 100%), crisis 5-10%.

Dx: IRM: lesiones T2/FLAIR en SB, esp cápsula externa, lóbulos temp ant. Otros: mutación del gen *Notch3*, bx cutánea c/material osmiofílico granular en las paredes de los vasos.

Rx: ensayo de donepezilo para el det cognitivo, modificación del riesgo CV, Rx de migraña (*Neurol Clin Pract* 2019;9(3):277-278).

Causas infecciosas de la DPR

La mayoría de los casos de DPR infecciosa son presentaciones atípicas (es decir, inusualmente *lentas)* de infxns comunes del SNC. Causas más comunes: VHS, CMV, VEB, enterovirus, EVNO, EEO, VIH, sífilis, neuroborreliosis de Lyme, NCC.

Rabia: p/c Δ conductual y neuropsiquiátrico (p. ej., agitación, comportamiento extraño, alucinaciones, excitabilidad extrema); usu evoluciona rápidamente hacia el coma.

Poliomavirus (VJC, VBK): usu p/c déficits neuro multifocales o meningoencefalitis.

VIH: 4 asociaciones c/DPR: **(1)** complejo de demencia por SIDA (usu SIDA avanzado); **(2)** durante la seroconversión; **(3)** neuro-SIRI (sínd inflamatorio de reconstitución neuroinmune) al iniciar la TARAA; **(4)** infxns oportunistas. Anfetamina + VIH → demencia acelerada por VIH.

Neurocisticercosis (NCC): rara en países desarrollados, pero es la enf parasitaria del SNC más común en todo el mundo. Causada por el parásito *Taenia solium*. Usu p/c signos neuro focales o crisis, pero en 12.5% de los casos p/c demencia (*Neurology* 2010;74(16):1288-1295). Dx: neuroimagen característica (lesión quística, calcificada solitaria o punteada); demostración histológica/fundoscópica del parásito; Ac anticisticercal en suero/LCR; resolución de las lesiones quísticas intracraneales de forma espontánea o tras tx c/albendazol o praziquantel (ver capítulo de *Enfermedades infecciosas neurológicas*).

COVID-19: las complicaciones del SNC a/c SARS-CoV-2 incl encefalopatía y encefalitis, entre otras (*J Med Virol* 2021;93(1):206-222). Se cree que se debe a la cascada hipóxica/metabólica/inflamatoria. Se han descrito cambios T2 FLAIR corticales/subcorticales. Rara vez se detecta el virus en el LCR. Anosmia/ageusia; tos seca; disnea pueden ayudar a diferenciar de otras encefalopatías.

Neurosífilis: causada por la espiroqueta *Treponema pallidum;* presentaciones proteicas que incl meningitis, sínd meningovascular; tabes dorsal; ataxia; múltiples neuropatías craneales; parálisis; hidrocefalia; puede → a demencia c/signos frontotemporales. ***Dx:*** signos clínicos neuro u oftálmicos; prueba treponémica en suero; LCR-VDRL; pleocitosis en LCR y proteínas ↑. ***Tx:*** penicilina IV por 10-14 días. Puede observarse una reacción de Herxheimer o un empeoramiento de los sx después del tx, para lo cual pueden utilizarse esteroides como complemento durante los 1.os días del tx.

PESA (2/2 infxn del SNC con virus del sarampión): en pts de países donde el sarampión es común; niños >> adultos. *P/c*: demencia (crónica progresiva o DPR), crisis, mioclonía, ataxia, rigidez, Δ visuales. Más tarde: cuadriparesia espástica, hiperreflexia difusa y dedos de los pies ↑, coma. *Dx*: **(1)** ↑ Ac de sarampión (suero y LCR) en entorno clínico apropiado; **(2)** EEG: complejos periódicos y ondas agudas de 3-10 Hz a/c sacudidas mioclónicas.

Enf de Whipple del SNC: infxn bacteriana 2/2 *Tropheryma whipplei,* rara pero tratable. *Epid:* inicio: cualquier edad, usu entre 40 y 70 años (mediana 50). ***P/c:*** usu diarrea, dolor abd, ↓ peso, artralgias, emaciación, fiebre, linfadenopatía; 15% sin si/sx GI. ***Afectación del SNC:*** ~5% p/c neuro si/sx; enf subclínico en ~45% casos. 70% de deterioro cognitivo, 40% de si/sx psiquiátricos. Otros si/sx comunes: parálisis de los mov oculares, mioclonías, crisis, meningitis aséptica, afectación hipotalámica, ataxia, signos focales. *"Tríada clásica"*: demencia, oftalmoplejía, mioclonía (< 10% de los casos, pero muy específicos). *Miorritmia oculomástica*: patognomónica (pero poco frec). ***Dx:*** LCR: ↑ proteínas, ↑ linfáticos 50% casos. IRM: no específica. PAS + inclusiones o *T. whippelii* en macrófagos espumosos en bx yeyunal; PCR en bx yeyunal o LCR. ***Rx:*** TMP/SMX 160/800 mg VO bid × 1-2 años, con folato. 2.ª línea: penicilina G, penicilina VK, amoxicilina.

CAUSAS TÓXICO-METABÓLICAS DE LA DPR

Deficiencia de niacina: pelagra ("piel áspera"): véase el capítulo sobre *Tóxicos y carencias vitamínicas.* **Metales pesados** (As, Hg, Al, Li, Pb): usu p/c encefalopatía *aguda* florida (horas-días; usu más rápida que la DPR [sem-meses]); puede presentarse como DPR.

Toxicidad del Mn: sobre todo en mineros. El parkinsonismo es una caract dominante; puede p/c DPR.

Toxicidad por bismuto: con uso excesivo de meds que contienen bismuto, p. ej., Pepto-Bismol® (para EUP, diarrea). Usu p/c apatía, ataxia leve, cefalea; puede → a mioclonía, disartria, confusión severa, alucinaciones, crisis, muerte. Rango tóxico: > 50 µg/L.

Inicio de los trastornos metabólicos o mitocondriales en adultos

Caract comunes: paresia, espasticidad, ataxia; la progresión usu es lenta, pero rara vez rápida.

Porfiria: si/sx GI, dolor inexplicable, peor si/sx c/meds nuevos; curso fluctuante.

Leucodistrofia metacromática de inicio en la edad adulta (LMIEA): rara vez p/DPR; otras leucodistrofias también rara vez p/c DPR de inicio en edad adulta (p. ej., adrenoleucodistrofia ligada al X).

Enf de Kufs: raro; forma adulta de lipofuscinosis ceroidea neuronal. Presentación: inicio en la edad adulta temp, epilepsia mioclónica progresiva, ± si/sx psiquiátrico, ± catatonia.

Trast mitocondrial: incl MELAS, MERRF, enf de Kearns-Sayre. Rara vez p/c DPR. Otros sx: migrañas, sx psiquiátrico, paresia, sx n/v/GI, deterioro auditivo/visual. **Dx**: lactato/piruvato, AA en plasma, ácidos orgánicos en orina, RM espect, bx muscular, pruebas genéticas. **Rx**: CoQ10, cóctel mitocondrial.

Neuroacantocitosis: espectro de sínd (incl corea-acantocitosis; sínd de McLeod; neurodegeneración a/c cinasa de pantotenato; enf de Huntington tipo 2) p/c corea neurodegenerativa a/c eritrocitos de forma anormal (es decir, acantocitos); alt cognitivo-conductuales/neuropsiquiátricas comunes, a veces c/c convulsiones. Presentación: inicio en la edad adulta temp o media. Sin tx específico.

Enf de Wilson (*Lancet* 2007;369:397).

Def: trast AR del metabolismo del cobre.

Epid: Prev 1:30-100 000, edad de inicio 5-35.

P/c: *Neuropsicología* (40-50% de presentaciones iniciales): parkinsonismo, temblor, distonía, conductual, psiquiátrico. *Otros sx:* cirrosis, anillos de Kayser-Fleischer.

Dx: ↑ PFH, ceruloplasmina sérica, Cu sérico, Cu 24 h, bx hepática, prueba del gen *ATP7B*.

Rx: quelantes (penicilamina, trientina, Zn); trasplante de hígado.

CAUSAS AUTOINMUNES DE LA DPR

Encefalopatía de Hashimoto/Encefalopatía con respuesta a esteroides a/c tiroiditis autoinmune, "SREAT"

Epid (*J Neuropsychiatry Clin Neurosci* 2011;23:384): Prev ~2/100 000. Edad de inicio: 45-55 años. 80% mujeres. A/c enf tiroidea autoinmune, LES, DT1, Sjögren.

P/c: curso inespecíf. Se requiere mejora rápida c/esteroides (96%). Pródromo (no siempre presente): depresión, Δ de la personalidad, psicosis. Encefalopatía progresiva o fluctuante c/falta de atención, disfxn de la ejecución/memoria, agitación o letargo (65%), crisis (59%), psicosis (27%), mioclonía (42%), episodios tipo ictus (18%), alucinaciones.

Dx: 86% con ↑ Ac de peroxidasa antitiroidea (anti-TPO), 48% con ↑ Ac de antitiroglobulina (anti-TG). La mayoría de los casos es eutiroideo o hipotiroideo subclín. Las conc de Ac de anti-TPO no se correlacionan c/la gravedad. Casos raros de enf anti-TPO (−). Ac anti-TPO ↑ en 10% de la población general; % ↑ c/la edad, género F. IRM (anorm 45%), EEG (89% anorm usu es lento, a veces agudo), LCR (anorm 71% suele ser ↑TP) y hallazgos de bx cerebral inespecíficos.

Rx: la resp a los corticoesteroides es una caract definitoria. Empezar c/dosis ↑ de metilpred 1 g/d × 3-5 días. Esquema muy breve → recaída. Seguir c/prednis de mant VO de 1 a 2 mg/kg/d; reducir lentamente. Repetir pulsos de metilpred para recaída. La duración de Rx varía (4-6 m a 10 años). En enf remitente-recurrente, pueden usarse ahorradores de esteroides, p. ej., IgIV, intercambio plasmático, azatioprina, ciclofosfamida, hidroxicloroquina, metotrexato, rituximab.

Encefalitis límbica (EL)

P/c: amnesia subaguda (↓ memoria anterógrada a corto plazo [MCP], ± ↓ memoria retrógrada), psicosis, hiperreligiosidad, alucinaciones, crisis, Δ de personalidad, trast del sueño, ± afectación del tronco del encéfalo.

Cáncer: CPCP (75%; de estos, 50% a/c Ac anti-Hu), células germinales (ovario, testículo), timoma, linf de Hodgkin, Ca de mama. La EL puede preceder al dx de Ca por sem-meses; rara vez en años.

Ac: *intraneuronal:* Anti-Hu, anti-Ma2/Ta, anti-CV2/CRMP-5, antiamfifisina. *Extracelular:* mediada por células T: Anti-NMDA, Anti-DPPX, anti-AMPA, anti-GABAb, anti-VGKC (LGI1, CASPR2), Anti-D2, Anti-mGluR5. Mediada por células B.

Dx: *IRM*: Δ T2/FLAIR en lóbulos temporales mesiales (LTM). *EEG:* ralentización, crisis. *PL:* leve ↑ prot, leucoc. *Suero/LCR:* panel Ac LE. *Cribado de cáncer:* TAC-PET c/a/p, USG pélvico/testicular, mamografía.

Rx: extirpación del tumor, esteroides (1 g metilpredinsol × 5 d), IgIV (0.4 g/kg × 5 d), PLEX. *A largo plazo*: considerar rituximab, ciclofosfamida, otras inmunoterapias dirigidas (*Sem Resp Crit Care Med* 2017; 38(6):807-820).

Encefalitis por receptores NMDA (*Neurology* 2012;11:1094)

Epid: edad med 23, rango 5-76, 80-91% mujeres, 59% c/CA (teratomas ováricos/testiculares más comunes; rara vez neuroblastoma, linf de Hodgkin).

P/c: sínd *(86%)*: fiebre, cefalea, n/v/d, sx IRA, días-semanas anteriores. *Presentación*: 77% c/sx psiquiát (ansiedad, insomnio, miedo, hiperreligiosidad, delirios, manía), 23% c/sx neuro (déficits de MCP, ↓ prod de lenguaje, trast mov en 86%). *Progresión*: ecolalia, mutismo, sx disociativos, catatonia, coma, hipovent 66%, sx autonómicos 69%, crisis 76%.

Dx: *IRM:* 50% DLN. Otros: T2/FLAIR inesp en LTM, corteza, GB, cerebelo, tronco del encéfalo. *EEG:* ~100% anorm (ralentización, epileptiforme, "cepillo delta extremo" en 30%). *PL:* 80-95% anorm; ↑ prot, leucoc, BOC. *Otros:* Ac: rara vez (−) en suero pero + en LCR. USG pélvico/testicular.

Características de la encefalitis límbica mediada por anticuerpos (*J Neurol* 2010;257:509)

Anticuerpo	Tumores	Edad/ Género	Pruebas de Dx anormales	Sx de presentación
Anti-Hu (ANNA-1)	98%: CPCP, neuroblastoma, próstata	55-65 F > M	IRM: 50% PL: 72% EEG: 86%	EM, neuropatía sensorial subaguda, EL, cerebelosa
Anti-Ma2 (anti-Ta)	96%: germinoma, testicular, pulmón	21-82 M >> F (Ta) M = F (Ma2)	IRM: 82-95% PL: 72-85%	EL, tronco del encéfalo, cerebelo, hipotálamo
Anti-CV2 (anti CRMP-5)	96%: CPCP, timoma, células renales	50-70 F = M	IRM: ¿? PL: 86%	Neuropatía, cerebelosa, EL, corea, EM, NO
Anti-VGKC (LGI1, CASPR2)	31%: CPCP, timoma	30-80 M > F	IRM: 40-85% PL: 25-41%	Sínd de Isaac y Morvan, neuromiotonía, trast sueño MOR, crisis, EL
Anti-NMDA-R	9-56%: teratomas ováricos y testiculares	5-76 F >> M	IRM: 50-55% PL: 80-95% EEG: ~100%	Prodrómico, EL, psiquiát, trast del mov, hipoventilación autonómica
Antiamfisilina	95%: mama, CPCP	28-84 F = M	IRM: 8%. PL: 61%	EL, EM, persona rígida, cerebelosa, autonómica

Anticuerpo	Tumores	Edad/ Género	Pruebas de Dx anormales	Sx de presentación
Anti-AMPA-R	70%: pulmón, mama, timo	38-87 F >> M	IRM: 90% PL: 90%	EL, hipersomnia, alucinaciones visuales
Anti-GABAb-R	47%: CPCP	16-77 F = M	IRM: 63-66% PL: 60-90% EEG: 74%	EL, crisis, ataxia, opsoclono-mioclono

Rx: extirpación del tumor, esteroides, IgIV, PLEX (precaución c/inestabilidad autonómica), ± inmunosupresión a largo plazo si es necesario. 75% se recupera con sx leves.

Astrocitopatía autoinmune PAFG (*JAMA Neurol* 2016:1297-1307)

Meningoencefalomielitis o forma limitada de la misma debida a respuesta autoinmune a la proteína ácida fibrilar glial (PAFG) expresada en los astrocitos.

P/c: fiebre, cefalea, encefalopatía subaguda, temblor postural; ataxia; mielitis, o alt visuales; a veces, pero no siempre, paraneoplásicas.

Dx: PAFG-IgG en LCR; IRM cerebral con realce perivascular lineal y radial dentro de la SB perpendicular a los ventrículos ± realce leptomeníngeo.

Tx: corticoesteroide inicial de dosis ↑ IV ± inmunosupresión a largo plazo si es necesario.

Enf celiaca

Enf autoinmune sist c/Sens al gluten → inflamación/atrofia de la mucosa del int delgado. 10-23% c/sx neuro, a menudo s/trast GI. Puede estar a/c otras enf autoinmunes (p. ej., DT2, AR, Sjögren, enf de la tiroides, enf vascular del colágeno, enf hepática, enf de IgA). **P/c:** *GI*: si/sx de malabsorción: diarrea, esteatorrea, def nutricional y vit. *Piel*: dermatitis herpetiforme. *Manif neuro*: ataxia, neuropatía, si/sx neuropsiq, crisis, cefalea, demencia. **Dx:** ↑ IgA o IgG antigliadina en suero o Ac anti-TG2 (en sust de Ac antiendomisiales); anti-TG6 más Sens/Esp para sx neuro; TG3 para sx cutáneos. Pruebas de HLA DQ2.5 o DQ8 en casos poco claros. Bx intestinal (puede ser [−] en enf neuro c/depósitos de IgA+). **Rx:** dieta sin gluten.

Neurosarcoidosis

5% de pts c/sarcoidosis; algunos con DPR, ± múltiples neuropatías craneales. **Dx** (nota: debe desc otras enf granulomatosas [p. ej., TB]). IRM: variable; patrones comunes: **(1)** granulomas c/realce en la base del cerebro, esp en la región hipotalámica, **(2)** lesiones en SB T2 sin realce, **(3)** engrosamiento de leptomeninges basilares (se asemeja a meningitis crónica), **(4)** el patrón de DWI puede simular ECJ. TAC de tórax: puede mostrar linfadenopatía hiliar. LCR: DLN o con leve ↑ proteína y linfocitosis. ECA ↑ suero o LCR en ~50% de los casos; inespecífico. Se requiere bx para dx definitivo (usu de lesión pulm) con granulomas no caseificantes. **Rx:** esteroides, IgIV, intercambio de plasma.

Causas neoplásicas de DPR

- Las neoplasias 1.as y 2.as pueden afectar la DPR; la mayoría se id fácilmente c/imágenes.
- Otras causas neoplásicas p/c DPR: **(1)** LIV, **(2)** linf del SNC 1.°, **(3)** GL, **(4)** macroglobulinemia de Waldenstrom (MW), **(5)** gliomatosis cerebri.

Linfoma intravascular (tcc linfoma angiotrópico)

Def: subtipo raro de linfoma difuso de células B grandes (LDCBG); proliferación clonal de linfoc en vasos peq c/poca o ninguna afectación del tejido parenquimatoso circundante.
Usu no circulan células en sangre perif y no hay células en LCR. F = M; ~1 caso/millón pts; no se conocen fact de riesgo; rara vez aparece en el entorno de un LDCBG. 4 presentaciones comunes: **(1)** SNC, **(2)** piel, **(3)** FOD, **(4)** sínd hemofagocítico.

Sx del SNC: Si/sx proteico: Signos motores/sensoriales focales; paresia generalizada, AEM, DRP, sx psiquiátricos, crisis, disartria, ataxia, vértigo, amaurosis fugaz. **Ddx:** ictus, EAD, SGB, vasculitis del SNC, EM.

Dx: ***IRM:*** ↑ T2 multifocal, realce en parches en T1, ±edema, lesiones usu de dif edades; patrón sugestivo de isquemia de peq vasos y desmielinización. La IRM puede ser normal. *Suero*: inespecífico; ↑VSG sérico, LDH. ***LCR:*** ↑ TP, linfoc (pero la mayoría c/citología [−]); ± reordenamiento del gen IgH (por PCR). ***Bx cerebral:*** usu necesaria para el dx.

Granulomatosis linfomatoide

Def: enf linfoproliferativa angiodestructiva sistémica a/c VEB. Usu c/afectación pulmonar prominente; puede involucrar múltiples sitios extrapulmonares.

Epid: rara; M > F (2:1); edad usu > 60. Con frec p/c disfxntarias. A/c sínd de Sjögren, hepatitis viral crónica, artritis reumatoide, trasplante renal, VIH.

Patología: "linfoma de células B rico en células T": linfoma de células B (células B malignas, monoclonales, infectadas c/VEB) a/c reacción exuberante benigna de células T (policlonales). Tríada dx: **(1)** infiltrado linfocítico polimórf; **(2)** angiitis 2/2 infiltración transmural de arterias y venas por linfoc; **(3)** granulomatosis (necrosis central en nódulos linfoides; NO granulomas).

P/c: afectación pulm (> 95%); piel (50%), SNC/SNP (25%); riñones, hígado con ↓ frec; ganglios linfáticos, bazo, médula ósea no afectados hasta fases avanzadas. *Si/sx específ del sistema orgánico: pulmonar:* tos, disnea, ± NAC; hemoptisis (reflejan lesiones cavitarias). *Sistémico* ("síntomas B"): fiebre, ↓ de peso, malestar. *Piel*: máculas, pápulas y placas rojas en forma de parches, usu en regiones glúteas de las extremidades; a menudo dolorosas. *SNC/SNP:* los linfoc se infiltran en meninges, vasos cerebrales y nerv periféricos (~25%); puede haber lesiones en masa y presentarse como DPR. *Renal*: enf clínicamente sig infrec (a diferencia de Wegener). *Hígado*: hepatomegalia en ~10%.

Ddx: *otras granulomatosis pulmonares*: broncocéntrica y Churg-Strauss (angiitis y granulomatosis alérgica), sarcoide necrotizante; de Wegener. *Otros tipos de linfoma maligno*: enf de Hodgkin, linfoma angiocéntrico nasal, linfoma no Hodgkin.

Dx: anorm de lab inespecíficas. *Laboratorios*: BHC: leucopenia (20%), linfopenia (33%). Subconjuntos de células T: puede encontrarse recuento ↓de CD4; Hct DLN o un poco ↑; VSG: DLN a moderadamente ↑; Cr, PFH usu DLN. *Imagen: RxT, TAC de tórax*: usu inespecífico; nódulos o masas en campos pulm inf y periféricos (80-100%); derrames pleurales (33%); neumonitis o lesión de gran tamaño similar a una masa (30%); cavitación de nódulos (30%); neumotórax (5%). Linfadenopatía hiliar y mediastínica rara → considerar dx alternativo o transformación en linfoma agresivo. *IRM cerebral*: lesiones iso o hiperintensas en T1, hiperintensas en T2; el realce puede ser puntiforme y lineal (relativamente específ para inflamación de vasos cerebrales profundos). *Bx*: necesaria para el dx. Análisis del fenotipo celular, clonalidad, infxn c/VEB.

Rx: no está bien definido; ¿papel de esteroides?, IFN-α 2b, RxT focal, ganciclovir, rituximab.

Complicaciones: **(1)** puede producirse transformación en linfoma de grado ↑ (13-47%). **(2)** enf pulm progresiva c/↑ insuf resp → NTX, infxn, hemorragia. Pueden ocurrir hemoptisis, neumotórax, infxns oportunistas. Crisis, confusión, mononeuropatía, diabetes insípida.

Pronóstico: mediana de superv ~14 meses; > 60% muere < 5 años. Muerte usu por falla resp 2/2, sepsis o hemoptisis. Mal pronóstico: edad < 30 años, enf neuro o hepática, leucopenia, pancitopenia, anergia.

Linfoma linfoplasmocítico (macroglobulinemia de Waldenstrom)

Def: prolif clonal maligna de linfocitos B → conc de ↑↑IgM. Si/sx 2/2 ↑↑IgM paraproteína e infiltración de células malignas de médula ósea y otros tejidos; como mieloma múltiple (MM), excepto que **(1)** la organomegalia es común en MW (rara en MM), **(2)** las lesiones óseas líticas y la enf renal son raras en MW (comunes en MM). Rara vez se presenta como DPR en el contexto del sínd de hiperviscosidad sérica (SHV) o sínd de Bing-Neel (cuando las células linfoplasmacíticas [CLP] malignas invaden el SNC). En familia de trast relacionados: mieloma (múltiple o plasmocitoma), leucemia de células plasmáticas, amiloidosis, mieloma latente, GMSI, MW.

Epid: 1 500 casos dx al año en EUA; representa ~2% de neoplasias hematol. ↑ incidencia en personas de raza blanca; sobre todo adultos mayores; edad media 65 años; M > F (un poco).

Manif del SNC: **(1)** Δ estado mental (letargo, somnolencia, coma). **(2)** Sínd de hiperviscosidad: cefalea, vértigo, ataxia, hipoacusia, confusión, ictus. **(3)** *Sínd de Bing-Neel* (confusión, pérdida de memoria, desorientación, crisis, leucoencefalopatía, parálisis; puede presentarse como DPR). **(4)** Oftalm: papiledema; venas retinianas en forma de salchicha (distendidas, tortuosas); hemorragias. **(5)** Compresión medular epidural: dfxn intestinal-vesical, pérdida de Sens, dorsalgia, parálisis. **(6)** Infiltración leptomeníngea: cefalea, hidrocefalia, neuropatías craneales múltiples. **(7)** Sínd paraneoplásicos: degeneración cerebelosa, enf de neurona motora. **(8)** HiperCa: cefalea, crisis, paresia, confusión, letargo, coma.

Estudios: dx requiere **(1)** pico de IgM monoclonal, **(2)** células malignas (usu c/bx medular).

Resultados de lab: BHC, frotis: ↓ Hct (normocítica normocrómica; en 80% de los casos), ↓ leucoc, ↓ Plt.

- Frotis sangre perif: puede mostrar linfocitos plasmocitoides, formación de *rouleaux*.
- LDH, conc de ácido úrico, VSG, PFH, conc proteínas totales, razón albúmina-globulina (resultados: VSG, PCR y ácido úrico a menudo ↑, Cr a veces ↑, hiperCa en ~4% pts, ↑ LDH [significa el grado de afectación del tejido de la MW]).
- FR, crioglobulinas, antiglobulina directa, título de crioaglutinina: puede ser (+).
- Microglobulina β-2 (inespecífica; la conc ↑ c/la carga de la enf).
- Pruebas de coagulación: TP, TTP, fibrinógeno pueden ser anorm.
- ↑ viscosidad del plasma.
- EPO: cadenas ligeras (proteína de Bence Jones + en ~40% de los casos; > 1 g/d ~3% de los casos).
- EFPS: puede mostrar espiga monoclonal, pero no demostrar que la espiga sea IgM.

- Inmunoelectroforesis e inmunofijación: identificar el tipo de inmunoglobulina, clonalidad de la cadena ligera, y monoclonalidad y cuantificación de la paraproteína.
- EMG/VCN: si el examen muestra neuropatía periférica.

Imagen: *RxT*: ±infiltrados, nódulos, derrame, p/d ICC. ***TAC de abd/pelvis:*** puede mostrar linfadenopatía, hepatoesplenomegalia. ***IRM de la columna:*** puede mostrar afectación medular (~90% de casos). ***LCR*** (en pts c/AEM): Puede mostrar ↑ proteína, paraproteína IgM.

Gliomatosis cerebral (tcc astrocitosis difusa infiltrante)
Poco frec. Sobrecrecimiento glial difuso c/infiltración ≥ 2 lóbulos. Cualquier edad; usu 40-59. Usu p/c déficits menores; puede p/c DPR. IRM: difusamente infiltrante, efecto de masa mín, s/necrosis; la mayoría s/realce. Pronóstico malo. Supervivencia ~50% a 1 año, ~25% a 3 años, ~5% a 5 años. Rx: sin opciones quirúrgicas; no hay ↑ supervivencia demostrado c/quimioRx hasta ahora; ensayos en curso.

Causas neurodegenerativas de DPR

Enf de Creutzfeldt-Jakob (*Lancet Infect Dis* 2020;20(1):e2-e10).
Epid: ~1/millón/año. ~85% esporádica (ECJe). ~15% genética (AD): ECJg, sínd de Gerstmann-Straussler-Scheinker, insomnio familiar fatal (IFF); < **2%** adquirida: yatrógena, ECJv, kuru. Larga fase de incubación/preclínica (a menudo años/décadas).

ECJe (ECJ esporádica) (Neurologist 2011;17:67-74)
Epid: usu insidiosa; edad 50-70; F = M; supervivencia media 5 meses; 85% muere en 1 año.

Mec: PrP^{c} → PrP^{Sc} conduce a un cambio en la confirmación del plegado de prot (de α-hélices → β-láminas plegadas). Fenotipo determinado por el polimorfismo del codón 129 (MM, MV, VV) + digestión de la proteasa (tipo 1,2). Conduce a fenotipos diferentes: cognitivo (MM1, MV1, MM2, VV1), atáxico (VV2, MV2), insomnio familiar esporádico (MM2) y prionopatía variable sensible a proteasa c/psicosis + sx frontales (usu VV, tipo 1,2 [−]). Algunos mixtos tipo 1,2 c/fenotipo mixto.
Criterios clínicos modificados de la OMS para ECJe (*Brain* 2009;132:2659) *Probable ECJ* (Sens 98%, Esp 71%): **(1)** demencia progresiva < 2 años c/≥ 2 de mioclonía, si/sx visuales o cerebelosos, si/sx piramidales o extrapiramidales, mutismo acinético y **(2)** EEG = CPOA, proteína 14-3-3 en LCR, o lesiones T2/DWI en GB, tálamo, corteza. *Posible ECJ* igual que "probable ECJ" pero sin cumplir los criterios de EEG, LCR o IRM.

P/c: *típico:* cognitivo: memoria, ejecutiva, lenguaje (39%), cerebelosa (21%). Conductual/psiq: depresión, ansiedad (20%). Constitucionales: cefalea, mareos, fatiga, trast del sueño (20%), sensoriales (11%), motores (9%), visuales (7%). *Progresión*: demencia, signos corticales progresivos (afasia, apraxia, signos piramidales), trast de mov (mioclonía, rigidez, mov coreiformes-atetoides), mutismo acinético.

Dx: excluir causas tratables simult. **(1) Bx cerebral:** estándar de oro para el dx (en la necropsia; prob durante la vida 2/2 riesgo para cirujanos y costo: el equipo quirúrgico usu debe ser desechado). **(2) IRM:** FLAIR & DWI Sens 92%, Esp 94% (*Neurology* 2004;163:443). *IRM típica*: hiperintensidad cortical ("signo de cinta cortical") o hiperintensidad estriatal. Posible afectación asimétrica, focal o hemisférica (*Radiographics* 2017;37(1):234- 257). *NO* hay lesiones/reflejo de SB. *Posibles imitadores* (usu fáciles de distinguir): *hiperintensidad estriatal*: enf de cuerpos de inclusión de neurofilamentos, enf de Wilson, encefalia de Wernicke, vasculitis, enf paraneoplásica anti-CV2. *Cinta cortical*: crisis, vasculitis, enf autoinmune/paraneoplásica. **(3) EEG** (*Neurol Clin* 2007;25:783)**:** inicio: enlentecimiento difuso o focal inespecífico. Enf avanzada: ondas agudas trifásicas de ±1-2 Hz ("complejos periódicos de ondas agudas"). **Complejos periódicos de ondas agudas (CPOA, tcc GPD):** Sens ~50-65% c/pruebas repetitivas durante el curso de la enf; Esp ~90% (en el contexto correcto; pero las GPD ocurren en otros contextos, p. ej., EA, DCL, demencia vascular, encefalopatía de Hashimoto, encefalopatías tóxico-metabólicas). **(4) LCR: alertar al lab de la sospecha de ECJ.** Estudios de rutina usu DLN. Puede tener ↑ leve de proteínas y BOC+. Proteína 14-3-3: metaanálisis c/Sens 92%, Esp 80% en todos los estudios (*Neurology* 2012;79:1499). Varía con ddx: Esp 95-97% *vs.* enf neurodegenerativas pero 82-87% *vs.* DPR reversibles (*Brain* 2012;135:3051). Proteína tau total + y EEN pueden tener Sens/Esp > 90%. **(5) PrP de conversión inducida por temblor en tiempo real (CITTR):** LCR Sens 77%, Esp 100%, cepillo nasal Sens 97%, Sens 100% (*NEJM* 2014;371:519); más Sens y Esp que 14-3-3 o biomarcadores de proteína tau (*Neurology* 2018;91:331-338).

vECJ (variante de la ECJ) (Ann Neurol 2008;64:97)
Inicio más joven que la ECJe "tradicional"; edades entre 12 y 74 años, media de 29 y duración de la enf mucho más larga. Comienza con enf psiquiát > 6 meses. Si/sx neuro más tarde: demencia, ataxia, disestesia, trast del mov (corea, mioclonía, distonía). Prob transmisión zoonótica → de la dieta. A/c encefalopatía espongiforme bovina, usu codon 129 MM. **EEG** rara vez muestra CPOA/GPD (a diferencia de la ECJe). **IRM:** similar a la ECJe pero se distingue por el "signo pulvinar" (pulvinar brillante c/c putamen). **Bx amigdalina:** si se dispone de ella, si no, bx cerebral. Se caract por el depósito linforético de priones. **PrP^{sc} en orina**: Sens 93%, Esp 100% (*NEJM* 2014;371:530).

Enfermedad de Creutzfeldt-Jakob yatrógena
Transmisión yatrógena → de materiales/tejidos contaminados, p. ej., hormonas de crecimiento humano; injertos durales de cadáveres.

Enf de Gerstmann-Straussler-Scheinker: rara (~1/100 millones de casos). AD, inicio a los 40 años. Caract: degeneración cerebelar (ataxia, incoordinación), demencia (sin mioclonía). Tiempo a la muerte 2-10 años. Dx: HxF, mutaciones gen de PrP.

Insomnio familiar fatal: visto por 1.ª vez en familias italianas. Muerte habitual en 13 meses. Usu herencia AD. Puede ser esporádico (ECJe MM2/tálamo). **Caract:** insomnio progresivo, estado confusional onírico, memoria ↓, disautonomía (HTN, ↑FC, hiperhidrosis, hipertermia). IRM/EEG/14-3-3 usu norm.

ECJ *VS.* PRESENTACIONES ATÍPICAS DE ENF NEURODEGENERATIVAS COMUNES

Rara vez se presenta como DPR: EA, DCL, DCB, DFT, PSP. *Falta de firmas de RM y EEG para ECJ. Buscar enf sistémica suby (p.ej., cáncer no dx) demencia neurodegenerativa que desenmascare/descompense.*

- DCB, DCL, EA tardía y DV (demencia mixta 2/2 EA + DV muy común) si/sx compartidos con ECJ: mioclonía, signos extrapiramidales.
- DCL: usu p/c fluctuaciones rápidas en la excitación y la cognición, parkinsonismo, alucinaciones visuales vívidas y bien formadas; muy rara vez CPOA/GPD en el EEG (superposición c/ECJ).
- DFT: usu se p/c "sínd frontal" (disfxn conductual, cognitiva-ejecutiva, Δ personalidad → demencia); disfxn del lenguaje.
- DCB: usu p/c sínd "corticobasal" (demencia, parkinsonismo, sínd del miembro extraño, mioclonía); déficits visuales sensoriales y motores. Todo esto puede ocurrir en la ECJ.
- PSP típica: caídas tempranas; disartria; disfxn ejecutiva; bradicinesia simétrica; inestabilidad axial y postural, afasia.
- Sínd APP: sx iniciales destacados de disfxn progresiva del lenguaje: orden de las palabras, gramática, producción, búsqueda o significado; a menudo de aparición temprana (< 65 años). Etiología ~1/3 de EA y ~2/3 de DLFT.
- Sínd de ACP: sx inicial destacado de disfxn visoespacial progresiva: Balint, Gerstmann parcial, defectos de CV > alexia, apraxia ideomotora, prosopagnosia. A menudo, aparición joven (< 65 años). Etiología ~2/3 EA, ~1/4 DCL, < 10% ECJ, DCB/ enf priones.
- ECIN (cuerpo de inclusión de neurofilamentos): pocos casos descritos. Duración de 2 a 4 años (desde el inicio hasta la muerte). Clínicamente se asemeja a la DFT o a la DCB.
- Enf de Fahr: calcificación de los GB es el sello distintivo. P/c trast del mov y neuropsíq. Usu de progresión lenta, pero se ha informado DPR.
- Sínd cerebelosos-cognitivos: raro. Ataxia temblorosa del X frágil, AEC, ADTP, sínd de Gordon Holmes.

DEMENCIA

INFORMACIÓN GENERAL

Definición: (1) pérdida adquirida de capacidades cognitivas o de comportamiento c/deterioro de ≥ 2 de (a) memoria (capacidad de aprender nueva inf o recordar inf ya aprendida); (b) lenguaje; (c) fxn ejecutiva (planificación, organización, secuenciación o capacidades relacionadas); (d) capacidades visoespaciales; (e) gnosis (reconocimiento/id de objetos o personas, c/sensación elemental intacta); (f) praxis (capacidad de realizar tareas motoras hábiles, c/fxn sensoriomotora elemental intacta); (g) otras capacidades intelectuales (p. ej., cálculo); (h) capacidades sociales/ emocionales (p. ej., regulación de impulsos; interacción adecuada). **(2)** Elementos de atención básica conservados (es decir, ausencia de encefalopatía). **(3)** Compromete las act complejas de la vida diaria (AVD) y la función social u ocupacional.
Puede subdividirse en fxn de la evolución temporal: **demencia crónica:** progresa en meses o años. **Demencia de progresión rápida:** evol subaguda de sem a meses. El delirium se distingue de la demencia por deterioro de la atención, inicio rápido (horas a días) y curso fluctuante. Sin embargo, algunas demencias presentan fluctuaciones imp de la atención, como la demencia de cuerpos de Lewy (ver adelante). El **deterioro cognitivo leve (DCL) y el envejecimiento normal** se distinguen de la demencia según su impacto en las AVD (ver adelante).

Epidemiología: envejecimiento: factor de riesgo conocido más imp (es decir, edad sobre todo > 65), formas hereditarias y adquiridas bastante raras. Afecta a > 5 millones de estadounidenses (1 de cada 10 > 65 años, 1 de cada 3 > 85). Costo > 200000 millones de dólares anuales (*Alzheimer's Disease Facts & Figures 2020*).

Etiología: *la causa más común es* enf de Alzheimer esporádica (60-80% de pts c/demencia en EUA). Son comunes las etiologías múltiples en un mismo pt (p. ej., demencia Alzheimer/vascular mixta). *Otras causas*: enf de priones, encefalopatía de Hashimoto → ver DPR. Demencias c/pérdida de mov como caract clínica destacada → ver capítulo de *Trastornos del movimiento.* Demencia por sínd paraneoplásicos → ver capítulo de *Neurooncología* Sínd paraneoplásicos.

Abordaje al diagnóstico de demencia

Historia

Historial cuidadoso del pt y familiares. Determinar **sx** con especial cuidado. El sx **inicial** es esp importante. Considerar los sig ámbitos: **(1)** Cognitivo (como la memoria, lenguaje, praxis). (2) Neuroconductual (motivación, sueño, apetito). **(3)** Neuropsiq (estado de ánimo, alucinaciones, delirium). **(4)** Consecuencias funcionales (AVD). (5) Otras consecuencias neuro (mov anorm, caídas, desequilibrio). **(6)** Evol temporal: rapidez de aparición, evolución: ¿progresiva?, ¿fluctuante?, ¿escalonada? **(7)** Sx no neuro, p. ej., fiebre, ↓ peso, cardiorrespiratorio, exantema. **(8)** El HMP puede sugerir etiologías. **(9)** Meds. **(10)** La HxF puede apuntar a demencias familiares. **(11)** Hx social puede ser reveladora (p. ej., tabaquismo → demencia vascular/enf pulm crónica, abuso de EtOH → demencias a/c alcohol y def nutricionales, múltiples parejas sexuales → VIH o sífilis).

Examen

Dividido en **estado mental, neurológico y examen médico general**.

Medicina general: *fundamental* para id las causas neuromédicas de la demencia.

Estado mental: incl orientación; atención; memoria; lenguaje; fxn ejecutiva; praxis; función visoespacial e intelectual.
Las **pruebas estandarizadas** pueden ser útiles, incl miniexamen del estado mental (MMSE; Sens para demencia ~70%; Esp ~90%) y Evaluación Cognitiva de Montreal (MoCA; más Sens pero menos Esp para DCL; datos normativos disponibles en http://www.mocatest.org).

Neuro general: NC (esp anorm de MEO), motor (esp para parkinsonismo, enf de motoneurona), sensorial, reflejos (incl signos de liberación frontal), cerebeloso, marcha (esp parkinsoniana, magnética).

Eval neuropsicológica: pruebas estandarizadas realizadas por un neuropsicólogo: determinar el patrón y el grado de déficit en dif dominios cognitivos; ayuda en la eval para valorar el estado de ánimo, psicosis, cooperación.

Estudios de diagnóstico

Pruebas de lab: considerar las sig pruebas de lab, pero adaptarlas a cada pt: básica (quim10, NUS/Cr, PFH, Ca/PO_4, BHC, TP/INR, TTP, VSG/PCR), estudios endocrinos (hemoglobina A1c, **TSH**), metabólicos (panel de lípidos, **vitamina B_{12}**), infecciosos (serología de sífilis, VIH), PL (incl Aβ/tau). Otros estudios de lab dictados por la hx y el examen (p. ej., lab reumatológicos, vasculíticos; exámenes de tox; paraneoplásicos). Otras pruebas para desc enf médicas según se indique (p. ej., ECG, RxT, ETT).

Neuroimagen: *imagen estructural*: IRM cerebral preferible a TAC craneal c/contraste. *Imagen vascular* (para sospecha de demencia vascular). *Imágenes funcionales*: SPECT (tomografía computarizada por emisión monofotónica) y PET miden el flujo sanguíneo cerebral en reposo y el metabolismo. *Imágenes químicas*: espectroscopia de IRM; imagen PET de amiloide/tau, aún no de uso clínico generalizado.

Otras pruebas: EEG (p. ej., sospecha de ECJ, trast convulsivo), EMG/VCN (sospecha de enf de motoneurona), angiografía cerebral (sospecha de vasculitis del SNC), bx cerebral (dx incierto). Pruebas genéticas, p. ej., pruebas de demencia frontotemporal, enf de Huntington, enf de Parkinson familiar, ataxia espinocerebelosa.

Causas de demencia	
Inicio tardío idiopático EA, demencia a/c parkinsonismo (demencia con cuerpos de Lewy [DCL], demencia de enf de Parkinson [DEP], parálisis supranuclear progresiva [PSP], sínd corticobasal), trast del espectro de demencia frontotemporal (DFT), enf de priones *Familiares* Inicio en edad adulta: formas familiares de EA, DFT, extrapiramidales (p. ej., parkinsonismo familiar, EH, enf de Wilson), enf de priones, sínd de Down, enf de Kufs Pediatría: lipofuscinosis neuronal ceroide, enf de almacenamiento, adrenoleucodistrofias *Tóxicas* Alcohol, metales (p. ej., metales pesados, Al/demencia de la diálisis), CO, inducido por radiación *Metabólicas* Carencias vitamínicas (p. ej., B_1, B_{12}, ácido nicotínico), endocrinopatías crónicas (hipotiroidismo, insuf suprarrenal, enf paratiroidea). Alt metabólicas crónicas (enf renal crónica, enf hepática crónica, estados de anoxia crónica, trast mitocondriales)	*Infecciosas* Enf de priones, complejo SIDA-demencia, sífilis, leucoencefalopatía multifocal progresiva (LMP debida a VJC) *Inflamatorias* Vasculitis, esclerosis múltiple, paraneoplásica, encefalopatía de Hashimoto *Neoplásicas* Tumor 1.° del SNC, gliomatosis cerebral, tumor metastásico del SNC, linfoma no Hodgkin primario del SNC o sistémico *Vasculares* Demencia difusa (enf de Binswanger), vascular *Traumáticas* Hematoma subdural crónico, encefalopatía traumática crónica (demencia pugilística) *Otras* Crisis recurrentes no convulsivas, epilepsia crónica refractaria, HNT

Diferenciación clínica de las principales demencias

Enf	Primer sx	Examen del estado mental	Sx psiquiátricos	Examen neuro	Imágenes/ Biomarcadores
EA	Pérdida de memoria (en la mayoría), aunque otros sx cognitivos, conductuales puede ser 1.°	Usu pérdida de memoria episódica, aunque otros dom cognitivos pueden afectarse	Usu norm, aunque la apatía/depresión son comunes	Inicialmente norm	Atrofia de corteza entorrinal y atrofia del hipocampo; atrofia de T/P o ↓ metab; + PET amiloide, LCR ↓ Aβ + ↑ tau
DFT	Apatía, juicio/perspicacia, habla/lenguaje def	Frontal/lenguaje ejecutivo; no afecta s/v	Apatía, desinhibición, hiperoralidad, pérdida de empatía, perseveraciones/compulsiones	Debido a superposición entre PSP y DCB: parálisis de la mirada vert, rigidez axial, distonía, enf NM concurr c/mano extraña	Atrofia de LF o LT o ↓ metab; no afecta LP post
DCL	Alucin visual, trast sueño MOR, fluct de la atención, parkinsonismo, déficits s/v	s/v y frontal/ejecutivo; no afecta memoria al inicio; propensión al delirium	Alucin visual, depresión, trast de sueño, delirios	Parkinsonismo	Atrofia de PL posterior; metabolismo de CO ↓ o perfusión ↓

Enf	Primer sx	Examen del estado mental	Sx psiquiátricos	Examen neuro	Imágenes/ Biomarcadores
ECJ	Demencia, estado de ánimo, ansiedad, trast mov, sx visuales	Variable	Depresión, ansiedad	Mioclonía, rigidez, parkinsonismo, ceguera cortical	Cinta cortical, GB o tálamo: hiperintensidad en IRM DWI/ FLAIR
Vascular	Variable: apatía, dif para juzgar/ resolver prob; caídas, paresia focal	Frontal/ ralentización ejecutiva, cognitiva; puede no afectar la memoria	Apatía, depresión	Usu ralentización motora, espasticidad; puede ser norm	Infartos corticales o subcorticales, MW confluente

Adaptada con permiso de McGraw Hill LLC, from Bird TD, Miller BL. Alzheimer's disease and primary dementias. In: Fauci AS, Braunwald E, Kasper DL, et al, eds. *Harrison's Principles of Internal Medicine*. 17th ed. McGraw-Hill; 2008:2393-2406; permiso otorgado a través de Copyright Clearance Center, Inc.

Tratamiento de la demencia

Farmacoterapia modificadora de la enf: ninguna disponible; algunos agentes prometedores en fase de prueba.

Farmacoterapia sintomática: inhibidores de colinesterasa para EA y DCL. Antagonistas de receptores NMDA para EA. Antidepresivos para depresión y ansiedad. Neurolépticos para agitación y psicosis; usu se utilizan neurolépticos atípicos (p. ej., de preferencia quetiapina, ya que tiene menos SEP *vs* otros atípicos); para agitación aguda grave que requiera medicación parenteral, considerar haloperidol IV o IM); puede causar reacciones adversas imp en DCL. Estimulantes, potenciadores de catecolaminas, agonistas dopaminérgicos para inatención (datos limitados), ↓ excitación, apatía. FAE para estabilización del estado de ánimo (datos limitados).

Tratar los trast médicos comórbidos: puede potenciar det cognitivo. Control de fact de riesgo vascular (dejar de fumar, lípidos, diabetes); tratar enf hepáticas y renales; corrección visual y auditiva (anteojos, auxiliares auditivos); sust de vit B_{12} límite inf.

Retirar meds: que puedan empeorar la cognición (p. ej., FAE innecesarios, sedantes-hipnóticos, narcóticos, meds con ES anticolinérgicos).

Conductual/ambiental: estrategias de organización y mnj del tiempo. ↑ de estructura y orden (incl limpieza de la vivienda). Establecer una rutina, higiene del sueño, estrategias de memoria (mnemotecnia, ensayo, tarjetas de apoyo). Limitar el consumo de EtOH.

Entrenamiento cognitivo: *rehabilitación cognitiva, si está disponible. Apoyo psicosocial*: grupos de apoyo; derivación c/trabajo social.

Medidas de seguridad: ↑ la supervisión PRN para situaciones potencialmente perjudiciales (p. ej., cocinar, mnj de meds, deambulación); considerar eval de la conducción de vehículos en demencia leve o dejar de conducir en demencia moderada.

Deterioro cognitivo leve

Dx de transición entre fxn cognitiva norm y demencia (más comúnmente EA). Se dx cuando hay una *queja cognitiva* y pruebas *objetivas de disfxn cognitiva* en eval neuropsicol, pero **(1)** *preservación relativa de AVD básicas*; **(2)** deterioro mínimo (como máximo) de AVD instrumentales. La DCL usu se estratifica en *amnésica y no amnésica* y en *dominios únicos y múltiples* (p. ej., dominios múltiples amnésicos [memoria y lenguaje]).

Etiología, patogénesis: lo mismo que para la demencia.

Caract clínicas: déficits cognitivos c/gravedad limitada; MoCA (Sens y Esp ~90%) mucho más Sens pero menos Esp que el MMSE para la detección de DCL (Sens 18%; Esp 100%).

Dx/estudios: dx con eval neuropsicol. Estudios similares a demencia. Considerar trast ψ comórbidos, incl ansiedad y depresión, efectos de meds, abuso de sustancias, dolor crónico como posibles etiologías o fact de exacerbación. Considerar eval el riesgo vascular (p. ej., hx de tabaquismo, perfil lipídico, hemoglobina A1c).

Pronóstico/estudios pronósticos: DCL→ demencia (tasa de conversión anual ~5-15%/año). Mayor riesgo de conversión a demencia a/c DCL amnésica, hx de tabaquismo, hiperlipidemia, genotipo ApoE4, pérdida de volumen del LTM en IRM, hipometabolismo temporoparietal en FDG-PET, o conc de β-amiloide en LCR que indican carga amiloide cerebral. Una minoría vuelve a tener cognición normal. Seguimiento c/eval neuropsic anual.

Tx: no se ha demostrado que los meds ↓ el riesgo de conversión a demencia a largo plazo; algunos agentes están en investigación. A veces inhibidores de la colinesterasa si se sospecha que la patología subyacente es EA (datos limitados). Estrategias preventivas actuales: como para "envejecimiento normal" arriba. Tratar la depresión comórbida c/fármacos no anticolinérgicos (p. ej., ISRS como sertralina o citalopram).

Enfermedad de Alzheimer

Definida histopatológicamente por placas amiloides extracelulares y ONF intraneuronales en la corteza cerebral, desproporcionados *vs.* cualquier otra patología concomitante.

Epidemiología: demencia más común en países occidentales; afecta a 1 de 10 personas > 65 años y a 32% de las > 85. Los costos directos e indirectos anuales ↑ a más de 1.1 billones de dólares en 2050. La edad avanzada y la HxF (+) son los fact de riesgo más imp.

Etiología: 95% esporádica; factores genéticos + ambientales (reflejados por discordancia imp de la edad de inicio, presentación y duración en gemelos monocigóticos c/EA, incl formas familiares). El traumat craneal, enf vascular, diabetes y ↓nivel educativo ↑ el riesgo. El genotipo *APOE* (que codifica apolipoproteína E) → modificador de riesgo genético más imp conocido para EA esporádica; el alelo *E4* confiere un ↑ riesgo dependiente de la dosis y ↓ edad de inicio y el alelo *E2* es protector. < 1% de los casos de inicio temprano (edad < 65) familiar, c/patrón AD. Genes causantes identificados: *APP* (cromosoma 21, que codifica proteína precursora del amiloide). *PS-1* (cromosoma 14, codifica la proteína presenilina-1), *PS-2* (cromosoma 1, codifica la proteína presenilina-1). Los pts c/sínd de Down (trisomía del cromosoma 21) que viven más de 40 años desarrollan una enf demencial c/la neuropatología típica de la EA.

Patología: placas amiloides extracelulares (núcleo difuso o denso) y ONF intraneuronales. El núcleo basal de Meynert (un núcleo colinérgico) está muy afectado, igual que el locus coeruleus, que segrega norepinefrina. Patología macroscópica: atrofia del hipocampo y del LT medial y otras áreas de la corteza, a veces c/preponderancia parietooccipital; ventrículos ↑ tamaño (hidrocefalia *ex vacuo*). *Placas amiloides*: láminas β-plegadas agregadas de proteína β-amiloide. *ONF*: formas hiperfosforiladas de proteína tau a/c microtúbulos y aparecen ultraestructuralmente como filamentos helicoidales emparejados; la carga de ONF sigue más de cerca la pérdida neuronal y el fenotipo clínico.

Patogénesis: no se entiende por completo. **Hipótesis amiloide**: los oligómeros solubles de Aβ (no los grandes agregados insolubles) son tóxicos → hiperfosforilación de tau, disfxn y degeneración neuronal. La **neuroinflamación** se reconoce cada vez más como factor contribuyente.

Directrices de consenso (directrices dx NIA para EA, *Alzheimers Dement* 2011;7(3):263-269**):** sx cognitivo o conductual de inicio insidioso (≥ 2 alt en el aprendizaje, razonamiento, capacidades visoespaciales o del lenguaje o personalidad) que interfieren c/el funcionamiento, representan un declive del funcionamiento previo y no se explican por delirio o trast psiquiátrico mayor. Empeoramiento gradual claro por informe u observación. Los déficits iniciales y más prominentes son amnésicos (disfxn del aprendizaje y recuerdo) o no amnésicos (disfxn del lenguaje, visoespacial o ejecutiva). La def de EA probable no aplica si hay evidencia de enf vascular concomitante sustancial a/c el inicio o empeoramiento del deterioro cognitivo; caract centrales de DCL o DFT dif de demencia; u otra med o enf activa concurrente que podría tener un efecto imp en la cognición. Def de biomarcador: **(1)** que muestren el nivel de acumulación de β-amiloide en el cerebro y **(2)** que muestren que las neuronas están lesionadas o se degeneran.

Caract clínicas: deterioro prominente de la memoria episódica seguido de déficits visoespaciales y del lenguaje. Usu crónica, progresiva (a veces c/mesetas). La progresión de la enf se acompaña de dificultades en AVD. Alteración del ciclo sueño-vigilia, agitación y confusión nocturna ("sundowning") en fases avanzadas y sx psiquiát que incl depresión y delirios (paranoides, lo más común; 10% tiene sínd de Capgras). EA terminal: acinético, mudo, rígido y confinado a la cama; mioclonías. Duración a la muerte (usu por causas médicas, incl infección, aspiración, embolia pulm, paro cardiaco, desnutrición) usu 8-10 años. *Examen*: disfxn cognitiva, desenmascaramiento de reflejos primitivos (p. ej., agarre, palmomental, hocico), signo de Babinski como caract tardía (si está presente temprano puede sugerir un componente vascular). En ~20% de los casos, los sínt iniciales no son de memoria (p. ej., lenguaje [afasia 1.ª progresiva logopénica], disfxn ejecutiva o dif de navegación). Rara vez se presenta c/prob visoespaciales (la llamada atrofia cortical post). Puede presentar sínd de Balint. La alt del olfato suele ser una caract muy temp pero inespecífica de EA.

Dx/estudios: dx actualmente clínico, c/eval neuropsicol. Considerar trast psiquiát comórbidos. Evaluar el riesgo vascular.

IRM: usu demuestra pérdida de volumen del hipocampo y LT medial (usu también afecta a LP). Atrofia confinada a LF, el LT es más sugestiva de DFT. Un Δ microangiopático prominente o múltiples infartos corticales/subcorticales sugieren demencia vascular. *SPECT/PET*: ↓ act metabólica/ flujo sanguíneo en el LT/LP post; imágenes para amiloide (c/florbetapir F-18, flutemetamol F18 o florbetaben F18) o depósito de tau (c/flortaucipir F18), carga/patrón de distribución imp, ya que tau puede estar más correlacionado c/fenotipo clínico (las imágenes PET de amiloide y tau rara vez se usan fuera de la investigación aunque están aprobadas para la atención clínica, pues a la fecha no se incl en los seguros); razón ↓Aβ/tau en LCR (hoy se considera que proporciona ↑ confianza de la patología subyacente de la EA, similar a imágenes de amiloide). El genotipo ApoE4 no es lo bastante específico para usarse en la práctica clínica.

Tx: hoy día no se dispone de TME. Rivastigmina, donepezilo y galantamina (inhibición de acetilcolinesterasa) y memantina (antagonista de receptores NMDA). Los inhibidores de colinesterasa provocan trast GI (náusea, diarrea), alt del sueño, pesadillas, bradicardia (usu benigna), broncoespasmos y calambres musculares. La vit E puede ralentizar la enf, pero es controvertida por los posibles ES cardiacos en dosis ↑. El mnj multidisciplinar no farmacol es la piedra angular de la Rx, incl entrenamiento cognitivo, apoyo ψ al pt y la familia; a la larga, institucionalización en centro de atención a la demencia. Los ISRS (p. ej., citalopram, sertralina) y neurolépticos (haloperidol, quetiapina, risperidona u olanzapina) suelen ser útiles en la Rx del trast del estado de ánimo comórbido y agitación. Sin embargo, hay que cuidar el parkinsonismo que complica el uso de neurolépticos, por lo que se prefiere quetiapina.

Farmacoterapia aprobada por la FDA para la EA	
Med	**Régimen de tx (dosis en mg)**
Rivastigmina	Al inicio: 1.5 bid; puede ↑ 3 mg/d (1.5/dosis) cada 2 sem según tolerabilidad (dosis máx: 6 bid). Dispon como parche transdérmico de 4.6 mg/24 h con menos ES GI (puede ↑ hasta dosis máx de 13.3 mg/parche 24 h)
Donepezilo	Inicial: 5 mg/d al acostarse. Puede ↑ a 10/d QHS después de 4-6 sem
Galantamina	Inicial: 4 mg bid por 4 sem. Si se tolera, ↑ a 8 bid por ≥ 4 sem. Si se tolera, ↑ 12 bid. También disponible de liberación prolongada c/8 mg/día iniciales y (si se tolera tras 4 sem) máx 16-24 mg/día. Para insuf renal o hepática moderada, la dosis máx es 16 total/d. Contraindicado c/insuf renal o hepática grave
Memantina	Inicial: 5 mg qd. ↑ 5 mg qd por sem hasta el obj de 20 mg/d. Las dosis > 5 mg/d deben administrarse en 2 dosis divididas. En caso de insuf renal grave, máx 5 mg bid. También disponible de liberación prolongada c/7 mg/día iniciales; titulada en 7 mg/sem hasta un máx de 28 mg/día

Demencia frontotemporal

Definición: demencia definida por una marcada atrofia cerebral selectiva de los lóbulos frontales o temporales. Clínicamente, se definen 2 tipos de DFT: **(1)** variante conductual de DFT (vcDFT), **(2)** afasia primaria progresiva (APP) (subdividida en demencia semántica y afasia progresiva no fluida).

Epidemiología: inicio más temp que la EA. Pico: 40-69 años (media ~60 años), en que es casi tan común como la EA. Puede representar 10-20% de los casos de demencia. La HxF es el principal factor de riesgo.

Etiología: la mayoría de los casos es esporádica; pero hasta 50% de los pts puede tener HxF + (en una serie reciente: 73% no se hereda claramente; 27% es AD). La DFT ocurre en un espectro con otros fenotipos neurodegen (sobre todo parkinsonismo y ELA) a/c a genes específicos: *MAPT*, *GRN*, *C9ORF72*, *TREM2*, *CHMP2B*, *VCP*, *OPTN*, *TARDBP*, *CHCHD10*, *SQSTM1*, *UBQLN2*, y muchos más. Hay otros muchos genes implicados en formas familiares más raras de DFT. A dif de la EA, el genotipo *APOE* no modifica el riesgo de DFT.

Patología: DLFT se utiliza para describir la patología; DFT para los sínd clínicos. Macrosc: atrofia cortical marcada que afecta los LF o LT. Puede haber palidez de la sustancia negra. Histopatología: pérdida neuronal, microvacuolación del neuropilo en las capas corticales superf, gliosis subcortical y a veces pérdida neuronal prominente de las estruct subcorticales (p. ej., estriado, sustancia negra pars compacta). En general, la DLFT se define por inclusiones intracitoplasmáticas neuronales que **(1)** se tiñen + para **tau** (DLFT-tau), p. ej., **enf de Pick**, **DCB, PSP**, también DLFT hereditaria por mutaciones de MAPT; **(2)** se tiñen + para TDP-43 (DLFT-TDP), p. ej., subconjunto de DLFT esporádica y también DLFT hereditaria causada por expansión repetida de *C9ORF72* o *GRN*, puede a/c ELA; **(3)** tinción + para FUS (DLFT-FUS), p. ej., DLFT esporádicos y hereditarios que son clínicamente diversos (FTD, FTD-ELA o sínd corticobasal); **(4)** tinción + para ubiquitina pero no para tau, TDP-43 o FUS (DLFT-UPS), que es rara y a menudo a/c mutaciones en *CHMP2B*.

Enf de Pick: tauopatía esporádica específica c/atrofia circunscrita severa del LF y LT anterior; histopatología = neuronas abombadas, cuerpos de Pick intraneuronales tau-positivos (pero no ONF), y granos argirófilos, inclusiones gliales tau-positivas.

Patogénesis: no se entiende por completo. Los subtipos de DLFT presumiblemente representan diferentes enf con patrones similares de vulnerabilidad neuronal diferencial y, por lo tanto, un fenotipo clínico similar.

Tauopatías: incl varias enf distintas, como **EA, DLFT-tau, DCB, PSP, ETC**. La hiperfosforilación de tau prob confiere toxicidad, por la ganancia de fxn tóxica (p. ej., por la propia agregación, transducción de señales aberrantes, estabilización de actina) o pérdida de los mecanismos de fxn (p. ej., desestabilización de los microtúbulos).

DLFT-TDP: TDP-43 es una proteína de unión a ARN, por lo que pueden contribuir los cambios en este. La agregación del TDP-43 también se produce en ELA (las mutaciones en C9ORF72 son la causa más común de DLFT familiar o ELA y también se han encontrado en casos esporádicos) y en el músculo en la miositis por cuerpos de inclusión. Las proteinopatías TDP-43 también se a/c con defectos de transporte nucleocitoplásmico.

DLFT-FUS: FUS también es una proteína de unión al ARN, por lo que pueden contribuir los cambios en este. La agregación de FUS también se produce en la ELA. Las proteinopatías por FUS también se a/c defectos de transporte nucleocitoplásmico.

DLFT-UPS: patogénesis poco conocida. El sistema ubiquitina-proteasoma puede estar implicado. A/c mutaciones en *CHMP2B*, y CHMP2B está implicado en la vía del endosoma.

Caract clínicas: se definen 3 patrones clínicos de progresión, que tienen una correlación poco precisa c/el patrón de atrofia cortical e histopatología: **(1)** ***DFTvc:*** a/c atrofia del lóbulo frontal Der > Izq c/patología tau = TDP-43; con anorm conductual prominente y disfxn ejecutiva (incl desinhibición, impulsividad, rigidez de pensamiento, alt de la planeación y el juicio, pérdida de gracia social, apatía, perseveración, comportamiento estereotipado, comportamiento de utilización); los reflejos primitivos pueden desenmascararse (p. ej., agarre, palmomental, hocico). **(2)** ***Demencia semántica*** **(un subgrupo de PPA)**: correlacionada c/atrofia temporal anterior del lado Izq > Der c/patología TDP-43 > tau p/c afasia fluida a/c deterioro de la denominación y del conocimiento del significado de las palabras. Pueden producirse sx conductuales. **(3)** ***Afasia no fluente progresiva*** **(un subgrupo de PPA)**: correlacionada c/atrofia del lóbulo frontal Izq y patología tau > TDP-43, incl una superposición significativa c/PSP y DCB p/c apraxia del habla y afasia no fluida. **Otras caract:** a dif de la EA, la memoria y funciones visoespaciales están un tanto preservadas, aunque puede ser dif demostrarlo en pruebas formales. **Parkinsonismo** (bradicinesia, rigidez, temblor) usu a/c algunas formas de DFT → caídas, rigidez axial, alt de la mirada vert sugestiva de PSP (al inicio ↓, luego ↑; puede superarse c/una maniobra oculocefálica vert). La presentación asimétrica c/apraxia de las extremidades, distonía y temblor –la llamada extremidad extraña– es una presentación clásica de DCL (PSP y DCB se tratan c/más detalle en el capítulo *Trastornos del movimiento*). **DFT-ELA:** puede p/c paresia y signos de NMS + NMI; se asume que este espectro representa uno de vulnerabilidad de las neuronas a la patología TDP-43 o FUS. Rara vez, los pts c/DFT se presentan c/dolor muscular y se descubre que tienen miositis por cuerpos de inclusión.

Dx/estudios: *dx:* motivos clínicos, c/eval neuropsicol. Estudios incl un subconjunto juicioso de eval de la demencia descrita antes. RM: usu demuestra pérdida de volumen asimétrica del LF o LT ant. SPECT/PET puede mostrar ↓ del flujo sanguíneo/act metabólica en estas áreas. PL o imágenes de amiloide para diferenciar de EA, *C9ORF72* debe ser comprobado en todos los pts con DFT-ELA sin importar si hay HxF.

Tx: hoy no se dispone de TME. No se ha demostrado que colinesterasa sea beneficiosa; los ISRS, neurolépticos y meds estimulantes pueden ayudar c/la disfxn conductual, pero los neurolépticos pueden ↑ parkinsonismo; los estabilizadores del estado de ánimo (p. ej., valproato) pueden ser útiles. El entrenamiento cognitivo y el apoyo psicosocial son aspectos imp; la educación de la familia es fundamental.

Demencia con cuerpos de Lewy y enfermedad de Parkinson con demencia

Definición: la demencia con cuerpos de Lewy (DCL) se dx como demencia c/alucinaciones visuales, parkinsonismo y fluctuaciones cognitivas c/cuerpos de Lewy en la patología. Si hay parkinsonismo > 1 año antes de que se detecte el deterioro cognitivo, el dx es enfermedad de Parkinson con demencia (EPD).

Epidemiología: DCL: 2.ª demencia degenerativa de aparición tardía más frec en adultos mayores (20% de demencias). Edad media de inicio: 75 años (rango 50-83 años). Duración de la enf: media 3.5 años (rango 1-20 años). PDD: progresión a demencia hasta en 80% de pts c/EP.

Etiología: tanto DCL como EPD son sinucleinopatías. La mayoría es esporádica y se asume una etiología genética/ambiental compleja, aunque las mutaciones o multiplicación en el gen *SNCA* (PARK *1/4*) que codifica α-sinucleína pueden causar un fenotipo de DCL. Otras mutaciones del gen PARK que pueden dar lugar a DCL (o EPD) son *VPS35* (*PARK17*) y *EIF4G1* (*PARK18*). Un factor de riesgo genético imp a/c EPD es una mutación única en el gen de glucocerebrosidasa (*GBA*). Como en la EA, el genotipo *APOE* influye en el riesgo de DCL.

Patología: *cuerpos de Lewy corticales*: inclusiones eosinofílicas intracitoplásmicas en neuronas corticales compuestas por α-sinucleína, ubiquitina y proteínas neurofilamentosas. ↓ de acetilcolina y otros neurotransmisores. Atrofia cortical mín. La dif patológica entre DCL y EPD es controvertida y es razonable considerarla como una única enf c/heterogeneidad fenotípica. En general, hay 3 tipos principales de patología que pueden causar deterioro cognitivo en el espectro de EPD/DCL: degeneración de tipo cuerpo de Lewy en estruct corticales y límbicas, patología coincidente de tipo EA en estruct corticales y límbicas, y patología en estructuras subcorticales (p. ej., degeneración de la sustancia negra médica y núcleos de otras vías ascendentes).

Patogénesis: se presume que implica una ganancia de fxn tóxica a/c la modificación postraduccional de α-sinucleína, oligomerización o agregación.
Criterios dx de consenso (*Neurology* 2017;89:88-100): **caract centrales** (debe tener 2 caract centrales **o** 1 central y 1 o más biomarcadores indicativos de probable DCL, 1 caract central para posible DCL): **(1)** fluctuación en la cognición c/variación pronunciada del nivel de alerta/atención. **(2)** Alucinaciones visuales recurrentes. **(3)** Parkinsonismo motor (+ en 50% de casos a la presentación, 25% nunca muestra signos motores). **(4)** Trast del comportamiento del sueño MOR. *Caract que apoyan el dx de DCL*: caídas repetidas; síncope; pérdida transitoria de la conciencia; Sens a neurolépticos; delirios sistematizados (el sínd de Capgras suele ser una caract más temprana que en la EA); alucinaciones no visuales; disfxn autonómica grave; hiposmia; apatía, ansiedad y depresión. **Biomarcadores indicativos**: ↓ de la captación del transportador de dopamina c/SPECT o PET, gammagrafía miocárdica con ↓ captación de MIBG, sueño MOR s/atonía en polisomnografía.

Caract clínicas/dx: caract típicas de DCL: demencia progresiva en personas mayores c/inicio tardío de parkinsonismo, confusión episódica c/alucinaciones o delirios paranoides. Presentación variable: el parkinsonismo (rigidez de extremidades y axial, ~50% de temblor) puede ser de inicio temp o tardío, leve o prominente. En enf avanzada: amnesia, discalculia, desorientación visoespacial, afasia, apraxia (similar a EA) y alt de la deglución. Sens a eurolépticos c/empeoramiento del parkinsonismo o la confusión. Examen general → ortostatismo por afect autonómica. Examen neuro → incapacidad para dibujar un reloj (prueba fxn ejecutiva y visoespacial); rigidez; temblor en reposo (menos común); deterioro de la marcha.

Estudios dx: dx basado en motivos clínicos c/eval neuropsic. IRM: desc otra patología (esp demencia vascular); a menudo demuestra atrofia difusa; puede haber atrofia del hipocampo. El PET/SPECT puede mostrar ↓ act en lóbulos parietal/occipital post. La DCL suele aparecer c/EA. Considerar pruebas de biomarcadores como arriba.

Tx: *parkinsonismo*: L-dopa/C-dopa. Empezar 100/25 ½ tableta diaria y ↑ ½ tableta hasta 1 tableta tid. Puede ser eficaz para caract motoras al inicio de la enf, aunque solo una parte responde. Los ES de náusea, hipotensión, delirio y alucinaciones ocurren al inicio del tx y limitan su uso. *Declive cognitivo*: los inhibidores de la colinesterasa son tan eficaces o más que en la EA. *Depresión*: los ISRS son el fármaco de elección. *Alucinaciones/alt del comportamiento*: antipsicóticos atípicos. ***Evitar antipsicóticos*** *cuando sea posible***:** riesgo de parkinsonismo irreversible, SNM. 1.° retirar meds L-dopa/C-dopa para ver si el comportamiento mejora; si no, usar antipsicóticos atípicos c/precaución (ver sección de EA para dosis). Iniciar c/quetiapina. **Clozapina** puede ser esp útil para evitar los efectos extrapiramidales. Vigilar BHC. *Trast del comportamiento de sueño MOR*: clonazepam a dosis ↓ por la noche o melatonina.

Demencia vascular

Definición: ↓ de la fxn cognitiva por acumulación de déficits por eventos cerebrovasculares. Puede ser concurrente c/EA ("demencia mixta") c/un espectro de sínd de demencia desde demencia vascular pura hasta Alzheimer puro. Sinónimos: demencia vascular, demencia vascular posterior a ictus, enf y demencia vascular isquémica subcortical, demencia de pequeños vasos, demencia estratégica-infarto.

Epidemiología: 15-20% de las demencias, aunque entre 9 y 18% de ellas son casos mixtos c/intentos de "purificación" de casos mixtos poco gratificantes.

Etiología: factores de riesgo: edad, HTN, hiperlipidemia, DT2, EAC/ICC, ictus recurrente, tabaquismo, apnea del sueño, hiperhomocisteinemia.

Patogénesis: ictus de grandes arterias, enf de peq vasos, eventos cardioembólicos, estenosis intracraneal combinada c/hipoperfusión. Formas genéticas de demencia vascular (p. ej., CADASIL). **Criterios NINDS-AIREN para demencia vascular probable** (*Neurology* 1993;43(2):250): aparición aguda de demencia evidente por deterioro de la memoria y otros 2 dominios cognitivos, como orientación, praxis o disfxn ejecutiva. Las lesiones cerebrovasculares relevantes se demuestran c/examen y neuroimagen. La relación temporal entre el ictus y la pérdida cognitiva es evidente. Se excluye el deterioro mental preexistente (incl delirio, alt del estado mental).

Caract clínicas/dx: *caract típicas*: inicio repentino de deterioro cognitivo –esp del funcionamiento ejecutivo– seguido de un declive gradual; a menudo c/cambios sensoriomotores u/l y afasia; también pueden ocurrir cambios en el estado de ánimo, personalidad o depresión. Presentación variable: la demencia vascular subcortical puede p/c enlentecimiento cognitivo, disfxn ejecutiva y alt de la marcha y el control vesical. Distinción de EA pura: la alt de la marcha es menos común en la EA, la pérdida de memoria temp y el deterioro del lenguaje son más comunes en la EA. Examen neuro: deterioro en el MMSE/MoCA; paresia o Sens asimétrica; alt de la marcha.

Estudios de dx: *imagen*: la IRM muestra múltiples infartos ± cambios en SB. Pruebas neuropsic: disfxn ejecutiva y alt del aprendizaje/recuperación, pero reconocimiento relativamente intacto (*vs.* EA: el reconocimiento también suele estar alterado).

Tx: los inhibidores de acetilcolinesterasa (IAChE: donepezilo, galantamina y rivastigmina) pueden tener algún beneficio. Estrategias preventivas actuales: como para "envejecimiento norm" ant. Mnj de fact de riesgo vascular c/ASA, estatinas, antihipertensivos, etc.

Hidrocefalia normotensa (HNT)

Definición: hidrocefalia sin ↑ PIC sostenida. Llega al máx en la 6.ª o 7.ª década. Las caract típicas son hidrocefalia progresiva en imágenes y tríada de **(1) demencia** (disfxn del LF c/↓ atención, concentración y fxn ejecutiva; ± apatía), **(2) deterioro de la marcha** (atáxica o apráxica, descrita clásicamente como "marcha magnética"), y **(3) incontinencia** (usu en una fase posterior del curso).

Epidemiología: causa muy rara de demencia con un 0-5%; incidencia de HNT que responde a derivación de unos 2.2/millón de personas/año.

Patogénesis: múltiples teorías. Teoría clásica: producción de LCR > absorción, potencialmente 2/2 absorción insuf → de granulaciones de vellosidades aracnoideas; los procesos que afectan el espacio subaracnoideo (p. ej., HSA, meningitis, traumat) pueden así predisponer a HNT. Teoría de expansión: las presiones iniciales en la HNT son ↑, pero las presiones normales a la larga resultan en ↑ tamaño del ventrículo, mientras que las fuerzas en la SB ↑ los ventrículos se expanden. Teoría de PIC fluctuante: picos críticos intermitentes en la presión intraventricular. Teoría del gradiente: el gradiente transmanto (dif de presión entre ventrículos y espacio subaracnoideo) es la fuerza motriz de la expansión ventricular (no las presiones intraventriculares absolutas c/expansión ventricular posible incl c/un gradiente transmanto muy peq). Se cree que la **expansión ventricular**, a través de cualquier mecanismo, *daña la SB periventricular y la corona radiata, incl las proyecciones motoras sacras (lo que explica la tríada clínica)*.

Estudios de dx: imp reconocerlo porque en potencia reversible; sin embargo, es igualmente imp no sobrediagnosticar para evitar una cirugía inútil y arriesgada (muerte o discapacidad de 7% en una serie). *IRM*: hidrocefalia desproporcionada c/respecto a la atrofia cortical (relación Evan: [anchura ventricular máx]/[distancia biparietal mayor entre tablas internas del cráneo]; ventriculomegalia = razón ≥ 0.3); hiperintensidad FLAIR T2 periventricular/periacueductal (2/2 ↑ flujo transependimario). PL de gran volumen (30-50 mL) → muestra mejoría transitoria de la marcha (a veces cognición c/MMSE/MoCA); el drenaje lumbar temporal puede ser útil en el dx, aunque debe sopesarse el riesgo *vs.* el beneficio.

Tx: *derivación ventriculoperitoneal*: larga duración y atrofia cortical extensa o enf de SB en IRM ↓ perspectivas de éxito. La derivación mejora la marcha mucho más que la cognición. Farmacoterapia sintomática complementaria (estimulantes/dopaminérgicos, si hay deterioro de la atención, apatía).

Telemedicina en la atención de la demencia

Introducción: la moderna tecnología de la comunicación ha permitido la atención a distancia de pts c/demencia y otros trast cognitivos, y la aplicación de la telemedicina se ha acelerado recientemente en el marco de la pandemia de COVID-19.

Beneficios: mayor acceso a la atención (esp para residentes en zonas rurales), comodidad en cuanto a desplazamientos, posibilidad de no alterar los horarios del pt, contacto más frecuente con los proveedores, menor utilización de servicios de urgencias.

Barreras: los pts pueden no contar con un equipo/dispositivo adecuado, no sentirse cómodos con el equipo/dispositivo, no tener un acceso adecuado a Internet y tener dificultades para ajustar la colocación de la cámara de video para una eval adecuada. Los requisitos de licencia estatales y el reembolso inconsistente pueden ser barreras para proveedores.

Eval clínica del deterioro cognitivo: puede realizarse de forma fiable por videoconferencia. Las puntuaciones de MoCA y MMSE tienen excelente correlación entre la eval presencial y la telemedicina. La Clinical Dementia Rating (CDR) y la Geriatric Depression Scale (GDS) tienen buena correlación entre la eval presencial y la telemédica (*Gerontologist* 2017;57(5):e85-e93).

NEUROLOGÍA DEL COMPORTAMIENTO

AFASIA

Afasia: deterioro de la comunicación de ideas derivado de déficits en el lenguaje verbal y no verbal en el curso de id/utilizar símbolos (grafemas) o sonidos (fonemas) significativos para las palabras (léxico), transmitiendo la relación (sintaxis) entre palabras o procesando estos elementos en salidas motoras (articulación) en una expresión lógica organizada del pensamiento (discurso) que es apropiada para la audiencia y la circunstancia (registro).

Epidemiología: prevalencia en EUA: 1 millón. Incidencia de 1 año en EUA: 200 000 son 2.ª a traumat craneales; 100 000 son 2.ª a ictus. Alrededor de 20% de los ictus produce afasia.

Ddx de afasia

Trast motores del habla (es decir, habilidades de articulación): ejemplos: disartria, apraxia del habla y tartamudez. Comprensión intacta del lenguaje hablado y escrito.

Trast psiquiát del pensamiento (es decir, anorm del contenido del pensamiento): usu se observa en psicosis, manía. Lenguaje extraño e ilógico que es fluido y se mantiene intacto a nivel sintáctico/gramático.

Mutismo: ausencia de salida del habla en un pt alerta. Etiologías comunes: sínd del lóbulo frontal (p. ej., abulia), sínd de los GB (p. ej., Parkinson), sínd psiquiát (p. ej., catatonia), disartria severa (p. ej., trast mecánico de la laringe). Puede presentarse en la afasia. Los afásicos mudos ("afasia global") usu tiene también graves déficits de comprensión, lectura y escritura. La excepción son los pts con pérdida severa del habla motora (como en la afasia 1.ª progresiva) en la que el pt puede ser mudo 2/2 con pérdida del habla motora pero con significat menos habilidades en otros aspectos del lenguaje.

Afemia: sínd no fluido que se presenta al inicio c/mutismo y progresa al habla c/sust de fonemas y pausas. No es verdadera afasia, ya que todas las demás funciones del lenguaje, incl la escritura, están intactas. Rara y usu transitoria. Se debe a peq lesiones en el área de Broca o en giro precentral inf. Puede considerarse una apraxia del habla.

Sordera de palabra pura: incapacidad de comprender o repetir el lenguaje hablado, en ausencia de sordera para sonidos no verbales. No es verdadera afasia, ya que el déficit puede evitarse c/la lectura. Habla, denominación, lectura y escritura intactas. Ubicación clásica: lesiones temp b/l que desconectan el área de Wernicke de ambas áreas corticales audit (también informadas en lesiones de tractos de SB temporales izq). Se define mejor como agnosia auditiva verbal.

Examen de afasia

Habla espontánea: escuchar calidad y ritmo del discurso espont en frases > 4 palabras (fluidez), la cadencia y entonación del discurso sintáctico (prosodia), sustit de palabras c/sonidos similares como "ben"/"pen" (parafasia fonémica) o significados similares como "lápiz"/"crayón" (parafasia semántica), palabras nuevas que solo entiende el hablante (neologismos), cadenas de neologismos o palabras reales mal combinadas (jerga), o formas indirectas de expresar ideas simples (circunloquios).

Discurso restringido: pedir a los participantes que describan escenas pictóricas como la "imagen del robo de galletas" y escuchar si hay dificult para encontrar palabras (recuperación léxica), parafasias, sust de palabras/sonidos, construcciones sintácticas.

Repetición: probar con palabras gramaticales pequeñas ("Son las seis") al principio, ya que es lo más dif para pt con afasia no fluente. Seguir usando frases cortas ("Mañana será otro día") para evitar confusiones c/déficits atencionales. Las palabras multisilábicas ("hipopótamo") pueden ayudar al dx de apraxia del habla, disartria u otros trast motores del habla. Observar repetición automát de sus palabras (ecolalia) o las del propio pt (palilalia).

Denominación: probar palabras de ↓ a ↑ frec ("broche, correa, reloj" o "dedo, uña, cutícula"). Escuchar si hay circunloquios, parafasias, neologismos, id erróneas perceptivas. Usar pistas para id erróneas (si a "hongo" le dice "paraguas", la pista es "algo que se come"). Cuando la id visual está intacta, usar la pista fonémica para errores de recuperación del nombre (para "hongo", la pista es "hon"). Errores 1 sentido (el pt no puede nombrar, pero reconoce el nombre de las opciones) y errores 2 sentidos (el pt no puede nombrar o reconocer a partir de opciones; p. ej., "señale la imagen del pingüino").

Comprensión: prueba de comprensión oral y escrita, órdenes axiales ("siéntate", "mueve la cabeza") y apendiculares ("levanta el brazo"). Prueba de errores semánticos ("¿Te llamas Juan?" "¿Soy un alce?"). Comprobar los errores sintácticos ("Si el león fue comido por el cordero, ¿qué animal sigue vivo?"). Evitar construcciones complicadas para las órdenes ("¿Puedes...?" o "No me dejes...").

Lectura en voz alta: pedir al pt que lea un párrafo completo. Notar errores gramaticales sutiles. Hacer que lea palabras sin sentido y palabras irregulares ("agujeta, circunscripción").

Escribir: hacer que el pt escriba: espontáneamente, al dictado, copie, palabras s/sentido; descripción de la imagen del "robo de galletas" u otras imágenes complejas.

Tipos de afasia clásica

Categorización de los tipos de afasia clásica						
Tipo de afasia	**D**	**Fl**	**C**	**Rep**	**Lec**	**Esc**
Anómica	X	✓	✓	✓	✓	✓
Broca	X	X	✓	X	✓	X
Wernicke	X	✓	X	X	X	✓
Conducción	X	✓	✓	X	✓	✓
Motora transcortical	X	X	✓	✓	✓	X
Mixta transcortical	X	X	X	✓	X	X
Sensorial transcortical	X	✓	X	✓	X	✓
Global	X	X	X	X	X	X

X: déficit; ✓: capacidad intacta; C: comprensión; D: denominación; Fl: fluidez; Lec: lectura; Rep: repetición; Esc: escritura.

Localización de los tipos de afasia clásica	
Tipo	**Localización de la lesión**
Broca	Área de Broca + áreas front cercanas (nota: la lesión al área de Broca usu se presenta como afasia de Broca incomp o afemia)
Motor transcortical	Regiones anteriores o superiores al área de Broca
Wernicke	Amplia gama de lesiones (nota: aunque las lesiones del área de Wernicke alteran la comprensión auditiva, esta área no es el centro anatómico de dicha comprensión. Esta implica las regiones parietales, temporales y frontales, de las cuales el área de Wernicke es una parte)
Sensorial transcortical	Regiones posteriores o inferiores al área de Wernicke
Global	Regiones frontales y temporoparietales
Transcortical mixto	Regiones adyacentes a las áreas de Broca y Wernicke
Anómica	Corteza temporal izq: polo temporal, nombres propios; lóbulo temporal inf, animales; lóbulo temporal post, herramientas
Conducción	Giro supramarginal o 1.ª corteza auditiva (nota: la afasia de conducción NO es causada por una lesión pura de la SB [fascículo arqueado] aunque la SB por debajo de los giros angulares y supramarginales podría estar involucrada)

Obsérvese que existe un área de Broca (giro frontal inf, incl opérculo) y un área de Wernicke (1/3 post del giro temporal sup) y que existe una afasia de Broca y una de Wernicke. Las lesiones en el área no siempre producen la afasia correspondiente, y a la inversa, la afasia puede producirse por lesiones fuera del área correspondiente.

Hallazgos adicionales en la afasia de Broca: mientras que la lectura y la comprensión están intactas, los pts suelen tener déficits en estos dominios a/c agramatismo; también dific c/la lectura en voz alta a/c el agramatismo. Estos déficits no son tan amplios como en las afasias receptivas. Falta de preposiciones, conjunciones y orden de las palabras (p. ej., "Queso gusta me comer"), parafasias fonémicas comunes, fenómeno de la punta de la lengua (es decir, vacilación para encontrar las palabras); el pt usu está consciente del déficit del lenguaje, que → frustración, a/c hemiparesia der (proximidad a franja motora).

Hallazgos adicionales en la afasia de Wernicke: habla ininteligible debido a parafasias (tanto fonémicas como semánticas), circunloquios, neologismos y palabras genéricas (p. ej., "cosa" o "esto"), el pt usu es relativamente inconsciente del déficit del lenguaje, lo que a veces conduce a ira y hostilidad, pero no a frustración, a/c hemianopsia der (cerca de la radiación óptica temporal).

Procesamiento cortical del lenguaje y localización de lesiones en la afasia

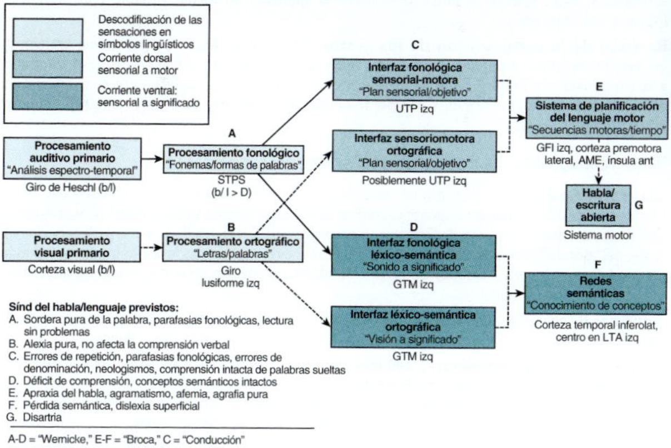

AMS, área motora suplementaria; GFI, giro frontal inferior; GTM, giro temporal medial; LTA, lóbulo temporal anterior; STPS, surco temporal posterior superior; UTP, unión temporal parietal. Cortesía de Michael Erkkinen, MD, UCSF.

Advertencias sobre los tipos de afasia clásica: los tipos de afasia clásicos se basan en los territorios de ictus/vasculares. Los tumores, otras lesiones estruct y las enf degenerativas no suelen seguir la categorización clásica. El habla automática (p. ej., insultos o contar/cantar) suele ubicarse en el hemisf no dominante y se conserva en casi todas las afasias, incl la global.

Otras consideraciones en la identificación de la afasia

Destreza, dominancia cerebral y afasia: 99% de los diestros tiene dominancia en el hemisf izq del lenguaje y 2/3 de los zurdos tienen dominancia en el hemisf izq del lenguaje. *Asimetría anatómica:* el hemisf dominante suele ser mayor (esp LT). *Afasia cruzada en diestros (rara):* afasia por lesión del hemisf der en diestros que no puede explicarse (p. ej., por diestrismo forzado, alteración conocida del SNC en la infancia), presumiblemente dominancia cruzada o mixta 2/2. *Sínd atípicos en zurdos (raros):* los zurdos sin dominancia cerebral izq pueden desarrollar afasia por lesión en cualquiera de los dos hemisf; pueden ser dominantes en el hemisf izq para la comprensión y dominantes en el hemisf der para la producción del habla (o viceversa); la recuperación puede ser más completa de dominancia compartida 2/2.

Afasias subcorticales: afasia fluida exagerada (con déficits leves de comprensión y repetición): núcleos talámicos anterolaterales izq; se a/c con déficits atencionales y de memoria. Comprensión defectuosa con o sin déficit de repetición: cabeza del caudado izq, rama anterior de la cápsula interna izq; a/c disartria y hemiparesia der.

Aprosodia

Prosodia: aspectos sintácticos > emocionales del lenguaje que → información más allá de la transmitida por la elección y orden de las palabras. Caract acústicas: tono, entonación, melodía, cadencia, volumen, timbre, tempo, estrés, acento, momento de las pausas.

Cinesia: mov de extremidades, cuerpo y cara que acompañan el discurso y modulan el mensaje verbal. *Pantomima:* mov que expresan símbolos mutuamente acordados (p. ej., signo de la paz). *Gestos:* mov que colorean, enfatizan y embellecen el discurso. Los mov cinéticos espont durante el discurso suelen ser una mezcla de pantomima y gestos.

Revisión de la producción de prosodia y gestos espont: observar la prosodia y los gestos del habla espontánea. Hacer preguntas con carga emocional.

Revisión de la repetición de la prosodia: con un tono alegre, decir una frase declarativa sin palabras emocionales, pedir al pt que la repita c/la misma entonación afectiva. Repetir el proceso para los tonos triste, lloroso, desinteresado, enojado y sorprendido.

Revisión de la comprensión de la prosodia: colocarse detrás del pt para evitar dar pistas gestuales. De nuevo, decir una frase declarativa sin palabras emocionales, en un tono alegre. Pedir al pt que indique la emoción subyacente o, si no puede, elija de una lista de emociones. Repetir el proceso para los tonos de tristeza, desinterés, enfado y sorpresa. Determinar si el pt diferencia entre orónimos compuestos de forma variable ("un nombre" frente a "un objetivo").

Revisión de la comprensión de los gestos: frente al pt, hacer un gesto que transmita un estado de ánimo particular sin hablar (agitar el puño, saludar con la mano, llevar la mano a la oreja para oir mejor). Pedir al pt que mencione la emoción subyacente o, si no puede, elija de una lista de emociones. Considerar el uso de fotografías de actores que representen diferentes emociones.

TRASTORNOS DEL PROCESAMIENTO SENSORIAL COMPLEJO

Clasif anatómica: ventral *vs.* dorsal. *Ventral* (es decir, inf o temporooccipital): el sist del "qué"; funciona en la discriminación e identificación; las lesiones provocan agnosia visual, prosopagnosia, sínd de Anton, alexia pura, sínd de Gerstmann, acromatopsia. *Dorsal* (es decir, sup o parietooccipital): el sist del "dónde"; funciona en la cinestesia y la percepción espacial; las lesiones provocan apraxia ideacional, ideomotora y cinética de las extremidades, alteración de la construcción, alteración del vestido y sínd de Balint.

Agnosia: incapacidad adquirida para reconocer objetos, personas, sonidos u olores; es decir, incapacidad para atribuir un significado apropiado a los datos sensoriales objetivos.

Agnosia visual aperceptiva: la agudeza de los elementos visuales se conserva, pero las relaciones fundamentales entre ellos se distorsionan (p. ej., la línea de contorno). No puede copiar un dibujo. Revisar preguntando al pt la dimensión de los objetos, orientación de las líneas, si puede determinarse la posición de formas superpuestas/obscuras.

Agnosia visual asociativa: el acceso o la asociación del conocimiento semántico que vincula la percepción visual está desconectado. Revisar si el pt puede dibujar con precisión un objeto o una forma, describir su aspecto, identificarlo de otros objetos, pero no puede dar su nombre, importancia u otros detalles semánticos.

Agnosia visual integradora: no puede integrar los aspectos locales de la forma visual y relacionarlos c/los aspectos globales de la forma. Puede copiar y dibujar de memoria objetos, no puede ser reconocido por la vista.

Astereognosia: incapacidad para reconocer un objeto por el tacto. Se revisa al colocar un obj en la mano del pt y preguntar por su tamaño, textura, forma, material, identidad. Asociación parietal der.

Agrafestesia: incapacidad de reconocer un #/letra/símbolo por el tacto al dibujarlo en la palma/planta. Asegurarse que al hacer la prueba, el símbolo esté orientado de forma que el pt pueda leer el # si se escribiera con tinta. Asociación parietal der.

Trastornos del procesamiento sensorial	
Síndrome	**Definición/Localización/Asociación**
Agnosia visual de objetos	**Def:** incapacidad de reconocer visiblemente un objeto familiar (a pesar de visión norm) **Localización:** Lesiones b/l en la corteza temporooccipital inf asociada, gran lesión temporo-occipital u/l izq
Prosopagnosia	**Definición:** incapacidad para id rostros familiares; aun puede: • Reconocer que un objeto es una cara, nariz, boca, etc. • Reconocer las emociones faciales • Realizar tareas perceptivas complejas **Localización:** corteza infraoccipital b/l; lóbulo temporal der
Alexia pura (alexia sin agrafia)	La persona es capaz de ver frases, palabras y letras; de fácil demostración al hacer que la persona copie; no es una verdadera afasia (sino más bien agnosia) porque el lenguaje hablado y la comprensión están conservados **Localización:** cualquier lesión que desconecte las 2 cortezas visuales asociadas de las áreas del lenguaje • Usu por 2 lesiones: lesión callosa (desconecta los hemisferios) y lesión occipital izq (desconecta la corteza de asociación visual izq de la corteza del lenguaje izq) • Usu por 1 lesión: inf y post al asta occipital izq (causando ambas conexiones) Usu a/c hemianopsia der, déficit de memoria semántica

Acromatopsia	**Definición:** déficit adquirido en la percepción del color que afecta todo o parte del campo visual c/cierta conservación de la forma **Localización:** • Corteza de asociación visual ventral (inf) (giros fusiforme y lingual) o SB subyacente • La lesión inf puede causar acromatopsia en los cuadrantes ↑ e ↓, mientras que las lesiones ↑ no causan acromatopsia. • No hay lateralidad (es decir, se han implicado lesiones der, izq y b/l)
Ceguera cortical	**Ceguera cortical (sínd de Anton):** obliteración de la visión + negación de la ceguera • Localización: obliteración b/l de las visiones corticales o de las radiaciones ópticas • Tanto la ceguera como la negación suelen ser transitorias. **"Visión ciega":** el pt ciego corticalmente no es consciente del estímulo visual, pero puede percibir la imagen a nivel básico (formas geométricas, mov, luz brillante). El pt puede señalar con precisión un destello de luz en un campo inoperante. Prob 2/2 a las conexiones intactas a la corteza parietal visual
Sínd de Gerstmann	**Definición:** acalculia, confusión izq-der, agnosia de los dedos, agrafia; rara vez sínd puros **Acalculia:** • Prueba oral y escrita de suma, resta, multiplicación y división. • Los déficits atencionales, afasia, alexia y negligencia pueden causar acalculia secundaria y deben ser eval antes del dx de acalculia primaria. **Confusión izq-der:** • Poner a prueba la der y la izq en el cuerpo del pt y del examinador. • Aumentar la complejidad con pruebas de varios pasos (p. ej., "señale mi oreja izq con su mano der"). • La afasia y la negligencia pueden causar confusión izq-der 2.ª y deben evaluadarse antes del dx de confusión izq-der 1.ª **Déficit de id de los dedos (es decir, agnosia de los dedos):** • Pedir al pt que haga coincidir sus propios dedos con el dibujo del contorno de una mano. • La afasia puede causar agnosia dactilar 2.ª y debe eval antes del dx de agnosia dactilar 1.ª **Agrafia** (ver sección aparte para más información) **Localización:** giro angular izq
Sínd de Balint	**Definición: simultanagnosia, ataxia óptica, apraxia ocular** **Simultagnosia** (o desorientación visual): percepción y reconocimiento imprevisibles de solo 1 parte del campo visual ("ver los árboles pero no el bosque", prueba que consiste en dibujar la forma de una "H" usando muchas "E" peq) **Ataxia óptica** (tcc ataxia visomotora): deterioro de apuntar al blanco con guía de la vista. Usu sin evidencia de temblor **Apraxia ocular:** incapacidad de desplazar la mirada a voluntad hacia nuevos estímulos visuales en la periferia **Localización:** daño b/l de la región occipitoparietal. Lo más frecuente es que se deba a infartos de la cuenca b/l (occipitoparietal) (ACM/ACP) por un episodio hipotenso

Apraxia: incapacidad adquirida para ejecutar mov y gestos complejos, a pesar de tener el deseo y la capacidad física para realizarlos. La agudeza visual, la capacidad de percibir varios objetos al mismo tiempo (es decir, sin simultagnosia) y la capacidad motora deben estar conservadas para tener apraxia.

Tipos de apraxia	
Apraxia ideomotora	**Definición:** incapacidad de hacer pantomima de un mov cuando se le ordena, pero sí en un entorno natural. **Localización:** lóbulo parietal izq o proyecciones de SB
Apraxia ideacional	**Definición:** incapacidad para realizar una act de varios pasos usando un objeto real, aunque los mov individuales necesarios para la act estén intactos (p. ej., doblar una carta, meterla en un sobre y cerrarlo). Suele ocurrir en estados de confusión y demencia. No hay una verdadera localización, pero prob se deba a déficits de atención y función ejecutiva.
Apraxia conceptual	**Definición:** incapacidad de realizar ajustes en el uso de la herramienta para lograr una ventaja mecánica. Se comprueba al id la herramienta adecuada o cómo utilizarla para la tarea visualizada.
Apraxia cinética de extremidades	**Definición:** apraxia de los mov finos, que conduce a mov torpes e imprecisos. Presente en la pantomima y uso espont de las extremidades **Localización:** a menudo el lóbulo parietal izq
Apraxia constructiva	**Definición:** incapacidad para reproducir patrones → un dibujo, copia o construcción de objetos tridimensionales (no es una verdadera apraxia) **Localización:** lesión parietal der, lesión parietal izq (menos frec)

Negligencia y extinción

El hemisf der controla la saliencia espacial inicial y gruesa del espacio personal y extrapersonal b/l, mientras que el hemisf izq únicamente controla el c/l. Por lo tanto, el daño en el hemisf der no puede ser compensado por el izq, lo que resulta en negligencia del lado izq.

Presentación: múltiples modalidades (motoras, sensitivas y de motivación) pueden estar reducidas en el lado afectado.

Ejemplos comunes: afeitarse, asearse o vestirse solo por la der; no alimentarse por el lado izq de la bandeja; no leer palabras por el lado izq de la página (dislexia por negligencia).

Prueba: el pt dibuja un reloj/margarita y descuida el lado izq, recarga el lado der o solo dibuja a la der de la página. La bisección de la línea está desviada hacia la der. Signo de aplauso de Eastchester. Extinción del lado izq en estímulos visuales b/l o extinción del lado izq en pruebas sensoriales b/l, o extinción distal en pruebas sensoriales i/l de 2 puntos.

Localización: la negligencia resulta del daño en la red que incl corteza posparietal, campos oculares frontales y giro cingulado. Puede resultar de lesiones fuera del lób parietal. Las lesiones frontales pueden causar negligencia en mult modalidades tan graves como las parietales. Las del giro cingulado que causan negligencia son inusuales, pero los estudios funcionales indican participación del cíngulo. Se han descrito lesiones talámicas der e izq que causan negligencia.

Amnesia

Formación de la memoria: *registro*: información percibida → de canales sensitivos. *Codificación*: info procesada para su id y asociación. *Almacenamiento*: la info se acumula en varias localizaciones cerebrales como "engramas". *Consolidación*: la info se estabiliza en min a años, lo cual es controvertido si está realmente separada de la codificación.

Subtipos de memoria basados en factores temporales: *memoria a muy corto plazo* (*sens, icónica, ecoica*): memoria que dura miliseg basada en la entrada → de los canales sens. *Memoria a corto plazo* (*de trabajo*): mant y manip activos de la info mientras está "en línea", incl preparación del material almacenado para su recuperación, dura de miliseg a min; capacidad máx usu de 7 ± 2 elementos. *Memoria a largo plazo*: info almacenada "fuera de línea" que dura de min a décadas.

Subtipos de memoria basados en el contenido: *memoria explícita* (*declarativa*): memoria a largo plazo revelada → de la recuperación intencional/conciencia, 2 tipos: episódica y semántica. *Episódica*: de acontecimientos autobiográficos (p. ej., graduación). *Semántica*: de hechos y conceptos, sin importar experiencias concretas (p. ej., Boston es la capital de MA). *Implícita*: a largo plazo revelada sin conciencia, 2 tipos: procedimental y de primado. *Memoria espacial*: incl la localización de objetos, el plano de la casa/barrio, las rutas. *Procedimental*: de habilidades, tanto motoras como cognitivas (p. ej., conducir, tocar un instrumento). *De primado*: influencia que tiene un estímulo percibido antes en la respuesta a un estímulo futuro. *De primado perceptivo*: de primado c/un estímulo que tiene una estructura sensorial idéntica a la respuesta (p. ej., tras recibir una lista de palabras que incluya "bota", el pt tendrá + prob de decir "bota" cuando se le pida una palabra que empiece con "bo"). *De primado conceptual*: primado c/un estímulo que pertenece a la misma categoría o concepto que la respuesta (p. ej., tras recibir una lista de palabras que incluya "manzana", el pt tendrá más probab de decir "naranja" cuando se le pida una lista de alimentos).

Amnesia: deterioro de la memoria. *Anterógrada:* incapacidad de formar nuevos recuerdos tras el inicio de la amnesia. *Retrógrada:* incapacidad de recuperar los recuerdos almacenados antes del inicio de la amnesia: ya sea por pérdida permanente de recuerdos o incapacidad de recuperarlos explícitamente.

Localización de la memoria: la memoria no está controlada por un solo centro, sino por una red distribuida. *Memoria a corto plazo:* red frontoparietal (sobre todo disfxn atencional 2/2). *Memoria a largo plazo: implícita:* áreas no límbicas que prob incl cerebelo, GB y áreas heteromodales de los lóbulos temporal y parietal. *Memoria explícita:* las áreas límbicas, esp el circuito de Papez (centrado alrededor del hipocampo, hipocampo > fórnix > cuerpo mamilar > tracto mamilotalámico > núcleos talámicos ant > giro cingulado > presubiculum > corteza entorrinal) tienen una fxn crítica para *facilitar* el almacenam y la recup de los recuerdos. El almacenam real no se conoce bien, pero se postula que ocurre en toda la corteza de asociación. Las cortezas prefrontal y parietal funcionan en la codificación y recup de la memoria episódica; la temporopolar funciona en la recup de los recuerdos semánticos.

Amnesia global transitoria (AGT)

Amnesia (para el presente y el pasado reciente, es decir, anterógrada c/retrógrada reciente) y "desconcierto" que dura ~4-6 h (rango 15 min-24 h). Conducta norm, excepto por preguntas repetitivas (p. ej., "¿Por qué estoy aquí?"). Usu orientado solo hacia sí mismo, s/alt de la conciencia. Puede tener cefalea leve, náusea. Neuroexamen norm excepto por la memoria. Lenguaje intacto, act intelectual, registro. La amnesia retrógrada se reduce y resuelve con el tiempo; el pt puede volver a retener información nueva. Tras la recuperación, el pt no recuerda el evento y tiene un recuerdo parcial de la recup.

Criterios de Hodgkin y Warlow (1990): usados c/fines de investigación, el cumplimiento de los criterios predice un buen resultado. El evento es presenciado. Amnesia anterógrada clara durante el ataque. No hay obnubilación, pérdida de la id personal, deterioro cognitivo (dif de amnesia), déficit neuro focal. El ataque se resuelve en < 24 h. Excluidos: pts c/traumat craneal reciente, uso de drogas, enf de crisis, prob médicos imp o evento desenc por un procedimiento.

Epidemiología: mediana edad y adultos mayores (edad 50-80), 5.2/100 000. Tasa de recurrencia ~5% en adultos mayores. Posibles precipitantes: act física, estrés emocional, inmersión en agua fría o caliente, rel sexuales, procedimientos dx menores c/sedación. Los pts c/migraña tienen un riesgo ligeramente ↑. No hay a/c fact de riesgo vascular *vs.* controles de = edad, aunque se pueden considerar estudios de ictus en pts mayores o c/fact de riesgo vascular.

Fisiopatología: desconocida. Sin crisis: EEG (–). La SPECT durante los ataques mostró hipoperfusión u/l o b/l en series de la región temporobasal (*J Nucl Med* 1998;39(1):155). Imagen DWI por IRM: lesiones en el hipocampo/lóbulo temporal medial (2 de 31 en fase aguda, 26 de 31-48 h después) (*Neurology 2004*;62(12):2165). Puede estar a/c migraña, congestión venosa o hipoperfusión bitemporal.

Ddx/estudios: *epilepsia del lóbulo temporal (ELT):* los episodios amnésicos son mucho más cortos en la ELT (< 1 h más predictivo de crisis). No suele estar totalmente alerta c/limitación de la fxn cognitiva sup durante el episodio. Periodo postictal, considerar EEG. *Insuf vertebrobasilar:* no es AGT si el examen muestra hallazgos (ataxia, vértigo, diplopía, cambios de visión) adicionales a la amnesia. *TCE/contusión cerebral*: signos visibles de lesión, esp amnesia retrógrada. *Encefalitis*: fiebre, leucocitosis, ↑VSG o PCR. *Amnesia funcional*: pts más jóvenes con amnesia retrógrada 1°. *Intoxicación/consumo de drogas*: usu somnoliento, + examen toxicológico.

Amnesia funcional

Presentación: usu variable, transitoria o de larga duración. Puede darse en el contexto de TCEl, TEPT, depresión, ansiedad, estrés o sínd de fatiga crónica. Puede a/c *fuga*: viaje repentino e inexplicable fuera de casa (amnesia disociativa según criterios del DSM 5). Puede a/c personalidades múltiples (id disociativa según los criterios del DSM 5).

Factores de riesgo: personalidad subdesarrollada subyacente, infancia problemática, abuso sexual.

Psiquiatría para el neurólogo

Examen psiquiát del estado mental: *apariencia y comportamiento*: tipo de cuerpo, postura, vestimenta, aseo, estado de alerta, comodidad, comportamiento inusual. *Actividad motora*: postura, marcha, mov anormales, hiperactividad. *Estado de ánimo* (percepción del pt) y *afecto* (es decir, percepción de los examinadores): rango, intensidad, estabilidad, adecuación. *Habla y lenguaje*: también comentar sobre el volumen, velocidad. *Contenido del pensamiento*: p. ej., suicidio, violencia, delirios, obsesiones, fobia. *Proceso de pensamiento*: p. ej., tangencial, circunstancial. *Percepción*: p. ej., ilusión, alucinación, negligencia; puede ocurrir en cualquiera de los 5 sentidos. *Insight* (comprensión de la situación) y *juicio* (toma de decisiones sobre la situación).

Trast de ansiedad

Tipo más común de trast psiquiát en adultos, c/incidencia de por vida cercana a 25%. Suele ser comórbido con trast del estado de ánimo, abuso de sust y otros trast de ansiedad.

Tipos: *trast de pánico:* ≥ 2 ataques de pánico inesperados con 1 mes de aprehensión persistente. *Agorafobia:* miedo a lugares públicos/abiertos. *Fobia específica:* trast de ansiedad más común; ansiedad hacia estímulos temidos. *Fobia social:* miedo a situaciones sociales o de actuación. *Trast obsesivo-compulsivo:* pensamientos intrusivos recurrentes que se alivian con conductas específicas. *Trast de ansiedad generalizada:* 6 meses de ansiedad, usu por asuntos triviales. *Trast de estrés postraumático:* acontecimiento vital traumático/grave; el pt revive el trauma.

Tx: incl ISRS, BZD de acción media y larga, tx conductual cognitivo.

Trastornos del estado de ánimo

Trastornos depresivos unipolares

Usu ocurre 2/2 enf neuro (30-50% de ictus, 10-20% de EA, 27-54% de EM, 40% de EP, 33% de TCE). Criterios SICECAPS: cambio en el **S**ueño (+ o –), disminución del **I**nterés (anhedonia), **C**ulpabilidad, reducción de la **E**nergía, reducción de la **C**oncentración, cambio en el **A**petito (+ o –), lentitud **P**sicomotriz/agitación, pensamientos **S**uicidas. *Episodio depresivo mayor:* dura ≥ 2 sem, incl bajo estado de ánimo o anhedonia y cumple 4 de los 8 criterios SICECAPS. *Trast depresivo persistente (distimia):* solo requiere 2 criterios SICECAPS, pero dura > 2 años.

Tx: antidepresivos. La respuesta máxima a los meds tarda unas 6 sem, pero empieza en 1-2 sem. La intervención temprana mejora el resultado agudo. El tx debe continuarse tras la recup por al menos 6-9 meses. Si hay recurrencia, considerar mant a largo plazo. Remitir al psiquiatra si los sx son graves, refractarios, o si el pt no quiere o no se beneficia de la farmacoTx, si solicita psicoTx, o si puede beneficiarse de un tx multimodal (psicoTx [a menudo sinérgica con meds]), TEC (para depresión grave con caract catatónicas).

Pronóstico: el episodio depresivo mayor suele durar ~6 meses, pero puede variar mucho. Riesgo de recurrencia tras 1 episodio: al menos 50%; tras 2 episodios: al menos 70%.

Trastornos bipolares

- **Manía:** estado de ánimo elevado, expansivo o irritable. Episodio maniaco: duración ≥ 1 sem, que incl euforia y ≥ 3 de los criterios DIGFAST o irritabilidad y ≥ 4 de los criterios DIGFAST, con deterioro funcional imp. *DIGFAST:* distracción, imprudencia, grandiosidad, fuga de ideas, actividad ↑, sueño ↓, tendencia a la locuacidad. En casos graves, pueden presentarse rasgos psicóticos.
- **Hipomanía:** citerios similares a los de la manía, excepto que solo debe durar ≥ 4 días y no debe causar deterioro funcional imp.
- **Bipolar I:** mín 1 episodio maniaco usu c/episodios depresivos mayores recurrentes.
- **Bipolar II:** mín 1 episodio hipomaniaco usu c/episodios depresivos mayores recurrentes.
- **Trast ciclotímico:** múltiples episodios de periodos depresivos e hipomaniacos subsindrómicos por 2 o más años. 3 causas de manía: daño del hemisf der, agonistas de la dopamina, estimulantes.

Tx: estabilizadores del estado de ánimo: Li, carbamazepina, valproato, lamotrigina. Si bien la mayoría de los estabilizadores del estado de ánimo se usa c/frec por los neurólogos, debe consultarse al psiq si solo se trata el trast bipolar. Los antidepresivos están contraindicados porque empeoran los episodios maniacos.

Catatonia

Inmovilidad, mirada fija, mutismo, rigidez, retraimiento (c/rechazo a comer), posturas, muecas, flexibilidad cérea, ecolalia, estereotipia, negativismo (hacer lo contrario de lo que se pide), verbigeración (repetición continua y sin sentido de palabras/frases). Aunque los pts parecen tener un nivel de conciencia alterado, suelen estar hiperalerta y recordar detalles del episodio tras su recuperación.

Ddx: parkinsonismo, mutismo acinético, sínd de enclaustramiento, sínd neuroléptico maligno, sínd de serotonina, estado vegetativo persistente, estado no convulsivo, sínd de persona rígida.

Estudios: vigilancia estrecha de los s/v 2/2 dificultad para discriminar del SNM, quím10, PFH, CPK (esp si se sospecha catatonia maligna), EGO, EEG.

Complicaciones: depleción de volumen e insuf renal aguda; neumonía; TVP/EP; rotura de la piel; contracturas; SNM ya que los pts suelen ser tratados con neurolépticos.

Asociaciones: suele ocurrir en el contexto de otra enf. Trast del estado de ánimo, Trast del pensamiento, intox por cocaína, abstinencia de BZD, trast neuro (tumor, demencia, encefalitis).

Tx: BZD: respuesta intensa (casi 80% de las veces), usu en 1-3 h. Los esquizofrénicos son la excepción (éxito en 20-30% de los casos) usu se requiere un tx más largo. TEC: considerar si las BZD fallan durante varios días.

Trastorno somatoforme

Trastorno conversivo

Sx sensorial o motor sugestivo de (pero no explicado por) trast orgánico. Cambio de paradigma actual en neuro y psicol para agrupar bajo el paraguas de TNF. 9-20% de derivaciones a clínicas de neuro. El inicio o exacerbación de sx se produce por conflicto u otro factor de estrés, el cual suele ser difícil de identificar al inicio.

Factores de riesgo: procedimientos médicos dolorosos, enf o trauma de los padres en la infancia (esp abuso sexual o físico), trast neuro orgánico, familiar c/TNF.

Presentación: *la belle indifference*: el pt no se preocupa por los sx. *Paresia de "ceder"*: el pt puede mostrar resistencia discontinua en la prueba de fuerza. Aplicar presión de forma irregular/intermitente. *Signo de Hoover*: con el pt en decúbito supino, sujetar el talón de la pierna fuerte y pedirle que levante la débil. En el trast de conversión, el pt no empujará con la pierna fuerte. *Adormecimiento*: este puede parar en la línea del cabello o directo en la línea media; la vibración en la frente puede sentirse más fuerte en un lado (a pesar de un solo hueso frontal); o el pt puede manipular norm un objeto c/la mano adormecida. *Vértigo*: puede mejorar o ser reproducible c/hiperventilación. *Marcha* (*astasia-abasia*): en caso de trast de conversión, el pt puede ser incapaz de pararse a pesar de mov/fuerza norm en las piernas. *Temblor*: en el trast de conversión, al golpear con una frec diferente a la del temblor, el médico puede alterar dicha frecuencia. *Episodios no epilépticos* (crisis psicógena no epiléptica; seudocrisis): ver el capítulo sobre *Crisis*.

Otros trastornos somatomorfos

Trastorno de somatización: múlt quejas somáticas (4 de dolor, 1 sexual, 1 neuro, 2 GI) por varios años, antes de los 30, lo que resulta en tx médico y deterioro de la fxn; se ha excluido el trast médico. Los pts suelen pedir ayuda médica a mult proveedores. Crónico c/inicio típicamente durante la adolescencia.

Hipocondría: preocupado por pensar en una condición seria, a pesar de estudios negativos, causando deterioro en la fxn. Interpretación errónea de si/sx corporales.

Trastorno de dismorfia corporal: preocupación excesiva c/pensamientos sobre defectos imaginados o leves en la apariencia → deterioro de la fxn. Los pensamientos dominan la vida.

Trastorno facticio: no es realmente un trast somatomorfo pero debe considerarse en el ddx. Impulsado a fingir intencionadamente los sx para asumir un "rol de enfermo" (sin motivaciones externas, p. ej., dinero); más común en ♀. Los pts refieren una hx dramática, pero vaga e inconsistente. *Enf facticia por poderes:* la persona asume indirectamente el "papel de enfermo" al provocar intencionadamente sx en alguien bajo su cuidado (usu la madre al niño).

Paciente simulador: no se considera una condición psiquiát. Fingir una enf 2/2 motivación externa (beneficio económico o evitar el trabajo, factores de estrés, encarcelamiento, etc.).

Manejo de trastorno somatoformo/conversivo

Excluir explicaciones orgánicas: debe ser adecuada, pero adaptada al ddx y no a las expectativas del pt. Si la sospecha es ↑ desde el inicio, involucrar al psicólogo de inmediato en lugar de al descartar las etiologías orgánicas; acelera el proceso y permite al pt saber desde el inicio que la eval psicol es parte de la consulta en vez de referirlo por no poder determinar el dx. Si el pt no quiere buscar una eval psicol, programar citas periódicas en vez de visitas urgentes o necesarias para evitar el incentivo de la somatización. Evitar los estudios a menos que los signos, más que los sx, lo sugieran. Esto mantiene los costos ↓ y evita la sugestión psicol. Intentar id las esperanzas y motivación del pt y adaptar el tx en consecuencia. Evitar el placebo por razones éticas y psicol (igualmente puede ser perjudicial o positivo). El tx cognitivo conductual, el tx de grupo, la psicoTx psicodinámica y la hipnosis han demostrado ser eficaces. Tratar las enf a/c el estado de ánimo y la ansiedad.

Trastorno del pensamiento

Psicosis: delirios

Falsas creencias fijas (p. ej., control, egomanía, grandeza, infidelidad, persecución, referencia, somática). Alucinaciones: usu auditivas, aunque también puede haber visuales y táctiles. Discurso y comportamiento desorganizados.

Esquizofrenia

Se da en 1% de la población. 30% de las camas de los hospitales psiquiátricos está ocupado por esquizofrénicos. Al menos 10% de los indigentes es esquizofrénico. Suele iniciar al final de la adolescencia hasta ~25 años. Sx (+): psicosis; sx (–): falta de voluntad, afecto aplanado, escasez de habla; defectos neurocog en la memoria verbal/a corto plazo y fxn ejecutiva, causan más discapacidad que los sx (+) o (–).

Fisiopatología: probable multifactorial c/factores ambientales (nacer en invierno o principios de la primavera, infxn materna, clase socioeconómica) y genéticos (*locus* del cromosoma en 6, 8, 10, 13, 22). Los sx psicóticos (+) probable hiperactividad dopaminérgica 2/2 en la vía mesolímbica. Las imágenes estructurales muestran cambios en la corteza frontal y temporal, hipocampo y tálamo, y alt en las vías subcorticales. Se cree que es un trast del neurodesarrollo más que neurodegenerativo, ya que los cambios en las imágenes al inicio de los sx y los sx clínicos permanecen estables o incluso mejoran c/la edad.

Ddx: *Psiq:* trast esquizoafectivo, depresión o manía c/rasgos psicóticos, trast de personalidad grave, TEPT. *Inducido por drogas/meds*: PCP, LSD, anfetamina, cocaína, EtOH, éxtasis, abstinencia de barbitúricos/BDZ, anticolinérgicos, levodopa, dopaminérgicos, glucocorticoides. *Enf neurodegenerativa*: DCL (alucin visual en lugar de audit), EA, DFT, EH, homocistinuria, leucodistrofia metacromática, Lafora, liposis cerebrales, Fabry, Fahr, Hallervorden-Spatz, Wilson. *ID*: neumonía, ITU, meningitis, encefalitis, bacteriemia, SIDA, neurosífilis, ECJ. *Tóxicos/metabólicos/nutricionales*: tiroides, suprarrenales, deficiencia B_{12}, Wernicke-Korsakoff, metales pesados, monóxido de carbono. *Estructurales/funcionales*: traumat, neoplasias, HNT, ictus, epilepsia del LT (alucinaciones olfativas, gustativas o táctiles).

Estudios: BHC, quím10, B_{12}, RPR, TSH, EGO, cx en sangre, tox en orina/suero, RxT. Considerar VIH, neuroimagen, EEG, PL, VSG, detección de metales pesados, ceruloplasmina, estudios suprarrenales/porfiria. Considerar en gran medida otros dx si > 45 años.

Tx: antipsicóticos (ver tabla más adelante), tratan sobre todo los sx (+), c/mucho menos efecto en los sx (–) y neurocog. Tx psicosocial: psicoTx, apoyo familiar, social y entrenamiento vocacional.

Evolución/pronóstico: ↓ inicial en la fxn al inicio de los sx seguidos de estabilidad a largo plazo de peor funcionamiento. Pronóstico más pobre c/inicio temprano, hx de traumat craneal o abuso de sust comórbido. Progresión y recaídas comunes 2/2 falta de adherencia a los meds. ↑ tasa de suicidio: cerca de 10%.

Trastorno esquizoafectivo

Psicosis persistente con episodios depresivos y/o maniacos intermitentes. Estudios similares a esquizofrenia y trast del estado de ánimo. El pronóstico suele ser mejor que el de esquizofrenia, pero peor que el trast del estado de ánimo. Tx c/antipsicóticos, antidepresivos o estabilizadores del estado de ánimo según la presentación.

ADICCIÓN

Trastorno por consumo de sustancias

Pérdida de control durante el consumo y preocupación por una sustancia → consumo continuado a pesar de consecuencias adversas y sx fisiológicos (tolerancia y dependencia) en un periodo de 12 meses; es dif de la dependencia farmacol que puede producirse con muchos meds y es resultado del consumo repetido. Para evitar la confusión semántica anterior, *adicción* se utiliza a menudo para dependencia de sustancias.

En riesgo: uso que ha resultado o que ↑ sustancialmente el riesgo de consecuencias médicas, psicológicas o sociales adversas. No llega a ser dependencia de sust porque no hay pérdida de control o preocupación.

Fisiopatología: enf neuropsíquiátrica que altera las vías de recompensa del cerebro; las vías son las mismas que las a/c comida y sexo. Neurotransmisores: dopamina, serotonina y opioides; cambios cerebrales probabl 2/2 tanto vulnerabilidad genética como comportamiento aprendido por uso repetido e influencias ambientales, culturales, sociales, económicas y familiares.

Directrices de la NIAAA para consumo seguro de alcohol: las ♀ adultas deben beber ≤ 10 bebidas/sem. Los ♂ adultos deben beber ≤ 14 bebidas/sem. Los adultos > 65 años deben beber ≤ 7 bebidas/semana. Ningún adulto debe beber en exceso (> 5 bebidas/día).

Epidemiología/asociaciones: 4.6% de la población de EUA cumple los criterios de dependencia de EtOH. 3% de la población de EUA cumple los criterios de dependencia de las drogas (no alcohólicas, ni tabaco). Dependencia de EtOH c/pancreatitis aguda, cirrosis, miocardiopatía, HTN, traumat, AT, la mayoría de los trast psiquiát, alteración cognitiva, sínd de Wernicke-Korsakoff, múlt trastornos del sueño, incl apnea del sueño. Cocaína y otros estimulantes ↑ riesgo de IM e ictus.

Detección: preguntar por la frec y cantidad de consumo. *Cuestionario CAGE:* 2 o más preguntas con resp afirmativa hacen pensar en consumo problemático de EtOH: ↓ el consumo: ¿Ha sentido alguna vez que debería ↓ su consumo de alcohol? Molesto: ¿Le ha molestado alguna vez que los demás critiquen su forma de beber? Culpabilidad: ¿Se ha sentido alguna vez culpable por su forma de beber? Revelación: ¿Ha tomado alguna vez una copa a primera hora de la mañana para calmar los nervios/eliminar la resaca?

Manejo: abstinencia por opioides/cocaína es desagradable, pero no pone en peligro la vida; la abstinencia por alcohol y BZD puede poner en peligro la vida (EE, inestabilidad hemodinámica). Involucrar a la familia y amigos para que le apoyen y presionen para obtener ayuda. Los pts c/↑ potencial de recaída o abstinencia o c/comorbilidades médicas o psicol deben hospitalizarse. El mnj externo incl psicoTx, grupos de autoayuda (p. ej., AA), servicios sociales, alojamiento supervisado (p. ej., centro de reinserción social) y farmacoTx (metadona, buprenorfina/naloxona, naltrexona).

TRASTORNOS DE PERSONALIDAD

Constelación estable, de por vida, de rasgos de personalidad sufic desadaptativos para → el deterioro (eje II).

Grupo A: raro o excéntrico. *Paranoico*: desconfiado y suspicaz. *Esquizoide*: socialmente distante y emocionalmente restringido sin preocupación. *Esquizotípico*: bizarro c/pensamiento mágico.
Mnj: dar instrucciones escritas ya que los pts se sienten incómodos hablando. Usar antipsicóticos atípicos si abiertamente paranoico c/estrés.

Grupo B: dramático, emocional o errático, uso diferente en la oficina. *Antisocial*: desprecio por otros, despiadado. *Limítrofe*: relaciones inestables c/marcada impulsividad; escisión, automutilación. *Histriónico*: excesivamente emocional y búsqueda de atención. *Narcisista*: grandioso, con derechos, desprecio por otros pero capaz de empatía.
Mnj: discutir el caso direct c/otros proveedores de atención y la familia. Darles un mensaje idéntico al del pt. Aplicar normas estrictas sobre prescripciones, llamadas telefónicas, duración de citas. Tratar el mal comportamiento con firmeza y s/ira. Usar antipsicóticos atípicos si hay ansiedad o psicosis (común). Evitar BZD ya que reducen la inhibición.

Grupo C: ansioso y temeroso. *Evitativo*: inhibido, inadecuado, hipersensible. *Dependiente*: sumiso c/necesidad de ser atendido. *Obsesivo-compulsivo*: preocupado por el orden, perfeccionismo, control.
Mnj: usar ISRS para la depresión (común). Asignar una persona de apoyo que pueda dar instrucciones al pt regularmente. Tener literatura para el obsesivo-compulsivo.

FARMACOTERAPIA

Antidepresivos

La abstinencia rápida (esp de ISRS) puede llevar a depresión y al suicidio, incl en pts estables o que toman otro antidepresivo. ↓ 50% por sem hasta la dosis más peq posible, luego QOD. Considerar que la mayoría de sx ocurre al final de la ↓. Descanso más lento si ocurren sx.

Sínd de serotonina: ocurre cuando mult meds alteran el metab de la serotonina (clásicamente ISRS con un IMAO). Se presenta con alt del estado mental, taquicardia, hipertensión, hipertermia, hiperreflexia, inestabilidad autonómica, escalofríos, mioclonías, temblores, CID, rabdomiólisis, cambios de comportamiento, agitación, delirio, coma, muerte. Dx puramente clínico. *Etiologías*: usu inducido por sustancias (ISRS, IMAO-A ≫ IMAO-B), tumor carcinoide, triptófano. *Ddx*: SNM, catatonia, hipertermia maligna, exceso de anticolinérgicos, abst de BZD, golpe de calor, ataque de pánico. Sínd de serotonina comparte caract c/SNM pero causa más hiperreflexia y no causa rigidez muscular o distonía. *Tx*: detener el agente agresor, tx de apoyo (puede incl monitorización cardiaca, ingreso en UCI, ventilación mecánica), considerar BZD, ciproheptadina (4-8 mg VO tid sin exceder 0.5 mg/kg/d).

Antipsicóticos

Todos son igual de eficaces (típicos y atípicos), con excepción de clozapina (y quizá risperidona), que es más eficaz para los trast refractarios. Clozapina no se utiliza en 1.ª línea porque puede causar agranulocitosis y crisis. *Mecanismo*: bloqueo de la dopamina (receptores D_2 en el sist límbico y los GB). También puede tener afinidad por los receptores D_1, D_3, D_4, $5HT_2$. El perfil de afinidad de los receptores varía entre fármacos. *ES: sínd neuroléptico maligno*: se presenta c/disautonomía (taquicardia, HTN, diaforesis, hipertermia), anorm motoras (rigidez de tubo de plomo, distonía, acinesia), mutismo, disfagia, agitación, crisis, coma, muerte. El cuadro clínico puede ↑ y ↓. Ocurre en horas o días. Es más frec en las 1.as sem tras el inicio de los antipsicóticos; puede ocurrir en cualquier momento. Tasa de mortalidad de hasta 20%. Es común ver ↑ de CK, PFH, leucoc. *Fact de riesgo*: dosis ↑, aumento rápido de la dosis, administración IM, deshidratación, hx previa. Ddx: sínd serotoninérgico, hipertermia maligna, catatonia, exceso de anticolinérgicos, abst de BZD, golpe de calor, ataque de pánico. Comparte caract c/sínd de serotonina, pero puede distinguirse por menos hiperreflexia y más rigidez/distonía. *Tx*: suspender el agente agresor (puede llevar mucho tiempo en pts que reciben antipsicóticos crónicos), sobre todo tx de apoyo (monitorización cardiaca, ingreso en UCI, ventilación mecánica, monitorización de electrolitos, líquidos IV, manta de enfriamiento, paracetamol), dantroleno (empezar 1 mg/kg IV, hasta 10 mg/kg/d en dosis divididas; vigilar hepatotoxicidad e ICC), bromocriptina (2.5-10 mg IV o VO q4-6h), amantadina (100-300 mg VO bid), carbidopa/levodopa (25/250 VO tid/qid). *Otros ES* (ver capítulo de *Trastornos del movimiento*).

Ansiolíticos (BZD [con la excepción de buspirona]): *ES imp*: las BZD de corta duración pueden provocar ansiedad de rebote, depresión resp, HoTN, teratogenicidad en el 1.er trimestre. *Mecanismo*: estimulan los receptores GABA-A. Ver el capítulo de *Tóxicos y deficiencias vitamínicas* para la discusión de la sobredosis y abstinencia.

Disfunción del movimiento hipocinético

Abordaje del parkinsonismo

Definición: sínd clínico con presencia de bradicinesia, rigidez o temblor.

Etiología: enf neurodegenerativas (enf de Parkinson, sínd parkinsonianos atípicos, afecciones heredodegenerativas); causa estruct (vascular, hidrocefalia, postraumática); trast metabólicos (hipoparatiroidismo/seudohipoparatiroidismo, hipoxia, enf de Wilson); meds (antipsicóticos, antieméticos); toxinas (CO, CS_2, manganeso, MPTP, pesticidas); o psicógenos.

Abordaje al dx del parkinsonismo:

Hx: (1) determinar los sx: parkinsonismo y otros sx asociados (p. ej., alteración del habla, deglución, cognición, marcha, equilibrio, sx autonómicos). (2) Determinar el inicio de los sx (agudos o crónicos) y su progresión (rápida [días-sem] o crónica [meses-años]). (3) Hx médica (RF vasculares, enf psiquiát, TCE), meds (antagonistas de dopamina, incl antipsicóticos, antieméticos) e HxF.

Examen: parkinsonismo (u/l o b/l, predominio del hemicuerpo o de la parte inf del cuerpo), temblor: de reposo, de acción o postural, rigidez *vs.* espasticidad *vs.* distonía presente, fnx cognitiva, apraxia o pérdida sensorial cortical, mov oculares (sacudidas de onda cuadrada, intrusión sacádica, precisión de mov sacádicos, convergencia), rasgos cerebelosos, disfxn ortostática, marcha y estabilidad postural.

Investigación: el parkinsonismo es un diagnóstico clínico, y la etiología suele descubrirse a través de la hx y la exploración. Con poca frecuencia se utiliza la neuroimagen como herramienta de apoyo.

Imagen estructural: IRM o TAC cerebral: evaluar la presencia de enf de SB de peq vasos (parkinsonismo vascular), hidrocefalia (HPN), patrones de atrofia específicos (causas neurodeg). Imágenes funcionales: imagen SPECT del transportador de dopamina: eval la degeneración nigroestriatal. Imagen FDG-PET: evaluar patrones de metabolismo anorm.

Mnj: depende de la causa subyacente. El tratamiento se centra en los sx.

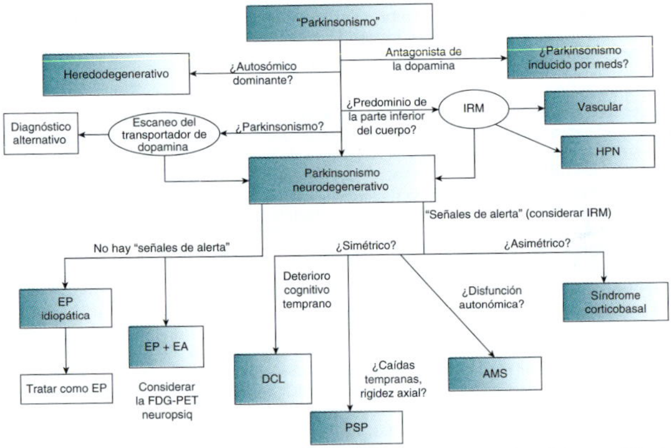

AMS, atrofia multisistémica; DCL, demencia con cuerpos de Lewy; EA, enf de Alzheimer; EP, enf de Parkinson; HPN, hidrocefalia de presión normal; PSP, parálisis supranuclear progresiva.

Enfermedad de Parkinson (EP)

Introducción: enf neurodegen progresiva del mov que afecta ~1% de las personas > 60 años. Proporción H:M 3:2, inicio medio a 60 años. Enf sobre todo esporádica. Se han id varias formas familiares c/mutaciones genéticas; puede presentarse c/EP de inicio joven a < 40 años.

Patología: sinucleinopatía. Pérdida de neuronas dopaminérgicas (sustancia negra despigmentada) y cuerpos de Lewy (compuestos de α-sinucleína y ubiquitina).

Criterios diagnósticos (J Neurol Neurosurg Psychiatry 1988;51(6):745-752): requiere bradicinesia y al menos 1 de los sig: temblor en reposo, rigidez o inestabilidad postural.

Caract clínicas: enf multisistémica con sx motores y no motores.

Sx motores: TRAP: **T**emblor de reposo, **R**igidez, **A**cinesia/bradicinesia e inestabilidad **P**ostural. Sx no motores: hiposmia, sueño (trast del comportamiento del sueño MOR), sx neuropsiq, cognitivos, disautonomía, anorm sensoriales. Los sx no motores suelen ser más prominentes y tienen un mayor impacto en la calidad de vida con la enf avanzada.

Características clínicas de la EP	
Bradicinesia: caract clínica fundamental. ↓ de la velocidad y amplitud de los mov repetitivos de manos y piernas. Bradicinesia corporal: hipomimia, sialorrea, bradifrenia, marcha arrastrada, ↓ mov de los brazos **Temblor:** usu temblor en reposo de 3-5 Hz. Suele presentarse en 1 sola extremidad al inicio de los sx. También puede haber temblor reemergente o postural incapacitante. Puede haber temblor de labios/mandíbula, pero el de cabeza/cuello es inusual	**Rigidez:** ↑ del tono muscular, mov en rueda dentada (por el temblor superpuesto). ↑ c/ maniobras de activación c/l/act mental. "Tubo de plomo" en todo momento, no depende de la velocidad. Puede presentarse c/dolor de extremidad, hombro congelado **Inestabilidad postural:** deterioro del equilibrio, festinación, retropulsión y propulsión. Principal causa de caídas y morbilidad

Señales de alerta y ddx para EP:

1. La escasa respuesta sintomática a los meds dopaminérgicos va en contra del dx de EP. La excepción, temblor y congelamiento pueden responder mal a dopamina en la EP.
2. Caídas/congelación tempranas, parálisis supranuclear de la mirada, deterioro cognitivo precoz → **PSP**.
3. Deterioro cognitivo precoz c/alucinaciones ("regla de 1 año"), fluctuaciones de la excitación → **DCL**.
4. Disfunción autonómica temprana, alteración cerebelosa, signos piramidales → **AMS**.
5. Signos sensoriales corticales, apraxia, sínd acinético-rígido marcadamente asimétrico → **SCB.**

Manejo:

Todos los tx son sintomáticos. Actualmente no se dispone de tx modificadores. Identificar los sx molestos y tratar con los meds más eficaces para esos sx. Tener en cuenta el perfil de efectos secundarios. Empezar con una dosis baja y ↑ hasta el beneficio.

Entorno intrahospitalario: continuar con los meds en casa si es posible. Incluso si es NPO para la cirugía, continuar c/los meds hasta la mañana de la cirugía a menos que haya una contraindicación clara. No están disponibles por vía IV. Los sx reaparecerán si se suspenden los meds. La interrupción repentina de dopaminérgicos puede → sínd similar a SNM.

Empeoramiento repentino: la EP no provoca un empeoramiento repentino en días-sem. Desc causas tóxico-metabólicas (p. ej., infxn, estreñimiento, alt electrolíticas, deshidratación); mala higiene del sueño, hematoma subdural, omisión de meds, ingesta excesiva de meds, nueva med antidopaminérgica, trast del estado de ánimo nuevo o descompensado.

Manejo de la EP avanzada:

Fluctuaciones motrices–sx de deterioro de fin de dosis: tx: (1) aconsejar que se evite la toma de meds dopaminérgicos c/comidas con alto contenido en proteínas. (2) Ajustar el intervalo de dosis (más frec). (3) Añadir inhibidores de COMT: ↑ vida ½ de L-dopa. (4) Inhibidores de la MAO-B: ↓ descomposición de dopa en SNC. (5) Cambiar de fórmulas de liberación inmediata a liberación prolongada. (6) Considerar las opciones quirúrgicas (ver más adelante).

Disquinesia: Tx: (1) Reducir la dosis total de dopamina. (2) Considerar el cambio de formulaciones de levodopa. (3) Añadir amantadina. (4) Considerar opciones quirúrgicas.

Medicamentos para la EP

Mecanismo	Meds	Formulación	Usar	Posibles efectos secundarios
Sustitución de dopamina (L-dopa) Tratar el temblor, bradicinesia, rigidez	Levodopa-carbidopa de liberación inmediata (LI)	Comprimido oral	Medicación inicial de L-dopa para empezar a tratar la EP	• náusea → tomar c/galletas saladas y agua, recetar carbidopa adicional, o cambiar a la formulación de L-dopa CR • mareo • somnolencia • ortostatismo • confusión • estreñimiento
	Levodopa-carbidopa de liberación controlada (LC)	Comprimido oral	Se utiliza si hay ES de la formulación IR (70-75% biodisponibilidad de LI)	
	Levodopa-carbidopa de liberación prolongada	Cápsula oral que contiene perlas de LI y LC med	Se utiliza si hay fluctuaciones de deterioro de fin de dosis	
	Levodopa-carbidopa	Tableta sublingual	Se utiliza si hay periodos de deterioro repentino o disfagia	
	Levodopa-carbidopa	Inhalada	Se utiliza si hay periodos de deterioro repentinos	
	Levodopa-carbidopa	Suspensión enteral –requiere tubo PEG-J	Utilizado para EP avanzada	
Agonistas de los receptores de la dopamina Tratar temblor, bradicinesia, rigidez	Pramipexol	Comprimido oral	Utilizado como monoterapia inicial en EP	• trast del control de impulsos → apuestas, hipersexualidad, estados hipomaniacos • confusión, somnolencia, delirio, alucinaciones, edema perif
	Ropinirol	Comprimido oral		
	Rotigotina	Parche tópico	Utilizar el parche si preocupa la absorción GI	
	Apomorfina	Inyección SC	Utilizado para EP avanzada	
Inhibidores de MAO-B	Rasagilina	Comprimido oral	Se utiliza como monoterapia inicial o tx complementaria para deterioro de fin de dosis	• náusea, cefalea • precaución sínd serotoninérgico si se toman ISRS o ATC c/IMAO-B
	Selegilina	Comprimido oral		
	Safinamida	Comprimido oral		
Inhibidor de COMT	Entacapone	Comprimido oral	Tx de complemento c/L-dopa para ↓ deterioro de fin de dosis	• mareos, diarrea, malestar estomacal, discinesias + decoloración de la orina

Mecanismo	Meds	Formulación	Usar	Posibles efectos secundarios
	Tolcapona	Comprimido oral		Como arriba + riesgo de hepatotoxicidad letal – requiere monitorización de PFH
	Opicapona	Cápsula oral		Como arriba + espasmos musc y CK ↑
Anticolinérgicos	Trihexifenidilo	Comprimido oral	Tratar el temblor	• xerostomía y xeroftalmia, confusión y dific miccional
	Benztropina	Comprimido oral		
Amantadina	Amantadina LI y LP	Cápsula oral	Se utiliza como monoterapia inicial o trata las discinesias	• edema periférico, confusión, alucinaciones y livedo reticularis
Antagonista del receptor de adenosina 2A	Istradefilina	Comprimido oral	Tx complementario para deterioro de fin de dosis	• mareos, estreñimiento, dific para conciliar el sueño

Medicamentos para la EP

Opciones quirúrgicas para la EP

1. *Estimulación cerebral profunda (ECP).* Objetivos: núcleo subtalámico o globo pálido interno (GPi). Procedimiento usu b/l. Indicada en pts que responden a dopamina pero han desarrollado fluctuaciones motoras incapacitantes: deterioro de fin de dosis o discinesias; o c/ temblor o distonía que no responden a dopamina. Los beneficios de la cirugía son iguales a los mejores efectos de los dopaminérgicos. La excepción es el temblor, en que la respuesta a la cirugía puede ser mejor que la de los meds.
2. *Talamotomía c/USG focalizado.* Objetivo: tálamo (núcleo intermedio ventral). Procedimiento u/l, trata el temblor u/l. No tiene efecto sobre la rigidez o la bradicinesia.

Pronóstico: curso variable. Usu 3 etapas: (1) "periodo de luna de miel": los sx motores responden bien a los dopaminérgicos, (2) fluctuaciones motoras c/desgaste y discinesias, usu tras > 5 años de tx c/dopamina, (3) EP avanzada: fluctuaciones motoras predominantes, sx no motores adicionales y complicaciones que no responden a dopamina, como demencia e inestabilidad postural.

Atrofia multisistémica (AMS)

Introducción: trast parkinsoniano atípico. Enf neurodegenerativa esporádica y progresiva que afecta a 3-5 de cada 100 000 personas. Proporción 2:1 M:F, inicio medio a los 55 años. 2 subtipos: sínd AMS-parkinsoniano (AMS-P) y AMS-cerebeloso (AMS-C), designados por el sínd clínico predominante y la presencia de disautonomía.

Patología: sinucleinopatía. Inclusiones citoplasmáticas gliales de α-sinucleína. AMS-P → atrofia del sist estriatonigral. AMS-C → atrofia olivopontocerebelosa. Sx del sist nervioso autónomo → pérdida de células en el tronco del encéfalo (FRP, núcleo vago motor dorsal) + médula espinal (preganglionar parasimpático para vejiga/sexual, columna intermediolateral para hipotensión).

Criterios diagnósticos (Neurology 2008;71(9):670-676): probable AMS = enf esporádica, progresiva, de inicio en la edad adulta (> 30 años), con insuf autonómica (incontinencia urinaria y disfxn eréctil O hipotensión ortostática = ↓ de la PAS ×30 mm Hg y de la PAD ×15 mm Hg en los 3 min sig a la bipedestación) y parkinsonismo con escasa respuesta a la levodopa o sínd cerebeloso.

- Posible AMS = parkinsonismo o sínd cerebeloso c/1 caract de insuf autonómica (sx urinarios o disfunción eréctil o hipotensión ortostática que no cumplen los criterios). El dx definitivo se realiza → confirmación patológica.

Pruebas de apoyo: imágenes: (1) IRM cerebral: atrofia del puente, médula y cerebelo (AMS-C); signo de hendidura putaminal (hiperintensidad en el putamen dorsolateral en la imagen T2), "panes de pascua" en la protuberancia, atrofia del PCM o hiperintensidad. (2) Pruebas de fxn autonómica que muestran disautonomía.

Características clínicas

- AMS-P: parkinsonismo es la caract principal en 80% de los pt. Acinesia/bradicinesia progresiva, rigidez, inestab postural. Temblor irregular, mioclónico (espasmódico) > en reposo.
- AMS-C: ocurre en ~20%. Ataxia de la marcha y las extremidades, disartria de exploración, mov sacádicos hipo/hipermétricos.
- Disfxn autonómica: necesaria para dx. Hipotensión ortostática, síncope recurrente, sx urogenitales: retención/incont urinaria, disfxn eréctil temprana.
- Otros sx: distonía orofacial o craneocervical, anterocolis, estridor laríngeo, disartria aguda, afect piramidal (extensores plantares, reflejos rápidos). Cognición relativamente conservada.

Diagnóstico diferencial de AMS

1. HxF positivos de sx similares → **AEC 2, AEC 3; STAXF.**
2. Deterioro cognitivo, neuropatía periférica, temblores, hiperintensidades T2 del PCM "signo del PCM" → **STAXF.**
3. Deterioro del reflejo vestíbuloocular, neuropatía → **CANVAS.**
4. Mala respuesta a L-dopa, disautonomía temprana → **EP, sínd parkinsonianos atípicos.**

Manejo: parkinsonismo: 30% responde al inicio a dopamina, pero suele requerir una dosis mayor (hasta 1 000 mg de dosis diaria total) y la respuesta ↓ con el tiempo; *dopamina puede empeorar la hipotensión ortostática.* Toxina botulínica para la distonía.

- Hipotensión ortostática: evitar comidas abundantes, ↑ la ingesta de sal, usar medias de compresión, cabecera de la cama elevada. Meds: fludrocortisona, midodrina, piridostigmina y droxidopa.
- HTN en decúbito supino: dar meds para hipotensión > 3 h antes de acostarse, considerar antihipertensivos de acción corta por la noche.
- Impotencia: inyecciones peneanas (prostaglandina), sildenafil (puede empeorar HoTN).
- Disfxn del habla/bulbar: puede surgir estridor inspiratorio; vigilar apnea del sueño.
- Abordaje multidisciplinar → FT/TO/LP/servicios sociales.

Pronóstico: discapacidad temprana, silla de ruedas a los 5 años, superviv media ~6-10 años.

PARÁLISIS SUPRANUCLEAR PROGRESIVA (PSP)

Introducción: trast parkinsoniano atípico. Enf neurodegen esporádica y progresiva que afecta a 6 de cada 100 000 personas. Relación 1:1 H:M, media de inicio 65 años.

Patología: tauopatía. Agregados de tau de 4 repeticiones en ONF, espirales oligodendrocíticas y mechones astrocíticos, que se observan en el tronco del encéfalo, GB, diencéfalo y cortezas temporal, motora y premotora.

Criterios diagnósticos (Mov Disord 2017;32(6):853-864): 4 dominios funcionales centrales: disfxn motora ocular, inestabilidad postural, acinesia y disfxn cognitiva. La PSP probable tiene disfxn motora ocular con afectación de 1 de los otros 3 dominios. La PSP posible tiene una disfunción motora ocular sola o con una implicación menos segura de otros dominios o un único congelamiento de la marcha.

Pruebas de apoyo: imágenes: IRM cerebral: atrofia del mesencéfalo; signo del "colibrí", del "ratón Mickey" y de "gloria de la mañana". Otras mediciones para PSP incl diámetro anteroposterior del mesencéfalo en vista axial e índice de parkinsonismo del mesencéfalo.

Caract clínicas: enf heterogénea c/dominios clínicos básicos afectados, como se ha indicado antes. La presentación más frec es el sínd PSP-Richardson (PSP-R) con sínd acinético-rígido, parálisis de la mirada vertical supranuclear, marcha precoz e inestab postural c/caídas frec en los 3 años que siguen al inicio de los sx. Otros fenotipos: parkinsonismo simétrico predominante (PSP-P); congelación de marcha temprana y progresiva (PSP-CMP); presentación cognitiva frontal (PSP-F); trast del habla/lenguaje (PSP-HL); y sínd corticobasal (PSP-CB).

Trast motores oculares: sacudidas de onda cuadrada, apraxia de apertura palpebral, velocidad sacádica lenta (vertical más afectada que horiz), parálisis supranuclear vertical (superada c/maniobra de ojos de muñeca). Los mov sacádicos anorm hacia ↓ son más específicos para PSP porque la limitación de la mirada hacia ↑ se observa c/los años.

Cognitiva: demencia frontal-subcortical. Disfxn ejecutiva, fluidez verbal reducida, perseveración "signo de aplauso". Sx seudobulbar: incontinencia emocional. Apatía, desinhibición, disforia, ansiedad, depresión. Signos de liberación frontal presentes (reflejos glabelares, hociqueo y agarre).

Otros signos: retropulsión c/caídas hacia atrás, temblor de acción más que de reposo, rigidez axial más que apendicular–distonía nucal con retrocolis, disartria hipocinética de tono bajo, espástica y grave, disfagia, "facies asombrada", "signo de procerus", expresión de la mirada – "mirada de Mona Lisa", "signo de la corbata desajustada", "signo del cohete", "marinero borracho" o marcha de "pistolero".

Diagnósticos diferenciales de PSP

1. Afectación temprana de la marcha → **HNT, parkinsonismo vascular o AMS.**
2. Disfxn cognitiva precoz → **SCB, DFT o sínd de demencia de Alzheimer.**
3. Mov oculares anorm → **enf de Whipple, enf de Niemann Pick de inicio en la edad adulta, lesión del mesencéfalo, miopatía mitocondrial.**
4. Discurso y deglución anormales → **Miastenia gravis, ELA.**

Manejo: mala respuesta a L-dopa. Puede notar un beneficio transitorio en parkinsonismo c/dosis de hasta 1 000 mg/día. Amantadina puede tener ligeros beneficios para la marcha y el congelamiento. Toxina botulínica para distonía. Abordaje multidisciplinar → FT/TO/LP/servicios sociales.

Pronóstico: variable y dependiente del subtipo de PSP. En general, depende de la atención en ~3-4 años y la muerte en ~6-9 años desde la aparición de los sx.

Degeneración corticobasal (DCB)

Introducción: trast parkinsoniano atípico. Enf esporádica, progresiva, afecta a 1 de cada 100 000 personas. Proporción 1:1 entre H:M, media de inicio 64 años. Es necesario diferenciar DCB (dx patológico) de SCB, que es el fenotipo más común en la DCB. El SCB puede deberse a DCB o a otras patologías (PSP, EA, DFT, ECJ, trast vasculares).

Patología: tauopatía c/placas tau astrocíticas en la SG, cuerpos corticobasales neuronales y enrollados de oligodendroglia. Atrofia frontoparietal + degeneración de sustancia negra.

Criterios de diagnóstico (Neurology. 2013;80(5):496-503):

- Probable DCB esporádica: individuo de ≥ 50 años c/inicio insidioso y una progresión gradual de un probable sínd corticobasal (definido como presencia de 2 de los sig: rigidez asimétrica y acinesia; distonía o mioclonía; más 2 de los sig: apraxia, pérdida sensorial cortical, o fenómeno de miembro extraño), o al menos 1 caract de SCB y presencia de sínd frontal-conductual-espacial (definido como 2 de los sig: disfxn ejecutiva, cambios de comportamiento o personalidad, o déficits visoespaciales), o variante no fluida/agramática de afasia primaria progresiva (APPnf).

Pruebas de apoyo: imagen: IRM cerebral: atrofia progresiva y asimétrica del lóbulo frontal post, lóbulo parietal sup y cuerpo del cuerpo calloso, ↑ de tamaño asimétrico *ex-vacuo* de los ventrículos, tronco del encéfalo relativamente intacto, hiperintensidad T2 del globo pálido. SPECT del transport de dopamina: anorm. Útil para diferenciar DCB de otras demencias (EA, DFT), pero no de otras formas de parkinsonismo neurodegen (EP, AMS, PSP).

Caract clínicas: el fenotipo más común es el SCB, otros fenotipos observados incluyen PSP, DFTbv, APPnf, DCL y sínd similares a EA.

- Motor: rigidez asimétrica de extremidades, parkinsonismo, torpeza. Temblor (↑ frec, postural y de acción, rara vez en reposo), mioclonías focales (espont, inducidas por estímulo/acción), extremidad dolorosa o hemidistonía, inestab postural precoz c/caídas.
- Disfxn cortical: apraxia ideomotora asimétrica (es decir, no puede imitar una tarea, aunque la entiende). Fenómeno del miembro extraño → la extremidad se mueve por sí misma, el pt no es consciente de ello, puede interferir c/mov voluntario, puede agarrar objetos y no soltarlos. Pérdida sensorial cortical (p. ej., agrafesia, astereognosis, pérdida de discriminación de 2 puntos).
- Cognición: disfxn ejecutiva, dificultades visoespaciales, afasia no fluida, demencia, cambios de conducta y personalidad con desinhibición, irritabilidad, depresión, apatía.
- Otras caract: mov oculares anorm, incl intrusiones sacádicas en el desplazamiento de la mirada y dificultad para iniciar mov sacádicos (horizontales, a diferencia de la PSP), signos piramidales, habla apráxica.

Manejo: responde mal a los meds dopaminérgicos, requiriendo ↑ dosis c/un beneficio mínimo y transitorio. Temblor: propranolol, BZD, primidona. Mioclonía: ácido valproico, levetiracetam, benzodiacepinas. Distonía: BZD, inyecciones de toxina botulínica. Demencia: ensayo de inhibidores de la colinesterasa poco útil. Abordaje multidisciplinar→ FT/TO/LP/servicios sociales.

Pronóstico: variable y dependiente del fenotipo de la DCB. En general, la muerte se produce a los 6-7 años de la aparición de los sx.

Trastornos del movimiento hipercinético

Temblores

Introducción: el temblor es un mov oscilatorio rítmico involuntario de 1 parte del cuerpo.

Abordaje a los temblores

Hx: (1) región del cuerpo afectada. (2) ¿Cuándo se produce el temblor: en reposo, c/postura, acción, intención (peor al final del mov dirigido a un objetivo)? (3) Inicio y evol con el tiempo.

(4) Posiciones de las extremidades o act que inducen o mejoran el mov. (5) Factores que agravan/alivian: ¿estrés, ansiedad, falta de sueño, cafeína, alcohol? (6) Otros mov involuntarios o sx neuro. (7) Condiciones médicas asociadas (enf tiroidea, asma, psiquiatría) y meds.

Examen: (1) observar el temblor: brazos totalmente apoyados y en reposo c/técnicas de distracción, brazos extendidos contra la gravedad, brazos en posición de batir las alas c/las manos enfrentadas en la línea ½. (2) Evaluar el temblor cinético, la intención o el componente distónico (dedo-nariz-dedo, verter agua entre tazas, dibujar espirales, escribir una frase). (3) Eval caract del temblor psicógeno (distracción, arrastre, sugestión).

→ **Describir los temblores:** reposo/postural/acción, dirección, articulaciones implicadas, frec (es decir, < 4 Hz baja, 4-7 Hz media y > 7 Hz alta), amplitud, gravedad, componente distónico y calidad reemergente.

Estudios diagnósticos: labs a considerar: TSH, estudios enf de Wilson (PFH, ceruloplasmina, excreción de Cu en orina de 24 h, examen con lámpara de hendidura para anillos KF). Considerar imágenes estructurales si hay temblor u/l o signos neuro asociados.

Fenomenología de los temblores		
Descanso	EP	Usu inicio asimétrico en 1 extremidad o mandíbula. ↓frec (4-6 Hz), "rodamiento de píldora", mejora c/mov. A/c parkinsonismo
	Inducido por fármacos	Temblor simétrico b/l. Relación temporal c/el inicio del fármaco. Relación dosis-respuesta entre el fármaco y la gravedad del temblor. Sin progresión del temblor en el tiempo
Específico de una tarea o posición	Temblor distónico	Temblor focal en la zona afectada por la distonía. < 7 Hz, irregular, espasmódico, varía/c dif posturas. En brazos, manos, pies, cabeza
	Temblor ortostático	Temblor de ↑ frec, 13-18 Hz, de ↓ amplitud b/l en piernas. Inestabilidad al estar de pie y c/calambres, mejora al caminar. Auscultar gastroc o cuadr → "sonido de helicóptero"
	Temblor específico de tarea	Ocurre *solo* durante tareas específicas, más comúnmente la escritura
Cinético	Temblor cerebeloso	↓ frec < 5 Hz. Lesión que afecta al núcleo dentado o pedúnculo superior. Cinético c/componente intencional. A/c otros signos cerebelosos
Postural	Temblor esencial (TE)	Ver más abajo
	Temblor fisiológico aumentado	Presente en individuos norm. Amplitud más ↓, frec más rápida que el TE. Agravado por emociones (ansiedad, miedo, excitación, fatiga); cafeína; enf médica (hipoglucemia, fiebre, tirotoxicosis, abstinencia de EtOH/opioides, feocromocitoma); meds (ver tabla)
	Temblor neuropático	En las extremidades afectadas por neuropatía. Debido a paresia o pérdida de información propioceptiva. Ocurre con neuropatías de fibras grandes (neuropatía hereditaria, en la fase de recuperación del SGB o PIDC)
Mixto: reposo, postural, acción	Temblor psicógeno	Repentino con temblor máx al inicio. Fluctúa c/periodos de remisión. Caract no fisiológicas (es decir, cambios de dirección, frec variable). Sincronización, distracción, sugestión
	Temblor rubral (temblor de Holmes)	U/l, por una lesión del mesencéfalo/cerebelo (posib por una lesión del pedúnculo cerebeloso superior, la sustancia negra o el núcleo rojo). Frec lenta (< 5 Hz); gran amplitud. A/c signos de lesiones en el mesencéfalo/cerebelo

Temblor esencial (TE)

Introducción: causa más común de temblor. La prevalencia ↑ con la edad. Sin pref por género. Media de inicio 35 años. Incidencia bimodal: inicio temprano (< 40 años) c/temblores estables por años y luego progresión a los 60 años, o inicio tardío (> 60 años) c/progresión constante desde el inicio. HxF positivos hasta en 70% (se considera que es una enf hereditaria AD). La persona con un familiar en 1.er grado tiene un riesgo 5 veces mayor de desarrollar TE.

Fisiopatología: es probable que ocurra una alteración de las vías olivo-cerebelo-rubrales. En la patología, cambios en cél de Purkinje de la corteza cerebelosa y cuerpos de Lewy en el *locus* coeruleus.

Criterios de diagnóstico (*Mov Disord* 2018;33(1):75-87)
1. Sínd de temblor aislado de acción b/l de los miembros superiores 2. Al menos 3 años de duración 3. Con o sin temblor en otros sitios (p. ej., cabeza, voz o extremidades inf) 4. Ausencia de otros signos neuro, como distonía, ataxia o parkinsonismo

Pruebas de apoyo: en algunos casos, puede ser difícil diferenciar en clínica el TE de la EP. SPECT del transportador de dopamina: norm en TE, anorm en EP.

Caract clínicas: temblor cinético c/componente postural en ambas extremidades sup. Ligera asimetría entre los 2 brazos. 20% tiene un componente de reposo. Posible temblor en la cabeza/cuello (a dif de EP), voz, piernas. Puede haber ataxia de la marcha c/deterioro de marcha en tándem. La carga de peso ↓ la amplitud del TE. Escritura norm. EtOH ↓ el temblor.

Manejo: sx leves no incapacitantes → modificaciones en el estilo de vida (no consumir cafeína o nicotina, reducir el estrés, evitar los meds que provocan temblores).

Temblores moderados a severos → 1.ª línea: propranolol o primidona. 2.ª línea: gabapentina, topiramato, BZD, toxina botulínica.

Temblores incapacitantes resistentes a meds → Cirugía: ECP del núcleo talámico NIV, tx de USG focalizada.

Opciones de tratamiento para TE		
Meds	**Dosis**	**Efectos adversos comunes**
Propranolol	40 mg bid → dosis máx 320 mg/d	Broncoespasmo, fatiga, hipotensión
Primidona	12.5-25 mg qd → máx 750 mg/d	Sedación, confusión, vértigo
Gabapentina	300 mg qd → máx 3600 mg/d	Somnolencia
Topiramato	25 mg qhs → máx 200 mg bid	Anorexia, disfxn cognitiva, nefrolitiasis

Pronóstico: usu benigno, pero puede ser difícil de tratar. 50% de los pts se beneficia de los meds. La gravedad del TE empeora con el tiempo, con tendencia a extenderse en sentido proximal de las extremidades sup a la cabeza, cuello y voz.

Diagnóstico diferencial
1. Temblor u/l/focal, temblor en piernas, rigidez, bradicinesia, temblor en reposo, alteración de la marcha → **considerar parkinsonismo.**
2. Inicio repentino, carga de peso que ↑ los temblores, naturaleza inconsistente → **temblor psicógeno.**
3. Temblor de cabeza aislado c/postura anorm (inclinación o giro de cabeza) → **considerar distonía.**
4. Neuropatía, disfxn cognitiva, HxF de insuf ovárica prematura → **STAXF.**

Medicamentos que causan temblores (más comunes)
Meds neuropsiquiátricos: neurolépticos, reserpina, tetrabenazina, antidepresivos (esp ATC e ISRS); lamotrigina; litio; carbamazepina; valproato; perhexilina *Inmunosupresores:* ciclosporina; tacrolimus; quimioterapia (vincristina, citarabina; doxorrubicina) *Meds cardiacos o resp:* amiodarona; procainamida; pindolol (único betabloqueador tremorógeno); broncodilatadores; teofilina; esteroides

Distonía

Introducción: contracciones involuntarias, sostenidas o intermitentes de los músc agonistas y antagonistas, que resultan en mov o posturas anorm. Mov direccional predecible y c/patrón que implica a los mismos grupos musc. Usu inicia o empeora c/una acción voluntaria, a/c una activación musc desbordante. No hay necesidad de realizar mov ni alivio con los mismos. En algunos casos, la mejora se nota con el truco sensorial.

Fisiopatología: se han explorado mecanismos genéticos, fisiológicos y neuroanatómicos.

Abordaje de la distonía

Hx: (1) Localización de la distonía, (2) edad de inicio, (3) curso temporal, (4) otros sx asociados, (5) factores de agravamiento o alivio, (6) uso de meds, (7) HxF.

Examen: describir la postura o el mov anorm en reposo, con el mov y los disparadores (es decir, escribir para distonía del escritor o tocar un instrumento para distonía del músico), localizar los músc implicados, eval la mejora c/el truco sensorial o cuando el brazo está en la posición preferida de la distonía ("punto nulo") y si empeora cuando se aleja de la direcc de la distonía, eval el resto del examen neuro para encontrar otros signos asociados (anillos de KF, corea, tics, parkinsonismo, deterioro cognitivo, signos piramidales).

Estudios diagnósticos: según la edad de inicio y los si/sx asociados. Considerar estudios para enf de Wilson (ceruloplasmina sérica, excreción de Cu en orina de 24 h, examen c/ lámpara de hendidura para detectar anillos de KF), IRM cerebral o de columna cervical para desc patología subyacente si hay distonía focal de extremidades o de cuello, respectivamente. Laringoscopia para disfonía espasmódica. Casi nunca se realizan pruebas genéticas, a menos que haya HxF imp o un sínd clínico en el examen.

Clasificaciones de la distonía	
Distribución anatómica	(1) Focal → 1 sola región/parte del cuerpo, p. ej., distonía cervical, blefaroespasmo, calambre del escritor, disfonía espasmódica (aductor o abductor). (2) Segmentaria → ≥ 2 regiones adyacentes, p. ej., sínd de Meige (blefaroespasmo + distonía oromandibular). (3) Multifocal → ≥ 2 regiones no adyacentes: cuello y pierna. (4) Hemidistonía → brazo/pierna i/l; implica causas 2.ª (ictus, traumat). (5) Distonía generalizada → pierna(s), tronco y otra región
Edad de inicio	*Inicio temprano* (< *26 años*): usu se hereda de forma AD (con ↓ penetración). Suele comenzar de forma focal (en una extremidad) → progresa a generalizada en 50% *Inicio tardío* (> *26 años*): es más probable que afecte a los músc del cuello o del cráneo. Más probable que siga siendo focal

Distonía primaria: no hay otras anomalías neuro (excepto mioclonías o temblores). Algunos casos son 2.os a mutaciones genéticas. En la mayoría, no hay una causa subyacente identificable.

Distonía primaria	
Distonía focal primaria	Más común que la generalizada. Más común en adultos, comienza a ½ de la vida, más común en ♀ (excepto distonía del escritor), ocurre en cuello, cara, brazo. Puede → durante 1-2 años, pero luego se vuelve estática. *Alerta:* si ocurre en la pierna → puede ser el 1.er signo de enf neurodeg • Cervical: 30-50 años, comienza con rigidez de cuello y ↓ movilidad de cabeza → postura anorm de la cabeza (tortícolis, anterocolis, retrocolis, laterocolis) + dolor de cuello/hombro + elevación del hombro, truco sensorial (tocar la cara) puede reducir sx. Ddx: enf de disco cervical • Blefaroespasmo: 50-60 años, puede iniciar c/xeroftalmia o fotofobia, luego ↑ ritmo de parpadeo, cierre forzado de ojos c/dificultad para abrirlos • Oromandibular: apertura o cierre de la mandíbula + desviación • Espasmódico: aductor (discurso tenso, estrangulado) o abductor (discurso jadeante) • Miembro focal: brazo o pierna
Distonía primaria de torsión generalizada	Progresiva, incapacitante, suele iniciar en niños (< 26 años). Muchos casos son AD c/↓ penetración. Se han id múltiples genes. La causa más común es mutación DYT1 → deleción CAG en el gen de la torsión A. AD c/penetración incompleta (~30%). Prevalece en judíos asquenazíes. Comienza como distonía focal → generalizada/multifocal (65%), segment (10%), permanece focal (25%). DYT6 a/c distonía de inicio en adolescencia

***Distonía secundaria*:** debido a una patología subyacente del SNC (lesiones estructurales o neurodegenerativas).

Distonía secundaria	
Trast degenerativos	A menudo hay sx/si neuro asociados. *Muchas causas*: enf de Wilson, EP, trast parkinsonianos atípicos, Huntington, ADTP, degeneración espinocerebelosa, PANK2, calcificación familiar de los GB (Fahr), enf de almacenamiento lisosómico (Krabbe, Niemann-Pick), enf mitocondrial, neuroacantocitosis, sínd de Lesch-Nyhan Sínd de distonía y parkinsonismo ligado al cromosoma X (DYT3, enf de Lubag): inicio en adultos de distonía o parkinsonismo en nativos de la isla de Panay (Filipinas). Atrofia del caudado y putamen. Mutación en región Xq13.1
Lesiones estructurales adquiridas	Producen hemidistonía o distonía focal de las extremidades. Lesiones en GB, patología de la médula cervical o lesión de los nerv periféricos
Otras causas	Paraneoplásico, encefalitis, psicógeno

Síndromes de distonía-plus: trast neuroquímicos a/c distonía.

Síndromes de distonía plus	
Distonía que responde a dopamina	• Sínd de Segawa: mutación AD en la GTP ciclohidrolasa I (DYT5). Inicio: infancia c/distonía de los pies, que lleva a prob de la marcha→ distonía generalizada progresiva ± parkinsonismo. Marcada variación diurna, peor al final del día. *Tx*: respuesta dramática a L-dopa • Otras causas: las mutaciones AR en tirosina hidroxilasa causan distonía en la infancia, hipotonía, hipocinesia, retraso psicomotor
Mioclonía-distonía	Mutación AD c/impronta materna en el gen de sarcoglucano (DYT11). Inicio: infancia c/distonía de brazos, tronco y bulbo + sacudidas mioclónicas
Parkinsonismo distónico de inicio rápido	Mutación AD en la subunidad $\alpha3$ $^+$de la ATPasa Na^+/K^+ (DYT12). Inicio: adolescencia/principio de la edad adulta c/distonía generalizada y parkinsonismo que tiene un desarrollo rápido durante horas o sem y luego se estabiliza

Manejo de las distonías	
Asesoramiento	No hay tx curativo → solo tx sintomáticos. Establecer expectativas realistas. Identificar las comorbilidades psiquiátricas
Fisioterapia	Estiramientos, masajes, tx de calor. Beneficioso para algunos
L-dopa	Ensayo de 1 mes en todos los pt c/distonía de inicio joven. Usu < 300 mg/día son eficaces para la distonía que responde a dopamina
Antidopaminérgicos	Agentes reductores de dopamina (inhibidores de VMAT2, p. ej., tetrabenazina). Eficacia mixta, útiles para distonías tardías u oromandibulares, pero también pueden empeorar las distonías
Anticolinérgicos	Trihexifenidilo o benztropina (dosis bid o tid): cualquier distonía. Precaución c/uso en adultos mayores, dados los efectos secundarios
Relajantes musculares	Benzodiacepinas, tizanidina, ciclobenzaprina y baclofeno (dosis bid o tid)
Toxina botulínica	Usada para distonías focales y segment. Beneficio evidente en aprox 2 sem tras la inyección y dura 3 meses. Requiere inyecciones repetidas cada 3-4 meses
Estimulación cerebral profunda	La ECP del globus pallidus interno puede producir beneficios espectaculares en algunos pt con distonía generalizada o segmentaria

Corea

Introducción: mov bruscos, rápidos o continuos, similares a baile, que fluyen aleatoriamente de 1 parte del cuerpo a otra. Pueden incorporarse al mov/comportamiento norm (paraquinesia). Puede a/c incapacidad de realizar act motoras sostenidas (impersistencia motora), como protrusión de la lengua (tcc "lengua de gato") o agarre de la mano (tcc "agarre de lechera").

Variantes: la atetosis se caract por mov más lentos y retorcidos de las extremidades distales; el balismo consiste en mov de gran amplitud y arrastre de extremidades proximales. Las manif varían entre inquietud leve (puede parecer voluntaria e inquieta) y los mov → incapacidad grave que interfieren c/el habla, alimentación y marcha. Reflejos pendulares o "colgados" (relajación discontinua). Se pueden suprimir de forma temporal.

Abordaje de la corea

Hx: (1) Edad de inicio. (2) Evol temporal: aguda (esporádica) *vs.* crónica (genética). (3) Distribución corporal: hemicorea → causas sistémicas o estruct. Afectación de la frente → EH. Sínd orobucolinguales → tardíos. (4) Otros sx asociados. (5) HxF. *Causas: esporádicas:* lesión estructural (vascular, tumoral, desmielinización), disfxn metabólica/endocrina (glucosa, calcio), infecciosa (toxoplasmosis, VIH), inducida por fármacos (dopamina, estimulantes), autoinmune/paraneoplásica (Sydenham, trast reumatológicos, mediada por Ac), policitemia vera y otras.

Genéticos: enf de Huntington (ver más abajo), enf C9orf72, ataxia espinocerebelosa 17, sínd de neuroacantocitosis, atrofia dentatorrubral-palidoluisiana, neurodeg c/acumulación de Fe en el cerebro, sínd de corea hereditaria benigna, sínd de Lesch-Nyhan, enf de Wilson, trast metabólicos (acidemias orgánicas) y trast mitocondriales (MELAS).

Manejo: (1) depletores dopaminérgicos presinápticos → tetrabenazina, deutetrabenazina y valbenazina; (2) bloqueadores de receptores dopaminérgicos postsinápticos → haloperidol, risperidona, olanzapina, clozapina; (3) otros → ácido valproico, carbamazepina.

Enfermedad de Huntington (EH)

Introducción: enf progresiva, AD c/sx del mov, neuropsiquiátricos y cognitivos. Afecta a 5 de cada 100 000 personas. Media de inicio 40-50 años (desde la infancia hasta la vejez).

Fisiopatología: trast de repetición de trinucleótidos. Repetición trinucleotídica expandida (CAG) en el gen de huntingtina en el cromosoma 4, que resulta en proteína huntingtina mutante. Menos de 36 repeticiones CAG son norm, 36-39 repeticiones: portadores de EH c/penetrancia incomp, > 40 repeticiones desarrollan EH. La longitud de la repetición CAG se correlaciona aprox c/la edad de inicio. Las repeticiones pueden expandirse c/las sig generaciones lo que → anticipación (es decir, a un inicio más temprano de la enf, esp c/herencia paterna).

Dx: confirmación de la prueba genética. Brindar asesoría genética c/un consejero antes de la prueba genética en todos los pts. Hay pruebas genéticas predictivas en pts asx.

Características clínicas

Síntomas típicos de la enfermedad de Huntington	
Sx motores	Amplia gama de sx. ~50% de los pt no es consciente de los primeros sx. Sx más tempranos: inicio alterado de mov sacádicos (debe parpadear para iniciar) → sacádicos retardados y lentos. Alt de la protrusión de la lengua (impersistencia motora). Golpeteo lento e irregular de los dedos y mov rápidos alternados La corea es más prominente en la enf temprana-moderada; afecta la frente. Caract posteriores: bradicinesia, rigidez, distonía, desequilibrio, alt del habla/deglución
Sx psiquiátricos	Cambio sutil en la personalidad → depresión, irritabilidad, apatía, ansiedad, desinhibición. ↑ tasas de suicidio (5-10%). Menos frec delirios, psicosis, manía
Sx cognitivos	Sx presente en ~8% de los pt. Deterioro de la fxn ejecutiva, velocidad de procesamiento, atención, memoria. Apraxia

Manejo: no se conoce ningún TME para la EH. Se están realizando ensayos de tx genético. Tratar la corea como en el caso anterior. Equipo multidisciplinar con FT, TO, LP, trabajo social y a menudo psiquiatría. Controlar el peso.

Mioclonía

Introducción: contracción musc involuntaria súbita, breve, en forma de choque o sacudida. Puede ser positiva (↑ de la contracción muscular) o negativa (inhibición de la contracción musc = asterixis). La mioclonía sintomática (es decir, secundaria) es la más frecuente (72%), mioclonía epiléptica (17%), mioclonía esencial (11%).

Abordaje a la mioclonía

Hx: (1) inicio y progresión, (2) sx neuro asociados, (3) meds, (4) HxF. **Exploración**: amplitud, localización y caract de activación del mov, evaluar el examen neuro. **Estudios dx**: glucosa, función renal y hepática, electrolitos, análisis de drogas y toxinas, EEG, imágenes cerebrales.

Clasificación de las mioclonías según los resultados de las pruebas electrofisiológicas

- Cortical: posterior a hipoxia (sínd de Lance-Adams), epilepsia, trast mitocondriales, enf neurodegenerativas.
- Cortical/subcortical: epilepsia.
- Subcortical/supraespinal: mioclonía propriospinal y mioclonía-distonía.
- Segmentaria: mioclonía palatina y espinal.
- Periférica: limitada a una raíz, plexo o nervio periférico, p. ej., espasmo hemifacial.

Clasificación de las mioclonías según su presentación clínica

- Mioclonía fisiológica: se produce como fenómeno norm en todos los individuos. P. ej., sacudidas del sueño (sacudidas hípnicas), hipo, sobresalto normal.
- Mioclonía esencial: mioclonía idiopática o genética, crónica y estable c/discapacidad leve.
- Mioclonía epiléptica: se produce como componente/parte de la epilepsia, como única manif de la epilepsia (crisis mioclónica), o como 1 de los múltiples tipos de crisis.
- Mioclonías secundarias (sintomáticas): secundarias a una enf neuro o médica.
- Inducida por fármacos: mejora o se revierte c/la interrupción del med causal.

Medicamentos que pueden causar mioclonía
Meds psiquiátricos (ATC, ISRS, IMAO, litio, antipsicóticos)
Antibióticos (penicilinas, carbapenems)
Narcóticos (fentanilo, morfina)
Antiepilépticos (gabapentina, pregabalina, ácido valproico, fenitoína)
Anestésicos (lidocaína, midazolam)
Medios de contraste
Medicamentos cardiacos (amiodarona, flecainida, antagonistas del calcio)

Manejo: (1) ¿Cuál es la etiología – tratar la causa? (2) ¿Qué tan molesta es la mioclonía – sopesar los beneficios *vs.* los efectos secundarios de la medicación?
1.ª línea → Valproato, clonazepam, levetiracetam.
2.ª línea → Fenobarbital, zonisamida, oxibato de sodio, anticolinérgicos.

Diagnóstico diferencial de las mioclonías:

1. Sacudidas psicógenas: inconsistentes, ↓ c/la distracción/sugestión, periodos espontáneos de remisión, inicio agudo c/resolución repentina, patología psic subyacente.
2. Espasmos distónicos o sacudidas discinéticas: repentinas pero no breves.

Tics

Introducción: mov intermitentes, repetitivos, no rítmicos, estereotipados (motrices), o sonidos (fónicos). Relación 3:1 M:F. Inicio medio 4-8 años.

Caract clínicas: (1) impulso premonitorio antes del tic. (2) Puede suprimir brevemente el tic, pero usu se a/c la tensión interna o los impulsos incómodos. (3) ↑ y ↓ c/el tiempo. (4) Mezcla de tics nuevos y antiguos. (5) Factores precipitantes: estrés, ira, fatiga, infxns. (6) Se ↓ al concentrarse o dormir.

Los tics pueden ser simples o complejos. Simples: implican un grupo único o localizado de músc: p. ej., parpadear, encogerse de hombros, olfatear, carraspear, gruñir, ladrar. Complejos: patrón coordinado de mov: p. ej., aplaudir un determinado número de veces, tocarse la barbilla después de toser, saltar, agacharse, ecolalia, palilalia.

Trastorno de Tourette: múltiples tics motores y ≥ 1 tic vocal, inicio antes de los 18 años, curso creciente y decreciente, duración superior a 1 año, no inducido por sustancias o debido a una condición médica general.

Manejo: se justifica cuando los tics interfieren con las AVD. Es imp tratar también las comorbilidades: TDAH, TOC, ansiedad y depresión, trast del sueño. Educación (pt, familia, escuela), tranquilidad, manipulación del entorno, id y tx de los disparadores. Entrenamiento en la inversión de hábitos.

Medicación: considerar el perfil de riesgo/beneficio y el enfoque escalonado del manejo en función de la gravedad de los tics. 1.ª línea: agonistas α-2: clonidina, guanfacina, clonazepam, topiramato. 2.ª línea: antipsicóticos atípicos: risperidona, ziprasidona, aripiprazol; inhibidores de VMAT2. 3.ª línea: haloperidol, pimozida, flufenazina. Los únicos meds aprobados por la FDA para los tics son haloperidol, aripiprazol y pimozida.

Pronóstico: regla de los tercios → 1/3 de los tics desaparece, 1/3 mejora, 1/3 persiste y sigue fluctuando.

Diagnóstico diferencial

- Mioclonía (1) La mioclonía interfiere con la acción voluntaria; los tics no. (2) Los tics son suprimibles; las mioclonías no lo son. (3) Los tics suelen ir precedidos de un impulso subjetivo de mov; las mioclonías no.
- Distonía: (1) en la distonía, el cuerpo se mueve solo; los tics son semivoluntarios. (2) En los tics, la posición del cuerpo y los mov regresan a la norm entre tics; la distonía no.
- Estereotipias: (1) Los tics tienden a iniciar en la edad escolar; la estereotipia lo hace antes. (2) La estereotipia usu es rítmica/simétrica (retorcimiento de la mano, balanceo del cuerpo) *vs.* tics que no son rítmicos. (3) Los tics pueden ↑ y ↓; la estereotipia tiende a ser más persistente. (4) Los tics son breves; la estereotipia dura más.

Ataxia

Introducción: incoordinación secundaria a disfxn en el cerebelo o como resultado de una alt de la entrada sensorial en el cerebelo (sist propioceptivo/columnas dorsales).

Abordaje a la ataxia

Hx: (1) inicio y evol de los sx (agudos, subagudos, crónicos, episódicos); (2) sx neuro asociados; (3) hx médico y meds; (4) HxF; (5) hx de sustancias.

Examen: escala breve de valoración de la ataxia: eval del habla (lenta, exploración c/volumen variable), de los ojos (intrusiones sacádicas, mov sacádicos anorm, nistagmo), de ataxia apendicular (sobregiro, temblor de intención y disdiadococinesia) y la marcha (de base ancha, longitud de zancada acortada, tambaleo). Otros signos neuro: parkinsonismo, distonía, neuropatía, signos piramidales, mov involuntarios.

Pruebas dx: considerar las etiologías más probables (como abajo). Los labs incl vit B_{12} y E, conc de Ac en suero y LCR (TPO, paraneoplásicos, enf celiaca), PL. Imágenes: IRM cerebral para investigar atrofia cerebelosa, enf de la SB, signo del PCM. Las pruebas genéticas se utilizan cada vez más en los sínd de ataxia, eval los trast de expansión repetida (AEC, ataxia de Friedreich, STAXF) y otras mutaciones patogénicas.

Causas: *aguda*: vascular, meds, toxinas, inflamación o infxns. *Subaguda*: autoinmune, siderosis superficial, tumor cerebral. *Crónica*: genética, neurodeg, autoinmune, ataxia cerebelosa idiopática de inicio tardío (ACIIT). *Episódica*: ataxia episódica, trast psicógeno, enf mitocondrial, esclerosis múltiple.

Manejo: el manejo sintomático depende de los sx molestos y de la etiología subyacente. Participación de un equipo multidisciplinar con FT/TO/LP.

Trastornos de la marcha

Tipos de marcha anormal	
Marcha	**Descripción**
Cerebelosa	Inclinación hacia delante, base ancha, tambaleo irregular. Incapacidad para el tándem; a/c otros signos cerebelosos como disartria, dismetría, disdiadococinesia Causas: degeneración cerebelosa por EtOH u otras drogas, ictus, tumor, EM, ataxias espinocerebelosas, ataxia telangiectasia, ADTP, ataxias episódicas
Frontal	Postura erguida; reflejos posturales alterados. Marcha lenta y magnética, puede haber inicio alterado. Causas: lesiones bifrontales, enf subcortical (p. ej., angiopatía microvascular), HNT
Ataxia propioceptiva o sensorial	Romberg presente, marcha de base ancha y paso alto. Por pérdida de Sens (p. ej., propiocepción y sentido de vibración). Causas: neuropatía periférica, def de vit B_{12}/E, ataxia de Friedrich
Espástica (tijeras)	↑ del tono en la extensión de la cadera y rodilla, lo que hace que un pie se cruce con el otro c/circunducción. Causas: esclerosis múltiple, lesiones de la médula espinal, paraparesia espástica
Hemiparético	Suele implicar la circunducción de la pierna afectada debido a un aumento del tono en la extensión de la cadera y rodilla y una paresia relativa en la flexión de la cadera y rodilla, c/el brazo i/l flexionado. Causas: lesión del SNC que provoca paresia u/l y espasticidad
Parkinsoniano	Pasos lentos y arrastrados, a veces festinados, balanceo asim de los brazos, postura encorvada, giro en bloque, dific c/iniciación y congelación

Marcha	Descripción
Estepaje	Pierna afectada: flexión de la cadera y rodilla de forma exagerada para elevar el pie y evitar tropezar por la dorsiflexión debilitada y arrastre de los dedos. Puede golpear el pie hacia ↓ para sentir el suelo. Causas: rel c/la caída del pie o ataxia sensorial severa
Titubeante	Mayor tiempo en doble postura (tcc doble apoyo – cuando ambos pies están en el suelo); la marcha norm pasa ~20% del tiempo en doble postura; velocidad lenta; puede tener una base más amplia
Antiálgica	Fase de apoyo y balanceo más corta en el lado c/l (cojera por dolor)
Miopática	Marcha de Trendelenburg: u/l o b/l. U/l → en la fase de apoyo de la pierna afectada, hay flexión i/l del tronco y hemipelvis caída contralateral. B/l → marcha de pato con mov troncal de lado a lado y hemipelvis caída
Astasia-abasia	Marcha no fisiológica c/pasos exagerados pero base normal. Puede casi caerse, se apoya en las paredes, sin llegar a caerse

Trastornos del mov inducidos por fármacos

Introducción: causada por antagonistas de los receptores de dopamina → neurolépticos (p. ej., haloperidol, risperidona), meds antinauseosos (p. ej., metoclopramida, proclorperazina).

Agudo: distonía (reacción más común): ocurre en minutos. Tx: interr agente causal; BZD (lorazepam); anticolinérgico (benztropina o difenhidramina) puede ayudar pero podría empeorar la discinesia/corea. Otros trast: tics, discinesia, corea.

Subagudo: acatisia → inquietud motora. Tx: interr agente causal; BZD, β-bloqueador, agonista dopaminérgico, anticolinérgico (podría empeorar la discinesia/corea).

Crónico: sínd tardíos: se desarrollan en meses a años después del neuroléptico, pueden persistir después de la interrupción del fármaco causal.

Discinesia tardía: forma más común, mov coreiformes de la boca, labios, lengua. Los antipsicóticos atípicos tienen ↓ riesgo de desarrollar este trast. En 1/3 de los pt, la retirada del fármaco causal → resolución de sx.

Distonía tardía: postura distónica usu de los músc axiales → balanceo del tronco/pelvis. Tx: susp los antipsicóticos (↓ lentamente, la interrupción brusca empeora los sx), clonazepam, Botox, tetrabenazina (ES: depresión, somnolencia. Empezar con 12.5 mg diarios durante 1 semana y luego ↓ lentamente hasta un máximo de 150 mg diarios). Los anticolinérgicos pueden ayudar a la distonía pero empeorar las discinesias/coreas. Refractario: ECP.

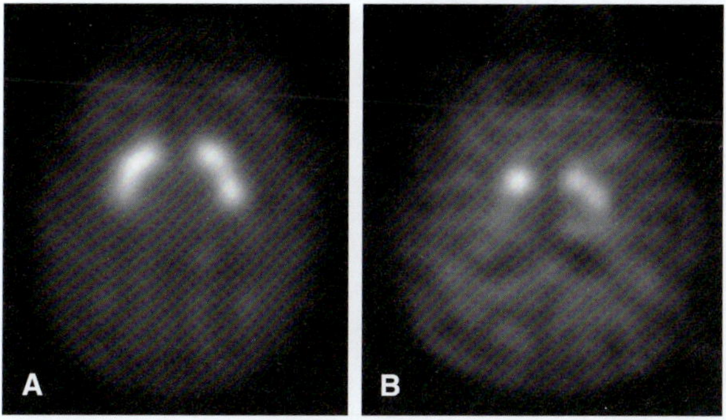

Imagen SPECT del transportador de dopamina:

(A) Exploración normal con captación simétrica en ambos estriados.
(B) Gammagrafía anormal con captación reducida del radiotrazador en el estriado bilateral, peor en el putamen derecho.

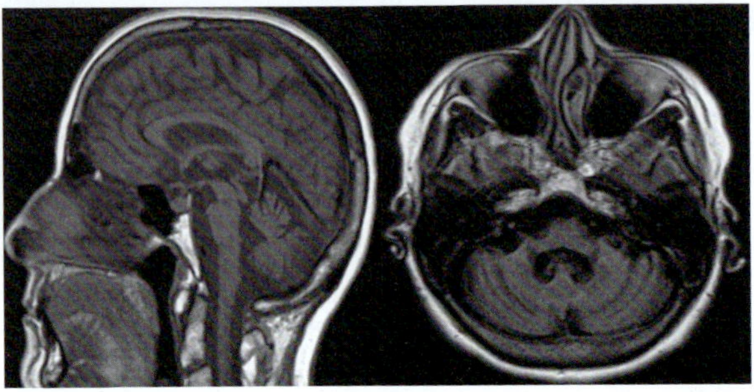

AMS-C: atrofia del puente, la médula y el cerebelo.

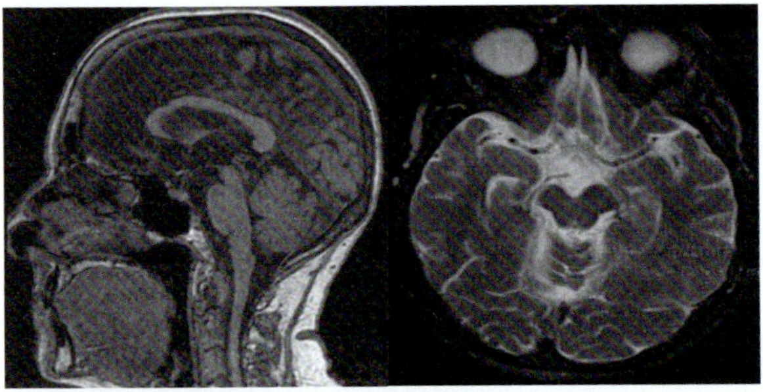

PSP: atrofia del mesencéfalo: (A) signo del "colibrí", (B) signo del "ratón Mickey".

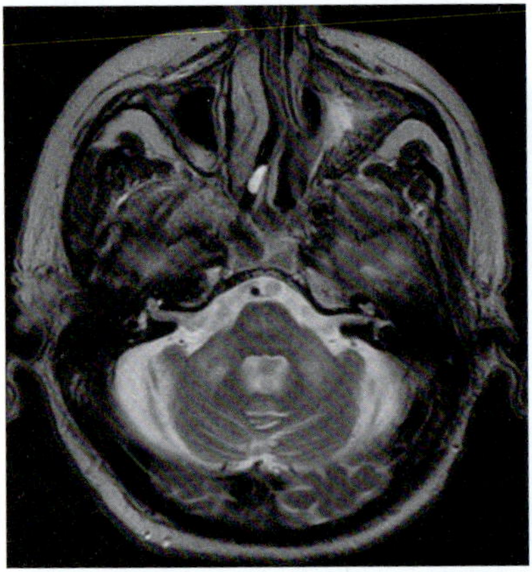

STAXF: hiperintensidades de la sustancia blanca en T2: "signo MCP"

NEUROONCOLOGÍA

Introducción

Tumores cerebrales: si/sx: usu no específicos, subagudos, prog; 2/2 invasión local, compresión adyacente, ↑PIC. Depende de la *localización, tamaño, velocidad de crecimiento* (no del tipo de tumor). El examen neurológico norm (incl s/papiledema) *NO excluye* el tumor. Puede tener *sx localizantes:* irritación cortical 2/2/disfxn local: crisis parciales, def focales (afasia, paresia c/l, corte de campo visual); *sx falsamente localizantes:* diplopía horiz (parálisis del NC VI 2/2 ↑PIC), i/l hemiparesia (herniación uncal).

Crisis: sx focales más comunes. Focal o generalizado, estereotipado. Tumores corticales >> infratentoriales; gliomas de grado ↓ > de grado ↑; 1.° > metás. Presentación de si/sx en 50% de las metás de melanoma, oligodendrogliomas, tumores hemorrágicos. Más complicaciones de crisis en pts c/tumores cerebrales: estado postictal prolongado (hasta 24 h), defensas neuro permanentes, ↑PIC de crisis puede → descompensación. *Causas de crisis en pts c/tumores cerebrales:* tumor (nuevo dx/ progresión), necrosis por radiación/encefalopatía, metabólicas (hipoNa, hipoxia, hipoCa, uremia, glucosa), vasculares (ictus isquémico, HIC, hemorragia intratumoral, trombosis venosa cerebral), infxn (meningitis, encefalitis, ITU, bacteriemia, NAC), quimioTx ocasional (metotrexato, citarabina, L-asparaginasa, taxol, ifosfamida, nitrosoureas, cisplatino), omisión de dosis de FAE.

Cefalea (común, no localizante): ~*50%* de los pt c/tumores cerebrales. Causada por tracción/presión/isquemia/ invasión de estruct sensibles al dolor. ~17% tiene *sx "clásicos"* por ↑ PIC: constante, progresiva, moderada-grave, holocraneal, peor en posición supina, por la mañana, vómito s/náusea, ↑ c/Valsalva. *Cuidado*: nueva cefalea en pt mayor, Δ en el patrón o calidad de la cefalea, "migraña" c/def neuro persistente, "sinusitis" c/sx neuro/fracasos abx múltiple/progresión s/fiebre.

Déficits neuro focales: usu edema 2/2 y respuesta a esteroides. Presentación *similar a ictus*: crisis >> hemorragia >> émbolo tumoral.

Síncope: ↑ transitorio de PIC tras Valsalva→ síncope. Debe distinguirse de crisis. La onda de presión puede causar un casi-síncope con paresia b/l en las piernas.

Estado mental alterado → Coma: ↑PIC, herniación; urgencia. Mecánico: edema, obstrucc venosa/ventral, hidrocef no obstruida.

Síndromes

1. Sínd de Foster Kennedy: pérdida de visión u/l, papiledema c/l, anosmia. Causa: tumor orbitofrontal o del surco olfativo (a menudo meningioma).
2. Sínd de Parinaud: disociación luz-pupila cercana, alt de la mirada hacia ↑, nistagmo de retracción-convergencia. Causa: compresión tectal/afección por un tumor en la región pineal/glioma tectal.
3. Hidrocef obstr: cefalea, n/v, confusión, ataxia. Causa: tumores de la fosa p, del 3.er ventrículo o de la línea media supratentorial meduloblastoma/ependimoma/glioma/metás/quiste coloide/pineal.
4. Sínd del lóbulo frontal: apraxia de la marcha, incontinencia, pérdida de memoria, Δ del afecto. Tumor bifrontal/ tumor frontal u/l con compresión c/l.

Tumores de la médula espinal: si/sx: dependen del nivel y la localización (epidural/intradural; extramedular/intramedular). La mayoría p/c dolor progresivo y mielop. Las lesiones de crecimiento rápido (metás) no se localizan tan bien como las de crecimiento lento (tumores 1.os); pueden estar varios niveles por encima del nivel clínico.

Si/sx específicos: dolor (común): > 90% de las metás epidurales; menos c/tumores intradurales. Dolor local 2/2 isquemia/tracción/compresión. Clásico: peor recumb/con Valsalva; mejor c/ambulación (a dif del dolor discal). *Alerta*: dolor torácico (atípico para disco). Sens/inestabilidad de la columna (*urgencia*). **Paresia:** por compresión medular/radicular. Raíz: paresia radicular (NMI) a nivel de la lesión. Médula: paraparesia espástica (NMS) c/lesiones por ↓ del nivel de la lesión: pierna proximal con flexores > extensores, extensores de los brazos más débiles que los flexores. **Pérdida sensorial:** distal → proximal (más rápido que neuropatía perif). Parestesia del cuero cabelludo c/lesiones C2-3. Las lesiones intramed no afectan el sacro. Pérdida sensorial s/dolor/paresia rara. **Compresión medular** (signo tardío): urgencia si hay compromiso neuro/dolor radicular. Paresia NMS, espasticidad. ↓ tono rectal, retención vesical c/desbordamiento, sacro intacto. **Cauda equina:** *urgencia*. Paresia de piernas en NMI (distal > proximal), Δ sensoriales, disfxn de esfínteres. ***Cono medular:*** *si/sx de NMS y NMI, paresia, Δ sensoriales, disfxn del esfínter.*

Ddx: cáncer leptomeníngeo, mielopatía paraneoplásica/radiación, infxns (absceso, mielitis, meningitis micótica/TB), hernia discal, fract vertebral, quimioTx intratecal ocasional.

Análisis y estudios diagnósticos

HEA/guías de exámenes. A pesar de las imágenes, usu se necesita *tejido* para el dx y Rx.

Imágenes: IRM c/gado es más sensible que TAC, c/ realce si se rompe la BHE, suele reflejar malig. *Excepciones*: algunos tumores benignos realzan vivamente, algunos malig no. La **ERM** puede ayudar a distinguir el tumor [↓*NAA* (terminales neuronales); ↑ *colina* (membrana celular); ↑ *lactato* (necrosis/metab anaerobio)] de otro proceso (tumor/apoplejía/infxn). El espectro 2HG mide el oncometabolito 2HG en el glioma mutante IDH. La **FDG-PET** puede distinguir la necrosis de ↑ *vs.* ↓ grado/radiación. **TAC** si el pt está inestable/sospecha de hemorragia/IRM no está disponible.

- **Abordaje c/imagen: tumor cerebral:** IRM c/gado. *Sitios:* supratent = astrocit, mening, tum glioneuronales. Infratent = schwannoma vestibular, ependimoma, meduloblast, glioma/pineal = pineoblast, tum de cél germinales. Silla = adenoma hipof, craneofaring, mening. **Tumor espinal:** IRM de toda la columna (usu > lesión EN O POR ↑ del nivel clínico). Las fract por compresión vertebral pueden albergar un tumor. *Sitios: epidural*: se ve mejor antes del contraste; más común; metást (mama, pulm, próstata); p/c sign de dolor local/radicular. *Intramedular:* se ve mejor desp del contraste; ependim, astrocit, 1.° >> metástasis; *leptomeníngea: las metást al espacio leptomeníngeo usu se dx c/medios radiol en ausencia de citología del LCR (más Sens en metást de glioma/tumor sólido que la citología del LCR)*. Las metást al LCR afectan las opciones Rx y el pronóstico, que es un tanto mejor en linfoma/leucemia.

PL: células nucleadas poco ↑, proteína ↑, glucosa↓-norm. La citol de LCR es la prueba de elección; una muestra es insensible pero c/Sens > 90% c/3 PL; la Sens depende de la celularidad/grado de suspensión de las células en LCR (Sens ↑ en malign en sangre). Un LCR norm o poco anorm no excluye un tumor leptomenín. En linfoma, enviar también citometría de flujo, reordenamiento del gen IgH y prueba de ADN libre de cél MyD88 L265P. Algunos centros también secuencian el ADN libre de células en LCR (como para las mutaciones de IDH1) o usan tecnol de captura de células raras para detectar cél tumorales circulantes en LCR.

Biopsia: Bx sola si el tumor es difuso (linfomas, GBM multifocal o extenso) o sensible a quimioTx (tum de cél germinales, linfoma). **Resecar** si el beneficio de superviv/CdV de la cirugía supera su propio riesgo. Bx a veces innecesaria (p. ej., tumor metast conocido, gliomas del tronco del encéfalo o glioma de la vía óptica (riesgos >> beneficios), + marcadores tumorales e imágenes caract (p. ej., tumores de cél germinales). *Estudios para cáncer sist:* considerar antes de la bx si hay múlt masas cerebrales (Pan-TAC, PET, mamograf, colonosc, examen cutáneo); si hay una única masa cerebral supratent y no hay Hx de cáncer y la RxT es (–), diferir el estudio sist después de la neurocirugía, ya que 85% probab sea un tumor cerebral 1.°. Evitar esteroides antes de la bx si es un linfoma/infxn.

Principios de tratamiento

Corticoesteroides: *contrarrestan el edema VASOgénico* al ↓ permeabilidad de la BHE. Controlan sx de edema peritumoral o ↑ PIC (los sx mejoran en horas, efecto máx en 24-72 h, días para ↓PIC). Los esteroides ↓ realce en RM/TAC en el linfoma. *Efecto citotóxico* directo y transitorio en el linfoma. Antes de empezar, buscar infxn/osteoporosis/EUP/DT2. Considerar interacciones farmacológicas (*esp fenitoína*).

Indicaciones: (1) edema/hernia sintomática. **(2)** Compresión clínica/radiográfica de la médula. **(3)** Recurrencia de Sx (doble dosis, ↓ lenta). **(4)** Perioperatorio (biopsia o resección); en particular si hay efecto de masa. **(5)** El aspecto radiográfico NO suele ser una indicación en ausencia de sx o cirugía.

Dexametasona: esteroide pref. < act mineralocorticoide = < retención de líquidos. Larga vida ½ (posología qd-qid para tolerancia GI). Inicio típico: *10 mg × 1 y luego 4 mg q6h (en edema maligno que requiera UCI); posología qd o bid para pt ambulatorios; la ↓ frec posible tras salir de la UCI; si bid, posología temprano por la tarde para evitar el insomnio.*

ES a largo plazo: *inmunosupresión*: ↑ riesgo de infxn, incl PCP/NPJ. *Cardiovasc*: exacerb de ICC, HTN, edema. *Endocrinos*: alt de tolerancia a la glucosa, DT2, ↑ de peso, insuf suprarrenal. *GI*: EUP, malestar estomacal/acidez, estreñimiento. *Psiquiátricos:* insomnio, agitación, psicosis. *Neuro:* temblor, miopía, hipo. *Esqueléticos*: oteoporosis, fract por compresión, necrosis avascular. *Dermatológicos*: piel delgada y rota, adelgazamiento del pelo, rubor, diaforesis nocturna.

Profilaxis: profx PCP/NPJ por > 4 sem esteroides: TMP-SMX SS VO qd o DS qLMV. Considerar si recibe dosis equivalente a ≥ 20 mg de prednisona por > 4 sem. Profx GI para periop/dosis ↑ de esteroides: IBP diario. Dosis de estrés de esteroides ocasional requerida. Ca + vit D pueden prevenir la osteoporosis. Considerar prueba de estimulación de cosintropina antes de la retirada total si la dosis de esteroides es prolongada.

FAE: profx: no se ha demostrado el beneficio de los FAE profx en tumores cerebrales. Se utilizan después de craneotomía (datos limitados); ↓ después de 1-2 semanas.

Rx sintomática: iniciar FAE después de la 1.ª crisis en pts c/tumores cerebrales. ↑ riesgo de crisis recurrente, alta mortalidad por estado, por lo que suele ser Rx indefinida. Se prefiere monoterapia. Si hay crisis recurrentes, ↑ dosis antes de nuevo FAE. Preferir FAE que no induzcan P450 (si se prevé quimio): LEV, LAC, LTG, TOP, GPN; evitar: PHT, CBZ, PBT.

Cirugía: descompresión si hay compresión mecánica que → sx agudos; resección máx para tumores 1.os del SNC/metást solitarias. Para un presunto glioma de grado ↑, el obj es la resección máx del tumor c/realce; los gliomas de grado ↓ pueden beneficiarse de resección de la mayor cantidad posible de tumor sin realce (FLAIR brillante). *Excepto:* tumores muy difusos (glioma multifocal) o quimiosensibles (linfoma, cél germinales). Mapeo funcional y electrocorticog para evitar ctx funcional/encontrar foco de crisis. Derivación VP/DVE/TVE para controlar la hidro/↑ PIC. Fijación quirúrgica para la inestabilidad espinal antes de la radiación.

Radioterapia (RT): principios generales: casi siempre se requiere dx del tejido antes de la RT (imagen 10% TFP). La *dosis* se mide en gray (Gy), c/unidades J/kg = unidad SI de dosis absorbida. *Fracción* = dosis de cada Rx. *RT de haz externo* = haces de fotones o protones de una fuente externa. *Braquiterapia* = fuente de radiación colocada dentro/cerca del tumor. Las lesiones peq de < 3 cm pueden tratarse c/1 sola fracción. RTIM = RT de intensidad modulada: la computadora optimiza la config de las aberturas móviles para ajustar la dosis a los obj y preservar las estruct críticas. Radiocirugía estereotáctica (RCE): usu 1 fracción de radiación de ↑ intensidad. La fijación de la cabeza es fundamental para la precisión: algunos sist req un marco rígido para la cabeza colocado por el neurocir. Los abordajes basados en fotones y protones tienen el = efecto biológico sobre los tumores. Protones: solo pocos centros pueden ofrecerlo. Usu para casos pediátricos/anatomía difícil (senos cav, base del cráneo, columna para evitar órganos abd/médula vertebral) o tumores de grado ↓ con predicción de superviv a largo plazo.

Esquema posológico típico: *todo el cerebro*: qd; 3 Gy × 10 (más común), 2.5 Gy × 14, 4 Gy × 5 (enf leptomenín). *Cerebral 1.º grado ↑ (GBM)*: qd; 2.0 Gy × 30. *Cerebral 1.º de grado intermedio* (meningioma): qd; 1.8 Gy × 28-33. *Radiación aguda*: la RT urgente suele utilizar campos más grandes (exponiendo más tejido norm). Rx urgente para compresión medular a/c el tumor, nueva parálisis del NC, metást cerebrales sx. Usu Rx c/esteroides × 8-24 h antes de la RT.

Quimioterapia: principios generales: los tumores del SNC rara vez se curan solo con quimioTx. *QuimioTx neoadyuvante* = antes de la cirugía/RT. *Quimio concurrente* = durante la RT. *Quimio adyuvante* = después de la cirugía/RT.

Regímenes de quimioterapia comunes		
Régimen	**Configuración**	**Efectos secundarios comunes**
Temozolomida (TMZ)	Glioma	Náusea, fatiga, mielosupresión, hepatotoxicidad, estreñimiento, riesgo a largo plazo de SMD
PCV (procarbazina, CCNU, vincristina)	Glioma de grado ↓	Mielosupresión, náusea, fatiga, ↓ del apetito, neuropatía periférica, fibrosis pulmonar, leucemia
Cisplatino, vincristina y ciclofosfamida o CCNU	Meduloblastoma	Náusea, nefrotox, neuropatía periférica, mielosupresión, cistitis hemorrágica, ototoxicidad
Metotrexato	Linfoma	Náusea, fatiga, lesión renal, estomatitis, hepatotoxicidad, neumonitis, mielosupresión

Tumores primarios del SNC (*clasificación de la OMS de los tumores del sistema nervioso central*, 2016)

Epid: tumores intracraneales 1.° = ~24/100 000 personas-año; ↑. 30% es maligno. M > F para tumores malignos, a la inversa para no malignos. No hispanos > hispanos (excl hipófisis), negros > blancos. Glioma 25%, mening 38%, hipófisis 17%, tum de vaina nerviosa 8.5%.

Fact de riesgo: ↑ glioma en familiares 1.er grado. VIH/inmunodeprimido ↑ linfoma del SNC 1.°. Varios sínd genéticos a/c TC 1.° (ver Sindrome genético más adelante), RT previa ↑ meningiomas, astrocitomas, schwannomas, sarcomas.

Clasif: la OMS es la fuente determinante de inform dx, pero el grupo cIMPACT-NOW se fundó para proporcionar actualizaciones sobre avances moleculares entre las actualizaciones de la OMS. Gliomas más comunes (células gliales). Los gliomas a los que no puede hacerse bx c/facilidad se id por su ubicación (glioma del tronco del encéfalo, glioma de la vía óptica, etc.). El grado se basa en el aspecto histol e indica la tendencia a diseminarse/vel de crecimiento/

pronóstico; ciertas caract moleculares pueden modificar el dx integrado y, por tanto, la biología y el pronóstico esperados. A dif de otros tumores, no hay estadificación basada en los ganglios linf/diseminación metast (poco frec en tumores del SNC).

Gliomas

Glioblastoma (GBM): (*NEJM* 2008;359:492; *JAMA* 2013;310:1842) difusamente infiltrante, surge de las células gliales.

Epid: TC más comunes (80% de tum malignos, 5/100 000 personas). Más común en la 6-8.ª década, ↑, no está claro por qué. Radiación ionizante único factor de riesgo no genético conocido.

Dx: presentación: crisis y cefalea común; también def focales/confusión/pérdida de memoria. **Imagen**: masa c/realce heterogéneo en el borde c/edema. *IRM:* T1 hipointenso, inc T2 (edema y tumor). *TAC:* hipodenso ± hemorragia, ± necrosis central (hipodenso). **Localización:** usu se encuentra en los hemisf cerebrales, tronco del encéfalo, tálamo. **Patología:** grado basado en la porción más maligna. AA/OMS III: ↑ de celularidad, pleomorfismo moderado, s/ necrosis ni prolif vascular. GBM/OMS IV: hipercelularidad, pleomorfismo, prolif microvasc, necrosis. Ahora por definición, IDH tipo silvestre e incluso hist de grado ↓ c/caract moleculares se dx como GBM: mutaciones del promotor TERT, la combinación de ganancia del cromosoma 7 y pérdida del 10 o amplificación de EGFR (*Acta Neuropathol* 2018;136:5).

Rx: *Cirugía* → *RT* ±TMZ (*NEJM* 2005;352:987).

Cirugía: dx, mejora de los sx, resección máx del tumor c/realce a/c mejor superviv. **Radiación:** 60 Gy (fracciones de 1.8-2.0 Gy 5 días/sem × 6 sem). Prolonga la superviv (7-12 meses c/cirugía + RT). Recurrencia usu en el campo de RT, ↑ la dosis no es benef. **Quimio:** (Temozolomida = TMZ) Rx GBM/AA (quimioRT → quimio adyuvante). Posología: durante RT = 75 mg/m ^{2}diarios, tras RT = 150-200 mg/ m^2 × 5 d, q28d × 6-12 ciclos. Prolonga la superviv: 15 *vs.* 12 meses para cirugía + RT sola, la superviv a los 2 años es de 25 *vs.* 10%, respect. Silenciar *MGMT* (enzima de reparación de ADN) → de metilación ↑ la Sens a TMZ, presente en 40% de los GBM. Controlar la fxn hepática, BHC, profx de PCP/NPJ mientras se tome TMZ + RT. **NovoTTF-110A:** dispositivo portátil que funciona c/baterías para admin campos eléctricos alternos en la región del tumor → electrodos de superf. Tiene result comparables c/quimioTx de rescate en GBM recurrente c/menos ES. Para el GBM de dx reciente, el est fase III c/NovoTTF + TMZ muestra una mejor SSP (7.1 *vs.* 4 m), SG (19.6 *vs.* 16.6 m) y la superviv de 2 años (43 *vs.* 29%) *vs.* TMZ solo (*JAMA* 2017; 318:23). **Recurrencia:** casi todos recurren (mediana = 7-10 m después de RT + TMZ). Si la IRM ↑ realce a 3 meses de la RT, hay ↑ probab de "seudoprogresión" o efecto de RT.

Rx después de recidiva: repetición de cirugía en algunos casos para citorreducción, efecto de masa, actualización histo/molecular. La tx antiangiógena es cada vez más imp (↓ la permeabilidad de los vasos, realce en IRM): bevacizumab aprobado con base en 2 estudios que muestran extensión de la SSP s/beneficio de la SG en GBM recién dx (*NEJM* 2014;370:8); se cree que es un fármaco eficaz antiedema que ahorra esteroides. También considerar la reexposición a TMZ, otros agentes alquilantes, tx dirigido según las caract moleculares del tumor, ensayos clínicos. La reirradiación es poco común si la recurrencia local está dentro del campo de RT anterior.

Pronóstico: edad, grado, extensión de resección, estado de desempeño/MGMT. Los sx prolong, el tamaño peq pueden a/c superviv más larga. 90% recurre en el sitio original.

Etapas de análisis de partición recursiva para la superviv c/GBM tratado con RT + TMZ

Etapa	Características	Mediana de SG	SG a 2 años
III	Edad < 50, PS 0	17 meses	32%
IV	Edad < 50, PS 1-2 Edad ≥ 50 años, cirugía, MMSE ≥ 27	15 meses	19%
V	Edad ≥ 50 años, solo biopsia *o* MMSE < 27	10 meses	11%

SG, supervivencia general.
Reproducida con permiso de Mirimanoff R-O, Gorlia T, Mason W, et al. Radiotherapy and temozolomide for newly diagnosed glioblastoma: recursive partitioning analysis of the EORTC 26981/22981-NCIC CE3 phase III randomized trial. *J Clin Oncol.* 2006;24(16):2563-2569.

Astrocitoma de IDH tipo silvestre:
El astrocitoma de grado 2 con IDH silvestre es muy raro (considerar un error de muestreo del tumor c/caract de grado superior). Casi siempre tienen caract moleculares de GBM y, así, se tratan como GBM. 20% de los astrocit anaplásicos grado 3 carece de mutación IDH.

Dx: crisis comunes (85% en grado 2, 69% en grado 3). **Imagen:** IRM: usu c/realce parcial y efecto de masa/edema. **Patología:** si bien la histol puede mostrar grado 2 o 3, el dx integrado que considera otras pruebas moleculares usu resulta en dx de "astrocitoma c/caract moleculares de GBM". **Grado:** OMS 2 y 3.

Rx: *cirugía → RT ± TMZ* **Cirugía:** resección máxima segura del área de realce. **RT:** dosis típica = 60 Gy. **Quimio**: TMZ.

Pronóstico: variable; las mutaciones en EGFR, H3F3A o TERTp tuvieron una mediana de superviv de 1.2 años; si son (–) para las 3 mutaciones, la mediana de superviv es de 7.6 años (*Neuro Oncol* 2017;19:10).

Recurrencia: considerar cirugía de rescate, radiación, quimioTx, ensayo clínico.

Astrocitoma con mutación IDH: (*Brain Pathol* 2020;844:30)
Mediana de edad al momento del dx: finales de los 30 años en adultos para grados 2 y 3. C-IMPACT-NOW sugiere astrocitoma c/mutación IDH de grado 4 (p. ej., ya no es un GBM c/mutación IDH), actualización de la OMS pendiente a la publicación.

Dx: crisis comunes (85% en grado 2, 69% en grado 3, 49% GBM). **Imagen:** IRM: grado 2 s/realce, poco efecto de masa/edema; señal T1 ↓, señal T2 ↑ (se ve mejor en T2).El desajuste T2/ FLAIR (T2 brillante, FLAIR oscuro) es ↑ específ de tumores astrocíticos. Surgen en la SB, se extienden a la sup cortical. Hipometabólico en PET (a dif de los oligodendrogl). Usu al menos c/realce parcial en los grados 3 y 4. La espectroscopia de RM a veces detecta 2-hidroxiglurato, oncometabolito. **Grado:** astrocit difuso grado 2 de la OMS, astrocit anaplásico grado 3 o astrocitoma grado 4. Las caract histol del GBM pueden llevar a un dx de grado 4, pero el GBM es un dx dif que no permite la mutación IDH. Un nuevo realce o perfusión ↑RM puede reflejar la transformación a un grado sup.

Rx: grado 2, depende del riesgo como más adelante. Grado 3 y 4, *Cirugía → RT ± TMZ* **Cirugía:** grado 2, los datos sugieren que es mejor la resec precoz *vs.* observación y retrasar la intervención. Cirugía para tum grandes c/sx; resección máx segura de la enf hiperintensa FLAIR. Los pt de grado 2 clasif como de "↑ riesgo" si tienen una edad > 40 años o resección subtotal, y por tanto reciben preferent + tx. Grados 3 y 4, resección máx de la masa c/realce. **RT:** grado 2 de ↑riesgo y todos los tumores de grado 3 y 4. Dosis típica = 45-60 Gy. Observ si es de grado 2, peq con sx mín, edad < 40 años. **Quimio**: grado 2, TMZ o PCV; PCV ha demostrado mejorar la SSP y la SG en GGB cuando se administra luego de RT para pt de ↑ riesgo (arriba) (13.3 *vs.* 7.8 años (*NEJM* 2016;374:14). TMZ usada por mejor perfil de ES, tumores de grado 3 y 4. *Crisis*: Manejo dif, usu requieren cirugía.

Pronóstico: grado 2 y 3, mediana de 7-10 años. Grado 4, 3-5 años. La mayoría de los tumores de grado 2 y 3 → en grado 4. Factores de mal pronóstico: deleción homocigota de CDKN2A (patognomónico para grado 4), amplificación de MYCN, mutaciones en PIK3R1 o PDGFRA (*Acta Neuropathol* 2020;139:60). Edad > 40 años, > 6 cm, cruce de la línea media, déficits neuro antes de la cirugía (*J Clin Oncol 2002*;20:2076).

Recurrencia: a veces difícil de distinguir de necrosis por radiación (puede requerir bx). Considerar cirugía de rescate, radiación, quimioTx, ensayo clínico.

Oligodendroglioma: (*J Clin Oncol* 2006;24:1246; *Oncologist* 2009;14:155). Se origina de oligodendrocitos. Poco común: 5-7% de los gliomas. Usu son lesiones únicas, a veces múltiples. Subcortical supratentorial (superficial, puede infiltrar leptomeninges). Adultos jóvenes y de mediana edad (mediana de 40-50 años), menos común en niños.

Dx: *crisis presentación más común* (50%), crisis a la larga ocurren en 88%. **Imágenes:** los anaplásicos usu c/realce, los de grado ↓ pueden no hacerlo. *TAC:* masa subcortical hipodensa bien delimitada; calcific común; a veces hemorragia. *IRM:* irregular, ↓T1, ↑T2 (edema e infiltrado), 10% hemorragia, ± realce parcheado; realce anular raro (peor pronóstico). **Patología:** Δ quístic, calcificación, necrosis y hemorragia. Células edematizadas, uniformes y muy juntas. Núcleos osc c/halo claro ("*huevo frito*"). Capilares en forma de "malla para gallinero". Posibles grados 2 y 3. La *pérdida de 1p y 19q* es un requisito molecular para confirmar la trayectoria. Todos tienen mutación IDH.

Rx: *Cirugía → RT →* PCV *(o TMZ)*. **Cirugía** para dx, alivio de los sx y superviv prolongada. **RT/quimioTx adyuvante** para tumor residual/anaplásico. Hay datos para RT → quimio o quimio → RT. La *PCV o la TMZ* son efectivas, la resp es de 100% en 1p19q *vs.* 23-31% en no-1p19q. La PCV mejora de forma imp la SSP y la SG cuando se combina con RT *vs.* la RT sola (*NEJM* 2016;374:14). Se puede dar al inicio 1 PCV o TMZ, y luego el otro tras la recurrencia.

Pronóstico: mediana de superviv de 15-20 años. Mejor superviv que el astrocitoma. Usu curso indolente, pero a la larga fatal. Hx natural = progresión de grado ↓ a ↑. Los de grado ↑ tienen un pronóstico mucho peor.

Astrocitoma pilocítico: OMS I, 1% de todos los TC primarios. Edad de aparición más temprana (usu < 25 años). Crecimiento lento, menos invasivo, pronóstico más favorable. Usu surgen en el *hemisf cerebeloso* (75%)/cerca del 3.er ventrículo. Otros sitios: hipotálamo (pubertad precoz), vía óptica (a/c NF1, esp b/l), tálamo, hemisf cerebrales, cuerpo calloso.

Dx: *radiología:* IRM: ↓T1, ↑T2. Nódulo mural bien delimitado (redondo/ovalado), realce vívido (94%), quístico (68%). ± realce. Edema peritumoral mín. Efecto de masa común. *Patología:* escasa matriz fibrilar extracelular, las fibras de Rosenthal son el sello distintivo.

Pronóstico: *cirugía:* 10 años de SG > 80% con resección sola. El sitio cerebeloso tiene mejor pronóstico (más susceptible a resección completa). *RT:* reservada para pt inoperables o recurrencia. Rara vez ocurre degeneración maligna (< 5%). La siembra del espacio subaracnoideo es infrec.

Astrocitoma subependimal de células gigantes (SEGA): casi exclusivamente a/c **esclerosis tuberosa** (~10% de los pt con ET). Usu se presenta en las 2 1.as décadas de vida c/crisis, si/sx de ↑ PIC. Cerca del foramen de Monro (clásico)/en la sup ependimal de los ventrículos laterales. IRM: T1 iso, T2 hiper, realce común, usu calcificado. Los tumores asx no requieren Rx. Escisión quirúrgica para tumores sx, everolimus (inhibidor de mTOR) a/c ↓ tamaño, crisis freq.

Glioma difuso de la línea media, mutante en H3K27: (*J Clin Oncol* 2006;24:1266). Astrocitomas en el tronco del encéfalo, tálamo o médula espinal que suelen presentar una mutación en las proteínas histónicas H3K27; 80% de tumores pontinos, en su mayoría de grado ↑ (por su sitio y mutación, se consideran OMS IV). Más frec en *niños peq.* A menudo se presentan c/hidrocefalia, si/sx de ↑ PIC, anomalías de los nerv craneales.

Dx/imagen: se prefiere la *IRM* para dx y seguim. A menudo ↑ riesgo en bx si es intrínseco al tronco del encéfalo o médula espinal; dx solo en IRM. *Ddx:* considerar NF1 (único fact de riesgo). Simuladores: encefalitis del tronco del encéfalo (viral/autoinmune), encefalopatía del tronco del encéfalo (mitocondrial), malform vasculares, EM, hamartomas. Rx: QuimioRT seguida de TMZ adyuvante en adultos.

Xantoastrocitoma pleomórfico: adolescentes y adultos jóvenes (2/3 < 18 años), < 1% de todos los tumores astrocíticos, grado II de la OMS. Mutación BRAF V600 en ~60%. Poco común, usu supratentorial, a menudo adherente a las meninges, puede ser quístico c/nódulo mural. Suele presentarse c/crisis. Histología extraña, puede confundirse con GBM. Pronóstico favorable, a menudo curable c/resección quirúrgica, pero puede recurrir como GBM.

Tumores ependimales

Ependimoma: (*Curr Opin Neurol* 2008;21:754; *Curr Neurol Neurosci Rep* 2010;10:240; *Clin Transl Oncol* 2019;21(11):1450-1463) Glioma primitivo poco común (< 10% de los tumores del SNC, ~25% de los tumores medulares). A partir de células ependimarias que revisten los ventrículos. *Niños* (mediana de edad 5 años): 90% intracraneal. *Adultos:* 75% espinal (intramedular). Infratentorial (4.° ventrículo y subaracnoideo) > supratentorial (ventrículo lateral/parenquimatoso).

P/c: depende del sitio. *Fosa post* = ↑ PIC/hidrocefalia obstruida (cefalea, n/v). *Supratentorial* = crisis/defensas focales. *Médula espinal* = paraparesia, nivel sensorial (cervical común, toda la médula posible).

Dx: imagen: tumor del 4.° ventrículo c/calcificación clásica. *TAC:* Hiperdenso con realce homogéneo, quistes y calcificación comunes. *IRM:* ↓T1, ↑T2, realce prominente. Puede incluir un quiste y syrinx asociada en la columna vertebral. Imagen de todo el neuraxis para descartar metás espinales. La siembra espinal es más común con tumores infractores (~10%). **PL:** con *citología de LCR* al menos 2 sem en el posop para id metás leptomeníngeas.

Resección quirúrgica para dx y Rx. Patología: grado que corresp c/prog: ependimoma mixopapilar, subependimoma (grado I de la OMS). Ependimoma (grado II de la OMS). Ependimoma anaplásico (grado III de la OMS).

Rx/pronóstico: *Cirugía:* la resección total macrosc (en bloque) mejora la superviv, pero suele ser complicada. Potencial curativo en tumores de grado I de la OMS. Pronóstico muy variable. Los factores (+) incl sitio supratentorial o espinal (no el sitio infratentorial), grado ↓ y edad adulta. Los factores (–) incl un grado más ↑, resección incompleta, edad más joven, ♂, sitio intracraneal. 70-80% de los tumores supratentoriales tiene fusión *C11orf95-RELA*, lo que puede presagiar un peor pronóstico en ese subgrupo.
RT: Rx estándar tras la resección si es de grado II o III para mejorar la SSP y la SG. *Quimio:* papel poco claro, puede permitir posponer la RT posop en niños peq, considerar régimen basado en platino. En adultos con ependimoma recurrente, considerar tx basados en platino o combinados usando tx dirigido (RFCE o FCEV) o agente alquilante.

Tumores meníngeos

Meningioma: (*Neurosurgery* 2005;57:1088; *Curr Neurol Neurosci Rep* 2013;13:337):TC benigno más frec (54%). 38% de todos los TC 1.os. 8.8/100 000 personas-año; 98% intracraneal. F > M (intracraneal 2:1; espinal 9:1). Se originan en las células de la cápsula aracnoidea. La mayoría de *crecimiento lento y benigno* (78%) = grado I de la OMS. *Atípicos* (20-38%, OMS II), *malignos* (1-3% OMS III; más agresivos; más comunes en ♂). Usu único, pero puede ser múlt si *sínd familiar* (*NF2, SUFU, SMARCE1, schwannomatosis*) *o inducido por RT. Fact de riesgo*: RT, quizá terapia hormonal y cáncer de mama. Sínd genéticos. El tamaño del tumor, anecdóticamente, puede ↑ en el *embarazo*.

P/c: depende del sitio. Usu crisis (30-40%), cefalea (base dural), défs focales. Muchos se encuentran incidentalmente en las imágenes, la incidencia en la población (~1%) ↑ con la edad. Ubicación: cualquier tejido meníngeo, esp reflejos durales (60% parasagital, convexidad, tubérculo de la silla y cresta esfenoidal).

Dx: dx por imagen. La bx no siempre es necesaria para el Rx (RT o cirugía). *TAC:* lesión extraaxial de base dural ("cola dural") con realce homogéneo; 15-20% calcificada, rara hemorragia, a/c hiperostosis. *IRM*: ↓ T1, iso-↑T2, (calcificación ↓T2). Los *bultos craneales* sobre el meningioma sugieren invasión. **Patología:** *OMS I* = benigno (meningotelial/fibroso/transicional/psammomatoso/angiomatoso/microquístico/secretor/rico en linfoplasma/metaplásico). *OMS II* = atípico (coroideo/celular. Act mitótica ↑ ≥ 4 mitosis/10 cap y ≥ 3 de relación nuc:cit/prominentes nucleolos/crecimiento en láminas/focos de necrosis, o invasión cerebral). *OMS III* = anaplásico tcc malig (papilar, rabdoide. ↑ grado de anorm, mayores áreas de necrosis, ↑ act mitótica ≥ 20 mitosis/10 cap). Los meningiomas secretores a/c ↑ edema. Datos crecientes sobre impulsores moleculares del desarrollo/crecimiento del tumor, incl *NF2* (50% de los tumores), *SMO, AKT1, TRAF7, KLF4*, que a menudo se a/c el sitio del tumor.

Ddx: linfoma, metástasis dural, tumor fibroso solitario, sarcoide del SNC, hematopoyesis extramedular, cloroma.

Rx: **(1)** *observar*: meningiomas asx/incidentales. **(2)** *Cirugía*: meningiomas sx o asx en crecimiento, o pts jóvenes. Resección completa curativa en 80%. Resección incompleta = 40% recurre en 5 años. La embolización preop puede mejorar la resección. **(3)** *RT*: definitivo/posop. Puede estabilizar los irresecables/recurrentes. Recomendada en el posop para invasiones atípicas, malignas u óseas. Radiocirugía para lesiones < 3 cm. RT definitiva con result similares a cirugía. RT posop de Simpson IV/↑ grado ↓ recurrencia 2-4×. **(4)** *Tx sistémico*: ninguna tx sistémica ha demostrado su eficacia. A la fecha se investigan los inhibidores de moléculas peq y el bloqueo de puntos de control inmunol.

Pronóstico: **(1)** *grado de resección:* SG a los 10 años c/resección Simpson I-III 80%. C/Simpson IV el riesgo de muerte ↑ RR 4.2×. **(2)** *Grado del tumor:* tasa de recidiva para los grados I/II/III de la OMS 7%/40%/80%, mediana de superviv > 10/11.5/2.7 años. **(3)** *Estado de receptores hormonales:* tasa de recurrencia media de 5% si es PR+, 30% si ER+ o PR/ER–.

Clasificación de Simpson de la resección de meningiomas		
Grado	**Integridad de la resección**	**Recurrencia (10 años)**
I	Resección total + hueso subyacente/duram asociada	9%
II	Resección total + coagulación de la unión dural	19%
III	Resección total s/resección de la duram o coagulación	29%
IV	Resección subtotal	40%

J Neurol Neurosurg Psychiatry 1957;20:22; *J Neurosurg* 2016;125:3.

Tumores mesenquimatosos, no meningoteliales

Tumor fibroso solitario meníngeo/hemangiopericitoma: (*Am J Surg Pathol* 2016;40:1031) Tumores mesenquim agresivos raros que surgen de pericitos que rodean el revest endotelial de capilares y vénulas. 2.5% tumores meníngeos, < 1% tumores intracraneales; edad media 44 años; M > F. Base dural, 70% supratent, 15% fosa post, 10% espinales.
Dx: sx usu < 1 año (2/2 crecimiento rápido). *TAC:* hipodensidad focal, realce heterogéneo, base dural. *IRM:* Iso-T1 y T2 + vacíos de flujo, realce heterogéneo, cola dural de 50%. Puede tener bordes irregulares. CD34+, vimentina+, fusión NAB2-STAT6 en la mayoría.

Rx/pronóstico: resección total macrosc; resección subtotal ↓ SG (STR 111 m *vs.* GRR 158 mo). Recidiva local, metást a distancia comunes (TAC de tórax para vigilancia), a menudo tardías. RT ↑ control local y SG (123 m c/RT *vs.* 93 m sin).

Hemangioblastoma: poco frec, benigno, crecimiento lento. Bien circunscrito, vascular, típico del cerebelo/cordón. La mayoría en niños y adultos jóvenes. 1-2.5% de tumores intracraneales 1.os (7-10% fosa posterior, 4% medulares). 10-25% ocurre en VHL (considerar VHL si hemangioblastomas *mult*, edad temprana al dx). ~50% tiene inactivación esporádica del gen supresor de tumores VHL (cromosoma 3p).

P/c: sx 2/2 compresión, ↑ PIC, hemorragia, dismetría, ataxia, paraneoplásico. Lesiones espinales usu p/c dolor. *Eritrocitosis* paraneoplásica en 15-20% por factor similar a la secretado por el tumor.

Estudios: *IRM c/gado* (TAC inadecuada; el hueso oscurece la fosa post/canal espinal). Si no hay IRM, *TC + angio convencional*. Caract: quiste cerebeloso c/nódulo mural potenciador/lesión espinal homogénea. Lesiones espinales con syrinx/edema medular. Cribado genético para VHL si hay varios hemangioblast o una sola lesión en un pt < 50 años. Considerar cribado de carcinoma de cél renales concurr en caso de VHL mosaico.

Rx: *vigilancia*. *Cirugía* si el tumor crece/causa déf neuro/hemorragia; la RCE es una alternativa para tumores más peq no resecables/múltiples. *Angiograma preop* para id los vasos de alimentación de las lesiones altamente vasculares. *Embolización* previa a la resección de lesiones grandes. La resección quirúrgica completa usu es posible, ~25% recurre tras la cirugía. *RT adyuvante* si hay márgenes o resección completa. Cirugía, RT para casos recurrentes/resistentes.

LINFOMAS

Linfoma del SNC: (*J Clin Oncol* 2017;35:21; *Nat Rev Neurol* 2013;9:317) tumor poco frec que afecta *cerebro, espacio leptomeníngeo, médula espinal u ojos*. Linfoma no Hodgkin de grado intermedio-alto (la mayoría células B). Responde a esteroides, quimioTx y RT, pero las recaídas son frec. Puede ser 1.° o 2.° a un linfoma sistémico subyacente (RxT, TAC abd/pelvis, PET). El inmunocompromiso es el principal fact de riesgo.

Epid: incidencia 1.° linfoma del SNC 0.47/100 000 personas-año; 2% de los tumores intracraneales. Cualquier edad; más común 50-69 años; M > F (ligeramente).

P/c: SB periventric, subcortical, leptomeninges/LCR (40%), vítreo (20%). 30-40% mult. Sx varían con el sitio; típico: def focales, disfxn cognitiva. Otros: cefalea, crisis, Δ de personalidad, letargo, amnesia, moscas volantes (vítreo); rara vez demencia RP. Uveítis/vitreítis (10% de los casos); si (+), usu precede a un tumor del SNC → dx precoz.

Estudios: dx definitivo *c/bx/aspirado de LCR/vítreo*. Retener los esteroides preop (puede ↓ el rendimiento de la bx). **(1) Imagen:** IRM cerebral: Iso/↑T1, ↑T2, realce homogéneo, restricción de difusión. A/c VIH: IRM mult realce en anillo ↑T2. Columna de imágenes en afectación multifocal. **(2) Bx:** patología similar a linfoma sist; perivascular. **(3) LCR:** ↑ proteínas, ↑ linfocitos; PL seriada de ↑ volumen para dx por citología. Enviar citometría de flujo, reordenamiento de IgH y, si está disponible, mutación MyD88 L265P en ADN libre de células. Comprobar VEB en LCR si hay inmunocompromiso. **(4) Examen oftalmol c/lámpara de hendidura** para id afectación del vítreo. **(5)** Imagen corporal (TAC de tórax/abd/pelvis o PET/TAC) para desc enf sistémica. **(6)** Considerar USG testicular. **(7) Eval de lab:** BHC, PMC, VIH, LDH, panel de hepatitis (en previsión de rituximab).

Ddx: glioma, metást, sarcoide, vasculitis, EM, CLIPPERS, histiocitosis de células de Langerhans; inmunocompromiso, TB, toxicidad.

Rx: **(1)** respuesta *temporal* dramática a corticoesteroides. **(2)** Sin resección: no mejora el pronóstico, puede empeorar los déficits ya que la IRM no muestra toda la enf. **(3)** RT: respuestas altas pero corta duración de la resp y neurotox a largo plazo. **(4) La tx de inducción con dosis ↑ de quimioTx basada en metotrexato** → a una resp completa en 30-60% de los pt (usu combinada c/otros agentes como rituximab y temozolomida [MTR] o rituximab, vincristina y procarbazina [R-MPV]). Si se alcanza la RC, el tx de consolidación puede incluir quimioTx de dosis ↑ + trasplante autólogo de células madre, quimioTx de dosis ↑ no mieloablativa o RTIC de dosis ↓. Los pt más frágiles pueden recibir alternativamente quimioTx de mant, p. ej. c/metotrexato de frec ↓ o lenalidomida o ibrutinib. La inmunoterapia c/células CART o inhibidores de puntos de control está siendo eval en la enf recurrente.

Pronóstico: estado de desempeño, pronóstico de la edad. Sin Rx ~4 meses, RTIC 12-18 meses (contraindicado si > 60 años por riesgo de demencia), quimio Rx + RTIC > 40 meses.

TUMORES DE LA SILLA

Numerosos tipos: craneofaring, adenoma hipofis, meningioma, glioma óptico. *Deterioro visual* presentación común: clásica = compresión/invasión del quiasma óptico → hemianopsia bitemp. También son frec *sx a/c hormonas* → eval endocrina (compresión o afectación hipofis/hipotál → hipopituitarismo; adenoma hipofis → ↑ producción de hormonas). La mayoría de los tumores es benigna. Discapacidad por proximidad a otras estructuras.

Craneofaringioma: (*Nat Rev Dis Primers* 2019;5:75; *Horm Res* 2008;69:193; *Handb Clin Neurol* 2014;124:235-253) En niños/adol (30-50%) 0.11/100 000 personas-año; 0.8% de los TC (1-4% en niños). En adultos, pico de 50-70 años. Tumor epitelial benigno *de la silla turca*; a menudo se extiende a las estructuras circundantes.

P/c: sx de la compresión del quiasma óptico, de la hipófisis y del 3.er vent. Cefalea, defectos del campo visual, aberraciones hormonales (80-90%), diabetes insípida, hidrocef común.

Dx: imagen: selar y supraselar (70%), solo supraselar (20%), solo intraselar (10%). Usu calcificado. *TAC:* masa sólida heterogénea, quística, calcificada c/realce heterogéneo. IRM: masa heterogénea, iso/↑T1; ↑T2; realce del borde sólido/quístico. **Patología:** los adamantinomatosos afectan a todas las edades, llevan mutación de β-catenina, consisten en una masa quística lobulada c/áreas de células epiteliales columnares en empalizada, queratinización/calcificación común. El papilar es más común en adultos, tumor sólido c/láminas de cél epiteliales escamosas. > 90% del subtipo papilar tiene mutación BRAF V600E y puede responder a la inhibición de BRAF/MEK (*J Natl Cancer Inst* 2015;108:2; *Nat Genet* 2014;46;2).

Evaluación neurooftálmica: fundoscopia, campos visuales formales y agudeza.

Evaluación endocrina: PFT, GH, IGF-1, prolactina, FSH, LH, testosterona/estradiol. **Rx**: puede necesitar DVE/derivación preop de hidrocef. Esteroides de estrés periop, reemplazo tiroideo. **Cirugía:** resección radical *vs.* subtotal. **RT:** 54 Gy para resección subtotal. Convencional/ intracavitaria/fraccionada/RCE. **QuimioTx**: estudio en curso de la inhibición de BRAF/ Mek para tumores mutantes BRAF V600E. **Pronóstico**: sínd de obesidad hipotalámica, hipopituitarismo, DI son riesgos de cirugía agresiva. También ↑ mortalidad cardiovasc, cerebrovasc, resp. Resección subtotal + RT = 80-95% de éxito.

Adenoma hipofisario: (*NEJM* 2020;382:10; *Curr Opin Neurol* 2012;25:751) tumor más común de la región de la silla turca. 1% de la población con adenoma hipofisario sx, 10% en necropsia. Microadenoma < 1.0 cm; macro > 1.0 cm.

P/c: muchos subclínicos. **(1)** Microadenoma: puede ser sx por sobreproducción de hormona hipofisaria anterior. *Hiperprolactinemia:* galactorrea y amenorrea/hipogonadismo (52%). *Exceso de GH:* gigantismo y acromegalia (27%). *ACTH:* sínd de Cushing (20%). *Secretor de TSH* (raro): hipertiroidismo. **(2)** Macroadenoma: sx por compresión de la hipófisis/tallo: *insuf hipofisaria. Hiperprolactinemia leve* (tallo hipofisario interrumpido y pérdida de inhibición hipotalámica). *Compresión del quiasma:* defecto del campo visual. *Seno cavernoso*: paresia oculomotora. *Tracción en silla turca diafragmát:* cefalea.

Imagen: *TAC*: microadenomas: masa poco densa en una hipófisis c/realce brillante. Macroadenomas: isodensos, realce uniforme; más calcificación/hemorragia. *IRM:* iso-T1, ligero ↑T2, realce uniforme.

Rx: *médica*: inhibición hormonal, esp para prolactinomas (agonistas de la dopamina, cabergolina > bromocriptina); análogos de somatostatina para adenomas secretores de GH. *Quirúrgica:* resección transesfenoidal, esp si hay problemas de campo visual. Resección macrosc total usu no es posible. *RT:* tras resección subtotal. TMZ puede usarse para adenomas hipodisarios recurrentes o carcinomas hipofisarios (adenoma c/metást). *Monitorización:* pruebas en serie del campo visual. Seguimiento neuroendo a largo plazo, supl.

Tumores de la glándula pineal

Epid: muy rara; 0.1% de los tumores del SNC en adultos, 1-11% de pediátricos. *Subtipos:* **(1)** tumores del parénquima pineal/pinealomas (mayoría < 0 años). **(2)** Tumores de cél germinales (mayoría 10-14 años). **(3)** Menos frec: glioma, meningioma, lipoma, metást, quiste pineal.

P/c: sx de invasión/compresión/obstrucción de LCR. Hidrocef, Δ visuales, n/v, alt de la deambulación. Clásico es *sínd de Parinaud* (hasta 75% = parálisis de la mirada vertical, disociación pupilar luz-cerca, nistagmo de convergencia de retracción). Menos frec: neuropatía craneal, disfxn hipotalámica, metástasis leptomeníngeas.

Dx: IRM/TAC no específicas, no se correlacionan c/histología. *IRM* c/contraste de toda la columna, cerebro. *LCR* y suero para citología y marc tumorales preop o 10-14 días posop. *Bx* antes del Rx. La bx abierta permite: visualización, LCR para marcadores, 3.ª ventriculost (si es necesaria) *vs.* bx estereotáctica. *Cirugía* si bx no concluyente o muestra tumor benigno.

Rx/pronóstico: *cirugía*: benignos, bien encapsulados y susceptibles de resección (pocos) *RT*: muchos subtipos responden. Superviv a 5 años 44 → 90% depende del tipo, edad, extensión de la enf y Rx.

Pineocitomas: def: tumor benigno de cél pineales. **Epid:** de la adolescencia a ½ de la vida, crecimiento lento. Solo 1/3 c/hidrocef. **Dx:** *TAC*: isodenso; realce homogéneo prominente, quistes y calcificación comunes. *IRM:* muy demarcado, ↓T1, ↑T2, intensidad variable. **Patología:** similar a glándula pineal norm, sinaptofisina (+), c/prod de melatonina. **Rx:** usu se extirpa por completo c/cirugía. La RT adyuvante a resección subtotal no ↑ la superviv.

Pineoblastomas: def: tumor pineal más maligno, embrionario. **Epid:** infancia a adultos jóvenes. 90% c/hidrocef. **Dx:** *TAC*: hiperdenso; realza vivamente; calcificación rara. *IRM*: mal delimitado, iso/↓T1, iso/↑T2, ↑vividamente realzado. **Patología:** cél hipercelulares, peq y poco diferenciadas (parecen meduloblastoma). **Rx:** escisión, quimioTx adyuvante multiagente basada en platino y RT neuroeje. Mediana de superviv de 20 meses.

Tumores de células germinales intracraneales: (*Oncologist* 2008;13:690; *J Neurooncol* 2010;96:143; *Med Oncol* 2013;30:496) cél germinales. Idénticos a TCG extracraneales: seminomas testic y disgerminomas ováricos. 90% < 20 años; 3% de tumores pediát intracraneales; M:F = 2-3:1. Peri-3.° ventrículo (60-80%) > selar (20-30%), 10% multifocal. Adultos (germinomas más frec): *supraselar (F > M)*, *pineal (M > F)*. Niños (más no germinomatosos): *intracraneal*, sacrococcígeo; tumores secretores de AFP/B-HCG (más agresivos) y no secretores. 3 tipos princip: **(1) germinomas** (60-65%; *menos agresivos*): usu tienen ausencia de AFP y B-HCG en LCR y suero. Tinción para fos alcal placentaria (medible en LCR), c-kit. **(2) Tumores de células germinales no germinomatosos (TCGNG)** (menos frec, *más agresivos*): carcinoma embrionario, tumor del seno endodérmico (tumores del saco vitelino), coriocarcinoma, tumores mixtos. AFP o B-HCG ↑. **(3) Teratoma** (18%; maduro e inmaduro); usu se considera una categoría aparte.

Epid: 12-40 años; 0.10/100 000 personas-año; 0.5% de tumores intracraneales. 50% de la región pineal es de cél germinales. TCG de región pineal: M > F (15:1); TCG supraselares: F > M.

P/c: depende del sitio. *Pineal:* hidrocef/PIC (25-50%), ataxia, Δ comportamiento, Parinaud. *Selar:* disfxn hipotalámica/hipofisaria, pérdida del campo visual.

Dx: imagen: masas pineales o supraselares bien delimitadas. Heterogéneas (grasa, quistes, calcific, hemorragia). *TAC* hiperdenso; calcificación (50-70%), fuerte realce homogéneo. *IRM:* iso-T1, ↑T2. Realce heterogéneo (si quístico). Las imágenes *no distinguen* germinomas y TCGNG. IRM de columna para estadificación (10-15% tiene diseminación leptomeníngea, esp TCGNG).

PL: LCR y suero preop o 10-14 días posop (citología y marcadores). Comprobar LCR para *citología* para dx metást leptomeníngeas. LCR más Sens que suero para marcadores tumorales.

LCR y suero: *AFP* ↑ en tumores del saco vitelino/teratoma inmaduro; *B-HCG* ↑ en el coriocarcinoma/teratoma inmaduro/rara vez germinoma; *fosfatasa alcalina placentaria* ↑ en el germinoma; *CEA* ↑ en teratoma maligno.

Biopsia: ↑AFP o muy alta (> 200 UI) ↑ B-HCG del LCR suficiente para dx TCGNG; no se necesita bx. ↑ modesto de β-HCG → bx para distinguir coriocarcinoma/teratoma/germinoma (rara vez). AFP y β-HCG negativos → Debe hacerse bx. Nota: una muestra peq puede dar lugar a un dx inexacto.

Rx y pronóstico: (1) germinoma: sensible a quimioTx y RT; no indica resec. Los germinomas puros se curan c/RT (> 90% de SSP a largo plazo). RT regional si es focal (tumor y ventrículos), craneoespinal si se extiende. ↓ dosis, añadir quimioTx por los efectos a largo plazo de la RT. QuimioTx neoadyuvante eficaz: bleomicina + etopósido + cis/carboplatino (pero aún necesita RT). Quimio/RT de rescate para recidiva. **(2) TCGNG:** quimio + RT. Menos Sens a RT (20-40% de superviv con RT sola). La quimioTx neoadyuvante + RT mejora los result (60-70% de superviv a largo plazo). Regímenes de quimioTx basada en platino: cis/carboplatino + etopósido ± ifosfamida/ciclofosfamida. RT regional si es focal (tumor y ventrículos), craneoespinal si se extiende. No es claro si la extensión de la resec inicial mejora la superviv. La cirugía de 2.ª vista y la resec tras quimio-RT pueden ser beneficiosas. El pronóstico es malo si TCGNG recurren. La magnitud de AFP ↑ es un indicador pronóstico (–) en TCGNG. **(3) Teratoma maduro:** la resec total macrosc suele ser curativa. *Fact de riesgo de recurrencia*: multifocal, citología del LCR/marc tumorales, elementos embrionarios. El teratoma inmaduro puede tratarse c/quimioTx adicional + RT.

Tumores cerebrales embrionarios

(*Cur Oncol Rep* 2018;20:69) Muy agresivo, se disemina por LCR. Tumores de la infancia y juventud, 80% dx < 10 años. **Patología:** tumores embrionarios peq, azules, de cél redondas. Cél azules peq, hipercelulares y homogéneas, en hojas densas y rosetas. A/c otros tumores de cél azules peq (Ewing, Wilms), pero c/comportamiento diferente.

P/c: depende del sitio. Variedad de sitios, histología superpuesta: Cerebelo = meduloblastoma. Hemisf = neuroblastoma del SNC, tumor embrionario con rosetas multicapa, tumor teratoide/rabdoide atípico. Pineal y retina b/l = "tumor trilateral". *El sitio, histología y características moleculares tienen gran imp pronóstica.*

Meduloblastoma: (*J Neurosurg Pediatr* 2019;24:353; *Nat Rev Clin Oncol* 2014;11:714) TC embrionario más frec, usu de fosa post 50-60% en la 1.ª década, pico en los 20 años. 20% de los TC en niños (*tumor del SNC pediátrico más común*), 0.4-1% adultos.

P/c: *niños pequeños:* ↑ de PIC (cefalea, N/V, somnolencia); ataxia troncal; vermis cerebeloso en niños (sx de línea ½). *Adolesc/adultos jóvenes:* ataxia, dismetría; ↑PIC más tarde. Hemisf cerebelosos en adolesc y adultos jóvenes (sx de extremidades). *Diseminación común → de LCR;* 20-30% de metás en LCR. 5% tiene metás sistémicas (huesos largos).

Estadificación: (1) IRM: todo el neuroeje preop. **(2) Citología de LCR** preop/2 sem posop. *Estratificación del riesgo:* **(1)** riesgo medio (66%) (> 3 años, <1.5 cm^2 de enf residual tras la resec, M0 por IIRM craneoespinal y LCR). **(2)** Riesgo ↑ (34%) [< 3 años, resec subtotal, > 1.5 cm^2 de tumor residual, M+; siembra leptomeníngea, localizado fuera de la fosa posterior].

Imagen: masa bien definida en el techo del 4.° ventrículo/cerebelo. Quistes, hemorragia, calcificación comunes. TAC: masa hiperdensa c/realce homogéneo y vívido. RM: ↓T1, hetero-T2, realce = vívido y homogéneo, a veces ausente, esp después de Rx.

Patología: clasif histológica: clásico (80%), nodular desmoplásico (15%), meduloblastoma c/ nodularidad extensa y anaplásico de cél grandes. 4 subtipos clínicos/moleculares descritos recientemente: WNT (10%; > 4 años; línea ½; pronóstico excelente), SHH (30%; lactantes y adultos bimodales; hemisf cerebelosos; pronóstico bueno en lactantes, otros intermedio), grupo 3 (25%; lactantes; ubicación vermiana en la línea ½; ↑tasa de diseminación en LCR; mal pronóstico), y grupo 4 (35%; infancia y adolesc; ubicación vermiana en la línea ½; pronóstico intermedio a pesar de frec diseminación del LCR). Si es posible, debe determinarse el tipo histológico y molecular combinado.

Rx: cirugía: craneotomía de fosa post, el obj es la resec total. Derivación del LCR solo tras cirugía; 30-50% requiere derivación VP. C/cirugía sola, casi todos los casos recurren. **Quimio + RT:** estándar de cuidado en todos los grupos de riesgo. En niños peq, usu se evitan los efectos neurocog de la RT 2/2. La mayoría de los adultos es tratada como de ↑ riesgo. RT**:** recambio ↑ debe terminarse en 45 días (o peor resultado). *Riesgo medio:* craneoespinal 23.4 Gy + refuerzo 55 Gy en fosa post; ↑ *riesgo:* craneoespinal 36 Gy + refuerzo 55 Gy en fosa post. **QuimioTx:** usu se administra junto c/RT, incl vincristina platino. La quimioTx adyuvante ha demostrado su eficacia en varios regímenes de fármacos múlt, más común: vincristina + cisplatino + ciclofosfamida o lomustina. Los estudios investigan el papel del tx dirigido c/base en impulsores genéticos definidos

Factores de riesgo bajos: tumor residual > 1.5 cm, invasión del tronco del encéfalo, metás en LCR, afectación cerebral, edad < 3 años. Tras RT, *SSE a 5 años:* 60-70% en pt de ↑ riesgo, 70-80% en los de riesgo medio. *Recurrencia:* fosa posterior (50%), lóbulos frontales/cerebro (20%), hueso (15%). *Toxicidad a largo plazo en niños:* sínd de fosa posterior (20%, usu se desarrolla en 24-48 h de la cirugía, puede tardar meses en resolverse), ceguera, ototoxicidad, endocrino, defectos cognitivos, 2.ª malignidad.

TT/RA (tumor teratoide/rabdoide atípico): (*Neuro Oncol* 2016;18:6) tumores embrionarios ↑ *malignos.* Raro (< 2%) tumor pediátrico 1.° del SNC; mayoría en pts < 3 años (50% de los tumores embrionarios en 1.er año de vida). Usu p/c ↑PIC/hidrocef: cefalea, n/v, letargo; también puede presentar ataxia, regresión motora, parálisis del CN. La variante del SNC del tumor rabdoide 1.° puede manifestarse en otros sitios.

Dx: imagen: voluminoso, sólido y quístico c/hemorragia. 2/3 cerebeloso, 25% supratentorial, 8% multifocal. *IRM:* iso/↓T1; iso/↑ T2 (hetero), realce hetero. 30% de extensión leptomeníngea: imagen de todo el neuraxis, enviar **citología de LCR**. Difícil de distinguir del meduloblastoma. **Inmunohistoquímica:** muestra vimentina, EPA, AME (el meduloblastoma no) y pérdida de tinción de INI-1 o BRG1 (indicando pérdida de fxn en SMARCB1 o SMARCA4, respectivamente).

Rx: régimen específ no bien establecido. Usu **(1)** resec máx segura. **(2)** QuimioTx basada en agentes alquilantes o antraciclinas (varios regímenes en la literatura). También se están estudiando las tx dirigidas. **(3)** Radiación 40-60 Gy (incl en niños peq). ↓ recidiva local y desarrollo de enf leptomeníngea.

Pronóstico: refractario al tx; usu reaparece en 6 meses, *pronóstico malo* (usu meses).

Tumor embrionario con rosetas multicapa, alterado por C19MC: (*Acta Neuropathol* 2010;120:253) tumor embrionario agresivo del SNC que puede desarrollarse en el cerebro, tronco del encéfalo o cerebelo y tener diversas apariencias histológicas. Muchos tumores tienen regiones embrionarias primitivas y diferenciadas. Los tumores post pediátricos antes llamados ependimoblastoma, meduloepitelioblastoma, entran en este dx, que se estableció en 2016. El pronóstico es malo.

Tumor embrionario del SNC, NE: (*Clasificación de la OMS de los tumores del sistema nervioso central* 2016:208) Tumor embrionario poco diferenciado de origen neuroectodérmico que carece de otras caract moleculares o histológicas definitorias. Sustituye a la anterior denominación general de "tumor neuroectodérmico primitivo (TNEP)". Pocos tumores entran en este dx de exclusión después de las pruebas de alteración de C19MC, pérdida de SMARCB1 o SMARCA4, H3K27 y H3G34, fusión C11orf95-RELA y mutación IDH1 o 2.

Tumores neuronales y mixtos neuronal-glial

Tumores raros, grado variable de dif *neuronal: gangliomas y gangliocitomas, gangliocitoma displásico del cerebelo (enf de Lhermitte-Duclos), liponeurocitomas cerebelosos, neurocitomas centrales y tumores glómicos (paragangliomas). Suele haber mutaciones BRAF V600E.*

Ganglioglioma/gangliocitoma: células *neuronales* displásicas de grado ↓ (con glía neoplásica en los gangliogliomas). Se dan en *niños y adultos jóvenes* (media de 20 años). Ganglioglioma c/mutación BRAF V600E hasta en 60%.

P/c: epilepsia común. Usu se encuentra incidentalmente en lobectomía temp para epilepsia.

Estudios: imágenes *TAC*: bien circunscrito, densidad ↓/mixta, efecto de masa mínimo. *IRM*: ↑T2. *PET*: hipometabólico. Usu supratentorial; LT/LF, ventrículos, cerebelo. *Quistes* intra o peritumorales comunes (40-50%). A veces erosiona la tabla interna del cráneo. La mayoría es de histología *benigna*, pero puede haber ganglioglioma de grado III de OMS.

Rx/pronóstico: la resec quirúrgica suele ser curativa. *Rara vez recurre* tras la resec; buen pronóstico incl c/resec subtotal. *No hay papel para la radiación inicial* incl c/resec parcial. *Es infrec que se transforme* (~10%) en un tumor glial más maligno. RT para tumor anaplásico/recurrente. La transformación anaplásica usu es *fatal* a pesar de quimioTx/RT.

Neurocitoma central: tumores *intraventriculares* bien diferenciados (~50% de tumores intraventriculares en adultos). Típico del ventrículo lat/3.°, adherido al tabique/pared del ventrículo. Neuroectodérmico calcificado, multiquístico, con diferenciación neuronal. Edad media de dx 29 años. Rara vez hay diseminación leptomeníngea. Grado II de la OMS.

P/c: ↑PIC, sx focales infrecuentes. HIV ocasional.

Imagen: *TAC*: masa intraventricular hiperdensa heterogénea, realce moderado. *IRM*: ↑ T1, T2 variable, con realce.

Rx y pronóstico: *cirugía*: resec completa → mejor pronóstico. *Superviv prolongada* incl c/resec subtotal (crecimiento lento). *RT/RCE*: útil para resec incompleta/índice MIB-1 ↑/caract histológicas atípicas. El beneficio de la quimioterapia es controvertido. Pronóstico más pobre con lesiones atípicas.

Tumor neuroepitelial disembrioplástico: neoplasia benigna poco frec. Organización neuronal cortical displásica c/arquitectura multinodular y estructura columnar perpendicular a la superficie cortical. Surge de la capa de células granulares. Usu niños y adultos jóvenes, posible predisposición familiar.

P/c: crisis; rara vez cualquier otro si/sx focal. Es frec la epilepsia focal intratable de larga duración. Debe distinguirse de gliomas de bajo grado (se confunde c/oligodendroglioma).

Imagen: expanden la corteza, se extienden a la SB, pero solo es raro el efecto de masa. A veces c/moldeado craneal adyacente. *IRM*: quistes o seudoquistes múltiples de ↓ densidad, de realce variable (ninguno *vs.* multifocal parcheado), hiperintensos en T2. Multinodular con calcificación ocasional (menos que los oligodendrogliomas).

Rx: Observ. Cirugía para crisis refractarias (responden a la cirugía al inicio, pero usu recurren).

Tumores del glomus (paraganglioma): tcc *paragangliomas/quimodectomas*. Incidencia 1/100 000, usu en la 3.ª-5.ª década de vida. Surgen del tejido paraganglionar (cél extracromafines); más abundantes en cuerpos carotídeos y aórticos. Crecimiento lento, < 5% de potencial maligno. Altamente vascular. Presentes en pulmón, cuello, oído medio, base del cráneo y filum terminal. Sobre todo esporádicos, aunque ~1/3 puede a/c un sínd hereditario (p. ej., SDHS, MEN2, NF1, VHL).

Dx: depende del lugar. *Carotídeo:* masa indolora en el cuello; parálisis de NC (esp X, XII). *Glomus yugular:* masa en el oído medio "tímpano rojo"; acúfenos, hipoacusia, NC del agujero yugular. *Vagal*: masa indolora en el cuello; disfagia, ronquera. A veces c/actividad endocrina similar a feocrom (análisis orina VMA).

Estudios: *IRM*: realce, vacíos de flujo. *TAC/ATC*: a veces involucra hueso, hiperdenso, realce intenso. Usu no se hace bx para dx debido a la vascularidad/imagen característica.

Rx: cirugía de 1.ª línea, tasa de control a largo plazo > 90%; riesgo de parálisis del NC, fuga de LCR. **RT:** los tumores inoperables/grandes pueden tratarse con RT fraccionada (~54 Gy) c/tasa de control > 90%; los tumores peq inoperables se trata con RCE con result similares (> 90%); el obj de la Rx es detener la progresión, no reducirla (aunque ~40% se reduce).

Plexos coroideos

(*Neuro Oncol* 2013;15:255) **Def/Epid:** tumores ventriculares de PC productor de LCR. 0.5% de tumores intracraneales (~15% si < 1 año), edad media al dx 3.5 años. Dist ventricular proporcional a la coroides: 50% lateral, 40% 4.°, 5% 3.°, 5% multifocal. Grados I-III de la OMS: papiloma, papiloma atípico y carcinoma, según la act mitótica y el aspecto histológico. **Papiloma PC (PPC)** (80%) benigno, parecido a la coroides, hamartomatoso (OMS I); 20% OMS II. **Carcinoma de PC (CPC) (20%)** agresivo, invade parénquima (OMS III).

P/c: más frecuentemente p/c cefalea (↑PIC). Hidrocef (↑ prod/obstr/sangrado subclínico). Puede producirse siembra leptomeníngea (PPC/CPC).

Dx: (1) PPC: *imagen:* bien circunscrito, aspecto de coliflor. *TAC* c/realce, 25% calcificado (como ependimomas c/más calcificación). *IRM*: vacíos de flujo (vascularidad), iso/↓T1, ↑T2. *Trayectoria*: cél uniformes sin atipia, MIB < 2%, microvellosidades y cilios. **(2) CPC:** *imagen:* más heterogéneo c/áreas de necrosis, invasión y edema circundante. Ddx: adenocarc metás, teratoma, meduloepitelioma. *Patología*: celularidad densa, MIB > 5%, expresa el canal de potasio KIR7.1 y el transportador de glutamato EAAT1, pleomórfico, necrosis, pérdida de arquitectura, invasión.

Rx/Pronóstico: (1) PPC: resec completa: 85% de superviv a 10 años, rara recidiva en grado I. Superviv prolongada incl tras resec subtotal: 56% de superviv a 10 años en tumores de grado I. RT: no tiene función adyuvante, puede ser útil para recurrentes/inoperables. Quimio: informes de quimio (vincristina, etopósido, carboplatino/ciclofos) en pob pediátrica, para PPC recurrentes/metast. Raros informes de transformación malig a CPC. **(2) CPC:** resec total macrosc difícil 2/2 invas. Superviv a 5 años ~25% a pesar de quimio/RT.

Tumores dermoides y epidermoides

Def/Epid: masas benignas, de crecimiento lento, del desarrollo/congénitas; *no neoplásicas*. Poco común: 0.3-1% de todos los tumores del SNC. Usu en la fosa post. Comportamiento, desarrollo, histología e imágenes similares. Inicio lento de sx (~2 años). Sx a/c sitio/efecto de masa, usu afecta NC, ACI, causando cefalea, sx visuales, neuropatía craneal, crisis. Rara rotura de quiste: asx o → meningitis química (puede ser fatal).

Rx: Observación si asx. Cirugía si es sx.

Pronóstico: benigno; rara vez se transforma en carcinoma de células escamosas. superviv de 20 años > 90%.

Tumores espinales primarios

Epid: poco frec; 0.11/100 000 pt-año, 2-4% de los tumores 1.os del SNC, el sitio en relación c/la médula es imp para el dx: *intramedular* = usu tumores medulares 1.°: 54% ependimoma (20-59 años), 40% astrocitoma (niños/adultos jóvenes); metástasis ocasionales (CPCP), usu en pt c/metást difusas. *Intradural extramedular* = meningiomas y vainas nerv (schwannomas/neurofibromas). Los meningiomas espinales son comunes en la columna torácica. *Extradural* = metástasis (usu de próstata, mama, pulmón); a menudo extienden los cuerpos vertebrales, invaden/comprimen. Tumores 1.° ocasionales: sarcoma, condrosarcoma, cordoma, Ewing, plasmocitoma, mieloma múlt, linfoma, tumores benignos (osteomas osteoides, osteocondromas/blastomas, tumores de cél gigantes, hemangiomas, quistes óseos aneurismáticos). Intramedular = glioma, ependimoma, met.

P/c: sx por la interrupción de los tractos en la médula espinal; dolor progresivo (esp en posición supina) y mielopatía.

Estudios: *astrocitomas espinales por IRM*: ↑ de la médula espinal, iso-T1, ↑T2: áreas de hemorragia previa (↓T1/T2). Realce irregular y en parches en toda la médula. *Ependimomas espinales*: T1 isointenso, ↑T2: hemorragia c/borde hipointenso en T1 y T2; realce intenso y bien delimitado. Puede tener componentes quísticos o syrinx asociada. El ependimoma celular se presenta en la médula cervical/torácica. Los ependimomas mixopapilares aparecen en el cono y el filum terminal. *Simuladores*: placas de EM.

Rx: cirugía: *ependimomas*: intentar la resección completa (puede ser curativa). *Meningiomas*: resec completa usu posible, curativa. *Astrocitomas*: los difusos suelen ser infiltrantes, la resec completa rara vez es posible. Los pilocíticos son más susceptibles de curación quirúrgica. **RT:** RT posop para astrocitomas de grado ↑ o grado ↓ incompletamente resecados, ependimoma recurrente/prog. **QuimioTx:** fnx no definida; regímenes similares a los de los astrocitomas.

Tumores de los nervios craneales y periféricos

Gliomas de la vía óptica: (*Semin Neurol* 2018;38:1) el glioma es el tumor más común del nervio óptico. 3% de los tumores cerebrales 1.° en niños; 1% en adultos. Pico de incidencia 2-6 años. 10-20% a/c NF1 (esp si b/l).

P/c: depende de la edad y el sitio en la vía visual. *Intraorbital*: pérdida visual monocular, estrabismo, proptosis, atrofia óptica. *Quiasma*: hemianopsia bitemporal. *Hipotálamo*: retraso del desarrollo, ataxia, pubertad precoz, ↓ de peso, hiperactividad, euforia. *Lactantes*: usu grandes tumores que invaden el hipotálamo, pérdida visual precoz, mal pronóstico. *Niños mayores y adultos jóvenes*: afectan al nervio óptico > quiasma > hipotálamo. La visión se conserva mejor, el pronóstico es mejor.

Dx: imagen: *TAC*: agrandamiento fusiforme de baja densidad del NO, 50% de realce, calcificación rara. *IRM*: iso-T1, ↑T2, 50% de realce, puede tener espacios quísticos, usu borde de hiperintensidad T2 (corresponde a gliomatosis aracnoidea). NF1: más tortuoso, enroscado. No NF1: fusiforme. A dif del meningioma, no se puede distinguir el nervio del tumor (infiltrativo). **Patología:** la mayoría histológicamente = astrocitoma pilocítico; también oligodendrogliomas/gliomas mixtos/astrocitoma anaplásico/glioblastoma.

Rx/pronóstico: la preservación de la visión es primordial y, en NF1, el tx se lleva a cabo solo en caso de deterioro de la visión. Resec **quirúrgica** radical reservada para el ojo ya ciego en caso de descompresión exofítica/quística o proptosis grave. La **RT** se utiliza cada vez menos al inicio o para progresión inequívoca/afectación hipotalámica. La mayoría progresa después de RT. Puede haber anorm endocrinas, disfxn cognitivas (evitar RT en jóvenes y en aquellos con NF1 debido a mayor riesgo de neoplasias secundarias).

Quimio: los esquemas agresivos como carboplatino y vincristina pueden retrasar la necesidad de RT en niños. Cada vez hay más pruebas de que los inhibidores de Mek son tx de 1.ª línea.

Supervivencia: supervivencia a 10 años de 60%.

Meningiomas del nervio óptico: (*Semin Neurol* 2018;38:1) inicio a una *edad ligeramente más temprana* que meningiomas en otros lugares, usu en la 5.ª década de la vida.

Sx: pérdida de visión progresiva clásicamente indolora, aunque puede haber dolor con el mov del ojo, cefalea orbital.

Dx: *TAC*: afectación tubular de la vaina del NO (realce alrededor del nervio s/realce, signo de la "huella de tranvía"). Remodelación/calcificación ósea en 20-50%. *IRM*: realce isointenso de la vaina del nervio óptico, realce alrededor del nervio.

Rx: la mayoría se puede observar con IRM seriada. Resec si la pérdida de visión es completa (cura); la orbitotomía puede aliviar la presión sobre el NO para preservar la visión. La RT corre el riesgo de irradiar el NO, pero la progresión del tumor amenaza más la visión.

Schwannoma: (*Semin Neurol* 2018;38:1) tumor benigno de la vaina nerviosa periférica, la mayoría fuera del SNC. Ubicación en el SNC 8-10% de los tumores intracraneales (la mayoría NC VIII). 25-30% de los tumores espinales (intradural, raíces dorsales > ventrales). Incidencia 1/100 000/año, F > M (un poco), edad media al dx 50 años, > 90% u/l. 1% población, < 1% c/sx. *Fact de riesgo*: exposición a radiación, NF2/schwannomatosis. Usu de crecimiento lento (1-2 mm/año).

P/c: afecta al NC VIII/NC adyacentes. Hipoacusia y acúfenos (95%); inestabilidad, vértigo (60%). Trigémino: adormecimiento facial, parestesias, dolor (17%). Facial: paresia, alteración del gusto (6%). Fosa post: expansión del ángulo PC: ataxia. espinal: dolor radicular o compresión de la raíz nerviosa o de la médula espinal; los sx motores son infrec, ya que los schwannomas favorecen las raíces nerviosas sensoriales.

Estudios: confirmar la hipoacusia neurosensorial (Rinne & Webber, audiometría); eval otros NC. HxF y consideración de pruebas genéticas para NF2 y schwannomatosis si se trata de jóvenes o tumores múltiples. El dx se basa en las imágenes; no suele requerirse una bx. *IRM c/ dos contrastes con cortes finos a través de CAI más imágenes posterior a contraste de todo el cerebro*: iso-T1, bien circunscrito, ↑ T2, c/realce, involucra el canal auditivo interno, puede verse signo del "cono de helado" si se extiende desde el CAI al ACP. Los pt con schwannoma conocido y disfonía/disfagia ameritan laringoscopia/eval de la deglución.

Rx: observar los tumores peq asx; IRM cada 6-12 meses. La intervención se reserva para disfxn neuro progresiva o crecimiento rápido. Si la edad u otros tumores hacen pensar en NF2 subyacente, dar prioridad a la preservación de la audición para VS. Si no se puede evitar la hipoacusia yatrógena c/la cirugía en un pt con presunta NF2, considerar el papel del implante auditivo de tronco del encéfalo o el implante coclear. Se prefiere la **cirugía** para pt más jóvenes y sin NF2. **RT:** para tumores no accesibles o recurrencia tras la cirugía. *RCE* para < 3 cm. Requiere seguim c/IRM anual (el tumor usu permanece pero no progresa). Suele conducir a hipoacusia yatrógena i/l, retrasada por años.

Pronóstico: tasa de control $>$ 95% con cirugía o RT.

Neurofibroma: (*Semin Neurol* 2018;38:1) tumores benignos perif de la vaina nerviosa (de tipos celulares múlt). Rara vez afectan los NC. Todas las edades, s/predilección por sexo. A/c NF1.

P/c: (1) neurofibromas **discretos**: pueden ser cutáneos, SC, profundos. ↑ en tamaño y núm a lo largo de la vida en pts con NF1. Usu asx; pueden producir paresia/entumecimiento/dolor/picazón. Crecimiento lento, ↓ riesgo de transformación maligna. **(2)** Neurofibromas **plexiformes** (esencialmente patognomónicos de la NF1): Grandes, c/invasión local y a/c los nerv provocando dolor, déficits. Puede → en maligno: (TMVNP = tumor maligno de vaina nerviosa perif). 8-13% de riesgo de por vida de TMVNP en NF1.

Estudios: IRM con y sin contraste: T1 heterogéneo, ↑ T2. El dx a menudo solo se establece con la escisión. Puede ser ávido de FDG en PET a pesar de la histología benigna.

Rx: se prefiere la *observación* en NF1 a menos que cause dolor o prob focales. *Cirugía*: las lesiones discretas pueden extirparse por completo, pero las plexiformes no suelen ser curables c/cirugía; la citorreducción se reserva para sx graves. *QuimioTx:* el inhibidor de MEK selumetinib ↓ los neurofibromas plexiformes hasta en 70% de los niños (*N Engl J Med* 2020;382:15); se realiza un ensayo clínico comparable en adultos. La *RT* no tiene ningún papel fuera del TMVNP.

TUMORES METASTÁSICOS

Metástasis cerebrales: (*Nat Rev Dis Primers* 2019;5:5) *Sx neuro* = manif inicial en 10% de los cánceres sistémicos. Distribuido proporcionalmente al flujo sanguíneo: 90% cerebro; 10% fosa post, tienden a implicar unión gris/blanco o zonas limítrofes ACA-ACM-ACP; múlt en 50%; metás hipofisarias usu de mama, melanoma, células germinales; metás de fosa post más comunes en colon, ovario. Si el aspecto no es clásico, considerar ddx: infarto arterial o venoso, infxn, efecto de la radiación, efecto de la quimioTx, inflamación. 75% de metás cerebrales en adultos = pulmón (~50%, esp CPCP), mama (15%, mayor para HER2 +), melanoma (5-10%). 10-30% de los pts de cáncer tienen metás cerebrales en la necropsia. ↑ riesgo de hemorragia en melanoma, CCR, pulm, tiroides.

P/c: usu c/múlt s/sx: cefalea (sx de presentación en 49%), crisis (1.ª manif en 18%), si/sx focales (60%), cambios cognitivos/conductuales (68%), trast de la marcha (20%).

Estudios: imágenes cerebrales c/IRM: lesión usu redonda, bien circunscrita, sólida, rodeada de edema vasógeno, puede tener necrosis central, a menudo en la unión gris-blanca y con realce en el anillo. Otros estudios dependen de hx previa de neoplasia sist. **No hay hx de malignidad: (1)** examen (incl piel, mama, testículos). **(2)** Considerar marcadores tumorales en suero (AFP, β-HCG, CEA, CA 19.9, CA 125, CA 15.3). **(3)** RxT, Pan-TAC/PET. Si se trata de una masa cerebral única y sx de histología desconocida, la resec quirúrgica puede preceder a la imagen sistémica, dada la ↑ incidencia de glioma entre las nuevas masas cerebrales únicas. **Hx de neoplasia previa:** si la masa tiene un aspecto caract, evaluar el estado de rendimiento, volver a clasificarla sistémicamente y, si está estable o es aceptable, proceder al tx.

Rx: ponderar la necesidad de Rx craneal paliativa o definitiva. El 1.° puede cambiar el enfoque de Rx y dx. **Cirugía:** para lesión única dominante/sintomática. Metást cerebrales solitarias: mejores resultados = resec seguida de radiación local (*JAMA* 2016;316:4); RT de todo el cerebro (RTIC), históricamente usada pero solo considerada ahora si $>$ 4-5 o metás irresecables ("Estudio Patchell" *N Engl J Med* 1990;322(8):494; *Cochrane Database Syst Rev* 2018;1:1): mediana de superviv/control local/puntuación de desempeño de Karnofsky (PDK) conservada $>$ 70: (1) Bx + RTIC = 3.4 m/48%/8 sem. (2) Resec + RTIC = 9.2 meses/80%/38 sem. **RTIC:** ↓ riesgo de muerte neuro, metás adicionales, recurrencia; ↑ riesgo de deterioro neurocognitivo después de 6 meses. Los tumores de pulm, mama y cél germinales son más sensibles a la radiación. Algunos estudios muestran un modesto beneficio de superviv con RTIC profiláctica en el CPCP. 30 Gy/10 fracciones como régimen estándar. $>$ 3 Gy/fracción tiene efectos neurocog más graves si el pt vive más de 6 meses. **RCE:** promueve ↑ control local en pt con $\leq$ 4 lesiones, mejora la superviv si se añade a RTIC. Mejor si tamaño $<$ 3 cm. Control local del tumor 70-90% a 1 año, mejor si se combina c/RTIC. Para 2-4 metás $<$ 2.5 cm cada una, mediana de superviv de 11 meses con RTIC + RCE *vs.* 7.5 meses c/RTIC sola. Beneficio similar para una sola metás. RCE sola: no hay dif en la SG, mejora de los resultados neurocog, pero peor control local, SSP *vs.* RTIC + RCE. **QuimioTx:** para los tumores que responden (p. ej., neratinib o lapatinib + capecitabina para el cáncer de mama HER2-+, osimertinib c/mutante RFCE y alectinib para el CPNM con ALK, nivolumab o pembrolizumab para el CPNM, ipilimumab/nivolumab o inhibidores de BRAF/MEK para melanoma). **Rx sintomática** c/esteroides, FAE si crisis.

Pronóstico: la Rx agresiva para la metást *solitaria* ocasional → supervivientes a largo plazo. El obj 1.° suele ser estabilizar los déficits neuro y la calidad de vida.

Etapas de RPA para metástasis cerebrales (RTOG Trials 79-16, 89-05)		
Etapa	**Características**	**Mediana de superviv**
1.	PDK ≥ 70, edad < 65, primario controlado, sin metás extracraneales	7.1 meses
2.	Todos los demás	4.2 meses
3.	PDK < 70	2.3 meses

Metástasis espinales: (*Continuum* 2017;23:6) la mayoría de las metás al espacio epidural (85% desde el cuerpo vertebral, 10-15% → del agujero neural). Diseminación hematógena rara (ocurre c/malig hemato). Metástasis intramedulares raras (a/c metás cerebrales). ↑ en pt con cáncer de mama tratados c/agentes que no atraviesan la BHE.

Rx: Rx médica: *corticoesteroides:* para el dolor, a/c fxn neuro retenida/recuperada. Solo temporal; debe seguir c/Rx definitiva; *Analgesia:* narcóticos; Foley, profx TVP, régimen intestinal preventivo (ablandadores de heces, supositorios). **RT:** ↑ control del dolor, ↓ necesidad de analgésicos, puede ↑ fxn neuro si inicia poco después de sx. **Cirugía:** para compresión medular aguda, pts seleccionados, se prefiere cirugía → RT a la RT sola, puede ayudar a preservar la deambulación (*Lancet* 2005;366:643).

Metástasis leptomeníngeas (meningitis carcinomatosa/linfomatosa): (*Handb Clin Neurol* 2018;149:169) leptomeninges infiltradas por células cancerosas. ~5% de pts de cáncer, ↑ a medida que los pts sobreviven más. Dependiente de enf 1.ª: *común* (en orden): mama, pulmón (esp RFCE mt), melanoma, GI, hemopatías malignas (linfoma no Hodgkin). 1.os cerebrales: linfoma 1.° del SNC, meduloblastoma, pineoblastoma, germinoma, oligodendroglioma, astrocitoma maligno. Riesgo ↑ después de una intervención quirúrgica en la fosa post, que atraviesa el espacio de la leptomeninge.

P/c: *disfxn del sistema nervioso a varios niveles, progresiva, s/remisión. Cerebro:* Δ de personalidad, deterioro cognitivo, afecto lábil, ↓ alerta, crisis, cefalea, hidrocef/↑PIC, hiperreflujo, Babinski. *NC:* neuropat craneales (III y VI más frec). *Columna vertebral:* radiculopatía, pérdida sensorial, pérdida de reflejos, incontinencia urinaria o fecal.

Dx: IRM del cerebro y la columna: realce leptomeníngeo difuso/parcheado, ± peq nódulos (distintivos). *La RMN norm NO excluye.* **PL:** citología de LCR; *una PL norm NO excluye*, Sens de 3 PL hasta 95%. Algunos centros también analizan el LCR en busca de ADN libre de células, como MYD88 L265P.

Ddx: mult metás, infxn, ↓PIC (posterior a PL, que lleva a realce paquimeníngeo en lugar de leptomeníngeo), posterior a craneotomía, traumat craneal reciente.

Rx: objetivo de paliar y prolongar la superviv; no curativo. ↓ dolor, mejora los déficits. Enf avanzada/1.° no responde: ningún beneficio de Rx de ML. **RT:** ayuda a déficits focales, *RT focal, RT en base del cráneo* o *RTIC* (puede darse 20 Gy en 5 fx o 30 Gy en 10 fx). **Quimio:** intratecal administrada a veces, pero ha caído en desuso por falta de resp duradera; solo se administra c/frec en leucemias y linfomas de ↑ riesgo, a veces → reservorio de Ommaya. Metotrexato, citarabina o tiotepa. Las alt de quimioTx sist incl trastuzumab en HER2+ BRCA, inhibidores de BRAF/MEK en melanoma c/mutación BRAF, inhibidores de EGFR/ALK en CPNM, metotrexato a dosis ↑ c/leucovorina (3-8 g/m^2) o citarabina a dosis ↑ (3 g/m^2, uso limitado por toxicidad imp) en linfoma. Apoyo: los corticoides pueden mejorar la cefalea/dolor radicular/↓PIC, FAE para crisis, DVP paliativa.

Pronóstico: *superviv media es 2-3 meses (coexiste c/progresión/enf sistémica no controlada en 70%)*, varía c/histología 1.ª (mama: 6 meses con Rx, 10 sem sin Rx), defensas, estado de desempeño, metás en el parénquima del SNC, control de enf primaria.

SÍNDROMES NEUROLÓGICOS PARANEOPLÁSICOS

(*Nat Rev Clin Oncol* 2019;7:327; *Lancet Neurol* 2011;10:759; *Neurooncol* 2014;16:771)

Def: sínd neuro raros a/c cáncer (usu se desarrollan antes del dx de cáncer). Puede afectar cualquier parte del sist nervioso (cerebro/médula/nerv periféricos/músc). No es un efecto directo del tumor/Rx/ enf vascular/coagulopatía. Puede preceder a los sx de crecimiento del cáncer. *Inmunomediado;* a/c respuesta inmune a Ag neurales (ver tabla abajo); aún se están descubriendo nuevos Ab. El cáncer produce Ag usu presentes en tejido neural, Ac y linfocit T presentan reacción cruzada → sínd. Ac individuales a/c sínd específicos (tabla). La respuesta inmune puede inhibir el crecimiento tumoral; usu mejor pronóstico del cáncer. A menudo más jóvenes y responden mejor al tx.

Epid: raro, frec poco clara, prob infradx. Se estima: ~0.01% de los cánceres, varía según el tipo: 3-5% CPCP, 15-20% timoma (esp miastenia gravis), 3-10% de cánceres de células B/plasma, < 1% de otros tumores (mama, ovario, Hodgkin, etc.).

P/c: **(1)** inicio usu *subagudo* (días-meses); a veces precedido por infxn viral o vacunación; otras provocado por bloqueo de puntos de control inmunológicos (*ver* "Complicaciones de la quimioterapia" abajo). **(2)** La mayoría causa déf neuro *graves e irreversibles* y puede ser letal. **(3)** Afectan a 1 nivel del sist nervioso (excepto encefalomielitis). **(4)** Mayoría *indoloros* (excepto neuronopatía sensorial, dermatomiositis). **(5)** Se dx 1 mes-años antes del cáncer (70%)/en pt c/cáncer conocido/tras la "remisión". **(6)** LCR usu inflamatorio (leucoc 30-40, proteínas 50-100, IgG, BOC). **(7)** *Sínd* discretos, pero presentación variable (ver bajo).

Dx: *basado en sínd, Ac, cáncer:* **Sínd:** *sínd* neuro *requerido* para el dx (Ac + cáncer insuf). Presentaciones/sínd discretos, *NO solo "sx neuro inexplicables"*. *Sínd clásicos* (buscar Ac y tumor; nota: dx posible s/ninguno): encefalitis límbica, degeneración cerebelosa subaguda, opsoclono-mioclonía, encefalomielitis, neuronopatía sensorial subaguda, sínd miasténico de Lambert-Eaton (SMLE), dermatomiositis. **Ac:** en *LCR y suero* (puede comprobar cualquiera, NMDA usu c/títulos de LCR > suero; mayoría de otros en suero + Sens). Puede ocurrir s/sínd o cáncer; sign no está claro. Ac de sup celular comunes: AMPA, GABA, mGluR5, mGluR1, NMDA, Gly, LGI1, CASPR2 (más fácil de tratar, mejor pronóstico neuro). Otros Ac dirigidos *vs.* Ag intracelulares, rara vez patógenos pero indicador indirecto de daño neuronal (responden mal al tx y tienen peor pronóstico). **Cáncer:** buscar tumor en caso de sínd clásicos, lo que puede orientar el cribado del cáncer. Pan-TAC/PET/ mamografía/USG.

Rx: no hay protocolo establecido para Rx. El obj es estabilizar, puede no verse mejoría. *Dos abordajes de Rx*: **(1)** *extirpación/Rx del tumor subyacente*; usu único Rx efectiva. **(2)** *Suprimir respuesta inmune*: mediada por Ac (Ag extracelular) → plasmaféresis/IgIV/rituximab, mediada por células T (Ag intracelular) → tacrolimus, micofenolato, ciclofosfamida. Ambos tipos de inmunidad pueden tener 1 fxn; puede ser eficaz utilizar ambos abordajes.

Pronóstico: varía según el sínd y el cáncer, usu monofásico y c/respuesta limitada al tx. Dif fisiopatologías: Pérdida funcional *vs.* neuronal: *SMLE/MG* = buena respuesta (la UNM puede recuperarse). *Opsoclono-mioclono* = buena respuesta (s/pérdida neuronal aparente). *Trast del SNC* = usu mala respuesta a Rx (usu pérdida neuronal). Tx más temprano, ↑ pronóstico.

Síndromes neurológicos paraneoplásicos		
Síndrome	**Anticuerpos**	**Cáncer(es) asociado(s)**
Encefalitis límbica	Anti-AMPA	Timoma, pulmón, mama
	Anti-$GABA_B$	CPCP
	Anti-Ma/Ta	Testicular, CPNM, mama
	Anti-NMDA	Teratoma de ovario (≤ 50%), pulmón, páncreas, Hodgkin
	Anti-VGKC (LGI1 > CASPR2)	CPCP, timoma
	Anti-Hu	CPCP (75%), neuroblastoma, próstata
	Anti-GAD	Renal, Hodgkin, CPCP
Degeneración del cerebelo	Anti-Yo	Mama, ginecológicos
	Anti-Tr	Hodgkin
	Anti-VGCC, anti-Hu	CPCP
	Anti-CRMP5/CV2	CPCP, timoma
Opsoclono-mioclono-ataxia	Cualquier Ac	CPCP, mama, ovario, neuroblastoma (pediátricos)
	Anti-Ri (ANNA-2)	Mama
Encefalomielitis	Anti-CV2/CRMP5	CPCP, timoma
	Anti-Hu	CPCP (75%), neuroblastoma, próstata
	ANNA-3	CPNM
Neuronopatía sensorial	Anti-Hu	CPCP (75%), neuroblastoma, próstata
	Anti-CRMP5/CV2	CPCP, timoma

(*continúa*)

Síndromes neurológicos paraneoplásicos		
Síndrome	**Anticuerpos**	**Cáncer(es) asociado(s)**
SMLE	Anti-VGCC	CPCP
Dermatomiositis	Mult ANA, anti-tRNA	Mama, pulmón, ovario, estómago, linfoma
Síndrome de persona rígida	Anti-anfifisina	Mama, CPCP
	Anti-GAD	Renal, Hodgkin, CPCP
Retinopatía	Antirrecoverin	CPCP
	Células antibipolares de la retina	Melanoma

Encefalitis límbica (*ver también el capítulo Demencias de progresión rápida*)**:** sist límbico (hipocampo, amígdala, región frontobasal, ínsula). Inicio subagudo (días-sem): alt del estado de ánimo: depresión/irritabilidad, alucinaciones, alt del sueño, pérdida de memoria a corto plazo, crisis focales con alt de la conciencia, disautonomía.

Dx: imagenología *IRM: hiperintensidad T2/FLAIR lóbulos temporales mesiales* (50-80%); *PET:* hipermetab ($>$ 80%); el hipometab se produce tardíamente (neurodeg); **EEG** enlentecimiento temporal/descargas epileptiformes (50-90%). **PL:** LCR c/$\uparrow$ linfáticos (40-90%).

Cáncer: *CPCP, testicular, timoma, Hodgkin, teratoma ovárico* más común.

Los anticuerpos *determinan los subtipos de sínd:*

Anti-CRMP5/CV2: no se limita al sistema límbico: (imitación de NMO-Devic). Encefalomielitis, neuropatía sensomotora. Ataxia, corea, uveítis, NO, TOC/Δ comport. A/c CPCP, timoma, casi todos paraneoplásicos.

Anti-$GABA_B$ R: a menudo crisis temprana/prominente, mejora con inmunoterapia, sobre todo a/c CPCP/timoma. IRM usu c/anorm FLAIR/T2 multifocales y extensas. Buena respuesta al tx.

Anti-GAD: también se a/c sínd de persona rígida, ataxia cerebelosa, epilepsia. A menudo mujeres jóvenes que presentan epilepsia del lóbulo temporal. Usu curso crónico que se estabiliza o responde a inmunoterapia/control del tumor.

Anti-Hu: encefalomielitis extensa/multifocal. Usu también con si/sx de ataxia cerebelosa, neuropatía sensorial. Estado focal (lengua/extremidades). A/c cáncer de colon, neuroblastoma y próstata; casi todos paraneoplásicos. Rx: mayoría de pt no mejora c/ inmunoTx. Algunos se estabilizan con extirpación completa/respuesta del tumor a Rx.

Anti-Ma/Ta (tcc como anti-Ma1/Ma2): coocurrencia frec de ambos Ac (44%). Encefalia límbica, sínd diencefálicos, encefal del tronco del encéfalo o su combinación. Afecta al hipotálamo, tronco del encéfalo. Hipocinesia, rigidez, parálisis supranuclear de la mirada, narcolepsia, cataplexia, anorm sueño MOR, hiperfagia. A/c tumores de cél germinales testiculares (microscópicos), CPNM, Ca de mama; $>$ 90% paraneoplásico. Rx: orquiectomía e inmunoTx (esteroides/IgIV); tras Rx, 40% mejora, 25% permanece estable, 35% empeora.

Anti-NMDA (heterómero NR1/NR2): progresión de sx estereotipada: cefalea, pródromo de fiebre $\rightarrow$ sx psiquiátricos prominentes, pérdida de memoria, alt del sueño, crisis $\rightarrow$ catatonia, discinesia, hipoventilación $\rightarrow$ inestabilidad autonómica (PA/arritmia/ hipertermia). 65% c/tumores (usu teratoma ovárico) en edad $>$ 18 años, rara vez paraneoplásico en niños. 80% F. Usu leocitosis linfocítica moderada, BOC, un poco $\uparrow$ en LCR (80-90%), los Ac pueden estar presentes en LCR pero ausentes en suero, 35-50% c/cambios en IRM, el EEG puede mostrar el patrón caract "delta brush". Rx: extirpación del tumor, inmunoTx (esteroides tempranos, IGIV o intercambio de plasma, con rituximab y ciclofosfamida si es necesario); 65% c/recuperación casi total pero lenta si es paraneoplásica. A menudo crónica/recaída si no es paraneoplásica.

Anti-VGKC (originalmente se pensó que el canal de K^+ activado por voltaje era el epítopo, pero ahora se sabe que son las proteínas extracelulares LGI1 y CASPR2): Alt del sueño, hipoNa (60%), hipotermia, hipersalivación, dolor, trast de mov hipercinético. Crisis distónicas faciobraquiales (frec, breves, mov distónicos paroxísticos de cara y brazo i/l). Sínd de Morvan: encefalia + insomnio + neuromiotonía/disautonomía. A menudo $>$ 40 años, M $>$ F. LCR usu norm. $<$ 10% c/tumores (usu timoma). La mayoría sin tumor. 80% responde a corticoesteroides, féresis, IgIV; a menudo monofásico.

Degeneración cerebelosa paraneoplásica: síndrome paraneoplásico más frec. 50% de los pt c/degeneración cerebelosa de aparición tardía tiene un tumor. $>$ 50% c/tumor tiene si/sx cerebelosos antes del dx de tumor. Edad media 63 años.

P/c: *síndrome pancerebeloso de evol rápida* ($<$ 12 sem): pródromo tipo viral: mareo/N/V; sim: marcha y luego extremidades ataxia grave (sim), disartria, vértigo, nistagmo, disfagia, diplopía. *Sx no cerebelosos:* hipoacusia, ΔEM, temblor, visión borrosa, oscilopsia, opsoclono transitorio.

Dx: *IRM*: norm precoz/↑ de la señal de SB/foliación realzada → atrofia (post: meses). *PET*: hipermetab cerebeloso → a hipometab. *Patología*: infiltrado inflamatorio temprano → pérdida extensa de cél de Purkinje. LCR usu c/pleocitosis, proteína ↑IgG, BOC.

Cáncer: tumores más comunes: *CPCP (1/3), ovario (1/4), mama, Hodgkin.*

Anticuerpos: todos los Ac conocidos informados: **Anti-Yo** (cdr2/PCA-1) = gineco/seno (bastante espec); más común, mal pronóstico. **Anti-Tr =** enf Hodgkin (Esp), más de 80% precede al dx de cáncer; ↓ grave que con otros Ac. **Anti-VGCC** = CPCP (± SMLE). **Anti-Hu** = CPCP; parte del sínd de encefalomielitis, mal pronóstico. **Anti-GAD** degenerativo cerebeloso no neoplásico: más lento, más leve, asimét, c/espasmo musc transitorio, c/disfxn endo: DT2/tiroiditis/anemia perniciosa. **Otros:** *anti-CRMP5/CV2, anfifisina, anti-Zic 1&4, anti-Ri, anti-mGluR 1, anti-Ma 1. Pueden aparecer sin Ac conocidos.* No hay Ac hasta en 50%.

Rx/pronóstico: *tratar el tumor* (algunas remisiones parciales y completas). Una minoría se beneficia de plasmaféresis, IgIV, inmunoTx. Discapacitante pero no necesariamente letal.

Opsoclono-mioclonía-ataxia: *"ojos que bailan-pies que bailan".* Opsoclono = mov sacádicos involuntarios, no rítmicos, multidirec. Ataxia cerebelosa, vértigo, temblor, n/v, disartria. Sacudidas mioclónicas, encefalopatía. A/c neuroblastoma en niños (50% de los niños tiene neuroblastoma; 2-5% de los niños c/neuroblastoma tiene opsoclono-mioclonía-ataxia), en adultos 60% paraneoplásico (CPCP, mama, ovario).

Imagen: IRMf: núcleos cerebelosos profundos inhibidos (región motora ocular fastigial desinhibida).

Cáncer: 50% de niños tiene neuroblastoma. En adultos más comunes CPCP, mama, ovario.

Anticuerpos: todos los Ac conocidos informados (la mayoría Ac [−]; la mayoría tiene CPCP). Ac anti-Ri en Ca de mama (puede tener rigidez y mioclonía sensible al estímulo).

Rx/Pronóstico: Rx tumor. Rx idiopática con IgIV y esteroides. Buena respuesta a inmunosupresión y tx del tumor. A menudo con trast motor y del habla residual.

Encefalomielitis paraneoplásica: disfxn en > *1 nivel del SNC*, depende de estruct implicadas. Predominan sx de 1 solo nivel. Edad media 63 años, M > F. *Mielitis*: disfxn de columna posterior y paresia, si/sx de NMS y NMI. *Encefalitis límbica* (9%): confusión, ansiedad, depresión, amnesia, crisis, alucinaciones. *Degeneración cerebelosa (10%)*: disartria, vértigo, ataxia, náusea, temblor, nistagmo. *Neuronopatía sensorial* (54%, GRD): pérdida sensorial, dolor disestésico, ataxia sensorial. *Encefalitis bulbar* (rara de forma aislada): tronco del encéfalo inf: disartria, disfagia, vértigo, vómito, si/sx NMS. *Neuronopatía autonómica*: dismotilidad GI, vejiga neurógena, hipotensión ortostática, resp pupilares disminuidas o ausentes.

Dx: IRM: usu ↑ *cambios de señal* T2 en regiones afectadas. **Cáncer:** 75% cáncer asociado es *CPCP*, muchos otros informados. **Ac:** mayoría *Anti-Hu* (también CRMP5, anfifisina, Ri, otros).

Rx: Rx temprana es imp; mejora neuro significativa y beneficio de superviv.

Neuropatía sensorial subaguda: aparición subaguda de adormecimiento, parestesia, dolor; todas las modalidades ↓ (1.° vibratoria). Marcada *asimet al inicio* → b/l, se extiende a *todas las extremidades* (incl brazos, tronco); la *afectación proximal* (cara, cuero cabelludo) sugiere ganglionopatía paraneoplásica por ataque mediado por cél T a cuerpos celulares del GRD. Ataxia, mov seudoatetoides, arreflexia, hipoacusia. Afec autonómica: íleo, sicca, pupilas, ortostatismo. *Fuerza relativamente conservada.* Puede evol a encefalomielitis.

Dx: EMG/VCN = sin potenciales sensoriales, ± neuropatía motora leve (axonal y desmielinizante). En pt con cáncer, debe distinguirse de la neuropatía sensorial inducida por quimioTx (platino y vincristina). LCR ↑ proteína, BOC (si es paraneoplásico).

Cáncer/anticuerpo: *80% a/c CPCP, Ac anti-Hu.* Rara vez CRMP5/CV2, Yo, Ma2.

Rx: la resección del cáncer detiene la enf. IVIg/plasmaféresis temprana → remisión breve.

Síndrome miasténico de Lambert-Eaton: (*Continuum* 2019;25:6) *Raro* (1/100 000); *M > F.*

P/c: paresia *proximal*, enf de extremidades inf (cintura pélvica). Los MEO/disartria son menos graves y ocurren más tarde (a dif de MG). Las quejas parecen desproporcionadas c/la paresia objetiva. Usu c/*entumecimiento/parestesias* (manos, pies). Inestabilidad autonómica: xerostomía, disfxn eréctil, reflejos deprimidos, pupilas lentas. Algunos c/degeneración cerebelosa. Clínicamente muy dif de MG; paresia *fijas* (NO fatigable), aunque la fuerza puede ↑ *c/el esfuerzo/ejercicio;* insuf resp menos común que la MG.

Dx: *EMG* c/estimulación rep. *CK* norm en 80% de pt. **Cáncer:** *50-80% paraneop*; casi todo *CPCP*.

Anticuerpos: *Anti-VGCC* (tipo presinápt P/Q; ↓ fusión vesicular → ↓ACh en UNM). *Ac Sox-1* en 45-65% de SMLE paraneoplásicos (puede diferenciar paraneoplásico/no). Realizar EMG/VCN incl si hay Ac presentes para confirmar trast presinápt.

Rx/pronóstico: 1.° Rx del tumor. Rx con 3,4-diaminopiridina (bloqueador del canal K; duración ↑ AP; FDA aprobó 2018; 85% pts mejora), piridostigmina. Si no hay mejoría c/Rx para el tumor, 3,4-DAP, entonces probar IgIV, inmunosup (prednisona, azatioprina, micofenolato o ciclosporina). La inmunosupresión puede permitir la progresión de la malignidad. El SMLE no es letal si se controla el estado respiratorio.

Dermatomiositis: (*Curr Rheumatol Rep* 2018;20:28) Rara (< 1/100 000); F > M (2:1) (pico de edad 40-50).

P/c: **(1)** prog simét de paresia musc prox débil, mialgias, disfagia, afectación cardiaca (↑ enzimas musc); **(2)** enf pulmonar intersticial (10%); **(3)** miocarditis; **(4)** muchos hallazgos cutáneos (usu en la actualidad): *signo de Gottron*: eritematoso, escamas sobre las articulaciones MCF, IF, codos, rodillas. *Exantema en heliotropo*: párpados violáceos; *signo del chal*: eritritema plano tipo UV (pecho y hombros); *eritrodermia*: eritema plano sobre el malar, frente.

Dx: *EMG* corto, unidades motoras de ↓ amplitud con ↑ de la act espontánea. La *IRM* muestra inflamación y realce muscular. *Bx musc*: infiltrado perivascular de células B y dendríticas plasmocitoides; depósitos de complejos inmunes en los vasos (mediados por complemento): atrofia perifascicular y fibrosis.

Cáncer: hasta 30% (↑ c/la edad); más frec: *mama, pulmón, ovario, gástrico y no Hodgkin.*

Anticuerpos: mult en ~30%: fenotipos específicos a/c cada Ac: *ANA* (anti-Ro, anti-La, anti-Sm, RNP), *anti-tRNA* (anti-Jo, anti-SRP, anti-Mi-2).

Rx: tx c/esteroides e inmunoTx (azatioprina o metotrexato).

Síndrome de la persona rígida: rigidez muscular axial y espasmos. A/c otras enf autoinmunes, esp DM tipo I. (1) Ac anti-GAD 65 presentes en ~60%, < 5% paraneoplásico: timoma. (2) Anti-anfifisina; cáncer más común: mama, CPCP. EMG c/act de UM continua disminuida por BZD/anestésicos. Rx con BZD, baclofeno, esteroides, IgIV, intercambio de plasma, azatioprina.

Neuromiotonía (sínd de Isaac): mioquimia, calambres, relajación retardada, paresia. Rigidez 2/2 act musc continua. A menudo a/c anti-VGKC (CASPR2). Sx puede → *sínd de Morvan (ver encefalia límbica arriba).*

Degeneración de la retina: ↓ dolorosa de la agudeza visual, visión nocturna y visión del color. Progresa hasta afectar ambos ojos. Algunos tienen Ac anti-CAR, anti-CRMP5/CV2. A/c CPCPa, melanoma y cánceres ginecológicos.

Mielopatía necrotizante: pérdida sensorial ascendente, disfxn de esfínteres, paraplejia. Usu de médula torácica. Dolor infrec. Usu → insuf resp. No hay Ac/marcadores, usu dx post mortem.

Neuronopatía motora: paresia de NMI de piernas y brazos. Indoloro, no hay defectos sensoriales. Puede imitar ELA. Linfoma Hodgkin y no Hodgkin.

Síndromes genéticos

(*Neurol Clin* 2007;25:925). *Sínd familiares* a/c ↑ incidencia de tumores del sist nervioso. Relativamente infrec. Se han id alt genéticas responsables del riesgo tumoral en muchos casos. La mayoría es mutación germinal *AD* de genes supresores de tumores. La 2.ª mutación somática da lugar a la formación de tumores ("hipótesis de dos golpes").

Síndromes genéticos y tumores del sistema nervioso

Síndrome	Herencia	Mutación	Tumor del sistema nervioso	Otras características comunes
NF 1	Dominante 50% esporádico 1/3 000	17q11.2 Neurofibromina	Neurofibromas, gliomas (ópticos, tronco del encéfalo, hemisferios)	Máculas de café con leche Pecas en pliegues Nódulos de Lisch Arteria renal Escoliosis TMVNP GIST Feocromocitoma Cáncer de mama Dificult de aprendizaje

Síndromes genéticos y tumores del sistema nervioso				
Síndrome	**Herencia**	**Mutación**	**Tumor del sistema nervioso**	**Otras características comunes**
NF 2	Dominante 50% esporádico 1/25-40 000	22q12.2 Merlin	Schwannomas vestibulares (b/l) Schwannomas no vestibulares Meningioma Ependimoma espinal	Cataratas juveniles Membrana epirretiniana Neuropatía periférica
Schwannomatosis	Dominante 75% esporádico 1/80 000	22q11 SMARCB1 LZTR1 Prob otros genes aún no definidos	Schwannomas (generalmente no NC VIII) Meningioma	Dolor crónico severo asociado, puede o no estar a/c un schwannoma específico
Complejo de esclerosis tuberosa	Dominante 2/3 esporádica ~1/6 000	9q34 Hamartina (TSC1) 16p13.3 Tuberina (TSC2)	Tubérculos corticales Nódulos subependimarios SEGA Glioma	Angiofibromas faciales Parche Shagreen, hoja de fresno Fibromas ungueales Linfangiomiomatosis Angiomiolipoma renal Rabdomioma cardiaco Hamartomas de la retina nodular
Von Hippel-Lindau	Dominante 20% esporádico 1/36 000	3p25 pVHL	Hemangioblastoma	Angiomas retinianos Carcinoma células renales Feocromocitoma Paraganglioma
Sínd de Cowden	Dominante 1/200 000	10q22 FTH	Enf de Lhermitte-Duclos	Triquilemmomas Cáncer de mama, endometrio y tiroides
Sínd de Li-Fraumeni	Dominante Muy raro	17p13.1 P53	Astrocitoma Meduloblastoma FTH Neuroblastoma	Cáncer de mama Sarcoma Leucemia Carcinoma adrenocortical
Sínd de Turcot	Variable Dominante/recesivo	Varios	Meduloblastoma Glioblastoma	Poliposis colorrectal (PAF/CCHNP)
Sínd de Gorlin	Dominante 50% esporádico 1/57-164 000	9q22.1-3 Parcheado-1	Meduloblastoma Meningioma	Carcinoma basocelular Quistes en la mandíbula, anorm de las costillas Calcificación dural

Neurofibromatosis 1 (NF1): (*Handb Clin Neurol* 2018;148:799; *Semin Neurol* 2018;38:1) *tcc enf von Recklinghausen.* Caract por múlt neurofibromas cutáneos y SC, múlt manchas café con leche, pecas axilares e inguinales, gliomas de la vía óptica, lesiones óseas y hamartomas del iris (nódulos de Lisch). ↑ riesgo de tumor maligno de la vaina del nerv perif, tumor del estroma GI, cáncer de mama y feocromocitoma. Trast neurogenético *más común*; incidencia ~1/3 000, 10× más común que NF2. *AD*, penetración completa pero c/fenotipo variable. Mutación en el gen NF1 en *el cromosoma 17q*11.2 (neurofibromina: proteína activadora de ras-GTPasa). 50% esporádica, 90% dx a los 7 años.

Criterios dx: criterios dx de NIH = ≥ 2 de los sig: **(1) neurofibromas** (≥ 2 *o* 1 neurofibroma plexiforme); presentes en 80% de los pts de NF1 en la pubertad (tumores benignos de la vaina nerviosa; cutáneos/SC/profundos; espinales comunes, intracraneales raros). **(2) Gliomas** (esp gliomas de la vía óptica); 15-20%, ~4% a los 3 años; astrocitomas pilocíticos del NO, quiasma, tracto, hipotálamo; 4% sx (proptosis/pérdida visual/pubertad precoz); gliomas no ópticos: frec 100× mayor. **(3) Máculas café con leche** (≥ 6); 99% a 1 año. Deben ser > 1.5 cm para pt pospúberes y > 0.5 cm para prepúberes. **(4) Pecas en pliegues cutáneos** (axila/inguinal); 90% a los 7 años. **(5) Nódulos de Lisch** (≥ 2); > 70% a los 10 años (hamartomas del iris, sin sx visuales, *espec* NF1). **(6) Lesión ósea** (displasia/adelgazamiento del ala esfenoidal/huesos largos, seudoartrosis); ~14% al año. **(7) pariente** 1.er **grado** c/NF1.

Otras caract: *comunes*: prob de aprendizaje/DA/TDAH, cefaleas, cambios en T2 en la IRM, escoliosis. *Poco frec*: crisis, *tumor de la vaina del nervio perif maligno* (8-13%), cáncer de mama > 4× de riesgo, vasculopatía/anorm cardiovascular (p. ej., estenosis de arteria renal). *Raros*: feocromocitoma (0.1-5.7%), astrocitoma de grado ↑, tumor del estroma GI (4-25%).

Estudios: (1) *examen* completo de la *piel*. **(2)** Examen oftalmol (anual 2-8 años). **(3)** *Monitorizar la PA* (HTN esencial, enf vascular renal, feocromocitoma). **(4)** Monitorizar perímetro cefál en niños. **(5)** Monitorizar hitos del desarrollo. **(6)** Monitorizar escoliosis.

Rx: (1) neurofibromas cutáneos/SC: observar. Excisión de las lesiones dolorosas o sx. **(2) Neurofibromas plexiformes:** observar. Puede implementar Rx para tumores que crecen o desfiguran, o los que causan déficits. La cirugía no es curativa. Probar selumetinib (inhibidor de Mek) de 1.ª línea, que ↓ hasta 70% de los tumores en niños. **(3) Gliomas:** *observar* si son asx. Rx si la visión se ve afectada. *Cirugía*: para proptosis dolorosa/ceguera/hidrocef. *Quimio*: para gliomas ópticos prog. Carboplatino y vincristina/TMZ. Inhibidores de Mek también en estudio. *RT*: Progresión de grado ↑ a pesar de quimio.

Neurofibromatosis 2 (NF2): (*Handb Clin Neurol* 2015;132:87; *Semin Neurol* 2018;38:1) A/c múlt tumores: schwannomas, meningiomas, ependimomas. Incidencia 1/25 000-40 000. AD, penetrancia completa. ~50% casos esporádicos (y ~30% de ellos son mosaicos), cromosoma 22 (merlina: une proteínas del citoesqueleto).

Criterios diagnósticos de NF2
Criterios dx (Manchester): ≥ 1 de: 1. Schwannomas vestibulares b/l. 2. HxF NF2 plus a. Schwannoma vestibular u/l o b. ≥ 2 de meningioma, glioma, schwannoma, opacidad lenticular subcapsular post juvenil o catarata cortical juvenil. 3. Schwannoma vestibular (SV) u/l + ≥ 2 meningiomas, glioma, schwannoma, opacidad lenticular subcapsular post juvenil o catarata cortical juvenil. 4. Meningiomas múltiples + (a) ≥ 2 schwannoma vestibular u/l, glioma, opacidad lenticular subcapsular post juvenil o catarata cortical juvenil.

Estudios: (1) examen oftalmol (opacidades del cristalino, hamartomas retinianos, memb epirretinianas). **(2)** IRM+gado c/cortes finos (estudio de CAI). **(3)** IRM columna total. **(4)** Audiometría. **(5)** Análisis mutacional del gen NF2 (dada la superposición fenotípica c/schwannomatosis).

P/c: momento dx bimodal: 85% son adulto joven (media ~20 años), 15% es niño (media ~6 años). *Niños*: disfxn del nervio craneal/periférico, mielopatía, crisis, tumores cutáneos, cataratas. *Adultos*: disfxn del NCVIII (sordera, acúfenos, desequilibrio). **(1)** schwannomas vestibulares b/l (> 90%), distintivo de NF2 = hipoacusia progres → sordera completa en la edad adulta. Frec otros NC (24-51%) y espinales. **(2)** Meningiomas (mult): 50% (vaina óptica en 4-8% → pérdida de visión). **(3)** Ependimomas medulares (2/3 mult), columna C > T >> cerebro/columna L. Otros: neuropatía, cataratas.

Rx: Obs: seguimiento frec, serial: *IRM, audiología*. El implante auditivo de tronco del encéfalo/coclear puede proporcionar audición a personas que de otro modo serían sordas. **Cirugía:** riesgo de sordera yatrógena para cirugía de SV; se utiliza sobre todo para la reducción del efecto de masa. La minoría de los tumores espinales requiere cirugía. **RT:** se usa en algunos centros para schwannomas vestibulares no operativos, pero → a hipoacusia yatrógena retardada y riesgo de malignidad 2.ª. **Rx biológico:** bevacizumab puede ↓ el volumen del tumor y mejorar la audición para SV (*NEJM* 2009;361:358). Se están eval otras tx dirigidas.

Pronóstico: depende de la gravedad del fenotipo, que se a/c la alt genética de la línea germinal. Las mutaciones truncantes → a peores resultados, mientras que los casos de mosaico tienen mejores resultados.

Schwannomatosis: (*Semin Neurol* 2018;38:1) trast AD (aunque la mayoría de los casos es esporádica) caract por múlt schwannomas en sitios craneales, espinales y perif, múlt meningiomas, causada por mutaciones en SMARCB1 y LZTR1 en 22q. El dx requiere la exclusión de NF2, dada la superposición fenotípica con esta enf más común.

Criterios dx: edad > 30 y (1) ≥ 2 schwannomas no intradérmicos (al menos 1 comprobado), (2) no se cumplen criterios dx de NF2, (3) no hay SV en IRM dedicada al CAI (*nótese que se ha informado que 5% de los pt c/schwannomatosis mutante LZTR1 tiene SV u/l), (4) no hay pariente de 1.er grado c/NF2, (5) no se conoce ninguna mutación constitucional de NF2.

P/c: dolor o neuropatía del nervio afectado por el schwannoma; en el caso del meningioma, los sx pueden adoptar el espectro de sx del meningioma.

Rx: observación *vs.* excisión quirúrgica si el beneficio se percibe como > que el riesgo. Sin embargo, usu se trata de forma conservadora. Ensayos en curso para el dolor.

Complejo de esclerosis tuberosa (TSC1 y 2): (*Nat Rev Dis Prim* 2016;2:1) a/c hamartomas benignos de cerebro, ojos, corazón, pulmón, hígado, riñón y piel. Incidencia ~1/6 000. AD, penetración completa, fenotipo variable. Mutación en TSC1 (cromos 9q34, hamartina) o TSC2 (cromos 16p13.3, tuberina); las mutaciones en TSC1 (20% de los casos) causan sx más leves; la mutación en TSC2 es más común y usu más grave (70% de los casos; 10% restante es mosaicos o variantes de empalme de intrones que afectan a TSC1 o 2); 1/3 de los casos es familiares, 2/3 son esporádicos.

P/c: variable; epilepsia, discapacidad cognitiva y trast neuropsiquiátricos (p. ej., trast del espectro autista) comunes, a/c el número de tumores.

Tríada de Vogt (crisis, retraso mental, angiofibromas faciales) en < 50% de los pts.
Si/sx comunes: cefalea/n/v/hidrocef obsruct/déficits focales/crisis. **(1) Crisis** en ~80% de los pts, usu antes de 1 año. Espasmos infantiles comunes (25% de espasmos infantiles = CET). **(2) Mult hamartomas** (ver tabla de criterios dx de esclerosis tuberosa) c/riesgo de transform maligna: *SNC: nódulos subependimarios* (pueden → a SEGA más grandes). *SEGA*: tumor glial periventricular benigno de crecimiento lento (predilección por el agujero de Monro, 6-9% c/sx, puede causar hidrocef obstructiva, usu 10-30 años).

Criterios dx de esclerosis tuberosa, actualizados en 2012	
Dx genético = mutación patogénica TSC1 o TSC2 en el ADN del tejido normal	
Dx clínico = 2 criterios mayores O 1 criterio mayor + 2 criterios menores	
Características clínicas **mayores**	Angiofibromas faciales (≥ 3) o placas en la frente Parche de Shagreen (nevus de tejido conectivo) Manchas en las hojas del fresno (de 3 a ≥ 5 mm de diámetro) Fibromas ungueales o periungueales no traumáticos (≥ 2) Linfangioleiomiomatosis (tcc linfangiomiomatosis [LAM]) Angiomiolipoma renal Rabdomioma cardiaco Múltiples hamartomas nodulares de la retina Tubérculo cortical o línea de migración radial de la SB cerebral Nódulos subependimarios Astrocitoma subependimario de células gigantes
Características clínicas **menores**	Lesiones cutáneas de confeti (mult máculas hipopigmentadas de 1-2 mm) Fibromas intraorales (≥ 2) Fosas distribuidas al azar en el esmalte dental (≥ 3) Múltiples quistes renales Hamartomas no renales Parche acromático de la retina

Estudios: adaptados a cada pt; usu incl **(1)** examen de la piel, eval oftalmo. **(2)** IRM cerebral (tubérculos, nódulos subependimarios, SEGA, lesiones de la SB en 15%). **(3)** USG renal. **(4)** EEG si hx de crisis: 75% epileptiforme en EEG de rutina. **(5)** Cribado de malignidad cada 1-3 años: USG renal, IRM cerebral. Considerar TAC de tórax para LAM en mujeres. **(6)** Asesoramiento genético: Dx en niños → estudios en los padres (exámenes cutáneos y oftalmol, TAC/IRM, USG renal). **(7)** Análisis mutacional de TSC1 y TSC2 (id 60-80% mutaciones). No es necesario si se cumplen los criterios dx.

Rx: (1) crisis de mnj difícil. Vigabatrin (no ACTH) para espasmos infantiles. Carbamaz/oxcarb para crisis parciales. Dieta cetógena o glicémica ↓/ENV para crisis refractarias. **(2)** Cirugía del tumor causante (c/p múlt tumores). Resección completa de SEGA curativa pero difícil. **(3) QuimioTx:** considerar los inhibidores de mTOR (everolimus) en pt c/SEGA que son malos candidatos quirúrgicos. Sirolimus tópico usado para angiofibromas, oral en estudio para otras indicaciones.

Pronóstico: variable. Aunque esperanza de vida casi norm, ↑ tasa de mortalidad temprana por muchas causas es posible (SEGA, estado, enf renal, LAM).

Enfermedad de Von Hippel-Lindau (VHL): (*Handb Clin Neurol* 2015;132:139) a/c tumores benignos y malignos (jóvenes, múlt). Incidencia ~ 1/45 000. Mutación AD pVHL en > 90%, gen supresor de tumores en cromo 3p25. Nuevas mutaciones ~20%. *Tipo I:* deleción/truncamiento/mutación sin sentido, angioma de retina, hemangioblastoma del SNC, carcinoma de cél renales, quistes pancreáticos, feocromocitoma de ↓ riesgo. *Tipo II:* mutación con sentido erróneo, feocr de tasa ↑ (tipo II A: ↓ riesgo de CCR; tipo II B: ↑ riesgo de CCR; Tipo II C: solo feocr, sin CCR/hemangioblastoma).

P/x: sx en la infancia-edad adulta temprana (media de 26 años), edad media al dx = 31 años. Fosa posterior: ataxia/dismetría/hidrocef.

Criterios dx: ≥ 2 hemangioblastomas O 1 hemangioblastoma + lesión visceral (feocr, quiste pancreático/renal, CCR) O 1 hemangioblastoma de retina/SNC o lesión visceral + HxF de manifestaciones viscerales o del SNC.

Tumores: (1) hemangioblastoma (25% VHL [a menudo múlt], 75% esporádico): neoplasia vascular benigna c/crecimiento imprevisible. Tumor VHL *más común* (60-84%, media de 29 años), cerebelo/TE/médula. IRM: quística c/nódulo mural realzado. **(2) Angiomas retinianos:** hasta 70%, usu b/l. Riesgo: hemorragia y pérdida de visión. **(3) CCR** en 2/3 pts, ↑ con la edad, 85% de recurrencia a los 10 años. **(4) Feocromocitoma** (VHL tipo II), puede causar hipertensión 2.ª, aunque puede ser asx. **(5) Paragangliomas** → hipoacusia/acúfenos/vértigo/parálisis facial. **(6) Cistadenomas serosos y tumores neuroendocrinos pancreáticos,** usu asx. **(7) Cistadenomas papilares del epidídimo/ligamento ancho,** asx.

Estudios: (1) pruebas genéticas para dx (algunos falsos (–) 2/2 mosaicismo). Asesoría genética. **(2)** Vigilancia de hemangioblastoma, CCR, feocr, paraganglioma: (a) desde 1 año: eval anual de los trast neuro, la visión y la audición, control de la PA, evalu oftalmol. (b) A partir de los 2 años del dx: sangre anual o metanefrinas fracc en orina, audiología cada 2-3 años, IRM de corte fino c/gado de CAI si hay infxn de oído repetidas. (c) A partir de los 16 años: USG abd anual, IRM abd cada 2 años, IRM cerebral/columna total cada 2 años.

Rx: (1) hemangioblastoma: *vigilancia* de lesiones asx. *Cirugía* si hay sx; ~17% recurre. RT si es inaccesible/para evitar mult cirugías. **(2) Angiomas de retina:** Rx temprana c/fotocoagulación/crioterapia. Rescate con RT. Los inhibidores del FCEV son beneficiosos en peq ensayos. **(3) CCR:** monitorizar < 3 cm, cirugía de preservación renal/laparoscopia/ARF > 3 cm. La resec completa del CCR localizado es curativa. Agentes aprobados para CCR en la enf recurrente o avanzada de nuevo dx, pero no esp para VHL: ipilimumab, nivolumab, pembrolizumab, cabozantinib, bevacizumab, sunitinib, sorafenib, axitinib, pazopanib.

Síndromes genéticos raros de neurooncología

Síndrome de Cowden: (*Handb Clin Neurol* 2015;132:3) AD, 1/200 000. Mutación PTEN (cromos 10); la penetrancia a/c la edad y el género lo distingue clínicamente del sínd de Bannayan-Riley-Ruvalcaba (también c/mutaciones PTEN de línea germinal y espectros mutacionales superpuestos). Hamartomas en múltiples órganos; caract cutánea dist = triquilemomas (pápula facial); usu macrocefalia (por hipertrofia más que por hidrocefalia). Predisposición al cáncer de mama (hasta 87%), tiroides (35%), endometrio (28%); también > riesgo de CCR (34%), cáncer GI (18%). Caract patognomónica del SNC en adultos: *enf de Lhermitte-Duclos* = gangliocitoma displásico cerebeloso, *P/c:* cefalea/n/v/ataxia/hidrocef obstructiva. *IRM:* foliación bien circunscrita s/realce ↑T2 ampliada ("rayas de tigre"). Cirugía si crecimiento progr; puede recidivar, RT ineficaz; resultados iniciales prometedores del ensayo de fase II de sirolimus (*Oncologist* 2019; 24:1510).

Síndrome de Li-Fraumeni: mutaciones en el gen *TP53* en 70%, ↑ penetración en F que en M. Tumores de aparición temprana: mama, sarcoma, leucemia, carcinoma adrenocortical y cerebro. Tumores cerebrales (10-15%), edad media 16 años: *astrocitomas, meduloblastomas y otros tumores embrionarios del SNC.* Tumores perif: *neuroblastoma. Dx:* sarcoma < 45 años + tumor en pariente de 1.er grado < 45 años + pariente de 1.°/2.° grado c/sarcoma u otro tumor < 45 años. Vigilar aparición de cánceres 2.ª tras RT/quimioTx.

Estudios: desde el nacimiento hasta 18 años: (1) examen físico completo + PA + medición del crecimiento Q3-4 meses, **(2)** USG abd/pelvis Q3-4 meses, **(3)** IRM cerebral anual, **(4)** IRM anual de todo el cuerpo. **Adultos:** (1) examen físico completo Q6 meses; (2) examen clínico mamario Q6 meses + IRM de la mama Q12 meses, considerar mastectomía b/l; (3) IRM cerebral anual; (4) IRM de todo el cuerpo anual; (5) USG abd/pelvis Q12 meses; (6) endoscopia sup y colonoscopia Q2-5 años; (7) examen dermatológico anual.

Síndrome de Turcot: ahora se entiende que engloba 2 sínd cancerígenos distintos con diferentes espectros de herencia y cáncer:
El sínd de poliposis de TC 1 (PTC1) surge de mutaciones bialélicas en 1 de 4 genes de reparación de emparejamientos erróneos (*MLH1, PMS2, MSH2* y *MSH6*; un sínd de reparación de emparejamientos erróneos). A dif de los pt c/sínd de Lynch, que desarrollan sobre todo cánceres

de colon y GU en la edad adulta, los pt con PTC1 desarrollan múlt TC y otras neoplasias en la infancia. Prevalece cuando la consanguinidad es ↑. Los TC constituyen 25-40% de los cánceres (el más común es el glioma maligno, que es similar al XP o al GBM de células gigantes; también se han descrito oligodendrogliomas y otros gliomas de grado ↓); el linfoma de células T aparece en ~30% de los pts en la 1.ª década. Estos cánceres tienen un fenotipo único de ultrahipermutación. **Rx:** ↑ riesgo de malignidad 2.ª tras RT/quimioTx. Intrínsecamente resistente a temozolomida; vulnerab teórica al bloqueo de puntos de control inmunológicos aún no se ha demostrado.

Síndrome de poliposis TC 2/Poliposis adenomatosa familiar: sínd de cáncer AD causado por mutaciones heterocigotas en el gen APC. El principal cáncer en el PTC2 es el GI; el osteoma también es frec (50-90%). El meduloblastoma es el único tumor cerebral a/c PTC2, pero representa < 1% de todos los tumores malignos (no está indicada la vigilancia por imágenes del cerebro).

Síndrome de Gorlin: tcc *sínd de carcinoma basocelular nevoide*. AD, ~1/60 000, 50% esporádico. Mutación en los genes *PTCH1, PTCH2* en el cromos 9q31, o en el gen *SUFU* en el cromos 10q24. Carcinomas basocelulares, quistes mandibulares (> 90% de pt), calcificaciones durales, anorm costales y TC, incl *meduloblastoma* (3-5%). También se a/c trast oculares (colobomas, cataratas, glaucoma), melanoma, linfoma, leucemia, cáncer de pulmón/mama, rabdomiomas. S/p RT para meduloblastoma, ↑ riesgo de carcinomas basocelulares invasivos o múlt en la piel suprayacente.

Complicaciones neurológicas de la quimioterapia

(DeAngelis LM, Posner JB. *Neurologic Complications of Cancer.* 2nd ed. Oxford University Press; 2009).

Difícil de distinguir de las complicaciones del tumor, c/p interacciones farmacológicas, RT; dx de excl. ***Neuropatía perif más común:*** platinos, alcaloides de la vinca, taxanos, inhibidores del proteasoma; usu limitante de la dosis. QuimioTx más *tóxica para SNC:* **(1)** *ifosfamida:* 20-30% de encefalopatía (horas-días tras tx), Rx: d/c fármaco, azul de metileno. **(2)** *Metotrexato* (intratecal >>> dosis): 10% de meningitis aséptica (horas tras el tx), Rx: prevención c/esteroides. Mielop menos frec, riesgo ↑ con RT (horas-días tras el tx). Encefalopatía, crisis, leucoencefalopatía retardada (c/RT). **(3)** *Talidomida:* somnolencia (43-55%), crisis infrec. **(4)** *Citarabina:* puede desarrollarse toxicidad cerebelosa con dosis ↑ de Rx 10-25%, mayor riesgo con dosis acumuladas más ↑, edad > 40, disfxn hepática/renal.

Complicaciones neurológicas de la quimioterapia			
Síntoma	**Quimioterapia/agentes biológicos asociados**		
Neuropatía • Variantes difusas: 1. motor > desmielinizante sensorial parecido al SGB 2. sensoriomotor 3. sensorial puro puede revertir • Foco poco común	5-Azacidina Inhibidor de la aromatasa Bortezomib Capecitabina Carboplatino (3) Cisplatino (3) Crizotinib Citarabina Docetaxel (3) Entrectinib Etopósido 5-FU	Gemcitabina HMM Ifosfamida Interferón-alfa Misonidazol Nelarabina Oprelvekin Oxaliplatino (3) Paclitaxel (3) Pemetrexed	Procarbazina Análogos de las purinas Sorafenib Malato de sunitinib Suramina (1) Tenipósido Talidomida FNT-α Alcaloides de la vinca (2) Zarnestra
Encefalopatía aguda • Idéntica a la encefalopatía metabólica • Alteraciones del sueño • Se intensifica y cede • ± Mioclonía • Ocasionalmente crisis • Riesgo de PRES (marcado con *)	Asparaginasa 5-Azacidina BCNU Bevacizumab* Busulfán Carmustina Clorambucilo Cisplatino* Corticoesteroides* Ciclofos* Ciclosporina* Citarabina* Dacarbazina Doxorrubicina Etopósido*	Fludarabina 5-FU Gemcitabina* HMM Hidroxiurea Ibritumomab Ifosfamida* Imatinib Interferones* Interleucinas Lomustina Mecloramina Metotrexato	Misonidazol Mitomicina C Nelarabina Paclitaxel Pentostatina Procarbazina Tamoxifeno Talidomida Tiotepa FNT-alfa Alcaloides de la vinca* Zarnestra

(*continúa*)

Complicaciones neurológicas de la quimioterapia			
Síntoma	**Quimioterapia/agentes biológicos asociados**		
Cefalea	Alectinib Abemaciclib Asparaginasa Capecitabina Cetuximab Cisplatino Corticoesteroides Crizotinib Citarabina Dabrafinib Danazol Entrectinib Estramustina	Etopósido Fludarabina Gefitinib HMM Interferones Interleucinas Ibritumomab Levamisol Mecloretamina Metotrexato (IT) Nelarabina Niraparib Octreótido Olaparib	Oprelvekin Osimertinib Plicamicina Rituximab Ácido retinoico Rucaparib Tamoxifeno Temozolomida Tiotepa (IT) Topotecán Tositumomab Trastuzumab
Demencia subcortical	BCNU Carmustina Corticoesteroides	Citarabina Dacarbazina 5-FU + levamisol	Fludarabina Interferón-α Metotrexato
Neuropatía craneal	BCNU (ototóxico) Cisplatino (ototóxico) Citarabina	Ifosfamida Metotrexato	Nelarabina Vincristina (ocular)
Pérdida de visión	Bevacizumab BCNU (IA) Cisplatino	Etanercept Fludarabina	Metotrexato Tamoxifeno
Síndrome cerebeloso agudo	Ciclosporina Citarabina 5-FU HMM	Ifosfamida Interleucina-2 Procarbazina Tamoxifeno	Talidomida Alcaloides de la vinca Zarnestra
Leucoencefalopatía	Capecitabina Cisplatino Citarabina (IT)	5-FU + levamisol Ciclosporina-A Metotrexato	Nelarabina Malato de sunitinib
Meningitis aséptica	Citarabina (IT) Levamisol	Metotrexato (IT)	Tiotepa (IT)
Mielopatía	Cisplatino Cladribina Corticoesteroides Citarabina	Doxorrubicina Fludarabina Interferón alfa Metotrexato (IT)	Mitoxantrona (IT) Docetaxel Tiotepa (IT) Vincristina (IT)
Vasculopatía/apoplejía	Asparaginasa Bevacizumab BCNU (IA) Bleomicina Carboplatino (IA) Cisplatino (IA)	Ciclosporina Doxorrubicina Erlotinib Estramustina 5-FU	Mesilato de imatinib Metotrexato Nelarabina Tamoxifeno
Crisis	Amifostina Asparaginasa BCNU Busulfán Clorambucilo Cisplatino Corticoesteroides Ciclosporina Citarabina Dacarbazina	Etanercept Etopósido 5-FU Ifosfamida Interferón Interleucina-2 Letrozol Levamisol Mecloramina	Metotrexato Misonidazol Octreótido Paclitaxel Pentostatina Suramina Teniposida Talidomida Alcaloides de la vinca
Síncope	Bevacizumab	Erlotinib	Nelarabina

ciclofos, ciclofosfamida; 5-FU, 5-fluorouracilo; HMM, hexametilmelamina; IA, intraarterial; IT, intratecal.
Adaptada de Newton HB, Jolesz FA. *Handbook of Neuro-Oncology Neuroimaging*. Elsevier; 2008; DeAngelis LM, Posner JB. *Neurologic Complications of Cancer*. 2nd ed. Oxford University Press; 2009; Schiff D, Wen PY. *Cancer Neurology in Clinical Practice*. Hanuma Press; 2003; Soffietti R, Trevisan E, Ruda R. Neurologic complications of chemotherapy and other newer and experimental approaches. En: Biller J, Ferro JM, eds. *Handbook of Clinical Neurology*. 2014.

Complicaciones neurológicas de la radioterapia

Resumen: los efectos secundarios dependen de las estructuras irradiadas, la dosis y el esquema de fracciones. A menudo es difícil distinguirlos de la progresión de la enf.

Efectos agudos			
Síntoma	**Depende de**	**Inicio**	**Probabilidad**
Fatiga	Volumen y dosis de RT	3 semanas	Común
Alopecia	Dermis > 40 Gy	3 semanas	Común
Eritema del cuero cabelludo	Dosis en la dermis	3 semanas	Común
Infxn de la herida	Fecha de la cirugía	Variable	Poco común
Cefalea	Imprevisible, PIC	Horas-semanas	10-20%
Náusea/vómito	Imprevisible, PIC	Horas-semanas	10-20%
Crisis	SRS	1 d	Poco común
Defensas neuro focales	Tamaño del tumor y edema	Horas-semanas	Común

Efectos retardados			
Síntoma	**Depende de**	**Inicio**	**Probabilidad**
Memoria a corto plazo	Dosis en el lóbulo temporal	6-12 meses	Variable
Hipopituitarismo	Dosis hipofisaria	Mes-año	Variable
Alopecia permanente	Dosis en la dermis	Variable	Variable
Somnolencia/letargo	No está claro	2 meses	Poco común
Desequilibrio	Dosis vestibular	3-9 meses	Poco común
Tumores inducidos por RT	N/A	4-20+ años	Raro
Necrosis por radiación	Dosis	Variable	Raro
Leucoencefalopatía	MTX, área de RT	Variable	Raro
Vasculopatía	No está claro	Variable	Raro
Otitis serosa	Dosis en el oído interno	3-6 meses	Variable

Rx: dexametasona para el edema a/c RT varía c/las dosis y los horarios, según la gravedad. Bevacizumab utilizado fuera de etiqueta para necrosis por radiación (*Int J Radiation Oncol Biol Phys* 2011;79:5). Considerar metilfenidato, modafinilo para la fatiga; memantina puede ayudar a preservar la cognición con radiación cerebral parcial; cuando se administra durante la RTIC, memantina retrasa el tiempo de deterioro cognitivo (*Neurol Oncol* 2013;15(10):1429). Algunos pt pueden beneficiarse de la derivación para el sínd clínico de HNT.

Principios: (1) la fatiga es un efecto retardado (inicia sem después de iniciar la RT y se detiene sem después de concluir). No es permanente. **(2)** El *pelo* suele volver a crecer en 2-3 meses. **(3)** Los *cambios en la piel* suelen mejorar 1-2 sem después de concluir. **(3)** Lo óptimo es comenzar la RT ~4+ sem de la cirugía para optimizar la cicatrización. **(4)** La *náusea y la cefalea* a/c RT suelen aparecer en las horas siguientes a Rx y mejoran durante los descansos de la Rx (fines de sem). **(5)** NC relativamente resistentes; NC I, VIII más sensibles (anosmia, acúfenos, hipoacusia, vestibulopatía). **(6)** *Hipófisis/hipotálamo:* las anorm endocrinas son comunes después de RT en la hipófisis/hipotálamo y RT en todo el cerebro. Puede causar aberración de 1 o más vías hormonales; eval todo en los estudios; GH más sensible.

Casos especiales

1. **Sínd de somnolencia:** encefalopatía precozmente retardada en niños que reciben RT profx para prevenir la propagación de la leucemia al SNC; puede ir desde somnolencia hasta letargo e incl fiebre ↓, náusea y cefalea.
2. **Leucoencefalopatía:** lesión de SB → déficits cognitivos leves-graves. La extensión de SB ↑T2/FLAIR no se correlaciona c/la gravedad clínica. A/c MTX y RT concurrente o RT después de MTX. Puede causar hidrocef comunicante; la derivación VP puede ayudar.
3. **Necrosis por radiación:** 3-4 meses a 20 años después de la RT. Los sx se localizan en la zona de RT. La TAC/IRM muestra una nueva zona de realce, usu anular; no se puede distinguir de la recidiva tumoral en la TAC/IRM. PET usu c/hipometabolismo; IRM con perfusión c/↓ del flujo sanguíneo; ERM c/↓ del pico de colina en presencia del pico de lípidos. Es imp

determinar si se encuentra en el campo de RT anterior; usu ocurre en la región de dosis ↑. El dx definitivo requiere bx (puede ser difícil de interpretar). Rx: corticoesteroides o bevacizumab.

4. **Tumores inducidos por la radiación:** 4-20 años después de la RT. Nuevo tumor en el campo de RT anterior. Ejemplos más conocidos: meningiomas, schwannomas, sarcomas, tumores malignos de la vaina nerviosa perif, gliomas de grado ↑, pt con sínd de predisposición al cáncer c/mayor riesgo.
5. **Seudoprogresión:** ↑ temporal del edema vasógeno visto en 6 meses de RT. Hasta 1/3 de los GBM tratados con RT concurrente + TMZ (esp los tumores metilados MGMT), se ha a/c con un mejor resultado de la Rx.
6. **Efecto de la RT:** respuesta inflamatoria, usu temporal. ↑ c/dosis más altas (tanto acumuladas como por fracción). Hasta 50% en lesiones tratadas con RCE. Mejora con esteroides si sx. Control cuidadoso para distinguir de la verdadera progresión del tumor.
7. **Hemorragia inducida por RT:** las malformaciones cavernosas inducidas por la RT aparecen en una mediana de 8.5 años después de la Rx. Algunos cavernomas hemorrágicos deben ser extirpados quirúrgicamente.
8. **Sínd SMART:** ataques de migraña similares a ictus después de RT. Por toxicidad vascular retardada, las caract clínicas incl cefalea, déficits neuro focales, convulsiones. La IRM muestra un engrosamiento/realce de la circunferencia, que suele resolverse.

Toxicidad por RT en la médula espinal, raíces y nervios: enf vascular y tabaquismo ↑ riesgo de toxicidad por RT. Todas las plexopatías deben eval c/RM (tumor *vs.* fibrosis a/c RT).

Médula espinal: **(1)** *temprana:* mielopatía aguda por RT: empeoramiento leve-moderado del defecto neuro, autolimitado, que responde a los esteroides. **(2)** *Mielopatía por RT temprana y retardada*: desmielinización transitoria 2/2, pico a los 4 meses. Sx limitados al signo de Lhermitte usu (def neuro ocasional), responde a esteroides. **(3)** *Mielopatía retardada por RT*: **(a)** se manifiesta como una mielopatía progresiva o a veces remitente: inicio subagudo-agudo, paresia, disfxn de esfínteres (intestino/vejiga). Al inicio prog, luego estabilización. A menudo patrón de Brown-Séquard. Difícil distinguir entre tumor intramedular y epidural. **(b)** Síndrome LMN: afectación del cuerno anterior *vs.* raíz ventral, frec RT pélvica por tumores testiculares. **(c)** Hemorragia medular aguda por cavernomas inducidos por RT.

Plexopatías braquiales (más frecuentes tras la Rx de cáncer de mama): la consideración principal es el tumor recurrente *vs.* la lesión por RT. Debe confirmarse que el plexo braquial ha estado en el campo de radiación de dosis ↑. El EMG puede mostrar mioquimia en los músc inervados por los nervios afectados. *Tumor:* doloroso, plexo sup, prog (sínd de Horner: sospechar tumor epidural cervical). *RT:* aguda: parálisis dolorosa y reversible que comienza durante la RT. Precoz-demorada: 4-6 meses, reversible; parestesias y a veces dolor, paresia leve a moderada. Retraso tardío: meses-años, plexopatía irreversible, parestesias pero rara vez dolor, parálisis.

Plexopatías lumbares: tumor: doloroso, infiltración directa, compresa, usu u/l. RT: temprana/tardía retrasada (como arriba); semanas >> dolor, usu b/l.

Nervios craneales: neuropatía óptica caract por desarrollo indoloro de una pérdida de agudeza monocular o binocular, a veces a/c defecto de altura. La fundoscopia muestra edema de disco. Hipoacusia neurosensorial/nervios hipoglosos y craneales inf pueden resultar lesionados por la RT de los cánceres de cabeza y cuello; la neuropatía hipoglosa puede causar paresia/atrofia de la lengua i/l. Se cree que está mediada por desmielinización. La IRM puede mostrar realce del nervio.

Eventos adversos neurológicos relacionados con inmunoterapia (neuro-EARI)

(*Nat Rev Clin Oncol* 2019;7:327; *Ann Neurol* 2020;87:659)

Resumen: las células T de antígenos quiméricos (CTAQ) y el bloqueo de puntos de control inmunológicos (antiCTLA4, ipilimumab, anti-PD1, nivolumab, cemiplimab, pembrolizumab, anti-PDL1, avelumab, durvalumab o atezolizumab) causan daños neuro de forma específica o inespecífica para el Ag.

Neurotoxicidad mediada por células CTAQ: 7-21 d tras la infusión, usu tras el sínd de liberación de citoquinas. **Sx:** encefalopatía, afasia, crisis, edema cerebral maligno, mielopatía transversal. Comprensión del mecanismo incompleto, aunque se trata de citoquinas (IL1 y 6)/ permeabilidad vascular. **Estudios:** TAC, IRM, EEG, est infx. **Rx:** corticoesteroides, levetiracetam/FAE, tocilizumab (anti-IL6R), anakinra (antagonista de IL1R).

Neurotoxicidad mediada por inhibidores de puntos de control: diversos sínd neuro c/daños en el SNC (33%) o en el SNP (67%); pueden ocurrir junto c/EARI sistémicas autoinmunes; más a menudo c/tx anti-CTLA4 o combinada. Los Ac farmacol potencian las resp de células T y B autoreactivas/anticuerpos, fijan el complemento en las células no hemáticas que expresan CTLA4/PD1. **(1)** Hipofisitis; **(2)** meningoencefalomielitis; **(3)** polineuropatía (p. ej., Guillain-Barré), más común con patrón axonal); **(4)** miastenia gravis; **(5)** miositis (coocurre con MG; a/c miocarditis letal); **(6)** rara vez, sínd neuro paraneoplásico clásico. **Rx:** mantener tx, corticoesteroides; si es refractaria, considerar IgIV, intercambio de plasma, rituximab.

NEUROLOGÍA DEL EMBARAZO

IMÁGENES

Obstet Gynecol 2017;130(4):e210-e216.
El dx por imagen puede ser necesario en el embarazo; en caso de emergencia, la modalidad que mejor responda a la pregunta clínica es la mejor. En general, la IRM se considera segura y es la preferida. El gadolinio no se utiliza en el embarazo a menos que el beneficio supere el riesgo. El American College of Obstetricians and Gynecologists (ACOG) y el American College of Radiology (ACR) no recomiendan interrumpir la lactancia materna para realizar una TAC o IRM con contraste.
Riesgos de TAC craneal: las embarazadas suelen preguntar: "¿Esta prueba dañará a mi bebé?". El feto *in utero* está expuesto a 0.005-0.1 rad por exposición ambiental. Una TAC craneal o cervical solo expone al bebé a < 0.01 rads y la TAC de columna L expone al bebé a 0.28-2.4 rads. El efecto determinista de la posible exposición a la radiación es de 5-10 rads durante la sem 5-17 de gestación. Sin embargo, en una urgencia como un ictus o una hemorragia, la TAC es la imagen más adecuada.

PREECLAMPSIA/ECLAMPSIA

Lancet 2006;367(9516):1066-1074.
Epidemiología: 2-8% de todos los embarazos; la incidencia está $\uparrow$ en EUA, prob a/c edad materna avanzada y obesidad. La preeclampsia/eclampsia es una causa importante de morbilidad y mortalidad tanto materna como fetal.
Definición: trast orgánico multisistémico definido como una nueva HTN c/2 PA $> 140/90$ con un intervalo de al menos 4 h en una mujer embarazada de más de 20 sem c/una disfxn de órgano final (trombocitopenia, insuf renal, alt de la fxn hepática, edema pulm, cefalea inexplicable de nueva aparición que no responde a meds o sx visuales). La presencia de proteinuria ya no es necesaria según las directrices del ACOG. La anemia hemolítica con $\uparrow$de las enzimas hepáticas y $\downarrow$ de las plaquetas (sínd HELLP) es una forma grave de preeclampsia. La eclampsia ocurre cuando hay crisis en la preeclampsia.
Manif clínicas: proteinuria c/afectación renal, HELLP con afectación hepática. En el cerebro se refleja la afectación habitual de las cortezas parietal y occipital, hay confusión, cambios visuales (luces intermitentes), hemianopsia, ceguera cortical y crisis tanto focales como generalizadas.
Sínd de encefalopatía posterior reversible (PRES): alt de la SB usu en los lóbulos parietales-occipitales. La preeclampsia es uno de los muchos trast que pueden causar PRES.

TRASTORNOS ASOCIADOS CON PRES

Preeclampsia/eclampsia
Disautonomía
Encefalopatía hipertensiva
Medicamentos inmunosupresores
Drogas ilícitas
Trastornos autoinmunes
Hipomagnesemia
Síndrome de lisis tumoral
Hipercalcemia

Tratamiento: es primordial dar a luz lo antes posible. Además, es necesario un control rápido y completo de la PA. El $MgSO_4$ IV se utiliza en la preeclampsia para prevenir la eclampsia y es la 1.ª línea en el tx de las convulsiones eclámpticas.

ICTUS

Es raro durante el embarazo o el posparto, pero es una causa imp de morbilidad. Los cambios hematológicos norm del embarazo provocan un estado de hipercoagulabilidad que contribuye al riesgo de ictus, esp si se combina con HTN, otra coagulopatía o una cardiopatía. La hipercoagulabilidad del embarazo persiste hasta 12 sem posparto.

CAUSAS DE ICTUS EN EL EMBARAZO
Cardioembolismo
Preeclampsia/eclampsia
Síndrome de vasoconstricción cerebral reversible
Trombosis venosa cerebral
Disección
Embolia de líquido amniótico

Ictus isquémico

Incidencia: 16-41 por cada 100 000 pts. Las etiologías más comunes se a/c preeclampsia, trombosis cardioembólica y venosa cerebral. El ictus es una urgencia neuro, por lo que las imágenes del cerebro y los vasos sanguíneos con TAC craneal y ATC son los mejores 1.os pasos en la eval. Aunque el embarazo fue excluido en los ensayos que demostraron la eficacia del tPA IV y la tx endovascular en el ictus, debe considerarse si las caract del ictus de una mujer embarazada la harían elegible para estas terapias.

Trombosis venosa cerebral (TVC)

La mayoría de los casos se produce en el 3.er trimestre o en el posparto. El estado hipercoagulable del embarazo persiste hasta 12 sem posparto. *Manif clínicas*: la cefalea se presenta en 80% de las mujeres y puede imitar la cefalea de la HTN intracraneal idiopática c/cefaleas al despertar y oscurecimientos visuales. Las crisis son la siguiente presentación más común. También son frec los ictus, tanto hemorrágicos como isquémicos (usu en sitios inusuales, como los superficiales). Pueden producirse sx b/l por la afectación del seno sagital sup o de múlt senos venosos. *Tratamiento*: anticoagulación incl en presencia de hemorragia. Enoxaparina es el anticoagulante de elección durante el embarazo. Tras el parto, se suele utilizar warfarina. La duración de la anticoagulación suele ser de 6 meses posparto o indefinidamente si se descubre un problema de hipercoagulabilidad subyacente fuera del embarazo.

Síndrome de vasoconstricción cerebral reversible (SVCR)

El embarazo y el posparto son factores de riesgo para SVCR. Superposición en la fisiopatología del PRES y SVCR a/c la lesión endotelial. *Manif clínicas*: cefalea de trueno, ictus isquémico, hemorragia intracerebral, crisis y hemorragia subaracnoidea, esp sobre las convexidades cerebrales. El dx se confirma en el escenario clínico típico con imágenes vasculares que muestran la vasoconstricción de los vasos. *Tratamiento:* eliminación de cualquier agente precipitante potencial, control rápido de la PA y manejo sx de las convulsiones y la cefalea.

Apoplejía hipofisaria

El infarto hemorrágico de la hipófisis es poco frec y se produce en 6 de cada 100 000 pt. Usu cuando hay un macroadenoma hipofisario subyacente que se expande debido a las ↑ conc de estrógeno durante el embarazo. *Manif clínicas*: cefalea intensa, signos meníngeos, así como lesión del quiasma óptico, del nervio óptico y neuropatías craneales por afectación del seno cavernoso. También pueden producirse múlt anorm neuroendocrinas, con insuf suprarrenal aguda que representa una urgencia neuroendocrina.

Neuropatías

Neuropatías de las extremidades inferiores

Se producen en 1% de los partos. Se a/c compresión de un nervio en un lugar vulnerable o con la posición de la madre durante el parto. La anestesia neuraxial puede contribuir al prob, ya que las pts no se reposicionan debido a la analgesia. Es raro que los sx de las extremidades inferiores después del parto se deban a los efectos directos de la anestesia neuraxial. Los factores de riesgo para desarrollar una neuropatía de las extremidades inferiores son nuliparidad, desproporción feto/materna, prolongación de la 2.ª fase del parto y la instrumentación. Los nervios que se lesionan con mayor frec son el cutáneo femoral lateral (meralgia parestésica), femoral, fibular, plexo sacrolumbar, ciático y obturador. La lesión nerviosa suele ser desmielinizante y el pronóstico para recuperación total es excelente. El tx consiste en uso de férulas adecuadas, FT y meds para el dolor neuropático cuando sea necesario.

Riesgos de los meds neuropáticos para la lactancia materna	
Medicamentos de uso común para dolor neuropático	**Seguridad en la lactancia materna***
Pregabalina	Pocos datos, se prefiere la alternativa
Gabapentina	Conc ↓ presentes en los bebés amamantados
Amitriptilina	Segura
Carbamazepina	Segura
Topiramato	Pocos datos, se prefiere la alternativa
Duloxetina	Pocos datos, se prefiere la alternativa
Crema/parche de lidocaína	Segura

*Datos de Lactmed

Síndrome del túnel carpiano

Es común durante el embarazo, con una prevalencia informada de hasta 62%. Suele ser b/l. Como la condición se a/c edema, usu es autolimitada y se espera que mejore después del parto. Se trata sintomáticamente mediante la reducción de las act repetitivas, entablillado e inyecciones locales de esteroides para el dolor imp.

Parálisis de Bell: 2-4 veces más frec durante el embarazo, esp en el último trimestre y el puerperio. Las razones no están claras.Hay una a/c con preeclampsia/eclampsia, lo que sugiere que el edema puede desempeñar un papel etiológico.El tx es el mismo que en el estado no embarazado con parches en los ojos, esteroides y terapia antiviral. Los datos disponibles sugieren que el pronóstico para estas mujeres es menos favorable *vs.* aquellas en las que la parálisis de Bell se produce fuera del embarazo.

Corea gravídica: cualquier trast de mov coreiforme que se desarrolle durante el embarazo. La eval debe incluir una BHC con frotis, perfil metabólico completo, pruebas de fxn tiroidea, Mg, conc paratiroideas, conc de B_{12}, ceruloplasmina sérica, cribado de lupus, Ac antifosfolípidos y, cuando sea apropiado, envío de pruebas de Ac paraneoplásicos-Anti-CV2/CRMP5. En caso de sospecha de corea de Sydenham, pueden ser útiles otros sx de fiebre reumática y títulos de antiestreptolisina O. Pruebas de laboratorio adicionales: sífilis, VIH y enf de Lyme. Puede ser necesaria una IRM y una PL. El tx depende de la etiología subyacente.

Síndrome de piernas inquietas: usu se a/c deficiencia de hierro, por lo que debe obtenerse conc de ferritina. Es imprescindible revisar y modificar cualquier medicación que pueda contribuir al trast, como los agentes que agotan la dopamina y los antidepresivos, esp los ISRS. Evitar el consumo excesivo de cafeína. Los meds típicamente usados para tratar el SPI se evitan en el embarazo dados los limitados datos de seguridad, por lo que se emplean principalmente métodos conductuales.

Cefaleas en el embarazo

El asesoramiento previo a la concepción es imp a la hora de hablar de la historia natural de los trast primarios de cefalea en el embarazo. Las cefaleas de tipo tensional suelen *mejorar* en el embarazo. La migraña *sin* aura y las migrañas menstruales suelen *mejorar* en el embarazo. Las migrañas *con* aura (solo se requieren 2 episodios de aura de por vida para este dx) son *variables* durante el embarazo. Esta variabilidad sigue la "regla de los tres tercios": 1/3 mejora, 1/3 empeora y 1/3 permanece sin cambios. El estado de las migrañas al final del 1.er trimestre suele permanecer sin cambios durante el resto del embarazo.

Alrededor de 65% es 1.ª y 35% 2.ª. En el periodo posparto, 75% de las cefaleas es 2.ª. Las señales de alarma de una cefalea 2.ª son: ↑ de la PA, ausencia de hx de cefalea, crisis, fiebre y una exploración neuro anorm. De ese 35% de cefaleas 2.ªs, las etiologías eran variadas e incluían trast hipertensivos (17.9%), adenoma hipofisario/apoplejía (3.6%), infxn (2.1%), neumocefalia (2.1%), trombosis venosa cerebral (1.4%), cefalea ictal (1.4%), hemorragia intracraneal (1.4%) y otras causas (5%).

*Mnj***:** en caso de cefalea 1.ª, se debe utilizar una estrategia no farmacológica antes de usar meds. Se ha demostrado que la biorretroalimentación tiene una ↓ de hasta 73% de la cefalea. Es imp abordar el sueño adecuado, el abandono de la nicotina, el ejercicio aeróbico, los estiramientos y los aparatos intraorales.

Para la medicación sx, paracetamol y un antiemético y evitar los opiáceos. En la clínica y en el servicio de urgencias, el tx incl TFIV, antieméticos, AINE (solo en el 2.° trimestre), bloqueo del nerv occipital c/lidocaína y evitar los opiáceos y ergotamínicos. Aún hay controversia sobre el uso de triptanos durante el embarazo, ya que no hay un ↑ de las tasas de malformaciones congénitas imp, pero en comparación con los controles sanos hubo un ↑ de la tasa de abortos espontáneos. En 2014, la FDA reclasificó el $MgSO_4$ IV durante más de 5 días como categoría D en el embarazo debido a las malformaciones esqueléticas fetales. Sin embargo, no hubo ninguna orientación de la FDA sobre los suplementos de Mg oral. Las formulaciones orales de Mg (óxido y citrato) tienen una ↓ biodisponibilidad, y es poco probable que las conc sean lo bastante ↑ como para competir con el Ca en el hueso en desarrollo.

Tratamiento agudo de la migraña durante el embarazo		
Medicamento	**Categoría de embarazo**	**Datos en humanos expuestos**
Paracetamol	B	TDAH en niños expuestos antes del parto, informes de casos de cierre del CAP con uso en el 3.er trimestre, asma infantil con el uso frec
Metoclopramida	B	Probablemente seguro Posibles cambios en la conducción cardiaca materna y sx extrapiramidales
Ondansetrón	B	No hay MCM Estudios contradictorios sobre posibles malformaciones cardiacas congénitas, paladar hendido
Aspirina	C	1.er y 2.° trimestre, pero se evita en el 3.er trimestre; riesgo de parto prolongado, hemorragia, hemorragia neonatal y mortalidad perinatal por RCI. Posible cierre del CAP en el 3.er trimestre
Butalbital	C	Tradicionalmente, tratamiento de 2.ª línea Datos contradictorios: un amplio estudio mostró un posible aumento de los defectos cardiacos del feto cuando se utiliza antes de la concepción. Otro gran estudio no mostró un ↑ del riesgo. Puede haber crisis de abstinencia con la retirada de barbitúricos. Abstinencia infantil si se utiliza en el 3.er trimestre.
AINE (diclofenaco, ibuprofeno, ketoprofeno, naproxeno e indometacina)	B (1.°/2.°) D (3.ª)	Ibuprofeno es el AINE de elección *solo* durante el 2.° trimestre. En el 1.er trimestre, muchos ↑ el riesgo de abortos. En el 3.er trimestre, pero *está contraindicado* después de las 30 sem por el cierre del CAP y el oligohidramnios.
Codeína	C	Defectos cardiacos, respiratorios y de hendidura
Narcóticos (morfina, tramadol y meperidina)	C	Seguro en el 1.er y 2.° trimestre Utilizar con precaución en el 3.er trimestre Podría agravar la náusea y reducir la motilidad gástrica El uso crónico se asocia con sínd de abstinencia neonatal y abstinencia neonatal si se utiliza al final del embarazo
Proclorperazina Prometazina	C	Se prefieren otros antieméticos Inhibición de la agregación plaquetaria, irritabilidad, sx extrapiramidales y sínd de abstinencia infantil si se utiliza en el 3.er trimestre
Triptanos	C	No hay mayor riesgo de MCM Registros de embarazos en curso Mejor evidencia para sumatriptán, naratriptán, rizatriptán
Lasmiditan "ditan"		No hay datos adecuados
Ubrogepant "gepant"		Basado en datos de animales, puede causar daño fetal

Tratamiento profiláctico de la migraña durante el embarazo		
Medicamento	**Categoría de embarazo**	**Datos en humanos expuestos**
Propranolol/ Metoprolol Pindolol	C B (Pindolol)	FÁRMACO DE ELECCIÓN En el 3.er trimestre, detenerlo 2-3 días antes del parto para reducir la bradicardia fetal Vigilar para HoTN e hipoglucemia. Peq ↑ del riesgo de RCIU, placenta peq y anomalías congénitas
ATC (Amitriptilina/ Nortriptilina)**	C	ELECCIÓN DE SEGUNDA LÍNEA Dosis ↓ de amitriptilina 10-25 mg/día Las dosis ↑ se han a/c deformidades de las extremidades. ↓ 3-4 sem antes del parto para evitar efectos adversos en el lactante. Vigilar la irritabilidad del lactante, la retención urinaria o el estreñimiento con exposición tardía
BCC (Verapamilo)	C	Efecto tocolítico en el útero, por lo que debe evitarse al final del embarazo. No hay anomalías congénitas; puede causar bradicardia fetal, HoTN, bloqueo cardiaco; informe de un caso de miocardiopatía congénita después de la administración IV × 2
ISRS/SSIRNE	C	Datos contradictorios de las malformaciones congénitas BMJ 2015 defectos de nacimiento 2-3.5× más ↑ con paroxetina y fluoxetina en el uso tardío en el embarazo puede resultar en un periodo de abstinencia neonatal
Gabapentina	C	Datos limitados; no hay ↑de malformaciones congénitas en el feto; posible ↑ del riesgo de parto prematuro, puede atravesar la placenta
Pregabalina	C	Datos limitados; posible ↑ de las principales malformaciones congénitas
Memantina	B	Los estudios en animales no mostraron efectos teratógenos.
Ciclobenzaprina	B	Los estudios en animales no mostraron efectos teratógenos.
Lidocaína SQ (ONB)	B	Datos limitados; los estudios existentes no muestran un mayor riesgo de malformaciones congénitas imp los estudios en animales no mostraron efectos teratógenos
Magnesio	A D (IV > 5 d)	El $MgSO_4$ IV prolongado causó deformaciones esqueléticas Formas VO (óxido y citrato) no a/c MCM, esqueléticas no evaluadas[3]
BRA (Candesartán)	D	EVITAR EL USO Informes de casos de malformaciones y muerte fetal con el uso en el 2.°/3.er trimestre Puede causar oligohidramnios, insuf renal, hipoplasia pulm, defectos de osificación del cráneo. Puede causar HoTN, oliguria, hiperK en bebés expuestos
IECA (Lisinopril)	D	EVITAR EL USO Los mismos riesgos que BRA
Topiramato	D	EVITAR EL USO La FDA cambió la designación en 2014 debido a que el registro norteamericano de embarazos con FAE informó una > incidencia de labio leporino o paladar hendido, peq para la edad gestacional; preocupación por acidosis metabólica. Hipospadias, ↓ peso al nacer
Ácido valproico	X	CONTRAINDICADO > riesgo de defectos del tubo neural, defectos craneofaciales, malformaciones cardiovasculares, autismo, disminución del CI y otros efectos teratógenos

(*continúa*)

Tratamiento profiláctico de la migraña durante el embarazo		
Medicamento	**Categoría de embarazo**	**Datos en humanos expuestos**
Toxina botulínica	C	Los estudios con dosis cosméticas, que son más bajas que PRE-EMPT, 20.9% de pérdida fetal y 2.7% de MCM [14] No buscar la concepción por 12 sem tras su uso
PRGC	N/A	No hay datos en humanos Registros en curso
Co-Q-10	N/A	Datos limitados Un único ensayo controlado aleatorio de 200 mg al día en la 2.ª mitad del embarazo *no* mostró un > riesgo de resultados fetales adversos
Vitamina B_2	N/A	Seguro a dosis fisiológicas, sin evidencia de uso a dosis suprafisiológicas
Matricaria	N/A	CONTRAINDICADA Puede causar contracción uterina y abortos espontáneos

**Más datos para amitriptilina que para nortriptilina

Medicación aguda para la migraña durante la lactancia	
Medicamento	**Datos en humanos expuestos**
AINE	Medicamentos de elección
Triptanos	Elegir un triptano de acción corta Eletriptán tiene la menor conc en la leche Evitar los triptanos de acción prolongada (naratriptán o frovatriptán)
Metoclopramida	Segura De hecho, puede *aumentar la* producción de leche
Difenhidramina	Segura De hecho, puede *disminuir* la producción de leche

Medicamentos preventivos durante la lactancia	
Medicamento	**Datos en humanos expuestos**
Propranolol/Metoprolol	Fármaco de elección Vigilar la sedación en el lactante
BCC (verapamilo)	Se excreta en la leche
IECA (lisinopril)	Datos insuficientes
BRA (candesartán)	Datos insuficientes
ATC	Conc bajas en la leche Vigilar la sedación en el lactante
ISRS/SSIRNE	Variable (fluoxetina ↑)
Gabapentina	Conc bajas, monitorizar
Topiramato	Conc bajas, monitorizar
Ácido valproico	Conc bajas, vigilar la ictericia
Dosis bajas de aspirina	Riesgo bajo
Toxina botulínica	Datos insuficientes

EPILEPSIA

Ther Adv Neurol Disord 2016;9(2):118-129.
La epilepsia es común en EUA, incl 1.5 millones de mujeres en edad fértil, de las cuales cada año 24000 dan a luz. Varios grandes registros de embarazos en el mundo, incl el North American AED Pregnancy Registry (NAAPR), recogen datos de mujeres con epilepsia (MCE) o de mujeres que toman FAE por otras condiciones médicas y los comparan con controles sanos y emparejados por edad.

La ausencia de crisis entre 9 meses y 1 año antes del embarazo probab se a/c una ↑ probabilidad (84-92%) de permanecer libre de convulsiones durante el embarazo (nivel de evidencia B). Las mujeres c/epilepsias generalizadas idiopáticas tenían más probab de permanecer libres de crisis (73.6%) a lo largo de sus embarazos *vs.* las mujeres c/epilepsia focal subyacente (59.5%). El empeoramiento de las crisis se produjo del 1.° al 2.° trimestre o al 3.er trimestre en 15.8% de los embarazos.

Crisis intraterapéuticas: usu multifactoriales. Sin embargo, la razón más común para estas crisis es la ↓ de las conc plasmáticas de FAE por cambios en el metab; la mujer puede suspender sus FAE al preocuparse por la toxicidad de los FAE para el bebé. Las fluctuaciones hormonales, esp en la sem 8-16 del embarazo, la privación del sueño y los fact psicosociales contribuyen. Dos FAE utilizados de uso común en el embarazo por sus perfiles de seguridad son lamotrigina y levetiracetam. Sin embargo, su aclaramiento sérico puede ser hasta 200% ↑ a la basal s/embarazo; así, se recomienda establecer una basal antes del embarazo y monitorizar cada mes las conc de los FAE.

El valproato tiene el > potencial teratógeno de defectos del tubo neural. El riesgo de malform congénitas es de hasta 24% y se ha a/c con la dosis. Estas malform incl espina bífida, malform cerebrales, así como hipospadias y defectos en las extremidades. También existe una a/c con el autismo y el trast del espectro autista, así como con un ↓ CI. En la tabla siguiente se enumeran otros riesgos de los FAE.

FAE y malformaciones congénitas mayores (MCM)

Las MCM específicas (> 0.2%) se incluyen recordando que se informa de la población en riesgo de referencia (~1 por 1 000 = 0.1%).

FAE y principales malformaciones congénitas		
Antiepilépticos	**Categoría de embarazo**	**Malformaciones congénitas mayores (MCM)****
Gabapentina	C	MCM = 1.5%/ n = 207
Zonisamida	C	MCM = 1.2%/ n = 166
Oxcarbazepina	C	MCM = 1.9%/ n = 265
Levetiracetam	C	MCM = 2.3%/n = 1029 Defectos del tubo neural (0.22%), cardiacas (0.22%), reflujo (> 2 g/d), hernia inguinal (> 4 g/d). Datos de EURAP
Lamotrigina	C	MCM = 2.3%/ n = 2179 Labio y paladar hendido (0.45%)
Clonazepam	D	MCM = 1.9%/ n = 104
Fenitoína	D	MCM = 2.6%/ n = 431 Fisuras orales (0.46%) y cardiacas (0.96%)
Carbamazepina	D	MCM = 2.9%/ n = 2179 Defectos del tubo neural (0.29%), cardiacas (0.29%), fisuras orales (0.48%)
Topiramato	D	MCM = 5.1%/ n = 489 Cardiacas (0.28%), hendiduras orales (1.4%), hipospadias (1.1%)
Fenobarbital	D	MCM = 5.6%/ n = 195 Labios y paladar hendidos (2.0%), cardiacas (2.5%) e hipospadias (0.97%)
Ácido valproico	D	MCM = 9.3%/ n = 335 Defectos del tubo neural (1.2%), hipospadias (3.1%), hendiduras orales (1.2%), cardiacas (2.5%), defectos de las extremidades, del neurodesarrollo

**Todas las MCM a partir de 10/2019, % específico a partir de los datos de 2012.

Recomendaciones de TME para el embarazo y la lactancia				
Fármaco/Vía	**Categoría de embarazo**	**Última dosis antes de la concepción**	**Datos en exposiciones humanas**	**Lactancia materna**
Interferones (SC/IM)	C	2 meses	No hay abortos ni malformaciones[31]	Probablemente seguro
Acetato de glatiramer (SC)	B	1-2 meses	No hay abortos ni malformaciones[31]	Probablemente seguro

(*continúa*)

Recomendaciones de TME para el embarazo y la lactancia				
Fármaco/Vía	**Categoría de embarazo**	**Última dosis antes de la concepción**	**Datos en exposiciones humanas**	**Lactancia materna**
Natalizumab (IV)	C	2 meses	No hay abortos ni malformaciones Anomalías hematológicas de leves a moderadas[32]	No se recomienda Se excreta en leche
Fingolimod (VO)	C	2 meses	Defectos de nacimiento informados, sin patrón[33]	Contraindicado Se excreta en la leche
Teriflunomida (VO)	X	Protocolo de eliminación con colestiramina para el embarazo temprano o susp conc plasmática < 0.02 mg/L	Teratógena en animales No se han registrado abortos espont ni defectos de nacimiento Fármaco detectado en semen[34]	Contraindicado Se excreta en la leche
Fumarato de dimetilo (VO)	C	Pocos días o semanas antes	No hay abortos ni malformaciones[35]	No hay datos Evitar la lactancia materna
Alemtuzumab (IV)	C	4 meses	No hay abortos ni malformaciones Control de la tiroides materna[36]	Evitar la lactancia materna por 4 meses
Ocrelizumab (IV)	C	6 meses	Datos limitados Posibles problemas hematológicos (datos de rituximab)[37]	No hay datos Evitar la lactancia materna
Cladribina (VO)		6 meses	Teratógena en animales Datos humanos limitados[38]	Contraindicado No hay datos humanos

Esclerosis múltiple

NEJM 1998;339(5):285-291.

↓ de la tasa de recaída en el 3.er trimestre *vs.* el año anterior al embarazo y ↑ de la recaída en los 3 meses posparto. Si una recaída clínica es lo bastante grave para justificar el tx, metilprednisolona es el esteroide de elección porque se metaboliza antes de → la placenta. Desde hace tiempo hay preocupación por el riesgo de usar esteroides en el 1.er trimestre y su a/c las hendiduras orales. Por fortuna, 2 estudios recientes, el National Birth Defect Prevention Study y un gran estudio danés, no mostraron un ↑ de las hendiduras orales o malformaciones congénitas en los hijos de > 1 000 mujeres expuestas a esteroides durante el 1er trimestre. Además, la IgIV se considera segura durante el embarazo.

En general, se recomienda susp TME de la EM antes de la concepción. Glatiramer e IFN-β pueden ser seguros. El momento de interrumpir el TME debe ser una decisión individualizada; se recomienda el reposo farmacol antes de intentar concebir. Se requieren periodos de reposo + largos para TME oral e infusiones; y se sugiere un protocolo específ para teriflunomida c/ eliminación rápida.

Recomendaciones de TME para el embarazo y la lactancia				
Fármaco/Vía	**Categoría de embarazo**	**Última dosis antes de la concepción**	**Datos en exposiciones humanas**	**Lactancia materna**
Interferones (SC/IM)	C	2 meses	No hay abortos ni malformaciones	Probablemente seguro
Acetato de glatiramer (SC)	B	1-2 meses	No hay abortos ni malformaciones	Probablemente seguro

Fármaco/Vía	Categoría de embarazo	Última dosis antes de la concepción	Datos en exposiciones humanas	Lactancia materna
Natalizumab (IV)	C	2 meses	No hay abortos ni malformaciones Anomalías hematol de leves a moderadas	No se recomienda Se excreta en leche
Fingolimod (VO)	C	2 meses	Defectos de nacimiento informados, sin patrón	Contraindicado Se excreta en la leche
Teriflunomida (VO)	X	Protocolo de eliminación con colestiramina para el embarazo temprano o susp con plasmática < 0.02 mg/L	Teratógena en animales No se han registrado abortos espont ni defectos de nacimiento Fármaco detectado en el semen	Contraindicado Se excreta en la leche
Fumarato de dimetilo (VO)	C	Pocos días o semanas antes	No hay abortos ni malformaciones	No hay datos Evitar la lactancia materna
Alemtuzumab (IV)	C	4 meses	No hay abortos ni malformaciones Control de la tiroides materna	Evitar la lactancia materna por 4 meses
Ocrelizumab (IV)	C	6 meses	Datos limitados Preocupación hematol potencial (datos de rituximab)	No hay datos Evitar la lactancia materna
Cladribina (VO)		6 meses	Teratógena en animales Datos humanos limitados	Contraindicada No hay datos humanos

MEDICINA DEL SUEÑO

FISIOLOGÍA DEL SUEÑO

Etapas del sueño	
Despierta	Bajo voltaje c/frec rápida; act α (8-12 Hz), prominente en áreas parietooccipitales, ↓ al abrir los ojos y c/esfuerzo mental; tono musc presente
Etapa N1	Actividad θ (4-7 Hz)
Etapa N2	Husos de sueño (12-14 Hz) que duran ≤ 2 s; complejo K (onda [–] aguda con onda [+] lenta, ≥ 0.5 s); mov ocular lento; tono musc presente.
Etapa N3	Actividad δ (≤ 2 Hz) durante $> 20\%$ de una época de 30 s
MOR	↓ tensión, frec rápida, atonía del EMG de la barbilla, ondas c/dientes de sierra, mov oculares rápidos

TRASTORNOS RESPIRATORIOS ASOCIADOS CON EL SUEÑO

Cuantificación de los eventos respiratorios

Monitorización fisiológica (polisomnografía en el lab o en casa c/canales limitados)

Tipos de polisomnografía (PSG): las pruebas de PSG suelen implicar una noche de estancia c/ parámetros que incl EEG, electrooculografía, EMG de la barbilla, FC, conc de O_2, patrón de resp, posición del cuerpo y monitorización de los mov torácicos/abd/extremidades. PSG dx vs. noche dividida (si cumple los criterios de gravedad de AOS en la 1.ª mitad de la noche → iniciar CPAP). Si la 1.ª noche es solo de dx, puede volver para la 2.ª noche de ajuste de PAP, o probar la auto-PAP en casa. 1 noche puede no reflejar la variab del sueño en casa; tratar de imitar el sueño en casa, es decir, no disc los meds de forma abrupta. *PLMS:* tras la PSG nocturna (para descartar AOS y MPES), el pt tiene 5 oportunidades de siesta c/2h al día sig; se le indica que intente dormir; se mide la latencia y si ocurre MOR. Si se busca MOR (es decir, narcolepsia), debe desc ISRS/ATC, que suprimen la fase MOR (falso negativo), y estimulantes por 2-4 sem (para evitar falsos positivos por somnolencia de rebote). *PMV*: dif de PLMS porque indica al pt que permanezca despierto; se utiliza con menos frec; su validez es incierta para eval la seguridad en el trabajo, como riesgo de conducir c/somnolencia.

Apnea → cese del flujo de aire nasal/oral durante ≥ 10 s. *Apnea obstructiva* → el esfuerzo resp persiste durante la apnea. *Apnea central* → s/esfuerzo resp. *Hipopnea* → ↓ flujo de aire en ≥ 30% en la señal de presión nasal c/desat de ≥ 4% por ≥ 10 s (algunos def utilizan 3%) o despertar del sueño por EEG. *IAH* → núm de apneas/hipopneas/hora de sueño.

Gravedad: determinada por el IAH (0-5 norm, 5-15 leve, 15-30 moderado, > 30 grave), el riesgo médico es proporcional si no se trata. También puede considerarse el nadir de desaturación de O_2. El sínd de resistencia de las vías resp sup es una forma leve c/IAH < 5, pero con aparición de excitaciones resp (requiere manometría esofágica).

Apnea obstructiva del sueño (AOS)

Introducción: obstrucción de las vías resp sup 2/2 (usu retropalatina y retroglosa). Prevalencia de 10-20% en adultos (definida por IAH > 5). *Fact de riesgo*: masc, ↑ edad/IMC, raza asiática/negra, mujeres posmenop, tabaquismo, EtOH, anatomía de la vía aérea, HF, comorbilidades (DT2, hipotiroidismo, HTN, SICA, ictus). *Consecuencias*: ↑ mort, HTN (*BMJ* 2000;320:479), SICA, ICC, ictus, ERGE, resist a la insulina. *Fact anatómicos*: circunferencia del cuello > 43 cm (hombres) y > 40.6 cm (mujeres); retrognatia; tabique desviado, pólipos nasales, orofaringe peq, macroglosia; úvula grande, paladar blando bajo, amígdalas/adenoides grandes.

Caract clínicas/dx: la somnolencia diurna no siempre está presente, incl en casos graves; los ronquidos, apneas presenciadas y despertares con jadeos y asfixia también son variables. *PSG de lab*: estándar de oro para dx; los kits de prueba de AOS caseros c/canales de resp limitados son una opción cada vez más frec, pero pueden subestimar la gravedad de la AOS y → falsos negativos. Las apneas e hipopneas suelen ser más ↑ en MOR y en posición supina. Los despertares EEG suelen seguir a cada apnea/hipopnea. Eval comp si se considera cirugía (endoscopia nasofaríngea, imágenes de cara y cuello).

Rx: *medidas generales*: ↓ de peso (si ↓ el peso corporal en 10%, repetir PSG), tx posicional (p. ej., si AOS empeora en posición supina, ↓ esta posición → "cinturón de seguridad" para dormir, ↑ cabeza/tronco a 30°), dejar de fumar, ↓ EtOH. *CPAP*: para pt sx c/IAH ≥ 5/h y cualquiera c/IAH > 15. Mejora sx y anula consecuencias de la AOS. Solo 50-60% de los pts se adhieren a largo plazo. La PAP es el tx de referencia, los demás tx pueden no ser eficaces. *Dispositivos orales*: empuja la mandíbula y la lengua hacia delante; lo coloca el dentista. Es necesario repetir el estudio del sueño c/el dispositivo oral para eval su eficacia. Las válvulas Provent son parches adhesivos en las narinas, proporcionan el equivalente de CPAP de ↓ presión s/máquina, redirigiendo la espiración nasal hacia la faringe post. *Cirugía de vías resp sup*: la cirugía de reduc del paladar tiene resultados mixtos. El avance maxilomandibular da mejores result, pero la recuperación es más larga. La FDA aprobó recientemente el estimulador del nerv hipogloso. La septoplastia no cura la AOS, pero mejora el cumplimiento de la CPAP.

Máquinas de PAP y monitorización: CPAP (presión continua), BiPAP (2 niveles), auto-PAP (la máquina se ajusta a un rango preestablecido según las apneas/hipopneas detectadas), BiPAP c/ tasa de respaldo (usada para pt seleccionados c/apnea central o paresia neuromuscular, usar c/precaución en pt con FEVI < 45%), servoventilación adaptativa (SVA; para apnea central, pero contraindicada en pt con FEVI < 45%). Todas las máquinas recopilan datos de uso (cumplimiento), así como las tasas de fugas de la mascarilla y de eventos resp mientras se usa la mascarilla (es decir, la eficacia). La efectividad puede ser ↓ que la eficacia si el uso de PAP es inf a 100% del tiempo total de sueño (como suele ser el caso).

Apnea central del sueño (ACS)

Introducción: episodios apneicos s/esfuerzo resp. Representa 15% de las muertes resp a/c el sueño. Más en > 65 años. *Caract:* como AOS. Puede ser idiopático/1.° o 2.° (p. ej., ICC: 50% tiene ACS; fibrilación auricular, uso de opiáceos u otra afección neuro como ictus). Puede deberse a la hipervent (más frec, p. ej., ICC) o a hipovent (más rara, p. ej., opiáceos, enf neuromusc). *Fisiopatol:* impulso resp → sist metaból y voluntario. En MONR, solo funciona el sist metaból (impulso ventilatorio hipercápnico). En ACS de hipervent, la $PACO_2$ está por ↓ del umbral apneico, es decir, debe acumularse más CO_2 antes de que se estimule la vent → hiperpnea y exceso → hipocapnia y ACS. *PSG:* ACS usu durante el inicio del sueño y la etapa MONR 1/2. $PaCO_2$ despierto: norm.

Rx: tratar la causa subyacente de la CSA. La CPAP puede ayudar pero puede empeorar la apnea central. Si la CPAP no es eficaz, considerar BiPAP con frec de respaldo o la SVA en pt con FEVI > 45%. O_2 suplem para algunos pt. *Acetazolamida:* provoca acidosis metab, por lo tanto ↑ impulso resp. *Teofilina/medroxiprogesterona:* estimula la vent. Para la ACS de hipovent, usar BiPAP con o sin tasa de respaldo.

Apnea compleja

Introducción: algunos pt con AOS pueden presentar apnea central con PAP (es decir, apnea del sueño emergente o compleja). *Fisiopatol:* ↑ ganancia de bucle (inestabilidad vent) a la basal, Sens quimiorrefleja, de manera que la PAP conduce el CO_2 por ↓ del umbral de apnea (> riesgo c/presiones más altas o con BiPAP sin tasa de respaldo). *PSG:* patrón obstructivo antes de aplicar la PAP, luego eventos mixtos/centrales en la PAP.

Rx: en la mitad de los pt que muestran este patrón, se resuelve espontán c/PAP estándar dentro de los 3 meses de tx; la otra mitad persiste, y por lo tanto necesita BiPAP con tasa de respaldo, SVA, o tx adyuvante (ver sección sobre apnea central).

Otras ACS secundarias		
Respiración de Cheyne-Stokes	Respiración periódica con ↑/↓FR, separada por apneas/hipopneas. Debido al largo tiempo de circulación, ↓$PaCO_2$ y ↑ impulso resp hipercápnico. 2.ª a ICC, neuro (ictus, tumor) elevación a gran altitud, insuf renal	*PSG:* suele ocurrir en MONR. *Tx:* mejorar la ICC, suplemento de O_2, CPAP

Síndrome de hipoventilación relacionada con el sueño		
Sínd de hipoventilación por obesidad	IMC ≥ 30 kg/m^2 e hipercapnia ($PaCO_2$ > 45 mm Hg). Hipoventilación no debida a otro dx (p. ej., enf pulm). Puede tener también AOS. Si/sx: somnolencia, insomnio, despertares. Hipercapnia por impulso resp, ventilación (por efectos restrictivos de la obesidad)	*Tx:* perder peso, BiPAP
Síndrome de hipoventilación central congénita	Se presenta al nacer, por trast de los quimiorreceptores. Curso crónico, muerte por insuf resp o cor pulmonale	*Tx:* soporte ventilatorio nocturno o a veces de 24 horas (BiPAP)
Otras causas de hipoventilación	Enf pulm. Obstrucción de las vías resp inf. Enf de la pared torácica/diafragma. Enf neuromuscular	

Somnolencia excesiva

Introducción: somnolencia que conduce a un estado de alerta ↓; interfiere c/la act diaria. 5-20% de la población general. Causas más comunes: AOS, sueño insuficiente. Se trata como la narcolepsia (siestas, estimulantes) después de asegurar la duración y calidad del sueño, y descartar las causas tratables/1.as.

NARCOLEPSIA

Introducción: 0.05% de la pob, inicio usu en la adolesc/1.ª juventud. *Somnolencia excesiva* c/ intrusiones MOR en la vigilia (cataplexia, parálisis del sueño, alucin hipnagógicas o hipnopómpicas). Solo 15% presenta los 4 sx. Mayoría de casos esporádicos, pero hay patrón familiar hasta en 1/3.

Características clínicas	
Somnolencia	Presente en 100% de los pt durante > 3 meses. Más común/discapacitante/1.er sx. ↓ después de la siesta. *Ataques de sueño*: ocurren en momentos inadecuados, irresistibles, usu breves, pueden ir precedidos de somnolencia o producirse de forma repentina
Cataplexia	Presente en 60-70% de los pt (usu aparece ~ 3 y 5 años de la somnolencia). Pérdida brusca y transit del tono postural. Precipitada por emoción intensa (risa > ira). Usu < 2 min, mejora gradualmente, severidad variable (paresia de leve a grave). Puede ser asim y parcial (extremidades, cabeza). Sin cambios en el estado mental (es decir, no en el ddx de PC transitoria, p. ej., crisis/síncope). Los músc resp y oculomotores no se ven afectados. Se cree que es una intrusión de atonía MOR en la vigilia
Parálisis del sueño	Incapacidad para moverse al inicio del sueño o despertar (a pesar de estar despierto). Puede presentarse en personas norm. No afecta los musc oculomotores y resp y no hay cambios en la act mental
Alucinaciones del sueño	30% de los pt. Ocurren al inicio del sueño o al despertar. Usu causan miedo
Alteraciones del sueño	80% se despierta repetidamente y tiene mala calidad de sueño
Otras características	Comportamiento automático: continuar automáticamente la act (p. ej.: hablar, comer) durante unos segundos o minutos como quedarse dormido s/conciencia; trast del comportamiento MOR común

Fisiopatología: a/c HLA, DR2, & DQ1. La narcolepsia puede ser una enf médica 2/2 (lesión del tallo del encéfalo o del hipotálamo, encefalitis, traumat craneal, EP). *Def de hipocretina*: secretada por el hipotálamo posterolat, promueve la vigilia. Conc ↓ de hipocretina en LCR y (postmortem) ↓ neuronas de hipocretina (se cree que es una disfxn autoinmune) → causa de narcolepsia c/cataplexia (pero no s/cataplexia). LCR de hipocretina ≤ 110 pg/mL: muy Esp (~99%) y Sens (~90%) para narcolepsia c/cataplexia (*JNNP* 2003;74:1667); no es Sens para pt c/cataplexia atípica, leve o sin ella.

Dx: PLMS: ocurre después de PSG y consiste en 5 siestas. Latencia media del sueño ≤ 8 min. Al menos 2 periodos MOR (puede estar presente en pts norm, privación de sueño, otros trast de sueño) o sustituir c/MOR < 15 min en la PSG previa. Falso negativo hasta en 30%.

Tratamiento	
Síntoma	**Tratamiento**
Somnolencia	Modafinil: considerado más seguro que las anfetaminas (*Neurology* 2000;54:1166). Iniciar c/100-200 mg am, añadir 100-200 mg en la comida PRN. ES: náusea, nerviosismo, cardiacos; rara vez SSJ. ↑ metab del citocromo P450 → ↑PAO. Nota: R-modafinilo es otra opción, de vida ½ más larga que modafinilo Metilfenidato: bloqueador de la recaptación de dopamina. Dosis de 10-60 mg, puede producir tolerancia. ES similares a los de las anfetaminas Anfetaminas: promueven la lib de NE y dopamina. ES frec: insomnio, nerviosismo, arritmias, HTN, cefalea y cambios de humor Si el sx continúa a pesar de los meds, buscar otros trast del sueño
Trastornos del sueño	Oxibato de sodio (γ-hidroxibutirato): 1.ª línea, ↓ despertares; ayuda a todos los sx a/c MOR. Útil para sx centrales: insomnio, cataplexia, somnolencia diurna, alucinaciones (*Sleep* 2002;25:42). Usu conocida como "droga de la violación". Inicio 4.5 g: div en 2.25 g qhs, luego 3-4 h después (usu c/alarma). Dosis máx 9 g (total). Usar c/precaución en caso de insuf cardiaca e HTN, ya que contiene Na. Puede causar depresión resp (la mayoría de pt que recibieron el med en ensayos clínicos estaba tomando estimulantes)
Cataplexia, parálisis del sueño, alucinaciones	Oxibato de sodio O Meds que suprimen el sueño MOR: ISRS y SSIRNE (admin en el día, ya que pueden tener un efecto estimulante). ATC (admin por la noche, debido al ES de sedación, excepto protriptilina, que es un estimulante)

Otras causas de la somnolencia excesiva	
Hipersomnia idiopática	Somnolencia severa, crónica y excesiva s/causa conocida. Hasta 10% de los pts es remitido a la clínica del sueño. Inicio insidioso en la adolesc/1.ª edad adulta. Fisiopatol desconocida 1: puede ser una falla del SNC para inhibir el sueño MONR. Hay que excluir otras causas. PSG para desc otras enf. *PLMS*: latencia media del sueño < 8 min pero sin MOR de inicio del sueño (*vs.* narcolepsia). *Tx*: estimulantes.
Síndrome de sueño insuficiente	Incumplimiento crónico e involuntario (pero voluntario) de dormir lo suf. Dormir menos de lo necesario por trabajo, escuela, estilo de vida. → privación del sueño. *Dx*: Hx, registro de sueño, PSG para desc otros trast de sueño (no requerido). *Tx*: dormir más.
Síndrome de Kleine-Levin	Hipersomnia (sueño excesivo), atracones e hipersexualidad. Ocurre en hombres adolesc, remite en la edad adulta. Dormir > 16 h por días-sem, recurrente al menos 2× al año (c/atracones, hipersexualidad, comportamiento desinhibido). *Fisiopat*: desconocida. Curso autolimitado. *Tx*: Li podría ser efectivo, enf autolimitada. *Hipersomnia recurrente*: hipersomnia sin otros sx (es decir atracones).
Hipersomnia postraumática	Se produce tras un traumat craneoencefálico (esp en el hipotálamo y el tronco del encéfalo). Mejora gradual en sem-meses. No tx necesario.
Otras causas	*Estupor recurrente idiopático*: raro, s/causa subyac, el estupor dura hasta días, *Tx*: desconocido. Se creía que el uso de flumazenil (antagonista de recept de BZD) se a/c ingestión de BZD como causa. *Sínd de subvigilia*: raro, solo ~50 casos informados, crónico, pt q/d somnolencia, pero estudios norm. *Hipersomnia a/c con la menstruación*: somnolencia en el periodo premenstrual, norm en otros momentos, si incapacitante usar PAO para detener la ovulación. *Medicamentos*: FAE, ISRS, sedantes.
Somnolencia excesiva secundaria	*Tras del sueño*: apnea del sueño, mov periódicos de las extremidades del sueño, trast del ritmo circadiano *Trast médico*: Addison, hipotiroidismo, sínd de fatiga crónica. Enf del sueño: por el protozoo *T. brucei*, → por la mosca tsé-tsé en África subsahariana, fiebres (sx sist) c/somnolencia progresiva → coma/muerte (por encefalitis) si no se trata *Trast neuro*: demencia, EP, crisis a/c el sueño. Taquipnea neurógena a/c el sueño: ↑FR durante el sueño → interrupción del sueño, por tanto somnolencia diurna *Trast psiquiátricos*

PARASOMNIAS

Introducción: *parasomnias*: comportamientos o actos físicos indeseables durante el sueño. *Clasificación*: trast del despertar; a/c sueño MOR y MONR.

TRASTORNO DEL DESPERTAR (VER EL RECUADRO SIGUIENTE)

Ocurre fuera del MONR (usu *estadio* N3), que se enriquece en el 1.er tercio de la noche. Sobre todo en niños, ↓ c/la edad, < 5% en adultos; HxF +. Amnesia para el evento (en todos los casos del cuadro siguiente). Fact de riesgo: fiebre, estrés, privación de sueño, EtOH, embarazo, zolpidem, menstruación, AOS no tratada. > concordancia en gemelos monocigót. Ddx: crisis, ataques de pánico, TCSM. Dx: puede no necesitar PSG, pero sí mostrar despertar del sueño de ondas lentas, interrupción del sueño de ondas lentas (↑ índice de fragmentación del sueño de ondas lentas), ↑ actividad δ antes del despertar. Tx de fact subyacentes, ambiente de sueño seguro, meds si grave o propenso a lesiones.

Trastornos del despertar		
Despertar confuso	Episodios de confusión, desorientación, comport inadecuado → luego de despertar de la fase MONR (usu). Dura 5-15 min (puede durar horas). *Subtipo*: conducta sexual anorm a/c el sueño → masturbación, sexo.	*Tx*: TCA, BZD
Terrores del sueño	Despertar súbito de MONR c/miedo (con confusión, llanto).	*Tx*: TCA, BZD
Sonambulismo	Raro en adultos (a menos que lo haya tenido de niño). Despertar desde la fase MONR, pasando por conductas motoras simples a complejas (manejar). Los ojos suelen estar abiertos, el pt no interactúa c/el entorno, incompletamente despierto. HLA DQB1*05 implicado. SPECT en el episodio → act de la vía talamocingulada, con otras vías desact (*Lancet* 2000;356:484).	*Tx*: BZD

Parasomnias asociadas con MOR

Trastorno del comportamiento del sueño MOR (TCSM)

Introducción: < 1% de la población, 90% hombres, ~60 años. En la fase MOR norm, los músc se paralizan (es decir, atonía del sueño). En TCSM, durante el MOR, los pt actúan sueños (comport motores simples o complejos). Los sueños usu son violentos o aterradores y así es el comport (muchos informan lesiones a sí mismos/sus parejas). Los pt suelen recordar los sueños, que ocurren en la última ½ de la noche, cuando la fase MOR es más frec. A/c enf neuro (EP, EM, demencia, TC, ictus). Fuerte a/c DCL. 38% de los pt desarrolla EP luego de 3 años y > 80% en el seguim a largo plazo (*Sleep Med* 2013;14(8):744-748). TCSM + EP → deterioro cognitivo o alucinaciones más frec. AMS: 90% tiene TCSM y en cerca de la ½ TCSM previo. *Fisiopatol*: atonía musc MOR por núcleo pedunculopontino (NPP) + otras estruct del tronco del encéfalo; en EP, NPP afectado → TCSM.

Dx: video PSG (± EMG en ES): sueño MOR c/act motora. En los pt c/EP, el mov durante la fase MOR no es bradicinético, sino lento, pero balístico (el mov deriva los GB).

Rx: *seguridad*: las armas de fuego no deben ser accesibles, colocar cojines alrededor de la cama (en caso de caidas), mantener la cama alejada de ventanas o lámparas que puedan romperse, barandillas acolchadas. *Clonazepam*: no restablece la atonía del sueño, pero ↓ la act motora; otras BZD pueden no ser tan eficaces. *Melatonina:* restablece la atonía del sueño, 6-18 mg qhs. Tratar la AOS si hay, esp c/BZD que pueden empeorar la resp.

Otros eventos nocturnos	
Enuresis	Mojar la cama involuntariamente en niños > 5 años, más común en masc. *1.ª* si siempre se ha mojado en la cama (más común), *2.ª* si no se ha mojado en la cama en 6 meses (~15% de los casos, puede ser por estrés, abuso). Por no despertar al llenarse la vejiga, ↑ produc de orina en el sueño. *Tx*: desmopresina (mejora la reabsorción renal de orina), ATC (efecto anticolinérgico), tx conductual (sist de alarma de enuresis)
Síndrome de la cabeza explosiva	Más frec en mujeres. Ocurre al dormirse o despertar. Sensación de explosión o ruido fuerte. Benigno, aunque los ataques frec causan insomnio. Empeora con el estrés/fatiga. Mejora con el tiempo. *Tx*: clomipramina
Síndrome de alimentación nocturna (SAN) y trastorno alimentario relacionado con el sueño (TARS)	Despertar repetido del sueño con comer/beber de forma involuntaria. La persona está total/parcialmente inconsciente con el TARS; consciente con el SAN. A/c SPI, AOS. Más frec en mujeres. *Fact de riesgo*: zolpidem y meds psicotrópicos (TARS), estrés, trast del estado de ánimo, EtOH, y fumar. *Tx*: trast del sueño subyacente, ISRS, BZD, topiramato y agonistas dopaminérgicos
Calambres nocturnos en las piernas	Espasmos dolorosos en la pierna, despierta al pt. Ocurre en la mayoría de los adultos (más común en ancianos, DT2/trast endocrinos, desequilibrio de fluidos/electrolitos, ejercicio, embarazo, PAO, EVP, trast de UNM, EP). Análisis: TSH, PMB. *Tx*: ejercicios de estiramiento, ducha caliente, vit B, vit E, difenhidramina, BCC, gabapentina. No se recomienda la quinina debido a los riesgos
Paro sinusal a/c el sueño MOR	Rara, la asistolia puede durar ~9 s. Usu en adultos jóvenes sanos c/ CV norm. Posib debido a disfxn autonómica. *Tx*: usu no está indicado, pero puede ser necesario un marcapasos

Insomnio

Introducción: trast del sueño más común, 1/3 de los adultos con insomnio ocasional, 10% con insomnio crónico o severo, F > M; Pts con queja de fatiga, dificultad con la cognición, lentitud mental. Muchos factores dif precipitan y perpetúan el insomnio: estrés, trabajo, mala higiene del sueño, trast del estado de ánimo, dolor, etc.

Clasificación del insomnio	
Duración	*Aguda*: pocos días hasta 3 meses. *Crónica*: > 3 meses.
Perfil temporal	*Insomnio de inicio de sueño*: dificultad para conciliar el sueño. *Insomnio de mantenimiento del sueño*: despertares múltiples o prolongados. Los despertares tempranos y el sueño no reparador son también sx

Evaluación del insomnio: considerar el inicio, duración y consecuencias funcionales del insomnio para eval los riesgos del insomnio *vs.* los riesgos de las tx médicas. Meds a/c insomnio: esteroides, ISRS, estimulantes, nicotina y betabloqueadores. Hábitos: exposición a dispositivos emisores de luz antes de acostarse, consumo de cafeína, apagar la luz, siestas, irregularidad de horarios u otros fact modificables. Es útil un diario de sueño por 1-2 sem. PSG: usu no se realiza, pero para casos crónicos/refractarios puede ser informativo (los contribuyentes tratables del insomnio incluy AOS, MPES). Aunque muchos pt duermen peor en el lab que en casa → efecto "1.ª noche", algunos con insomnio duermen mejor en el lab, es decir, efecto inverso a la 1.ª noche, debido al insomnio psicofisiológico (las asociaciones negativas del hogar están ausentes en el lab).

Insomnio agudo/transitorio

Etiología del insomnio transitorio	
Trast de ajuste del sueño	Factor de estrés agudo (divorcio, muerte, enf física) → dificultad para dormir. Usu mujeres mayores (pero cualquier grupo de edad u hombres). Curso breve, sueño norm una vez que el estresor se resuelve
Desfase horario (jet lag)	Se resuelve espont en pocos días. Viaje hacia el oeste → despertar temprano (porque la hora es más temprana). Viajes hacia el este → dificultad para conciliar el sueño (porque la hora es más tarde)
Trast de sueño por trabajo en turnos	Debido al trabajo en turnos fuera de los horarios norm (p. ej., turno nocturno). El sueño se ve afectado y desajustado por señales ambientales/sociales

Insomnio crónico: muchas etiologías dif: insomnio médico a neuro e insomnio 1.° (no causado por otros trast de sueño o médico).

Rx: tx sin demora del insomnio agudo antes de que se convierta en crónico debido al comportamiento aprendido.

Insomnio primario (causante del insomnio crónico)	
Insomnio psicofisiológico	15% de insomnio crónico, adultos jóvenes, usu mujeres. Debido a un comportamiento desadaptativo que impide el sueño (p. ej., un factor estresante provoca insomnio, se elimina pero el insomnio persiste por miedo al insomnio). Pts ansiosos/angustiados/preocupados c/el sueño. Usu tienen despertar condicionado → puede dormir mejor en otros lugares que en su propia cama. *Dx*: por Hx, PSG no suele ser útil, excepto cuando dx de trast de sueño comórbido
Insomnio paradójico (percepción errónea del estado del sueño)	Pt con queja de pérdida extrema de sueño, pero fxn diaria de pt y PSG norm, es decir, percepción errónea del sueño como despierto. Mujeres, edad temprana a mediana edad. El insomnio puede persistir durante años
Insomnio idiopático	De larga duración, comienza en la infancia, s/etiología subyacente. Inicio insidioso, curso crónico, a menudo refractario al tx

Otras causas de insomnio crónico	
Trast del sueño	Trast del ritmo circadiano (reloj biológico y ambiental no sincronizados [véase más adelante]), apnea del sueño, SPI
Causas médicas	*Pulmonar*: AOS. *Cardiovascular*: ICC, SICA. *GI*: ERGE, úlcera péptica, sínd de deglución anorm relacionada con el sueño (pt c/dificultad para tragar saliva durante el sueño). *Dolor* *Embarazo*: insomnio a/c menstruación (insomnio durante el periodo premenstrual, causa desconocida), insomnio a/c el embarazo (mejora después del parto)
Neurológicas	Demencia, Parkinson, Huntington, crisis y cefalea a/c el sueño
Psiquiátricas	Fuerte correlación con el insomnio. Trast del humor, trast de la personalidad, ansiedad, pánico, TEPT
Medicamentos	Alcohol, esteroides, PAO, nicotina, anti-HTN, broncodilatadores, FAE, anticolinérgicos y algunos meds para Parkinson

(*continúa*)

Comportamiento	*Mala higiene del sueño*: pasar demasiado tiempo despierto en la cama, acostarse a diferentes horas, siesta diurna frec. *Trast de asociación de inicio del sueño*: usu el niño se niega a dormirse s/una condición determinada (p. ej., chupón, juguete), 15% de los varones de 6 m a 3 años. *Sínd de comer (beber) nocturno*: despertar para alimentarse aunque no tenga hambre, debido a un comportamiento aprendido
Medio ambiente	Condiciones de sueño adversas: ruido, luz, compañero de cama que ronca. Insomnio por alergias alimentarias → niños, despertares frec c/otros sx de alergia (p. ej., exantema, malestar GI). Inducido por toxinas → dif toxinas producen insomnio. Insomnio de altura → por ascenso, por resp periódica c/apnea central por hipoxia/alcalosis resp

Tratamiento no farmacológico	
Hábitos/higiene del sueño	Despertar a la misma hora; acostarse al tener sueño. Limitar las siestas diurnas, no tomar EtOH/fumar cerca de la hora de dormir. Minimizar la cafeína a menos que se requiera para estar alerta. No hacer esfuerzos intensos a última hora de la tarde. El ejercicio es beneficioso (pero no de 3 a 5 horas antes de acostarse). Para el insomnio ocasional, si no puede dormirse en 30 min, dejar la cama y realizar una act tranquila y relajante (lectura), pero la percepción errónea y la observ del reloj son fact de confusión en este caso. Relojes: si causan ansiedad, quitarlos de la habitación. Esta debe ser oscura/tranquila, con temp fresca. Usar la cama solo para el sexo y el sueño
Terapia de luz	Tx para trast del ritmo circadiano, debe programarse correctamente
Técnicas de comportamiento	La mayoría de los insomnes se beneficia, pero pueden tardar semanas. *Tx cognitivo-conductual* para el insomnio (*TCC-I*): enfoque multifact, aborda las creencias irreales del sueño. *Relajación*: relajación progresiva, visualización de un entorno agradable. *Restricción del sueño*: limitar el tiempo en cama al tiempo total real de sueño, puede causar cierta privación de sueño que luego mejora su eficiencia → respuesta homeostática, p. ej., pasa 9 h en la cama, pero duerme 6 h → debe pasar solo 6 h en cama, luego ajustar el tiempo en la cama según la eficiencia del sueño (tiempo total de sueño/tiempo en la cama si la eficiencia < 80%, ↓ tiempo en la cama por 15 min, si > 90% ↑ tiempo en la cama por 15 min (precaución c/los riesgos de conducir c/sueño/deterioro del rendimiento laboral en el periodo de restricción). *Intención paradójica*: guiar al pt para que no "intente" dormirse (permitir que el despertar tranquilo dé paso al inicio del sueño)

Tratar otros trastornos del sueño subyacentes.

Medicamentos para el insomnio

Solo deben utilizarse a corto plazo (o en pt muy seleccionados c/insomnio crónico). Hipnóticos → la mejora subjetiva supera el ↑ objetivo del sueño; el desempeño diurno puede no mejorar y hasta empeorar por los efectos residuales. Advertencias de la FDA con respecto a zolpidem, eszopiclona, en este sentido (esp de liberación prolongada y en mujeres). ↓ BZD lentamente (considerar la adición de *TCC-I* con la ↓).

Medicamentos	
Agonista del receptor no BZD	Zolpidem, eszopiclona, zaleplon. A dif de las BZD, no tienen efecto ansiolítico ni anticonvulsivo, ↓ riesgo de tolerancia. ES: parasomnia, resaca, riesgo de conducción matutina
BZD	Admin sobre todo a la hora de acostarse. Triazolam, estazolam, temazepam y flurazepam. ES: deterioro cognitivo, insomnio de rebote al desc meds, sx de abstinencia, tolerancia y dependencia
Antidepresivos	Trazodona: 25-100 mg al acostarse. Mirtazapina, doxepina, ATC. Pueden empeorar el SPI, SMLP
Otros meds	Ramelteon: agonista del receptor de melatonina. Antihistamínicos (difenhidramina): pocos estudios demuestren su eficacia para el insomnio. Melatonina: útil para alt del ritmo circadiano (desfase horario, trabajo en turnos). Supl herbales: valeriana, manzanilla, pero poca evidencia. Suvorexant: antagonista de receptores de orexina (como otros meds para el sueño, puede empeorar la apnea del sueño y provocar prob de conducción)

TRASTORNOS DEL RITMO CIRCADIANO

(*J Clin Sleep Med* 2015;11(10):1199-1236)

Trast de trabajo en turnos: *def:* desajuste de los ritmos circadianos y del tiempo de sueño causado por el trabajo en turnos. *Estudios*: diario de sueño-vigilia, actigrafía (monitoriza el patrón de descanso/act), PSG para desc otros trast del sueño. *Rx:* contramedidas para somnolencia incl siesta antes o durante el turno, exposición a la luz en el turno de noche y la restricción de la luz por la mañana. Modafinilo (aprobado por la FDA) y la cafeína pueden mejorar el estado de alerta nocturno. Melatonina (1-3 mg) antes del sueño diurno puede promoverlo. Las BZD puede promover el sueño diurno pero pueden ↑ la sedación del turno de noche.

Trast de avance de la fase de sueño: *def:* horario de sueño varias horas antes del convencional o deseado. *Estudios*: diarios de sueño-vigilia. *Rx:* tx de luz nocturna, evitar la luz de la mañana.

Trast de fase de sueño retrasada: *def:* horario de sueño mucho más tarde que el convencional o deseado; puede presentarse como insomnio. *Estudios:* diarios de sueño-vigilia. *Rx*: exposición a la luz matutina, evitar la luz de la tarde. Acostarse cada vez más temprano hasta alcanzar el horario de sueño deseado (cronoterapia). Admin programada de melatonina 2-3 h antes del inicio del sueño deseado.

Trast de ritmo circadiano de sueño libre: *def:* falla de sincronización c/periodos de luz y oscuridad, común en ciegos cuando pierden la vista, puede ocurrir en personas que ven. *Estudios:* diarios de sueño-vigilia, actigrafía; tiempo de secreción de melatonina, y temp corporal central, son sobre todo herramientas de investigación. *Rx:* horarios de sueño/vigilia. Exposición programada a la luz en pt que ven. Melatonina 2 h antes de acostarse.

Trast de ritmo irregular de sueño-vigilia: *Def:* ausencia relativa de un patrón circadiano en el ciclo de sueño-vigilia. *Estudios*: diarios de sueño-vigilia, actigrafía. *Rx*: combinación de exposición a la luz brillante + act física. Un programa estructurado de act y exposición a la luz puede ayudar a adultos mayores/residentes de asilos c/demencia. Melatonina puede ser útil en niños.

SÍNDROME DE PIERNAS INQUIETAS Y MOVIMIENTOS PERIÓDICOS DE LAS EXTREMIDADES DURANTE EL SUEÑO

INTRODUCCIÓN/SÍNTOMAS

Criterios para el dx de SPI: necesidad de mover las piernas ± sensación desagradable asociada, peor de noche o en periodos de inmovilidad, se alivia con el mov. *Sensación desagradable*: profunda en las extremidades, puede ser b/l e implicar los brazos en aumento. *Causas sx de SPI*: *deficiencia de Fe*: causa más frec de SPI, usu a/c ferritina baja (no suele detectarse anemia). Otras relaciones: *insuf renal, EP, antidepresivos, neuropatía perif, embarazo. MPES*: mov a/c el sueño (flexión del tobillo, también puede afectar la rodilla), común en el SPI, pero la mayoría c/MPES no tiene SPI. El pt no suele ser consciente de los mov. Tratar si hay insomnio o somnolencia diurna. A diferencia del SPI (un dx clínico), el MPES requiere PSG. Rx es igual que para el SPI.

Dx: *EMG/VCN* si hay neuropatía/radiculopatía asociada; *Ferritina* (prueba más Sens para anemia por def de Fe) todos los pts; *ddx*: neuropatía/radiculopatía (no hay necesidad de moverse y no suele empeorar por la noche), acatisia inducida por neurolépticos (es decir, inquietud motora, por los antipsicóticos que bloquean los receptores de dopamina).

Rx: *higiene del sueño, suplemento de Fe* (en ayunas, con vit C), y causa subyacente para pts con ferritina ↓ (< 50 es el punto de corte, es decir, más ↑ que el punto de corte de la anemia). *Dopaminérgicos*, gabapentina, pregabalina y BZD (clonazepam por su acción prolongada). Los opiáceos son el último recurso. Dosificación cerca del inicio de los sx. Empezar con la dosis más ↓, titulando lentamente.

Complicaciones del tx: **(1)** ↑: sx más temprano, más severo, involucra otras partes del cuerpo por meds dopaminérgicos, más a menudo c/levodopa; Tx al desc meds para casos severos o añadir una dosis temprana para casos más leves. **(2)** *Rebote:* es decir, retirada del med, los sx aparecen en la vida ½ del med, ocurre en la mañana.

APÉNDICE I: LISTA DE ABREVIATURAS

Δ Cambio, cambia
***DHE** dihidroergotamina
[−] negativo
[+] positivo
[†]**CID** coagulación intravascular diseminada
5-FU 5-fluorouracilo
a/c asociado con
aa aminoácido
AAA aneurisma aórtico abdominal
AAC angiopatía amiloide cerebral
AACI angiopatía amiloide cerebral inflamatoria
AAI apéndice auricular izquierdo
AB arteria basilar
abd abdominal/abdomen
Abx antibioticoterapia
Ac anticuerpos
AC anticoagulación
ACA arteria cerebral anterior
ACAI arteria cerebelosa anterior inferior
ACC arteria carótida común
ACE arteria carótida externa
ACG arteritis de células gigantes
ACI arteria carótida interna
ACIIT ataxia cerebelosa idiopática de inicio tardío
aCL anticuerpo anticardiolipina
ACM arteria cerebral media
acN anticuerpo neutralizante
ACOD anticoagulantes orales directos
ACOG The American College of Obstetricians and Gynecologists
ACoP arteria comunicante posterior
ACP ángulo cerebelopontino
ACP arteria coroidea posterior
ACPI arteria cerebelosa posterior inferior
ACR American College of Rheumatology
ACS apnea central del sueño
ACST Asymptomatic Carotid Surgery Trial
ACTH hormona adrenocorticotrópica
ACh acetilcolina
Ad adicional
AD autosómico dominante
ADC coeficiente de difusión aparente
ADEAF epilepsia autosómica dominante con características auditivas
ADN ácido desoxirribonucleico
ADRO actividad delta rítmica occipital
ADTP atrofia dentatorubral-pálidoluisiana
AEC ataxia espinocerebelosa
AEM alteración del estado mental
AFD anticuerpo fluorescente directo
AFFIRM Atrial Fibrillation Follow-up Investigation of Rhythm Management
aFL anticuerpo antifosfolípido
AFP alfa fetoproteína
Ag antígeno
AG acetato de glatiramero
AGCML ácido graso de cadena muy larga
AGL ácidos grasos libres
AGT amnesia global transitoria
AHA American Heart Association
AI autoinmune
AIL actividad infralenta
AINE antiinflamatorios no esteroides
AIT ataque isquémico transitorio
ALA alanina
ALD adrenoleucodistrofia
ALH antígeno leucocitario humano
ALK cinasa de linfoma anaplásico
ALT alanina aminotransferasa
aluc alucinación
AM por la mañana
AMAN neuropatía axonal motora aguda
AMBE atrofia muscular bulbar espinal
AMd Atkins modificado
AME atrofia muscular espinal
AMM arteria meníngea media
AMN adrenomieloneuropatía
amp amplitud
AMP atrofia muscular progresiva
AMPA ácido α-amino-3-hidroxi-5-metil-4-isoxazolpropiónico
AMPIDRT ataques de migraña parecidos a un ataque de ictus después de la radioterapia
AMS área motora suplementaria
AMS atrofia multisistémica
AMSAN neuropatía axonal motora-sensorial aguda
AMS-C atrofia multisistémica-cerebelosa
AMS-P atrofia multisistémica-parkinsoniana
ANA anticuerpos antinucleares
ANAN anticuerpo nuclear antineuronal
ANCA autoanticuerpo citoplasmático antineutrofílico
anorm anormalidad/anormal
Ant anterior
Anticoag anticoagulación
anti-TG antitiroglobulina
AOD atrofia óptica dominante
AOPC atrofia olivopontocerebelosa
AOS apnea obstructiva del sueño
AP anteroposterior
APB abductor *pollicis brevis*
APE antígeno prostático específico
APOE apolipoproteína E
APP afasia primaria progresiva
APSNC angiitis primaria del sistema nervioso central
APTP aglutinación de partículas de *Treponema pallidum*
APV alcohol polivinílico
AR artritis reumatoide
AR autosómico recesivo
ARAB angiitis relacionada con Aβ
ARCh anticuerpo del receptor de acetilcolina
ARDL actividad rítmica delta lateralizada
ARF ablación por radiofrecuencia
ARM angiografía por resonancia magnética
ARN ácido ribonucleico
ASA ácido acetilsalicílico (aspirina)
ASIA American Spinal Injury Association
asim asimétrico
asint asintomático
AST aspartato aminotransferasa
asx asintomático
AT accidente de tránsito

*http://acronymsandslang.com/meaning-of/medicine-and-science/DHE.html
[†]http://acronymsandslang.com/meaning-of/DIC.html

ATC angiografía por tomografía computarizada
ATC antidepresivo tricíclico
ATIII antitrombina 3
ATM articulación temporomandibular
AV arteria vertebral
AV atrioventricular
AVD actividades de la vida diaria
AVD anomalías venosas del desarrollo
AZA azatioprina
AZT zidovudina
b/l bilateral
BAAF biopsia por aspiración con aguja fina
BAAR bacilos resistentes al alcohol ácido o acidorresistentes
BAV bloqueo auriculoventricular
BCC bloqueador de los canales de calcio
BGN bacilo gramnegativo
BHC biometría hemática completa
BHE barrera hematoencefálica
bid dos veces al día
BiPAP presión positiva binivel en las vías aéreas
BMAA β-metilamino-L-alanina
BNO bloqueo del nervio occipital
BOAA beta-N-oxalil-amino-L-alanina
BOC bandas oligoclonales
BOHB beta-OH-butirato
BRA bloqueador de los receptores de la angiotensina
BRV brivaracetam
Bx biopsia
BZD benzodiacepina
c.r.a. con respecto a
c/ con
c/c consistente con
c/l contralateral
c/p complicado por
CA antígeno cancerígeno
CADASIL arteriopatía cerebral autosómica dominante con infartos subcorticales y leucoencefalopatía
CADISS Cervical Artery Dissection in Stroke Study
CAI canal auditivo interno
CANVAS ataxia cerebelosa, neuropatía, síndrome de arreflexia vestibular
Cap campo de alta potencia
CAP conducto arterioso persistente
CAS concentración de alcohol en sangre
CAT cefalalgias autonómicas del trigémino
Cav cavernoso
CAV contracción anal voluntaria
CAVATAS Carotid and Vertebral Artery Transluminal Angioplasty Study
CBL cerebelo
CBZ carbamazepina
CC cabecera de la cama
CC cuerpo calloso
CCD clasificación clínica de la demencia
CCIP catéter central de inserción periférica
CCNU lomustina
CCP péptido citrulinado cíclico
CCR carcinoma de células renales
CCHNP cáncer colorrectal hereditario no poliposo
CCHR norma canadiense sobre la TAC cefálica
CD craniectomía descompresiva
CDC Centers for Disease Control and Prevention
CDIV consumo de drogas por vía intravenosa
CdV calidad de vida
CE choque espinal
cerebrovasc cerebrovascular
CET complejo de esclerosis tuberosa
CFEM compuesto funcional de esclerosis múltiple
CFN capa de fibras nerviosas
CFNR capa de fibras nerviosas de la retina
CI coeficiente intelectual
CIM concentración inhibitoria mínima
Circ circulación
CITTR conversión inducida por temblor en tiempo real
CIWA Clinical Institute Withdrawal Assessment for Alcohol
CIWA-Ar Clinical Institute Withdrawal Assessment for Alcohol revisada
CK creatina cinasa
CKAV canal de potasio activado por voltaje
CLB clobazam
CLP célula linfoplasmática
CML cadena muy larga
CMT Charcot-Marie-Tooth
CMV citomegalovirus
CNC cuidados neurocríticos
CNDP cefalea nueva diaria persistente
CNE crisis no epiléptica
CNT células nucleadas totales
CO capa orbital
CO monóxido de carbono
COF campo ocular frontal
COMT catecol-O-metiltransferasa
COONG cabeza, oídos, ojos, nariz, garganta
COX ciclooxigenasa
CPAP presión positiva continua en las vías aéreas
CPC carcinoma de plexo coroideo
CPCP cáncer de pulmón de células pequeñas
CPK creatina fosfocinasa
CPNM carcinoma pulmonar no microcítico
CPOA complejos periódicos de ondas agudas
CPOS continuo de picos y ondas durante el sueño
Cr creatinina
CREST Carotid Revascularization Endarterectomy versus Stenting
CsA ciclosporina
CSM cefalea por sobrecarga de medicamentos
CSO craniectomía suboccipital
Css siderosis cortical superficial
CSS canal semicircular superior
CT cefalea tensional
CTAQ célula T de antígeno quimérico
Ctrl control
CTX ciclofosfamida
CU colitis ulcerosa
CV campo visual
CV capacidad vital
CV cardiovascular
CV carga viral
CVAV compresiones-vía aérea-ventilación
CVF capacidad vital forzada
Cx cultivo
CxS cultivo de sangre
CYP citocromo P450
CHAT colina acetiltransferasa

Cho colina
CHO carbohidratos
d/c de lo contrario
DA dopamina
DAV demencia asociada con el VIH
DAVI dispositivo de asistencia ventricular izquierda
DBIG dieta de bajo índice glucémico
DCB degeneración corticobasal
DCG dieta cetógena
DCL demencia con cuerpos de Lewy
DCL deterioro cognitivo leve
DDAVP acetato de desmopresina
ddI didanosina
Ddx diagnóstico diferencial
DE diseminación en el espacio
Degen degeneraciones
DEI descarga epileptiforme interictal
Desarr desarrollo
desc descartar
desoxiHb desoxihemoglobina
desprop desproporcionado
DET difusión en el tiempo
DEXA absorciometría de rayos X de doble energía
DFM displasia fibromuscular
DFT demencia frontotemporal
DFTvc demencia frontotemporal variante conductual
DGCB degeneración ganglionar corticobasal
DI diabetes insípida
dif diferencia
DIS distonía
disfx disfunción
disoc disociación
DLFT degeneración lobar frontotemporal
DLN dentro de los límites normales
DMAD deficiencia múltiple de acil-CoA deshidrogenasa
DMASM desmielinizante multifocal adquirida sensorial y motora
DMC distrofias musculares de cinturas
DMD distrofia muscular de Duchenne
DMF dimetilfumarato
DMH derivados monohidróxicos
DMO distrofia muscular oculofaríngea
DMSA ácido dimercaptosuccínico
DN déficit neurológico
DNA deterioro neurocognitivo asintomático
DNOS dependiente del nivel de oxígeno en sangre
Doxi doxiciclina
DPA defecto pupilar aferente
DPAR defecto pupilar aferente relativo
DPL descargas periódicas lateralizadas
DPPX proteína similar a la dipeptidil-peptidasa 6
DPT difteria, tos ferina y tétanos
DRMT descargas rítmicas medio-temporales
DRP demencia rápidamente progresiva
DSM Manual diagnóstico y estadístico de los trastornos mentales
DT deliriums tremens
DT2 diabetes tipo 2
DTC Doppler transcraneal
DTI imágenes con tensor de difusión
DUMBBELSS Diarrea, Micción, Miosis, Bradicardia, Broncoconstricción/ Broncorrea, Emesis, Lagrimación, Salivación, Sudoración
DV demencia vascular
DVC drenaje venoso cortical
DVE drenaje ventricular externo
DVP derivación ventrículo-peritoneal
DWI imágenes ponderadas por difusión
DWI-FLAIR imágenes ponderadas por difusión- recuperación de inversión atenuada por fluidos
Dx diagnóstico
DXA absorción de rayos X de doble energía
DZP diazepam
EA enfermedad de Alzheimer
EA espondilitis anquilosante
EAC endarterectomía carotídea
EAD encefalomielitis aguda diseminada
EAD enfermedad articular degenerativa
EAG evento adverso grave
EA-GMO enfermedad asociada con el anticuerpo de la glicoproteína de mielina
EAI epilepsia de ausencia infantil
EAJ epilepsia de ausencia juvenil
EARi evento adverso relacionado con la inmunidad
EARI eventos adversos relacionados con la inmunoterapia
EBN enfermedad de Behcet neurológica
EBS endocarditis bacteriana subaguda
EC enfermedad de Crohn
ECA ensayo clínico aleatorizado
ECA ensayo controlado aleatorizado
ECA enzima convertidora de angiotensina
ECASS European Cooperative Acute Stroke Study
ECB esclerosis concéntrica de Balós
ECG electrocardiograma
ECG escala de coma de Glasgow
EC-IC extracraneal-intracraneal
ECIN enfermedad de cuerpo de inclusión de neurofilamentos
ECJ enfermedad de Creutzfeldt-Jakob
ECJE enfermedad de Creutzfeldt-Jakob esporádica
ECL enfermedad de los cuerpos de Lewy
ECRATA encefalopatía con respuesta a esteroides asociada con tiroiditis autoinmune
EDA escala de deterioro ASIA
EDAS encefaloduroarteriosinangiosis
EDG escala de depresión geriátrica
EDM encefalomielitis desmielinizante múltiple
EDOEM edema de disco óptico con estrella macular
EDSS Escala ampliada del estado de la discapacidad
EDTA ácido etilendiaminotetraacético
EE estado epiléptico
EECG estado epiléptico convulsivo generalizado
EEG electroencefalograma
EEGc electroencefalograma continuo
EEGV electroencefalograma de vídeo
EEIC estado estable de interferencia constructiva
EEIT encefalopatía epiléptica infantil temprana
EEN enolasa específica de las neuronas
EENC estado epiléptico no convulsivo
EEO encefalitis equina oriental
EEOc encefalomielitis equina occidental
EER estado epiléptico refractario

EERNA estado epiléptico refractario de nueva aparición
EEV encefalitis equina venezolana
EFI ensayo de fluorescencia indirecta
EFLTM epilepsia familiar del lóbulo temporal mesial
EFPS electroforesis de proteínas séricas
EG eco de gradiente
EGI epilepsia generalizada idiopática
EGO examen general de orina
EH enfermedad de Huntington
EHA encefalomielitis hemorrágica aguda
EHI encefalopatía hipóxico-isquémica
EHRNI endoteliopatía hereditaria con retinopatía, nefropatía e ictus
EI espasmos infantiles
EIBCCT epilepsia infantil benigna con picos centrotemporales
EICFM epilepsia infantil con crisis focales migratorias
EICH enfermedad de injerto contra huésped
EIF electroforesis de inmunofijación
EII enfermedad inflamatoria intestinal
EIP enfermedad inflamatoria pélvica
EIPCT epilepsia infantil con picos centrotemporales
EJ encefalitis japonesa
EKG electrocardiograma
EL encefalitis límbica
ELA esclerosis lateral amiotrófica
ELAF ELA familiar
ELIG ensayo de liberación de interferón gamma
ELISA ensayo inmunoenzimático
ELP esclerosis lateral primaria
ELT epilepsia del lóbulo temporal
EM eritema migratorio
EM esclerosis múltiple
EMAS epilepsia con crisis astáticas mioclónicas
EMCD EM clínicamente definida
EMG electromiografía
EMGFU electromiografía de fibra única
EMI epilepsia mioclónica infantil
EMJ epilepsia mioclónica juvenil
EMPP esclerosis múltiple primaria progresiva
EMRR esclerosis múltiple remitente recurrente
EMSI epilepsia mioclónica severa de la infancia
EMSP EM secundaria progresiva
EMSU epilepsia multicéntrica y convulsión única
EMT encefalopatía mioclónica temprana
EMTC enfermedad mixta del tejido conectivo
ENDLF epilepsia nocturna dominante del lóbulo frontal
enf enfermedad
ENR estimulación nerviosa repetitiva
ENV estimulación del nervio vago
EP enfermedad de Parkinson
EPD enfermedad de Parkinson con demencia
EPEHAO encefalopatía progresiva con edema, hipsarritmia y atrofia óptica
EPI enfermedad pulmonar intersticial
EPNE espectro psicogénico no epiléptico
EPO eritropoyetina
EPO electroforesis de proteínas en orina
EPOC enfermedad pulmonar obstructiva crónica
ERC enfermedad renal crónica
ERF evaluación de la reducción de la fractura
ERGE enfermedad por reflujo gastroesofágico
ERM espectroscopia de resonancia magnética
ERNMDA encefalitis del receptor NMDA
ERPQ enfermedad renal poliquística
ERV enterococos resistentes a la vancomicina
ES efectos secundarios
ES extremidad superior
ESB enfermedad de la sustancia blanca
ESC efectos secundarios comunes
ESC esclerodermia
ESETT Established Status Epilepticus Treatment Trial
ESG efectos secundarios graves
ESL epilepsia sintomática de localización
ESL eslicarbazepina
ESLP efectos secundarios a largo plazo
ESM etosuximida
esp especialmente
Esp especificidad
espont espontáneo
ESPS European Stroke Prevention Study
estim estímulo
EStL encefalitis de St Louis
ESX etosuximida
ET esclerosis tuberosa
ETC encefalopatía traumática crónica
ETC enfermedad del tejido conectivo
ETL espinotalámico
ETLE inmunotransferencia ligada a enzimas
ETM esclerosis temporal mesial
EtOH etanol
ETRAC evaluación y tratamiento del riesgo arterial coronario
ETT ecocardiografía transtorácica
EULAR European League Against Rheumatism
EUP enfermedad de úlcera péptica
EV estado vegetativo
eval evaluación
EVP enfermedad vascular periférica
ext externo
ext extendido
F4 frontal
FA fibrilación auricular
FAE fármaco antiepiléptico
FARE flexión, abducción, rotación externa
FAV fístula arteriovenosa
FAVD fístula arteriovenosa dural
FBM felbamato
FC frecuencia cardiaca
FCEV factor de crecimiento endotelial vascular
FCN factor de crecimiento nervioso
FCU fenilcetonuria
FDA U. S. Food and Drug Administration
FDG fluorodeoxiglucosa
FEH facioescapulohumeral
FEMR fiebre exantemática de las Montañas Rocosas
FEVI fracción de eyección del ventrículo izquierdo
FF fenilefrina
FI factor intrínseco
FIN fuerza inspiratoria negativa

FIRDA actividad delta rítmica frontal
FLM fascículo longitudinal medial
FM fallo de medro
FMB fenotipo muscular Becker
FNT factor de necrosis tumoral
Fnxn función
FO fuera del hospital
FOD fiebre de origen desconocido
FOP foramen oval permeable
FOS-PHT fosfenitoína
FQ fluoroquinolona
FR fiebre reumática
FR frecuencia respiratoria
frec frecuencia
FRP formación reticular pontina
FRPP formación reticular pontina paramediana
FSC flujo sanguíneo cerebral
FSH hormona foliculoestimulante
FT fenitoína
FT fisioterapia
FTA-ABS anticuerpos treponémicos fluorescentes
FTH fosfatasa y tensina homóloga
fx fractura
fxn función
G gasto
G/B gris/blanco
GABA ácido gamma-aminobutírico
GAD ácido glutámico descarboxilasa
GASO V gasometría venosa
GB ganglios basales
GB gris/blanco
GBM glioblastoma
GBP gabapentina
GC ganglios ciliares
GC gonocócico
GCS ganglio cervical superior
GEFS+ epilepsia genética con convulsiones febriles más
GEP gastrostomía endoscópica percutánea
GEPA granulomatosis eosinofílica con poliangitis
GFI giro frontal inferior
GGB glioma de grado bajo
GGT gamma-glutamil transferasa
GH hormona de crecimiento
GI gastrointestinal
GIST tumores del estroma gastrointestinal
GL granulomatosis linfomatoide
Gluc glucosa
GMO glicoproteína de mielina y oligodendrocitos
GMS glutamato monosódico
GMSI gammapatía monoclonal de significado indeterminado
GN gramnegativo/a
GPA granulomatosis con poliangeítis
GPi globo pálido interno
GPN gabapentina
GRD ganglio de la raíz dorsal
GRDA actividad rítmica generalizada delta
GS glucosa en sangre
GSA gasometría arterial
GSPD glucosa en sangre por punción del dedo
GSS Gerstmann-Sträussler-Scheinker
GTM giro temporal medial
GTP guanosina-5′-trifosfato
GU genitourinario
h/d historia de
HaNDL cefalea y déficits neurológicos con linfocitosis del líquido cefalorraquídeo
Hb hemoglobina
HBPM heparina de bajo peso molecular
HCD hemicraniectomía descompresiva
HCG gonadotropina coriónica humana
Hci homocisteína
HDL lipoproteínas de alta densidad
HE hematoma epidural
HEA historia de la enfermedad actual
HEE hemorragia epidural espinal
HELLP anemia hemolítica con enzimas hepáticas elevadas y plaquetas bajas
HHNC hiperglicemia hiperosmolar no cetósica
HIC hipertensión intracraneal
HICs hemorragia intracerebral sintomática
HII HTN intracraneal idiopática
HIP hemorragia intraparenquimatosa
hipotal hipotálamo
HIV hemorragia intraventricular
HLD hiperlipidemia
HMM hexametilmelamina
HMP historial médico previo
HNC hiperglicinemia no cetósica
HNSI hipoacusia neurosensorial súbita idiopática
HNT hidrocefalia normotensa
HOMA-IR evaluación del modelo de homeostasis-resistencia a la insulina
HoNa hiponatremia
HoTN hipotensión
HSA hemorragia subaracnoidea
HSAa hemorragia subaracnoidea aneurismática
HSA-NA hemorragia subaracnoidea **no** aneurismática
HSAPM hemorragia subaracnoidea perimesencefálica
HSD hematoma subdural
HSDc hematoma subdural crónico
HSH hombres que tienen sexo con hombres
HSM hepatoesplenomegalia
HT hipotermia terapéutica
HTAS hipertensión arterial sistémica
HTN hipertensión
Htto hematocrito
HV hiperventilación
HV hipovolémico
Hx historial/ historia de
HxF historia familiar
i/l ipsilateral
IA intraarterial
IAChE inhibidor de la acetilcolinesterasa
IAH índice de apnea-hipopnea
IBP inhibidor de la bomba de protones
IC insuficiencia cardiaca
ICC insuficiencia cardiaca congestiva
ICDSC Intensive Care Delirium Screening Checklist
ICR isquemia cerebral retardada
IDH isocitrato deshidrogenasa
IEE inmunoensayo enzimático
IEOD ictus embólico de origen desconocido
IETP inmunoensayo para *Treponema pallidum*

IFF insomnio familiar fatal
IFN interferón
IGF factor de crecimiento similar a la insulina
IgG inmunoglobulina G
IgIV inmunoglobulina intravenosa
IgM inmunoglobulina M
IIA ictus isquémico agudo
IL Interleucina
ILAE International League Against Epilepsy
IM infarto de miocardio
IM intramuscular
IMAO inhibidor de la monoaminooxidasa
IMC índice de masa corporal
imp Importante
IMV inyección multivitamínica
incl Incluye, incluyendo
indiv individual
inest inestabilidad
inf inferior
inflam inflamatorio
infxn infección
INF-α interferón α
INH isoniazida
INR coeficiente internacional normalizado
insuf insuficiente
INTI inhibidor nucleósido de la transcriptasa inversa
intox intoxicación
iny inyección
IPC inhibidores del punto de control
IPCI inhibidor de punto de control inmunológico
IPS imágenes ponderadas por la susceptibilidad
IPT intercambio de plasma terapéutico
IRA infección respiratoria
IRA insuficiencia renal aguda
IRM imágenes por resonancia magnética
ISG International Study Group for Behcet's Disease
ISRS inhibidor selectivo de la recaptación de serotonina
ISRSNE inhibidor selectivo de la recaptación de serotonina y norepinefrina
IT intratecal
IV intravenoso
IVU infección de vías urinarias
JC John Cunningham
JN jugo de naranja
KF Kayser-Fleischer
LAC lacosamida
LAC lesión aumentada con contraste
LAD lesión axonal difusa
LAM linfangioleiomiomatosis
LC liberación controlada
LCM lacosamida
LCR líquido cefalorraquídeo
LDCBG linfoma difuso de células B grandes
LDH lactato deshidrogenasa
LDM leucodistrofia metacromática
LEC líquido extracelular
LES lupus eritematoso sistémico
LESNP lupus eritematoso sistémico neuropsiquiátrico
LEV levetiracetam
LH hormona luteinizante
LHA leucoencefalitis hemorrágica aguda
LHAN leucoencefalitis hemorrágica aguda necrotizante
LI liberación inmediata
Li litio
linf linfocitos
LIV linfoma intravascular
LM lesión medular
LM limítrofe medio
LMIEA leucodistrofia metacromática de inicio en la edad adulta
LMP leucoencefalopatía multifocal progresiva
LMQS leucoencefalopatía megalencefálica con quistes subcorticales
LMV lunes-miércoles-viernes
LNH linfoma no Hodgkin
LP liberación prolongada
LP logopeda
LPSNC linfoma primario del sistema nervioso central
LR liberación retardada
LRA lesión renal aguda
LS lumbosacra
LT lóbulos temporales
LTa lóbulo temporal anterior
LTA lóbulo temporal anterior
LTG lamotrigina
LTM lóbulos temporales mesiales
LVCC lesión vascular cerebral contundente
LL lepromatoso limítrofe
LLC leucemia linfocítica crónica
MA mecanismo de acción
malf. malformación
MAO monoamino oxidasa
MAV malformación arteriovenosa
MB meningitis bacteriana
MB multibacilar
MBA meningitis bacteriana aguda
MBA AC meningitis bacteriana aguda adquirida en la comunidad
MBA-AAS meningitis bacteriana aguda asociada con la atención sanitaria
MC malformación cavernosa
MCE mujeres con epilepsia
MCI miositis por cuerpos de inclusión
MCM malformaciones congénitas mayores
MCP memoria a corto plazo
MDMA 3,4-metilendioximetanfetamina
ME musculoesquelético
MEC método de evaluación de la confusión
MECA meningitis enteroviral crónica asociada con agammaglobulinemia
meds medicamentos
MEG magnetoencefalografía
mej mejora
MELAS encefalomiopatía mitocondrial, acidosis láctica y episodios tipo ictus
MEO movimientos extraoculares
MERRF epilepsia mioclónica con fibras rojas rasgadas
metab metabólico/metabolismo
MF meningitis fúngica
MG miastenia gravis
MGMT O6-metilguanina-ADN metiltransferasa
MIB E3 ubiquitina proteína ligasa
MIBG meta-yodobenzilguanidina
MISTIE cirugía mínimamente invasiva más alteplasa para la evacuación de hemorragias intracerebrales
MM mieloma múltiple
MMA ácido metilmalónico
MMF micofenolato mofetilo

MMP miopatía miotónica proximal
MMSE miniexamen del estado mental
MNIM miopatía necrotizante inmunomediada
mnj manejo
MoCA Evaluación cognitiva de Montreal
MONR movimiento ocular no rápido
MOR movimiento ocular rápido
mov movimiento
MP miembro pélvico
MPC mielinolisis pontina central
MPES movimiento periódico de las extremidades del sueño
MPO mieloperoxidasa
MPTP 1-metil-4-fenil-1,2,3,6- tetrahidropiridina
MT membrana timpánica
MT mielitis transversa
MTB meningitis tuberculosa
MTEL mielitis transversa extensa longitudinal
MTR rituximab y temozolomida
MTX metotrexato
MU millones de unidades
MV meningitis viral
MW macroglobulinemia de Waldenström
MYCN protooncogén N-myc
n/v náusea/vómito
NAA N-acetil aspartato
NAAPR North American AED Pregnancy Registry
NAC N-acetilcisteína
NAC neumonía adquirida en la comunidad
NACOPCAD neuropatía atáxica crónica con oftalmoplejía, proteína M, crioaglutininas y anticuerpos disialosil-gangliósidos
NAD nicotinamida adenina dinucleótido
NAR neumonía asociada con el respirador
NC nervio craneal
NCC neurocisticercosis
NDMA N-metil-d-aspartato
NE no especificado
NE norepinefrina
Neg negativo
NES neuroestimulación sensible
NET necrólisis epidérmica tóxica
Neuro UCI unidad de cuidados intensivos neurológicos
NEXUS II National X-ray Utilization Study II
NF neurofibroma
NF neurofibromatosis
NGL núcleo geniculado lateral
NHRPP neuropatía hereditaria con riesgo de parálisis por presión
NIA National Institute on Aging
NIA nervio interóseo anterior
NIAAA National Institute on Alcohol Abuse and Alcoholism
niC núcleo intersticial de Cajal
NIH National Institute of Health
NIHSS National Institute of Health Stroke Scale
NINDS National Institute of Neurological Disorders and Stroke
nirFLM núcleo intersticial rostral del FLM
NIV núcleo intermedio ventral
NK *natural killer* (asesino natural)
NM neuromuscular
NMDA N-metil-d-aspartato
NMI neurona motora inferior
NMM neuropatía motora multifocal
NMO neuromielitis óptica
NMS neurona motora superior
NND número de necesario para dañar
NNT número necesario para tratar
NO nervio óptico
NO neuritis óptica
no sig no significativo
NOC criterios de Nueva Orleans
NOHL neuropatía óptica hereditaria de Leber
NOIA neuropatía óptica isquémica anterior
NOIANA neuropatía óptica isquémica anterior no arterítica
NOICR neuropatía óptica inflamatoria crónica recidivante
NOIP neuropatía óptica isquémica posterior
norm normal
NP neuropatía periférica
NPC neumonía por *Pneumocystis carinii*
NPH neuralgia posherpética
NPJ neumonía por *Pneumocystis jiroveci*
NPO nada por vía oral
NPP núcleo pedunculopontino
NPT nutrición parenteral total
NRA necrosis retiniana aguda
NS neurosífilis
NSAH neuropatía sensorial y autonómica hereditaria
NSDAD neuropatía simétrica desmielinizante adquirida distal
NSG nasogástrico
NT neurotransmisor
NTA necrosis tubular aguda
NTO neuropatía traumático-óptica
NTX neumotórax
Nuc ant núcleo anterior
NUS nitrógeno ureico en sangre
NV neuralgia del trigémino
OAC oclusión de la arteria carótida
OACR oclusión de la arteria central de la retina
OAS oligonucleótido antisentido
occip occipital
oclu oclusión
OD ojo derecho
OEP oftalmoplejia externa progresiva
OI oblicuo inferior
OIN oftalmoplejia internuclear
OMS Organización Mundial de la Salud
ONF ovillos neurofibrilares
ONTT Optic Neuritis Rx Trial
OR odds ratio
ORAR oclusiones de rama de la arteria retiniana
ORVR oclusión de la rama venosa de la retina
OS oblicuo superior
OS ortostático
OTP ortesis tobillo-pie
OVCR oclusión de la vena central de la retina
OVG oclusión de vaso grande
OXC oxcarbazepina
OxiHb oxihemoglobina
p/c presenta con
p/d pruebas de
PA prensión arterial
PA presión de apertura
PAC proteína asociada con contactina
PAD presión arterial diastólica
PAF poliposis adenomatosa familiar

PAFG proteína ácida fibrilar glial
PAM presión arterial media
PAM prueba de aglutinación microscópica
PAMC potenciales de acción muscular compuestos
PAN poliarteritis nodosa
PANS potencial de acción del nervio sensorial
PAO píldora anticonceptiva oral
PAP presión positiva en las vías aéreas
PAS ácido peryódico-Schiff
PAS presión arterial sistólica
PAUM potenciales de acción de la unidad motora
PB paucibacilar
PBG porfobilinógeno
PBT fenobarbital
PC pérdida de conocimiento/síncope (pérdida del estado de alerta)
PC pontocerebeloso
PCA proteína C activada
PCM pedúnculo cerebeloso medio
PCN penicilina
PCP fenciclidina
PCR proteína C-reactiva
PCR reacción en cadena de la polimerasa
PDH piruvato deshidrogenasa
PDK puntuación de desempeño de Karnofsky
PEC polineuropatía por enfermedad crítica
ped pediatría
PEEP presión positiva al final de la espiración
PEG polietilenglicol
PER perampanel
perif periférico
PESA panencefalitis esclerosante subaguda
PET tomografía por emisión de positrones
PET FDG tomografía por emisión de positrones con fluorodeoxiglucosa
PEV potenciales evocados visuales
PFC plasma fresco congelado
PFH prueba de función hepática
PFP pruebas de función pulmonar
PFT prueba de función tiroidea
PGB pregabalina
PGL puntuación de la gravedad de la lesión
PHS púrpura de Henoch-Schönlein
PIAD polineuropatía inflamatoria aguda desmielinizante
PIC presión intracraneal
PIDC polineuropatía inmunológica desmielinizante crónica
PIM presión inspiratoria máxima
PIM punto de impulso máximo
PIO presión intraocular
PISC polirradiculopatía inmunosensitiva crónica
PL punción lumbar
PLED descarga epileptiforme periódica lateralizada
PLEX intercambio de plasma
PLMS prueba de latencia múltiple del sueño
plt plaquetas
PM poliangeítis microscópica
PM polimiositis
PMAV proteína de membrana asociada con vesículas
PMB panel metabólico básico
PMB puntuación de meningitis bacteriana
PMC panel metabólico completo
PME potenciales motores evocados
PMN neutrófilos polimorfonucleares
PMR polimialgia reumática
PMRC proteína mediadora de la respuesta al colapso
PMV prueba de mantenimiento de la vigilia
PNRP prueba de neutralización de la reducción de la placa
pob población
POEMS polineuropatía, organomegalia, endocrinopatía, proteína M y cambios en la piel
PPC papiloma del plexo coroideo
PPC presión de perfusión cerebral
PPD derivado proteico purificado
PPE presión de perfusión espinal
PPSE potenciales postsinápticos excitatorios
predom predominio
PRES síndrome de encefalopatía posterior reversible
PRFK proteína relacionada con la fukutina
PRGC péptido relacionado con el gen de la calcitonina
PRM primidona
PRN por razón necesaria
profx profilaxis
prolif proliferación
prot proteína
PrP proteína priónica
PRS partícula de reconocimiento de señales
PSC pérdida de sal cerebral
PSG polisomnografía
PSP parálisis supranuclear progresiva
PSSE potencial somatosensorial evocado
pt paciente
PT proteína total
PTC perfusión por tomografía computarizada
PTC poliposis tumoral cerebral
PTG prueba de tolerancia a la glucosa
PTGO prueba de tolerancia a la glucosa oral
PTH hormona paratiroidea
PTI púrpura trombocitopénica idiopática
PTLCR proteína total del LCR
PTT púrpura trombótica trombocitopénica
pulm pulmonar
PV periventricular
PVMT pérdida visual monocular transitoria
PVY presión venosa yugular
q/d quejas de
qd una vez al día
QD una vez al día
QHS cada noche al acostarse
qid cuatro veces al día
QO quiasma óptico
QOD cada tercer día
qsem una vez a la semana
RA regurgitación aórtica
RAL recuento absoluto de linfocitos
RAMPART Rapid Anticonvulsant Medication Prior to Arrival Trial
RAN recuento absoluto de neutrófilos
RCE radiocirugía estereotáctica
RCE retorno de la circulación espontánea
RCIU restricción del crecimiento intrauterino

RCP reanimación cardiopulmonar
reacc reacción
REM reflejo de estiramiento muscular
resp respiratorio
resp respuesta
restr restringido
ret retirada
RFCE receptor del factor de crecimiento epidérmico
RFCF receptor del factor de crecimiento de fibroblastos
RGP región gris periacueductal
RI recto inferior
RIAF recuperación de inversión atenuada por fluidos
RITC recuperación de inversión de tiempo corto
RL recto lateral
Rm escala de Rankin modificada
RM rango de movimiento
RM resonancia magnética
Rma razón de momios ajustada
RMf resonancia magnética funcional
R-MPV rituximab, vincristina y procarbazina
RNP ribonucleoproteína
RNTC receptor neurotrófico de la tirosina cinasa
R-PCA resistencia a la proteína C activada
RPR reactivo plasmático rápido
RS recto superior
RS revisión de los sistemas
RT radioterapia
RTCC radioterapia cerebral completa
RTIC radioterapia integral del cerebro
RTIM RT de intensidad modulada
RTM resección total macroscópica
RTOG Radiation Therapy Oncology Group
RUF rufinamida
RUV riñón, uréter y vejiga
RVC resistencia vascular cerebral
RVO reflejo vestíbulo-ocular
Rx prescripción médica
RxT radiografía de tórax
RYR receptor de rianodina
s/p estado posterior a
s/v signos vitales
SA sinoatrial
SAC colocación de *stent* en la arteria carótida
SAC síndrome autonómico craneal
SAF síndrome de anticuerpos antifosfolípidos
SAMMPRIS Stenting and Aggressive Medical Management for Preventing Recurrent stroke in Intracranial Stenosis
SAN síndrome de alimentación nocturna
SAR síndrome de aislamiento radiológico
SARM *Staphylococcus aureus* resistente a la meticilina
SAS síndrome antisintetasa
SB sustancia blanca
SBD sustancia blanca desvanecida
SC seno cavernoso
SC subcortical
SC subcutáneo
SCA síndrome clínicamente aislado
SCA síndrome coronario agudo
SCB síndrome corticobasal
SCE síndrome de cauda equina
SDC síndrome de dolor central
SDRA síndrome de dificultad respiratoria aguda
SDRC síndrome de dolor regional complejo
SEFRI síndrome de epilepsia febril relacionada con la infección
Seg seguimiento
SEGA astrocitoma subependimario de células gigantes
Sens sensibilidad
SEP síntomas extrapiramidales
SGB síndrome de Guillain-Barré
SGI sangrado gastrointestinal
SH síndrome de Horner
SHH síndrome hedgehog
SHHEI síndrome de hemiconvulsión-hemiplejía y epilepsia idiopática
SHV síndrome de hiperviscosidad
SI sacroiliaca
si signos
SIADH síndrome de secreción inapropiada de hormona antidiurética
SICA síndrome coronario agudo
SICECAPS cambio en el Sueño (más o menos), disminución del Interés (anhedonia), Culpabilidad, reducción de la Energía, reducción de la Concentración, cambio en el Apetito (más o menos), lentitud Psicomotriz/agitación, pensamientos Suicidas
simult simultáneamente
sínd síndrome
SIRI síndrome inflamatorio de reconstitución inmunológica
SKS síndrome de Kearns-Sayre
SL sublingual
SLC síndrome de liberación de citocinas
SLG síndrome de Lennox-Gastaut
SLK síndrome de Landau-Kleffner
SMC síndrome miasténico congénito
SMCCL síndrome miasténico congénito de canal lento
SMCCR síndrome de miastenia congénita de canal rápido
SMD síndrome mielodisplásico
SME Servicios Médicos de Emergencia
SMLE síndrome miasténico de Lambert-Eaton
SNC sistema nervioso central
SNG sonda nasogástrica
SNIPL síndrome de neurotoxicidad irreversible producida por el litio
SNM síndrome neuroléptico maligno
SNP sistema nervioso periférico
SNPC sustancia negra pars compacta
SOP síndrome de ovario poliquístico
SPA sentido de la posición articular
SPARCL Stroke Prevention by Aggressive Reduction in Cholesterol Levels
SPECT tomografía computarizada por emisión monofotónica
SPI síndrome de las piernas inquietas
SPR sarampión, paperas y rubéola
SPSP-R síndrome de PSP-Richardson
SQ subcutáneo
SR síndrome de Richardson
SRIS síndrome de respuesta inflamatoria sistémica
SRM sin receta médica
SS síndrome de Sjögren

SSA anti-Ro
SSB anti-La
SSH solución salina hipertónica
SSIICRM sustracción de SPECT ictal e interictal con coregistro a RM
SSIRNE selectivo de serotonina e inhibidor de la recaptación de norepinefrina
SSJ síndrome de Stevens-Johnson
SSL síndrome similar al lupus
SSP supervivencia libre de progresión
SSS seno sagital superior
SSW síndrome de Sturge-Weber
STAXF síndrome de temblor/ataxia asociado con el cromosoma X frágil
STC síndrome del túnel carpiano
STESS puntuación de la gravedad del estado epiléptico
STICH Surgical Treatment for Intracerebral Hemorrhage
STOP síndrome de taquicardia ortostática postural
STP estiripentol
STPS surco temporal posterior superior
SU servicio de urgencias
SUDEP muerte súbita inesperada en epilepsia
SUH síndrome urémico hemolítico
SUNA ataques de cefalea neuralgiforme unilateral de corta duración con características autonómicas craneales
SUNCT ataques de cefalea neuralgiforme unilateral de corta duración con inyección conjuntival y lagrimeo
sup superior
supranuc supranuclear
susp suspender
SVA servoventilación adaptativa
SVCR síndrome de vasoconstricción cerebral reversible
sx síntomas/sintomático
TA teratoide atípica
TAC tomografía axial computarizada
TAC/RM tomografía axial computarizada/ resonancia magnética
Tal tálamo
TAOPS transitorios agudos occipitales positivos del sueño
TAPD terapia antiplaquetaria dual
TAR terapia antirretroviral
TARAA terapia antirretroviral altamente activa
TARS trastorno alimentario relacionado con el sueño
TB tuberculosis
TBP trastorno bipolar
TC tumor cerebral
tcc también conocido como
TCC tomografía computarizada de la cabeza
TCC-I terapia cognitivo-conductual para el insomnio
TCCSC TAC craneal sin contraste
TCE tracto corticoespinal
TCE traumatismo craneoencefálico
TCEg traumatismo craneoencefálico grave
TCEl traumatismo craneoencefálico leve
TCEm-g traumatismo craneoencefálico moderado-grave
TCG tónico-clónico generalizado
TCG tumor de células germinales
TCGNG tumores de células germinales no germinomatosos
TCM triglicéridos de cadena media
TCO tomografía de coherencia óptica
TCS trastorno por consumo de sustancias
TCSC TAC sin contraste
TCSM trastorno del comportamiento del sueño MOR
TDA trastorno por déficit de atención
TDAH trastorno por déficit de atención e hiperactividad
TE temblor esencial
TEC terapia electroconvulsiva
TEMSO Teriflunomide Multiple Sclerosis Oral
TENMO trastorno del espectro de la neuromielitis óptica
TEP tromboembolia pulmonar
TEPT trastorno de estrés postraumático
TEV terapia endovascular
TEV trombectomía endovascular
TEV tromboembolismo venoso
TFG tasa de filtración glomerular
TFIV terapia de fluidos intravenosos
TFP tasa de falsos positivos
TG tinción de Gram
TG tiroglobulina
TGB tiagabina
TH/L trastorno del habla/lenguaje
THC tetrahidrocannabinol
THH telangiectasia hemorrágica hereditaria
TIA terapia intraarterial
TIC trombólisis en isquemia cerebral
tid tres veces al día
TIRDA actividad rítmica intermitente temporal delta
TIT transcriptasa inversa de la telomerasa
TL toque ligero
TL tuberculoide limítrofe
TLPT trastorno linfoproliferativo posterior a trasplante
$TMCO_2$ tasa metabólica cerebral de O_2
TME terapias modificadoras de la enfermedad
TMP/SMX trimetoprim/sulfametoxazol
TMR tuberculosis multirresistente
TMT tiempo medio de tránsito
TMVNP tumor maligno de la vaina del nervio periférico
TMZ temozolomida
TNCAV trastornos neurocognitivos asociados con el VIH
TNED tumor neuroepitelial disembrioblástico
TNEP tumor neuroectodérmico primitivo
TNF trastornos neurológicos funcionales
TNK tenecteplasa
TNL trastorno neurocognitivo leve
TO terapia ocupacional
TOAST Trial of Org 10172 in Acute Stroke Treatment
TOC trastorno obsesivo-compulsivo
TOP topiramato
TP tiempo de protrombina
TP treponémico
TP/INR tiempo de protrombina/ coeficiente internacional normalizado
tPA activador tisular del plasminógeno
tPAr activador tisular del plasminógeno recombinante

TP-INR tiempo de protrombina-coeficiente internacional normalizado
TPM topiramato
TPMT tiopurina metiltransferasa
TPO anticuerpos contra la peroxidasa tiroidea
TPT tiempo parcial de tromboplastina
TR tumor rabdoide
TRA tasa de recaída anualizada
transf transformación
TRAP Temblor, Rigidez, Acinesia/bradiquinesia e inestabilidad Postural
trasp trasplante
trast trastorno
TREAT-MS Traditional versus Early Aggressive Therapy for MS
TRH terapia de remplazo hormonal
TSH hormona estimulante de la tiroides
TSV trombosis del seno venoso
TSVC trombosis del seno venoso cerebral
TT tuberculoide
TTEC terapia trombótica para enfermedades cerebrovasculares
TTEM tratamiento temprano de la esclerosis múltiple
TV tiempo de vuelo
TVC trombosis venosa cerebral
TVE tercera ventriculostomía endoscópica
TVMA transportador vesicular de monoaminas
TVP trombosis venosa profunda
Tx tratamiento, terapia
TXA ácido tranexámico
u/l unilateral
UCI unidad de cuidados intensivos
UCIneuro UCI neurológicos
UDP-GT uridina difosfato glucuronosiltransferasa- glucuronosiltransferasa
UH unidades Hounsfield
UM unidad motora
UME unidad de monitorización de la epilepsia
UNM unión neuromuscular
USAT ultrasonido de la arteria temporal
USG ultrasonido/ecografía
usu usualmente
UTP unión temporoparietal
UV ultravioleta
UVB última vez que se vio bien
UVN última vez que se vio normal
VAA virus adenoasociado
VAAH vigilia, alta amplitud, anterior, hombre
VAR variación alfa relativa
var variante
vasc vascular
VCDH vacuna de células diploides humanas
VCI vena cava inferior
VCM volumen corpuscular medio
VCML virus de la coriomeningitis linfocítica
VCN velocidad de conducción nerviosa
VDRL laboratorio de investigación de enfermedades venéreas
VE vesícula extracelular
VEB virus de Epstein-Barr
vECJ variante de la enfermedad de Creutzfeldt-Jakob
VEJ virus de la encefalitis japonesa
VEO virus equino occidental
vert vertical
VESL virus de la encefalitis de San Luis
vestib vestibular
VFGC virus de la fiebre por garrapatas de Colorado
VGB vigabatrim
VGCC canal de calcio activado por voltaje
VHA virus de la hepatitis A
VHB virus de la hepatitis B
VHC virus de la hepatitis C
VHH virus del herpes humano
VHS virus del herpes simple
VI ventrículo izquierdo
VIH virus de la inmunodeficiencia humana
vis visual
VISP Vitamins in Stroke Prevention
vit vitamina
VJC virus de John Cunningham
VLCTH virus linfotrópico de células T humano
VLH enfermedad de Von Hippel-Lindau
VLP vigilancia a largo plazo
VLLCTH virus de la leucemia y el linfoma de células T humanas
VM ventilación mecánica
VMA ácido vanililmandélico
VNC velocidades de neuroconducción
vnfAPP variante no fluida/agramática de la afasia primaria progresiva
VNO virus del Nilo Occidental
VO por vía oral
VP ventriculoperitoneal
VPA ácido valproico
VPH virus del papiloma humano
VPP valor predictivo positivo
VPPB vértigo posicional paroxístico benigno
VRDL prueba de laboratorio de investigación de enfermedades venéreas
VRM venografía por resonancia magnética
VRPM volumen residual posmiccional
VSC volumen sanguíneo cerebral
VSG velocidad de sedimentación globular
VSR virus sincitial respiratorio
VTC venografía por tomografía computarizada
VV vasovagal
VVZ virus de la varicela zoster
WB Western-blot
WEBINO OIN bilateral con exotropía
XP xantoastrocitoma pleomórfico
XR liberación prolongada
XTC xantomatosis cerebrotendinosa
YI yugular interna
ZCP zona de conservación parcial
ZNS zonisamida

APÉNDICE 2: COMPLICACIONES NEUROLÓGICAS DE COVID-19–GUÍA RÁPIDA

Hasta 80% de los pacientes hospitalizados con infección por COVID-19 puede presentar síntomas neurológicos. Los sx comunes incluyen mialgia, dolor de cabeza, confusión, mareos, disosmia y disgeusia o anosmia/ageusia. Se han notificado ictus, trastornos del movimiento y crisis en asociación con la enfermedad por COVID-19.

Síntomas olfativos y gustativos: son comunes como síntomas iniciales, pero rara vez son las únicas manifestaciones. La mayoría de las personas recupera el olfato y el gusto en unas semanas, mientras que un pequeño subgrupo puede tardar meses en mejorar. No existen tratamientos específicos.

Encefalopatía/delirium: común (~40-60%) en pacientes críticos. Puede ser el síntoma de presentación y no siempre se acompaña de otros síntomas comunes de la COVID-19 (p. ej., fiebre, tos) en personas de más de 65 años. Puede manifestarse como hiperactivo (agitación), hipoactivo (somnolencia, apatía) o mixto. Los factores de riesgo para el delirium son el ingreso en la UCI, la edad avanzada, el deterioro de la visión, los antecedentes de demencia o ictus y el uso de medicamentos psicoactivos. Es importante descartar las alteraciones metabólicas comunes (véase la sección "Delirium"), SEPR, ictus y crisis. El análisis del LCR en personas con COVID-19 rara vez muestra pleocitosis, hasta 40% tiene proteínas elevadas. El análisis del LCR debe obtenerse si se sospecha de otras infecciones (es decir, meningitis/encefalitis); no se recomienda el análisis del ARN del SARS-CoV-2 en LCR. Los signos neurológicos focales en el examen deben llevar a obtener una neuroimagen (IRM del cerebro con contraste). El manejo sigue los principios de las precauciones para el delirium (véase la sección "Delirium").

Ictus y otras enfermedades cerebrovasculares: la incidencia es baja. Ictus isquémico (~0.-3%), HIC (~0.2-1%) y TSV (< 0.1%). Por lo general 1-3 semanas después del inicio de los síntomas de COVID, rara vez síntoma inicial. La media de edad y los factores de riesgo vascular parecen ser similares a los del ictus sin COVID-19. La trombofilia debida al virus/respuesta inmune es probablemente un mecanismo importante (concentraciones elevadas de dímero D). Durante la pandemia, es importante hacer pruebas de COVID-19 a todos los pacientes con sospecha de ictus. **Rx:** la evaluación para aTP IV o trombectomía por OVG debe ocurrir como con cualquier paciente con ictus. El uso de antiplaquetarios o anticoagulación (p. ej., fibrilación auricular) sigue las mismas pautas de los pacientes sin COVID.

Síndrome de Guillain-Barré/Miopatía y neuropatía: se han notificado casos raros después de COVID-19 (el riesgo o la correlación precisos siguen siendo inciertos). También se ha notificado síndrome de Miller Fisher. El LCR, la EMG y la IRM de la columna lumbar pueden ser necesarios para ayudar al diagnóstico. Manejo (p. ej., IgIV, PLEX) como SGB fuera del contexto de COVID. La histopatología muscular y nerviosa de los casos de necropsia sugiere que la inflamación puede ser común en los pacientes que murieron de COVID-19; no hay evidencia definitiva de ARN de SARS-CoV-2 en la mayoría de los tejidos examinados. **Ddx:** neuropatía y miopatía por enfermedad crítica tras el ingreso en la UCI; lesiones traumáticas periféricas debidas a la posición de decúbito prono, típicamente en el plexo braquial.

Vacunación contra COVID-19: los beneficios de la vacunación para prevenir la morbilidad y la mortalidad asociadas con COVID-19 superan ampliamente el riesgo de trombocitopenia trombótica inducida por la vacuna, parálisis de Bell u otra complicación neurológica. Aunque se han notificado casos asociados, no hay confirmación causal de que las vacunas provoquen SGB, mielitis, NMO y EAD. El tratamiento de estas afecciones sería el mismo (p. ej., uso de esteroides intravenosos o IgIV, véanse secciones "**Síndrome de Guillain-Barré**" y "Mielitis transversa"). En los casos de eventos tromboembólicos con trombocitopenia (TSV), se han sugerido imágenes seriadas y tratamiento con un anticoagulante no heparínico e IgIV.

Enlaces útiles:

www.cdc.gov/coronavirus/2019-ncov
www.aan.com/tools-and-resources/covid-19-neurology-resource-center/
www.aanem.org/Practice/COVID-19-Guidance
www.nationalmssociety.org/coronavirus-covid-19-information/multiple-sclerosis-and-coronavirus/covid-19-vaccine-guidance

ÍNDICE ALFABÉTICO DE MATERIAS

Los números de página en *cursiva* denotan figuras; los que van seguidos de una "t" denotan tablas.

E

F

G

H

I

N

O

P

Q

R

S

T